全科常见病诊疗规范

主编◎郁　靖　等

吉林科学技术出版社

图书在版编目（CIP）数据

全科常见病诊疗规范 / 郇靖等主编. -- 长春 :吉
林科学技术出版社, 2021.7
ISBN 978-7-5578-8472-7

Ⅰ.①全… Ⅱ.①郇… Ⅲ.①常见病-诊疗Ⅳ.
①R

中国版本图书馆CIP数据核字(2021)第157146号

全科常见病诊疗规范

主　编	郇　靖　等
出 版 人	宛　霞
责任编辑	李　征　李红梅
排　版	山东道克图文快印有限公司
封面设计	山东道克图文快印有限公司
开　本	185mm×260mm　1/16
字　数	749千字
印　张	31.5
印　数	1-1500册
版　次	2021年7月第1版
印　次	2022年5月第2次印刷

出　版　吉林科学技术出版社
发　行　吉林科学技术出版社
地　址　长春市净月区福祉大路5788号
邮　编　130118
发行部电话/传真　0431-81629529　81629530　81629531
　　　　　　　　　　81629532　81629533　81629534
储运部电话 0431-86059116
编辑部电话 0431-81629518
印　刷　保定市铭泰达印刷有限公司

书　号　ISBN 978-7-5578-8472-7
定　价　98.00元

《全科常见病诊疗规范》
编委会

主　编

郇　靖　　临沂市人民医院

燕丽萍　　平度市中医医院

陈志文　　寿光和信医院

徐婧姿　　日照市中心血站

张艳兰　　日照市人民医院

张　丽　　山东省曹县妇幼保健计划生育服务中心

副主编

赵　杰　　山东省东阿县铜城街道社区卫生服务中心

曲　洋　　山东省公共卫生临床中心

王海宝　　陆军第80集团军医院

宋以娟　　山东省沂源县人民医院

但艳苹　　湖北省十堰市妇幼保健院

宋玉霞　　日照市人民医院

韩晓丽　　潍坊市潍城区杏埠中心卫生院

王　颖　　山东大学附属威海市立医院

李书稳　　郓城县人民医院

前　言

　　随着医学科技的发展,新的治疗技术、治疗方法层出不穷,医学正在向着高精尖的方向发展,医学的分科越来越细,医务人员的知识正向着越来越专业化的方向迈进。全科医生是综合程度较高的医学人才,被称为看病防病的"多面手"和居民健康的"守门人"。在基层承担着预防保健,常见病、多发病诊疗和转诊,病人康复和慢性病管理、健康管理等一体化服务。

　　人体是一个复杂统一的有机整体,局部病变可以有全身表现,全身疾病可以有较重的局部症状,知识面的过于狭窄阻碍了疾病的诊断和治疗,希望这本书籍能够对广大医务工作者有所帮助。

　　该书内容丰富,简明实用,本书从临床角度出发,主要针对临床疾病特别是临床常见疾病,简述其发病机制、临床表现、诊断要点、治疗等,注意实际工作中容易忽视问题的处理。内容上涵盖了呼吸系统、循环系统、神经系统、血液系统、代谢及风湿免疫系统、泌尿系统、感染科疾病等各个学科及其重要分支。本书不仅斟酌了全科医学基本理论的深度与广度,更注重知识的系统性和实用性,尤其突出以患者为中心的全科医疗实践,强调临床实用性,引导全科医师规范行医。内容全面规范,科学合理。

　　本书虽经全体编写人员多次讨论、修改和审校,但因水平有限,从形式到内容难免存在不妥之处,敬请各位专家、同行批评指正。

编　者

目　　录

第一章 呼吸系统疾病

第一节 急性上呼吸道感染

急性上呼吸道感染是指鼻腔、咽或喉部急性炎症的概称。患者不分年龄、性别、职业和地区。全年皆可发病，冬春季节多发，可通过含有病毒的飞沫或被污染的用具传播，多数为散发性，但常在气候突变时流行。由于病毒的类型较多，人体对各种病毒感染后产生的免疫力较弱且短暂，并且无交叉免疫，同时在健康人群中有病毒携带者，故一个人一年内可有多次发病。

急性上呼吸道感染 70%～80% 由病毒引起。主要有流感病毒（甲、乙、丙型）、副流感病毒、呼吸道合胞病毒、腺病毒、鼻病毒、埃可病毒、柯萨奇病毒、麻疹病毒、风疹病毒等。细菌感染可直接或继病毒感染之后发生，以溶血性链球菌为多见，其次为流感嗜血杆菌、肺炎链球菌和葡萄球菌等。偶见革兰阴性杆菌。其感染的主要表现为鼻炎、咽喉炎或扁桃腺炎。

当有受凉、淋雨、过度疲劳等诱发因素，使全身或呼吸道局部防御功能降低时，原已存在于上呼吸道或从外界侵入的病毒或细菌可迅速繁殖，引起本病，尤其是老幼体弱或有慢性呼吸道疾病如鼻旁窦炎、扁桃体炎、慢性阻塞性肺疾病者更易罹患。

本病不仅具有较强的传染性，而且可引起严重并发症，应积极防治。

一、诊断标准

根据病史、流行情况、鼻咽部发生的症状和体征，结合周围血常规和胸部 X 线检查可做出临床诊断。进行细菌培养和病毒分离，或病毒血清学检查、免疫荧光法、酶联免疫吸附法、血凝抑制试验等，可能确定病因诊断。

（一）临床表现

根据病因不同，临床表现可有不同的类型。

1.普通感冒

普通感冒俗称"伤风"，又称急性鼻炎或上呼吸道卡他，以鼻咽部卡他症状为主要表现。成人多为鼻病毒引起，其次为副流感病毒、呼吸道合胞病毒、埃可病毒、柯萨奇病毒等。起病较急，初期有咽干、咽痒或烧灼感，发病同时或数小时后，可有喷嚏、鼻塞、流清水样鼻涕，2～3 天后变稠。可伴咽痛，有时由于耳咽管炎使听力减退，也可出现流泪、味觉迟钝、呼吸不畅、声嘶、轻微咳嗽等。一般无发热及全身症状或仅有低热、不适、轻度畏寒和头痛。检查可见鼻腔黏膜充血、水肿，有分泌物，咽部轻度充血。如无并发症，一般 5～7 天后痊愈。

2.流行性感冒

流行性感冒简称"流感"，是由流行性感冒病毒引起。潜伏期 1～2 日，最短数小时，最长 3 天。起病多急骤，症状变化很多，主要以全身中毒症状为主，呼吸道症状轻微或不明显。临床表现和轻重程度差异颇大。

（1）单纯型：最为常见，先有畏寒或寒战、发热，继之全身不适、腰背发酸、四肢疼痛，头昏、头痛。部分患者可出现食欲缺乏、恶心、便秘等消化道症状。发热可高达39～40℃，一般持续2～3天。大部分患者有轻重不同的喷嚏、鼻塞、流涕、咽痛、干咳或伴有少量黏液痰，有时有胸骨后烧灼感、紧压感或疼痛。年老体弱的患者，症状消失后体力恢复慢，常感软弱无力、多汗，咳嗽可持续1～2周或更长。体格检查：患者可呈重病容，衰弱无力，面部潮红，皮肤上偶有类似麻疹、猩红热、荨麻疹样皮疹，软腭上有时有点状红斑，鼻咽部充血水肿。本型中轻者，全身和呼吸道症状均不显著，病程仅1～2日，颇似一般感冒，单从临床表现颇难确诊。

（2）肺炎型：本型常发生在两岁以下的小儿，或原有慢性基础疾患，如二尖瓣狭窄、肺心病、免疫力低下以及孕妇、年老体弱者。其特点是在发病后24小时内可出现高热、烦躁、呼吸困难咯血痰和明显发绀。全肺可有呼吸音减低、湿啰音或哮鸣音，但无肺实变体征。胸部X线片可见双肺广泛小结节性浸润，近肺门较多，肺周围较少。上述症状可进行性加重，抗菌药物无效。病程1周至1个月余，大部分患者可逐渐恢复，也可因呼吸循环衰竭在5～10日内死亡。

（3）中毒型：较少见。肺部体征不明显，具有全身血管系统和神经系统损害，有时可有脑炎或脑膜炎表现。临床表现为高热不退、神志昏迷，成人常有谵妄，儿童可发生抽搐。少数患者由于血管神经系统紊乱或肾上腺出血，导致血压下降或休克。

（4）胃肠型：主要表现为恶心、呕吐和严重腹泻，病程为2～3日，恢复迅速。

3.以咽炎为主要表现的感染

（1）病毒性咽炎和喉炎：由鼻病毒、腺病毒、流感病毒、副流感病毒以及肠病毒、呼吸道合胞病毒等引起。临床特征为咽部发痒和灼热感，疼痛不持久，也不突出。当有吞咽疼痛时，常提示有链球菌感染，咳嗽少见。急性喉炎多为流感病毒、副流感病毒及腺病毒等引起，临床特征为声嘶、讲话困难、咳嗽时疼痛，常有发热、咽炎或咳嗽。体检可见喉部水肿、充血，局部淋巴结轻度肿大和触痛，可闻及喘鸣音。

（2）疱疹性咽峡炎：常由柯萨奇病毒A引起，表现为明显咽痛、发热，病程约为1周。检查可见咽充血，软腭、悬雍垂、咽及扁桃体表面有灰白色疱疹及浅表溃疡，周围有红晕。多于夏季发病，多见于儿童，偶见于成人。

（3）咽结膜热：主要由腺病毒、柯萨奇病毒等引起。临床表现有发热、咽痛、畏光、流泪、咽及结膜明显充血。病程4～6天，常发生于夏季，游泳中传播。儿童多见。

（4）细菌性咽-扁桃体炎：多由溶血性链球菌引起，次为流感嗜血杆菌、肺炎链球菌、葡萄球菌等引起。起病急，明显咽痛、畏寒、发热、体温可达39℃以上。检查可见咽部明显充血，扁桃体肿大、充血，表面有黄色点状渗出物，颌下淋巴结肿大、压痛，肺部无异常体征。

（二）实验室检查

1.血常规

病毒性感染，白细胞计数多为正常或偏低，淋巴细胞比例升高。细菌感染者白细胞计数和中性粒细胞增多以及核左移。

2.病毒和病毒抗原的测定

视需要可用免疫荧光法、酶联免疫吸附法、血清学诊断和病毒分离鉴定，以判断病毒的类型，区别病毒和细菌感染。细菌培养可判断细菌类型和进行药物敏感试验。

3.血清 PCT 测定

有条件的单位可检测血清 PCT,有助于鉴别病毒性和细菌性感染。

二、治疗原则

上呼吸道病毒感染目前尚无特殊抗病毒药物,通常以对症处理、休息、忌烟、多饮水、保持室内空气流通、防治继发细菌感染为主。

(一)对症治疗

对症治疗可选用含有解热镇痛、减少鼻咽充血和分泌物、镇咳的抗感冒复合剂或中成药,如对乙酰氨基酚、双酚伪麻片、美扑伪麻片、银翘解毒片等。儿童忌用阿司匹林或含阿司匹林药物以及其他水杨酸制剂。因为,此类药物与流感的肝脏和神经系统并发症(Reye 综合征)相关,偶可致死。

(二)支持治疗

休息、多饮水、注意营养,饮食要易于消化,特别在儿童和老年患者更应重视。密切观察和监测并发症,抗菌药物仅在明确或有充分证据提示继发细菌感染时有应用指征。

(三)抗流感病毒药物治疗

现有抗流感病毒药物有两类:即离子通道 M_2 阻滞剂和神经氨酸酶抑制剂。其中 M_2 阻滞剂只对甲型流感病毒有效,治疗患者中约有 30% 可分离到耐药毒株,而神经氨酸酶抑制剂对甲、乙型流感病毒均有很好作用,耐药发生率低。

1.离子通道 M_2 阻滞剂金刚烷胺和金刚乙胺

(1)不良反应:金刚烷胺和金刚乙胺可引起中枢神经系统和胃肠不良反应。中枢神经系统不良反应有神经质、焦虑、注意力不集中和轻微头痛等,其中金刚烷胺较金刚乙胺的发生率高。胃肠道反应主要表现为恶心和呕吐,这些不良反应一般较轻,停药后大多可迅速消失。

(2)肾功能不全患者的剂量调整:金刚烷胺的剂量在肌酐清除率≤50mL/min 时酌情减少,并密切观察其不良反应,必要时可停药,血透对金刚烷胺清除的影响不大。肌酐清除率<10mL/min 时,金刚乙胺推荐减为 100mg/d。

2.神经氨酸酶抑制剂

目前有 2 个品种,即奥司他韦和扎那米韦。我国目前只有奥司他韦被批准临床使用。

(1)用法和剂量:奥司他韦:成人 75mg,每天 2 次,连服 5 天,应在症状出现 2 天内开始用药。扎那米韦:6 岁以上儿童及成人剂量均为每次吸入 10mg,每天 2 次,连用 5 天,应在症状出现 2 天内开始用药。6 岁以下儿童不推荐作用。

(2)不良反应:奥司他韦不良反应少,一般为恶心、呕吐等消化道症状,也有腹痛、头痛、头晕、失眠咳嗽、乏力等不良反应的报道。扎那米韦吸入后最常见的不良反应有头痛、恶心、咽部不适眩晕、鼻出血等。个别哮喘和慢性阻塞性肺疾病(COPD)患者使用后可出现支气管痉挛和肺功能恶化。

(3)肾功能不全的患者无须调整扎那米韦的吸入剂量。对肌酐清除率<30mL/min 的患者,奥司他韦减量至 75mg,每天 1 次。

(四)抗菌药物治疗

通常不需要抗菌药物治疗。如有细菌感染,可根据病原菌选用敏感的抗菌药物。经验用药,常选青霉素、第一代和第二代头孢菌素、大环内酯类或氟喹诺酮类。

第二节　支气管扩张症

支气管扩张症是慢性气道损伤引起支气管管壁肌肉和弹力支撑组织破坏所导致的一支或多支支气管不可逆性扩张。本病多见于儿童和青年,主要临床表现为慢性咳嗽、咳大量脓痰和反复咯血。本病过去发病率较高,仅次于肺结核,自抗菌药物和疫苗问世以来,该病的发病率已有明显下降。统计资料表明,20世纪80年代与40年代相比,美国儿童支气管扩张症的发病率基本相近,推测其原因可能为新生儿和儿童肺炎的发病率仍居高不下之故。

一、病因

支气管扩张症并非一种独立的疾病,临床上,多种直接或间接影响支气管壁防御功能的疾病均可导致支气管扩张症。因此,支气管扩张症的发病因素较多,其病因可为一种或多种病因同时存在。

根据其作用机制的不同,可将支气管扩张症的病因分为支气管,肺部感染和支气管阻塞两大类,且二者之间存在相互影响,最终导致支气管管壁结构破坏而发生支气管扩张。

(一)支气管-肺感染因素

1.病毒感染

麻疹病毒是过去引起支气管扩张症的常见病因。目前,腺病毒,流感病毒,单纯疱疹病毒等常导致病毒性细支气管炎,尤其在儿童更为常见,病毒感染尚可诱发支气管-肺细菌感染,损害支气管壁各层组织,使支气管弹性减弱,导致支气管扩张。

2.细菌感染

结核杆菌,金黄色葡萄球菌,克雷白杆菌,流感嗜血杆菌是支气管-肺感染的常见病因,近年来铜绿假单胞菌等革兰阴性杆菌感染所致支气管扩张亦有增加的趋势。结核杆菌或金黄色葡萄球菌等致病菌可导致坏死性支气管肺炎,从而造成支气管壁破坏,且结核病灶愈合后的纤维组织牵张亦可引起支气管扩张。由于临床上耐药结核杆菌的增多,对结核及其并发症所致的支气管扩张症应引起临床医师的足够重视。

3.真菌和支原体感染真菌

感染如组织胞浆菌属或支原体感染也是支气管扩张症的常见病因,变态反应性肺曲菌病亦可损害支气管壁组织,导致段支气管近端的扩张。

(二)支气管阻塞因素

1.肺脏疾病

吸入异物,肺脏肿瘤,肺门淋巴结肿大,慢性阻塞性肺疾病以及支气管淀粉样变等疾病常可导致支气管阻塞。儿童常发生异物吸入,神志障碍、支配咳嗽或吞咽的神经-肌肉疾病和胃-食管括约肌功能障碍患者常发生反复的口咽和胃内容物的吸入。支气管肺癌、结核和结节病所致肺门淋巴结肿大,可压迫支气管引起管腔阻塞,伴或不伴肺不张,均可发生阻塞远端支气管扩张。虽阻塞本身并不导致支气管扩张,但它一方面可引起支气管廓清功能减弱,促进细菌感染,另一方面可增加受累气道周围的肺泡内压力,促进支气管扩张的发生。

2.遗传性缺陷

黏液纤毛功能障碍、α_1-抗胰蛋白酶缺乏、囊性纤维化(CF)等均可导致支气管管腔阻塞。纤毛不动综合征为常染色体隐性遗传疾病,该病患者的支气管纤毛存在动力臂缺失或变异等结构异常。杨氏综合征患者,由于呼吸道的纤毛无节拍运动或不运动,常导致支气管廓清功能下降,易出现支气管反复感染而发生支气管扩张;该病男性患者还因精子不活动,女性患者因排卵功能障碍而合并生殖能力低下或完全丧失;此外,由于黏液-纤毛系统对细菌的吞噬和碎片的清除功能受抑制,该病患者可合并慢性鼻窦炎。卡塔格内综合征是纤毛不动综合征的一个亚型,除表现有慢性鼻窦炎和支气管扩张外,还存在内脏转位。囊性纤维化亦为常染色体隐性遗传疾病,由于全身外分泌功能障碍而导致支气管扩张,但这种疾病在欧美一些国家较多见,国内尚未见报道。

3.先天性解剖学缺陷

肺隔离症为先天性发育异常,其隔离肺组织与正常肺组织相连,隔离肺一般没有支气管与正常肺组织相通,出现感染时则可与之相通而发生支气管扩张。此外,支气管软化、支气管囊肿、软骨缺陷、支气管内畸胎瘤、巨大气管-支气管、异位支气管、气管-食管瘘等疾病,由于先天性支气管壁组织发育异常,常导致支气管扩张。一种非常罕见的疾病"黄甲综合征",可发生下肢淋巴水肿,复发性肺炎和指(趾)甲变黄,常合并支气管扩张。

4.免疫缺陷

支气管扩张亦与免疫系统缺陷有关,且体液免疫缺陷比细胞免疫缺陷更易发生支气管扩张。体液免疫缺陷者,由于其气管-支气管分泌物中缺乏针对病毒的IgA和(或)IgG中和抗体,或缺乏针对荚膜细菌的IgG调理抗体,易导致反复病毒或细菌感染。其中,低γ-求蛋白血症患者因全身和气道分泌物中缺乏免疫球蛋白易致复发性细菌感染,常见反复的鼻旁窦和支气管肺感染,其患支气管扩张的危险亦明显增加。

二、发病机制

吸入异物,感染或支气管黏液-纤毛廓清功能异常均可造成支气管阻塞,阻塞又可诱发感染或引起感染持续存在,二者相互作用均可导致支气管局部发生炎症反应,出现白细胞特别是中性粒细胞浸润、聚集,并释放髓过氧化物酶(MPO)、弹性蛋白酶、胶原酶等各种蛋白溶解酶和毒性氧自由基及其他炎症介质。上述蛋白酶、氧自由基及介质可导致支气管黏膜上皮细胞损害,出现肿胀、脱落和坏死,黏液腺增生和黏液分泌增多,支气管壁组织破坏,最终形成支气管扩张。对支气管扩张、肺炎、特发性肺间质纤维化(IPF)患者及正常人的支气管肺泡灌洗(BAL)液进行对比研究,发现支气管扩张患者的MPO含量最高达7 951ng/mL,弹性蛋白酶抑制力(EIC)最低,肺炎患者MPO为692ng/mL,IPF患者MPO为332ng/mL,而正常人MPO仅为0.12ng/mL,提示MPO在支气管受损过程中起重要作用;此外,存在铜绿假单胞菌感染的支气管扩张患者,其BALF中的中性粒细胞计数最高,弹性蛋白酶活性最强,说明支气管分泌物中中性粒细胞的活化与保护性分子之间的不平衡可能在支气管扩张的发生和发展中起着非常重要的作用,慢性铜绿假单胞菌感染可能为触发中性粒细胞活化的重要刺激因素。

三、病理改变

(一)好发部位

支气管扩张可以是弥散性发生于双侧肺脏的多个肺叶,亦可仅出现一两处局限性病灶。半数以上的支气管扩张发生于一个肺段,多见于引流不畅的支气管。因此,支气管扩张多发生于双肺下叶,且左肺多于右肺,推测其原因为左侧支气管与气管分叉角度较右侧为大,加上左侧支气管较右侧细长,这种解剖学上的差异导致左侧支气管引流效果较差。由于受心脏和大血管的压迫,左侧支气管扩张多发生于左肺下叶,几乎总会累及后基底段支气管,舌叶支气管开口接近下叶背段,易受下叶感染波及。因此,临床上常见到左下叶与舌叶支气管扩张同时存在,而左肺上叶一般很少发生。通常情况下,支气管扩张发生于中等大小的支气管,其下更小的支气管则形成瘢痕而闭塞。有时较大的支气管亦可受累,见于过敏性支气管肺曲菌病。

(二)形态学改变

正常情况下,支气管壁可分为数层,在气道不同的部位,各层的厚度和成分均有差异。黏膜及黏膜下层的细胞,具有保护气道和肺组织免受有害物质损伤的作用。这些细胞包括黏液分泌细胞,纤毛细胞及参与免疫反应和其他防御机制的细胞。弹力和肌肉纤维及软骨层等气道结构,具有调节气道口径的作用。血管和淋巴样组织具有气道营养和防御作用。

支气管扩张形成过程中,受损部位的支气管壁由于慢性炎症而遭到破坏,纤毛细胞受损或消失,黏液分泌增多。此外,由于支气管壁的正常张力丧失,受累支气管变得更大而松弛,向外突出或形成囊状。黏液分泌增多有利于细菌滋生,常可阻塞支气管,导致感染性分泌物积聚而进一步损害支气管壁。炎症亦可扩展至肺泡,引起支气管肺炎,瘢痕形成以及具有功能的肺组织减少。严重患者,肺内瘢痕形成和血管减少最终可加重心脏负担,形成肺源性心脏病。此外,支气管壁的炎症和血管增多又可引起咯血。受累的气道闭塞将导致血氧含量异常降低。

(三)病理分型

根据解剖学部位和形态学改变可将支气管扩张分为三类,即:①柱状或梭状支气管扩张;②静脉曲张状支气管扩张;③袋状或囊状支气管扩张。

但上述分类中的不同表现,在某些患者可只出现一种,但亦可为多种病变类型的叠加。

此外,这种分类对病因诊断、预后评定的价值可能不大,且对其能否评估临床病情严重程度尚存有争议。

四、临床表现

支气管扩张症可发生于任何年龄,但以青少年为多见。大多数支气管扩张症患者幼年曾有麻疹、百日咳或支气管肺炎的病史,一些支气管扩张症患者可能伴有慢性鼻窦炎或家族性免疫缺陷病史。

支气管扩张早期,多数患者无明显症状;其症状有时在疾病晚期始出现,甚或不出现症状。其症状通常在呼吸道感染后出现,并随时间推移而逐渐加重。大多数(约90%)的支气管扩张症患者有慢性咳嗽、咳大量脓痰和反复咯血。咳痰的量和性状取决于病情轻重及是否合并感染。咳嗽通常发生于早晨和晚上,患者晨起时由于体位变化,痰液在气道内流动而刺激气道黏膜引起咳嗽和咳痰,痰液为脓性或黏液脓性。当合并急性感染时,咳嗽和咳痰量明显增多,每天痰量可达 100～600mL,痰液常呈黄绿色脓性,伴有厌氧菌感染者,常有臭味和呼出气恶臭。

收集全日痰量并静置于玻璃瓶中,数小时后痰液可分离成四层:上层为黏液泡沫,下层为脓液,中层为混浊浆液,最下层为坏死沉淀组织,此为典型支气管扩张的痰液改变。反复发作者,常可出现咯血,随病情的发展,咯血量由少到多,咯血间隔时间由长到短;一些患者可以咯血为首发表现;另一些患者无咳嗽和咳痰,而以咯血为唯一表现,称为干性支气管扩张症,可出现反复大量咯血。由于抗生素的应用和体位引流,支气管扩张症患者的痰量明显减少,上述典型的临床表现已较少见。

支气管扩张症患者若反复继发感染,可有发热、咳嗽、咳痰、气急和咯血等症状。支气管扩张迁延不愈而反复发作者,每有食欲减退、消瘦和贫血。研究证实,由于支气管的持续性炎症反应,部分患者可出现可逆性的气流阻塞和气道高反应性,表现为喘息、呼吸困难和发绀。此外,重症支气管扩张症患者由于支气管周围肺组织化脓性炎症和广泛的肺组织纤维化,可并发阻塞性肺气肿,亦可产生上述症状。极其严重者,可导致心脏负担加重,甚或右心功能衰竭而发生下肢水肿、腹腔积液形成和呼吸困难加重等。

支气管扩张症患者体格检查时常有异常发现,局限性支气管扩张在受累区域可闻及持续性中、粗湿性啰音,湿性啰音常在吸气早期出现,持续至吸气中期,吸气末减弱或消失。一些患者存在呼气期弥散性干性啰音。当病情发展至肺纤维化和阻塞性肺气肿时,则可出现相应的体征,慢性反复发作者可有杵状指(趾)。支气管扩张症患者并发化脓性支气管炎时,可通过局部蔓延引起化脓性胸膜炎(脓胸)或心包炎或病菌经血液循环导致转移性脑脓肿。由于抗生素的广泛应用,支气管扩张症合并化脓性支气管炎及其严重的并发症已非常少见;由支气管扩张症所致慢性肺源性心脏病的发病率亦明显降低。

五、实验室和特殊检查

(一)胸部 X 线检查

普通胸部 X 线检查对支气管扩张症的敏感性较差。胸部前后位 X 片在疾病早期常无特殊发现,仅表现为受累区域出现非特异性肺纹理增多。在疾病后期,胸部 X 线片上呈现典型的卷发样或蜂窝状改变;有时可见肺段不张或肺叶不张;囊状支气管扩张可表现为多数小液平形成。

(二)支气管造影术

支气管造影可明确支气管扩张的部位、性质和范围,为外科手术提供重要的资料。但这一检查对一般情况较差、造影剂过敏、伴有气流阻塞或气道高反应性的支气管扩张症患者则不适宜,且可引起明显咳嗽等不良反应。因此,目前该项检查已很少应用。

(三)胸部 CT 扫描

胸部 CT 扫描,特别是胸部超薄层 CT 扫描,是诊断支气管扩张症的一项非常敏感的检查方法,能清晰地显示扩张的支气管肺段及其病变范围,且无支气管造影术检查的不良反应。目前,CT 扫描几乎在所有方面取代了支气管造影术。研究证实,CT 扫描亦可粗略评价患者的通气功能,对超薄层 CT 片进行半定量图形分析,发现支气管扩张症患者的气流阻塞与中小气道管壁阴影的多少呈正相关。薄层 CT 扫描对大多数患者可确定有无柱状支气管扩张,支气管失去逐渐变细征以及支气管/肺动脉管径比大于1,见于 95% 的患者,纵隔胸膜下 1cm 范围内见到支气管见于 80% 的患者,但这两类改变亦可见于 10%～20% 的正常人;最可靠的 CT 征象为肋胸膜或椎旁胸膜下 1cm 内见到支气管以及支气管紧贴胸膜,这类改变仅见于支气管扩张患者。

(四)纤维支气管镜检查

纤维支气管镜(FOB)检查对支气管扩张症的诊断价值不大,但可明确支气管扩张症患者的支气管阻塞或出血部位以及一些特殊的诱发因素。此外,经 FOB 刷检和冲洗检查对确定支气管扩张症感染的病原学有重要价值,且经支气管冲洗可清除气道内分泌物,对支气管扩张的病情控制有一定帮助,并可确定是否存在异物吸入或肿瘤病灶。

(五)其他检查

周围血白细胞计数和分类升高提示支气管扩张症患者存在急性细菌感染。痰培养及药敏试验可准确判断致病微生物,并对抗生素的选择具有重要的指导意义。血气分析可助于评价支气管扩张症患者肺功能的受损程度。鼻旁窦片检查有助于明确支气管扩张症患者是否合并鼻窦炎。汗液氯离子的测定对囊性纤维化患者具有诊断价值。疑有免疫缺陷者应进行免疫球蛋白定量测定。若怀疑纤毛不动综合征,须进行鼻和支气管黏膜活检以及精液检查。

六、诊断

根据患者的症状、体征及相关疾病的表现,可做出支气管扩张症的初步诊断。然而,尚需进行胸部 X 线检查以明确诊断和判断病变的部位和程度。高分辨 CT 扫描通常可确定诊断,对确定需手术治疗者的病变范围,具有重要的价值。

支气管扩张症是一种不可逆性的肺损害,其诊断需与具有可逆性病变的一些疾病以及其他不可逆性病变相鉴别,这些疾病包括肺炎、支气管哮喘、慢性阻塞性肺疾病、先天性肺囊肿、肺发育不全、肺不张、肺结核和肺脓肿等。结核性和非结核性支气管扩张症具有各自的特征。

七、治疗

(一)内科治疗

支气管扩张症出现的结构损害是不可逆的,多继发于其他疾病,对原发病应及时治疗,对合并的鼻炎和鼻窦炎等应进行根治。因此,内科治疗的目的是控制症状,阻止病程进展。可采取以下措施进行治疗。

1.控制感染

支气管扩张症由于反复细菌感染,多有经常使用抗生素史。因此,其呼吸道感染的耐药致病菌较多。对急性感染发作者,应尽可能根据痰培养及药敏试验结果选择抗生素。对痰培养未发现致病菌生长者,可选择与 β-内酰胺酶抑制剂联合的抗生素作为经验性治疗,如氨苄西林/克拉维酸等,对感染严重者应考虑静脉用药治疗,疗程为 1～3 周。如果痰培养出现致病菌生长,可根据药敏试验选择相应敏感的抗生素静脉给药进行治疗。对支气管扩张症呼吸道感染采用定期雾化吸入抗生素进行治疗虽存在争议,但大多数学者认为有效。对伴有铜绿假单胞菌感染的支气管扩张症患者采用干粉吸入和小容量雾化吸入庆大霉素,可明显降低患者痰中铜绿假单胞菌密度,疗效优于静脉用药,有更多研究提示选择妥布霉素 300mg,每日 2 次吸入具有更佳的疗效。另有前瞻性随机对照试验表明,口服左氧氟沙星每次 200mg,每日 2 次,与静脉注射头孢他啶每次 1g,每日 2 次相比,对伴有细菌感染的支气管扩张急性发作,两种治疗具有相同的治疗效果。对稳定期重症支气管扩张症患者,小剂量红霉素 500mg,每日 2 次,治疗8周,具有减少痰量,改善肺功能和减少巨噬细胞促黏液分泌因子分泌的作用。对活动性结核或真菌感染所致者,应积极进行抗结核治疗或抗真菌治疗。

2.排痰治疗

支气管扩张症患者排痰通畅时自感轻松,若痰液排出不畅,则胸闷不适,全身症状亦趋明显。痰液顺利排出可有效控制感染并缩短住院时间。因此,促进支气管扩张症患者排痰具有重要的治疗作用。有效的排痰的方法有:物理治疗、药物祛痰以及经纤维支气管镜吸引等。

(1)物理治疗:尽管一些研究认为物理排痰的效果不确切,但国内外多数学者仍强调对支气管扩张症患者应采取支气管-肺物理卫生治疗(BHPT),以促进患者有效排痰。具体方法包括体位引流、胸腔叩击、胸腔振荡、胸腔摇动、辅助性咳嗽和用力呼气锻炼等,具有较为明显的疗效。对有较多分泌物的患者,每天进行数次体位引流和胸部叩击有助于排出黏液,对支气管扩张症的治疗具有重要价值。体位引流的效果与所选择的体位正确与否有关,一般根据扩张支气管所在的部位选择不同的引流体位,其原则为将病变部位抬高,引流支气管开口向下,使痰液流入大气道而咳出,一般每次引流15～30分钟,每日2～3次。在体位引流时,辅以祛痰药物和胸部叩击则效果更佳。

(2)药物祛痰:祛痰剂可使痰液稀薄,便于排出,如蛋白分解酶制剂能使黏液糖蛋白裂解,对支气管扩张症患者的脓痰有效,临床常用多糖纤维分解剂,如溴己新,每次口服8～16mg,每日3次;或氨溴索,每次口服30mg,每日3次,亦可将氨溴索经雾化吸入;或稀化粘素,每次口服300mg,每日3次。

(3)纤维支气管镜吸痰:经体位引流效果不佳者,可用纤维支气管镜进行吸痰,并进行生理盐水冲洗,可使黏稠痰液易于排出,且在冲洗后可向支气管黏膜喷入1:1 000的肾上腺素,以消除黏膜水肿,有助于减轻支气管阻塞和促进排痰,并可局部使用抗生素以增强抗感染效果。

(3)舒张支气管:研究发现,支气管扩张症患者亦存在可逆性气流阻塞和气道高反应性,这类改变对痰液引流可产生一定的影响,因此,可考虑使用支气管扩张剂进行治疗,不仅可缓解气急等症状,亦有利于痰液的排出。有研究证实,采用定量雾化吸入非诺特罗和异丙托溴铵可使支气管扩张症患者肺功能明显改善。

(4)治疗咯血:若支气管扩张症患者少量咯血,可给予卡巴克络每次口服10mg,每日3次;或维生素K₄每次口服4mg,每日3次;若支气管扩张症患者出现大咯血,应紧急入院救治。具体措施请参阅咯血的治疗部分。

(5)预防支气管扩张急性发作:支气管扩张症患者应戒烟,每年应定期接种流感疫苗和(或)肺炎球菌疫苗,或使用一些免疫调节剂如胸腺肽或卡介菌多糖核酸等,以增强机体抵抗力,有助于减少呼吸道感染和预防支气管扩张急性发作。

(二)外科手术

由于抗生素的推广应用,多数支气管扩张症可获得良好的控制,进行外科手术治疗已较为少见。极少数患者可进行肺组织部分切除,该法仅适用于病灶局限于一侧肺脏,最好是局限于一个肺叶或肺段的患者。经治疗而反复感染或大量咯血的患者,可考虑手术切除以求治愈。但双侧弥散性、进展性支气管扩张患者不适宜外科手术治疗,单独内科保守治疗可获得比较满意的效果。

第三节　肺脓肿

肺脓肿是由多种病原菌引起的肺部化脓性炎症,组织坏死、液化继而形成空洞,在影像学上可表现为空洞伴液平。肺脓肿多发生于存在误吸危险因素或免疫状况低下的患者。抗生素应用以来,肺脓肿的发病率和死亡率呈持续的下降趋势,新近的一些研究显示其死亡率不超过 $1\%\sim5\%$。

一、病因

(一)肺脓肿大多为吸入口腔的正常菌群(尤其是寄生在牙齿间与齿龈的厌氧菌)所致

常为各种菌的混合感染。厌氧菌为主要致病菌,占 $60\%\sim80\%$,通常包括 G^+ 球菌如消化球菌、消化链球菌,G 杆菌如脆弱类杆菌、产黑色素类杆菌和坏死梭状杆菌等。需氧菌和兼性厌氧菌也占一定比例,主要包括金葡菌、肺炎链球菌、溶血性链球菌等革兰阳性球菌和克雷白杆菌、大肠埃希菌、变形杆菌以及铜绿假单胞菌等革兰阴性杆菌。

(二)血源性肺脓肿中病原菌

血源性肺脓肿中病原菌以金葡菌最为常见;肠道手术后并发的肺脓肿以大肠埃希菌和变形杆菌等多见;厌氧菌也可引起血源性肺脓肿,多继发于腹腔或盆腔感染。

(三)免疫抑制宿主

如长期应用糖皮质激素、恶性肿瘤、器官移植、HIV 感染、糖尿病等是肺脓肿的易感人群。需氧菌为其主要致病菌。此外,诺卡菌和红球菌几乎皆见于免疫功能障碍宿主,而呼吸道样本中分离出多个致病菌也大多出现于此类人群。

二、发病机制

肺脓肿可根据发病机制分为以下三种类型。

(一)吸入性肺脓肿

大约 60% 的肺脓肿是由于吸入口腔或上呼吸道分泌物、呕吐物或异物所致。齿槽流脓、鼻窦炎、扁桃体炎、拔牙或扁桃体摘除术均可促使感染性分泌物直接吸入。意识障碍如昏迷、醉酒、全麻、癫痫发作、镇静安眠药过量可使会厌和咳嗽反射减弱或消失,胸腹部手术后因伤口疼痛呼吸受限制,易致吸入。未能发现明显诱因的患者,可能由于受寒、极度疲劳等诱因致使全身免疫状态与呼吸道防御功能减低,在深睡时吸入口腔的污染分泌物而发病。吸入性肺脓肿常常单发,其位置往往与体位及解剖结构相关。患者仰卧时好发于上叶后段或下叶背段,在坐位时好发于下叶后基底段,右侧卧位时好发于右上叶的腋亚段。与吸入有关的不同类型肺部感染即局限性肺炎、坏死性肺炎、肺脓肿应看作是一个病变的连续过程。

(二)血源性肺脓肿

身体其他部位的感染灶如皮肤创伤、疖痈、心内膜炎、骨髓炎和腹腔、盆腔感染等引起的菌血症,菌栓经血道播散到肺。导致小血管栓塞,肺组织化脓、坏死终至形成脓肿。血源性肺脓肿常多发,叶段分布无一定,但常发生于两肺的边缘部,部分可伴发脓胸。

(三)继发性肺脓肿

继发性肺脓肿多继发于其他肺部疾病,如支气管扩张、支气管囊肿、支气管肺癌、肺结核空洞等。而肺部邻近器官化脓性病变或外伤感染、膈下脓肿、肾周围脓肿、脊柱旁脓肿、食管穿孔等,亦可穿破至肺形成脓肿。

三、病理

细支气管受感染物阻塞、小血管炎性栓塞,肺组织化脓性炎症、坏死,继而形成肺脓肿。液化的脓液积聚在脓腔内引起脓肿张力增高,最终致使脓肿破溃到支气管内,咳出大量脓痰,并在肺内形成有液平的脓腔,空洞壁表面常见残留坏死组织。镜检可见有大量中性粒细胞浸润。若脓肿靠近胸膜,可发生局限性纤维蛋白性胸膜炎,发生胸膜粘连;若为张力性脓肿破溃到胸膜腔,可形成脓胸或脓气胸。急性肺脓肿如果积极治疗且气道引流通畅,脓腔逐渐消失,病变完全吸收或仅剩少量纤维瘢痕。如果急性期治疗不彻底或支气管引流不畅,病程迁延3个月以上不能愈合,则转为慢性肺脓肿。病理变化为大量坏死组织残留脓腔,脓肿壁纤维组织增生,脓肿壁增厚伴肉芽组织形成。在肺脓肿形成的过程中坏死组织中残存的血管失去肺组织的支持,管壁损伤部分可形成血管瘤,腔壁表面肉芽组织血管较丰富,以及肺脓肿周围细支气管引起变形和扩张等因素,可引起咯血。

四、临床表现

急性肺脓肿多为起病急骤,患者畏寒,高热,体温达39~40℃,伴有精神萎靡,食欲缺乏、乏力等。咳嗽常见,咳黏液痰或黏液脓性痰。炎症累及胸膜可引起胸痛。病变范围较广时可出现气急。如感染不能及时控制,起病后第10~14天可突然咳出大量脓臭痰,每日可达300~500mL,体温旋即下降,全身毒性症状亦随之减轻。臭痰多为厌氧菌感染所致。约1/3患者有不同程度的咯血。肺脓肿破溃到胸膜腔,出现脓气胸,临床表现为有突发性的胸痛、气急。慢性肺脓肿患者可有咳嗽、咳脓痰、反复发热和咯血等,并常有贫血、消瘦等消耗症状。血源性肺脓肿多先有原发病灶引起的畏寒、高热等全身脓毒血症的表现。经数日或数周后才出现咳嗽,咳痰,痰量不多,极少咯血。

体征与肺脓肿的大小和部位有关。病变较小或位于肺脏深部,多无异常体征;病变较大,脓肿周围有大量炎症,叩诊呈浊音或实音,因气道不畅使呼吸减低,有时可闻及湿啰音;并发胸膜炎时,可闻及胸膜摩擦音或胸腔积液的体征。慢性肺脓肿常伴有杵状指(趾)。血源性肺脓肿体征大多阴性。

五、辅助检查

(一)周围血常规

急性肺脓肿患者血白细胞明显升高,总数可高达(20~30)×10⁹/L,中性粒细胞在90%以上,核左移,常有毒性颗粒。慢性患者血白细胞稍升高或正常,可有轻度贫血。血沉、CRP通常是增高的。

(二)影像学检查

1.X线

吸入性肺脓肿在急性早期呈大片浓密模糊性阴影,边缘不清,分布在一个或数个肺段,与细菌性肺炎相似。脓肿形成后,大片浓密炎性阴影中出现圆形或不规则透亮区及液平面。在消散区,脓腔周围炎症逐渐吸收,脓腔缩小而至消失,或最后残留少许纤维条索阴影。慢性肺脓肿脓腔壁增厚,内壁不规则,周围炎症略消散,伴纤维组织显著增生,并有程度不等的肺叶收缩,胸膜增厚。纵隔向患侧移位,健肺发生代偿性肺气肿。血源性肺脓肿在一侧或两侧肺边缘部见多发的、散在的小片状炎症阴影,或边缘呈整齐的球形病灶,其中可见脓腔及液平面或液化灶。炎症吸收后可呈现局灶性纤维化或小气囊。

2.CT

CT 表现为浓密球形病灶,其中有液化,或呈类圆形的厚壁脓腔,脓腔内可出现液平面的出现,脓腔内壁常呈不规则状,周围有模糊炎性影。伴脓胸者尚有患侧胸腔积液改变。

(三)病原学检查

肺脓肿的病原学检查方法大致分为非创伤性和创伤性检查两大类。

1.非创伤性检查包括痰培养、血培养和胸腔积液培养。由于口腔中存在大量厌氧菌,重症或住院患者的口咽部也常有可引起肺脓肿的需氧或兼性厌氧菌如肺炎杆菌、铜绿假单胞菌、金葡菌等定植,咳痰用于肺脓肿的病原学诊断是不合适的。血培养是很好的无污染标本,尤其是在血源性肺脓肿。但是,由于厌氧菌引起的菌血症较少,故血培养分离的细菌往往仅反映肺脓肿的部分病原体。在肺脓肿合并有脓胸的时候,胸腔积液是最佳的病原学检查标本。

2.有创的方法多用于重症、疑难病例或免疫抑制宿主的肺部感染,可避开上呼吸道直接在脓肿部位或引流的支气管内采样,包括有经环甲膜穿刺经气管吸引(ITA),经胸壁穿刺肺吸引(LA)、防污染样本毛刷(PSB)、防污染支气管肺泡灌洗(PBAL)等方法。由于它们具有一定的创伤性,临床上应正确选用。在条件允许时,可考虑进行胸腔镜或开放性肺活检。

(四)支气管镜检查

除上诉病原学检查外,纤维支气管镜检查有助于发现某些引起支气管阻塞的病因,如气道异物或肿瘤,及时解除气道的阻塞,并同时行纤维支气管镜抽吸引流支气管内脓性分泌物。

六、诊断与鉴别诊断

(一)细菌性肺炎肺脓肿

早期的炎变阶段与细菌性肺炎在症状和 X 线胸片表现相似,但常见的肺炎链球菌肺炎多伴有口唇疱疹,铁锈痰,不会有大量脓臭痰;X 线胸片示肺叶或段性实变,或呈片状淡薄炎症病变,边缘模糊不清,没有空腔形成。其他有化脓性倾向的葡萄球菌、肺炎克雷白杆菌肺炎等可借助下呼吸道分泌物和血液细菌分离做出鉴别。

(二)空洞型肺结核

空洞型肺结核发病缓慢,病程长,常有呼吸道和全身症状,而无严重急性毒性症状和咳较多脓痰,胸片可见慢性结核病的多形性变化,痰中找到结核杆菌可确诊。空洞性肺结核如果并发化脓性感染时,其临床表现可酷似肺脓肿,可有急性感染症状和咳较多脓痰,且痰中难以查出结核杆菌,如一时难以鉴别,可按急性肺脓肿治疗控制急性感染后,胸片可显示纤维空洞及周围多形性的结核病变。痰结核菌可阳转。

(三)支气管肺癌

支气管肺癌阻塞支气管常引起远端肺化脓性感染,但形成肺脓肿的病程相对较长,因有一个逐渐阻塞的过程,毒性症状多不明显,脓痰量亦较少。阻塞性感染由于支气管引流不畅,抗生素不易控制炎症和发热,因此在 40 岁以上出现肺局部反复感染,且抗生素疗效差的患者,要考虑有支气管肺癌所致阻塞性肺炎可能。支气管鳞癌病变亦可发生坏死液化,胸部 X 线片示空洞壁较厚,多呈偏心空洞,残留的肿瘤组织使内壁凹凸不平,空洞周围亦少炎症浸润,肺门可见肿大的淋巴结,故不难与肺脓肿区分。经纤维支气管镜肺组织活检,或痰液中找到癌细胞,肺癌的诊断得以确立。

(四)肺囊肿继发感染

囊肿继发感染时,囊肿内可见液平,但周围炎症反应相对轻,无明显中毒症状和咳较多的脓痰。当感染控制,炎症吸收,则呈现光洁整齐的囊肿壁。如有以往的 X 线片做对照,更易鉴别。

七、治疗

肺脓肿的治疗原则是选择敏感药物抗感染和选取适当方法引流。

(一)一般治疗

卧床休息。由于肺脓肿患者病程相对较长,机体处于负氮平衡状态,宜选用易消化、富含营养的食物。高热者给予物理或药物降温。

(二)抗感染治疗

1.吸入性肺脓肿多有厌氧菌感染存在,治疗可选用青霉素、克林霉素和甲硝唑。

2.血源性肺脓肿多为金黄色葡萄球菌所致,易选用第一代头孢菌素类,耐青霉素酶青霉素及克林霉素等;MRSA 可选用万古霉素,利奈唑胺。

3.如果为革兰阴性杆菌感染,可选择第二代、第三代头孢菌素、氟喹诺酮,必要时联合氨基糖苷类。

4.阿米巴引起的肺脓肿应选择甲硝唑治疗。

一般初始治疗 48～72 小时后病情应有所改善,体温大约一周可降至正常,病情缓解。抗生素疗程一般为 8～12 周,或直至临床症状完全消失,X 线片显示脓腔及炎性病变消散,或残留条索状纤维阴影为止。如果患者抗生素疗效不佳,应进一步寻找可能的原因,以便进一步针对性的治疗。

(三)痰液引流

1.祛痰

痰液黏稠者可选用祛痰药如盐酸氨溴索、溴己新等,亦可采用雾化以稀释痰液。

2.体位引流

患者一般状况较好时,可采用体位引流排脓。使脓肿部位处于高位,轻拍患部,每日 2～3 次,每次 10～15 分钟。但对大量脓痰且体质虚弱的患者应进行监护,防止大量脓痰涌出时因无力咳出而窒息。

3.经纤维支气管镜冲洗法

此种方法用于肺脓肿是非常有效的。必要时也可于病变部位注入抗生素。一般用于抗生素和体位引流难以控制感染或脓腔在扩大的患者。应注意纤维支气管镜冲洗中脓肿破溃有造成窒息的危险。

4.经皮导管引流

此方法对于难治性肺脓肿,尤其是靠近胸壁的脓肿不失为一有效、安全的治疗方法。对于抗感染治疗 10～14 天仍无效、有中毒症状、脓腔大于 6cm、老年患者或免疫抑制、可能有支气管阻塞的肺脓肿可考虑使用。可在 X 线、CT 或超声引导下进行穿刺,以提高成功率、降低并发症的产生。

(四)外科手术

急性肺脓肿经有效抗生素治疗,绝大多数可治愈,少数患者疗效不佳,在全身状况和肺功能允许的情况下可考虑外科手术。手术指征:①慢性肺脓肿经内科治疗 3 个月以上,脓腔仍不缩小,感染不能控制或反复发作;②并发支气管胸膜瘘或脓胸经抽吸冲洗脓液疗效不佳者;③大咯血经内科治疗无效或危及生命时;④支气管阻塞疑为支气管肺癌至引流不畅的肺脓肿。

第四节　支气管哮喘

支气管哮喘是由多种细胞(包括气道炎症细胞,如嗜酸粒细胞、肥大细胞、T 淋巴细胞、中性粒细胞;结构细胞,如气道上皮细胞、气道平滑肌细胞等)和细胞组分参与的气道慢性炎症性疾患。这种慢性炎症导致气道高反应性,通常出现广泛多变的可逆性气流受限,反复发作性的喘息、气急、胸闷或咳嗽等症状,常在夜间和(或)清晨发作、加剧,多数患者可自行缓解或经治疗缓解。

一、诊断标准

(一)临床表现

1.大多数哮喘起病于婴幼儿,诱发哮喘原因主要是吸入过敏原、病毒性上呼吸道感染、剧烈活动或接触某些刺激性气味。某些哮喘患者的哮喘发作或加剧与其职业有关,临床上称之为职业性哮喘。

2.部分患者起病可出现发作先兆,如:流清鼻涕、频繁喷嚏、鼻咽部发痒、眼部发痒、胸闷。

3.哮喘严重程度不同的患者临床表现可有很大差异,典型哮喘发作为呼气性呼吸困难,表现为气憋、喘息,轻者表现为胸闷或顽固性咳嗽(咳嗽变异性哮喘)。

4.大多数哮喘患者发作具有明显昼夜节律即夜间或清晨发作或加剧。

5.某些哮喘患者哮喘发作具有季节规律,如过敏性哮喘常在夏秋季发作。

6.早期患者脱离过敏原后症状可以迅速缓解,或给予正规治疗后缓解。典型发作者双肺可闻及散在或弥散性以呼气相为主的哮鸣音,不同程度的急性发作体征可有很大差异。

(二)辅助检查

1.血常规

嗜酸粒细胞增多(<10%),合并感染时白细胞或嗜中性粒细胞增多,全身使用糖皮质激素后可使白细胞总数、中性粒细胞百分比增多。

2.痰液检查

如患者无痰咳出时,可通过诱导痰方法进行检查。涂片在显微镜下可见较多嗜酸性粒细胞。

3.动脉血气分析

哮喘发作时由于气道阻塞且通气分布不均,通气/血流比值失衡,可致肺泡-动脉血氧分压差（A-aDO$_2$）增大;严重发作时可有缺氧,PaO$_2$降低,由于过度通气可使 PaCO$_2$下降,pH 上升,表现呼吸性碱中毒。若重症哮喘,病情进一步发展,气道阻塞严重,可有缺氧及 CO$_2$滞留,PaCO$_2$上升,表现呼吸性酸中毒。若缺氧明显,可合并代谢性酸中毒。

4.呼吸功能检查

(1)通气功能检测:在哮喘发作时呈阻塞性通气功能改变,呼气流速指标均显著下降,1 秒钟用力呼气容积（FEV$_1$）、1 秒率（1 秒钟用力呼气量占用力肺活量比值 FEV$_1$/FVC%）以及最高呼气流量（PEF）均减少。肺容量指标可见用力肺活量减少、残气量增加、功能残气量和肺总量增加,残气占肺总量百分比增高。缓解期上述通气功能指标可逐渐恢复。病变迁延、反复发作者,其通气功能可逐渐下降。

(2)支气管激发试验（BPT）:一般适用于通气功能在正常预计值的 70％以上的患者。如 FEV$_1$下降≥20％,可诊断为激发试验阳性。通过剂量反应曲线计算使 FEV$_1$下降 20％的吸入药物累积剂量（PD20-FEV$_1$）或累积浓度（PC20-FEV$_1$）,可对气道反应性增高的程度做出定量判断。

(3)支气管舒张试验（BDT）:用以测定气道可逆性。阳性诊断标准:①FEV$_1$较用药前增加 12％或以上。且其绝对值增加 200mL 或以上;②PEF 较治疗前增加 60L/min 或增加≥20％。

(4)呼气峰流速（PEF）及其变异率测定:若 24 小时内 PEF 或昼夜 PEF 波动率≥20％,也符合气道可逆性改变的特点。

5.胸部 X 线检查

早期在哮喘发作时可见两肺透亮度增加,呈过度通气状态;在缓解期多无明显异常。如并发呼吸道感染,可见肺纹理增加及炎性浸润阴影。同时要注意肺不张、气胸或纵隔气肿等并发症的存在。

6.特异性变应原的检测

哮喘患者大多数伴有过敏体质,对众多的变应原和刺激物敏感。测定变应性指标结合病史有助于明确病因,脱离致敏因素的接触。

(1)体外检测:可检测患者的特异性 IgE,过敏性哮喘患者血清特异性 IgE 可较正常人明显增高。

(2)在体试验:皮肤过敏原测试,需根据病史和当地生活环境选择可疑的过敏原进行检查,可通过皮肤点刺等方法进行,皮试阳性提示患者对该过敏原过敏。

(三)诊断步骤和要求

1.明确有无支气管哮喘。

2.确定其诱因。

3.临床分期、分度。

4.评估哮喘控制水平。

（四）诊断标准

1.反复发作喘息、气急、胸闷或咳嗽，多与接触变应原、冷空气、物理或化学性刺激、病毒性上呼吸道感染、运动等有关。

2.发作时在双肺可闻及散在或弥漫性，以呼气相为主的哮鸣音，呼气相延长。

3.上述症状可经治疗缓解或自行缓解。

4.症状不典型者（如无明显喘息或体征）应至少具备以下一项试验阳性。

（1）支气管激发试验或运动试验阳性。

（2）支气管舒张试验阳性—秒钟用力呼气容积（FEV_1）增加 12％以上，且 FEV_1 增加绝对值＞200mL。

（3）最大呼气流量（PEF）日内变异率或昼夜波动率≥20％。

5.除外其他疾病所引起的喘息、气急、胸闷和咳嗽

符合 1～2、5 条者或 4、5 条者可诊断为支气管哮喘。根据哮喘发作规律和临床表现，哮喘可分为急性发作期、慢性持续期及缓解期。

6.支气管哮喘可分为急性发作期、非急性发作期

（1）急性发作期是指气促、咳嗽、胸闷等症状突然发生或症状加重，常有呼吸困难，以呼气流量低为其特征，常因接触变应原等刺激物或治疗不当所致。哮喘急性发作时严重程度可分为轻度、中度、重度和危重 4 级。

（2）非急性发作期（亦称慢性持续期）：许多哮喘患者即使没有急性发作，但在相当长的时间内仍有不同频度和（或）不同程度地出现症状（喘息、咳嗽、胸闷等），肺通气功能下降。哮喘控制水平分为控制、部分控制和未控制 3 个等级。

（五）鉴别诊断

1.慢性支气管炎

慢性支气管炎多发生在中老年，有长期吸烟史，表现为冬春季反复发作的咳嗽、咯痰，多以上呼吸道感染为诱因，起病缓慢，查体有散在湿啰音或干啰音，缓解速度慢，或缓解期仍有症状。发作期外周血和痰中白细胞及中性粒细胞升高。肺功能检测支气管舒张试验阴性，PEF 变异率小于 15％。

2.肺气肿

中老年发病，多有长期大量吸烟史，一般体力活动可诱发加重，休息后可以缓解，临床表现为气短，气不够用，肺气肿体征可长期存在，X 线检查有肺气肿征象。肺功能表现为支气管舒张试验阴性，RV、TLC、RV/TLC％均增高，DLCO 降低。

3.急性左心衰竭

急性左心衰竭见于有高血压、冠心病、糖尿病等心血管疾病病史的中老年人，发病季节性不明显，感染、劳累输液过多，过快为诱因。查体可发现双肺底湿啰音、心脏增大等。坐起，应用快速洋地黄、利尿剂、扩血管药物可以缓解。X 线可见柯氏 B 线、蝶形阴影。心电图有心律失常或房室扩大。超声心动图可发现心脏解剖学上异常。血 BNP 检测多＞500ng/mL。

4 上气道内良、恶性肿瘤，上气道内异物，其他原因引起的上气道阻塞。

5.肺嗜酸性粒细胞增多症（PIE），变态反应性支气管肺曲菌病，嗜酸细胞性支气管炎、肉芽

肿性肺病(Churg-Strauss 综合征)。

　　6.弥散性泛细支气管炎(DPB)、肺栓塞。

　　7.支气管肺癌、纵隔肿瘤等。

二、治疗原则

(一)哮喘急性发作时的治疗

　　哮喘急性发作的治疗取决于发作的严重程度以及对治疗的反应。治疗的目的在于尽快缓解症状、解除气流受限和低氧血症,同时还需要制订长期治疗方案以预防再次急性发作。对于具有哮喘相关死亡高危因素的患者,需要给予高度重视,这些患者应当尽早到医疗机构就诊。高危患者包括:①曾经有过气管插管和机械通气的濒于致死性哮喘的病史。②在过去 1 年中因为哮喘而住院或看急诊。③正在使用或最近刚刚停用口服激素。④目前未使用吸入激素。⑤过分依赖速效 β_2 受体激动剂,特别是每月使用沙丁胺醇(或等效药物)超过 1 支的患者。⑥有心理疾病或社会心理问题,包括使用镇静剂。⑦有对哮喘治疗计划不依从的历史。

　　轻度和部分中度急性发作可以在家庭中或社区中治疗。家庭或社区中的治疗措施主要为重复吸入速效 β_2 受体激动剂,在第 1 小时每 20 分钟吸入 2～4 喷。随后根据治疗反应,轻度急性发作可调整为每 3～4 小时 2～4 喷,中度急性发作每 1～2 小时 6～10 喷。如果对吸入性 β_2 受体激动剂反应良好(呼吸困难显著缓解,PEF 占预计值＞80％或个人最佳值,且疗效维持 3～4 小时),通常不需要使用其他的药物。如果治疗反应不完全,尤其是在控制性治疗的基础上发生的急性发作,,应尽早口服激素(泼尼松龙 0.5～1mg/kg 或等效剂量的其他激素),必要时到医院就诊。

　　部分中度和所有重度急性发作均应到急诊室或医院治疗。除氧疗外,应重复使用速效 β_2 受体激动剂,可通过压力定量气雾剂的储雾器给药,也可通过射流雾化装置给药。推荐在初始治疗时连续雾化给药,随后根据需要间断给药(每 4 小时 1 次)。联合使用 β_2 受体激动剂和抗胆碱能制剂(如异丙托溴铵)能够取得更好的支气管舒张作用。茶碱的支气管舒张作用弱于 SABA,不良反应较大应谨慎使用。对规则服用茶碱缓释制剂的患者,静脉使用茶碱应尽可能监测茶碱血药浓度。中重度哮喘急性发作应尽早使用全身激素,特别是对速效 β_2 受体激动剂初始治疗反应不完全或疗效不能维持,以及在口服激素基础上仍然出现急性发作的患者。口服激素与静脉给药疗效相当,不良反应小。推荐用法:泼尼松龙 30～50mg 或等效的其他激素,每日单次给药。严重的急性发作或口服激素不能耐受时,可采用静脉注射或滴注,如甲基泼尼松龙 80～160mg,或氢化可的松 400～1000mg 分次给药。地塞米松因半衰期较长,对肾上腺皮质功能抑制作用较强,一般不推荐使用。静脉给药和口服给药的序贯疗法有可能减少激素用量和不良反应,如静脉使用激素 2～3 天,继之以口服激素 3～5 天。不推荐常规使用镁制剂,可用于重度急性发作(FEV_1 25％～30％)或对初始治疗反应不良者。

　　重度和危重哮喘急性发作经过上述药物治疗,临床症状和肺功能无改善甚至继续恶化,应及时给予机械通气治疗,其指征主要包括:意识改变、呼吸肌疲劳、$PaCO_2 \geqslant 45mmHg$(1mmHg＝0.133kPa)等。可先采用经鼻(面)罩无创机械通气,若无效应及早行气管插管机械通气。哮喘急性发作机械通气需要较高的吸气压,可使用适当水平的呼气末正压(PEEP)治疗。如果需要过高的气道峰压和平台压才能维持正常通气容积,可试用允许性高碳酸血症通气策略以减少呼吸机相关肺损伤。

初始治疗症状显著改善,PEF 或 FEV$_1$占预计值百分比恢复到个人最佳值 60%者以上可回家继续治疗,PEF 或 FEV$_1$为 40%～60%者应在监护下回到家庭或社区继续治疗,治疗前 PEF 或 FEV$_1$<25%或治疗后<40%者应入院治疗。在出院时或近期的随访时,应当为患者制订一个详细的行动计划,审核患者是否正确使用药物、吸入装置和峰流速仪,找到急性发作的诱因并制订避免接触的措施,调整控制性治疗方案。严重的哮喘急性发作意味着哮喘管理的失败,这些患者应当给予密切监护、长期随访,并进行长期哮喘教育。

大多数哮喘急性发作并非由细菌感染引起,应严格控制抗菌药物的使用指征,除非有细菌感染的证据或属于重度或危重哮喘急性发作。

(二)慢性哮喘治疗

哮喘总体控制的概念包括两个方面:实现日常控制和降低未来风险。对于慢性哮喘患者应当根据患者的病情严重程度,特别是哮喘控制水平制订长期治疗方案,之后进行评估、随访,根据控制水平调整治疗方案。哮喘药物的选择既要考虑药物的疗效及其安全性,也要考虑患者的实际情况,如经济收入和当地的医疗资源等。

对以往未经规范治疗的初诊哮喘患者可选择第 2 步治疗方案,若哮喘患者病情较重,应直接选择第 3 步治疗方案。从第 2 步到第 5 步的治疗方案中都有不同的哮喘控制药物可供选择。而在每一步中都应该按需使用缓解药物,以迅速缓解哮喘症状。

如果使用的该治疗方案不能够使哮喘得到有效控制,应该升级治疗直至达到哮喘控制为止。当哮喘控制并维持至少 3 个月后,治疗方案可以降级。推荐的减量方案如下。

1.单独吸入中-高剂量吸入糖皮质激素的患者,将吸入糖皮质激素剂量减少 50%。

2.吸入糖皮质激素和长效 β$_2$受体激动剂联合用药的患者,先将吸入激素剂量减少 50%,长效 β$_2$受体激动剂剂量不变,当达到最低剂量联合治疗水平时,可选择改为每日 1 次联合用药或停用长效 β$_2$受体激动剂,单用吸入激素治疗。

若患者使用最低剂量控制药物达到哮喘控制 1 年,并且哮喘症状不再发作,可考虑停用药物治疗。通常情况下,患者在初诊后 1～3 个月随访,以后每 3 个月随访一次。如出现哮喘发作时,应在 2 周至 1 个月内进行随访。

第五节　呼吸衰竭

呼吸衰竭(简称呼衰),是由于肺内各种原因引起肺通气功能和(或)换气功能障碍,导致患者不能进行有效的气体交换,在呼吸空气(海平面、大气压、静息状态下)时,产生严重缺氧(或)伴二氧化碳潴留,从而引起一系列生理功能和代谢紊乱。呼吸衰竭是指全部的呼吸系统的功能不全(包括肺、胸壁、脑),不能完成正常的氧供给和二氧化碳的清除。最终,将在细胞水平影响呼吸功能。

多种因素都会导致呼吸衰竭,常见病因可归纳为以下两个方面。

(1)中枢神经系统及传导系统疾病、呼吸肌疾患、呼吸道疾病和胸廓疾病等,均可引起呼吸动力损害、增加气道阻力和限制肺的扩张,导致通气不足、通气与血流比例失调,产生缺氧或伴二氧化碳潴留。

(2)肺组织病变,如肺炎、肺不张、肺水肿、急性肺损伤、肺血管病和肺纤维化,主要引起通气和血流比例失调、肺内静脉血分流增加和弥散功能障碍,导致换气功能损害,发生缺氧,因通气过度引起二氧化碳分压降低,出现Ⅰ型呼吸衰竭。严重者因肺部病变加重、呼吸肌疲劳伴二氧化碳潴留而出现酸中毒,发生Ⅱ型呼吸衰竭。

根据病因和发病机制,呼吸衰竭可分为急性呼吸衰竭和慢性呼吸衰竭。

一、诊断标准

(一)临床表现

1.呼吸困难

呼吸困难表现为呼吸频率、幅度、节律和体位的改变。如 COPD 患者呼衰由慢而深的呼吸变为浅快;半卧位或坐位,辅助呼吸肌参与点头或提肩呼吸。ARDS 患者先为快而深大变为浅弱呼吸,伴鼻翼煽动。中枢性呼衰呈潮式、间歇或抽泣样呼吸等。

2.发绀

发绀是缺氧的典型表现。当 $SaO_2 < 85\%$ 时,可在口唇、指(趾)甲出现发绀。

3.精神神经症状

急性缺氧可立即出现精神错乱、恐惧、狂躁、昏迷、抽搐等症状;慢性缺氧多有智力或定向功能障碍。高碳酸血症在中枢性抑制之前出现失眠、烦躁、躁动的兴奋症状,随后因中枢抑制表现为神志淡漠、肌肉震颤、间歇抽搐、昏睡、甚至昏迷等,并出现腱反射消失,锥体束征阳性。急性呼吸性酸中毒,pH<7.25 时,会出现精神症状。

4.血液循环系统症状

心率加快,血压上升和右心功能不全体征。二氧化碳潴留可出现皮肤温暖、颜面红润和搏动性头痛。严重缺氧和酸中毒(pH<7.25)会引起心肌损害、血压下降、心律失常、心脏停搏(pH<6.8)。

5.消化道和泌尿系统症状

严重缺氧和二氧化碳潴留引起肝肾功能损害。常因胃肠道黏膜充血水肿、糜烂渗血,或应激性溃疡出血。吐咖啡样物或黑便,隐血试验阳性。肾功能损害者还可出现尿少、无尿等。

(二)诊断依据

(1)患者有急性或慢性呼吸衰竭基础疾病病史及诱因。

(2)缺氧和(或)伴有二氧化碳潴留的上述临床表现。

(3)动脉血气分析能确诊呼吸衰竭的类型及其程度,对指导氧疗、机械通气各种参数的调节,以及纠正酸碱失衡和电解质紊乱均有重要意义。

(三)诊断标准

呼吸空气条件(海平面大气压)下,$PaO_2 < 60mmHg$,或伴 $PaCO_2 < 35mmHg$,诊断为Ⅰ型呼吸衰竭。若伴有 $PaCO_2 > 50mmHg$,诊断为Ⅱ型呼吸衰竭;根据病程的发展,可分为急性呼吸衰竭和慢性呼吸衰竭;慢性呼吸衰竭因机体的代偿,将 $PaO_2 < 55mmHg$、$PaCO_2 > 55mmHg$ 作为慢性呼吸衰竭诊断的参考指标,且无明显酸中毒。

二、治疗原则

(一)保持呼吸道通畅

据患者情况做相应处理;应用祛痰剂,鼓励患者咯痰;应用雾化吸入 β_2 受体激动剂和胆碱能受体阻滞剂扩张支气管。吸入或静脉应用糖皮质激素;排痰能力较差的患者可吸出口腔、咽喉部的分泌物和胃内反流物,有条件可用纤维支气管镜将分泌物吸出或采用气管插管或气管切开吸痰后机械通气。

(二)氧疗和改善换气功能

1.通过鼻导管、鼻塞、面罩和机械通气氧疗。吸入氧浓度使动脉血气中 $PaO_2 > 60mmHg$、$SaO_2 > 90\% \sim 95\%$。鼻导管或鼻塞(闭口呼吸)的吸入氧浓度(FiO_2)=($VIO_2 \times Ti/T_{tot} \times 79\%$)/VE,从公式中可知 FiO_2 与吸入氧流量(VIO_2、L/min)和吸气时间与呼气时间之比呈正比,而与每分钟通气量(VE)呈反比。文丘里(Venturi)面罩供氧是利用氧流量产生负压,吸入的空气来稀释氧,使 VIO_2 控制在 $25\% \sim 50\%$ 氧浓度。机械通气吸入氧浓度是通过氧电极来测呼吸机为空气与氧混合器的 FiO_2。

2.加用呼气末正压(PEEP)的机械通气模式。PEEP 有利于陷闭的小气道和肺泡复张,减轻肺泡和肺间质水肿,改善患者的通气与血流比例、弥散功能,更为重要的是降低肺内静脉血的分流量,提高氧合功能。PEEP 的数值应符合患者的病理生理的需要,PEEP 过高反而增高肺泡压,可引起肺损伤,影响血流动力学。

3.注意出入液量平衡,减轻肺水肿,必要时在患者血流动力学和电解质(血钾)允许的条件下,应用利尿剂。

4.并发肾功能不全时,在条件许可下,可进行血液净化,改善肺水肿,清除炎症介质。

5.糖皮质激素对非感染因素,如脂肪栓塞、羊水栓塞、中毒性肺损伤,经大剂量短时间的应用,对改善非感染性肺水肿有良好的疗效。

(三)增加肺泡通气量,改善二氧化碳潴留

肺泡通气不足导致二氧化碳潴留,只有增加肺泡通气量才能有效地排出二氧化碳。无创或有创机械通气治疗呼吸衰竭不仅能增加有效肺泡通气量,亦能改善氧合功能。具体技术操作参见《临床技术操作规范》。

(四)纠正酸碱平衡失调和电解质紊乱

呼吸性酸中毒应通过增加通气量来纠正,如急性呼吸衰竭或慢性呼吸衰竭急性加重产生严重酸中毒,pH<7.25 或发生低血压或合并代谢性酸中毒,应适当补充碳酸氢钠。呼吸性酸中毒合并代谢性碱中毒且有碱血症者,可适当补氯化钾或氯化钠溶液。

(五)抗感染治疗

呼吸道感染是呼吸衰竭最常见的诱因。建立人工气道机械通气后或免疫功能低下的患者易反复发生感染,且不易控制。应根据痰细菌、真菌等培养和药物敏感试验结果等,选择有效的抗生素。

(六)合并症的防治

呼吸衰竭可合并消化道出血、心功能不全、休克、肝、肾功能障碍、凝血功能障碍,或并发气胸纵隔气肿,应做相应治疗。

（七）营养支持

呼吸衰竭机体代谢增加,易发生营养不良。急性加重时,应做鼻饲高蛋白、高脂肪和低碳水化合物,以及多种维生素和微量元素的饮食,必要时给予静脉高营养。营养途径包括:经胃肠营养;胃肠外营养;营养成分为高蛋白(15%～20%),高脂肪(30%～35%),低碳水化合物(45%～50%),适量维生素及微量元素原则:小量开始,循序渐进。应保证热卡量为基础能耗的 20%～50%,经验上 1 500～2 000kal/d。

第二章 循环系统疾病

第一节 冠状动脉粥样硬化性心脏病

冠状动脉粥样硬化性心脏病,简称冠心病(CHD),有时又称冠状动脉病(CAD)或缺血性心脏病(IHD),系指由于冠状动脉粥样硬化,使血管腔狭窄或阻塞和(或)因冠状动脉功能性改变(痉挛),导致心肌缺血、缺氧而引起的心脏病。易患因素包括血脂异常、高血压病、吸烟、糖尿病、长期紧张、缺乏锻炼及遗传因素等。由于冠状动脉病变的部位、范围和程度的不同,本病有不同的临床特点,一般可分为六型。

1.隐匿型或无症状性心肌缺血

具有心肌缺血的客观证据(心电图、左室功能、心肌血流灌注及心肌代谢异常),但缺乏胸痛或与心肌缺血有关的主观症状。

2.心绞痛

心绞痛系冠状动脉供血不足导致心肌急剧的、暂时的缺血与缺氧所引起的临床综合征。

3.心肌梗死

症状严重,为冠状动脉阻塞、微血栓形成、心肌急性缺血性坏死所引起。

4.缺血性心肌病

长期心肌缺血所导致的心肌逐渐纤维化,称为心肌纤维化或心肌硬化。表现为心脏增大、心力衰竭和(或)心律失常。

5.猝死

突发心搏骤停而死亡,多为心脏局部发生电生理紊乱、电解质失衡及严重心律失常(如室颤)所致。

6.心律失常

心律失常可以是冠心病的唯一症状。

通常,人们所理解的冠心病,多指1、4型,最为常见,经有效治疗后,多可稳定。而急性冠状动脉综合征是指由于冠状动脉急性痉挛性变化、血流突然减少,引起不稳定型心绞痛、急性心肌梗死或猝死。发病前,可能没有冠心病的症状、体征、心电图改变,心脏功能检查可能完全"正常"。一旦发生过,应按冠心病诊治。

一、心绞痛
(一)诊断提示
1.临床表现

(1)疼痛部位:在胸骨中上段(相当两侧乳房的水平线),为内里痛,而不是表皮痛。疼痛为一片,而不是一点。

（2）疼痛的性质：为憋闷感、压榨感、紧缩感等异常感觉，少数表现为刺痛感和割痛感。疼痛剧烈，多伴出汗，难以忍受。

（3）发作诱因：常见的诱因为劳累，发作于劳累当时，而不是劳累过后。其次饱餐、寒冷、情绪激动等可诱发，也有的无明显诱因。

（4）放射性：常放射至左肩臂及左手指的尺侧或两肩臂及两手指尺侧，有时放射至左下颌部或腭部、颅部及其他部位。

（5）疼痛时限：疼痛的持续时间一般为3～5min，很少超过15min，最长不超过30min，最短不短于5s。

（6）缓解方式：停止原来活动经休息或舌下含服硝酸甘油或速效救心丸数分钟即可缓解。

（7）每次发作相对不变：部位、性质、诱因、放射部位及时限、缓解方式等无大的变化。

2.临床分型

心绞痛分为稳定型心绞痛和不稳定型心绞痛。稳定型心绞痛是指稳定劳累性心绞痛，不稳定型心绞痛分为静息性心绞痛、初发性心绞痛、恶化性心绞痛。变异型心绞痛是不稳定型心绞痛的一种特殊形式。

劳累性心绞痛分级如下。

Ⅰ级：一般体力活动不引起心绞痛，例如行走和上楼，仅费力、快速或长时间用力方引起心绞痛。

Ⅱ级：日常体力活动稍受限制，快步行走或快步上楼、登高、饭后行走、风中行走、情绪激动时发作心绞痛或仅在睡醒后数小时内发作。以一般速度在一般条件下平地步行200～400m或以上的距离或上一层以上的楼梯时受限。

Ⅲ级：日常活动体力明显受限，以一般速度在一般条件下平地步行100～400m或上一层楼梯时受限。

Ⅳ级：不能无症状地进行任何体力活动，休息时即可出现心绞痛。

3.辅助检查

（1）心电图：典型者可出现缺血型ST-T改变，表现为ST段下多，T波倒置，变异型心绞痛ST段则抬高，但阳性率不足50%，如多次或心绞痛发作时记录可提高阳性率，静息时心电图多数正常。

（2）心电图负荷试验：可提高诊断的阳性率。

（3）动态心电图：可有发作性心肌缺血的ST改变（ST段水平或下斜型下移≥1mV，ST段明显移位，两次心肌缺血发作至少有1min的间隔）。

（4）超声心动图：主要表现为缺血部位心肌的运动异常（节段性运动障碍）及心功能的降低。

（5）血管内超声：可直接显示冠状动脉病变的部位、性质及程度。

（6）放射性核素检查：单光子断层显像（SPECT）和正电子断层显像（PET）可准确显示缺血心肌的部位及范围。

（7）选择性冠状动脉造影：可直接显示病变血管，狭窄程度一般>50%或75%。目前该检查仍是临床诊断冠状动脉病变并确定其部位和程度的可靠方法，也是支架置入和搭桥手术的依据。

(二)治疗措施

1.发作时的治疗

(1)休息：发作时立刻休息，停止活动后症状多可消除。

(2)硝酸甘油片剂 0.3～0.6mg，舌下含化，1～2min 见效，半小时后作用消失，3～5min 后胸痛不能缓解，可重复应用。

(3)硝酸异山梨酯(消心痛)片剂 5～10mg 舌下含化，2～5min 见效，作用维持 2～3h。

(4)以上两种药物亦可用其喷雾剂或静脉滴注。

(5)变异性心绞痛可选用：硝苯地平 10mg 舌下含化或吞服；地尔硫卓 30～60mg 口服或 20mg 静脉滴注。以上两药也可与硝酸甘油交替应用。

(6)中药：冠心苏合丸、麝香保心丸、速效救心丸等。

(7)吸氧。

2.缓解期的治疗

(1)消除及治疗各种诱发因素(如吸烟、高血压、高血脂、糖尿病、肥胖症等)。

(2)硝酸酯类：可选用作用时间较长的药物如二硝酸异山梨酯(消心痛)3 次/d，每次 5～10mg，或该药的缓释片 12h 1 次，每次 20～40mg。硝酸甘油软膏或膜片，涂或粘贴在胸前或上臂内侧皮肤上，作用可维持 12～24h。一般任选一种，也可与其他抗心绞痛药合用。长期应用硝酸甘油和长效硝酸酯制剂的主要问题是发生耐药。给予足够(8～12h)"无药期"可能是预防耐药性的最有效方法。

(3)钙拮抗药维拉帕米 80～120mg，3 次/d。此类药物为变异性心绞痛的首选药。

(4)β受体阻滞药：常用倍他乐克 12.5～25mg，2～3 次/d；阿替洛尔(氨酰心安)，2 次/d，每次 12.5～100mg。一般选用一种，常与硝苯地平合用。

(5)抗凝治疗：不稳定型心绞痛可行此治疗。肝素：先静脉注射 5 000U，然后持续静脉滴注 700～1 000U/h，也可皮下注射 5 000～7 500U，2 次/d，5～7d 为一疗程。

(6)抗血小板聚集治疗：阿司匹林，最初 3d，300mg/d，以后 50～75mg/d。对阿司匹林过敏或不能应用阿司匹林者可用氯吡格雷代替。

(7)改善微循环：右旋糖酐－40 注射液或羟乙基淀粉(706 代血浆)250～500mL/d，静脉滴注，10～14d 为一疗程。

(8)调脂治疗：确诊或拟诊心绞痛且 LDL-C＞130mg/dL 的患者应改变生活方式，和(或)使用药物治疗，将 LDL-C 降低到＜100mg/dL；心绞痛伴糖尿病等高危因素患者可考虑将 LDL-C 降至 70mg/dL 以下。

(9)中药制剂，如复方丹参滴丸、通心络胶囊等。

3.经皮腔内冠状动脉成形术(PTCA)

手术的指征为：

(1)心绞痛病程在 1 年内，药物治疗效果不佳者。

(2)1 支冠状动脉病变，且病变在近端，无钙化或痉挛。

(3)有心肌缺血的客观证据。

(4)左心室功能和侧支循环都较好。

4.冠状动脉旁路移植术(CABG)

对反复发作的心绞痛,具有适应指征者,可选择冠状动脉旁路移植术。

二、急性心肌梗死

急性心肌梗死(AMI)系由于冠状动脉闭塞(冠状动脉粥样硬化最为常见)、局部斑块破裂,血栓形成导致血流中断,使部分心肌因严重的持久性缺血而发生局部坏死。临床上突然出现胸骨后或心前区持续性剧痛、血清心肌酶活力升高及进行性心电图特征性变化,可发生心律失常休克、心律失常或心力衰竭。年老体弱者症状可不典型。

(一)诊断提示

(1)突发胸骨后或心前区绞窄样剧痛,多持续半小时以上,休息或硝酸甘油制剂不能缓解。部分患者疼痛位于上腹部,部分放射至下颌、颈、背部上方;少数患者无疼痛,开始即表现为休克或急性心力衰竭。

(2)可伴有低血压、休克、心力衰竭或心律失常。

(3)心电图示急性心肌梗死的演变过程。

(4)血清酶(CPK、CPK-MB、AST、LDH 等)升高。

(5)不典型者可无胸痛,但有上述 2、3、4 项表现,或无胸痛而突然昏厥,或仅有呕吐、腹泻而误诊为急性胃肠炎,或上腹痛而误诊为急腹症,或无任何症状和体征,仅有急性心肌梗死心电图的特征性演变和血清心肌酶升高。

(6)可有发热、白细胞增多和血沉增快等。

(二)治疗措施

1.一般处理

严密观察体温、心率、心律、呼吸、血压、神志、胸痛等变化。进行心电监护,绝对卧床休息至少 1 周,间断吸氧 72h,进食低脂、清淡、易消化食物,保持大便通畅,病情稳定 2 周后酌情适当活动。

2.止痛与镇静,改善心肌缺血

肌内注射哌替啶 50～100mg 或皮下注射吗啡 5～10mg。必要时 1～2 小时后再注射 1 次。也可肌内注射、静脉滴注或口服罂粟碱 30～60mg。无低血压或休克者可试用硝酸甘油 0.6mg,硝酸异山梨酯 10mg 舌下含服或用硝酸甘油 1mg 溶于 5% 葡萄糖溶液 100mL 中静脉滴注。收缩压低于 90mmHg 或较基础血压降低≥30mmHg,严重心动过缓(<50 次/min)、心动过速(>100 次/min)或诊断为右室梗死的患者应避免应用硝酸甘油。中药可用冠心苏合丸、苏合香丸、速效救心丸等。伴有高血压者可用硝苯地平含化。以上处理后疼痛不能缓解可给予人工冬眠。烦躁恐惧者给地西泮(安定)10mg,肌内注射或口服。

3.再灌注治疗

(1)适应证:发病≤12h;相邻 2 个或以上导联 ST 段抬高≥0.2mV;年龄≤70 岁,而无近期活动性出血、脑出血、出血倾向、糖尿病视网膜病变、严重高血压和严重肝肾功能障碍等禁忌证者。

(2)静脉用药:可选用尿激酶 100 万～150 万 U,溶于生理盐水或 5% 葡萄糖溶液 50～

100mL 中静脉滴注,30～60min 内滴完;链激酶 100 万～150 万 U,溶于生理盐水 100mL(同时用地塞米松 2.5～5mg 预防药物反应),1h 内滴完;重组组织型纤溶酶原激活剂(rtPA),先推注 10mg,继而 50mg,1h 滴完,再 40mg 2h 滴完。用药前服用阿司匹林 300mg/d,3d 后改为 50～75mg/d 长期服用。

(3)静脉用药的再通指征:2h 内胸痛解除;2h 内抬高的 ST 段恢复或每 0.5h 比较 ST 段回降＞50％;血清心肌酶 CPK-MB 峰值提前于发病后 14h 内出现;2h 内出现窦性心律失常或传导阻滞等再灌注心律失常。

(4)冠状动脉内溶栓或行 PTCA:条件具备者,可行冠状动脉注入溶栓药,如血管不能再通可行 PTCA。

4.抗凝治疗

梗死范围较广或为复发性梗死未用溶栓治疗,又有高血凝状态者,先用肝素 5 000～7 500U 静脉滴注,6h 1 次或 1 万 U 深部肌内注射,8h 1 次,共用 2～5d。维持凝血时间在正常对照值的 2～2.5 倍。年龄＜75 岁可应用低分子肝素替代普通肝素,如依诺肝素 30mg 静脉推注,随后 1.0mg/kg 皮下注射,每 12 小时 1 次至出院。如需长期抗凝可口服华法林,首剂 15～20mg,第 2 天 5～10mg,以后 2.5～5mg/d 维持。

5.抗血小板治疗

阿司匹林 300mg/d,3～5d 后改为 75～100mg/d。噻氯吡啶 250mg/d。氯吡格雷 75mg/d。任选一种,后二种亦可与阿司匹林联合应用于急性期的患者,特别是置入冠状动脉支架的患者。

6.抗休克治疗

(1)一般处理:吸氧、保暖、祛除诱因等。

(2)补充血容量。

(3)血管收缩药。

(4)血管扩张药。

(5)辅助循环和外科手术:必要时可给予主动脉内球囊反搏、PTCA 或冠状动脉旁路移植术。

(6)右心室心肌梗死并发休克:常显示中心静脉压、右房、右室充盈压增高,肺楔嵌压、左心室充盈压正常。应迅速补充血容量,24h 可输入液体 2 000～4 000mL。

7.纠正心律失常

(1)预防室性心律失常:发病后立即肌内注射利多卡因 200～250mg,8h 1 次,连续 2～3d。

(2)室性期前收缩或室性心动过速:利多卡因 50～100mg 静脉注射,每 5～10min 可重复使用至期前收缩消失,或总量达 300mg,继以 1～3mg/min 静脉滴注,病情稳定后可改用普罗帕酮(心律平)、胺碘酮、美西律等口服药治疗。

(3)室颤:应立即进行非同步直流电除颤,无电除颤条件时可立即做胸外心脏按压和口对口人工呼吸及其他心脏复苏处理。

(4)室上性快速心律失常:如窦性心动过速、频发房性期前收缩、阵发性室上性心动过速、心房扑动和心房颤动等,可选用胺碘酮转复或 β 受体阻滞药、洋地黄类、维拉帕米等。

(5)缓慢性心律失常:心率低于 50 次/min 者,可选用阿托品 0.3～0.6mg、山莨菪碱(654-2)10mg 口服、肌内注射或静脉滴注异丙肾上腺素 1mg＋5％葡萄糖 500mL 缓慢静脉滴注。

8.治疗心力衰竭

主要是治疗急性左心衰竭,起初 1～2d 出现心力衰竭时宜先用利尿药和(或)血管扩张药。洋地黄类强心药尽量于心肌梗死 24h 后应用,剂量宜小,一般为正常量的 1/3～2/3。

9.机械性并发症

如左室游离壁破裂、室间隔穿孔、乳头肌和邻近腱索断裂等需手术治疗。

10.其他治疗

(1)极化液疗法:氯化钾 1.5g、普通胰岛素 8～12U 加入 10％葡萄糖溶液 500mL 中静脉滴注,1～2 次/d,7～14d 为 1 个疗程。

(2)β受体阻滞药:多用于前壁梗死伴有心率快和血压高者,可降低病死率,宜选用心脏选择性制剂如美托洛尔或阿替洛尔。

11.康复期治疗

参照冠心病的治疗。

三、急性冠脉综合征(ACS)

急性冠状动脉综合征(ACS)是一大类包含不同临床特征、临床危险性及预后的临床综合征,其共同的病理机制是冠状动脉硬化斑块破裂、血栓形成,并导致病变血管不同程度的阻塞。根据心电图表现分为 ST 段抬高和非 ST 段抬高两大类。

非 ST 段抬高型 ACS(ICD-10:120.403)

目前认为,ACS 最主要的原因是炎症因素导致粥样斑块不稳定,发生糜烂和破裂,继而血栓形成、冠脉痉挛、管腔狭窄加重。主要以静息心绞痛、初发心绞痛、恶化劳力型心绞痛为主要症状,大部分无明显体征,临床包括不稳定心绞痛(UA)和非 sT 段抬高型心肌梗死(NSTE-MI)。

(一)诊断提示

(1)典型的缺血性胸痛,临床有不稳定的特点。

(2)症状发作时可记录到一过性 ST-T 改变,症状缓解后恢复具有诊断价值。

(3)心肌标志物包括肌酸激酶同工酶(CK:MB)、肌钙蛋白 T(cTnT)或 I(cTnI)。

(二)治疗措施

1.一般处理

卧床休息 1～3d,床边 24h 心电监测,吸氧维持血氧饱和度达到 90％以上。镇静、镇痛、相关检查。

2.抗缺血治疗

β受体阻滞药、ACEI 类,应个体化治疗。钙拮抗药对变异型心绞痛疗效最好,硫氮卓酮 1～5μg/(kg·min)持续静脉滴注,稳定后可用口服制剂,停药时宜逐渐减量,以免诱发冠脉痉挛。顽固性严重缺血者采用主动脉内气囊反搏 IABP。

3.抗栓治疗

阿司匹林首次 300mg 嚼服,以后 100～300mg/d 口服。氯吡格雷首次 300～600mg 顿服,以后 75mg/d 口服。肝素或低分子肝素是非 ST 段抬高 ACS 中主要的治疗措施,溶栓药物有促进发心肌梗死的危险。

4.调脂治疗

他汀类药物具有抗感染、改善内皮功能、稳定斑块等调脂以外的作用。应尽早使用他汀类药物强化治疗。

5.其他

当伴有明显血液动力学不稳定、经药物积极治疗症状仍反复出现或临床表现高危,均应尽早冠脉造影和恢复血供重建治疗,必要时行 PCI 或 CABG。

第二节　感染性心内膜炎

感染性心内膜炎系指因细菌、真菌和其他微生物(如病毒、立克次体、衣原体、螺旋体等)直接感染而不产生心瓣膜、心室壁内膜及大动脉内膜的炎性病变,主要病理改变是纤维蛋白、血小板、病原菌、红细胞、白细胞聚集形成赘生物,附着于心瓣膜,造成瓣膜损害。赘生物可破碎脱落,形成栓子,引起菌血症和组织器官栓塞。临床上以亚急性细菌性感染者多见,急性与亚急性有时难以区别。

一、诊断提示

(一)急性感染性心内膜炎

1.发病急骤,进展迅速,常继发于脓毒血症、化脓性感染、真菌感染或心脏手术等。

2.多发生于原来无心脏病变的患者。全身感染表现严重,有高热、寒战、全身衰弱、呼吸急促及贫血等。病原体主要为金黄色葡萄球菌,常并发脑脓肿或化脓性脑膜炎。

3.心脏原无杂音,发病后出现杂音或原有杂音轻,在短期内迅速变为高调粗糙的新杂音。可有急性心力衰竭、皮肤瘀点、多发性栓塞及转移性脓肿。

4.化验:白细胞计数明显增多,核左移,有进行性贫血,血培养阳性率较高,呈持续菌血症表现(持续时间在 1d 以上)。

(二)亚急性感染性心内膜炎

1.原有慢性心瓣膜病或先天性心脏病史,发病前常有感染病灶,如上呼吸道感染、拔牙、分娩、扁桃体摘除、皮肤化脓性感染、继发性真菌感染及器械检查、心脏手术等诱因。病原体以草绿色链球菌多见,次为肠球菌、凝固酶阴性葡萄球菌和革兰氏阴性杆菌。

2.发病缓慢,全身感染表现较轻。常有持续不规则发热 1 周以上,亦可见低热、间歇热、弛张热。常伴有消瘦、乏力、关节和肌肉酸痛、进行性贫血。

3.绝大多数患者有病理性杂音并有进行性性质改变,杂音变粗糙或出现新杂音。皮肤、黏膜可见瘀点,可有肺、肾、脑、脾及四肢动脉栓塞表现。

4.化验:白细胞常中度增加,核左移;红细胞减少;血沉增快;尿中可见蛋白、红细胞,血培养阳性率较低。

5.超声心动图检查:心瓣膜或心腔壁上赘生物的异常回声。

6.放射性核素^{111m}In 标记的血小板沉积扫描可以发现心内赘生物及感染部位。

二、治疗措施

(一)一般治疗

卧床休息,高热量、高蛋白饮食,补充铁剂及维生素,必要时小量输血。

(二)药物治疗

1.对疑患本病的患者,连续送血培养(每2～4h 1 次,连续 4～6 次)后立即给予青霉素,600万～1 200 万 U/d,并与甲硝唑合用,口服或静脉滴注。若治疗 3d 发热不退,应加大青霉素剂量至 2 000 万 U 静脉滴注。对青霉素敏感的细菌至少用药 4 周;对青霉素耐药的链球菌主张联合用药 4 周;金黄色葡萄球菌和表皮葡萄球菌至少用药 4～6 周,真菌性心内膜炎用药时间甚至长达数月。应用大剂量青霉素时,应注意药物对神经系统的毒性,大剂量钾盐应警惕高血钾的发生。

2.早期大剂量长疗程静脉应用杀菌性抗生素,若血培养获得阳性,根据细菌的药敏适当调整抗生素的种类。链球菌:以青霉素为首选,对青霉素敏感性差者加用氨基糖苷类抗生素,如庆大霉素 12 万～24 万 U/d 或阿米卡星 1g/d;肠球菌:选氨苄西林 6～12g/d,或环丙沙星;金黄色葡萄球菌:非耐青霉素菌株,仍选用青霉素 1 000 万～2 000 万 U/d 和庆大霉素联合应用,耐药菌株可选用头孢菌素类、万古霉素、利福平、甲硝唑和各种耐青霉素酶的青霉素;革兰氏阴性杆菌:选用头孢哌酮钠 4～8g/d,头孢曲松(菌必治)2～4g/d,头孢三嗪 2g/d,也可用氨苄西林 12g/d;真菌感染病死率高达 80%～100%,可用两性霉素 B 0.1mg/(kg·d)开始,逐渐增加至 1mg/(kg·d),总剂量 1.5～3g。

(三)手术治疗

药物治疗无效应及早择期手术切除受累的瓣膜组织。

第三节　病毒性心肌炎

病毒性心肌炎系由于心肌细胞及细胞间质被柯萨奇、艾柯、流感、腺病毒、脊髓灰质炎、流脑等病毒直接浸润和机体对病毒反应的炎性细胞浸润所引起的局限性或弥散性非特异性心肌病变。也可导致心包炎及心内膜炎,部分进入慢性阶段,病变可累及心脏传导系统,亦可造成心脏扩大、心力衰竭等。

一、诊断提示

(一)病史

发病前 1～2 周内多有明显的或隐袭的上呼吸道或消化道病毒感染史。

(二)症状

可有发热、胸闷、心慌、心前区疼痛、呼吸困难、心率增快等表现。

(三)体征

安静时心率增快,心脏增大,可有不同类型的心律失常。听诊可有心包摩擦音、第三心音、奔马律和收缩期杂音等。伴心功能不全者可有周围性水肿的表现,如下肢水肿。重者可发生心源性休克或心力衰竭。

（四）实验室及特殊检查

1.心电图

有明显的心律失常（室性期前收缩及一至二度房室传导阻滞最多见）、ST-T 广泛改变（持续 4d 以上，可有动态变化）、心肌梗死样图型。

2.心肌损伤的血清生化标志

心肌肌钙蛋白 T 与 I 可评价心肌损伤，具有高度敏感性与特异性。血清肌酸激酶同工酶（CKMB）、乳酸脱氢酶 1（LDH-1）或谷草转氨酶（AST）急性期增高，但持续时间短。

3.病毒学检查

感染早期，心包液、大便、心肌、心内膜及咽拭子中可分离出病毒，或查到病毒核酸或特异性抗体阳性。

4.X 线检查

心功能不全者可见肺野不同程度的充血、心脏扩大及心搏动减弱。

5.超声心动图

超声心动图可见局限或弥散的室壁活动减弱、心包少量积液、心室扩大等。

6.心脏核素显像

心脏核素显像可见心肌弥散性病变及心功能降低。

二、临床分期

（一）急性期

新发病者，临床症状多变，病程在 6 个月以内。

（二）恢复期

临床症状和心电图逐渐好转，但尚未痊愈，病程多在 1 年以上。

（三）迁延期

临床症状反复出现，心电图及 X 线表现迁延不愈，实验室检查有病情活动的表现，病程在 1 年以上。

（四）慢性期

进行性心脏增大或反复心力衰竭，病程 1 年以上。

（五）后遗症期

临床已无明显症状，但留有较稳定的心电图异常，如房室或束支传导阻滞、期前收缩及交界性心律等。

三、治疗措施

（一）卧床休息及饮食

急性期应休息 3～6 个月，病情好转、心脏缩小、心电图稳定后，逐渐增加活动量。给予易消化富含维生素及蛋白质的饮食，心功能不全者进流质或半流质饮食。

（二）病因治疗

早期可试用吗啉胍 10～20mg/（kg·d），利巴韦林 10～15mg/（kg·d），分为 2～3 次/d，口服，根据病情连用数日至 1 周。干扰素肌内注射。也可用中药黄芪、板蓝根、大青叶、金银花等。

（三）改善心肌代谢

维生素 C100～200mg/(kg·d),溶于 10％葡萄糖溶液静脉滴注,10～14d 为 1 个疗程,与三磷腺苷 10～20mg、辅酶 A50～100U、普通胰岛素 4～10U、10％氯化钾 5～10mL 合用;复方丹参注射液 20～40mL 加入葡萄糖溶液中静脉滴注,10～14d 为一疗程;泛癸利酮(辅酶 Q_{10})静脉滴注或口服;肌苷静脉滴注或口服。

（四）糖皮质激素

急性期,病情较重者可用,病情较轻者一般不用,发病 10～14d 内慎用。可用泼尼松 20～30mg/d 或 1～2mg(kg·d),顿服。

（五）其他

可选用干扰素、胸腺素、转移因子、免疫核糖核酸治疗。

（六）恢复期

休息 3 个月,中小学生在 6 个月内不宜上体育课。

第四节　急性心包炎

心包脏层和壁层的感染性和非感染性急性炎性变称为急性心包炎,病理改变包括"炎性浸润""渗液积聚""瘢痕形成"三大过程,常为其他疾病的表现或并发症。分为纤维蛋白性(干性)和渗出性(湿性)两个阶段。瘢痕形成后可引起缩窄性心包炎。

一、诊断提示

（一）病因

常见有风湿性、结核性、急性非特异性、化脓性、尿毒症性及肿瘤性心包炎等。心肌梗死后心包炎并不少见,至少 2/3 以上病例有过心包炎征象。

（二）纤维蛋白性心包炎阶段

1.全身毒血症表现:如发热、出汗、乏力、心悸等。

2.心前区痛及心包摩擦音(急性非特异性和感染性心包炎疼痛最为突出)。

（三）渗出性心包炎阶段

1.心脏压塞(心包填塞)症状

可有心前区不适或上腹胀痛、呼吸困难、面色苍白、烦躁不安、发绀、下肢水肿,甚至休克。

2.体征

心界向两侧扩大,并随体位改变,心动过速,心音遥远,心尖搏动减弱或消失,动脉收缩压降低,脉压变小,脉搏细弱,可出现细脉。颈静脉怒张,肝大伴触痛,肝颈静脉回流征阳性,腹腔积液,下肢水肿等。

3.血常规

可有白细胞计数增多,血沉增快。

4.心电图

初期可见 R 波为主的导联 S-T 段抬高,弓背向下,T 波高耸。之后 S-T 段回复到基线,T 波开始变平。最后 T 波在原有 ST 段抬高的导联中明显倒置,持续 2～3 个月后 T 波恢复正常。心包积液时可伴有 QRS 波群低电压,Q-T 间期延长。可有心律失常,以窦性心动过速多见。

5.X 线检查

心影向两侧扩大,呈梨状或烧瓶状,心影形态随体位移动而改变。透视或 X 线摄影示心脏搏动减弱或消失。

6.超声心动图

可见心包腔有液性暗区,心包增厚和钙化。可评估心包积液量的多少及分布,并进行定位。

7.心包穿刺可抽出积液,并有助于确定病变性质及病因。

二、治疗措施

1.一般处理

卧床休息,呼吸困难者取半卧位和给氧,胸痛给予镇痛药。低盐饮食。

2.病因治疗。

3.心脏明显受压或经 2 周内科治疗无效

可行心包穿刺减压、心包切开引流、心包切除术等,必要时向心包腔内注射有关治疗药物。

4.药物治疗

首选非甾体抗感染药,如布洛芬 300～800mg,每 5～8h1 次,可用至心包积液消失,同时给予胃黏膜保护药。心包积液吸收阶段可加用泼尼松 20～30mg/d,以防止心包粘连。

第五节　原发性心肌病

原发性心肌病是一组原因不明的心肌病变,临床上分为扩张型(充血型)、肥厚型、限制型、致心律失常性右室心肌病和未分类心肌病,病理变化以心肌变性、坏死或肥大、间质纤维化为主。原因明确的为继发性心肌病。

一、诊断提示

(一)扩张型(充血型)心肌病

1.多发病缓慢,心功能代偿期无症状,失代偿期出现充血性心力衰竭的表现,以胸闷、气急、乏力为常见。可发生动脉栓塞症状,心律失常可能是唯一表现。半数以上与病毒性心肌炎有关,柯萨奇病毒感染导致为最多见。

2.以左心室和(或)右心室腔扩大、心力衰竭、心律失常、栓塞为基本特征。心界扩大,心音减弱,心率快,常听到舒张期奔马律或第四心音奔马律,心尖部可闻及收缩期吹风样杂音,心力衰竭加重时杂言增强,心力衰竭好转时杂音减弱。可反复出现各种心律失常,两肺底部可有湿啰音,常有肝大,下肢水肿,胸腹腔积液等。栓塞发生于病程后期,可发生于肺、脑、肾及冠状动脉。

3.X线检查:心影呈普通性增大,外形似球形,心脏搏动减弱,肺动脉可轻度扩张。

4.心电图:广泛ST-T改变,多有左室肥厚或双室肥厚图形,或有异常Q波,酷似心肌梗死,但无心肌梗死病史及心电图演变过程。晚期呈低电压,病程中可有各种类型心律失常,室性期前收缩、房颤多见。

5.超声心动图:左右心室内径增大,左右心室壁运动幅度普遍减弱,射血分数减少。

6.排除其病因引起的继发性心肌病。

(二)肥厚型心肌病

1.非梗阻型症状较少,早期以呼吸困难为主,晚期可有心房颤动及心力衰竭。梗阻型可表现为呼吸困难、非典型性心绞痛、昏厥及猝死。其中非典型心绞痛,常因劳累或体力活动诱发,持续时间较长,含硝酸甘油后症状加重,应当注意与冠心病心绞痛鉴别。

2.心尖搏动呈抬举性,心界向左下扩大,梗阻型常于胸骨左缘第3~4肋间与心尖内侧出现收缩期杂音。

3.静脉滴注异丙肾上腺素、用洋地黄制剂、硝酸酯类药物等,可使左心室流出道收缩期压力增加,杂音增强。反之,使心肌收缩力减弱,增加前、后负荷等因素,如静脉滴注去甲肾上腺素、β受体阻滞药、下蹲位或卧位两腿上抬时,可使左心室流出道梗阻减轻,杂音减弱。

4.心电图:常有ST段下降,T波低平或倒置,左室肥厚劳损及左束支传导阻滞。可有病理性Q波和各类心律失常。

5.超声心动图:心室间隔厚度≥13mm,心室间隔厚度/左心室后壁厚度>1.3,收缩期二尖瓣前叶异常向前运动,左室流出道狭窄。

6.左心导管检查:梗阻型左心室腔与左室流出道间有收缩期压力阶差。

(三)限制型心肌病

1.发病缓慢,以乏力、头晕、水肿和气急为主,逐渐出现心脏充盈受限、舒张功能受损症状,可分为左室型、右室型及双室型。左室型以左心衰竭表现为主,右室型以右心衰竭表现为主,其中以左室型最多见。

2.心脏轻度增大,心尖搏动减弱,心音低钝,心率快,可有舒张期奔马律,颈静脉怒张,肝大、腹腔积液,下肢水肿,脉压小,脉搏细弱。

3.心电图:无特异性,常有ST-T改变,部分病例有异常Q波。

4.X线检查:70%可见心胸比例增大,右心室扩大,心影呈球形。心室相对缩小,心搏减弱,心内膜可有线状钙化现象。

5.超声心动图:心室壁增厚,心腔内径缩短,心内膜反光(回声)增强,心房扩大。

二、治疗措施

(一)一般处理

卧床休息,时间根据病情调整。无症状和活动性心肌炎者应适当限制其活动。

(二)心律失常者

按心律失常处理。

(三)扩张型心肌病的早期

主要给予改善心肌代谢药物,补充必要的微量元素,口服血管紧张素转换酶抑制药、硝酸酯类血管扩张药等治疗。巨大心脏者应警惕洋地黄中毒,初始用药应适当减小剂量。

(四)肥厚型心肌病的治疗

主要针对舒张功能不全。β肾上腺素能阻滞药和钙离子拮抗药单用或合用是主要的治疗方法。主要选用普萘洛尔、阿替洛尔、美托洛尔、维拉帕米(异搏定)等药物。降低心脏前负荷的药(如硝酸酯类和利尿药),加重流出道梗阻的洋地黄等正性肌力药及加大心室流出道压力阶差的药(血管扩张药)不宜应用。

(五)限制性心肌病

症状轻者以对症治疗为主,有条件者可试行手术剥离增厚的心内膜。

(六)口服

阿司匹林 100～300mg/d,预防血栓形成,如有血栓形成或栓塞发生可给予抗凝治疗。

(七)伴严重的心律失常及心力衰竭

可加用肾上腺皮质激素。

(八)药物治疗无效者

可安装起搏器、心脏移植及切除肥厚的心肌等治疗。

第六节　心律失常

心律失常指心脏冲动的起源部位、频率、节律、传导速度、激动秩序等异常,在临床上很常见,可见于各类心脏病患者,也可见于正常人。有些心律失常如偶性室早可不影响健康,不需特殊处理;但有些心律失常如快速房颤、室性心动过速可严重降低心搏出量,需迅速纠正,而室扑、室颤则可危及生命,应立即抢救。

引起心律失常的原因很多,包括心脏本身病变、电解质紊乱、药物过量或中毒、缺氧、情绪激动、吸烟、喝浓茶或酗酒等。少数无病因可查。心律失常病因繁多,病情复杂,临床上分为功能性和器质性两大类,后者多见。按其发作时心率的快慢,可分为快速型和缓慢型两大类。

一、期前收缩(早搏)

(一)诊断提示

1.病因

(1)期前收缩是最常见的心律失常,分为房性、房室交界性和室性三类。见于正常人或无器质性心脏病的期前收缩,称功能性期前收缩,室早最多见。功能性期前收缩以青年人居多,常无明显诱因,有时与精神紧张、情绪波动、疲劳、消化不良、吸烟、酗酒、喝浓茶及咖啡等有关。

(2)器质性见于多种心脏病,如心肌炎、冠心病、风湿性心脏病、肺心病、心脏瓣膜病变、充血性心力衰竭及心肌病等。

(3)药物引起,如洋地黄、奎尼丁、肾上腺素、锑剂等。

(4)机械性刺激,如心脏手术、心导管检查及起搏器的使用等。

(5)其他:迷走及交感神经兴奋、胸腔及腹腔手术、急性感染、胃肠道及胆道疾病,以及电解质紊乱等。

2.临床表现

有心悸,心前区不适,自觉心律不规则,乏力、头晕等,冠心病时可有心绞痛。发作一次心搏突然提早而其后有较长的间歇。功能性期前收缩常发生于安静时,运动后可消失。器质性心脏病者,运动后期前收缩增多。

3.期前收缩的类型

(1)配对型:期前收缩与前一心动周期有固定的联律间距,可形成二联、三联或四联律。

(2)平行收缩型:心脏内同时存在两个节律点,各自独立地发放激动。期前收缩的间歇有一定的规律,每一长的异位搏动间歇是最短的异位搏动间歇的倍数,可有融合波。

4.心电图检查

心电图检查可以明确是何种类型早搏。

(二)治疗措施

1.一般处理

(1)消除各种期前收缩的病因和诱因。

(2)偶发期前收缩、功能性期前收缩无自觉症状时,可不予治疗或用少量镇静药。

2.药物治疗

(1)房性和交界性期前收缩:可选用维拉帕米 40～80mg,3 次/d;或普罗帕酮(心律平)150～200mg,每 8 小时 1 次;或普萘洛尔(心得安)10～20mg,3 次/d。频发多源房性期前收缩可用胺碘酮 0.2g,3 次/d,1 周后或病情控制后,改为 0.2g,I 次/d 维持。

(2)室性期前收缩:选用美西律(慢心律)100～150mg,每 8 小时 1 次;或妥卡尼(室安卡因)0.2～0.4g,3 次/d;或改用普罗帕酮、胺碘酮、普萘洛尔、莫雷西嗪(乙吗噻嗪)等;情况紧急或不能口服者可静脉注射利多卡因(1mg/kg),1～2min 注完,有效后继以 1～4mg/min 维持,病情稳定后改为口服药物治疗。

(3)洋地黄中毒引起者停用洋地黄制剂,口服或静脉滴注氯化钾 2～4g/d,或苯妥英钠0.1g,3 次/d;或苯妥英钠 125～250mg 溶于 5%葡萄糖液 20mL 静脉注射。

(4)心力衰竭出现的室早,如非洋地黄引起者,可用洋地黄类药物治疗,需要时可加服美西律或普罗帕酮等。

(5)心动过缓时出现室早,宜给予阿托品、山莨菪碱等。

二、阵发性室上性心动过速

(一)诊断提示

1.病因

常见于无器质性心脏病的青年人,也可见于风湿性心脏病(风心病)、冠心病、甲状腺功能亢进(甲亢)、预激综合征、心肌炎、洋地黄中毒和低血钾等。

2.临床表现

(1)阵发性发作,心率可达 160～250 次/min,一般<200 次/min,心律规则,发作及消失均急骤,每次发作可数分钟至数小时,有时可持续数日。

（2）发作时常有心悸、胸闷、气急、心前区不适、头晕、乏力、血压下降、昏厥。原有心脏病者可诱发心力衰竭或心绞痛。

（3）压迫颈动脉窦或其他兴奋迷走神经的方法（如深呼吸，吞咽动作，快速摄入高渗葡萄糖溶液等）可恢复窦性心律。

3.心电图特点

①室率160～250次/min，一般<200次/min；②心律规则；③QRS形态同窦性（除非伴有室内差异性传导）；④P波形态异常，如P波在Ⅲ、Ⅱ、aVF导联中直立，P-R>0.12s为房速，如P波逆行，P-R<0.12s或在QRS之后为房室交界性心动过速，如无法辨认，统称室上性心动过速；⑤无夺获或心室融合波。

（二）治疗措施

1.防治措施

防治病因及祛除诱因。

2.终止发作的方法

（1）兴奋迷走神经：深吸气后屏气，压迫眼球，刺激咽部引发呕吐反射，压迫颈动脉窦（不能双侧同时压迫，每侧压10s左右）。针刺内关、通里、神门穴。

（2）药物疗法：毛花苷C 0.4mg加25%葡萄糖溶液20mL，>5min静脉注射，如无效，2h后可再给0.2mg，总量不超过1.2mg/d，适用于心脏明显扩大或心功能不全者，不宜用于预激综合征所致的阵发性室、上性心动过速；或用维拉帕米5mg加5%葡萄糖溶液5～10mL 3～5min静脉注射，如有效，即停止注射。注射中要进行心电监护，心功能不全及病态窦房结综合征者禁用；或用普罗帕酮35～70mg加5%葡萄糖溶液20mL，>10min缓慢静脉注射；也可用三磷腺苷（ATP）20mg加生理盐水5mL 1～2s内快速静脉注射，老年人及病态窦房结综合征、冠心病患者不宜用；或用胺碘酮150mg加生理盐水20mL缓慢静脉注射。

（3）同步直流电转复：上述治疗无效时，可行电转复术，但洋地黄所致者及低血钾者不宜用。

3.预防发作

（1）药物：维拉帕米40mg，2～3次/d；或普罗帕酮100～150mg，每8h 1次；或胺碘酮0.2g，1次/d。

（2）导管射频消融术：适用于药物治疗不理想，发作时对血流动力学有明显影响及预激综合征并反复发作室上速者。此法可达根治目的。

三、阵发性室性心动过速

（一）诊断提示

1.病因

多见于器质性心脏病，如冠心病、高血压心脏病、风湿性心脏病、心肌病、洋地黄中毒、奎尼丁过量，电解质紊乱或发生在心脏插管术、心血管造影术、二尖瓣分离术等过程中。

2.临床表现

（1）阵发性发作，心率可达120～200次/min，心律大致规则，发作及消失均急骤，发作可达数分钟，部分可长达数日甚至数月。

(2)发作时可出现心绞痛、心力衰竭、休克,特别是并发于心肌梗死者,也可发展为室颤、心脏停搏及急性心源性脑缺血综合征。听诊第Ⅰ心音强弱不等。

(3)采用兴奋迷走神经的方法不能终止发作。

3.心电图特点

①室率 120～200 次/min;②心律大致规则,可有 0.02～0.03s 的微小差别;③QRS 波群畸形,时间＞0.12s,T 波与主波方向相反;④P 波为窦性,常埋于心室波内,不易发现,P 波与 QRS 之间无固定关系;⑤如 P 波能传入心室,则形成夺获或心室融合波。

(二)治疗措施

1.防治措施

防治病因及祛除诱因。

2.终止发作

(1)心前区叩击,连续 1～3 次。

(2)同步直流电转复。洋地黄中毒者禁用。

(3)药物治疗:利多卡因静脉注射(用法同期前收缩治疗);或用胺碘酮、普罗帕酮(用法同室上性心动过速治疗);或用溴苄胺 250mg 加入 5％葡萄糖溶液 20mL,缓慢(5～10min)静脉注射;氯化钾 1g、硫酸镁 5g 加入 5％葡萄糖溶液 500mL 中静脉滴注,适用于洋地黄中毒、低血钾所致的室速;扭转性室速宜用 25％硫酸镁 20mL 加入 5％葡萄糖溶液 250mL 静脉滴注或异丙肾上腺素 0.5～1mg 加入 5％葡萄糖溶液 250～500mL 中静脉滴注。亦可选用小剂量洋地黄治疗。

3.预防发作

(1)可口服上列药物,根据静脉用药的疗效选用。

(2)导管射频消融术:用于特发性及折返引起的室速。

四、心房颤动

(一)诊断提示

1.病因

心房颤动多见于器质性心脏病,如冠心病、高血压性心脏病、风湿性心脏病、甲亢、病态窦房结综合征、充血性心力衰竭,还可见于急性感染、胸腔手术、洋地黄中毒等,少数阵发性房颤者原因不明,部分患者与遗传有关。

2.临床表现

(1)心悸、气急、焦虑、胸闷,自觉心搏不规则,阵发性发作或心室率较快。急性者可伴心力衰竭、心绞痛、头晕或昏厥。持续性房颤或心室率缓慢者,可无症状。少数因血栓脱落而致脑栓塞。

(2)心律绝对不齐,心音强弱不等,第二心音可消失或出现短绌脉。

3.心电图特点

①无 P 波,代之以一系列细小而不规则的小 f 波,房率为 350～600 次/min;②QRS 呈室上性波型;③心室律完全不规则,快室率型心室率在 100～200 次/min,慢室率型心室率在 100 次/min 以下。

(二)治疗措施

1.病因治疗

治疗原发病及消除诱发因素。

2.阵发性房颤的治疗

(1)发作时心室率不快又无明显症状者,仅需对症用药,可用谷维素、维生素 B₆、地西泮等,使其自行缓解。

(2)发作时心室率＞120 次/min,症状明显者,应尽快控制心室率。可用毛花苷 C 0.2～0.4mg加 10％葡萄糖溶液 20mL 缓慢静脉注射(预激综合征并发房颤者禁用);或美托洛尔25～50mg或阿替洛尔 12.5～25mg 口服(伴有心功能不全者慎用);必要时用同步直流电复律。

(3)防止复发:可选用胺碘酮、地高辛、维拉帕米、普罗帕酮、奎尼丁或 β 受体阻滞药,用量为常规用药量的 1/3～1/2。

3.持续性房颤的治疗

(1)心室率不快且无心力衰竭者,仅需对症治疗。

(2)心室率快而无心力衰竭者,以控制心室率为主,多用地高辛、阿替洛尔或维拉帕米等药,将静息心室率控制在＜110 次/分。

(3)伴心力衰竭者,按心力衰竭治疗(见心力衰竭节)。

(4)服用华法林抗凝治疗,使国际标准化比值(INR)的范围为 2.0～3.0。年龄≥70 岁者INR 目标值为 1.6～2.5。对于拒服或有华法林禁忌证的患者,双联抗血小板药物(阿司匹林＋氯吡格雷)可以作为华法林的替代治疗。

(5)对于症状严重、药物治疗失败的阵发性或持续性房颤可行房颤导管消融。

五、心房扑动

(一)诊断提示

1.病因与症状:与房颤相似。心房扑动与心房颤动在短时间内可相互转变,称为不纯扑动或扑动-颤动。

2.当房扑伴有固定的 2∶1.3∶1 房室传导阻滞时,室律可规则,易漏诊;如呈 3∶2.4∶3 或变化不定的房室传导阻滞时,易误诊为房颤或期前收缩。极少数呈 1∶1 房室传导,尤其在伴有预激综合征时易误为心动过速。

3.心电图特点:①无 P 波,代之以锯齿样 F 波,F 波形态大小相同,频率规则,房率为250～350 次/min;②QRS-T 波呈室上性波型;③F 波与 QRS 往往呈 2∶1.3∶1 或 4∶1 等传导,当传导比例不变时,室律规则,反之则室律不规则。

(二)治疗措施

除治疗病因外,要尽快终止发作。

(1)同步直流电心脏复律。

(2)β 受体阻滞药和钙拮抗药能够有效地控制心室率,索他洛尔、胺碘酮可维持转复后的窦律。

(3)用洋地黄使心室率变慢或使之转为房颤,然后停用洋地黄,有时可恢复为窦性心律。

(4)奎尼丁,适用于洋地黄治疗无效或转为房颤已持续 1 周未能转为窦性心律者。

(5)预防发作可选用奎尼丁或地高辛。导管消融是根治的方法。

六、房室传导阻滞(AVB)

(一)诊断提示

1.病因

多见于冠心病、急性下壁心肌梗死、急性心肌炎、高血压病、风湿性心脏病、先天性心脏病、洋地黄或奎尼丁中毒、电解质紊乱等。少数系迷走神经张力过高、颈动脉窦综合征及病窦综合征引起。

2.临床表现

(1)有各种原发病的症状和体征。

(2)可短暂发作或呈持久性。

1)一度 AVB:无自觉症状,可仅有第一心音减弱。

2)二度 AVB:心室率较慢时,可有心悸、头晕、乏力。其中又可分为两型。I 型(又称文氏现象或莫氏 I 型)较多见,常为短暂性,预后好。I 型(又称莫氏 II 型)多为持续性,较严重,心律规则或不规则,可发展为三度 AVB。

3)三度 AVB:即完全性房室传导阻滞。先天性者,心率多在 40~60 次/min,无心肌病变及明显症状;后天性者多有心肌病变,心率常在 40 次/min 以下,常有心悸、头晕甚至发生心力衰竭及急性心源性脑缺血综合征。表现为第一心音强弱不等,偶可出现大炮音(即响亮清晰的第 1 心音),脉压差增大,运动试验及注射阿托品后心室率不增加或增加甚少。

3.心电图特点

一度:P-R 间期>0.20s,P-R 间期相等,每个 P 波后均有 QRS 波群。

二度 I 型:P-R 间期逐渐延长,R-R 间期逐渐缩短,直到 P 波下能传入心室而发生心室漏搏,QRS 波群脱落的 R R 间期较任何其他两个 R-R 间期短,周而复始,形成 5:4.4:3,3:2 等周期。

二度 II 型:P-R 间期固定,突然发生心搏脱落,呈 4:3,3:2,2:1 等周期。有时仅有少数 P 波下传,形成不同比例关系的 AVB。

三度:P-P 与 R-R 间期各有其固定的节律,但 P 波与 QRS 波各不相关,P-P 频率较 R-R 为快。异搏节律点在束支分叉以上时,QRS 波群时间、形态均正常,在分叉以下时,QRS 波群宽大畸形,时间>0.12s。

(二)治疗措施

1.一般处理

(1)治疗原发病。

(2)轻度 AVB 或无自觉症状、心率在 50 次/min 以上者,可不进行特殊治疗。

2.药物治疗

重度阻滞或心室率<40 次/min 或症状明显者可选用以下药物治疗。

(1)麻黄碱 25mg,3~5 次/d。

(2)阿托品注射或口服。口服,0.3~0.6mg,2~3 次/d;肌内注射或静脉注射 0.5~1mg,2~3 次/d。

(3)山莨菪碱 5～10mg,口服、肌内注射或静脉注射,1～2 次/d。

(4)氨茶碱 0.1～0.2g,3 次/d,口服。

(5)硝苯地平 10～20mg,6～8h 1 次,口服。

(6)异丙肾上腺素 10mg,舌下含化,2～6h 1 次,或 1mg 加入 5%葡萄糖溶液 500mL 缓慢静脉滴注。

(7)可用糖皮质激素。

3.其他

上述治疗无法防止阿-斯综合征发作时,应安装临时或永久性人工心脏起搏器。

七、病态窦房结综合征(病窦)

(一)诊断提示

1.临床表现

常有头晕、乏力、心悸、一过性黑矇,甚至因长时间窦性停搏而发生阿斯综合征及猝死。

2.心电图特点

(1)持续严重的窦性心动过缓(心率<45～50 次/min),且不因运动、发热而相应增加。

(2)窦性停搏或窦房阻滞伴或不伴有结性逸搏性心律。

(3)心动过缓心动过速综合征(窦性心动过缓、窦性停搏或窦房阻滞后,继之出现房性心动过速、房颤、房扑或室性心动过速)。

(4)慢性房颤伴缓慢心室率。

(二)治疗措施

1.治疗原发病

2.药物治疗

维持一定的心室率(>50 次/min)和有效心排出量。选用:

(1)阿托品 0.3～0.6mg,3 次/d,口服,或 1～2mg 加入 5%葡萄糖溶液 500mL 中静脉滴注。

(2)异丙肾上腺素 0.5～2mg 加入 5%葡萄糖溶液 500mL 中缓慢静脉滴注,使心室率维持在 45 次/min 以上。

(3)近期发病者可用地塞米松 5～15mg/d 静脉滴注。

(4)避免使用减慢心率及延缓传导的药物。伴有心力衰竭时,慎用洋地黄及一切抑制心肌的药物。

3.人工起搏器治疗的适应证

(1)有症状的窦性心动过缓、窦房阻滞、窦性停搏、快慢综合征及药物治疗无效者。

(2)频发昏厥或有阿斯综合征者。

(3)房扑、房颤伴有缓慢心室率及心力衰竭不能控制者。

八、预激综合征

(一)诊断提示

1.临床表现

(1)多数无器质性心脏病,少数伴发埃勃斯坦(Ebstein)畸形、室间隔缺损、主动脉瓣狭窄、二尖瓣脱垂等。

（2）多无症状，可伴发室上性心动过速、房颤、房扑。

2.典型心电图特点

（1）P-R 间期＜0.12s，P 波为窦性。

（2）QRS 时限＞0.11s。

（3）QRS 波群起始部粗钝或有切迹，称预激（delta）波。

（4）P-J 间期＜0.25s。

（5）常有继发性 S-T 段、T 波改变，通常 T 波与预激波的方向相反。

（6）常有阵发性室上性心动过速。

（二）治疗措施

1.预激征一般不需特殊治疗。

2.并发阵发性室上性心动过速、快速房颤或房扑者，可选用普罗帕酮，静脉注射，70mg/次，稀释后 3～5min 注完，如无效 20min 后可再注射 1 次，也可口服 100～200mg，3～4 次/d；胺碘酮静脉注射 5～10mg/kg.以葡萄糖溶液稀释后缓慢注射（＞5min），亦可 600～1000mg 溶于葡萄糖溶液中静脉滴注，口服 0.2g/次，3～4 次/d，不宜选用洋地黄类及维拉帕米等药物。药物治疗无效时，行同步直流电转复。

3.导管射频消融治疗：对合并快速性心律失常影响日常生活及药物治疗无效者，可行导管射频消融予以根治。

第三章　神经系统疾病

第一节　短暂性脑缺血发作

一、概述

(一)概念

历时短暂并经常反复发作的脑局部供血障碍,导致供血区局限性神经功能缺失症状称为短暂性脑缺血发作。每次发作持续数分钟,通常在30min内完全恢复,但常反复发作。

(二)传统的TIA定义时限

神经症状24h内恢复。

TIA为缺血性卒中最重要的危险因素。近期发作频繁的TIA是脑梗死的特级警报,4%～8%完全性卒中发生于TIA之后。

二、病因及发病机制

病因尚不完全清楚。发病与多种病因有关。

(一)微栓塞

微栓子阻塞小动脉后出现缺血症状,当栓子溶解或破碎移向远端时,则血流恢复,症状消失。微栓子来源于动脉粥样硬化斑块的脱落、颈内动脉系统动脉狭窄处的附壁血栓及胆固醇结晶等。

(二)脑血管痉挛

脑动脉硬化后的狭窄形成血流漩涡,刺激血管壁发生血管痉挛;用钙拮抗剂治疗TIA有效支持血管痉挛学说。

(三)血液成分、血流动力学改变

血小板增多症、真性红细胞增多症、异常蛋白血症、贫血和白血病等,低血压和心律失常所致的高凝状态或血流动力学改变可引起TIA。

(四)其他

脑实质内的血管炎或小灶出血、脑外盗血综合征和颈椎病的椎动脉受压等。

三、临床表现

(一)共同临床症状

1.年龄和性别

好发于中老年人(50～70岁),男性多于女性。

2.既往史

常有高血压、糖尿病、心脏病和高脂血症病史。

3.发病特点

发病突然,持续时间短,恢复快,不留后遗症状。发病时迅速出现局限性神经功能或视网膜功能障碍,多于5min左右达到高峰,可反复发作,每次发作的症状相对较恒定。

4.注意

一般不表现为症状仅持续数秒钟即消失的闪击样发作。

(二)颈内动脉系统TIA的表现

1.常见症状

对侧单肢无力或轻偏瘫,可伴有对侧面部轻瘫,系大脑中动脉供血区或大脑中动脉与大脑前动脉皮层支的分水岭区缺血的表现。

2.特征性症状

(1)眼动脉交叉瘫:病变侧单眼过性黑矇或失明、对侧偏瘫及感觉障碍。

(2)Homner征交叉瘫:病变侧Homner征、对侧偏瘫。

(3)失语症:主侧半球受累可出现。

3.可能出现的症状

(1)对侧单肢或半身感觉异常:如偏身麻木或感觉减退,为大脑中动脉供血区缺血的表现。

(2)对侧同向性偏盲:较少见;大脑中动脉与大脑后动脉皮层支或大脑前动脉、中动脉、后动脉皮层支分水岭区缺血,使顶、枕、颞交界区受累所致。

(三)椎-基底动脉系统TIA的表现

1.常见症状

眩晕、平衡失调,多不伴有耳鸣,为脑干前庭系统缺血表现;少数可伴耳鸣,系内听动脉缺血致内耳受累。

2.特征性症状

(1)跌倒发作:转头或仰头时,下肢突然失去张力而跌倒,无意识丧失,很快自行站起,系脑干网状结构缺血所致。

(2)短暂性全面性遗忘症(TGA):出现短时间记忆丧失。患者对此有自知力,持续数分钟至数十分钟;发作时伴时间、地点定向障碍,但书写、谈话和计算能力保持;系大脑后动脉颞支缺血累及边缘系统的颞叶海马、海马旁回和穹隆所致。

(3)双眼视力障碍发作:双侧大脑后动脉距状支缺血致枕叶视皮质受累,引起暂时性皮质盲。

3.可能出现的症状

(1)吞咽障碍、构音不清:脑干缺血所致球麻痹或假性球麻痹的表现。

(2)意识障碍伴或不伴瞳孔缩小:高位脑干网状结构缺血累及网状激活系统及交感神经下行纤维(由下丘脑交感神经区到脊髓睫状中枢的联系纤维)所致。

(3)一侧或双侧面、口周麻木或交叉性感觉障碍:三叉神经脊束核及同侧脊髓丘脑束缺血的表现。

(4)眼外肌麻痹和复视:中脑或脑桥缺血的表现。

(5)共济失调:因椎动脉及基底动脉小脑分支缺血导致小脑功能障碍。

(6)交叉性瘫痪:典型的一侧脑干缺血表现,因脑干缺血的部位不同出现 Weber、Foville 综合征等。

四、辅助检查

1.EEG、CT 或 MRI 检查,大多正常,部分病例脑内有小的梗死灶或缺血灶。弥散加权 MRI 可见片状缺血区。

2.DSA/MRA 或 TCD 可见血管狭窄、动脉粥样硬化斑块,TCD 微栓子监测适合发作频繁 的 TIA 患者。

五、诊断及鉴别诊断

(一)诊断

1.诊断主要依靠病史(绝大多数 TIA 患者就诊时症状已消失)。有典型临床表现者诊断 不难。进行某些辅助检查对确定病因,有助于选择适当的治疗方法。

2.以下症状不属于 TIA 的特征性症状:

(1)不伴有后循环(椎-基底动脉系统)障碍其他体征的意识丧失。

(2)躯体多处持续进展性症状。

(3)强直性及(或)阵挛性痉挛发作。

(4)闪光暗点。

(二)需与以下疾病鉴别

1.单纯部分性发作癫痫

(1)肢体抽搐:从躯体的一处开始,并向周围扩展,持续数秒至数分钟。

(2)脑电图:多有异常。

(3)CT/MRI:发现脑内局灶性病变。

2.梅尼埃病

(1)发作性眩晕、恶心、呕吐:与椎-基底动脉 TIA 相似,每次发作持续时间多超过 24h,发 病年龄多在 50 岁以下。

(2)伴有症状:耳鸣、耳阻塞感、听力减退等。

(3)定位体征:只有眼球震颤。

3.心脏疾病:

(1)多种疾病:阿斯综合征,严重心律失常如室上性心动过速、多源性室性早搏、室性心动 过速、心房扑动、病态窦房结综合征等引起阵发性全脑供血不足,出现头昏、晕倒和意识丧失。

(2)常无神经系统局灶性症状和体征。

(3)心电图、超声心动图和 X 线检查:常有异常发现。

4.其他

(1)脑内寄生虫颅内肿瘤、脓肿、慢性硬膜下血肿:可出现类似 TIA 发作症状。

(2)原发或继发性自主神经功能不全:可因血压或心律的急剧变化引起短暂性全脑供血不 足,出现发作性意识障碍。

六、治疗

治疗目的为消除病因、减少及预防复发、保护脑功能。

(一)病因治疗

1.针对病因治疗

对有明确病因者,如高血压患者应控制高血压,使 Bp<18.7/12.0kPa(140/90mmHg),糖尿病患者伴高血压者血压宜控制在更低水平 Bp<17.3/11.3kPa(130/85mmHg)。

2.有效地控制危险因素

治疗糖尿病、高脂血症(使胆固醇<6.0mmol/L,LDL<2.6mmol/L)、血液系统疾病、心律失常等。

3.颈动脉内膜剥离术、血栓内膜切除术、颅内外动脉吻合术或血管内介入治疗对颈动脉有明显动脉粥样硬化斑块、狭窄(>70%)或血栓形成,影响脑内供血并有反复发作 TIA 者可试行。

(二)预防性药物治疗

1.抗血小板聚集剂

宜长期服用,治疗期间应监测临床疗效和不良反应,减少微栓子发生,减少 TIA 复发。

(1)阿司匹林:50~100mg/d,晚餐后服用。

(2)噻氯匹定:125~250mg,1~2 次/d;不良反应如皮炎和腹泻,引起白细胞减少,在治疗的前 3 个月定期检查白细胞计数。

(3)氯吡格雷:75mg/d,单独应用或与双嘧达莫联合应用。

2.抗凝药物

对频繁发作的 TIA,特别是颈内动脉系统 TIA 较抗血小板药物效果好;对渐进性、反复发作和一过性黑蒙的 TIA 可起预防卒中的作用。

(1)肝素:100mg 加入 5%葡萄糖或 0.9%生理盐水 500mL 内,以 20~30 滴/min 的滴速静脉滴注;若情况紧急可用肝素 50mg 静脉推注,再用 50mg 静脉滴注维持;或选用低分子肝素 4 000U,2 次/d,腹壁皮下注射,较安全。

(2)华法林(苄丙酮香豆素钠):2~6mg/d,口服。

(三)脑保护治疗

钙拮抗剂(如尼莫地平、西比灵、奥力保克)具有脑保护作用,可用于频繁发作的 TIA,影像学显示有缺血或脑梗死病灶者。

(四)其他

1.中医

中药丹参、川芎、红花、水蛭、葛根等单方或复方制剂。

2.血管扩张药

如脉栓通或烟酸占替诺静脉滴注,罂粟碱口服、扩容药物(如低分子右旋糖苷)。

第二节　脑血栓形成

一、概念

脑血栓形成指因血液在脑动脉管腔内凝集,造成管腔狭窄或闭塞,使该动脉所供应的脑组织发生缺血性坏死,出现相应的神经系统受损表现。

二、病因

1.动脉粥样硬化是脑血栓形成最常见的病因,引起动脉粥样硬化的最常见的疾病有高血压、糖尿病和高脂血症等。此外,高龄、吸烟和酗酒也是动脉粥样硬化的主要原因。动脉粥样硬化斑块可发生在动脉系统的任何部位,最常见的部位在颈内动脉的近分叉处、大脑中动脉和大脑前动脉及椎动脉起始处。

2.各种大动脉炎、血栓闭塞性脉管炎、钩端螺旋体感染、系统性红斑狼疮、白塞病、结节性多动脉炎、巨细胞动脉炎、梅毒性动脉炎等,均可导致局部脑血栓形成。

3.先天性脑动脉发育障碍或外伤等原因引起的动脉畸形也可导致该动脉血栓形成。

4.真性红细胞增多症、血小板增多症、高心磷脂抗体、产后、长期口服避孕药、恶病质、严重脱水等因素也可导致脑血栓形成。血浆中同型半胱氨酸增高可以加速动脉粥样硬化,促使动、静脉内血栓形成,是脑血管疾病的一项独立危险因素。

三、病理

急性期的梗死灶包括中心坏死区和其周围缺血区,后者称为缺血半暗带。中心坏死区的神经细胞均已发生死亡,不可挽救;而半暗带是因血流量降低使其神经细胞功能受抑制,如果能迅速提高血流量,尚可能使其功能恢复,否则可能继续发生坏死。因此临床治疗的主要目的是挽救半暗带的神经细胞。一般来讲,半暗带神经细胞可存活 6 小时以内,因此,超早期治疗的时间窗为 6 小时。如果超过此时间窗再通,则脑损伤继续加重,此现象称之为再灌注损伤。

四、临床表现

本病好发于中老年人,男性多于女性,多在静态状态下发病,尤其是在睡眠中。症状多为突然偏瘫、偏身感觉障碍等,一般不伴有意识障碍、头痛、呕吐等全脑症状。具体临床表现取决于血栓形成的动脉,血栓形成的速度,分为 4 种类型。

(一)临床类型

1.完全卒中

发病突然,症状和体征迅速在 6 小时内达到高峰。

2.进展性卒中

发病后的症状呈阶梯样或持续性加重,在 6 小时至 3 天发展至完全卒中。

3.缓慢进展性卒中

发病后的症状和体征呈缓慢加重至数天、数周,酷似脑肿瘤的临床表现。

4.可逆性缺血性神经功能缺损(RIND)

即脑缺血的临床表现较轻,但持续时间超过 24 小时,在 3 周以内可完全恢复。

(二)不同动脉血栓形成的临床表现

1.颈内动脉血栓形成

典型表现为同侧眼失明,对侧上下肢程度相同的瘫痪,对侧偏盲,发生在优势半球者还出现失语、失读、失算、失写等。因大面积脑梗死合并脑水肿,出现高颅压所致的头痛、恶心、呕吐、意识障碍,重者发生脑疝而死亡。

2.大脑中动脉血栓形成

大脑中动脉及其分支是血栓形成的好发动脉。症状和体征取决于血栓形成发生在该动脉的哪一段。一般有以下3种情况。

(1)大脑中动脉主干血栓形成:表现为对侧上下肢程度相同的瘫痪、对侧半身感觉障碍、对侧偏盲。发生在优势半球者,还有失语、失读、失算、失写等。由于该动脉所供应的范围也较广,脑梗死面积较大,可致颅内压增高,出现意识障碍,甚至脑疝死亡。

(2)大脑中动脉深支血栓形成:主要表现为对侧上下肢程度相同的瘫痪。

(3)大脑中动脉皮质支血栓形成:表现为对侧面、舌及上肢为主的偏瘫及偏身感觉障碍,且深感觉及皮层感觉障碍更重。发生在优势半球者,还可伴有运动性失语、感觉性失语、失算、失读、失用等。发生在非优势半球者,可出现体象障碍。

3.大脑前动脉血栓形成

除有以下肢为重的偏瘫和感觉障碍外,还可出现精神症状及大小便障碍。

4.大脑后动脉血栓形成

(1)皮层支血栓形成:表现为对侧偏盲,但有黄斑回避现象。发生在优势半球者,可出现失读及感觉性失语。一般无肢体运动和深浅感觉障碍。

(2)深支血栓形成:主要发生在两条动脉。丘脑膝状体动脉血栓形成者表现为典型的丘脑综合征,即对侧半身感觉障碍,伴有或单独出现对侧半身的自发性疼痛,可出现较轻的短暂性对侧偏瘫。丘脑穿通动脉血栓形成者表现为对侧肢体舞蹈样运动,不伴偏瘫及感觉障碍,这是因为损及丘脑后部和侧部之故。

5.椎-基底动脉血栓形成

椎-基底动脉血栓形成是较为严重的脑血栓形成,不同部位动脉的血栓形成,表现各异。

(1)基底动脉主干血栓形成:发病虽然不如脑桥出血那么急,但病情常迅速恶化。表现为高热、昏迷、瞳孔缩小、脑神经麻痹、四肢瘫痪、小脑症状,常伴急性肺水肿、心肌缺血、应激性胃溃疡及出血等,大多数在短期内死亡。

(2)基底动脉尖血栓形成:指基底动脉的顶端部位及其分支,如小脑上动脉、大脑后动脉及从顶端向间脑发出的深穿支。该部位发生的血栓形成致中脑、双侧丘脑、枕叶、颞叶梗死,称为基底动脉尖综合征,其表现为:意识障碍,轻者为嗜睡,重者为昏迷;记忆障碍;对侧偏盲或皮质盲;眼球活动障碍,即眼球内收障碍和上视障碍;瞳孔异常,即一侧或两侧瞳孔扩大,光反应减弱或消失;眼球震颤,为垂直、旋转或水平性;共济失调等。

(3)中脑穿通动脉血栓形成:表现为两个综合征。大脑脚综合征(Weber综合征),即同侧动眼神经麻痹,对侧肢体偏瘫,还可伴意识障碍;红核综合征(Benedikt综合征),即同侧动眼神经麻痹,对侧肢体不自主运动如震颤、舞蹈或手足徐动。

（4）双侧脑桥正中动脉血栓形成：表现为典型的闭锁综合征，即四肢瘫痪、完全性假性球麻痹，双侧周围性面瘫、眼外展麻痹和侧视中枢麻痹；但视力、听力、意识、感觉及眼球垂直运动尚存在。患者用眼球上下活动来表示意识和交流。

（5）单侧脑桥正中动脉血栓形成：表现为脑桥旁正中综合征（Fovine 综合征），即双眼球向病变侧的侧视运动障碍及对侧偏瘫。但有的仅表现为对侧偏瘫，类似于一侧颈动脉系统血栓形成产生的症状。

（6）单侧脑桥旁中央动脉血栓形成：表现为脑桥外侧综合征（MillardGubler 综合征），即同侧眼球外展麻痹和周围性面肌麻痹，对侧肢体偏瘫。

（7）小脑后下动脉血栓形成：表现为延髓背外侧综合征（Wallenberg 综合征），其包括：眩晕、呕吐、眼球震颤；交叉性痛温觉减退，即同侧面部和对侧半身的感觉减退；同侧小脑性共济失调；同侧真性球麻痹，即吞咽困难、声音嘶哑、咽反射消失；同侧霍纳征（Homner 征）。一般没有锥体束受损的表现。

（8）小脑梗死：系因小脑上动脉、小脑前下动脉和（或）小脑后下动脉血栓形成所致。其临床表现依病灶大小而不同。轻者可仅为头晕或眩晕；重者除了严重的眩晕、恶心呕吐外，还可出现明显的眼震、共济失调，甚至因大片梗死引起高颅压或脑疝。

五、辅助检查

应进行 CT 扫描、超声波、心电图及血液检查。必要时再进行 MRI、MRA、PET，DSA 及腰椎穿刺检查。

（一）CT 扫描

发病 24 小时内，多数正常。之后，梗死区为低密度影，边界不清，梗死面积大者可伴明显占位效应，发病第 2～3 周时，病灶可为等密度影。发病 3 天至 5 周，病灶区可出现增强现象。发病 5 周以后，大梗死灶呈长久性的低密度影，边界清楚，无占位效应及增强现象。病灶过小或病灶位于小脑、脑干，CT 常不能发现病灶。

（二）MRI

发病数小时即可显示病灶，在 24 小时后，可清楚地显示病灶及周围水肿，不伴出血的梗死灶在急性期及后遗症期均表现为长 T_1、长 T_2 信号。如果伴有出血者，则混杂有短 T_1、T_2 信号。MRI 优点是能检查出小的病灶，小脑和脑干的病灶以及较早期的病灶。DWI 在发病 2 小时左右即可显示出缺血区域，但对陈旧性梗死灶不显示。因此，可鉴别新发与陈旧的脑梗死灶。

（三）PET 主要用于 MRI

还未能发现的缺血性病灶或低灌注状态的病灶。

（四）脑血管造影

DSA 和 MRA 可显示阻塞的动脉部位、脑动脉硬化情况，还可发现非动脉硬化性的血管病变，如血管畸形等。

（五）腰椎穿刺检查

颅内压和脑脊液的常规与生化检查大多数为正常。但大面积脑梗死者，或伴有出血性梗死时，可提示颅内压增高和脑脊液呈血性或黄变。如影像学检查已明确不需行此项检查。

(六)其他检查

见短暂脑缺血发作。

六、鉴别诊断

脑血栓形成应与以下疾病鉴别:

(一)脑出血

小量脑出血的表现类似于脑血栓形成,大片脑梗死也类似脑出血的表现,须依靠脑 CT 检查鉴别之。

(二)脑栓塞

脑栓塞患者一般在动态下发病更快,可有明确的栓子来源如心房纤颤等。脑栓塞的 CT 可表现为多个新发的梗死灶,易有出血性脑梗死。

(三)颅内占位性病变

许多颅内占位性病变,如脑肿瘤、硬膜下血肿、脑脓肿等,可表现为进展性头痛呕吐、肢体瘫痪等,类似于缓慢进展性卒中,脑卒中则快速发病,应注意与之鉴别。CT、MRI 可鉴别之。

七、治疗

治疗的基本原则应根据缺血性卒中的病理生理变化,按不同时间分期来确定治疗方针,实行个体化原则。

(一)分期治疗原则

1.超早期

超早期指发病 3～6 小时之内,此时半暗带还存在,为治疗的最关键时期。治疗:溶栓、降纤、抗凝、抗血小板聚集剂、血液稀释疗法、脑保护剂等。

2.早期

早期指发病后 6～72 小时,此时半暗带已消失。治疗:溶栓已无意义,可降纤、抗凝、抗血小板聚集及脑保护治疗。

3.急性期后期

急性期后期指发病后 72 小时到 1 周,此期主要抗凝、抗血小板聚集、脑保护治疗及控制感染和其他并发症。

4.恢复期

恢复期指发病 1 周以后。治疗:以应用抗血小板聚集剂为主,脑保护剂也重要。应积极配合康复治疗。

(二)整体治疗

1.维持气道通畅,严重缺氧患者可经鼻吸氧,2～4mL/min 为宜。

2.控制血糖在正常水平,>200mg/dl 或 10mmol/L 应使用胰岛素,使血糖逐渐平稳恢复正常,应避免忽高忽低剧烈波动。

3.控制体温在正常水平,体温>38℃应给予物理或药物降温。

4.有吞咽困难者应在病后 2～3 天插胃管,以维持营养和避免吸入性肺炎及窒息。

5.尽量用生理盐水来维持水和电解质平衡。

6.控制血压的原则:应根据梗死灶的大小、颅内压及既往血压等来决定血压的调控水平。

(1)如果卒中合并急性心力衰竭、主动脉夹层、急性心肌梗死、急性肾衰竭、溶栓或静脉内使用肝素,在中度血压升高时就立即开始降压治疗,其他情况下应小心使用。溶栓治疗血压应控制在 180/105mmHg 以下。

(2)卒中恢复期,血压均应降低到可以耐受的水平,药物选择利尿剂和(或)ACEI 类等。尽管缺乏有力证据,但是由于颈动脉或椎-基底动脉阻塞或狭窄可能导致血流动力学卒中危险的患者,不应将血压降得过低。

7.降颅压

缺血性脑水肿发生于卒中后 24～48 小时,是早期及后期临床表现加重的主要原因。最令人担心的情况是大脑中动脉完全梗死的年轻患者,脑水肿和颅内压升高可在 2～4 天内导致 80% 的患者死亡,有颅压增高症状者采取下述措施:

(1)控制液体入量,原则上维持每日 300～500mL 液体负平衡,保持轻度脱水状态。

(2)渗透性脱水,20% 甘露醇或 10% 甘油果糖静脉滴注,剂量参照脑出血。

(3)严重高颅压.有发生脑疝可能者应急做减压手术。皮质类固醇对卒中后脑水肿治疗没有作用。短效的巴比妥类药物如硫喷妥钠快速应用能显著降低颅内压,但效果持续时间短,仅在治疗急性危险情况时方使用,如手术前处理。巴比妥类药物治疗需要进行心电图血压监测,因为可引起显著的血压下降。

(三)特殊治疗

1.溶栓治疗

主要目的是溶解血栓,恢复病灶区血液循环。如有效,则改变患者的预后,但并非完全有效,并有一定的危险性,严重者可导致致命性出血性梗死。因此,应严格掌握治疗指征,在治疗过程中严密观察病情变化。

(1)尿激酶:100 万 U 加入生理盐水中,静脉滴注,1 小时输完;也可用 50 万 U 溶于生理盐水,通过介入方法直接将药物注入发生血栓的脑动脉。

(2)重组组织型纤溶酶原激活剂(rt-PA):0.9mg/kg,最大剂量为 90mg,10% 于静脉推注,余 90% 于 1 小时内静脉滴注,或通过介入方法直接将药物注入发生血栓的脑动脉。

2.抗凝治疗

(1)不提倡对急性缺血性卒中患者常规应用任何类型的抗凝剂。

(2)可给予长期卧床、血压稳定.CT 除外大面积脑梗死的患者,无禁忌证的缺血性卒中患者肝素或低分子肝素,以预防深静脉血栓或肺栓塞。

(3)对于进展性卒中,尤其对于正在进展的椎基底动脉血栓形成,可考虑抗凝治疗。但患者须在 70 岁以下,无出血倾向,凝血功能正常,CT 扫描提示没有颅内出血。

3.降纤治疗

主要通过降低血液纤维蛋白原,抑制血栓继续形成;其适应证较宽,安全性较好。只要没有颅内出血、大片新发脑梗死灶及全身出血倾向者均可应用。首次应用降纤酶 10∪静脉滴注;之后,隔天用 5～10U,共用 3 次。

4.抗血小板聚集治疗

应在发病 48 小时内尽早使用。药物有阿司匹林、氯吡格雷和双嘧达莫。

（1）给予阿司匹林 50～325mg。只要有可能可首选阿司匹林 50mg 和双嘧达莫 200mg，一日 2 次，联合应用是单用阿司匹林或双嘧达莫效果的两倍，可减少卒中复发危险。

（2）氯吡格雷，剂量 75mg/d。可作为首选，或者不能耐受阿司匹林和双嘧达莫，或者高危患者，也要注意不良反应。

5.扩血管治疗

主要是通过扩张脑血管，改善局部脑循环。可用罂粟碱、已酮可可碱、环扁桃酯、氢化麦角碱等。有认为扩血管治疗可导致脑内异常盗血和加重脑水肿，但没有更多的临床实验研究证据。

6.其他治疗

（1）各种脑保护剂的应用：脑保护剂包括钙拮抗剂、自由基清除剂、兴奋性氨基酸抑制剂、脑代谢改善剂及中药等。尼莫地平、银杏叶提取物、依舒佳林、都可喜、丹参等都可归于脑保护剂这一组药物。

（2）通过补充叶酸、维生素 B；维生素 Br2；可降低血浆中同型半胱氨酸水平。

7.康复治疗

病情稳定后，进行早期康复功能锻炼，如对语言障碍、肢体瘫痪、球麻痹、大小便障碍进行针对性康复治疗。

八、预后

脑血栓形成的恢复程度取决于病变的部位和大小，局部侧支开放程度，合理性治疗，并发症的防治和早期康复治疗等。脑血栓形成患者的病死率为 30%，致残率为 40%，存活者的复发率为 40%～50%。

第三节　脑栓塞

一、概念

脑栓塞是指脑动脉被异常的栓子阻塞，使脑组织发生缺血性坏死，出现相应的神经功能障碍。栓子以血栓栓子为最多，此外还有脂肪、空气、癌栓、医源性物体等。

二、病因及发病机制

栓子来源可为三种：

（一）心源性

其占所有脑栓塞的 70%。最常见的是慢性房颤，左心房内的附壁血栓脱落，其次风湿性心瓣膜病在瓣膜产生的栓子脱落，造成此类栓子的心脏病还有心肌梗死、心功能衰竭、业急性细菌性心内膜炎、非细菌性血栓性心内膜炎、心脏黏液瘤、心脏手术后、二尖瓣脱垂及心内膜纤维性变性、粥样硬化斑块脱落等。心脏的左右侧之间出现异常的交通时（特别是卵圆孔未闭时）可出现反常栓塞，静脉系统的栓子可通过肺循环到达脑血管。

（二）非心源性

是指心脏以外来源的栓子。主动脉、颈动脉粥样硬化斑块脱落，是除心源性栓子之外的常见栓子来源。此外有骨折引起的脂肪栓子,气胸、介入或注射导致的空气栓子,肺静脉内的栓子,恶性肿瘤侵破血管引起的癌栓子,寄生虫虫卵进入血管形成的栓子,血管内介入发生脱落的医源性栓子等。

(三)不明原因

少数患者在各种临床检查或尸解时仍未发现栓子来源。

三、病理

脑栓塞主要发生在颈动脉系统,少数发生在椎基底动脉系统。大脑中动脉特别是其上部分支最易受累。脑栓塞发生时首先出现该动脉供血区脑组织梗死,当栓子出现萎缩并被血流冲击随血流移向远端,使得原先栓塞处血管壁破坏而导致血液外渗,发生出血性梗死,导致脑损伤面积加大,水肿加重。由于栓塞性梗死发生的很快,来不及建立侧支循环,较大面积的梗死灶,尤其并发出血时,可出现高颅压,严重者发生脑疝危及生命。一些非血栓性栓子在发生栓塞后,还出现相应的生物学病理变化。如细菌栓子除了造成脑梗死外,还引起局灶性脑炎或脓肿。除了出现脑栓塞外,身体其他部位,如肺、肾、脾、肢体、肠系膜、皮肤、眼底等也出现栓塞改变。

四、临床表现

在所有的脑卒中,脑栓塞起病最快。多数在动态下突然发病,在数秒或数十秒内症状达高峰,任何年龄均可发病,平均发病年龄较轻。少部分患者在几天内呈阶梯式进展恶化,可因为反复栓塞或出血性梗死所致。脑栓塞的表现取决于被栓塞的动脉。也可因多条脑动脉栓塞而表现复杂。多数的脑栓塞发生在颈内动脉系统,表现为头痛、抽搐、失语、面舌瘫、肢体瘫痪、感觉障碍等。少数发生在椎-基底动脉系统,可表现为意识障碍、复视、口舌麻木、面瘫、眩晕、共济失调、交叉性瘫痪等。较大动脉栓塞致大块梗死或多发栓塞者,在发病后 3～5 天病情加重,甚至因高颅压引起脑疝致死。

五、辅助检查

基本同脑血栓形成,需特别行相关病因检查。

六、诊断

突然发病并迅速达高峰,有明确的神经系统定位症状和体征,如有栓子来源者可考虑本病的诊断。脑 CT 和 MRI 能明确脑栓塞的数量、部位、大小及是否伴有出血。

七、鉴别诊断

脑栓塞主要与脑出血、脑血栓形成相鉴别,依靠病史、症状和体征.CT、MRI 进行鉴别。

八、治疗

治疗原则与脑血栓形成相同。但有以下几点应注意:

1.栓塞型脑中风如果再发,其神经学预后常变得很差,因此应积极加以预防。

2.脑栓塞的栓子来源,主要为心脏疾病所形成的心脏内血块,使用抗凝药物来预防再发已被广泛接受。但是,因为脑栓塞本来就较容易发生出血性脑梗死,抗凝血药物的使用必须很小心。

患者发生出血性脑梗死概率的高低,可由以下几点来判断:①脑梗死的大小。此应由临床表现及头部 CT 二者来判断,不可光靠 CT 的发现。脑梗死越大,出血性梗死的概率就越高,这是一个很重要的决定性因素。②有否高血压症。血压的高低也是影响出血性梗死概率的重要因素。血压越高,出血性梗死的概率就越高。脑栓塞的发病与血压高低并无相关,不需特意维持偏高的血压。③年龄及一般身体状况。年龄太大或身体状况不佳者较容易发生出血性梗死。④有否任何出血性倾向,如自发性皮肤瘀血、血小板偏低、肝肾功能不好嗜酒史或过去曾有出血性疾病等。参酌以上因素,如果出血性梗死的概率很低,就可以给传统性肝素或华法林,如仍担心,可暂给阿司匹林来代替,但此种用法仍有争议,比较常用在同时有动脉硬化狭窄的患者。如预估出血性梗死概率很高,应暂时不给任何抗凝血或抗血小板药物,等2周后追踪头部CT检查再决定。对大面积梗死的患者,特别是伴有高血压者,有抗凝治疗相关出血致死的危险,这些患者的急性期治疗应避免使用抗凝剂。⑤由亚急性细菌性心内膜炎引起的栓塞者,应加强抗生素治疗,依细菌培养及药敏结果使用抗生素最佳,因有颅内出血的危险,一般不对这些患者进行抗凝治疗。

3.由心源性栓塞所致者,常伴有心功能不全,在用脱水剂时应酌情减量。此外,水分不足、血液浓缩可能是心脏内血块形成的促进因素之一。因此在治疗心脏本身的问题时应避免使用过多、太强的利尿剂。

4.心源性脑栓塞者,长期应用抗凝剂华法林可预防心房颤动、心肌梗死和人工瓣膜的患者发生栓塞。可定期进行心脏超声检查,监测瓣膜、心房或心室壁的血栓块情况,以调整抗凝药剂量。

5.特殊栓子所致的脑栓塞,有相应的治疗。如空气栓塞者,可应用高压氧治疗。脂肪栓塞者,加用5％碳酸氢钠250mL,静脉滴注,每日2次;也可用小剂量肝素10～50mg,每6小时1次;10％乙醇溶液500mL,静脉滴注,以达到溶解脂肪作用。

第四节　脑出血

一、概念

脑出血(CH)有外伤性和非外伤性两种,后者指颅内或全身疾病引起的脑实质内出血。本节所述的为非外伤性脑出血,其占全部脑血管病的20％～30％,且死亡率高,是危害中老年人的常见疾病。

二、病因机制

多数是由高血压导致动脉硬化引起的,因此,也称为高血压性脑出血,少数由其他原因所致,如先天性脑血管异常、血液病、结缔组织病、脑淀粉样血管病、脑动脉炎、脑梗死、脑恶性肿瘤、抗凝、溶栓治疗后等。

患者的凝血功能如正常,在脑出血发生后,在短时间内破裂的动脉很快发生血液自凝而使出血终止,血肿不再扩大。较少数者为多发性脑出血,其主要见于血液病、抗凝或溶栓治疗后、炎症性脑血管病等。出血的部位、速度与量决定临床表现。小量出血者,可不产生任何症状和体征,渐被吸收后由增生的胶质细胞所填充,形成胶质瘢痕。血量大时,可向周围脑组织扩散,或破入脑室及脑表面,脑出血破入脑室,尤其是四脑室时,可产生脑室铸型,导致急性阻塞性脑积水,颅内压急剧升高。较大血肿腔的周围为坏死水肿带,水肿在3～5天达最高峰,严重者形成脑疝,导致死亡。在脑出血3～4周后,大的血肿液化并被吸收,周围水肿逐渐消失。原发脑干出血或脑疝形成是致死的主要原因。

三、临床表现

高血压性脑出血好发于中老年人,大多在动态下发病,如紧张、激动、疲劳、过度用力等。气候变化剧烈时,发病增多。一般无先兆,发病突然,症状和体征多在数分钟至数小时内达到高峰,在3～7天时加重。临床表现取决于出血的量和部位,小量脑出血临床表现较轻,甚至可没有明显表现而由脑CT扫描发现确诊。大量出血者多表现为血压增高、头痛、恶心、呕吐、意识不清、大小便失禁、言语障碍、偏瘫。下述不同部位出血的临床表现特点。

(一)基底节区出血

为高血压性脑出血最好发部位,占全部脑出血的70%(壳核60%,丘脑10%)。由于出血常累及内囊,而出现一些共同的表现,故又称内囊区出血。

为高血压性脑出血最好发部位,占全部脑出血的70%(壳核60%,丘脑10%)。由于出血常累及内囊,而出现一些共同的表现,故又称内囊区出血。

1.壳核出血

系豆纹动脉破裂所致,表现为突发的病灶对侧偏瘫、偏身感觉障碍和同向性偏盲,双眼球偏离病侧肢体,主侧病变还可伴有失语等。出血量大可有意识障碍。

2.丘脑出血

临床表现取决于出血量的多少,一般为突发的病灶对侧偏瘫、偏身感觉障碍甚至偏盲,丘脑出血可以扩展到下丘脑和上部中脑,引起一系列眼球运动障碍和瞳孔异常,通常感觉障碍严重,特别是深感觉障碍更为突出。该部位出血还有以下特殊表现:①丘脑性感觉异常:对侧感觉过敏或自发性疼痛;②丘脑性失语:言语缓慢而不清.重复言语、发音困难、复述差,但朗读和认读正常;③丘脑性痴呆:记忆力下降、计算力障碍、情感障碍、人格障碍等。若出血量少者,仅表现为对侧肢体感觉障碍,或甚至无明显的表现。

(二)脑叶出血

系大脑皮质支血管破裂所致,也称皮质下出血。占脑出血的10%。脑叶出血的原因除高血压外,其他原因还有脑血管淀粉样变性、脑血管畸形、脑肿瘤、血液病、抗凝或溶栓治疗后等。出血以枕叶、颞叶最多见,其次为顶叶、额叶;多数为单发,少数为多发。多数的脑叶出血均有头痛、呕吐,癫痫发作也较常见,其他的表现取决于出血的部位,如额叶出血表现为精神障碍、运动性失语、失用、对侧肢体瘫痪等;顶叶出血者表现为体象障碍,对侧肢体轻偏瘫和明显的感觉障碍,颞叶出血者表现为感觉性失语,部分性偏盲和精神症状。枕叶出血只表现为对侧偏盲并有黄斑回避现象。一般来讲,脑叶出血病情较轻,但出血量较大者,病情重并可导致死亡。

(三)脑桥出血

原发性脑干出血占脑出血的10%。在脑干出血中,绝大多数为脑桥出血,少部分为中脑出血,而延髓出血极为少见。脑桥出血量大于5mL者,通常患者很快进入昏迷,双侧针尖样瞳孔、四肢瘫,可伴有胃出血、高热、呼吸困难、去大脑强直等,多在发病24～48小时内死亡。小量脑桥出血可无意识障碍,表现为突然头痛、呕吐、复视、眼震、凝视麻痹、交叉性感觉障碍、交叉性瘫痪、偏瘫等,其预后良好,有的仅遗留轻偏瘫或共济失调。

(四)小脑出血

占脑出血的 10%。由于出血量及部位不同,其临床表现分为三种类型:①暴发型。占小脑出血的 20%。为一侧小脑半球或蚓部较大量出血,一般出血量在 15mL 以上,血肿迅速压向脑干腹侧,引起高颅压,导致枕骨大孔疝而死亡。患者表现为突然头痛、眩晕、呕吐,迅速出现昏迷,常在发病后 1～2 天内死亡。②一般型。占小脑出血的 70%。出血量为 5～15mL,病情发展相对缓慢,不少患者可存活。头痛、眩晕、反复呕吐是一个突出特征。可有明显的小脑及脑干受损表现,如瞳孔缩小、眼震、眼球活动障碍、角膜反射消失、外展神经麻痹、周围性面瘫、交叉性肢体瘫痪和感觉障碍、同侧肢体共济失调、构音障碍等。病情加重者可出现昏迷及脑疝而致死。③良性型。占小脑出血的 10%。出血量在 5mL 以内。患者均能存活,多仅表现为眩晕眼震、复视、周围性面瘫。

(五)脑室出血

脑室出血占脑出血的 3%～5%。由脑室内脉络丛动脉或室管膜下动脉破裂出血,血液直接流入脑室所致,称原发性脑室出血,其临床表现取决于出血的量。大量出血者的表现为突然剧烈全头疼痛、呕吐和脑膜刺激征,很快进入昏迷、去大脑强直、瞳孔缩小及高热,迅速死亡。小量出血者仅出现一般性头痛、头晕、恶心、呕吐、脑膜刺激征,可完全恢复。继发性脑室出血为脑出血合并症,即脑实质出血破入脑室。

四、辅助检查

(一)CT 扫描

可及时、准确地显示出直径 1.0cm 及更大的出血:出血的部位、量、占位效应、脑积水、是否破入脑室和周围脑组织受损情况。出血灶为均匀一致的高密度影,高密度出血灶周围为水肿的低密度影,边界不清楚。当血肿液化成为囊腔时,出血灶由高密度影变为低密度影。

(二)MRI 与 MRA

MRI 主要用于发现 CT 扫描发现不了的小量出血及 4～5 周后 CT 不能显示的脑出血。脑出血的 MRI 表现复杂,不同的时间,其信号不同,分为 4 期:①超急性期(<24 小时)。血肿及其周围水肿区均为长 T_1、长 T_2 信号。②急性期(24～48 小时)。血肿为等 T_1、短 T_2 信号,血肿周围为长 T_1、长 T_2。③亚急性期(3 天至 2 周)。血肿为短 T_1、长 T_2 信号,其周围为长 T_1、长 T_2 信号。④慢性期(>3 周)。血肿为短 T_1、长 T_2 信号,周围均为低信号。MRI 可清楚地观察到血肿及其与周围脑组织的关系,有时可以发现其他病因,如血管畸形、动脉瘤、肿瘤等。MRA 检查可显示脑血管畸形或动脉瘤。

(三)DSA

怀疑有血管异常时,应行 DSA 检查。其可发现脑血管畸形、脑底异常血管网病和动脉瘤。

(四)腰椎穿刺检查

CT 扫描确诊后,一般不做腰穿检查,但如患者不能做 CT 扫描或怀疑颅内炎性疾病所致的脑出血,应做该项检查。

五、诊断

在动态下突然出现明显头痛、呕吐、意识障碍、失语、瘫痪、血压高的中老年人应考虑脑出血可能。脑 CT 检查可以确诊，并能与其他疾病鉴别。对于 45 岁以下无高血压病史者，应进行进一步检查，寻找脑出血的其他原因。

六、鉴别诊断

需要与脑出血鉴别的疾病有：

(一)脑梗死

小量脑出血的临床表现与脑梗死非常相似，或大面积脑梗死引起的严重表现也酷似脑出血，行 CT 扫描可以鉴别。

(二)蛛网膜下隙出血

可表现为突然剧烈头痛、呕吐、意识障碍、脑膜刺激征及血性脑脊液，一般没有局限性神经功能障碍。但如合并动脉痉挛导致局限性神经功能障碍者，则不易与脑出血鉴别，可借助 CT 扫描鉴别之。

(三)高血压性脑病

表现为血压突然急剧升高并伴有明显的头痛、呕吐、眩晕、视盘水肿，甚至有意识障碍等，但没有明确的局限性神经功能障碍。降血压治疗效果和 CT 扫描结果可明确鉴别之。

(四)瘤卒中

瘤卒中即脑肿瘤发生的出血，CT 或 MRI 增强扫描可明确鉴别。

(五)中毒与代谢性疾病突发的大量脑出血

在发病后迅速进入深昏迷状态，而没有明显的局限性神经功能障碍的表现，此时应注意与药物、一氧化氮、有机磷、酒精等中毒，低血糖昏迷，中暑，肝昏迷，尿毒症等鉴别。其主要是通过询问病史及相关血生化检查及头 CT 加以区别。

七、治疗

治疗原则为积极降低颅内压，防治并发症，早期功能锻炼。

(一)积极降低颅内压

积极降低颅内压是挽救生命的关键。

1.甘露醇

甘露醇是降低颅内压最有效的药物，一般而言，甘露醇的好处是效果较快，不会引起血糖上升，坏处则为对老年人的肾功能影响较大，对电解质平衡的影响较为常见以及停用太快可能会有脑水肿反弹上升。用法：20％甘露醇，每次 125～250mL，静脉快速滴注，30 分钟内滴完，需要使用多少剂量、使用几天，应以脑部 CT 上血块的大小及出血的部位来决定，最简单的方法为：血肿最大直径为 2.3 或 4cm 者，以每天注射 2.3 次或 4 次开始，可连续用 5～15 天。

血肿最大直径若大于 4cm，则要增至每天 6 次，较重要部位的出血，如脑干、小脑等，也应增加剂量。使用之后须小心追踪患者的临床表现，依病情的变化调整剂量，且需同时注意水电解质平衡和心肾功能。

2.呋噻米

如心肾功能不好或甘露醇应用后仍不足以降低颅内压者，则应用或加用呋噻米。用法：每次呋噻米 40～100mg，肌内注射或静脉滴注，每 4～8 小时 1 次。

3.甘油盐水

作用较上述两种药物弱,如脑水肿不严重者或需长期应用者,可用甘油盐水。老年人宜使用,但须注意血糖上升的问题。本来血糖就很高的患者或脑压很高,情况紧急时,则宜使用甘露醇。用法:10％甘油,每次 250～500mL,静脉滴注,每日 1～2 次。

4.清蛋白

清蛋白是较强的脱水剂。用法:清蛋白 10g,静脉滴注,每日 1～2 次。

5.采用控制过度通气使 $PaCO_2$ 保持在 25～30mmHg。

6.手术治疗

如上述治疗仍无法控制,且可能出现脑疝时,应及时进行手术治疗,以挽救生命。手术治疗方法可采用颅骨钻孔吸血块术、颅骨钻孔脑室穿刺引流术或开颅清除血肿并颞下减压术。外科治疗在脑出血的适用情况主要有 4 点:①血肿很大,估计脑压会很高时。②血块靠近脑干时(如小脑出血等)。③持续出血或再出血时。④血液破入脑室引起急性脑积水症时。

(二)血压管理

脑出血后血压升高是对颅内压增高情况下为保持脑血流量的血管自动调节反应,当颅内压下降时血压也会随之下降,但血压过高,也可加重脑水肿和再出血的危险。急性期时,血压可先控制在 160/95mmHg 左右,等脑压改善后,再把血压逐步降至正常范围内。原则上,任何时刻都应不要让血压高于 180/105mmHg,除非患者有严重的脑高压病症。最近 3～5 年来,有一种新观念为:血压较高可改善脑血流及促进受伤神经的恢复,收缩期血压 200～220mmHg 也可能没关系。这种通常用于年轻人脑外伤的新治疗观念不能也不应该完全拿来应用于年纪较大.高血压性脑出血的患者。因为很可能造成再出血。当血压超过 220～180/119～105mmHg 时,可口服 β 受体阻滞剂或血管紧张素转化酶抑制剂;当血压超过 230/120mmHg 时,可用硝普钠静点。

(三)止血药

不主张应用止血药,但因凝血机制障碍引起的脑出血或伴有应激性溃疡引起大量胃出血时,可用止血药。

(四)应激性溃疡治疗

一般应用 H_2 受体阻滞药物,如西咪替丁 200～400mg/d,静脉滴注;如效果不好,可用质子泵抑制剂,即洛赛克 40mg,静脉注射,每日 1 次。

(五)抗感染

病情轻者一般不用抗生素。但如意识障碍和球麻痹者或体温超过 38℃以上者,应使用抗生素防治感染。

(六)保持呼吸道通畅

给予吸氧,同时应注意翻身、叩背、雾化吸入,以协助排痰;咳痰困难者应给予人工吸痰;严重者,应尽早插管,甚至气管切开;以防止因痰阻塞造成的窒息和防止吸入性肺部感染。

(七)保持水电解质及酸碱平衡

脑出血患者处于高代谢状态,且大量应用脱水剂及进食不够,应及时补充和纠正水电解质和酸碱失调。

（八）神经细胞营养剂

病情稳定后，可给予神经细胞营养剂，请参考脑血栓形成治疗。

（九）一般情况处理

脑出血急性期应保持安静，绝对卧床，保持大便通畅。不能进食者，应留置胃管，给予鼻饲；对于病情较重不能自我运动者，应每2小时翻身及活动四肢关节，注意防治下肢静脉血栓和压疮。平卧有助于脑灌注。如无基底动脉、颈内动脉等大动脉主干闭塞所引起的血流动力学性梗死，患者的头部可抬高30°。头部稍微抬高可促进脑静脉血液回流至心脏而减少脑压，头部太高则可能增加脑移位的危险，须小心。

（十）早期康复治疗

脑出血病情稳定者，应尽早开展康复治疗，以利于神经功能的恢复。康复治疗先在床上进行，可加用针灸治疗。但须视病情而行，避免过度活动以加重病情或促使再出血。

（十一）预防性治疗

尽管脑出血的复发率远低于脑梗死，但在本次脑出血治疗后，应长期进行预防性治疗，其包括稳定血压、避免过度疲劳、情绪激动、过度饮食等。非高血压性脑出血者，应积极寻找原因并给予治疗。

八、预后

脑出血死亡率为40％，存活者中，70％遗留不同程度的神经功能障碍。

第五节 蛛网膜下隙出血

一、概念

血液破入蛛网膜下隙称为蛛网膜下隙出血（SAH），其分为外伤性和非外伤性。非外伤性SAH又分继发性和原发性。继发性SAH是由脑实质、脑室、硬膜外或硬膜下的血管破裂，血液穿破脑组织，流入蛛网膜下隙所致。原发性蛛网膜下隙出血则是由于脑、脊髓表面的血管破裂，血液直接进入蛛网膜下隙。

二、病因病理

（一）病因

在SAH的各种原因中，先天性囊状动脉瘤占50％以上；动静脉畸形（AVM）占15％；脑底异常血管网病占10％；其他原因如高血压梭形动脉瘤、血液病、肿瘤、炎性血管病、感染性疾病、抗凝治疗后并发症、颅内静脉系统血栓、脑梗死等占15％；原因不明者占10％。

先天性囊状动脉瘤90％以上位于脑底Willis环的前部，特别是在颈内动脉与后交通动脉连接处（40％）、前交通动脉（30％）、大脑中动脉在外侧裂处的第一个分支处（20％）。其他的部位包括基底动脉尖端或椎动脉与小脑后下动脉的连接处、海绵窦内的颈内动脉、眼动脉起始处、后交通动脉与大脑后动脉连接处、基底动脉的分叉处和三支小脑动脉的起始处。海绵窦内的动脉瘤破裂可引起动静脉瘘。近20％的患者有2个或2个以上的动脉瘤，多数位于对侧的相同血管，称为"镜像"动脉瘤。典型动脉瘤的管壁仅由内膜和外膜组成，可像纸一样薄。先天性囊状动脉瘤的患病率随年龄增大而增高,特别是有动脉粥样硬化、动脉瘤家族史及患有常染色体显性遗传的多囊肾者中更为明显。动脉瘤出血的主要危险因素包括:既往有动脉瘤破裂者、动脉瘤体积较大者和吸烟者。动脉瘤破裂的危险因素还包括高血压、饮酒、女性、后循环动脉瘤、多发性动脉瘤和服用可卡因者。少数的动脉瘤是由于高血压动脉硬化,经过血流冲击逐渐扩张形成梭形的动脉瘤。动静脉畸形是胚胎期发育障碍形成的畸形血管团,多位于大脑中动脉和大脑前动脉供血区的脑表面。炎性病变、颅内动脉夹层、脑组织梗死和肿瘤也可直接破坏脑动脉壁,导致管壁破裂。凝血功能低下时,脑动脉也易破裂。

(二)病理

SAH后,可引起一系列颅内、外的病理过程。

1.颅内容量增加

血液流入蛛网膜下隙,使颅内体积增加,引起颅内压增高,严重者出现脑疝。

2.化学性炎性反应

血细胞崩解后释放的各种炎性或活性物质,导致化学性炎症,进一步加重高颅压,同时也诱发血管痉挛导致脑缺血或梗死。

3.下丘脑紊乱

由于急性高颅压或血液及其产物直接对下丘脑或脑干的刺激,引起神经内分泌紊乱,出现血糖升高、血钠降低、发热、急性心肌缺血和心律失常等。

4.脑积水

如血液在颅底或脑室发生凝固,造成脑脊液回流受阻,可导致急性阻塞性脑积水,颅内压增高,甚至脑疝形成。血红蛋白和含铁血红素沉积于蛛网膜颗粒,导致脑脊液回流的缓慢受阻而可逐渐出现交通性脑积水。

三、临床表现

1.囊状动脉瘤未破裂前通常无症状,但动脉瘤较大可引起头痛或局灶体征:部分性眼球运动麻痹伴瞳孔扩大常为后交通动脉与颈内动脉连接处动脉瘤,在海绵窦也可压迫第Ⅲ、Ⅳ、Ⅵ脑神经或第Ⅴ脑神经的眼支。

2.SAH的典型表现为突然出现的剧烈头痛、呕吐.意识障碍、脑膜刺激征及:血性脑脊液或脑CT扫描显示蛛网膜下隙为高密度影。但是,由于发病年龄、病变部位、破裂血管的大小、发病次数等不同情况下,临床表现差别较大;轻者可无明显症状和体征,重者突然昏迷并在短期内死亡,20%可有癫痫发作。老年、出血量少、疼痛耐受性强或重症昏迷者可以没有明显的脑膜刺激征。有时背后较低位置的疼痛比头痛更为突出。大约25%的患者可出现视网膜前或玻璃体出血,这是有临床价值的特征性体征。发病年龄以中青年为最多,但是儿童和老年也可发病。大部分在发病前有明显的诱因,如剧烈运动、过度疲劳、用力排便或咳嗽、饮酒、情绪激动等动态下发病,也有少数患者在安静下发病,包括睡眠中。1/3以上患者,在病前数日有头痛、颈部强直、恶心、呕吐、昏厥或视力障碍,常是由于动脉瘤的少量渗血所致。蛛网膜下隙出血在发病初期的误诊可达25%,可导致治疗的延误、病死率的升高。

3.SAH患者到达医院时神经系统的状况是决定预后的最重要因素。只有少数患者局灶性神经系统体征,可为局部血肿、继发性脑梗塞所致。

4.并发症

(1)脑积水:急性脑积水发生于 15%～20%的 SAH 患者。轻症者可出现昏睡,精神运动迟缓,也可出现眼球向上凝视受限、第Ⅵ对脑神经麻痹及下肢腱反射亢进。重者可导致颅内压增高、脑疝形成。病情稳定后数周或数年,可出现交通性脑积水,表现为进行性精神智力障碍、下肢活动障碍及大小便障碍三联征。

(2)血管痉挛:其发生率为 30%～60%,可导致脑缺血,甚至脑梗死,表现为意识水平改变、言语障碍、瘫痪等。严重者可导致死亡或遗留严重的神经功能障碍。血管痉挛一般出现于发病后 2～4 天,5～7 天达高峰,2～4 周后逐渐缓解。

(3)水和电解质紊乱:20%～30%的患者可出现低钠血症和血管内血容量减少,可加重脑水肿,主要由抗利尿激素分泌不当所致。

(4)神经源性心肺功能紊乱:严重的 SAH 伴有儿茶酚胺水平和交感张力的波动,继而引起神经源性心功能不全、神经源性肺水肿或两者同时发生。

(5)再出血:动脉瘤首次破裂后 24 小时内再出血发生率最高,为 4%,可持续 4 周,6 个月后再出血的危险率每年为 2%～4%。再出血患者的预后很差,50%即刻死亡,30%死于并发症。

四、辅助检查

(一)CT

CT 是诊断 SAH 最首要的检查方法。CT 最常见的表现是蛛网膜下隙高密度影,多位于鞍上池、环池、四叠体池、大脑外侧裂、前纵裂、后纵裂。也可扩大至脑实质,脑室内和大脑凸面上。血液积聚的位置是提供破裂动脉瘤的重要线索。CT 还可显示大的动脉瘤、继发性脑梗死及动静脉畸形或其他病灶。CT 在 24 小时内诊断敏感性可达 90%～95%,3 天时为 80%,1 周时为 50%,CT 正常但临床疑有 SAH,须行腰穿检查。如 CT 明确诊断 SAH,则无必要行腰穿。

(二)腰椎穿刺

腰穿检查提示颅内压增高;脑脊液外观呈均匀一致的血性;红细胞总数为数千、数万,甚至上百万,白细胞与红细胞比例接近周围血,为 1∶700,并可见皱缩的红细胞及离心后的上清液呈黄变,可排除穿刺损伤性出血,发病 12 小时后,脑脊液开始出现黄变,蛋白质随细胞总数有不同程度的升高,糖和氯化物正常,细胞数因破坏而明显下降;1 周后,观察不到细胞,脑脊液呈黄变状态;3～4 周后,脑脊液基本恢复至正常状态。

(三)DSA

一旦确诊为 SAH,在病情允许下,应尽早进行 DSA 检查,以发现动脉瘤或血管畸形,阳性率可达 85%,DSA 阴性者可在适当时机再重复检查,发现动脉瘤的机会可达 5%。

(四)MRI 和 MRA

主要用于恢复后不能进行 DSA 或脑动脉瘤和脑血管畸形的筛选性检查,但阳性率及可靠性不如 DSA。

五、诊断

不论任何年龄,突然出现剧烈头痛、呕吐和脑膜刺激征者,应考虑为 SAH;如行脑 CT 或腰穿发现脑脊液或蛛网膜下隙有血者,即可确诊。但在临床表现不典型时,容易漏诊或误诊。确定为 SAH 之后,再进一步寻找原因。

六、鉴别诊断

(一)脑出血

当 SAH 出现局限性神经体征时,应与脑出血鉴别,CT 扫描可鉴别之。

(二)颅内感染

各种类型的脑膜炎和脑膜脑炎患者可有明显的头痛、呕吐及脑膜刺激征,尤其有些还可出现血性脑脊液。但颅内感染的起病不如 SAH 快,伴有发热、全身感染的征象,周围血白细胞增高,脑脊液呈明显的炎性改变,脑 CT 没有 SAH 改变。

(三)血管性头痛

在未行腰穿或 CT 检查之前,有时因剧烈头痛和呕吐来诊的偏头痛或丛集性头痛患者与 SAH 患者的表现相似,应注意鉴别。血管性头痛可有反复剧烈头痛史,但无脑膜刺激征,腰穿和脑 CT 扫描检查没有异常发现。

七、治疗

积极控制出血和降低颅内压,防治动脉痉挛和再出血及其他并发症;尽早进行脑血管造影检查,如发现动脉瘤或血管畸形,则应积极治疗。

(一)一般处理

绝对卧床 2～4 周。避免各种形式的用力,保持大便通畅。烦躁不安者适当应用镇静药。稳定血压,由于 SAH 很容易再出血,且患者本来没有高血压症,因此急性期时血压可以降得比高血压脑出血患者低。一般而言,收缩期血压可降至 120mmHg 左右,但必须以患者的意识状态来判断是否降得太低。控制癫性发作,静脉补液使用等渗晶体液。

(二)降低颅内压的治疗

药物治疗:SAH 与 ICH 有一个很大的不同之处。SAH 血管破裂出血处并没有脑组织包围压着,因此比较容易再出血。稍高的脑压因而可能减少 SAH 的再出血概率。如果用高渗透压性药剂把颅内压力降低太多,有可能较容易再出血。因此,对 SAH 患者,不应例行使用甘露醇或甘油盐水。如出血量大,脑压高明显,需应用甘露醇、呋噻米、清蛋白等药物进行脱水,具体治疗参考脑出血。如药物脱水治疗效果不佳并有脑疝发生的可能,应行颞下减压和引流术,以挽救患者的生命。

(三)止血及防治

再出血有争议,一般认为,抗纤溶药物可使血管破裂处的血块较牢固,减少再出血的概率,能减少 50% 以上再出血,但由于它也会促使脑血栓形成,延缓血块的吸收,诱发血管痉挛和脑积水的概率(因抑制脑膜上炎性纤维的溶解、吸收),抵消其治疗作用。整体来讲,它的使用利弊及效益仍存有争议。对早期手术夹动脉瘤者,术后可不必应用止血剂;对延期手术者或不能手术者,应用止血剂,以防止再出血。应选用 1～2 种止血药。常用的药物有①止血芳酸:每次 100～200mg,静脉点滴,每日 2～3 次。②止血环酸:每次 250～500mg,静脉点滴,也可肌内注射,每日 1～2 次。③6 氨基己酸:每次 6～10g,静脉点滴,每日 1～2 次。④立止血:具有凝血酶及类凝血酶样作用。每次 2kU,静脉注射,次数视情况而定。

(四)防治脑血管痉挛

应避免过度脱水或血压太低,增加血容量、适当的高血压和血液稀释疗法可防治脑血管痉挛,升高血压应在动脉瘤夹闭后,以免诱发再出血。主要应用选择性作用于脑血管平滑肌的钙拮抗剂,且静脉应用效果较好,如尼莫地平,每小时 0.5～1mg,静脉缓慢滴注,2～3 小时内如血压未降低,可增至每小时 1～2mg,24 小时维持,静脉用药 7～14 天,病情平稳,改口服用药预防和治疗脑血管痉挛。但须注意不可使血压太低。

(五)预防脑积水

脑积水如果发生,不论急性或迟缓型,均应考虑开刀引流。

(六)病因治疗

DSA 发现有动脉瘤或动静脉畸形,应及时行血管介入性治疗或手术治疗,以免再出血。其他的病因,则进行相应的治疗。

第四章　血液系统疾病

第一节　贫血

一、缺铁性贫血

(一)概述

缺铁性贫血(IDA)是临床上最常见的贫血,在育龄妇女和婴幼儿中发病率最高。在大多数发展中国家里,约有 2/3 的儿童和育龄妇女缺铁,其中约 1/3 患缺铁性贫血。在发达国家中,亦有 20% 的育龄妇女及 40% 左右的妊娠妇女缺铁。

铁是人体必需的微量元素,存在于所有生存的细胞内。铁除参与血红蛋白的合成以外,还参加体内一些生化过程。如果铁缺乏,会造成机体多方面的功能紊乱。故缺铁性贫血除了贫血的症状外,还会有一些非贫血的症状。

缺铁性贫血是指体内贮存铁消耗殆尽,红细胞生成受到影响发生的小细胞低色素性贫血。

根据实验室检查结果可将缺铁性贫血分为:

(1)缺铁(或贮存铁缺乏)期。

(2)缺铁性红细胞生成期。

(3)缺铁性贫血期。

临床上缺铁性贫血应与慢性病贫血相鉴别。

缺铁性贫血的病因主要是慢性失血(如痔疮、胃十二指肠溃疡、胃肠道肿瘤、长期使用阿司匹林)。偏食习惯、膳食结构不合理、生长发育迅速而铁补充不足以及妊娠、月经过多,均可引起缺铁性贫血。

(二)临床表现

1.贫血的症状

头晕、头痛、乏力、易倦、眼花、耳鸣,活动后有心悸、气短。

2.非贫血的症状

儿童生长发育迟缓,智力低下,行为异常,异食癖。

3.体征

皮肤苍白、毛发干枯、无光泽、易折。指甲扁平、易裂,严重者可呈现匙状(反甲),舌炎。

(三)诊断要点

1.存在缺铁性贫血的病因、症状及体征。

2.实验室检查

(1)小细胞低色素性贫血:血红蛋白男性低于 120g/L,女性低于 110g/L,孕妇低于 100g/L;红细胞平均体积(MCV)小于 80fl,红细胞平均血红蛋白量(MCH)小于 27pg,红细胞平均血红蛋白浓度(MCHC)小于310g/l;网织红细胞平均血红蛋白量(CHr)小于28pg/cell,红细胞中心淡染区扩大。

(2)血清铁蛋白(SF)低于12μg/L。

(3)血清铁(SI)<8.95μmol/L(50μg/dl),总铁结合力(TIBC)>64.44μmol/L(36μg/d),转铁蛋白饱和度(TS)低于15%。

(4)骨髓涂片铁染色显示骨髓小粒或块团中可染铁(细胞外铁)消失,铁粒幼红细胞少于15%。

根据实验室检查结果分期为:①缺铁期(贮存铁缺乏):仅有2或4项。②缺铁性红细胞生成期:具备2、3或4项。③缺铁性贫血期:具备1.2.3或4项。

需注意的是:①单有血清铁减低,不能诊断为缺铁,必须是铁蛋白减低或骨髓涂片铁染色显示细胞内、外可染铁减少,才能诊断为缺铁。②严格掌握缺铁性贫血的诊断标准,注意与慢性病贫血相鉴别。

(四)治疗方案及原则

治疗原则:去除造成缺铁的病因,补充铁剂,恢复血红蛋白及铁贮存。

1.去除病因

应予营养知识教育和治疗基础疾病。

2.补充铁剂

(1)口服铁剂:宜选用二价铁盐,治疗剂量为元素铁100～150mg/d。常用的有:硫酸亚铁,琥珀酸亚铁,葡萄糖酸亚铁及富马酸亚铁。疗程一般应在血红蛋白恢复正常后再服用2～3个月。如有条件可测定血清铁蛋白,在血清铁蛋白>30μg/L(女性)或>50μg/L(男性)后停药。

(2)注射铁剂:如患者不能口服和不能忍受口服铁剂的胃肠道反应,或持续失血一时不易控制时,可用肌内或静脉注射铁剂。用前应计算所需注射的总剂量。所需注射的总剂量(mg)=150-患者血红蛋白(g/L):×体重(kg)×0.3,分次使用。

3.输血

缺铁性贫血一般不需要输血,仅在患者出现严重贫血而又有不易控制的出血或组织明显缺氧时应用。

二、慢性病贫血

(一)概述

早在19世纪初,就有学者发现某些传染性疾病(伤寒、天花)伴有小细胞性贫血。以后在临床上逐渐注意到一些慢性感染.炎症、肿瘤及外科创伤持续1～2个月后可伴发贫血。这类贫血的特征是血清铁低、总铁结合力亦低,而贮存铁是增加的,故早期也称为"铁再利用缺陷性贫血""缺铁性贫血伴网状内皮系统含铁血黄素沉着症"。20世纪后期改称为慢性(疾)病贫血。此名称易与某些慢性系统性疾病(如肝病、肾病及内分泌疾患)继发的贫血相混淆。后者的贫血是由于系统疾病的多种症状所致,应称为"慢性系统疾病继发性贫血",其发病机制与慢性病贫血是不一样的。随着对慢性病贫血发病机制的进一步了解,应该对之有更为恰当的名称。

慢性病贫血(ACD)的发病机制还不是十分清楚。目前认为可能是：①红细胞寿命缩短；②骨髓对贫血的反应有障碍；③铁的释放及利用障碍。

慢性病贫血时骨髓对贫血缺乏应有的代偿能力，可能是慢性病贫血发病的主要原因。慢性炎症时巨噬细胞在激活中产生 IL-1、TNF、IL-6 及 IFN 等细胞因子增多，不单可抑制体内红细胞生成素(EPO)的产生，且使骨髓对 EPO 的反应迟钝，抑制红系祖细胞(CFU-E)的形成，使骨髓红细胞的生成受到影响。目前临床上用 EPO 治疗可使患者的贫血得到改善，也说明 EPO 分泌不足是慢性病贫血的主要病因。

慢性病贫血时铁释放及利用障碍的原因尚不十分清楚。一种解释是机体的"营养免疫形式"。由于细菌及肿瘤细胞均需要铁营养，低铁被认为是机体对细菌或肿瘤组织生长的反应。

另一种解释为：当炎症或感染时，巨噬细胞被激活，巨噬细胞过度摄取铁，造成血清铁低而贮存铁增加，以及快速释放铁的通道被阻断。此外，炎症时增多的 IL-1 刺激中性粒细胞释放乳铁蛋白。乳铁蛋白较转铁蛋白容易与铁结合，造成血清铁浓度降低。与乳铁蛋白结合后的铁不能再被红细胞利用，而是进入巨噬细胞，造成巨噬细胞内的铁贮存增多。

慢性病贫血目前在临床上的发病率仅次于缺铁性贫血，在住院患者中是最多见的。

(二)临床表现

(1)轻度或中度贫血，贫血进展较慢。

(2)基础疾病(慢性感染、炎症、肿瘤及外科创伤)的临床表现。

(三)诊断要点

(1)伴有基础疾病。

(2)正常细胞正常色素性贫血，部分患者可表现为低色素或小细胞性贫血。

(3)血清铁及总铁结合力均低于正常，转铁蛋白饱和度正常或稍低于正常，血清铁蛋白增高，红细胞游离原卟啉(FEP)亦增高。转铁蛋白受体减少。

(4)骨髓中红系细胞可有轻度代偿增生，铁染色示铁粒幼细胞减少，而细胞外及巨噬细胞内贮存铁增多。

诊断时注意：

(1)诊断慢性病贫血需首先排除这些慢性疾病本身造成的继发性贫血(如失血性、肾衰竭性、药物导致的骨髓抑制，以及肿瘤侵犯骨髓或肿瘤晚期时的稀释性贫血等)。

(2)鉴别诊断：主要与缺铁性贫血相鉴别。慢性病贫血时虽然血清铁也低，总铁结合力常低于正常，故转铁蛋白饱和度正常或稍低。血清铁蛋白及骨髓铁正常或增多。FEP 在慢性病贫血和缺铁性贫血时都是增加的，缺铁性贫血时 FEP 增加得更高、更快。慢性病贫血时 FEP 增加常较缓慢，且不明显。

(3)"功能性缺铁"是指慢性病贫血时铁的利用障碍(用 TfR/10gSF<1 或 CHr<28pg 表示)，不是真正的缺铁(此时体内贮存铁并不少)，不需要补铁治疗。

(四)治疗方案及原则

(1)慢性病贫血的治疗主要是针对基础疾病。基础疾病纠正后，贫血可以得到改善。

(2)一般不需要特殊治疗，输血只在严重贫血时考虑。

(3)铁剂的补充无效，除非患者同时伴有缺铁性贫血。

（4）补充 EPO 可使部分 EPO 相对减低的患者贫血改善。EPO 的用量为：100～150U/kg，皮下注射，每周 3 次。

三、再生障碍性贫血

（一）概述

再生障碍性贫血是由多种原因（物理、化学、生物或不明原因）、多种发病机制引起骨髓造血干细胞和微环境严重损伤，导致骨髓造血功能衰竭的疾病。

再生障碍性贫血患者的骨髓极度增生不良，外周血全血细胞减少，主要表现为贫血、出血及感染。临床上分为重型再生障碍性贫血（SAA）和再生障碍性贫血（AA）两种类型，二者的发病机制、免疫功能、临床表现、实验室检查及治疗原则均有不同。

诊断再生障碍性贫血必须除外阵发性睡眠性血红蛋白尿（PNH）、急性造血停滞、低增生型白血病和低增生型骨髓增生异常综合征等全血细胞减少的疾病。

（二）临床表现

1.贫血

头昏、眼花、乏力、面色苍白和心悸等。

2.出血

皮肤、黏膜出血，妇女常有月经过多。严重时可有内脏出血。

3.感染

常见口腔、呼吸道、胃肠道和皮肤软组织感染，严重时可有败血症。

4.肝、脾、淋巴结一般不肿大

（三）诊断要点

1.临床表现

再生障碍性贫血主要表现为贫血。重型再生障碍性贫血主要表现为出血和感染。

2.实验室检查

（1）血常规：全血细胞减少。网织红细胞绝对值减少。

（2）骨髓象：骨髓涂片检查示增生减低或重度减低，巨核细胞明显减少或阙如。骨髓小粒非造血细胞及脂肪细胞增多。骨髓活检见造血组织减少，脂肪组织、网状细胞、组织嗜碱细胞和浆细胞增多，骨髓间质水肿和出血。

3.必须除外可能引起全血细胞减少的其他疾病

如阵发性睡眠性血红蛋白尿、骨髓增生异常综合征、急性造血功能停滞骨髓纤维化、低增生性白血病、恶性组织细胞病、巨幼细胞贫血和癌肿骨髓转移等。

4.分型诊断

（1）再生障碍性贫血：

1）发病慢，以贫血症状为主，感染及出血均相对较轻。

2）血常规：全血细胞减少，网织红细胞减少。

3）骨髓象：骨髓三系细胞减少，巨核细胞明显减少或阙如，骨髓小粒中非造血细胞及脂肪细胞增加。

（2）重型再生障碍性贫血：

1)发病急,贫血进行性加重,常伴严重感染和出血。

2)血常规:除血红蛋白下降较快外,网织红细胞少于 1%,绝对值少于 15×10^9/L;中性粒细胞绝对值少于 0.5×10^9/L;血小板少于 20×10^9/L。

3)骨髓象:多部位增生减低,三系造血细胞明显减少,骨髓小粒中非造血细胞及脂肪细胞增加。

(3)重型再生障碍性贫血Ⅱ型:慢性再生障碍性贫血患者的病情恶化,血常规符合重型再生障碍性贫血时,称为重型再生障碍性贫血Ⅱ型。

(四)治疗方案及原则

1.一般支持治疗

(1)去除可能引起再生障碍性贫血的病因。

(2)控制感染和出血:

1)小剂量多次成分输血。

2)造血细胞因子:G-CSF $5\sim10\mu g$/(kg·d),皮下注射,每周 3 次,EPO $100\sim150$U/(kg·d),皮下注射,每周 3 次。

3)静脉滴注大剂量免疫球蛋白:$0.4\sim1g$/(kg·d),用 $3\sim5$ 天。

2.再生障碍性贫血的治疗

(1)雄性激素:具有刺激造血作用,但需注意男性化与肝功能异常等不良反应。常用制剂为司坦唑醇(康力龙)2mg,每天 3 次(或与保肝药同时服用),疗程不应短于 6 个月。

(2)环孢素(与雄激素合用或单用):剂量 $3\sim5$mg/(kg·d),维持血清浓度在 $150\sim200$ng/mL。疗程至少 3 个月。

3.重型再生障碍性贫血的治疗

除积极控制感染、出血、成分输血外,首先考虑异基因骨髓移植或外周血干细胞移植。其他根据患者的情况采用。

(1)抗胸腺球蛋白或抗淋巴细胞球蛋白:$2.5\sim5$mg/(kg·d),用 5 天或 $10\sim15$mg/(kg·d),用 5 天。

(2)环孢素:$3\sim5$mg/(kg·d),用 $3\sim5$ 个月。

四、巨幼细胞贫血

(一)概述

巨幼细胞贫血是指由于叶酸和(或)维生素 B_{12} 缺乏,细胞 DNA 合成障碍引起骨髓和外周血细胞异常的贫血。特点为细胞核浆发育不平衡及无效应造血,呈现形态与功能均不正常的典型巨幼改变。这种巨幼改变可涉及红细胞、粒细胞及巨核细胞三系。除造血细胞外,在更新较快的上皮细胞中也存在类似的改变。临床上巨幼细胞贫血表现为全血细胞减少、黄疸及胃肠道症状。维生素 B_{12} 缺乏时,除上述表现外还可出现神经系统的症状。

巨幼细胞贫血的病因除营养性外,还可能由于叶酸或维生素 B_{12} 吸收利用障碍、内因子缺乏及药物影响等所致。

临床上巨幼细胞贫血的特殊类型有:麦胶肠病,乳糜泻,热带口炎性腹泻,乳清酸尿症及恶性贫血。在我国巨幼细胞贫血以营养性叶酸缺乏为主,以山西、陕西及河南等地的农村较为多见。维生素 B_{12} 缺乏者较少,多见于老年人及萎缩性胃炎,由于内因子缺乏所致的恶性贫血在我国极为罕见。

(二)临床表现

(1)贫血症状。

(2)腹胀、腹泻或便秘,以及黄疸、舌痛、舌质色红和表面光滑等体征。

(3)维生素 B_{12} 缺乏的患者,可有脊髓后侧束变性、周围神经病变和精神症状。

(三)诊断要点

1.有叶酸或维生素 B_{12} 缺乏的病因及临床表现。

2.实验室检查

(1)血常规:大细胞性贫血,MCV 大于 100fl,血涂片中多数呈大卵圆形红细胞,白细胞和血小板常减少,中性粒细胞分叶过多,5 叶者超过 5%,6 叶者超过 1%。

(2)骨髓象:呈典型的巨幼改变,以红细胞系统为主,粒细胞及巨核细胞系统亦可见。

(3)血清叶酸、维生素 B_{12} 测定:血清叶酸低于 6.8nmol/L(3ng/mL),红细胞叶酸测定低于 226.6nmol/L(100ng/mL);血清维生素 B_{12} 低于 74.0～103.6pmol/L(100～140pg/mL)。

4)如有条件做血清或胃液内因子检查(正常人应为阴性)或维生素 B_{12} 吸收试验(Schilling test,24 小时尿中 ^{57}CO 维生素 B_{12} 的含量,正常人应＞8%,巨幼细胞贫血患者及维生素 B_{12} 吸收不良者＜7%,恶性贫血患者＜5%),可帮助诊断恶性贫血。

(三)治疗方案及原则

(1)治疗基础疾病,去除病因。

(2)增加营养,纠正偏食及不良的过度烹调习惯。

(3)补充叶酸或维生素 B_{12} 叶酸缺乏可口服叶酸,每次 5～10mg,每日 3 次,至血红蛋白恢复正常。一般不需维持治疗。维生素 B_{12} 缺乏可用维生素 B_{12} 100Ug/d。恶性贫血及全胃切除者,要终身维持治疗。

(4)输血:有严重贫血而又有组织脏器明显缺氧时,可输注红细胞。

第二节　白血病

一、概述

(一)定义

白血病是造血组织克隆性恶性疾病,是造血干、祖细胞的恶性病变。恶性白血病细胞失去进一步分化成熟的能力,停滞在细胞发育的不同阶段,在骨髓和其他造血组织中呈进行性、失控性的异常增生,并浸润各种组织,引起发热、贫血、出血和组织浸润等各种临床表现。

(二)分类

根据病程的缓急和细胞类型,简单地将白血病分为:

1.急性白血病

1976 年,英美法(FAB)协作组提出了急性白血病的分类,但这种以形态学和细胞化学为主的分类不能完全反应疾病的本质。2001 年,世界卫生组织(WHO)在 FAB 分类的基础上对急性白血病进行了新的分类,将免疫表型、细胞遗传学.分子遗传学和临床特点融入其中,进一步分清了不同本质的疾病。2008 年,WHO 根据最新的进展对 2001 年的分类做了进一步修订,提出了很多暂定的疾病,待进一步明确其意义后,有可能在今后的修订中确定。

(1)急性淋巴细胞白血病(ALL):FAB 协作组将其分为 L1、L2、L3 三型。2001 年 WHO 将其分为两类:前体 B-ALL/淋巴瘤和前体 T-ALL/淋巴瘤。ALL-13 命名为 Burkitt 淋巴瘤/白血病,归入成熟 B 细胞肿瘤。2008 年 WHO 将前体两字去掉,将 B-ALL/淋巴瘤分为 7 种类型,增加了 B-ALU 淋巴瘤-非特指(NOS)。

(2)急性髓细胞白血病(AML):FAB 协作组将其分为 M0～M78 个亚型。2001 年 WHO 将其分成 5 大类。2008 年·WHO 将其分为 7 大类。

2.慢性白血病

在 2001 年 WHO 中,慢性淋巴细胞白血病(CLL)划归到成熟 B 细胞肿瘤中,慢性髓细胞白血病(CML)属于慢性骨髓增生性疾病(CMPD)范畴,后者还包括慢性中性粒细胞白血病(CNL)、慢性嗜酸细胞白血病/高嗜酸细胞综合征(CEL/HES)、真性红细胞增多症(PV)、慢性特发性骨髓纤维化(CIMF)、原发性血小板增多症(ET)和未分类的慢性骨髓增生性疾病(MPD-U)共 7 种。2008 年 WHO 将 CMPD 改为骨髓增生性肿瘤(MPN),其中 CIMF 改为原发性骨髓纤维化(PMF),CEL/HES 改为 CEL 非特指(CEL-NOS),增加肥大细胞增多症,共 8 种。

二、急性白血病

(一)定义

是造血组织的克隆性恶性疾病,其特点为骨髓中异常原始细胞恶性增生,正常造血受到抑制,导致发热、贫血、出血和组织器官浸润等症状。急性白血病病情重,进展快。FAB 将骨髓原始细胞>30% 作为急性白血病的诊断标准,WHO 分类将其定为≥20%。

(二)分类

1.FAB 分类

(1)急性髓细胞白血病(AML):分 8 个亚型。其中 MO 为急性髓细胞白血病微小分化型,原始细胞>30%,光镜形态类似 L2 型细胞,髓过氧化酶(MPO)染色阳性细胞<3%(而 M1～M5 均>3%),电镜下 MPO(+),CD33 或 CD13 等髓系标志可呈阳性,淋巴系抗原常阴性,但 CD7、TdT 有时阳性。M3 为急性早幼粒细胞白血病(APL),骨髓中以多颗粒的早幼粒细胞为主,并>30%。M7 为急性巨核细胞白血病,骨髓中原始巨核细胞>30%。

(2)急性淋巴细胞白血病(ALL):共分 3 型。①L1:原、幼淋巴细胞以小细胞(直径≤12 μm)为主。②L2:原、幼淋巴细胞以大细胞(直径>12 μm)为主,大小不一。③L3:原、幼淋巴细胞以大细胞为主,大小较一致,细胞内有明显空泡,胞浆嗜碱性,深染。

2.MIC 分类

因形态学分型的局限性,在最初的 FAB 分类的基础上又演变成将形态学、免疫学和细胞遗传学结合起来的分型即 MIC 分型作为过度(见实验室等检查)。

3.WHO 分类

(1)急性髓细胞白血病(AML)

将 2001 年的 5 大类变为 7 大类,称为急性髓细胞白血病和相关肿瘤,并将系列不明的急性白血病单独列出。在某些具有特异性遗传学异常的病例,无论骨髓或外周血原始细胞计数如何,也可诊断 AML。

1)伴有重现性遗传学异常的 AML

2)AML 伴骨髓增生异常相关改变。

3)治疗相关性髓系肿瘤。

4)AML 非特指:将 FAB 分类中的 M0～M7 中的 M3 除外,再加上急性嗜碱性粒细胞白血病、急性全髓细胞白血病伴骨髓纤维化共有 9 个型。

5)髓细胞肉瘤。

6)唐氏综合征相关性髓细胞增生:包括一过性异常髓系造血和唐氏综合征相关性髓细胞白血病。

7)原始浆细胞样树突细胞肿瘤。

(2)不明系列的急性白血病。

1)急性未分化白血病。

2)伴 t(9;22)(q34;q11.2)、BCR-ABL1 混合表型急性白血病。

3)伴 t(v;llq23)、MLL 易位的混合表型急性白血病。

4)混合表型急性白血病,B/髓,非特指。

5)混合表型急性白血病,T/髓,非特指。

6)暂定类型:自然杀伤(NK)细胞淋巴细胞白血病/淋巴瘤。

(3)急性淋巴细胞白血病(ALL)。

1)B-ALL/淋巴瘤:①B-ALU 淋巴瘤-非特指(NOS)。②B-ALL/淋巴瘤伴重现性遗传性异常。

2)T-ALU 淋巴瘤。

(三)临床表现

白血病的临床表现源于白血病细胞对正常造血细胞的抑制和它对各脏器的浸润。某些类型的白血病可有特异性的临床表现,如 M3 易合并 DIC,M4 和 M5 易出现牙龈肿胀,急性淋巴细胞白血病易侵犯中枢和睾丸,T-ALL 常有纵隔肿块等。主要表现为①贫血;②发热;③出血;④器官和组织浸润。

(四)实验室检查

1.血常规

可表现为白细胞增多或减少、血红蛋白和血小板减少。白细胞分类可见到幼稚细胞。

2.骨髓象

白血病性原始细胞≥20%。2008 年 WHO 分类采纳 MDS 形态学国际工作组建议用无颗粒性或颗粒性原始细胞取代了Ⅰ、Ⅱ和Ⅲ型原始细胞,而且不推荐用流式细胞仪通过 CD34 细胞确定原始细胞百分数。

3.血液生化

肝肾功能、乳酸脱氢酶、尿酸、电解质等。

4.出凝血检查

包括凝血酶原时间(PT)、活化的部分凝血活酶时间(APTT)、凝血酶时间(TT),纤维蛋白原(FIB)、纤维蛋白原/纤维蛋白降解产物(FDPs)、D-二聚体(DD)等。

5.其他

如血培养等。

(五)诊断和鉴别诊断

根据临床表现和实验室检查确诊不难。需鉴别的疾病如下:

1.骨髓增生异常综合征

原始细胞不超过20%。

2.类白血病反应

常有诱因,白细胞虽可升高,但一般原始细胞不高。

3.再生障碍性贫血

应与低增生性白血病相鉴别。

4.急性粒细胞缺乏症恢复期

粒缺恢复期骨髓中早幼粒细胞明显增加,但一般血红蛋白和血小板正常。

5.传染性单核细胞增多症

应与ALL相鉴别。

(六)治疗

1.一般治疗

(1)防治感染。

(2)纠正贫血:血红蛋白低于80g/L,可考虑输注压积红细胞。

(3)控制出血:血小板低于$30×10^9$/L伴出血,可输注单采血小板。

(4)降低血尿酸:为防止化疗过程中的高尿酸血症,可予别嘌醇100mg,tid,还可给予碳酸氢钠碱化尿液。

(5)注意病房和个人卫生。

(6)提高膳食和营养。

(7)高白细胞处理:WBC>$50×10^9$/L,AML可用羟基脲1.0 bid-tid,ALL可用VP(长春新碱+泼尼松)或CP(环磷酰胺+泼尼松)预防治疗。待白细胞进一步下降后再开始化疗。

(8)消化道症状的处理:对化疗中出现的恶心呕吐等症状可给予5羟色胺受体拮抗剂,对便秘等可给予通便药。

2.化学治疗

分为诱导缓解、巩固强化和维持治疗。诱导缓解治疗的目的是最大限度地降低白血病细胞,为进一步治疗和长期存活创造条件。AML一般不进行维持治疗。

(1)急性早幼粒细胞白血病(APL):全反式维甲酸(ATRA)40~60mg/d,po,或亚砷酸(As_2O_3)5~10mg/d ivgtt,用药4~5周。也可上述两药连用,用药3~4周。达到完全缓解

(CR)后,可以根据不同的危险度,单独给予柔红霉素,米托蒽醌与亚砷酸或 ATRA 交替治疗,或 DA、MA 方案与亚砷酸或 ATRA 交替治疗,或单独亚砷酸维持治疗,一般为 2~3 年。国外推荐用蒽环类为基础的化疗巩固 2~3 个疗程,直到分子生物学缓解,此后用 ATRA±小剂量化疗 1~2 年。

(2)急性髓细胞白血病(AML)(APL 除外):用 DA、IA 或 MA 方案进行诱导缓解治疗。达到 CR 后,巩固和强化治疗一般用中大剂量阿糖胞苷或与其他方案交替使用,一般治疗 2~3年。国外一般用超剂量强化治疗 3~4 个疗程后不再继续治疗。

(3)急性淋巴细胞白血病(ALL):用 VDLP 或 VDCP 方案进行诱导缓解治疗。达到 CR后,巩固维持治疗一般需 3 年,不同方案交替应用。Ph+ALL 患者同时用伊马替尼。

3.中枢神经系统白血病(CNSL)治疗

ALL 以及 AML 中 M5、M4、M2、髓外病变、高白细胞数和儿童等一般需常规做腰穿,以了解有无中枢神经系统白血病。常在化疗达 CR 后进行。若有明显神经系统症状,也可在化疗前或化疗中进行。若无 CNSL,可常规腰穿+鞘注,每周 1~2 次,共 4~6 次。鞘注药物:甲氨蝶呤 10mg+地塞米松 5mg,也可用阿糖胞苷 50mg+地塞米松 5mg,或两者交替使用。若有 CNSL,需坚持上述治疗直到 CSF 检查正常。此后,应在每次化疗后常规腰穿+鞘注。若腰穿+鞘注效果差,可考虑颅脑放疗 2400~3000cGy 和脊髓照射 1200~1800cGy。

4.睾丸白血病治疗

需放疗 2000cGy。

5.造血干细胞移植

AML 有预后不佳因素,CR 后应尽快进行异基因造血干细胞移植。一般在 CRI 期进行最好。无预后不佳因素,国外常在 CR 后强化治疗 2~3 个疗程,加或不加自体造血干细胞移植。

无预后不佳因素,AML 异基因骨髓移植 5 年无病生存率(EFS)50%~70%(平均 69%),自体造血干细胞移植 5 年 EFS40%~50%(平均 44%)。有预后不佳因素,AML 异基因造血干细胞移植 5 年 EFS46%。ALL 在有预后不佳因素时选择异基因移植,但复发率高。

6.复发、难治急性白血病治疗

AML 患者可选用 FLAG(福达拉宾+大剂量阿糖胞苷+去甲氧柔红霉素)、MEA(米托蒽醌+依托泊苷+阿糖胞苷)等方案。ALL 患者可选用 HyperCVAD 方案,亦可选用 FLAG 方案。缓解后如有条件应尽快做造血干细胞移植。

7.疗效标准

完全缓解(CR):骨髓原始细胞<5%,中性粒细胞绝对计数>$1×10^6$/L,血小板>$100×10^9$/L,无残留髓外疾病证据;部分缓解(PR):骨髓穿刺原始细胞百分数至少 50%减少至5%~25%;未缓解(NR)或治疗失败:不能达到 CR。

三、慢性髓细胞白血病

(一)定义

是造血干细胞克隆性恶性疾病。其特点是病程较缓慢,常有脾脏肿大,粒细胞增多且不成熟,嗜碱性粒细胞增多,90%以上病例 PH 染色体(+),BCR/ABL(+)。临床上分慢性期、加速期和急变期三期。慢性期平均 2~3 年,加速期平均 6 个月,急淋变后一般生存 3~6 个月,急粒变 2~4 个月。但随着酪氨酸激酶抑制剂(TKI)(如伊马替尼)的应用,CML 的生存期已明显提高。

(二)临床表现

1.症状

乏力、食欲缺乏、多汗和体重减轻。有时可出现皮肤瘙痒。急变时常出现发热、贫血和出血。

2.体征

脾大,胸骨压痛。少数肝大,淋巴结很少肿大。但急淋变后,淋巴结可明显肿大。

(三)实验室检查

1.血常规

慢性期白细胞明显升高,分类以中、晚幼粒细胞为主,嗜酸和嗜碱性粒细胞增多,血小板常明显增多。若血小板无明显原因逐渐减少,常预示疾病向加速期和急变期发展。

2.骨髓象

有核细胞增生极度活跃,以中、晚幼粒细胞为主,原粒不超过 5%~10%,粒:红比值可达 10~30:1。巨核细胞增加,骨髓活检可见网状纤维增加,部分伴骨髓纤维化。

3.中性粒细胞碱性磷酸酶(NAP)染色

积分降低或阴性。治疗缓解后或伴发感染时 NAP 可升高。

4.染色体检查

90%患者出现 pH 染色体,即 t(9;22)(q34;q11)。加速期或急变期患者还可出现其他复合染色体异常。

5.分子生物学检测

RT-PCR 检查 95%左右出现 BCR/ABL 融合基因。

6.血液生化

血清维生素 B_{12} 和其结合蛋白明显增加。血尿酸和血清乳酸脱氢酶增加。

(四)诊断和鉴别诊断

根据临床表现、血常规、骨髓象特征、中性粒细胞 NAP 积分低、pH 染色体(+)和 BCR/ABL 融合基因阳性,诊断不难确立。

应鉴别的疾病有:①类白血病反应;②骨髓纤维化;③真性红细胞增多症;④原发性血小板增多症;⑤慢性粒单核细胞白血病。

(五)治疗

应根据患者年龄、分期、是否有合适的移植供者和经济状况等选择不同的治疗方案。对高尿酸血症者,应给予别嘌醇 100mgtid 或苯溴马隆 50mgqd 治疗。对高白细胞患者,应首选羟基脲降低白细胞,同时注意水化和碱化尿液。白细胞过高时,可给予白细胞单采。

1.慢性期治疗

(1)伊马替尼(格列卫):400mg/d。如果有条件,所有患者均应首选。对于初治早期慢性期患者完全血液学缓解(CHR)率98%,完全细胞遗传学缓解(CCR)率92%。7年总生存率为86%,57%持续获得完全细胞遗传性缓解,预计中位生存时间>20 年。但价格昂贵,需要终生服药。对伊马替尼耐药者,可换用二代 TKI 尼罗替尼或达沙替尼。

(2)异基因造血干细胞移植:适用于新诊断的儿童、T3511 突变(ABL 蛋白的第 351 位置)和二代 TKI 治疗无效的患者。亲缘供者 8 年无病生存率(EFS)62.4%,无关供者 8 年 EFS38%。复发 20%左右。

(3)干扰素:300 万~500 万 U/m²,皮下或肌内注射,qd 或 tiw,治疗 1~2 年以上。血液学缓解率 60%~70%,但细胞遗传学缓解率 10%左右。干扰素+小剂量 Ara-C 或干扰素+高三尖杉酯碱,改善临床症状较快,但不能显著改善预后。可用于伊马替尼耐药患者。

(4)PEG-干扰素(聚乙二醇-干扰素):为长效干扰素,450μg/周,皮下或肌内注射,治疗 12 个月,血液学缓解率 69%,主要细胞遗传学缓解(MCR)率为 35%。现有用 PEG-干扰素+小剂量阿糖胞苷试验性治疗 CML。亦可用于伊马替尼耐药患者。

(5)羟基脲:起效快,首选用来降低白细胞。初始量 1~6g/d,白细胞降到 10×10⁹/L 后,可用维持量,0.5~1g/d。血液学缓解率 70%~80%,但不能消除 pH 染色体。用药期间应定期检查血常规。

(6)高三尖杉酯碱:2.5mg/m²/d×14d,静点,缓解后改为 7d/月维持治疗,CHR72%,MCR15%,CCR7%。可用于伊马替尼耐药的患者。亦可与伊马替尼联合使用。

(7)亚砷酸:10mg/d×3~4 周,静点,89%获得血液学缓解;加用伊马替尼 100~200mg/d,69%左右获得细胞遗传学缓解。

(8)白细胞单采:WBC>100×10⁹/L 或妊娠者,为减轻症状,减少血管意外,可采用白细胞单采,以分离过高的白细胞。但持续时间短,单采后应及时药物治疗。

2.加速期治疗

(1)异基因造血干细胞移植。

(2)伊马替尼:600mg/d,CHR87%,CCR45%。

(3)亚砷酸:10mg/d×2~4 周,静点。

(4)化疗:参照白血病化疗方案,但剂量应减少。

3.急变期治疗

(1)伊马替尼+异基因造血干细胞移植:伊马替尼 600~800mg/d,CHR37%,CCR8%。一旦获得缓解,应立即做移植。

(2)亚砷酸:10mg/d×2~4 周,静点。

(3)化疗:急性髓细胞病变,按 AML 方案。急淋变按 ALL 方案。常用长春新碱+泼尼松(VP)。无论何种方案,疗效均差。

四、慢性淋巴细胞白血病

(一)定义

慢性淋巴细胞白血病是以成熟样小淋巴细胞在血液、骨髓和淋巴组织聚集为特征的肿瘤性疾病。在美国平均发生率为 2.7/10 万。随着年龄的增加,发病危险性进行性增加。本病占所有癌症的 0.8%和所有白血病的 30%,因此是西方社会最常见的成人白血病。我国发病率低,约占白血病总数的 5%以下。98%为 B 淋巴细胞来源,2%为 T 淋巴细胞来源。治疗已由过去的单纯控制白细胞增多发展为多种治疗选择,包括化疗、单抗、疫苗和免疫调节治疗等。

本病尚不能治愈,自发缓解极少见。本病可以向大 B 细胞淋巴瘤(Richier 转化)、CLL/PLL (幼淋巴细胞白血病)和 PLL、急性淋巴细胞白血病转化。不同患者预后不同,取决于临床分期和与疾病进展和(或)不良临床结局相关的疾病特征的有无。

(二)临床表现

诊断时大多数患者超过 60 岁,90％患者超过 50 岁。男女发病率为 2∶1。临床表现为淋巴结肿大、肝脾肿大和结外累及。诊断时 25％以上的患者无症状。感染、系统性自身免疫性疾病和继发肿瘤是主要并发症,而感染是病死率和死亡率的主要原因。

(三)实验室检查

(1)血液科患者入院常规检查

(2)β_2 微球蛋白、LDH、TNF-α。

(3)Coombs 试验

(4)髂后,上棘骨穿＋活检。

(5)淋巴细胞免疫分型(包括 ZAP-70、CD38)。

(6)染色体(一般难以做出)＋FISH 组合

(7)IgH 和 TCR 基因重排(最好做 IgVH)

(8)胸、腹、盆腔 CT。

(四)诊断和鉴别诊断

1.诊断标准

一般认为外周血单克隆淋巴细胞增多＞$5×10^9$/L,持续 2 个月以上,且不典型细胞＜55％,可以诊断 CLL。

2.鉴别诊断

CLL 需与下列疾病鉴别。

(1)良性:细菌(如结核)、病毒(如传染性单核细胞增多症)、持续多克隆 B 淋巴细胞增多、高反应性疟疾脾肿大。

(2)恶性:幼淋巴细胞白血病(PLL)、非霍奇金淋巴瘤(NHL)白血病期、套细胞淋巴瘤(MCL)、滤泡细胞淋巴瘤(FL)、伴循环绒毛淋巴细胞的脾淋巴瘤(SLVL)、边缘带淋巴瘤(MZBCL)、大细胞淋巴瘤、毛细胞白血病(HCL)、华氏巨球蛋白血症(WM);T 细胞:T-PLL、成人 T 细胞白血病/淋巴瘤(ATLL)、Sezar 综合征、大颗粒淋巴细胞白血病。

(五)治疗

1.治疗原则

根据治疗指征选择是否治疗或早期干预,根据危险度和年龄选择治疗强度。

2.治疗方法

(1)化疗。

(2)放疗:局部放疗缓解症状如神经侵犯、重要脏器累及、痛性骨损害、巨块损害或痛性脾肿大。

(3)切脾:可缓解晚期患者的细胞减少特别是血小板减少。

(4)白细胞去除。

（5）试验性治疗。

（6）并发症治疗。

1）感染的预防和治疗。

2）自身免疫性细胞减少的治疗：自身免疫性溶血性贫血.免疫性血小板减少性紫癜、纯红细胞再生障碍性贫血：均按本病治疗。

3）淋巴瘤转化的治疗：无标准治疗推荐。

第三节　出血性疾病

一、单纯性紫癜

（一）概述

单纯性紫癜是一种常见的、不明原因的皮肤出血点与淤斑而无其他异常的良性出血性疾病。

（二）临床表现

本病好发于儿童及青年女性，男性少见。临床特点为皮肤自发出现淤点或淤斑，常位于双下肢。淤斑或淤点大小不等，分布不均，不高出皮面，压之不褪色也不疼痛。不经治疗可自行消退，易反复发作，常于月经期出现。

（三）诊断要点

（1）皮肤黏膜出血倾向，以淤点、淤斑为多。

（2）血小板计数正常。

（3）出血时间和束臂试验可能异常（少数病例正常）。

（4）可有服药史或导致血管性紫癜的基础疾病。

（5）血小板功能、凝血功能、纤维蛋白（原）溶解活性正常。

（四）治疗方案及原则

本病无须特殊治疗，可用维生素C、芦丁等药物改善血管壁的通透性。

二、过敏性紫癜

（一）概述

过敏性紫癜是多种原因引起的血管性变态反应性疾病，又称出血性毛细血管中毒症。由于机体对某种致敏原发生变态反应，导致毛细血管的脆性及通透性增高，血液外渗，产生皮肤紫癜、黏膜及某些器官出血。

（二）临床表现

1.起病方式多种多样，可急可缓

多数患者发病前1～3周有全身不适、低热、乏力及上呼吸道感染等前驱症状。成人的过敏性紫癜往往与免疫性疾病有关。

2.典型的皮肤改变

紫癜呈对称性分布，猩红色，分批反复出现，以四肢多见，可同时出现皮肤水肿、荨麻疹、多形性红斑或溃疡坏死。

3.临床分型

根据病变主要累及部位的不同分为单纯型、腹型、关节型.肾型和混合型。

(三)诊断要点

(1)皮肤特别是下肢伸侧、臀部有分批出现、对称分布、大小不等的丘疹样紫癜,可伴有血管神经性水肿。除外其他紫癜性疾病。

(2)在皮肤紫癜出现之后或之前可有腹痛、血便、关节痛、血尿及水肿等表现。

(3)血小板计数与功能以及凝血因子检查均正常。应定期做尿常规检查,注意本病的肾脏损害。一般不需做骨髓检查。

(4)病理检查见受累皮肤或组织呈较均一的过敏性血管炎表现。

(5)分型

1)单纯型:为最常见的类型,主要表现为皮肤紫癜。

2)腹型:除皮肤紫癜外,因消化道黏膜及腹膜脏层毛细血管受累,而产生一系列消化道症状及体征,如恶心、呕吐、呕血、腹痛、腹泻、便血等。

3)关节型:除皮肤紫癜外,因关节部位血管受累而出现关节肿胀、疼痛、压痛及功能障碍等表现。

4)肾型:在皮肤紫癜的基础上,因肾小球毛细血管炎性反应而出现血尿、蛋白尿及管型尿,偶见水肿、高血压及肾衰竭等表现。肾脏损伤是影响过敏性紫癜预后的最主要因素。

5)混合型:皮肤紫癜合并以上两项临床表现。

(四)治疗方案及原则

1.去除病因,控制感染

避免接触或服用可能致敏的物品、药物及食物。

2.抗组胺类药物

苯海拉明、息斯敏、异丙嗪、扑尔敏等。

3.肾上腺皮质激素

有抗过敏及降低毛细血管通透性的作用,主要用于有严重皮肤紫癜、混合型及有肾脏损害者。可用泼尼松口服。重者可静脉滴注氢化可的松或地塞米松,显效后改口服治疗。病情控制后激素应逐渐减至最小维持量,疗程视病程而定,一般不超过4～12周。

4.免疫抑制剂

多用于治疗肾型及疾病迁延不愈者,常与激素联用。常用药物有硫唑嘌呤、环磷酰胺、环孢素等。

5.其他治疗

卡巴克络、维生素C及芦丁等可降低毛细血管的通透性,减轻出血倾向。也可用紫草等中药治疗。

三、血友病

(一)概述

血友病是一种X染色体连锁的隐性遗传性出血性疾病,可分为血友病A和血友病B两种。前者为凝血因子Ⅷ（FⅧ）的质或量异常所致，后者系凝血因子Ⅸ（FⅨ）的质或量异常所致。

（二）临床表现

（1）血友病 A 和血友病 B 的临床表现相同，主要表现为关节、肌肉和深部组织出血，也可有胃肠道、泌尿道、中枢和周围神经系统出血以及拔牙后出血不止。若不及时治疗可导致关节畸形和假肿瘤等。

（2）外伤或手术后延迟性出血是本病的特点。

（3）轻型患者一般很少出血，只有在损伤或手术后才发生；重型患者则自幼即有出血，身体的任何部位都可出血；中间型患者出血的严重程度介于轻型和重型之间。

（三）诊断要点

（1）血小板计数正常，凝血酶原时间（PT）、凝血酶时间（TT）、出血时间等正常，纤维蛋白原定量正常。

（2）重型血友病患者的凝血时间延长，活化部分凝血活酶时间（APTT）延长，轻型血友病患者 APTT 仅轻度延长或为正常低限。

（3）血友病 A 的 FⅧ：C 减低或极低，FⅧ：Ag 正常或减少，vWF：Ag 正常，FⅧ：C/vWF：Ag 明显降低。血友病 B 的 FⅨ：C 减低或缺乏，FⅨ：Ag 正常或减少。若患者 FⅧ：C（或 FⅨ：C）降低而 FⅧ：Ag（或 FⅨ：Ag）正常则称为交叉反应物质阳性（CRM＋），若 FⅧ：C（或 FⅨ：C）和 FⅧ：Ag（或 FⅨ：Ag）均降低则为 CRM－。

分度：根据 FⅧ或 FⅨ的活性水平可将血友病分为 3 度：重度（<1%）、中度（1%～5%）和轻度（5%～25%）。

（四）治疗方案及原则

血友病患者应避免肌内注射和外伤。禁服阿司匹林或其他非甾体类解热镇痛药，以及所有可能影响血小板聚集的药物。若有出血应及时给予足量的替代治疗。

（1）血友病 A 的替代治疗可选用新鲜血浆、新鲜冰冻血浆、冷沉淀、因子Ⅷ浓制剂和重组因子Ⅷ等。要使体内因子Ⅷ保持在一定水平，需每 8～12 小时输注一次。

（2）血友病 B 的替代治疗可选用新鲜血浆、新鲜冰冻血浆、凝血酶原复合物、因子Ⅸ浓制剂和重组因子Ⅸ等。要使体内因子Ⅸ保持在一定水平，需每天输注一次。

（3）轻型血友病 A 和血友病 A 携带者，首选 1-去氨基 8-D 精氨酸加压素（DDAVP）。每次剂量一般为 0.3μg/kg 体重，静脉滴注。因该药有激活纤溶系统的作用，需同时合用氨甲环酸或 6-氨基己酸。

（4）其他药物治疗

1）抗纤溶药物：常用药物有 6-氨基己酸、止血芳酸等。

2）肾上腺皮质激素：对控制血尿、加速急性关节出血的吸收、减少局部炎症反应等有作用。

血友病患者应尽量避免各种手术，如必须手术时应进行充分的替代治疗。

四、弥散性血管内凝血

（一）概述

DIC 是一种由不同原因引起的，以全身性血管内凝血系统激活为特征的获得性综合征。

这种改变可来自并引起微血管系统损害,严重时可导致器官功能衰竭。

(二)临床表现

主要表现为程度不等的多部位出血、微循环衰竭或休克,肾、肺、脑等组织器官多发性微血管栓塞和微血管病性溶血等。临床一般可分为三期:高凝期、消耗性低凝血期和继发性纤溶异常期。与以往认识不同,在感染引起的DIC晚期一般没有纤溶亢进。

(三)诊断标准

1.一般诊断标准

(1)存在易于引起DIC的基础疾病,如感染、恶性肿瘤、病理产科、大型手术及创伤等。

(2)有下列两项以上临床表现:

1)多发性出血倾向。

2)不易以原发病解释的微循环衰竭或休克。

3)多发性微血管栓塞症状、体征,如皮肤、皮下、黏膜栓塞坏死及早期出现的肾、肺、脑等脏器功能不全。

4)抗凝治疗有效。

(3)实验室检查符合下列标准:在上述指标存在的基础上,同时有以下三项以上异常。

1)血小板低于 $100×10^9/L$ 或进行性下降。

2)纤维蛋白原<1.5g/L 或呈进行性下降,或>4.0g/L。

3)3P 试验阳性或 FDP>20mg/L 或 D-二聚体水平升高(阳性)。

4)凝血酶原时间缩短或延长 3 秒以上或呈动态性变化或 APTT 延长 10 秒以上。

2.某些疾病合并DIC的实验室诊断的特殊情况

(1)肝病合并 DIC 时,血浆因子 Ⅷ:C 活性<50%,血小板<$50×10^9/L$,纤维蛋白原<1.0g/L。

(2)白血病并发 DIC 时,血小板<$50×10^9/L$ 或呈进行性下降,血浆纤维蛋白原含量<1.8g/L。白血病(尤其是早幼粒细胞白血病)具有高纤溶特性,无论是否并发DIC,D-二聚体水平均有显著升高。

(四)治疗方案及原则

1.去除病因和诱因

若原发病能得到及时控制,则 DIC 可能逆转。

2.抗小血管痉挛,扩张血容量

降低血液黏度,纠正酸中毒以及充分给氧,以改善微循环障碍。如山莨菪碱、右旋糖酐、碳酸氢钠等。

3.抗凝治疗

(1)肝素

1)适应证:①DIC 高凝期;②消耗性低凝期而病因不能迅速消除者,在补充凝血因子的情况下应用。

2)禁忌证:①DIC 晚期或以纤溶亢进为主型者;②颅内出血;③24 小时内新鲜创面、肺结核空洞及溃疡病伴新鲜出血等;④蛇毒所致的 DIC。

3)用法:目前多主张小至中等剂量,即 50～200mg/d。①静脉给药:适用于急性型 DIC;②皮下注射:适用于病情相对轻的急性型 DIC 或亚急性、慢性 DIC。

有条件者应尽可能以低分子肝素替代标准肝素,剂量 50～100mg/d,皮下注射。

(2)复方丹参注射液:60～100mL/d,分次静脉滴注。

(3)其他抗凝药物:有条件或病情需要时,可选用水蛭素、抗凝血酶或活化的蛋白 C(APC)等抗凝药及抗血小板聚集药物等。

4.补充凝血因子和血小板

适用于消耗型低凝期,一般情况下宜与抗凝药物同时使用。可输注新鲜全血、新鲜或冻干血浆、纤维蛋白原、凝血酶原复合物(PPSB)。血小板过低时($20×10^9$/L),应及时补充血小板浓缩液。

5.抗纤溶药物

现一般不主张运用,只有在某些疾病引起的 DIC 后期或以纤溶亢进为主型者。主要制剂有氨基己酸、氨甲苯酸、氨甲环酸、抑肽酶等。

五、特发性血小板减少性紫癜

特发性血小板减少性紫癜(ITP)是一种因血小板免疫性破坏,导致外周血中血小板减少的出血性疾病。以广泛皮肤黏膜及内脏出血、血小板减少、骨髓巨核细胞发育成熟障碍、血小板生存时间缩短及抗血小板自身抗体出现等为特征。

(一)临床表现

急性型半数以上发生于儿童。

1.出血

(1)皮肤、黏膜出血表现为全身皮肤瘀点、紫癜、瘀斑,严重者可有血泡及血肿形成。鼻出血、牙龈出血、口腔黏膜及舌出血常见,损伤及注射部位可渗血不止或形成大小不等的瘀斑。

(2)内脏出血。

(3)其他出血量过大或范围过于广泛者,可出现程度不等的贫血、血压降低甚至失血性休克。慢性型主要见于 40 岁以下的青年女性。出血倾向多数较轻而局限,但易反复发生。可表现为皮肤、黏膜出血,如瘀点、瘀斑及外伤后止血不易等,鼻出血、牙龈出血亦甚常见。严重内脏出血较少见。

(二)实验室检查

1.血小板

急性型血小板多在 $20×10^9$/L 以下,慢性型常在 $50×10^9$/L 左右;血小板的功能一般正常。

2.骨髓象

①急性型骨髓巨核细胞数量轻度增加或正常,慢性型骨髓象中巨核细胞显著增加;②巨核细胞发育成熟障碍,急性型者尤为明显。

3.血小板相关抗体(PAIg)及血小板相关补体(PAC3)

80% 以上的 ITP 患者 PAIg 及 PAC3 阳性。

4.血小板生存时间

90%以上的患者血小板生存时间明显缩短。

(三)治疗

1.糖皮质激素

一般情况下为首选治疗,近期有效率约为80%。

作用机制:①减少 PAIg 生成及减轻抗原抗体反应;②抑制单核-巨噬细胞系统对血小板的破坏;③改善毛细血管通透性;④刺激骨髓造血及血小板向外周血的释放。

2.脾切除

(1)适应证:①正规糖皮质激素治疗3~6个月无效;②糖皮质激素维持量需大于30mg/d;③有糖皮质激素使用禁忌证。

(2)禁忌证:①年龄小于2岁;②妊娠期;③因其他疾病不能耐受手术。脾切除治疗的有效率为70%~90%,无效者对糖皮质激素的需要量亦可减少。

(3)适应证:①糖皮质激素或脾切除疗效不佳者;②有使用糖皮质激素或脾切除禁忌证;③与糖皮质激素合用以提高疗效及减少糖皮质激素的用量。

第四节 白细胞减少症和粒细胞缺乏症

根据2013年8月1日开始施行的中华人民共和国卫生行业标准《血细胞分析参考区间》(WS/T.05-2012)认为外周血白细胞持续低于 $3.5×10g/L$ 时称为白细胞减少症。当成人中性粒细胞绝对值低于 $188×10^9/L$ 时,称为粒细胞减少症。虽然粒细胞包括中性、嗜酸性和嗜碱性粒细胞,但以中性粒细胞占大多数,故白细胞减少症实际上是中性粒细胞减少症。根据中性粒细胞减少的程度可分为轻度 $≥1.0×10^9/L$、中度 $(0.5~1.0)×10^9/L$ 和重度 $<0.5×10^9/L$,重度减少者亦称为粒细胞缺乏症。

一、病因和发病机制

根据中性粒细胞的细胞动力学,中性粒细胞的生成在骨髓中可分为干细胞池、分裂池、成熟贮存池。成熟的中性粒细胞暂时贮存于骨髓中,其数量约为血液中的8~10倍,随时可释放入血。至血液后,其中一半附着于小血管壁称为边缘池;另一半在血液循环中称为循环池,两池之间不断相互交换。外周血粒细胞计数反映的是循环池的粒细胞数量,其数量与粒细胞增生分化的能力、有效储备量、向外周血释放的速率,聚集于边缘池的数量等因素有关,任何病因引起其中一个因素的改变均可引起粒细胞计数的改变。引起白细胞减少和粒细胞缺乏症的常见病因和发病机制归纳如下:

(一)中性粒细胞生成缺陷

1.生成减少

下列因素均可导致中性粒细胞生成减少:①药物、化学毒物和辐射:它们是引起中性粒细胞减少最常见者。药物如抗肿瘤药、氯霉素.磺胺类、解热镇痛药及硫氧嘧啶等;化学物质中苯及其衍生物等;电离辐射及放射性核素等均可通过直接损伤干/祖细胞及分裂期的早期细胞,或抑制这些细胞的分裂和增生导致粒细胞生成减少;②免疫介导:各种自身免疫系统疾病和某些偶尔引起粒细胞减少的药物,由于产生的自身抗体和(或)T细胞介导,可能损伤中性粒细胞分化,使其生成减少;③感染:有些细菌、病毒、立克次体及原虫感染均可引起粒细胞减少,多数是一过性的;④恶性肿瘤细胞浸润骨髓,如急性白血病、淋巴瘤和其他恶性肿瘤骨髓转移;⑤影响造血干细胞的疾病,如再生障碍性贫血。

2.成熟障碍

维生素 B$_{12}$或叶酸缺乏或代谢障碍、骨髓增生异常综合征等可引起造血细胞分化成熟障碍,粒细胞在骨髓原位或释放入血后不久被破坏,造成无效造血。

(二)粒细胞破坏或消耗过多

1.免疫性因素

中性粒细胞被抗体或抗原抗体复合物包裹在血液或脾等组织中破坏,见于药物作为半抗原(如解热镇痛药等)通过免疫机制引起的粒细胞破坏;自身免疫疾病(如系统性红斑狼疮)通过抗中性粒细胞的自身抗体引起的粒细胞免疫性破坏。当粒细胞破坏超过骨髓的代偿能力时即发生粒细胞减少。

2.非免疫性因素

如严重细菌感染时中性粒细胞在血液或炎症部位消耗增多;各种原因引起的脾肿大所致的脾功能亢进,中性粒细胞在脾脏内滞留破坏过多。

(三)粒细胞分布异常

1.假性粒细胞减少症

由各种原因如异性蛋白反应、内毒素血症等使粒细胞移向边缘池,致使循环池粒细胞明显减少,而骨髓增生正常,白细胞寿命也无异常。

2.粒细胞滞留循环池其他部位

如血液透析开始后 2～15 分钟滞留于肺血管内;脾大滞留于脾脏。

(四)其他

1.慢性特发性中性粒细胞减少症

包括病因不明的和与遗传有关的家族性白细胞减少症。

2.周期性粒细胞减少症

表现为周期性发作严重中性粒细胞减少,发作周期 3 周左右,属良性血液病。

二、临床表现

(一)白细胞减少症

轻度减少的患者一般无特殊症状,隐匿起病,多表现为原发病症状。中度和重度减少易发生感染和出现一些非特异性症状,如头晕、乏力、四肢酸软、食欲减退等。常见的感染为上呼吸道感染、中耳炎、支气管炎、肺炎和泌尿系感染等。

(二)粒细胞缺乏症

起病急,容易发生感染,常见的感染部位是呼吸道、消化道及泌尿生殖系统,常发生急性咽峡炎、化脓性扁桃体炎、肺炎、肠炎、肛周脓肿等严重感染,表现为突然寒战、高热、头痛、关节痛、败血症、脓毒血症或感染性休克,可出现极度乏力及意识障碍等全身严重症状。少数可有肝脾大和黄疸。粒细胞严重缺乏时,感染部位不能形成有效的炎症反应,常无脓液,影像学检查可无炎症浸润阴影。预后凶险,可死于感染中毒性休克。

三、实验室检查

(一)血常规

1.白细胞

白细胞计数低于 $3.5×10^9/L$,粒细胞低于 $1.8×10^9/L$,粒细胞缺乏症时中性粒细胞低于 $0.5×10^9/L$,甚至阙如。

2.红细胞、血红蛋白和血小板计数

多数正常,但因恶性肿瘤浸润骨髓、药物抑制骨髓或有自身免疫疾病者可能伴有不同程度的血小板减少和(或)红细胞减少。

3.血涂片

粒细胞核左移或核分叶过多,偶胞浆内可见中毒颗粒和空泡,淋巴细胞和单核细胞有不同程度的相对增高。

(二)骨髓象

骨髓象改变因不同的病因与发病机制而异,可表现骨髓增生低下或代偿性增生活跃,还有原发病的骨髓象异常。

(三)其他特殊检查

肾上腺素试验可以鉴别假性中性粒细胞减少,肾上腺素可使粒细胞自边缘池进入循环池,给假性粒细胞减少症患者注射肾上腺素后,白细胞计数会明显上升。中性粒细胞抗体测定,用以判断是否存在抗粒细胞自身抗体。

四、诊断和鉴别诊断

本病诊断主要依据白细胞计数与血涂片分类计数,不应根据偶然一次的化验结果,必要时反复检查。在确定本症诊断成立后,应根据病史、家族史、体格检查、实验室检查结果做出病因诊断。

有家族史的应怀疑为周期性中性粒细胞减少,成人应每周检查血常规 2 次,连续 6~9 周,儿童每周检查血常规 1 次,连续 4 周,以明确中性粒细胞减少发生速度、持续时间和周期性;有药物、毒物或放射性的接触史或放化疗史应考虑相应疾病诊断;有感染史,随访数周后白细胞恢复正常,骨髓检查无特殊发现应考虑为感染引起的一过性白细胞减少;伴脾大,骨髓粒系增生者要考虑脾功能亢进的可能;伴淋巴结、肝脾肿大、胸骨压痛者要注意外周血和骨髓中有无白血病细胞、淋巴瘤细胞或转移瘤细胞浸润等;肾上腺素试验阳性者提示有粒细胞分布异常的假性粒细胞减少的可能;有自身免疫系统疾病史或存在抗中性粒细胞特异性抗体者,应考虑自身免疫系统疾病的血液学表现;伴有血小板和血红蛋白减少者,应考虑各种全血细胞减少性疾病。

五、治疗

(一)病因治疗

继发性减少者应积极治疗原发病,应立即停止接触可疑的药物或其他致病因素。

(二)防治感染

轻度减少者不需特别的预防措施。中度减少者感染率增加,应注意感染的防治。粒细胞缺乏者应收入院治疗,采取无菌隔离措施。感染者应做血、尿、痰及感染病灶分泌物的细菌培养和药敏试验及影像学检查,以明确感染类型和部位。在病原菌未明确前,可经验性应用覆盖革兰阳性菌和革兰阴性菌的广谱抗生素治疗,待病原和药敏结果出来后再调整用药,若 3～5 天无效,加用抗真菌药物,怀疑病毒感染可加用抗病毒治疗。重症感染者可静脉用丙种球蛋白支持治疗。

(三)促进粒细胞生成

对于轻中度粒细胞减少者可用升白细胞药物治疗,临床常用的升白细胞药物大多无特效,一般可选用 1～2 种,如利可君、盐酸小檗胺、鲨肝醇、维生素 B4 和肌苷等。

对于粒缺患者用重组人粒细胞集落刺激因子(rhGCSF)和重组人粒细胞-巨噬细胞集落刺激因子(rhGM-CSF)治疗疗效明确,常用剂量为 $2～10\mu g/(kg \cdot d)$,常见的不良反应有发热、肌肉骨骼酸痛,皮疹等。

(四)免疫抑制剂

自身免疫性粒细胞减少和免疫机制介导的粒细胞缺乏可用糖皮质激素治疗。

第五节　多发性骨髓瘤

多发性骨髓瘤(MM)是单克隆浆细胞恶性增生性疾病。肿瘤细胞主要侵犯骨髓,并产生均一的单克隆性免疫球蛋白(又称 M 蛋白),导致多发性溶骨性损害,引起骨痛、骨折、贫血、高钙血症、肾功能损害及反复感染等,表现为全身性疾病。我国 MM 发病率约为 1/10 万,低于西方工业发达国家(约 4/10 万),发病年龄大多在 50～60 岁之间,40 岁以下者较少见,男女之比为 3∶2。

一、病因和发病机制

病因尚不明确,已知放射线、化学物品、病毒感染、抗原刺激和遗传倾向与 MM 有关。也有学者认为人类 8 型疱疹病毒参与了 MM 的发生。研究已经证实 IL-6 是促进 B 细胞分化为浆细胞的调节因子。进展性 MM 患者骨髓中 IL-6 异常升高,提示以 IL-6 为中心的细胞因子网络失调导致骨髓瘤细胞增生。其他细胞因子如 IL-1、IL-4、IL-5、TNF 等也与浆细胞增生有关。癌基因的异常表达(如 c-mye、ras、bcl-2)及抑癌基因的失活(如 PRB、P53)与发病有关。

二、临床表现

本病呈缓慢隐匿性起病,大多数患者在出现症状前,体内单克隆浆细胞已存在多年。临床表现是由骨髓瘤细胞增生与浸润所致,或由其分泌的大量单克隆免疫球蛋白引起。

(一)骨髓瘤细胞增生和浸润引起的表现

1.骨骼改变

骨髓瘤细胞的浸润直接或间接刺激破骨细胞产生破骨细胞活化因子导致溶骨性破坏。骨痛为常见症状,以腰骶部最多见,其次为胸背部、肋骨和下肢骨骼。活动或扭伤后剧痛者有自发性骨折的可能。单个骨骼损害称为孤立性浆细胞瘤。

2.贫血

骨髓瘤细胞的增生浸润使骨髓正常造血功能受抑制,加以肾功能不全、继发感染以及高黏滞血症导致的血浆容量增加等多种因素,造成90%以上患者均有不同程度的贫血,部分患者以贫血为首发症状。

3.髓外浸润

骨髓瘤细胞在髓外浸润器官或组织常引起器官肿大、神经损害、髓外浆细胞瘤及浆细胞白血病等。

(二)骨髓瘤细胞分泌大量单克隆免疫球蛋白引起的表现

1.血液高黏滞综合征

血清中M蛋白增多,尤以IgA易聚合成多聚体,可使血液黏滞性过高,引起血流缓慢、组织淤血和缺氧导致头晕、视力障碍、手足麻木、肾功能损害、重者甚至昏迷。

2.反复感染

肿瘤细胞分泌的异常免疫球蛋白的抗体活性很低,而正常的免疫球蛋白合成受抑制,加以骨髓造血功能受损致粒细胞减少,以及肾上腺糖皮质激素的应用等多种因素共同导致感染的发生。以呼吸系和泌尿系感染最常见,且不易控制,严重者可导致败血症。病毒感染以带状疱疹多见。

3.高钙血症

多发生在有广泛骨骼损害及肾功能不全的患者,表现为恶心、呕吐、畏食、多尿、烦渴、烦躁、嗜睡、甚至昏迷。

4.肾损害

由于单克隆免疫球蛋白轻链经肾小球滤过,沉积于肾小管,加以高钙血症、高尿酸血症、高黏滞血症、肾淀粉样变性、肾盂肾炎等多种因素造成肾损害,表现为肾病综合征和肾功能不全。

5.出血倾向

异常免疫球蛋白可被覆于血小板表面,可与纤维蛋白单体结合影响纤维蛋白多聚化,也可直接影响因子Ⅷ的活性,干扰血小板功能和凝血功能,加以高黏滞血症损伤毛细血管壁而引起不同部位的出血,以鼻出血、牙龈出血和皮肤紫癜多见。

6.淀粉样变性和雷诺现象

由轻链沉积于组织器官所致,表现为肾病、心力衰竭、周围神经病、巨舌及皮肤病变等,仅见于少数患者,尤其是IgD型。若M蛋白为冷球蛋白,则引起雷诺现象。

三、实验室及其他检查

(一)血常规

贫血多为正细胞、正色素性。由于M蛋白包绕红细胞,使红细胞产生聚集倾向,血涂片上可见红细胞呈缗钱状(成串状)排列。血沉常明显增快。白细胞总数正常或减少。晚期可见大量浆细胞。血小板计数多正常,有时可减少。

(二)骨髓象

骨髓象对本病诊断有决定意义。骨髓中浆细胞异常增生并伴有质的改变。但因其灶状分布,有时需多点穿刺或经环钻骨髓活检方能确定诊断。骨髓瘤细胞大小形态不一,成堆出现,核内可见核仁 $1\sim4$ 个,并可见双核或多核浆细胞。骨髓瘤细胞免疫表型 $CD38^+$,$CD56^+$。

(三)生化检查

1.M 蛋白的检测

(1)血清蛋白电泳:可见单克隆免疫球蛋白形成的窄底尖峰(M 蛋白),多见于 γ 或 β 区。

(2)血清免疫球蛋白定量:可证实异常免疫球蛋白的类型和测定含量,不能检出异常增高的单克隆免疫球蛋白时,可能为轻链型 MM。除疾病累及的单克隆免疫球蛋白异常增高外,其他类型的免疫球蛋白常降低。

(3)本周蛋白:为尿中排出的单克隆轻链,常用的加热法检测准确性差,可采用浓缩尿标本经免疫电泳鉴定轻链类型,并测定含量。

(4)固定免疫电泳:标本经电泳后,采用单克隆抗体,通过特异性抗原抗体反应来鉴定血清(或尿)中单克隆免疫球蛋白或轻链类型。

2.血钙、磷

因骨质受破坏,通常血钙升高、血磷正常。

3.血清 β_2 微球蛋白及清蛋白

β_2 微球蛋白量与骨髓瘤细胞总数正相关,清蛋白量与 IL-6 负相关。用于评估肿瘤负荷及预后。

4.C 反应蛋白和血清乳酸脱氢酶

C 反应蛋白和 IL-6 正相关,乳酸脱氢酶与肿瘤活动相关,均可反映疾病的严重程度。

5.肾功能

90%患者有蛋白尿,血清尿素氮和肌酐可升高。

(四)细胞遗传学

染色体的异常通常为免疫球蛋白重链区基因重排,包括 del(13)、del(17)、t(4;14)、t(11;14)及 1q21 扩增。

(五)影像学检查

X 光片可见典型的圆形穿凿样溶骨性破坏、弥散性骨质疏松或骨折。最常受累的部位是脊椎、颅骨、骨盆、肋骨和胸骨下段。必要时可行 CT 或 MRI 检查。为避免急性肾衰竭,应禁止对骨髓瘤患者进行 X 线静脉肾盂造影检查。

四、诊断与鉴别诊断

(一)诊断

本病诊断主要指标:①骨髓中浆细胞>30%;②活组织检查证实为骨髓瘤;③血清中有 M 蛋白:IgG>35g/L,IgA>20g/L 或尿本周蛋白>1g/24h。次要指标:①骨髓中浆细胞 10%~30%;②血清中有 M 蛋白,但未达到上述标准;③出现溶骨性病变;④其他正常的免疫球蛋白低于正常值的 50%。诊断 MM 至少要有一个主要指标和一个次要指标,或者至少包括次要指标①和②在内的三条次要指标。有症状的 MM 最重要的标准是终末器官的损害,包括贫血、高钙血症、溶骨损害、肾功能不全.高黏滞血症、淀粉样变性或者反复感染。

(二)分型、分期和分组

临床以异常增高的单克隆免疫球蛋白的类型进行 MM 分型。常见类型依次为 IgG 型、IgA 型和轻链型,IgD 型少见,IgE 型罕见。单克隆 IgM 增高见于另一种浆细胞病-Waldenstrom 巨球蛋白血症,诊断 IgM 型 MM 需格外慎重。

疾病的分期标准是根据贫血的程度、血钙水平、溶骨性损害程度、M 蛋白产率及有无肾功能损害制订的。按国际分期系统(ISS)进行分期,可以为判断预后和指导治疗提供依据。分期的依据为血清 P2 微球蛋白和清蛋白的量多少,分为Ⅲ期:①Ⅰ期:血清 β_2 微球蛋白<3.5mg/L,清蛋白≥35g/L;②Ⅱ期:介于Ⅰ期和Ⅲ期之间;③l 期:血清 β_2 微球蛋白≥5.5mg/L。肾功能正常者为 A 组,有肾功能损害者为 B 组。

(三)鉴别诊断

应注意排除骨转移癌。当患者无溶骨性病变时,特别是骨髓无原、幼浆细胞增多者,应排除由于慢性感染、结缔组织病等引起的反应性浆细胞增多症以及比较少见的意义未明单克隆免疫球蛋白血症和巨球蛋白血症。

五、预防和治疗

无症状或无进展的 MM 患者可以观察,每 3 个月复查 1 次。有症状的 MM 患者应积极治疗。

(一)化疗

目前多采用联合化疗,常用方案有 BD 方案:硼替佐米 $1.3mg/m^2$ 第 1.4.8.11 天静推,地塞米松 40mg/d 第 1~4、8~11.15~18 天静脉滴注,21 天为 1 个疗程。VAD 方案:长春新碱 0.4mg/d 第 1~4 天静脉滴注,阿霉素 10mg/d 第 1~4 天静脉滴注,地塞米松 40mg/d 第 1~4、9~12、17~20 天口服,28 天为 1 个疗程。MP 方案:美法仑 $4mg/m^2$ 加泼尼松 $40mg/m^2$ 口服 1~7 天,28d 为 1 个疗程。也可用环磷酰胺代替美法仑,即 CP 方案。多种药物联合的化疗方案有 M2 方案,包括卡莫司汀、环磷酰胺、美法仑、泼尼松和长春新碱,疗程 21 天,每 5~6 周重复一次。化疗一般应持续 1~2 年,以免复发。

(二)对症治疗

应鼓励患者尽可能适当活动,以降低骨质脱钙及溶骨损害,活动中需谨慎,避免外伤致骨折。化疗期间要注意补充液体、碱化尿液,尿酸增高者可服别嘌醇,应保证尿量不少于 100mL/h,特别是对肾功能不全者,要积极纠正高钙血症,可采用二膦酸盐等。有症状的氮质血症应予透析治疗。高黏滞血症可采用血浆置换疗法。

(三)造血干细胞移植

异基因造血干细胞移植是目前唯一可能根治 MM 的治疗方法,适用于 50 岁以下,预后不良者。自体外周血造血干细胞移植已被用于一线治疗,且 65 岁以下老年人也能耐受,只是移植后尚需维持治疗,以减少复发。

(四)干扰素

主要用于化疗有效者的维持治疗,可延长存活期。常用 α 干扰素 300 万 U,皮下注射,3 次/周。

（五）沙利度胺（thalidomide，反应停）

本药曾在 20 世纪 50 年代作为催眠、止吐药引发致畸悲剧。后来研究发现其对多发性骨髓瘤具有很好的疗效，其作用机制是沙利度胺能抑制血管新生、免疫调节并具有直接抗肿瘤活性。与地塞米松等合用治疗进展期 MM 或化疗禁忌者，部分患者获得 M 蛋白下降的肯定效果。与 MP 方案联合应用，适用于初治病例，可提高疗效。来那度胺是一种有效的沙利度胺类似物，与地塞米松联合用于治疗复发/难治性 MM。

第六节　骨髓增生异常综合征

骨髓增生异常综合征（MDS）是一组克隆性造血干细胞疾病，以难治性血细胞减少、无效造血、造血功能衰竭，以及向急性髓性白血病（AML）转化的高风险为特征。任何年龄男、女均可发病，但以中老年患者多见，且发病率有逐年增多趋势。

一、病因和发病机制

MDS 多发生于 50 岁以上的中老年人，原发性 MDS 病因未明。少数发生于年轻人的 MDS 常与病毒感染、电离辐射、环境污染、化学药物（特别是烷化剂）和遗传因素有关。染色体异常（如 5q$^-$、7、+8 等）或原癌基因（如 N-RAS）突变与 MDS 的发病及向白血病转化有关。

临床表现：

本病起病隐匿，进展缓慢，可因检查发现一系或多系血细胞减少而并无症状，其初发症状缺乏特异性，主要表现为进行性贫血而逐渐出现头晕、乏力和气短等贫血症状，可因白细胞和血小板减少发生感染和出血倾向，少数患者有轻度肝、脾大。1/3 患者可转化为急性髓性白血病，部分患者因感染、出血或全身衰竭死亡。

二、实验室检查

（一）血常规

全血细胞减少或任一系、二系血细胞减少，血片中可见巨大红细胞、有核红细胞、幼稚粒细胞和巨大血小板等。

（二）骨髓象

骨髓多呈增生活跃或明显活跃，少数病例骨髓增生低下，病态造血是诊断 MDS 的重要依据，常见的病态造血包括小巨核细胞、红系和粒系细胞巨幼样变、核分叶过多以及环状铁粒幼细胞等。

（三）骨髓活检病理学检查

正常人骨髓中的原粒、早幼粒细胞沿骨小梁内膜分布，MDS 在骨小梁旁区和间区出现 3～5 个或更多的成簇状分布的原粒和早幼粒细胞，称不成熟前体细胞异常定位（ALIP）。

（四）细胞遗传学检查

约 40～60% 患者有克隆性染色体异常，最常见有＋8、20q$^-$、－7/7q$^-$、－5/5q$^-$ 和－Y 等。

（五）造血祖细胞体外集落培养

MDS 患者的体外集落培养常出现集落"流产"，形成的集落少或不能形成集落，粒-单核祖细胞培养常出现集落减少而集簇增多,集簇/集落比例增高。

三、诊断和鉴别诊断

(一)诊断

根据患者一系或多系血细胞减少和相应的症状、骨髓病态造血、骨髓原始细胞增多、典型的细胞遗传学、病理学改变、体外造血祖细胞集落培养结果,并排除其他可以导致血细胞减少和病态造血的造血及非造血系统疾患,大部分 MDS 的诊断不难确立。少数骨髓低增生性MDS 容易与再生障碍性贫血混淆。

(二)鉴别诊断

1.再生障碍性贫血

MDS 的网织红细胞可正常或升高,外周血可见到有核红细胞,骨髓病态造血明显,原始粒细胞比例不低或增加,常伴染色体异常,而再生障碍性贫血一般无上述异常。

2.阵发性睡眠性血红蛋白尿症(PNH)

PNH 也可出现全血细胞减少和病态造血,但 PNH 检测可发现 CD55$^+$,CD59$^+$ 细胞减少,Flaer 检测可发现粒细胞和单核细胞的 GPI 锚连蛋白缺失,Ham 试验阳性及血管内溶血的改变。

3.巨幼细胞贫血

可出现贫血或全血细胞减少,由叶酸或维生素 B,缺乏所致,补充后可纠正。而 MDS 叶酸和维生素 B$_{12}$水平不低,补充治疗无效。

四、诊断分型

(一)FAB 分型

1982 年 FAB 协作组提出以形态学为基础的 FAB 标准,主要根据 MDS 患者外周血和骨髓细胞病态造血,特别是原始细胞比例、环形铁粒幼细胞数、Auer 小体及外周血单核细胞数量,将 MDS 分为 5 型:难治性贫血(RA)、环形铁粒幼细胞性难治性贫血(RAS)、难治性贫血伴原始细胞增多(RAEB)、难治性贫血伴原始细胞增多向白血病转变型(RAEB-t)、慢性粒-单核细胞白血病(CMML)。

(二)WHO 分型

WHO 分型将 FAB 分型中原始细胞≥20%的 MDS 归入急性髓性白血病。最新的 2008年 WHO 分类将 MDS 分为难治性贫血伴单系病态造血(RCUD)(包括难治性贫血、难治性中性粒细胞减少、难治性血小板减少)、难治性贫血伴环状铁粒幼细胞(RARS)、难治性血细胞减少伴多系病态造血(RCMD)、难治性贫血伴原始细胞增多1(RAEB-1)、难治性贫血伴原始细胞增多-2(RAEB2)、MDS-未分类(MDS-U)、MDS 伴单纯 5q$^-$。

五、治疗

(一)支持治疗

包括输血、促红细胞生成素(EPO)、粒细胞集落刺激因子(G-CSF)或粒-巨噬细胞集落刺激因子(GM-CSF)、去铁治疗等。适用于大多数高龄 MDS 和低危 MDS 患者。支持治疗的主要目的是改善 MDS 症状、预防感染出血和提高生活质量。

(二)诱导分化治疗

可使用全反式维 A 酸或 $1,25-(OH)_2-D$,少部分患者会出现血常规改善。

(三)免疫调节治疗

沙利度胺治疗后血液学改善以红系为主,疗效持久,但中性粒细胞和血小板改善罕见;来那度胺对单纯 5q~异常者效果较好。

(四)表观遗传学修饰治疗

即去甲基化药物治疗 5 阿扎胞背(5-AZA)和 5-阿扎-2 脱氧胞背(地西他滨)可降低细胞内 DNA 总体甲基化程度。去甲基化药物治疗适用于高危 MDS 患者以及输血依赖或并发严重血细胞减少的低危 MDS。中高危患者推荐应用 5-AZA $75mg/m^2$ 皮下注射或静脉输注共 7 天,28 天为 1 疗程。地西他滨推荐方案为每天 20mg/m2 静脉输注,共 5 天,4 周 1 疗程。

(五)细胞毒药物化疗

高危组 MDS 预后相对较差,年轻患者宜行类同于 AML 的强化治疗,年老者宜行小剂量化疗。国内多使用预激方案化疗,即小剂量 Ara-c($10mg/m^2$,q12h×14d)基础上加用 G-CSF,并联合阿克拉霉素或高三尖杉酯碱或去甲氧柔红霉素,治疗 MDS 的 CR 率 40%~60%左右,有效率 60%~70%。

(六)造血干细胞移植

异基因造血干细胞移植(Allo-HSCT)可能治愈 MDS,但随年龄增加移植相关并发症也有所增加。适应证包括:①FAB 分类中的 RAEB、RAEB-t、CMML 及 MDS 转化的 AML 患者;②IPSS 系统中的中危-2 及高危 MDS;⑧IPSS 高危染色体核型的患者;④严重输血依赖,且有明确克隆证据的低危组患者;⑤MDS 患者有强烈移植意愿。

第五章　代谢及风湿免疫系统疾病

第一节　甲状腺功能减退症

一、定义

甲状腺功能减退症(甲减)是由多种原因引起的甲状腺激素合成、分泌或生物学效应不足所造成的一组内分泌疾病。

二、临床表现

新生儿甲减可在出生后数周至数月发病。青春期因生长发育的需要,可引起代偿性甲状腺肿和轻度的甲减,成年人起病隐匿,有时在病程10余年后才有典型表现。

(一)成人型甲减

1.低代谢症状

怕冷、无汗、体温低、疲乏、行动迟缓、记忆力下降等。

2.黏液水肿面容面

部表情淡漠、面颊及眼睑水肿;面色苍白、贫血或带黄色;鼻唇增厚,发音不清,言语缓慢、音调低哑;头发干燥、稀疏、脆弱;睫毛和眉毛脱落。

3.皮肤苍白或呈姜黄色

皮肤粗糙,少光泽,厚而凉,多鳞屑和角化。

4.精神神经系统症状

如影响宫内发育,可引起呆小症。可有记忆力的下降,反应迟钝,嗜睡、痴呆,甚至昏迷。

5.肌肉关节

肌肉软弱无力,可出现重症肌无力,深腱反射迟缓期延长。

6.心血管系统

表现为心动过缓、心音低弱、心输出量减低,可出现心包积液。

7.消化系统

畏食、腹胀、便秘。

8.内分泌系统

性欲减退、月经异常、泌乳等。如有其他内分泌腺体功能低下,要注意有无多发性内分泌功能减退症。

9.呼吸系统

呼吸浅而弱,对缺氧等反应弱。

10.黏液水肿昏迷

因严重甲状腺功能不足导致昏迷。诱发因素为寒冷、感染、呼吸疾病、脑卒中、失血性心力衰竭,使用止痛剂、麻醉剂、中枢抑制剂不当等。表现为非凹陷性水肿、脸色蜡黄、怕冷、便秘、抽搐、低温、呼吸缓慢、心动过缓,可出现昏迷和休克。

(二)呆小病

初生时体重重,不活泼,不主动吸奶。患儿体格、智力发育迟缓,表情呆钝,音调低哑、面色苍白、眶周水肿、眼距增宽、鼻梁扁塌、唇厚流涎、舌大外伸、四肢短粗、出牙换牙延迟、骨龄延迟、行走呈鸭步、心率慢、性器官发育延迟。

三、诊断

如果有上述症状,加上血 FT,水平低就要考虑诊断,原发性甲低同时伴有 TSH 增高。亚临床甲减可只表现为 TSH 增高。垂体性或丘脑下部性甲减时 FT,降低而 TSH 正常或降低。新生儿 TSH 筛查对早期发现甲减有重大意义。

四、鉴别诊断

主要是导致甲减的病变部位是丘脑下部、垂体还是原发于甲状腺。甲状腺自身抗体、脑部的 CT、MRI 等检查可以帮助诊断。

五、治疗

用甲状腺素替代治疗。

(一)甲状腺素片

$25\sim300\mu g/d$。从小量开始,逐渐增大,并根据 TSH 调整剂量。

(二)黏液水肿昏迷的治疗原则

即刻补充甲状腺素,保持呼吸道通畅,可给糖皮质激素、慎重补液、控制感染。$300\mu g$ T,静脉注射,以后每天 $80\mu g$ 静脉注射至口服为止。此外用毛毯保温,必要时使用人工呼吸器。另外 Hy-drocortisone,100mg,q6h 静脉注射,直至证明无肾上腺危症时也应使用。若有感染也要治疗。一般 24 小时内应好转。

第二节　垂体疾病

一、巨人症与肢端肥大症

系由于生长激素(GH)和(或)胰岛素样生长因子-1(IGF-1)分泌过多而引起的身材高大,软组织、骨骼及内脏增生肥大及内分泌紊乱症候群。发病在青春期前,骨骺尚未融合,则表现为巨人症;发病在青春期后,骨骺已融合,则形成肢端肥大症;少数患者青春期起病至成年后继续发展并形成"肢端肥大性巨人症"。病因多数为垂体前叶 GH 细胞增生或腺瘤。其中巨人症患者垂体大多为 GH 细胞增生,少数为腺瘤;肢端肥大症患者大多为 GH 细胞腺瘤,少数为增生,瘤直径一般在 2cm 左右,大者可达 $4\sim5$cm。本病起病缓慢,就诊时已有 $5\sim10$ 年,少数患者就诊延迟达 $10\sim20$ 年。

(一)诊断

1.临床表现

(1)特殊体态:面部增长变阔,眉弓及双颧隆突,巨鼻大耳,唇舌肥厚,下颌突出,牙列稀疏,鼻旁窦与喉头增大,语言钝浊。指趾粗短,掌跖肥厚,全身皮肤粗厚、多汗、多脂。胸椎后凸,腰椎前凸,胸廓增大。晚期骨质疏松、脊柱活动受限、肋骨串珠。垂体性巨人症呈儿童期过度生长,身材高大,四肢生长尤速。食欲亢进,臂力过人、性器官发育早、性欲亢进。衰退期体力日渐衰退,常因继发感染而早年夭折。

(2)内脏增大和组织增生:患者内脏普遍增大。心脏肥大伴有血压增高;肝、脾、胰、胃、肠、肺等增大;甲状腺呈结节性或弥散性增大;有时甲状旁腺亦增大;腕部软组织增生可压迫正中神经,引起腕管综合征;腰椎肥大可压迫神经根而有剧烈疼痛;足跟软组织厚度增加。

(3)肿瘤压迫症状:可有头痛、视物模糊、视野缺损、眼外肌麻痹、复视。

(4)内分泌代谢变化:早期内分泌腺体(甲状腺、肾上腺、甲状旁腺、性腺)可见增生或腺瘤,功能正常或亢进,晚期则出现继发性功能减退症。可伴有高胰岛素血症、糖耐量减低或糖尿病、血脂异常。

(5)其他:结肠腺瘤发生率高,结肠、直肠癌发生率增高。

2.辅助检查

(1)GH测定:正常基础血浆 GH0~5μg/L。由于生理状态下,GH呈脉冲式分泌,血浆浓度波动大,单次测定可能意义不大。可在静脉穿刺后维持4~6h,每30~60min取血测定一次CH,取其平均值。如果平均 GH>5μg/L 时,要考虑有 GH 细胞分泌功能亢进可能,>20μg/L 则比较肯定。葡萄糖负荷(100g)后 GH 不能降低到5μg/L 以下,可反而升高。

(2)IGF-1测定:肢端肥大症时升高约10倍,与正常人不重叠。可反映24hGH分泌总体水平,可作为筛选和疾病活动性指标,也可作为治疗是否有效的指标。

(3)钙、磷测定:肢端肥大症活动期,血钙可比正常高出0.125~0.25mmol/L,如持续或明显高血钙,要警惕合并甲状旁腺亢进等其他多内分泌腺瘤病。尿钙排泄增多。血磷升高,也是病情活动的重要指标。但必须排除同时伴有肾功能不全。活动期病例血碱性磷酸酶升高。

(4)X线检查:头颅增大,颅骨板增厚;多数患者蝶鞍扩大,前后床突破坏;鼻旁窦增大,枕骨粗隆明显突出;四肢长骨末端骨质增生,指骨顶部呈丛毛状增生。

(5)CT或MRI:能更准确判断蝶鞍区肿瘤大小及周围结构受压情况。

3.鉴别诊断

(1)体质性身材高大(体质性巨大):属正常变异,可有家族遗传史,身材高大,身材各部分发育匀称,骨龄正常,无内分泌代谢障碍。

(2)Marfan综合征:为先天性结缔组织疾病,是通过常染色体显性遗传的。病变主要表现在骨骼、眼和心血管系统。患者身材高,四肢细长,指距大于身高,缺少皮下脂肪,常有高度近视、晶状体脱位及先天性心血管疾病等。

(3)皮肤骨膜肥厚症:本病外表与肢端肥大症相似,为手脚增大、皮肤粗糙、毛孔增大、多汗,还可伴非特异性关节炎。但本症患者血 GH 及 IGF-1、垂体 CT 等检查均正常。

(二)治疗

1.手术治疗

应作为首选。目前广泛采用经蝶显微外科手术治疗垂体 GH 瘤。对于某些垂体大腺瘤,尤其伴鞍外扩张,可行经额开颅手术。手术并发症有尿崩症、脑脊液鼻漏、脑膜炎、腺垂体功能减退症。

2.放射治疗

作为术后残余肿瘤的辅助治疗。包括常规高电压照射、α粒子照射、质子束照射。γ刀用于治疗鞍内肿瘤,可防止视交叉、视神经和海绵窦结构的损伤。

3.药物治疗

在不适宜或拒绝手术治疗,或肿瘤未压迫视神经和交叉,或手术放疗失败者可选择。

(1)生长抑素类似物:主要用于手术治疗不能达标,控制 GH 分泌水平。奥曲肽系生长抑素八肽类似物。短效奥曲肽临床应用 $50\sim100\mu g$,一日 3 次,皮下注射。长效奥曲肽(奥曲肽缓释剂),每 4 周肌内注射 1 次。兰曲肽是一种疗效与奥曲肽缓释剂相仿的新型长效生长抑素类似物,剂量为 $30\sim60mg$,每 $2\sim4$ 周肌内注射 1 次。常见不良反应为胃肠道症状和胆石症。

(2)多巴胺激动剂:大剂量对 GH 瘤有效,单独使用临床疗效不理想。对于伴有泌乳素分泌的 GH 瘤可以考虑使用,对于生长抑素类似物疗效欠佳者可以合用。临床上应用的多巴胺激动剂有溴隐亭、长效溴隐亭、培高利特、卡麦角林等。溴隐亭常需 $20\sim40mg/d$,卡麦角林常需每周 $2\sim7mg$。不良反应主要为胃肠道症状、鼻塞、睡眠障碍等。

(3)GH 受体拮抗剂:培维索孟能有效降低 IGF-1 水平,但不能使垂体 GH 肿瘤缩小,GH 分泌反而增加。每日 $10\sim20mg$,皮下注射。可作为奥曲肽的补充治疗,不主张单独使用。长期治疗疗效和安全性尚未肯定。不良反应有头痛、感冒综合征、注射部位反应。

4.并发垂体前叶功能低下者

需应用相应的激素替代疗法。

二、生长激素缺乏性侏儒症

生长激素缺乏性侏儒症又称垂体性侏儒症,是由于垂体前叶分泌生长激素(GH)部分或完全缺乏或 GH 功能障碍而导致的生长发育障碍性疾病。按病因可分为特发性和继发性两类;按病变部位可分为垂体性和下丘脑性两种。可为单一性 GH 缺乏,也可伴有腺垂体其他激素缺乏。本病多见于男性。

(一)诊断

1.临床特点

(1)身材矮小:身高较同地区、同年龄、同性别儿童明显矮小,低于正常儿童平均值的 2 SD 以上,但生长并不完全停止,生长速度年均增长低于 4cm,至成人时身高常低于 130cm。

(2)营养良好:体重大于或等于同身高儿童,皮下脂肪较丰满。成年后保持童年体型与外貌。

(3)生长速度缓慢:一般认为生长速度在 3 岁以下 <7cm/年,3 岁~青春期 <4~5cm/年,青春期 <5.5~6.0cm/年者,为生长缓慢。

(4)骨骼发育延迟:骨龄延迟≥2 年。

(5)性腺发育落后:至青春期第二性征不发育,单纯性 GH 缺乏者表现为性腺发育延迟(常到 20 岁左右才有青春期性征出现)。

(6)智力与年龄相称:学习成绩与同龄无差别,可有自卑感。

(7)继发性 GHD 者,尚有原发病的症状和体征。

2.辅助检查

(1)GH 激发试验:测定随机血标本 GH 浓度对诊断无价值。常将 GH 激发试验中 GH 峰值变化作为诊断 GHD 的一种主要手段,包括生理性激发(睡眠、运动)和药物(胰岛素低血糖、精氨酸,左旋多巴、可乐定)激发两种。生理性激发后 GH 无高峰出现,但因结果与正常儿童有重叠,诊断价值有限,常用于 GHD 的筛查。临床常用药物激发试验来诊断 GHD,一般选择两项,其中胰岛素低血糖试验结果敏感性最高,但由于可出现严重低血糖反应,对儿童患者要特别小心。

1)胰岛素低血糖试验:过夜空腹,静脉注射正规胰岛素 $0.05\sim0.1U/kg$(超重或肥胖者用量偏大),注射前及注射后 30min、60min、90min、120min 分别取血测 GH 及血糖,要求血糖<2.8mmol/L 或血糖较注射前下降≥50%。如血糖达 2.8mmol/L 以下,应终止试验,做相应处理,但需采集低血糖发生时以及 30min 后的血标本。如试验过程中无低血糖发生,应将胰岛素量增加,重复试验。此试验有一定危险,须在严密监护下进行,有癫痫、肾上腺皮质功能减退者慎用。建议注射前后 60min 取血测定皮质醇。

2)左旋多巴试验:空腹,口服左旋多巴 $10mg/kg$(总量最多 0.5g),口服前及后 60min、90min、120min 分别取血测 GH。

3)精氨酸试验:空腹,静脉滴注精氨酸 $0.5g/kg$(总量最多 30.0g,按 5%~10%浓度溶于生理盐水)30min 内滴完,静脉滴注前及静脉滴注开始后 30min、60min、90min、120min 分别取血测 GH。

4)可乐定试验:空腹,口服可乐定 $0.1\sim0.15mg/m^2$,最大量 150mg,口服前及口服后 60min、90min、120min 分别取血测 GH。

在上述药物激发试验中,如有 2 个以上试验 GH 峰值均<5μg/L 则为 GH 完全缺乏,如有 1 个试验 GH 峰值 5~10μg/L 则为 GH 部分缺乏,如有 1 个试验 GH 峰值≥10μg 则为正常。

(2)生长激素释放激素(GHRH)兴奋试验:用于鉴别下丘脑性和垂体性 GH 缺乏症。需注意单次 GHRH 刺激可呈假阴性反应,但经预先补充 GHRH1 周或 1 个月后即可出现阳性反应。

(3)血清胰岛素样生长因子(IGF-1)、IGF-1 结合蛋白-3(IGFBP-3)测定:对诊断和鉴别诊断也有一定作用。如 GH 不降低,甚或升高,但 IGF-1 浓度降低,注射 GH 后也不升高,提示肝细胞 GH 受体缺乏或受体缺陷,对 GH 不敏感,称为 Laron 侏儒症。

(4)影像学检查:骨龄和头颅 X 线、CT、MRI 对诊断病因和骨骼发育障碍程度判断有一定帮助。

3.鉴别诊断

(1)儿童期全身性慢性器质性疾病或感染性疾病等导致的体格发育障碍:如先天性肿瘤、慢性肝炎、肝硬化、慢性肾炎、糖尿病、营养不良和晚期血吸虫病、侏儒症等。

(2)青春期延迟:生长发育较迟,常常到十六七岁尚未开始发育,因而身材矮小,但智力正常,一旦开始发育,骨骼生长迅速,性成熟良好,最终身高可达正常人标准。

(3)呆小病:甲状腺功能减退发生于胎儿、新生儿,可引起明显的生长发育障碍,常伴有智力低下。

(4)先天性卵巢发育不全综合征(Turner 综合征):表型为女性,体格矮小,性器官发育不全,常有原发性闭经,伴有颈蹼.肘外翻等先天性畸形,血清 GH 水平不低,典型病例染色体核型为 45,X0。

(5)失母爱综合征:长期缺少温馨的家庭及社会环境造成患儿精神、心理创伤,表现为精神抑郁、生长发育停滞、青春期延长,骨龄落后。改变不良环境后数月可使生长速度明显加快。

(6)先天性软骨发育不全:骨骼纵向发育极其缓慢,身高远低于常人,患者头大、前额突出、四肢粗短,智力、性腺发育正常。

(二)治疗

1.生长激素替代治疗

重组人生长激素(rhGH)供应量充足,对骨骺未融合的 GHD 患者效果显著。推荐治疗剂量一般为每周 0.5～0.7U/kg 体重,分 6～7 次于睡前 30～60min 皮下注射。通常第一年疗效最显著,平均身高每年增长 12～15cm,以后效果有所减退。治疗中有时出现血清 T4、TSH 水平降低(甲状腺功能减退),需注意纠正。不良反应以注射局部皮肤红肿、瘙痒为主,但不严重,大多不必停药。

2.GHRH 治疗

GHRH 治疗适合于下丘脑性 GHD,可用 29 肽的 GHRH 24μ/kg,每晚睡前皮下注射,连续 6 个月。

3.IGF-1 主要用于 Laron 侏儒症的治疗

早期诊断、早期治疗者效果较好,每日皮下注射 2 次,每次 40～80μg。不良反应有低血糖等,其长期治疗的安全性还不清楚。

4.其他

(1)绒毛膜促性腺激素(HCG):适用于年龄已达青春发育期,经上述治疗不再长高者,每次 500～1 000U,肌内注射,每周 2～3 次,每 2～3 个月一个疗程,间歇 2～3 个月,可反复用 1～2 年。过早使用可引起骨骺融合,影响生长。男孩用药后可引起乳腺发育。

(2)同化激素:睾酮于使用初期身高增加,但因同时促进骨骺提前融合,导致最终身材明显矮小,疗效很不理想。临床常使用的是人工合成的同化激素—苯丙酸诺龙,一般在 12 岁后小剂量间歇使用。用法:苯丙酸诺龙 10～12.5mg,肌内注射,每周 1 次,疗程以 1 年为宜。本药可促进骨骺融合,影响生长,因而需注意避免用量过大。

(3)其他激素:当合并其他激素缺乏时,应考虑同时补充,如补充甲状腺激素或糖皮质激素。在 rhGH 治疗后,可使潜在的甲状腺功能低下现象表现出来,如 GH 治疗效果不佳,T4 低于正常,可补充少量甲状腺激素,对骨骼发育有促进作用。

(4)病因治疗:如为颅内肿瘤所致,可根据情况做手术或放射治疗。

三、垂体前叶功能减退症

垂体前叶功能减退症又称成人腺垂体功能减退症(Simmonds-Sheehan 综合征),是指垂体和下丘脑的各种病变损害全部或大部分垂体所引起的功能减退症。其病因主要是产后大出血致垂体缺血、坏死、萎缩,垂体肿瘤,手术,放疗损伤,感染或全身性疾病等。临床特点是多种垂体前叶激素分泌不足,继发性腺、甲状腺、肾上腺皮质等功能低下。其中因分娩大出血、休克而引起的垂体缺血性坏死所造成的垂体前叶功能低下者,称为席恩综合征。

(一)诊断

1.临床表现

临床症状的出现与病因、垂体破坏的部位和程度有关。通常垂体前叶组织破坏50%以上方出现症状,破坏75%以上症状明显,破坏95%以上者症状较严重。各种腺功能减退发生的顺序依次是性腺、甲状腺、肾上腺皮质。

(1)性腺功能减退症状:产后无乳、乳房萎缩,月经少或闭经,性欲减退,性器官萎缩,眉毛稀疏,阴毛、腋毛脱落。

(2)甲状腺功能减退症状:畏寒、厌食、嗜睡、便秘、皮肤粗糙少汗、面容苍白水肿、毛发干燥、脱落、表情淡漠、智力减退.行动迟缓、反应迟钝,有时精神失常,低体温,缓脉。

(3)肾上腺皮质功能减退症状:常有头晕、乏力、食欲减退、恶心、呕吐.腹泻、腹痛、血压降低,易发生低血糖,昏厥和感染、皮肤色素减退、面色苍白。

(4)垂体前叶肿瘤引起压迫症状:头痛、呕吐、食欲减退、视野缩小等。

(5)垂体危象表现:垂体前叶功能减退症患者如得不到早期诊断和治疗或停止替代治疗,在感染等应激情况下可发生危象,出现昏迷。常见有以下几种类型:①低血糖型:最常见。②循环衰竭型。③低体温型:与甲状腺功能减退有关,冬天易诱发。④水中毒型。⑤高热型:常伴感染,体温在39～40℃。⑥混合型:兼有两种以上类型表现。

各种类型可伴有相应的症状,突出表现为消化系统、循环系统和神经精神方面的症状,诸如高热、循环衰竭、休克、恶心、呕吐、头痛、神志不清、谵妄、抽搐、昏迷等严重垂危状态。

2.辅助检查

(1)内分泌功能检查:

1)下丘脑垂体前叶激素减少或缺乏:血浆泌乳素(PRL)、促性腺激素(FSH、LH)、促甲状腺素(TSH)、促肾上腺皮质激素(ACTH)等水平减低;

2)下丘脑垂体所控制的靶腺激素减少:性腺:雌激素(E_2)、孕酮(P)及代谢产物降低;阴道涂片角化细胞减少,基础体温呈不排卵曲线。甲状腺:T_3及T_4水平下降,基础代谢率减低,甲状腺摄[131]I率下降,TRH兴奋反应减弱。肾上腺皮质功能:血皮质醇水平下降,24h尿17-羟皮质醇及17-酮皮质醇均下降,ACTH兴奋试验呈延迟反应。

(2)其他检查:血常规呈轻中度贫血。空腹血糖水平降低,OGTT呈低平曲线,可有反应性低血糖。心电图有低电压,T波低平、双向或倒置,心肌受损表现。X线蝶鞍或其他影像检查:席恩综合征一般无变化;垂体肿瘤引起的可见蝶鞍扩大、变形和骨质破坏。

3.诊断

具备下列3项即可诊断。

(1)病史:有产后大出血、垂体瘤、垂体切除、放射治疗、外伤等。

(2)垂体前叶激素减少的表现:分娩后无乳汁分泌及闭经,低血糖,性功能减退,低代谢综合征。

(3)内分泌功能检查:血浆PRL、GH、FSHLH、TSH、ACTH水平减低,并对各种刺激试验无反应。

(二)治疗

1.一般治疗

给予高热量、高蛋白、高维生素饮食。注意休息和保暖,避免劳累、精神刺激与感染,勿用镇静剂、麻醉剂。

2.激素替代治疗

主张补充生理需要量的激素,原则是缺什么补什么,缺多少补多少,长期生理剂量维持。方法如下。

(1)糖皮质激素:可的松每日 12.5～37.5mg 或泼尼松 2.5～7.5mg,分 2 次口服,早晨 2/3 量,下午 1/3 量。有发热、感染、创伤、手术等应急情况应加大剂量。合并甲状腺功能减低时,先使用糖皮质激素治疗后,方可加用甲状腺激素治疗,以防止诱发肾上腺危象。

(2)甲状腺激素:从小剂量开始,首选左旋甲状腺素(L-T4)每日 25～50ug 开始,渐增至需要量,冬季严寒时剂量适当增大。或甲状腺片最初每日 15～30mg,在 2～4 周内逐渐增至60～120mg。

(3)性激素:男性可用睾丸酮制剂,如十一酸睾丸酮。待贫血纠正后,年轻女性(40 岁以下)可用人工月经周期疗法。

3.垂体危象的治疗

依昏迷原因与类型,分别采取相应抢救措施。

(1)立即静脉注射 50% 葡萄糖 40～60mL,继以 10% 葡萄糖静脉滴注维持。

(2)给予氢化可的松 50～100mg 加入补液中静脉滴注。

(3)对低体温者,要注意保暖。低温与甲状腺功能减退有关,可给予小剂量甲状腺激素,并用保暖毯逐渐加温。

(4)过高热者,迅速降温,积极抗感染治疗,维持水、电解质及酸碱平衡。

(5)水中毒者加强利尿,可给予氢化可的松或泼尼松。

(6)有循环衰竭者按休克原则治疗。

(7)禁用或慎用吗啡等麻醉剂、巴比妥类安眠剂、氯丙嗪等中枢神经抑制剂及各种降糖药,以防止诱发昏迷。

四、尿崩症

尿崩症是由于下丘脑—神经垂体受损害而致抗利尿激素(ADH)缺乏,远端肾小管和集合管重吸收水分功能障碍而出现多尿、烦渴、多饮与低比重尿为主要表现的一种疾病。

尿崩症按病因可分为原发性与继发性两种。原发性尿崩症又称特发性尿崩症,临床多见,原因未明,可能为下丘脑视上核脑室旁核神经细胞减少或消失退行性病变所致。部分病例有尿崩症家族史,为常染色体显性遗传。继发性尿崩症临床较少见,为下丘脑—神经垂体部位的病变引起。病因主要为颅内或垂体肿瘤、手术、外伤、炎症感染、出血、白血病以及嗜酸性肉芽肿、结节病等。

尿崩症按病情程度又可分为典型(完全性)尿崩症和轻型(部分性)尿崩症。

(一)诊断

1.临床表现

(1)多尿:排尿次数增加,尿量增多,24h 尿量达 4～10L 或更多,尿色清淡。

(2)烦渴多饮:喜饮凉水,如限制饮水可迅速发生脱水,体重减轻。

(3)慢性失水症状:如头痛、头晕、食欲减退、便秘、失眠、疲乏、消瘦等。

(4)患:者因各种原因得不到饮水补充时,严重脱水、导致高渗状态,出现头痛、肌肉痛、心动过速、烦躁、谵妄,昏迷等高渗综合征。体温可降低或出现高热。

(5)继发性尿崩症:可由各种病因引起,并有相应的临床表现,如肿瘤引起者可出现压迫症状、颅内压增高症状以及视野缩小、偏盲等。

2.辅助检查

(1)尿比重低,常低于 1.005;尿色清淡。

(2)尿常规:无糖和蛋白。

(3)渗透压:血浆渗透压正常或略高;尿渗透压显著降低(常为 50～200mOsm/kg·H_2O),低于血浆渗透压。

(4)血肾功能正常,血电解质多正常,严重脱水患者可出现血钠高于 150mmol/L。

3.内分泌功能试验

(1)禁水试验:这是最简单和最可靠的方法,但必须在医生监护下进行,试验前后观察体重、心率、血压、尿量、尿比重、血尿渗透压。中枢性完全性尿崩症患者禁水 6～12h 后尿量仍多,尿渗透压及尿比重无明显增加,可出现明显脱水,体重下降 1.5～2.0 kg,血压下降。不能耐受通宵禁饮者,可从清晨 4 时开始禁饮,体重下降超过 3％时应立即停止试验;部分性中枢性尿崩症患者禁饮后尿量可能部分减少,尿比重或尿渗透压可有一定程度升高,但达不到正常人水平;精神性多饮充分禁饮后,体重、血压、血渗透压变化不大,尿量逐渐减少,尿比重明显增加,多超过 1.020,尿渗透压升高大于血渗透压 2 倍以上。

(2)加压素试验:充分禁饮至尿量、尿比重、尿渗透压稳定达平台期后,如尿比重仍不能升至正常,皮下注射加压素 5U(儿童 0.1 单位/千克体重)后,中枢性尿崩症患者尿量减少,尿比重升高至正常水平,尿渗透压升高,烦渴症状改善。肾性尿崩症无反应或反应轻微。

(3)高渗盐水试验:可鉴别尿崩症与精神性烦渴多饮症,后者对静脉滴注高渗盐水有反应(尿量减少、尿比重升高),尿崩症则无反应。

(4)血浆及尿中抗利尿激素(AVP)测定:水平低于正常。有条件可检测。

4.其他

检查 X 线蝶鞍,眼底、视力、视野检查。头颅及垂体 CT 扫描、MRI 检查有助于(除垂体或其附近肿瘤外)病因诊断。

本病在诊断中应注意与精神性多饮、肾性尿崩症、糖尿病、高钙血症、低钾血症、利尿剂治疗等多尿相鉴别。

目前常采用禁饮—加压素联合试验来鉴别精神性多饮、肾性尿崩症。

(二)治疗

1.病因治疗

积极去除病因,对肿瘤、感染、外伤引起者给予相应处理。

2.ADH 替代补充治疗

(1)弥凝:即醋酸去氨加压素片,0.1mg 启用,首次服用后需观察显效持续时间,待出现烦渴、多饮症状后再服用第 2 片,每日 0.1～0.3mg 片。此药抗利尿作用强,不良反应少,为目前治疗尿崩症比较理想的药物。

(2)鞣酸加压素油剂即长效尿崩停,深部肌内注射,从小剂量开始,以后根据尿量调整剂量,作用一般可维持 3～4d,具体剂量因人而异,用时应摇匀。慎防用量过大引起水中毒。

(3)垂体加压素水剂 5～10U,每 3～6h 一次或 6～8h 一次。每日须多次注射,长期应用不便。主要用于脑损伤或手术后出现的一过性尿崩症,肌内注射,每次 5～10U。

(4)垂体后叶素粉剂(尿崩停)30～40mg,每 6h 一次,鼻腔吸入。或水剂滴鼻或鼻腔喷雾。去氨加压素为人工合成的加压素类似药,鼻腔喷雾或滴入,每次 5～10μg 作用可维持 8～20h,每日用药 2 次。

(5)人工合成精氨酸加压素和赖氨酸血管加压素均为水溶液滴剂。前者 10～20μg,每日 2 次;后者 5μg,每日 2～6h 一次。

3.其他药物

(1)氢氯噻嗪 25～50mg,每日 2～3 次。治疗期间适当补充钾盐,限制钠盐。因可引起高尿酸血症,应予监测。

(2)卡马西平 0.1～0,2g,每日 2～3 次。少数患者可出现严重剥脱性皮炎,应告知患者。

第三节　肾上腺疾病

一、皮质醇增多症

皮质醇增多症又称库欣综合征,是肾上腺皮质长期分泌过量皮质醇引起的复杂症候群。病因有多种,可为 ACTH 分泌过多(垂体瘤或下丘脑-垂体功能紊乱,异位 ACTH 分泌综合征)或肾上腺病变(腺瘤、腺癌、结节样增生)。

通常把垂体 ACTH 分泌过多引起的双侧肾上腺皮质增生称为库欣病,而库欣综合征则是各种病因所致皮质醇增多症的总称。

(一)诊断

1.临床表现

(1)典型外貌:向心性肥胖、满月脸.多血质面容,颈后脂肪堆积形成"水牛背"、痤疮、声音低沉、体毛增多,女性可见胡须,皮肤薄,易发生紫纹与瘀点。

(2)心脑血管并发症:高血压,心功能不全或脑血管意外。

(3)性功能障碍:女性常有月经稀少或闭经,男性常有阳痿、性欲下降。

(4)负氮平衡及骨矿代谢异常:骨痛、骨质疏松.病 理性骨折,肌肉消瘦,疲乏无力。

(5)糖代谢异常;可出现糖尿病症状。

(6)精神症状:半数患者可出现程度不等的精神症状,如情绪不稳定、烦躁、失眠,严重者精神变态,个别可发生偏狂。

(7)其他:易并发感染。异位 ACTH 分泌瘤,可见皮肤色素沉着。

2.分类

(1)ACTH 依赖性:①垂体分泌 ACTH 过多(库欣病)。②异位性 ACTH 分泌瘤(异位 ACTH 综合征)。③异位 CRH 综合征:罕见。

(2)非 ACTH 依赖性:①肾上腺皮质腺瘤。②肾上腺皮质腺癌。③ACTH 非依赖性双侧肾上腺大结节增生症。④原发性色素结节性肾上腺皮质病。⑤McCune Albright 综合征。

3.实验室检查

(1)尿游离皮质醇增多。

(2)血浆皮质醇水平增高,正常昼夜节律消失或颠倒。

(3)尿 17-羟类固醇、17-酮类固醇增多。

(4)地塞米松抑制试验:小剂量地塞米松抑制试验用于定性诊断;大剂量用于定位诊断。

(5)CRH 及 ACTH 兴奋试验:血 ACTH 测定因病因不同而异。必要时行小剂量地塞米松抑制与 CRH 兴奋联合试验。

(6)嗜酸性粒细胞(EOS)减少。

(7)双侧岩下窦静脉插管取血测 ACTH:用于鉴别 ACTH 依赖性皮质醇增多症的病因。

(8)其他:血糖增高或糖耐量试验异常。电解质紊乱,可出现血钠、血氯增高,血钾偏低。

4.影像学定位检查

有利于确定病变部位。肾上腺首选 B 超波和 CT 扫描,MRI 也常用;垂体 ACTH 瘤首选 MRI。[131]I 胆固醇扫描对区别双侧增生和单侧肾上腺肿瘤有益。生长抑素受体显像(SRS)用于异位 ACTH 分泌瘤的定位,PET-CT 也可选用。

5.病因学检查

在明确功能诊断、确定病变部位的基础上,如经手术治疗的患者,应送病理检查,必要时作特殊免疫组化检查以明确病因。

6.诊断与鉴别诊断

首选确定是否为皮质醇增多症,然后明确病因并行定位。诊断主要依据有:

(1)主要症状:①向心性肥胖及满月面容。②高血压。③皮肤紫纹(多数宽 5 mm 以上)。④皮下出血。⑤痤疮。⑥多毛。⑦水肿。⑧月经紊乱。⑨肌力减弱。⑩精神异常。⑪色素沉着。⑫糖尿。⑬生长发育延迟。

(2)实验室依据:①血皮质醇增加及正常昼夜节律消失。②24h 尿游离皮质醇增多。③午夜唾液皮质醇升高。④小剂量地塞米松抑制试验不能抑制到正常水平。

(3)除外源性糖皮质激素外引起的医源性库欣综合征。

(二)治疗

1.库欣病经蝶窦肿瘤摘除术

为首选方案,放疗、化疗为辅助手段。药物治疗也为辅助手段,分为抑制肾上腺皮质激素合成药物和针对下丘脑垂体的药物两类。

2.异位 ACTH 综合征

主要针对原发肿瘤本身,争取手术切除肿瘤,或酌情采用放疗和化疗。

3.肾上腺腺瘤手术

切除肿瘤疗效满意,但应酌情应用糖皮质激素防止术后功能减退。

4.肾上腺癌肿

应尽早切除肿瘤,术后可酌情联合应用放疗及药物治疗。

5.肾上腺大结节增生

双侧肾上腺切除,术后长期糖皮质激素替代治疗。

6.色素性结节性肾上腺病

先切除单侧肾上腺,以后视情况决定是否切除另一侧。

7.一般治疗及对症治疗

如给予高蛋白、高维生素、低盐饮食,纠正代谢及电解质紊乱,治疗并发的糖尿病、骨质疏松症,防止继发感染。

二、原发性醛固酮增多症

醛固酮增多症分为原发性和继发性两大类。原发性醛固酮增多症(简称原醛症)是醛固酮分泌增多,使肾素-血管紧张素受抑制且不受钠负荷调节的疾病,是一种高血压、正常或低血钾、低血浆肾素-血管紧张素、高血浆醛固酮为主要特征的继发性高血压,1955 年由 Conn 首次报道,故又称 Conn 病。

(一)诊断

1.临床表现

(1)高血压症群:为最早出现的症状,呈缓慢进展过程,血压大多在 170/100mmHg。个别原醛症患者血压正常,但较过去升高。高血压出现于低血钾之前。

(2)神经肌肉功能障碍:

1)肌无力及周期性麻痹:与血钾降低程度有关,血钾愈低,肌肉受累愈重。劳累、服用噻嗪类利尿剂或吐泻等常为诱因。

2)肢端麻木,手足搐搦:此与低钾低氯碱中毒伴有低钙、低镁血症等有关。

(3)肾脏表现:失钾性肾病,肾小管上皮细胞呈空泡变性,浓缩功能减退而多尿(多夜尿)、口渴、多饮,尿路感染。

(4)心脏表现:可出现心脏中度扩大,左心室肥厚,心律失常,严重者可发生心室颤动。

(5)其他:生长发育障碍(儿童),糖耐量减退。

2.原发性醛固酮增多症的分类

(1)醛固酮瘤(APA):占原醛症 35%,左多于右,单一腺瘤多,对 ACTH 多有反应。

(2)双侧特醛症(IHA 或 BHA):双侧增生,占 60%~70%。

(3)原发性肾上腺增生(PAH):单侧结节性样增生。

(4)肾素反应性醛固酮瘤(APRH):体位影响类似 IHA。

(5)糖皮质激素可调性醛固酮增多症(GRA):约占 1%,双侧增生,为 ACTH 依赖性,有家族倾向,常显性,18-OH、18-O 皮质醇升高明显。

(6)醛固酮癌。

(7)异位醛固酮分泌性肿瘤(EAPA):罕见,肾内的肾上腺残余或性腺肿瘤。

(8)家族性醛固酮增多症(FH):分为 1 和 2 型。FH 1 型也称 GRA,FH 2 型为家族性 APA、IHA 或两者兼有。

3.辅助检查

(1)低血钾、高血钠、碱血症,高尿钾,尿 pH 值多呈中性或碱性。

(2)血浆及尿醛固酮明显增高,血浆肾素-血管紧张素活性降低,而且在利尿剂和直立体位兴奋后也不能显著升高。

(3)钠负荷试验:

1)低钠试验:原醛症患者尿钾减少,低血钾、高血压减轻,但肾素活性仍然受抑制。

2)高钠试验:有口服钠负荷试验 24h 尿醛固酮＞33.3nmol 原醛症高度可能;静脉盐水滴注试验血浆醛固酮＞10ng/dl 原醛症高度可能。严重高血压未得到控制、肾功能不全、心功能不全、心律失常或严重低血钾患者不能采用的试验。

(4)氟氢可的松抑制试验:当上午 10 时立位醛固酮＞6 ng/dl,PRA＜1 ng/mL/h,血皮质醇含量低于 7 点时水平(排除 ACTH 干扰效应)则支持原醛症。

(5)卡托普利抑制试验:正常人试验后血浆醛固酮抑制＞30％,原醛患者保持高醛固酮和低肾素水平。但在肾上腺醛固酮瘤(APA)和特发性醛固酮增多症(IHA)患者中可能存在区别,IHA 中有时可出现醛固酮水平的下降。

(6)螺内酯试验:只能鉴别有无醛固酮分泌增多,不能区别原发性和继发性醛固酮增多症。

(7)糖耐量试验:50％呈糖尿病样曲线。

(8)尿浓缩稀释功能差。

(9)心电图:有低血钾表现。

(10)24h 尿游离皮质醇测定正常。

4.诊断

(1)筛选试验:

1)筛查对象:①不明原因的低血钾,或使用少量噻嗪类利尿剂后就出现低钾。②2 级(＞160～179/100～109 mmHg)、3 级(＞180/110 mmHg)或难治性高血压(用 3 种降压药血压不降,其中一种必须是噻嗪类利尿剂)。③高血压伴自发性或利尿剂诱发的低血钾。④高血压发病早且有家族史,低龄并发脑血管意外(＜40 岁)。⑤高血压合并存在肾上腺偶发瘤。⑥原醛症患者一级亲属。

2)ARR 作为原醛的筛选指标,即血浆醛固酮(PAC)/肾素活性(PRA)。2008 年美国内分泌学会的临床实践指南认为其中以 30 ng/dl/ng/mL/h(或 750 pmol/l/ng/mL/h)作为 ARR 截断值。

(2)定性诊断:ARR 比值升高患者中,选择口服钠负荷试验、静脉盐水滴注试验、氟氢可的松抑制试验、卡托普利抑制试验中一个进行证实。

(3)定位诊断:已确诊原发性醛固酮增多症,行立卧位血浆醛固酮动态测定,肾上腺 CT 扫描,已确诊原发性醛固酮增多症但影像学未发现异常,如果外科治疗可行、患者有手术意向,做选择性肾上腺静脉抽血。发病年龄小于 20 岁、有家族史或者在年轻时(小于 40 岁)就发生过中风的原醛症患者,建议做糖皮质激素可治的醛固酮增多症(GRA)的基因筛查。

(二)治疗

1.病因治疗

对肾上腺腺瘤和腺癌应手术切除,腺瘤可获痊愈。

2.药物治疗

(1)醛固酮拮抗剂:安体舒通 200～300mg/d,分 2～4 次服用。根据血压、血钾等调整剂量。其不良反应有男性乳房发育、性欲下降、女性月经不调等。依普利酮较螺内酯对盐皮质激素受体更为专一,避免了对孕激素和雄激素受体的激动作用,较螺内酯更容易耐受,并且很少出现胸痛或性功能障碍

(2)保钾利尿剂:抑制 Na^+-K^+ 交换而排钠保钾。氨苯蝶啶:100～300mg/d,分 3～4 次服。氨氯吡咪:10～40mg/d,分 2～4 次服。

3.类固醇激素合成抑制剂

氨基导眠能:0.75～1.0g/d,分次口服。酮康唑:400～1 200mg/d,分次服用。不良反应主要为胃肠道反应、发热、皮疹、嗜睡等。

4.钙通道阻滞剂、ACEI.ARB

有利血钾、血压恢复正常。

5.GRA

推荐使用小剂量糖皮质激素来纠正高血压和低血钾,通常成人用地塞米松每日 0.5～1mg,用药后 3～4 周症状缓解。

三、嗜铬细胞瘤

嗜铬细胞瘤是起源于肾上腺髓质、交感神经节、旁交感神经节或其他部位的嗜铬组织的肿瘤。由于瘤组织可持续性或阵发性释放去甲肾上腺素或肾上腺素以及微量多巴胺,临床上常呈阵发性或持续性高血压.头痛、多汗、心悸及代谢紊乱症群。是常见的内分泌性高血压。在高血压患者中,本病占 0.1％～1.0％,平均 0.5％。

嗜铬细胞瘤位于肾上腺者占 80％～90％;大多为一侧性,少数为双侧性或一侧肾上腺瘤与另一侧肾上腺外瘤并存;多发性者较多见于儿童和家族性患者;约 10％为恶性肿瘤,本病以 20～50 岁最多见,男女发病无明显差异。

(一)诊断

1.临床表现

本病的临床表现差异甚大,从无症状体征到突然发生恶性高血压、心力衰竭或脑出血等,其常见症状和体征为:

(1)心血管系统:

1)高血压:为本症的主要和特征性表现,可呈阵发性或持续性。典型的阵发性发作常表现为血压突然升高,可达 200～300/130～180 mmHg,伴剧烈头痛、大汗淋漓、心悸、心动过速、心律失常,心前区和上腹部紧迫感、疼痛感、焦虑和濒死感,皮肤苍白、恶心、呕吐,腹痛或胸痛,视

力模糊或复视,严重者会出现心脑血管意外。

2)低血压、休克:少数患者血压升高不明显,甚至可有低血压,严重者乃至出现休克,另外可有高血压与低血压交替出现现象。直立性低血压较为多见。

3)心脏:大量儿茶酚胺可致儿茶酚胺性心脏病,可出现心律失常如期前收缩、心动过速、心室颤动。长期持续高血压可致左心室肥厚、心脏扩大和心力衰竭。

(2)代谢紊乱:高浓度的肾上腺素作用于中枢神经系统,使耗氧量增加,基础代谢率增高可致发热、消瘦。肝糖原分解加速、胰岛素分泌受限使糖耐量减退,血糖升高。大量儿茶酚胺又可促进脂肪分解导致血脂升高。大量儿茶酚胺又可促使钾离子进入细胞内及肾素、醛固酮分泌增加,尿钾排出增多,导致低钾血症。也可因肿瘤分泌甲状旁腺激素相关肽导致高钙血症。

(3)腹部肿块:嗜铬细胞瘤瘤体一般较大,可在腹部触及者约有15%。触诊时应警惕可能诱发高血压发作。

(4)其他表现:过多的儿茶酚胺可使肠蠕动及张力减弱,故可出现便秘、肠扩张,胃肠壁内血管发生动脉内膜炎,致肠坏死或穿孔,胆囊收缩减弱,Oddis括约肌张力增强,出现胆结石。病情严重可出现肾衰竭。膀胱内嗜铬细胞瘤患者排尿时可出现血压升高。本病亦可为多发性内分泌腺瘤病的组成部分,可伴发甲状腺髓样癌、甲状旁腺瘤或增生、肾上腺瘤或增生。

2.实验室检查

(1)血儿茶酚胺、甲氧基肾上腺素、甲氧基去甲肾上腺素测定:宜在空腹卧床休息30min后采血测定。

(2)尿儿茶酚胺、甲氧基肾上腺素、甲氧基去甲肾上腺素、香草基杏仁酸(VMA)测定。

(3)激发试验:仅适用于阵发型高血压上述检查不能确诊时。具有一定危险性,尤其是持续性高血压或年龄较高者不宜进行。常用激发试验是:冷加压试验,磷酸组胺试验,胰升血糖素及酪胺激发试验。

(4)阻滞试验:适用于持续性高血压或阵发性高血压的发作期。常用的是立其丁试验、可乐定试验。

3.影像学检查

影像学检查有助于肿瘤定位诊断。

(1)肾上腺CT扫描:首选,90%以上的肿瘤可准确定位。

(2)磁共振显像(MRI):可显示肿瘤与周围组织的解剖关系及结构特征。

(3)B超检查:方便易行,但灵敏度不及CT、MRI,可作为筛查。

(4)同位素[131]I-间碘苄胍(^{131}I-MIBG)肾上腺髓质显像:[131]I-MIBG可被嗜铬细胞瘤体组织特异性的摄取,但不能被正常嗜铬组织摄取,有利于瘤体的显像。

(5)肾上腺静脉导管分段采血测儿茶酚胺含量。

4.诊断与鉴别诊断

重要的诊断依据必须建立在24h尿液儿茶酚胺或其代谢产物增加的基础上。对有阵发性或持续性高血压病及其他可疑患者及时、准确地收集24h尿液标本,定量测定常能对诊断提供有力的帮助。

嗜铬细胞瘤的诊断依据:血浆或尿液中游离儿茶酚胺浓度增高,或尿液中儿茶酚胺代谢产物 VMA 浓度增高,应用适当的影像技术如 CT、MR1,^{131}I-MIBG 帮助肿瘤定位。下腔静脉插管分段取血测血浆儿茶酚胺浓度有助于在上述定位检查时未发现肿瘤时帮助定位。

嗜铬细胞瘤的鉴别诊断应该与其他继发性高血压和高血压病鉴别,包括急进型高血压、间脑肿瘤、卒中等引起的高血压。特殊病例尚需与甲亢、糖尿病、绝经后综合征等相鉴别。

(二)治疗

1.手术治疗

本病一经确诊应及早手术治疗。

2.药物治疗或术前准备用药

(1)α 肾上腺素能受体阻滞剂:酚苄明、酚妥拉明(立其丁)、哌唑嗪、多沙唑嗪、乌拉地尔等。

(2)β 肾上腺素能受体阻滞剂:因使用 α 肾上腺素能受体阻滞剂后,β 肾上腺素能受体兴奋性增强而导致心动过速,心肌收缩力增强,心肌耗氧增加,可使用 β 受体阻滞剂改善症状,但不应在未使用 α 受体阻滞剂的情况下单独使用 β 受体阻滞剂,否则可能导致严重的肺水肿、心力衰竭或诱发高血压危象等。常用药物有心得安、氨酰心安、美多心安、艾司洛尔等。

(3)钙通道阻滞剂:硝苯吡啶等。

(4)血管紧张素转化酶抑制剂:卡托普利等。

(5)血管扩张剂:硝普钠等。

(6)儿茶酚胺合成抑制剂:α 甲基对位酪氨酸为酪氨酸羟化酶的竞争性抑制剂,主要抑制儿茶酚胺的合成。

(7)其他:生长抑素、生长抑素类似物及生长抑素受体拮抗剂。

3.^{131}I-MIBG 治疗

主要用于恶性及手术不能切除的嗜铬细胞瘤。

4.发作期治疗

主要是氧气吸入,亚硝酸异戊醇酯吸入,静脉注射或滴注酚妥拉明降压,并积极处理心律失常、心力衰竭、高血压脑病.脑血管意外等并发症。

5.禁用神经节阻滞剂

胍乙啶、利血平、优降宁等神经节阻断剂可促进去甲肾上腺素释放或增强末梢器官对肾上腺素的敏感性而加重病情。氯丙嗪可能引起休克,应慎用。手术时选择适当麻醉药,禁用阿托品,以防诱发心动过速、心律失常;其他如环丙烷、氯乙烷、三氯乙烷可能导致心率加速、心律不齐,也不宜使用。

四、原发性慢性肾上腺皮质功能减退症

肾上腺皮质功能减退症按病因可分为原发性及继发性两类,按病程可分为急性和慢性。继发性者是指下丘脑分泌促肾上腺皮质激素释放激素(CRF)或垂体分泌促肾上腺皮质激素(ACTH)不足所致,最常见于长期超生理剂量的糖皮质激素,也可见于下丘脑-垂体疾病。原发性者又称阿狄森病(Addison 病),是 1855 年 Addison 首先报道的。

原发性肾上腺皮质功能减退症常见病因为肾上腺结核或自身免疫性肾上腺炎,少见病因

包括真菌、病毒感染或肿瘤、白血病、肾上腺广泛出血、手术切除、肾上腺脑白质营养不良、PO-EMS病等。

(一)诊断

1.临床表现

一般起病隐匿,病情逐渐加重,当症状明显时,肾上腺病变已很严重。

(1)色素沉着:本病最具特征性者为全身皮肤色素加深。常呈棕褐色或褐黑色,多见于面部及四肢暴露部位,以受摩擦及瘢痕部位明显,口腔黏膜、唇、舌、齿龈上颚及颊黏膜处、掌纹、乳晕、外生殖器等处常见片状蓝黑色色素沉着,系 ACTH、黑素细胞刺激素(MSH)分泌增多所致。

(2)神经、精神系统:怠倦、乏力是患者最早出现的症状,随病情进展而逐渐加重,不能胜任以往做的工作。重者嗜睡、意识模糊,可出现精神失常。

(3)胃肠道:食欲减退,消化不良,胃酸减少,嗜成食,有恶心、呕吐,有腹泻者常提示病情加重。

(4)心血管系统:血压降低、心脏缩小、心音低钝,可有头晕、眼花,易发生直立性低血压。

(5)代谢障碍:可发生低血糖症状,空腹多见;常有慢性失水现象;在大量饮水后可出现稀释性低钠血症;明显消瘦。

(6)生殖系统:女性阴毛、腋毛减少或脱落、稀疏,月经失调或闭经;男性性功能减退。

(7)抵抗力降低,感染、创伤、手术、过度劳累或任何应激情况下均易诱发肾上腺危象,表现为高热、恶心、呕吐、腹痛或腹泻、严重脱水、血压降低、循环衰竭、精神淡漠、嗜睡、昏迷,乃至死亡。

2.辅助检查

(1)嗜酸性粒细胞计数增高;正细胞正色素性贫血,少数合并恶性贫血;中性粒细胞相对减少,淋巴细胞相对增多。

(2)空腹血糖大多减低,糖耐量试验呈低平曲线,血钾轻度升高.血钠降低,血钠/钾<30,少数患者可有轻度或中度高血钙。

(3)影像学检查:心脏缩小,偶见心脏扩大;结核所致者 X 线摄片和 CT 检查可见肾上腺增大及钙化阴影;部分患者头颅 MRI 示垂体增大,可能与 ACTH 细胞增生有关,激素替代治疗后多可恢复正常。

(4)心电图:可出现低电压、T 波低平或倒置,P-R 间期和(或)QT 延长。

(5)肾上腺皮质功能检查:24h 尿 17-羟皮质类固醇(17-OHCS)、尿 17 酮类固醇(17-KGS)明显降低,一般均在 17 μmol/L 以下,甚至在 10.2μmol/L 以下,女性尤低,以 17-OHCS 为重要。尿游离皮质醇降低,一般在 55.2 nmol 以下。血皮质醇降低。血 ACTH 明显升高,超过 55 pmol/L。

(6)ACTH 兴奋试验最具诊断价值:ACTH 可刺激肾上腺皮质分泌激素,反应肾上腺储备功能。原发性肾上腺皮质功能减退患者 ACTH 兴奋试验无明显反应。

(7)有条件者抗肾上腺组织自身抗体的检测:有利于肾上腺病变性质的病因鉴定。

3.诊断与鉴别诊断

典型重症病例,根据上述症状、体征和重要化验结果,诊断不难确立。病因诊断,可根据肾上腺是否有钙化点及全身有无结核病灶等情况综合判断,手术后发生者,诊断一般不难。其他病因诊断常依赖于病理切片等检查,临床上有时比较困难。继发性者一般无色素沉着,临床上常呈苍白无华,故与原发性者不同,而且常伴其他靶腺功能减退症,必要时检测血 ACTH、FSH、LH、TSH 等,继发性者正常低值或减低。

(二)治疗

1.一般治疗

进食高糖类、高蛋白、富含维生素而易消化的饮食;每日至少摄取 10g 食盐,大汗或腹泻时酌情增加;避免过度劳累,预防感染。

2.病因治疗

有结核病者予以积极的抗结核治疗,系自身免疫者,作必要的检查,作相应的治疗。

3.激素替代治疗

应补充生理需要量的皮质激素,用量个体化,避免替代不足与替代过量。

(1)糖皮质激素:

1)氢化可的松(皮质醇):早晨 20mg,下午(4～6 时)10mg。

2)可的松(皮质素):大部分患者每日口服 12.5～25mg,一般不超过 37.5mg,手术切除全部或大部分肾上腺者所需剂量较多。服药以餐后为宜,避免胃肠道刺激。小剂量替代者可与早餐后一次顿服,剂量较大者可予早晨 25mg,下午 12,5mg。剂量分配尽量与皮质醇的昼夜节律相符,即晨间较大,午后较小,傍晚最小。

3)泼尼松:为人工合成的糖皮质激素,对糖代谢作用较强,对盐类代谢作用较弱,每日剂量 2.5～7.5mg,遇有感染应激时应加量。

(2)盐皮质激素和性激素替代治疗:

1)低钠血症不能被纠正者酌情补充盐皮质激素;9ar 氟氢可的松每日上午 8 时 0.05～0.1mg已能维持电解质平衡;或醋酸去氧皮质酮(DOCA)油剂每天肌内注射 1～5mg,多数 1～2mg 即可,或长效制剂三甲基醋酸去氧皮质酮为微粒悬液,吸收缓慢,一次注射 25～50mg 后作用可维持 3～4 周。

2)周身倦怠、食欲缺乏和体重减轻不能纠正者适当补充雄激素。

4.危象的抢救原则

(1)充分补充盐水,纠正水电解质失衡。

(2)补充葡萄糖液以防止或控制低血糖。

(3)应用糖皮质激素,立即静脉注射磷酸氢化可的松或琥珀酸氢化可的松 100mg,继之静脉滴注。最初 24h 可用 400mg 左右。第 2、3d 可减至每日 200～300mg,分次静脉滴注,以后渐减量至口服维持量。

(4)积极治疗感染及其他诱因。

第四节 糖尿病

糖尿病(DM)是与遗传、自身免疫及环境因素相关,以慢性高血糖为特征的代谢紊乱性临床症候群。高血糖是由于胰岛素分泌或作用的缺陷,或者两者同时存在而引起。除碳水化合物外,尚有脂肪和蛋白质代谢异常。久病可引起多系统损害,导致眼、肾、神经、心脏、血管的慢性进行性病变,引起功能缺陷及衰竭。病情严重或应激时可发生急性代谢紊乱,如酮症酸中毒、高渗性昏迷等。

一、诊断步骤

(一)病史采集

1.现病史

仔细询问患者有无多饮、多尿、多食和体重下降的表现,病程有多长。有无手足麻木及疼痛,是否有视物模糊、肢体水肿等。以往有无就诊过,询问相关的诊疗经过.具体用药及效果如何等。部分患者在疾病早期或轻症时可无症状,常在体检时发现。另有部分患者以糖尿病的合并症如心血管疾病、视力障碍、反复皮肤和泌尿系感染、肾病或外阴瘙痒等就诊,如有此类情况,应注意糖尿病的可能性。

2.过去史

有无高血压、痛风、肥胖等病史。有无慢性胰腺炎病史。如有相关病史,应进一步询问目前所用药物及治疗情况。

3.个人史

询问有无烟酒嗜好,如有,应询问每日的吸烟、饮酒量及年限。有无使用激素等影响.血糖和胰岛功能的药物。

4.家族史

询问有无类似的病史提供。

(二)体格检查

(1)疾病早期常无阳性体征。

(2)如出现合并症,则可出现相应的体征。如合并肾病,可表现有不同程度的贫血、下肢及全身水肿。如合并自主神经病变,则有排汗异常(如无汗、少汗或多汗)、心动过速、直立性低血压等。

(3)患者如患有白内障或眼底出血,则视力下降。

3.辅助检查

(1)实验室检查

1)血糖测定:血糖是诊断糖尿病的依据,本病患者均有血糖升高。

2)尿糖测定:一般可作为监测病情和治疗的参考,尿糖一般为+~++++。

3)糖耐量试验(OGTT):有助于对可疑糖尿病的诊断。多数患者有耐量试验(OGTT)降低。OGTT试验方法:患者禁食10小时后,清晨将75g无水葡萄糖(儿童1.75g/kg,总量不超过 75g)溶于 250mL 水中,5 分钟喝完,2 小时后测血糖,OGTT2 小时血糖≥11.1mmol/L 可诊断为糖尿病,≥7.8mmol/L 但<11.1mmol/L 为糖耐量异常,<7.8mmol/L 为正常。

4)胰岛素,C 肽测定:可了解患者的胰岛功能。包括空腹、半小时、2 小时胰岛素、C 肽水平,分别了解基础、早时相及第二时相胰岛素分泌情况。一般 1 型糖尿病患者,其胰岛素、C 肽均低于正常值;2 型糖尿病患者胰岛素、C 肽早时相分泌缺陷、二时相分泌延迟。

5)糖化血红蛋白(HbAlc):测定正常值为 4%～6%。糖化血红蛋白与血糖浓度呈正相关,病情控制不佳时较正常人为高,可反映取血前 6～8 周的平均血糖水平,为糖尿病控制情况的检测指标之一。

6)尿酮体测定:如为阳性,则为糖尿病酮症。

7)尿微量清蛋白测定:可早期发现糖尿病肾病,正常为<30mg/24 小时。

8)谷氨酸脱羧酶抗体(GAD)、胰岛细胞抗体(ICA)测定:如阳性则提示为 1 型糖尿病可能。

9)血脂测定:糖尿病患者多伴有血脂异常,高甘油三酯血症(>2.3mmol/L),低高密度脂蛋白(HDL-C)<1.1mmol/L。

(2)特殊检查:眼底检查可发现眼底视网膜病变及白内障。

4.诊断要点

(1)有以下 3 项之一的,即可诊断为糖尿病:① 随意静脉血浆葡萄糖≥200mg/dl(11.1mmol/L),伴有糖尿病症状;②空腹血糖(FBG)≥126mg/dl(7.0mmol/L)。③OGTT 75g 葡萄糖 2 小时-PG(餐后 2 小时血糖值)≥200mg/dl。

(2)糖耐量减退(IGT):①FBG< 126mg/dl;②2 小时血糖≥140mg/dl(7.8mmol/dl)但<11.0mmol/L;③空腹血糖损害(IFG):FBG≥110mg/dl 但<126mg/dl。

5.鉴别诊断.

(1)尿崩症常持续多尿,24 小时可多达 5～10L,多饮,低比重尿在 1.005 以下,尿渗透压 50～200mmol/L。禁水加压素试验可进一步明确。

(2)肾性糖尿肾糖阈降低(如妊娠),尿糖可呈阳性,查血糖正常可资鉴别。

(3)继发性糖尿病有原发病如肢端肥大症、库欣综合征、嗜铬细胞瘤,因对抗胰岛素而引起血糖升高。一般均有原发疾病的临床表现,可结合相关的实验室检查予以鉴别。

(二)治疗方案

1.一般治疗

应做好糖尿病宣教工作,让患者对糖尿病有正确的认识,树立治疗信心。强调饮食治疗是基础,应终身坚持。通过身高计算出理想体重(k):身高(cm)-105,结合生理状况、劳动强度等算出每天所需总热量:轻体力劳动为 126～146 kJ/kg,中体力劳动为 146～167 kJ/kg,重体力劳动为 167 kJ/kg 以上,其中碳水化合物占热量的 55%～60%,蛋白质占 15%,脂肪约占 20%,注意胆固醇应<300g/天,食盐<6.0g/天。注重运动治疗,贵在坚持;应注意适应证,有心、脑、肾及视网膜病变等应禁忌以免诱发症状加重;运动可改善 2 型糖尿病的胰岛素抵抗现象,内容为每天坚持 20～30 分钟运动,每周 5 次。运动量一般采用中等强度的有氧代谢运动,即约为最大氧耗量的 60%,估算可用简单衡量法:数脉率=170 年龄,如 57 岁糖尿病患者其运

动中脉率约为 170－57＝113 次/分。

2.药物治疗

(1)口服降糖药物,目前有六类:

①磺脲类主要刺激胰岛素分泌,适用于轻、中度的 2 型糖尿病,如甲苯磺丁脲(D860)0.5～3.0g/天,分 2～3 次,口服;或用格列本脲(优降糖)2.5～15mg/天,分 1～2 次,口服;或用格列齐特(达美康)40～320mg/天,分 1～2 次,口服;或用格列喹酮(糖适平)30～180mg/天,分 2～3次,口服。磺脲类药物不主张同时合用。

5.鉴别诊断.

(1)尿崩症常持续多尿,24 小时可多达 5～10L,多饮,低比重尿在 1.005 以下,尿渗透压 50～200mmol/L。禁水加压素试验可进一步明确。

(2)肾性糖尿肾糖阈降低(如妊娠)、尿糖可呈阳性,查血糖正常可资鉴别。

(3)继发性糖尿病有原发病如肢端肥大症、库欣综合征、嗜铬细胞瘤,因对抗胰岛素而引起血糖升高。一般均有原发疾病的临床表现,可结合相关的实验室检查予以鉴别。

(二)治疗方案

1.一般治疗

应做好糖尿病宣教工作,让患者对糖尿病有正确的认识,树立治疗信心。强调饮食治疗是基础,应终身坚持。通过身高计算出理想体重(k):身高(cm)－105,结合生理状况、劳动强度等算出每天所需总热量:轻体力劳动为 126～146 kJ/kg,中体力劳动为 146～167 kJ/kg,重体力劳动为 167 kJ/kg 以上,其中碳水化合物占热量的 55％～60％,蛋白质占 15％,脂肪约占 20％,注意胆固醇应<300g/天,食盐<6.0g/天。注重运动治疗,贵在坚持;应注意适应证,有心、脑、肾及视网膜病变等应禁忌以免诱发症状加重;运动可改善 2 型糖尿病的胰岛素抵抗现象,内容为每天坚持 20～30 分钟运动,每周 5 次。运动量一般采用中等强度的有氧代谢运动,即约为最大氧耗量的 60％,估算可用简单衡量法:数脉率＝170 年龄,如 57 岁糖尿病患者其运动中脉率约为 170－57＝113 次/分。

2.药物治疗

(1)口服降糖药物,目前有六类:

①磺脲类主要刺激胰岛素分泌,适用于轻、中度的 2 型糖尿病,如甲苯磺丁脲(D860)0.5～3.0g/天,分 2～3 次,口服;或用格列本脲(优降糖)2.5～15mg/天,分 1～2 次,口服;或用格列齐特(达美康)40～320mg/天,分 1～2 次,口服;或用格列喹酮(糖适平)30～180mg/天,分 2～3 次,口服。磺脲类药物不主张同时合用。

②双胍类主要用于肥胖或伴高胰岛素血症的 2 型糖尿病患者,或磺脲类治疗效果不佳的,亦可用于 1 型糖尿患者。如美迪康(二甲双胍)250～1500mg/天,分 2～3 次,口服。

③a-糖苷酶抑制剂可降低餐后血糖。如阿卡波糖(拜糖平)50～300mg/天,分 3 次,口服,随餐同时服用。

④胰岛素增敏剂主要用于 2 型糖尿病,尤其存在明显胰岛素抵抗者可和其他口服降糖药及胰岛素合用。文迪雅(马来酸罗格列酮),4～8mg/天,分 1～2 次,口服。

⑤餐时血糖调节剂诺和龙(瑞格列奈)0.5～6mg/天,分次餐时服用,系非磺脲类促胰岛素

分泌的药物。

⑥DPP-4 抑制剂捷诺维 100mg/天或安立泽 5mg/天,每天晨服一次。

(2)胰岛素治疗,应高度个体化,根据患者的个体情况和血糖控制的最终目标来确定方案。1 型糖尿病开始时,胰岛素剂量为 0.5～1U/kg,每 2～4 天逐渐调整至 2～4U/kg,直到满意控制血糖为止(空服血糖 4.4～6.1mmol/L,餐后血糖 4.4～8.0mmol/L,糖化血红蛋白小于6.5%)。2 型糖尿病口服药治疗,如血糖仍不能较好地控制,则需胰岛素治疗;糖尿病酮症、非酮症高渗性昏迷、严重慢性并发症、应激、妊娠等均需胰岛素治疗。

胰岛素治疗一般分为补充治疗和替代治疗:

①补充治疗继续口服降糖药治疗,且原剂量不变,加用 0.1～0.2U/kg 的基础胰岛素,每 3～4 天增加剂量 2～4U,直至血糖良好控制。

②替代治疗停止口服药治疗,于早餐前或晚餐前注射 0.2U/kg 的胰岛素,每 3～4 天增加2～4U,全天总量 2/3 在早餐前,1/3 晚餐前注射(亦可每日 2 次或 3～4 次注射,必要时予胰岛泵治疗,根据患者血糖及对胰岛素的敏感性设置胰岛素的基础量和餐前量)。

(三)病情观察

1.观察内容

观察治疗后患者的症状是否缓解,多食.多饮、多尿等症状是否缓解,随访、监测血糖水平,以评估治疗效果。如有糖尿病慢性并发症,如微血管病变、肾病,则应观察治疗后患者的临床表现是否减轻、稳定。

2.动态诊疗

对初次就诊的患者,应进一步检查胰岛素、C 肽、GADA、ICA,以进一步明确胰岛功能,并有助于糖尿病分型(1 型或 2 型),决定治疗方案;其间应注意排除继发性糖尿病。口服降糖药物治疗,一般 1～2 周随访空腹、餐后血糖,必要时行动态血糖监测,以评估治疗疗效,症状是否缓解,是否需要调整药物剂量;如口服药物治疗血糖仍不能满意控制,或出现严重并发症,应使用注射胰岛素治疗。治疗时同样应注意观察血糖控制与否,有条件时每次至少 3 次以上多点血糖监测,评估治疗疗效,以寻找合适的剂量;有糖尿病并发症,如有眼底病变、糖尿病肾病的,应给予相应的治疗。

(四)临床经验

1.诊断方面

(1)血糖浓度异常升高:是糖尿病的主要诊断标准。不管单纯空腹血糖还是单纯餐后血糖,只要是 2 次都超过正常标准,都应作为糖尿病对象加以重视。

(2)肢端肥大症、库欣综合征、嗜铬细胞瘤:可引起继发性糖尿病,长期服用糖皮质激素亦可引起类固醇性糖尿病。详细地询问病史,全面,仔细地体格检查,配合必要的实验室检查,一般可以鉴别。

(3)糖尿病慢性并发症的基本病变:是动脉硬化、微血管病变和神经病变,主要包括心、脑、肾、眼、皮肤以及下肢血管病变和神经病变。因此,要判断糖尿病患者是否有大血管.微血管、神经方面等并发症,必须行相关检查,如超声心动图、心电图、血管多普勒超声、脑部 CT、肌电图等。

2.治疗方面

(1)糖尿病的治疗方法很多,首先是糖尿病教育,包括饮食、运动、血糖监测药物等方面的教育,使患者能了解糖尿病的有关知识,使其自觉与医师配合,达到最佳疗效;其次是根据患者的具体病情、经济状况选择不同的药物治疗。注意,同一种类药物尽量避免叠加使用,不同种类药物的联合应用,也应注意有无协同或拮抗作用。

(2)轻症糖尿病患者应坚持饮食、运动治疗,将血糖降至正常可以阻止糖尿病慢性并发症的发生和发展;而中.重度患者在饮食治疗、适当运动的基础上配合药物治疗,也可以减少并发症的发生,提高生活质量,降低病残率和死亡率。总而言之,本病尚无根治办法。目前基因诊断治疗以及人工胰、胰岛移植等新的治疗途径是糖尿病研究的重要方向。

3.医患沟通

糖尿病是一种经饮食、运动、药物治疗可控制的终身疾病,因此,诊断本病后,应如实告知患者及亲属有关糖尿病的防治知识、饮食治疗的重要性、血糖监测及药物治疗的特点、低血糖的防范措施.使患者及家属对糖尿病有充分的认识和重视,能主动配合治疗,同时医师应做好心理疏导工作,使患者不要过于紧张,树立治疗信心。

4.病历记录

(1)门急诊病历:记录患者就诊的主要症状及时间。记录患者多饮、多尿、多食、体重减轻等三多一少的症状,以及相应的病程、起病年龄等。记录有无糖尿病的家族史,如有,应记录其相应的亲属关系。记录以往有无诊疗过,如有,应记录相应的诊疗经过、服药情况、效果如何等。记录有无相关的并发症,如心、肾、眼、皮肤改变、神经感觉变化等。体检中应记录其相应的体征。辅助检查中记录血糖测定以及相关的实验室检查的结果。

(2)住院病历:详细记录患者入院前门急诊和外院的诊治过程、用药及治疗效果。记录治疗过程中患者病情的变化、血糖的变化、有无并发症。

第五节　低血糖症

低血糖症是指一组由于不同病因引起的血糖过低综合征,临床表现为交感神经过度兴奋症状和脑功能障碍,即刻血糖常低于 2.8mmol/L(50mg/dl)。

一、诊断步骤

(一)病史采集

1.现病史

注意询问有无心悸、软弱、饥饿、心动过速、皮肤苍白、冷汗及手足震颤等交感神经过度兴奋的症状,如有,应询问发作时间、持续时间及发作频度,进食后能否缓解。询问有无精神不集中、思维和言语迟钝、头晕、视物不清、焦虑、不安、步态不稳等脑功能障碍表现。有无精神症状,如狂躁..易怒、幻觉及行为怪异等。严重病例是否有神志不清、肌肉颤动、昏迷或癫痫样抽搐等表现。

2.过去史

有无慢性肝病、胰岛素瘤、脑垂体前叶功能减退、甲状腺功能减退等病史。有无胃切除手术史。有无糖尿病史,如有,应询问饮食及具体用药情况,有无口服磺脲类或胰岛素治疗史。

3.个人史

询问饮食是否规律。有无服药史,如有,应询问药物名称及用量。

4.家族史

有无类似的病史提供。

(二)体格检查

1.低血糖时,多数患者均有皮肤苍白、出冷汗、心动过速、四肢颤抖等交感神经兴奋的体征。

2.病情严重者可有脑功能障碍的体征,包括头痛、头昏.意识朦胧、定向错乱、计算不能、语言障碍、幻觉等;可有阵发性惊厥、锥体束征阳性,甚至深昏迷、去大脑强直、呼吸浅弱、血压下降、瞳孔缩小、多种反射消失等。

(三)辅助检查

1.实验室检查

(1)血糖测定发作时＜50mg/dl (2.8mmol/L),严重者＜ 10mg/dl。

(2)血胰岛素测定正常人空腹静脉血浆胰岛素 $5\sim20\mu U/mL$,很少＞$30\mu U/mL$,但胰岛素瘤患者血浆胰岛素可达 $100\sim200\mu U/mL$。

(3)胰岛素释放指数(INS/G 比值,$\mu U/mg$)正常人＜0.3,胰岛 β 细胞瘤患者大多＞0.3,且常常＞1.0。

(4)C 肽测定有助于鉴别医源性或胰外肿瘤所致高胰岛素血症。

(5)禁食试验胰岛素瘤患者一般在禁食 24 小时后约有 85％血糖降至 2.8mmol/L 以下,如经 72 小时禁食而仍未诱发低血糖,则不考虑此症。

(6)激发试验包括葡萄糖刺激胰岛素释放试验、胰高血糖素试验和甲苯磺丁脲刺激试验等,有助于此症诊断。

2.特殊检查

(1)CT 可发现腹腔、胰腺等部位的肿瘤病变。

(2)腹部 B 超可发现胰腺部位肿瘤,但此项检查不如 CT 敏感。

(四)诊断要点

1.低血糖发作时的表现兼有交感神经兴奋症状和脑功能障碍的症状。

2.有自发性空腹低血糖,可自行缓解的特点。

3.有上述病史及体征,测血糖＜50mg/dl,低血糖则诊断明确。

4.低血糖常于清晨空腹或进食后发生;餐后发生为反应性低血糖,2～3 小时发生者为早发性,餐后 3～5 小时则为迟发性。未能明确病因者,为特发性功能性低血糖。如为糖尿病患者,则可能为药物性低血糖。

5.如系空腹反复出现自发性低血糖,则可能为肝脏疾病、胰岛素瘤,以及脑垂体功能低下、甲状腺功能低下、肾上腺皮质功能低下等疾病所致。

(五)鉴别诊断

1.慢性肝病:有慢性肝病史,伴有肝功能异常,B超.CT等检查可帮助诊断。

2.胰岛素瘤低血糖:常出现在黎明空腹时,伴有血胰岛素升高,影像学检查有助于定位诊断。

3.脑垂体前叶功能减退、严重甲减:除有低血糖外,有水肿.贫血、食欲减退、垂体激素下降和甲状腺功能减退。

4.餐后低血糖:多属反应性低血糖,属功能性,餐后2～3小时发作者见于胃大部分切除术后;餐后3～5小时发生者,多为2型糖尿病的早期表现之一。

5.药物性低血糖多有用药史,如口服降糖药或胰岛素注射后未合理进食及药物过量,均可引起低血糖。

二、治疗方案

1.一般治疗

平时应采用少食多餐,必要时自备糖果、饼干以应急。

2.药物治疗

(1)补充葡萄糖:轻症者,口服糖水、水果或高糖食物即可。有嗜睡、幻觉、神志不清、癫痫样抽搐.昏迷等表现的严重病例在静脉推注50％葡萄糖注射液40～100 mL后,辅以5％～10％葡萄糖注射液500mL静脉滴注。

(2)胰高血糖素:患者对补充葡萄糖无明显反应时,可加用胰高糖素0.5～1.0mg,肌内注射。

3.病因治疗

对药物性低血糖症应立即停用相关药物;肝源性低血糖可予积极护肝、对症处理;证实为胰腺β细胞瘤者,可予手术治疗;垂体源性或甲状腺功能减退引起者,可给予相应的激素替代治疗;原因不明的功能性低血糖,可予减少饮食中的含糖量,或加用少量镇静药物及抗胆碱药治疗。

(三)病情观察

1.观察内容

观察治疗后患者的症状是否缓解,如中枢神经系统或交感神经症状有无改善;治疗过程中注意监测患者的血糖水平,以评估治疗效果,必要时调整治疗方案。对继发于其他疾病者,应观察其基础疾病的表现及控制情况。

2.动态诊疗

患者出现心悸、出冷汗、肌力下降或昏迷等表现时,可立即行血糖检测,血糖＜50mg/dl时,低血糖诊断明确。神志清楚者,可予口服糖水、水果或高糖食物。严重患者,静脉内迅速补糖。给予相应治疗后,观察治疗效果,多数患者症状能迅速缓解,整个诊疗过程中应密切检测患者血糖水平的变化;待病情控制后,应行相关检查,以尽力寻找患者低血糖的可能病因,并针对病因采取进一步的治疗。

四、临床经验

(一)诊断方面

1.低血糖的诊断

实际上并不困难,重要的是应明确病因,实验室检查可帮助寻找不同病因。胰岛素分泌腺肿瘤(胰岛素瘤、胰岛细胞癌)常有胰岛素原、C肽与胰岛素平行增加;服用磺脲类药物的患者,C肽水平升高,血中药物浓度亦升高;外源性胰岛素诱发低血糖的患者(常为糖尿病患者的家属或服务人员误用引起),胰岛素原正常,C肽水平下降。

2.若阵发性中枢神经系统症状的其他病因不明显,患者可住院做饥饿试验,检测患者的血糖、胰岛素、胰岛素原、C肽水平。79%的胰岛素瘤患者48小时内可出现症状,饥饿试验可重新出现上述低血糖的表现,给予葡萄糖时迅速好转,症状出现时伴有低血糖和高胰岛素血症,则可确诊胰岛素分泌肿瘤。

3.饮食性低血糖

只考虑有胃肠道手术史的患者,其餐后交感神经症状可被选择性摄入碳水化合物而缓解,可通过家庭内血糖检测来评估症状和血糖间关系(如餐后1.2小时及每当症状出现时测血糖)。

(二)治疗方面

1.通常情况下,急性交感神经症状和早期中枢神经系统症状,如给予口服葡萄糖或含葡萄糖的食物时能够缓解。胰岛素瘤或服用磺脉药的患者若突然出现意识混乱、行为异常,建议饮用一杯果汁或加3匙糖的糖水,可帮助缓解症状;胰岛素治疗的患者应随时携带糖果或葡萄糖片,以免低血糖发生。

2.对口服葡萄糖疗效不好而静脉推注葡萄糖有困难的严重低血糖症,可采用胰高血糖素治疗,对紧急情况下的急症治疗很有效。胰高血糖素使用时须用稀释剂稀释。成人常用剂量是0.5~1U,皮下、肌内或静脉注射,若胰高糖素治疗有效,低血糖症的临床症状通常在10~25分钟内缓解;如患者对胰高血糖素1U治疗25分钟内无反应,则不主张行第二次注射。

3.如是药物性低血糖,则应根据药物半衰期延长纠正低血糖时间,减少再度发生低血糖的风险。

(三)医患沟通

低血糖症是一种可防可治的疾病,医师应告知患者和家属本病的常规预防和急救措施,如建议应用胰岛素治疗的患者随时携带糖果或葡萄糖片。对于需进一步检查明确病因的患者,应告知患者和家属相关的检查方法和注意事项,以争取能配合检查。需手术治疗的,应告知手术的必要性和风险,征得同意。

(四)病历记录

1.门急诊病历

记录患者就诊及发病时间,记录有关交感兴奋的症状,记录患者症状出现前有无诱因、发病时间及缓解方式等,记录患者发作时的血糖水平变化。记录以往发作情况,其与进餐的时间关系。记录以往有无肝病、胃大部切除术及糖尿病史,记录患者所用降糖药的用量情况,记录血胰岛素、甲状腺功能.皮质醇等辅助检查的结果。

2.住院病历

详细记录患者发作时的临床表现特点,记录患者入院后的病情变化、治疗效果如何,尤其是记录患者发作时的血糖测定结果。

第六节　痛风及高尿酸血症

痛风及高尿酸血症是一组嘌呤代谢紊乱所致的疾病,其临床特点是高尿酸血症及因此引起的痛风性关节炎反复发作、痛风石沉积、痛风石性慢性关节炎和关节畸形,常累及肾脏引起慢性间质性肾炎和尿酸性肾结石形成。本病分原发性和继发性两大类。

一、诊断步骤

(一)病史采集

1.现病史

询问患者有无酗酒、过饱、疲劳、寒冷、走路过多、局部创伤等诱发因素。询问有无夜间突然发作性急性关节痛,尤以足部第一跖趾关节为重。有无发热、头痛症状。如病程较长,应询问有无腰痛、血尿或夜尿增多等肾功能不全表现。

2.过去史

有无风湿性关节炎.类风湿关节炎急性 化脓性或创伤性关节炎等病史。有无高血压、糖尿病和高血脂史。如有相关病史,应询问目前所用药物及治疗情况;如有类似发作,应仔细询问以往的诊疗经过和血尿酸等检查结果。

3.个人史

有无喜食豆制品、海鲜、动物内脏等情况,有无口服氢氯噻嗪、肿瘤化疗药物,有无烟酒嗜好。

4.家族史

有无类似疾病史。

(二)体格检查

1.多为拇趾及第一庶趾关节红、肿、热.痛。发作常有自限性。缓解时局部特有脱屑和瘙痒的表现。

2.慢性者可发展为关节畸形。

3.耳郭周边可触及痛风结节。

(三)辅助检查

1.实验室检查

(1)血清尿酸测定:急性期血尿酸增高明显,与临床症状严重程度并不一定平行。

(2)痛风石检查:痛风石活检,可证实为尿酸盐结晶。

(3)血常规:急性发作时白细胞常升高($>10 \times 10^9/L$)。

(4)肾功能病程较长者,可有血尿素氮,肌酐升高。

2.特殊检查

(1)X线检查:痛风反复发作后受累关节有骨质改变,首先是关节软骨缘破坏、关节面不规则、关节间隙变窄,病变发展可见圆形或弧形穿凿样缺损。

(2)关节镜检查:痛风发作时可在滑膜上见到微小结节,冲洗关节腔时,可见有部分结晶脱落到关节腔内。

(四)诊断要点

1.中年以上发病,男性多见。可有家族遗传史。

2.可有进食高嘌呤食物、饮酒、精神紧张、过劳、受寒、感染等发病的诱发因素。

3.第一拇指及第一庶趾关节部位疼痛为主的关节痛。

4.辅助检查发现患者血白细胞 $>10 \times 10^9/L$,血尿酸 $>422mmol/L$。

5.X线表现有关节软骨缘破坏,关节面不规则,关节间隙变窄,病变发展可见圆形或弧形穿凿样缺损等。

6.反复发作者,可在相应部位触及痛风结节。

7.痛风性关节炎的诊断多采用1977年美国风湿病协会制订的标准:①急性关节炎发作1次以上,在1天内即达到发病高峰;②急性关节炎局限于个别关节,整个关节呈暗红色,第一拇趾关节肿痛;③单侧跗骨关节炎急性发作;④有痛风石;⑤高尿酸血症;⑥非对称性关节肿痛;⑦发作可自行停止。凡具备上述条件3条以上,并可除外继发性痛风者即可确诊。

8.根据患者的临床表现过程可分为四个阶段:①无症状期,无临床症状,仅有血尿酸持续或波动性增高;②急性关节炎期,局部出现红热及明显压痛,关节迅速肿胀,并有发热、白细胞增高与血沉增快等全身症状,常在夜间发病,多有上述发病的诱因;③间歇期,少数患者终身只发作1次便不再复发,亦有隔5~10年以后再发;④慢性关节炎期,多见于未经治疗或治疗不规则的患者,痛风石在骨关节周围组织引起损伤所致,此期关节炎发作较频,间歇期缩短,疼痛日渐加剧,甚至发作之后不能完全缓解。

(五)鉴别诊断

(1)风湿性关节炎:表现为游走性关节疼痛,以大关节为主,血沉增快,C反应蛋白升高,血浆粘蛋白升高。

(2)类风湿关节炎:为对称性小关节痛,手指关节梭形变或"天鹅颈"样改变,抗O升高,血沉升高,类风湿因子阳性。

(3)化脓性或创伤性关节炎:患者高热、关节压痛明显,伴关节腔积液,关节红、肿、热、痛,多有外伤史或皮肤感染史。

(4)肌纤维质炎:有长期固定姿势工作史,体位变换后,症状减轻。

二、治疗方案

(一)一般治疗

无症状期患者应注意饮食控制,忌食豆制品、海鲜、动物内脏等高嘌呤食物;忌饮酒、精神紧张,过劳、受寒、感染。肥胖患者应努力降低体重,鼓励多饮水,每天尿量须大于2 000 mL,以利尿酸排出。急性期绝对卧床休息,抬高患肢直至疼痛缓解。

(二)药物治疗

1.急性关节炎期的治疗

秋水仙碱是本病急性关节炎期的特效治疗药物,可用秋水仙碱 0.5mg,每 2~3 小时口服 1 次,治疗后症状 6~12 小时内减轻,24~48 小时内控制,秋水仙碱的最大剂量不超过 6mg/天。用药过程中应注意检测血常规,如白细胞<$4×10^9$/L,则停止服药。有肝功能损害、骨髓抑制、白细胞减少等应禁用。如治疗无效,则不再继续使用,换用非甾体类消炎药,如用吲哚美辛(消炎痛)50mg,3 次/天,口服,或用塞来西布(西乐葆)200mg,1~2 次/天,口服。尿 pH 在6.0 以下者宜服用碱性药碱化尿液,如用碳酸氢钠 0.5g,3 次/天,口服。

2.间歇期和慢性关节炎期的治疗

经饮食控制而血尿酸浓度仍在 416~476μmol/L(7~8mg/dl)以上者;每年急性发作在两次以上者;有痛风石或尿酸盐沉积的 X 线证据者;有肾结石或有肾功能损害的,均为需应用降血尿酸药物的指征。现可用苯溴马隆(痛风利仙)25~100mg,1 次/天,口服;或用别嘌呤醇0.1g,3 次/天,口服,一般可渐增至 0.2g,3 次/天,也可为 0.3g,1 次/天,口服,每 2 周测定血液和尿液中尿酸水平,如已达正常水平,则不增加剂量。

(三)外科手术

痛风石影响关节功能者,可行痛风石摘除术;对反复发作、关节畸形者,可行关节置换术。

三、病情观察

(一)观察内容

观察服药或补液等治疗后患者症状(主要是疼痛)是否缓解,并定期复查血尿酸及肾功能,以评估治疗疗效,如继发肾功能损害者,应观察治疗后临床表现是否改善,肾功能有无恢复。注意观察治疗药物本身的毒副反应,以便及时处理。

(二)动态诊疗

明确诊断的,在急性关节炎期,可予非甾体抗感染药或秋水仙碱治疗,对间歇期、慢性关节炎期的患者,则予以抑制尿酸生成药和(或)促排尿酸药物的维持治疗。治疗中,应注意观察临床症状是否控制,有无药物治疗本身的不良反应,以便及时调整;治疗无效或病情加重者,应注意反复检查血尿酸变化,并做类风湿因子、抗 O 等检查,以排除类风湿性关节炎、风湿性关节炎等疾病。若治疗后关节肿痛缓解,血尿酸正常,则可逐步停用非甾体抗感染药、秋水仙碱,而以抑制尿酸生成药和(或)促排尿酸药做维持治疗。

四、临床经验

(一)诊断方面

1.本病多以突发性关节炎肿痛为首发症状,为非对称性关节痛,且以夜间发病为多,最常发于第一跖趾关节,疼痛剧烈,局部红肿、发热,不能触碰。发病前往往有暴饮、暴食或酗酒史。

2.本病的诊断一般依据临床关节疼痛特点、血尿酸升高等特点,如患者关节痛不发生于特征性的第一跖趾关节,而出现在足背、踝、膝等关节,同时血尿酸升高、对秋水仙碱治疗有特效者,也可明确诊断。若患者急性关节疼痛症状典型,但血尿酸水平不升高,需反复多次检查,同时检查类风湿因子等以排除其他关节炎,避免误诊或漏诊。

(二)治疗方面

痛风性关节炎的治疗一般是根据患者的病情变化,分为急性关节炎期、间歇期及慢性关节炎期而选择治疗方案。急性关节炎期治疗以秋水仙碱为主,往往有特效,但 24 小时总量不超过 6mg,注意治疗药物的不良反应;关节肿痛明显者,可合用非甾体抗感染药治疗,以减少秋水仙碱的剂量。间歇期及慢性关节炎期的治疗予抑制尿酸生成药、促排尿酸药、治疗期间应定期复查血尿酸,以调整用药量。同时应碱化尿液、多饮水,防止形成尿酸盐结晶。

(三)医患沟通

医师应告知患者或其直系家属有关痛风性关节炎的临床特点、治疗药物、疗程,以及须低嘌呤饮食、忌暴饮暴食和酗酒,休息、多饮水等注意事项。应告知患者或其直系亲属,痛风性关节炎患者急性关节炎期治疗 1 周后应及时复查血尿酸,间歇期、慢性关节炎期亦应定期复查血尿酸,以调整治疗药物及剂量。有关治疗药物的调整或需手术治疗的,均须征得患者及家属的同意。

(四)病历记录

1.门急诊病历

记录患者就诊的主要症状,如关节痛的特点,有无规律性,有无发热、乏力等伴随症状,有无酗酒、高嘌呤饮食史等。以往有无类似发作史,如有,记录其诊疗经过。体检记录关节肿痛部位,有无痛风石形成,有无关节畸形等。辅助检查记录血尿酸、血白细胞、血沉等检查结果。

2.住院病历

记录患者门急诊或外院的诊疗经过。记录本病与类风湿关节炎、强直性脊柱炎等疾病的鉴别诊断要点。记录患者入院治疗后的病情变化、治疗效果,记录血尿酸、关节 X 线、血常规、血沉等检查结果。

第七节　类风湿关节炎

一、概述

类风湿关节炎(RA)是一种病因不明的自身免疫性疾病,可发生于任何年龄,随着年龄的增长,发病率也随之增高,我国的患病率约为 0.32%~0.36%。其中中年女性多见,女性高发年龄为 45~55 岁;性别与 RA 发病关系密切,女性约为男性的 3 倍。主要表现为对称性,慢性、进行性多关节炎。关节滑膜的慢性炎症、增生形成血管翳,侵犯关节软骨、软骨下骨、韧带和肌腱等,造成关节软骨、骨和关节囊破坏,最终导致关节畸形和功能丧失。

二、病因、发病机制

RA 的发病机制至今尚未阐明。已发现同卵双生子的 RA 共同患病率为 30%~50%,这表明 RA 发病与遗传有一定关系,但另一方面也说明遗传因素不是绝对和唯一的病因,尚受其他因素的影响,其中包括环境和感染因素。过去认为 EB 病毒或支原体等微生物感染可能是 RA 的病因,但均未得到证实。另外,体内激素水平也可能与发病有关。如女性在绝经期发病明显增高,在妊娠期症状多缓解。迄今对 RA 的病因还不完全明了,可能是一个具有遗传体质的人,受到环境因素的影响或微生物感染后,产生一系列的免疫反应,导致发生 RA。

现在认为 T 细胞特别是 CD4⁺ 辅助 T 细胞是类风湿关节炎早期免疫反应的关键成分。在关节滑膜下层小血管周围有丰富的巨噬细胞和树突样细胞,这些细胞可以将抗原呈递给 T 细胞。抗原呈递细胞受抗原刺激后,在滑膜中出现迟发超敏反应,HLA-DR 强阳性的巨噬细胞或树突样细胞与有 CD4⁺ 标志物的 T 淋巴细胞接触。B 细胞也可以表达 MHCⅡ 抗原、呈递抗原以及产生活化细胞因子。当抗原、DR 分子和 IL-1 同时存在时,CD4⁺ 淋巴细胞可以引发包括产生 IFN-γ、IL-2 等细胞因子的级联放大反应,这些细胞因子可以激活 T 细胞、B 细胞、巨噬细胞和内皮细胞,促使滑膜内皮细胞产生黏附因子,使更多的炎症细胞趋化聚集,从而使局部产生炎症反应,并且可以促进局部炎症细胞增生。这是类风湿关节炎细胞水平的基本病变。

关节和滑膜损害是 RA 最常见的也是主要的病变。由于巨噬细胞样的滑膜细胞(A 型滑膜细胞)及成纤维细胞样的滑膜细胞(B 型滑膜细胞)的增生,使滑膜明显增厚。在滑膜与软骨,或滑膜与骨的交界处,血管数量明显增多,形成血管翳,后者进入骨及软骨,破坏骨和软骨组织。滑膜组织增生、血管翳和肉芽组织形成是 RA 在关节方面具有特异性的病理改变。到 RA 晚期,由于纤维组织增生或钙化形成而导致关节强直和关节畸形,关节功能产生明显障碍。血管炎是 RA 的另一基本病理改变,主要表现为血管壁坏死,较易侵犯的部位为滑膜、皮肤、肌肉、心脏及神经。类风湿结节是 RA 的另一种特异性病变,突出表现为肉芽肿形成。类风湿结节可以出现于体内任何组织或器官,其中以关节周围组织最为常见。脏器中也可出现类风湿结节,是否表现出临床症状,主要取决于是否影响脏器的功能。

三、诊断思路

(一)病史要点

本例患者有:①反复关节疼痛达 25 年;②以对称性关节疼痛,以小关节为主;③伴有晨僵,持续时间大于 1 小时;④伴有手指小关节,尤其是近端指间关节的肿胀、压痛;⑤部分关节出现典型的畸变。

关节疼痛变形是类风湿关节炎的主要症状和体征,其临床特点如下:

1.病情和病程有个体差异,从短暂、轻微的少关节炎到急剧进行性多关节炎均可出现。

2.受累关节以近端指间关节、掌指关节、腕、肘、肩、膝和足趾关节最为多见;颈椎、颞颌关节、胸锁和肩锁关节也可受累,并伴活动受限;髋关节受累少见。

3.关节炎常表现为对称性、持续性肿胀和压痛。

4.常伴有晨僵。

5.最为常见的关节畸形是腕和肘关节强直、掌指关节的半脱位、手指向尺侧偏斜和呈"天鹅颈"样及纽扣花样表现。重症患者关节呈纤维性或骨性强直,并因关节周围肌肉萎缩、痉挛失去关节功能,致使生活不能自理。

6.除关节症状外,还可出现类风湿结节和心、肺、肾、周围神经及眼等内脏病变。

(二)辅助检查

典型的关节肿痛和变形是诊断本病的有力证据,但一些早期 RA 患者常常缺乏典型的症状和明显的体征,故而 RA 的确诊有赖于血清学和 X 线检查。

为确诊类风湿关节炎诊断应作的辅助检查包括:

1.常规血液检查

多数活动期患者有轻至中度正细胞性贫血,白细胞数大多正常,有时可见嗜酸性粒细胞和血小板增多。

2.免疫学指标

血清免疫球蛋白 IgG.IgM、IgA 可升高,血清补体水平多数正常或轻度升高,60%~80%患者有高水平类风湿因子(RF),但 RF 阳性也见于慢性感染(肝炎、结核等)、其他结缔组织病和正常老年人。其他如抗角质蛋白抗体(AKA)、抗核周因子(APF)和抗环瓜氨酸多肽(CCP)等自身抗体对类风湿关节炎有较高的诊断特异性,敏感性在 30%~40%。

3.X 线检查

为明确本病的诊断、病期和发展情况,在病初应拍摄包括双腕关节和手及(或)双足的 X 线片,以及其他受累关节的 X 线片。RA 的 X 线片早期表现为关节周围软组织肿胀,关节附近轻度骨质疏松,继之出现关节间隙狭窄,关节破坏,关节脱位或融合。

(三)诊断要点

1.诊断标准

类风湿关节炎的诊断主要依靠临床表现、自身抗体及 X 线改变。典除了血、尿常规、血沉、C 反应蛋白、类风湿因子等检查外,患者还可做磁共振显像(MRI),以求早期诊断。对可疑类风湿关节炎患者要定期复查、密切随访。

2.活动性判断

判断类风湿关节炎活动性的项目包括疲劳的严重性、晨僵持续的时间、关节疼痛和肿胀的程度、关节压痛和肿胀的数目.关节功能受限制程度以及急性炎症指标(如血沉、C 反应蛋白和血小板)等。

3.缓解标准

类风湿关节炎临床缓解标准有:①晨僵时间低于 15 分钟;②无疲劳感;③无关节痛;④活动时无关节痛或关节无压痛;⑤无关节或腱鞘肿胀;⑥血沉(魏氏法)女性小于 30mm/h,男性小于 20mm/h。

本例诊断:①类风湿关节炎(活动期);②中度贫血;③慢性肾功能不全。

(四)鉴别诊断

类风湿关节炎是一种累及全身多关节和内脏的疾病,在它的诊断过程中,应注意与骨关节炎、痛风性关节炎、反应性关节炎、银屑病关节炎和其他结缔组织病(系统性红斑狼疮、干燥综合征、硬皮病等)所致的关节炎相鉴别。

1.骨关节炎

该病为退行性骨关节病,发病年龄多在 40 岁以上,主要累及膝,脊柱等负重关节。活动时关节痛加重,可有关节肿胀、积液。因手指骨关节炎常被误诊为类风湿关节炎,尤其在远端指间关节出现赫伯登结节和近端指关节出现布夏尔结节时易被视为滑膜炎。骨关节炎通常无游走性疼痛,大多数患者血沉正常,类风湿因子阴性或低滴度阳性。X 线示关节间隙狭窄、关节边缘呈唇样增生或骨疣形成。

2.痛风

慢性痛风性关节炎有时与类风湿关节炎相似,痛风性关节炎多见于中老年男性,常呈反复发作,好发部位为单侧第一跖趾关节,也可侵犯膝、踝、肘、腕及手关节,急性发作时通常血尿酸水平增高,慢性痛风性关节炎可在关节和耳郭等部位出现痛风石。

3.银屑病关节炎

银屑病关节炎以手指或足趾远端关节受累为主,也可出现关节畸形,但类风湿因子阴性,且伴有银屑病的皮肤或指甲病变。

4.强直性脊柱炎

本病主要侵犯脊柱,但周围关节也可受累,特别是以膝、踝、髋关节为首发症状者,需与类风湿关节炎相鉴别。该病有以下特点:①青年男性多见;②主要侵犯骶髂关节及脊柱,外周关节受累多以下肢不对称关节受累为主,常有肌腱端炎;③90%~95%患者 HLA-B27 阳性;④类风湿因子阴性;⑤骶髂关节及脊柱的 X 线改变对诊断极有帮助。

5.结缔组织病所致的关节炎

干燥综合征、系统性红斑狼疮均可有关节症状,且部分患者类风湿因子阳性,但它们都有相应的特征性临床表现和自身抗体。

6.其他

对不典型的以单个或少关节起病的类风湿关节炎要与感染性关节炎(包括结核感染)、反应性关节炎和风湿热相鉴别。

四、治疗

目前,类风湿关节炎的治疗包括药物治疗、外科治疗和心理康复治疗等。

(一)药物治疗

当前国内外应用的药物,包括植物药均不能完全控制关节破坏,而只能缓解疼痛、减轻或延缓炎症的发展。治疗类风湿关节炎的常用药物分为四大类,即非甾类抗感染药(NSAIDs)、改善病情的抗风湿药(DMARDs)、糖皮质激素和植物药。

1.NSAIDs

通过抑制环氧化酶活性,减少前列腺素合成而具有抗感染、止痛、退热、消肿作用。由于 NSAIDs 使前列腺素的合成减少,故可出现相应的不良反应,如胃肠道不良反应:恶心、呕吐、腹痛、腹泻、腹胀、食欲不佳,严重者有消化道溃疡,出血、穿孔等;肾脏不良反应:肾灌注量减少,出现水钠潴留、高血钾、血尿、蛋白尿、间质性肾炎,严重者发生肾坏死致肾功能不全。NSAIDs 还可引起外周血细胞减少、凝血障碍、再生障碍性贫血、肝功损害等,少数患者发生过敏反应(皮疹、哮喘),以及耳鸣、听力下降、无菌性脑膜炎等。

近年来的研究发现,环氧化酶有两种同功异构体,即环氧化酶-1（COX-1）和环氧化酶-2（COX-2）。选择性 COX-2 抑制剂(如昔布类)与非选择性的传统 NSAIDs 相比,能明显减少严重胃肠道不良反应。必须指出的是无论选择何种 NSAIDs,剂量都应个体化;只有在一种 NSAIDs 足量使用 1~2 周后无效才更改为另一种;避免两种或两种以上 NSAIDs 同时服用,因其疗效不叠加,而不良反应增多;老年人宜选用半衰期短的 NSAIDs 药物,对有溃疡病史的老年人,宜服用选择性 COX-2 抑制剂以减少胃肠道的不良反应。应强调,NSAIDs 虽能减轻类风湿关节炎的症状,但不能改变病程和预防关节破坏,故必须与 DMARDs 联合应用。

2.DMARDs

该类药物较 NSAIDs 发挥作用慢,临床症状的明显改善需 1~6 个月,故又称慢作用药。它虽不具备即刻止痛和抗感染作用,但有改善和延缓病情进展的作用。目前尚不清楚类风湿关节炎的治疗首选何种 DMARDs。从疗效和费用等考虑,一般首选甲氨蝶呤,并将它作为联合治疗的基本药物。

(1)甲氨蝶呤(MTX):口服、肌内注射或静脉注射均有效。口服 60% 吸收,每日给药可导致明显的骨髓抑制和毒性作用,故多采用每周一次给药。常用剂量为 7.5~25mg/周,个别重症患者可以酌情加大剂量。常见的不良反应有恶心、口炎、腹泻、脱发、皮疹,少数出现骨髓抑制、听力损害和肺间质变。也可引起流产、畸胎和影响生育力。服药期间,应定期查血常规和肝功能。

(2)柳氮磺吡啶(SSZ):一般服用 4~8 周后起效。从小剂量逐渐加量有助于减少不良反应,使用方法:250~500mg/d 开始,之后每周增加 500mg/d,直至 2.0g/d,如疗效不明显可增至 3.0g/d,如 4 个月内无明显疗效,应改变治疗方案。主要不良反应有恶心、呕吐、厌食、消化不良、腹痛、腹泻、皮疹、无症状性转氨酶增高和可逆性精子减少,偶有白细胞血小板减少,该药服药期间应定期查血常规和肝功能。

(3)来氟米特(LEF):剂量为 10~20mg/d 治疗。主要不良反应有腹泻、瘙痒、高血压、肝酶增高、皮疹、脱发和一过性白细胞下降等,服药初期应定期查肝功能和白细胞。因有致畸作用,故孕妇禁服。由于来氟米特和 MTX 两种药是通过不同环节抑制细胞增生,故两者合用有协同作用。服药期间应定期查血常规和肝功能。

(4)抗疟药:有氯喹(每片 250mg)和羟氯喹(每片 100mg)两种。该药起效慢,服用后 3~4 个月疗效达高峰,至少连服 6 个月后才能宣布无效,有效后可减量维持。用法为:氯喹 250mg/d,羟氯喹 200~400mg/d。本药有蓄积作用,易沉淀于视网膜的色素上皮细胞,引起视网膜变性而致失明,服药半年左右应查眼底。另外,为防止心肌损害,用药前后应查心电图,有窦房结功能不全,心率缓慢,传导阻滞等心脏病患者应禁用。其他不良反应有头晕、头疼、皮疹、瘙痒和耳鸣等。

(5)青霉胺:250~500mg/d,口服,起效后可逐渐减至维持量 250mg/d,青霉胺不良反应较多,长期大剂量应用可出现肾损害(包括蛋白尿、血尿、肾病综合征)和骨髓抑制等,如及时停药多数能恢复。其他不良反应有恶心、呕吐、厌食、皮疹、口腔溃疡、嗅觉丧失、淋巴结肿大、关节痛,偶可引起自身免疫病,如重症肌无力、多发性肌炎、系统性红斑狼疮及天疱疮等。治疗期间应定期查血、尿常规和肝肾功能。

(6)金诺芬:为口服金制剂,初始剂量为 3mg/d,2 周后增至 6mg/d 维持治疗。常见的不良反应有腹泻、瘙痒、皮炎、舌炎和口炎,其他有肝、肾损伤、白细胞减少、嗜酸性粒细胞增多、血小板减少或全血细胞减少、再生障碍性贫血。还可出现外周神经炎和脑病。为避免不良反应,应定期查血尿常规及肝、肾功能。孕妇、哺乳期妇女不宜使用。

(7)硫唑嘌呤(AZA):口服后约 50% 吸收。常用剂量 1~2mg/(kg·d),一般 100mg/d,维持量为 50mg/d。不良反应有脱发、皮疹、骨髓抑制(包括血小板减少、贫血),胃肠反应有恶心、呕吐,可有肝损害、胰腺炎,对精子、卵子有一定损伤,出现致畸,长期应用可致癌。服药期间应定期查血常规和肝功能等。

(8)环孢素 A(CsA):与其他免疫抑制剂相比,CsA 的主要优点为无骨髓抑制作用,用于重症类风湿关节炎。常用剂量 3~5mg/(kg·d),维持量是 2~3mg/(kg·d)。CsA 的主要不良反应有高血压、肝肾毒性、神经系统损害、继发感染、肿瘤以及胃肠道反应、齿龈增生、多毛等。不良反应的严重程度、持续时间均与剂量和血药浓度有关。服药期间应查血常规、血肌酐和血压等。

(9)环磷酰胺(CYC):较少用于类风湿关节炎,在多种药物治疗难以缓解病情的特殊情况下,可酌情试用。

3.糖皮质激素

能迅速减轻关节疼痛、肿胀。关节炎急性发作、或伴有心、肺、眼和神经系统等器官受累的重症患者,可给予短效激素,其剂量依病情严重程度而调整。小剂量糖皮质激素(泼尼松 10mg/d 或等效其他激素)可缓解多数患者的症状,并在 DMARDs 起效前发挥"桥梁"作用,或 NSAIDs 疗效不满意时的短期措施。必须纠正单用激素治疗类风湿关节炎的倾向,用激素时应同时服用 DMARDs。激素治疗类风湿关节炎的原则是:不需用大剂量时则用小剂量;能短期使用者,不长期使用;并在治疗过程中,注意补充钙剂和维生素以防止骨质疏松。

关节腔注射激素有利于减轻关节炎症状,改善关节功能。但一年内不宜超过 3 次。过多的关节腔穿刺除了并发感染外,还可发生类固醇晶体性关节炎。

4.植物药制剂

(1)雷公藤:雷公藤多苷 30~60mg/d,分 3 次饭后服。主要不良反应是性腺抑制,导致精子生成减少,男性不育和女性闭经。雷公藤还可以引起食欲缺乏、恶心、呕吐、腹痛、腹泻等,可有骨髓抑制作用,出现贫血、白细胞及血小板减少,并有可逆性肝酶升高和血肌酐清除率下降,其他不良反应包括皮疹、色素沉着、口腔溃疡、指甲变软、脱发、口干、心悸、胸闷、头疼、失眠等。

(2)青藤碱:青藤碱 20mg/片,饭前口服,每次 1~4 片,每日三次。常见不良反应有皮肤瘙痒、皮疹等过敏反应,少数患者出现白细胞减少。

(3)白芍总苷:常用剂量为 300mg,每次 2 片,每日 2~3 次。毒副作用小,其不良反应有大便次数增多、轻度腹痛、食欲缺乏等。

(二)外科治疗

类风湿关节炎患者经过内科积极正规的药物治疗,病情仍不能控制时,为防止关节的破坏、纠正畸形或改善生活质量,可考虑手术治疗。但手术并不能根治类风湿关节炎,故术后仍需内科药物治疗。常用的手术主要有滑膜切除术,关节形成术.软组织松解或修复手术、关节融合术。

1.滑膜切除术

对早期(Ⅰ期及Ⅱ期)患者经积极正规的内科治疗仍有关节肿胀、疼痛,且滑膜肥厚,X 线显示关节软骨已受侵犯,病情相对稳定,受累关节比较局限,为防止关节软骨进一步破坏应考虑滑膜切除术。有条件时,应尽可能在关节镜下进行滑膜切除,这样手术创伤小,术后恢复快。滑膜切除术对早期类风湿病变疗效较好,术后关节疼痛和肿胀明显减轻,功能恢复也比较满意,但疗效随术后时间的逐渐延长而减退,部分残留滑膜可增生,再次产生对关节软骨的侵蚀作用。因此,滑膜切除术后仍需内科正规治疗。

2.人工关节置换术

是一种挽救关节畸形和缓解症状的手术,其中髋、膝关节是目前临床置换最多的关节。其术后十年以上的成功率达90%以上。该手术对减轻类风湿关节炎病变、关节疼痛、畸形、功能障碍、改善日常生活能力有着十分明确的治疗作用,特别是对中晚期、关节严重破坏,由于疼痛、畸形、功能障碍不能正常工作和生活的患者尤为有效。肘、腕及肩关节为非负重关节,大多数患者通过滑膜切除术或其他矫形手术,以及其他各关节之间的运动补偿可缓解症状,不一定必须采用关节置换术。

3.其他软组织手术

由于类风湿关节炎除了骨性畸形和关节内粘连所造成的关节畸形外,关节囊和关节周围肌肉、肌腱的萎缩也是造成关节畸形的原因之一,因此,为了解除关节囊和关节周围肌肉、肌腱的萎缩,从而达到矫正关节畸形的目的,可行软组织松解术,包括关节囊剥离术、关节囊切开术、肌腱松解或延长术,由于这些手术常同时进行,故可称之为关节松解术。其中肌腱手术在手部应用最广泛,在进行人工关节置换时,常需要采用软组织松解的方法来矫正畸形。软组织松解术常用于髋关节内收畸形时,切断内收肌以改善关节活动及矫正内收畸形,还可用于某些幼年型类风湿关节炎患者畸形的早期矫正。腕管综合征亦常采用腕横韧带切开减压术。滑囊炎见于类风湿关节炎的肩、髋关节等处,如经保守治疗无效,常需手术切除。腘窝囊肿较常见于各类膝关节炎,尤其是类风湿关节炎,原发疾病缓解后常能自行退缩,偶需手术治疗。类风湿结节一般见于疾病的活动期,很少需手术切除,只有结节较大,有疼痛症状,经保守治疗无效者,需手术切除。

4.关节融合术

随着人工关节置换术的成功应用,近年来,关节融合术已很少使用,但对于晚期关节炎患者,关节破坏严重、关节不稳的,可行关节融合。此外,关节融合术还可作为关节置换术后失败的挽救手术。

(三)心理和康复治疗

关节疼痛、害怕残疾或已经面对残疾、生活不能自理、经济损失、家庭、朋友等关系改变、社交娱乐活动的停止等诸多因素不可避免地给类风湿关节炎患者带来精神压力,他们渴望治疗,却又担心药物不良反应或对药物实际作用效果信心不足,这又加重了患者的心理负担。抑郁是类风湿关节炎患者中最常见的精神症状,严重的抑郁有碍疾病的恢复。因此,在积极合理的药物治疗同时,还应注重类风湿关节炎的心理治疗。另外,在治疗方案的选择和疗效评定上亦应结合患者精神症状的改变。对于急性期关节剧烈疼痛和伴有全身症状者应卧床休息,并注意休息时的体位,尽量避免关节受压,为保持关节功能位,必要时短期夹板固定(2~3周),以防畸形。在病情允许的情况下,进行被动和主动的关节活动度训练,防止肌萎缩。对缓解期患者,在不使患者感到疲劳的前提下,多进行运动锻炼,恢复体力,并在物理康复科医师指导下进行治疗。

(四)其他治疗

生物制剂,如抗肿瘤坏死因子-α(TNF-α),国外已开始用于类风湿关节炎的治疗。至今有多种抗 TNF-α 拮抗剂制剂。Infliximab 是 TNF-α 的单克隆抗体,Etanercept 是一种重组的人可溶性 TNF-α 受体融合蛋白,Adalimumab 是 TNF-α 的人源化单克隆抗体。国内抗 TNF-α 拮抗剂治疗类风湿关节炎相关研究也显示其可快速起效,有效控制病情。常见的不良反应可为:感染风险增加肿瘤发生概率增高等。

自体外周血干细胞移植疗法,在国内已开始用于难治性类风湿关节炎的治疗,其确切远期疗效还有待更多病例的积累和随诊观察。

(五)治疗原则

在当今,类风湿关节炎不能被根治的情况下,防止关节破坏,保护关节功能,最大限度的提高患者的生活质量,是我们的目标。因此,治疗时机非常重要。尽管 NSAIDs 和糖皮质激素可以减轻症状,但关节炎症和破坏仍可发生或进展。而 DMARDs 可改善和延缓病情,应及早使用。早期积极、合理使用 DMARDs 治疗是减少致残的关键。必须指出,药物选择要符合安全、有效、经济和简便的原则。

类风湿关节炎一经诊断即开始 DMARDs 治疗。推荐首选 MTX,也可选用柳氮磺吡啶或羟氯喹。视病情可单用也可采用两种或两种以上的 DMARDs 联合治疗。一般对单用一种 DMARDs 疗效不好,或进展性、预后不良和难治性类风湿关节炎患者可采用治疗机制不同的 DMARDs 联合治疗。如 MTX 可选用 7.5～25mg/w 和柳氮磺吡啶 1.0～3.0g/d。目前常用的联合方案有:①MTX＋柳氮磺吡啶;②MTX＋羟氯喹(或氯喹);③MTX＋青霉胺;④MTX＋金诺芬;⑤MTX 硫唑嘌呤;⑥柳氮磺吡啶＋羟氯喹。国内还可采用 MTX 和植物药(如雷公藤、青藤碱和白芍总苷)联合治疗。如患者对 MTX 不能耐受,可改用来氟米特或其他 DMARDs,难治性类风湿关节炎可用 MTX＋来氟米特或多种 DMARDs 联合治疗。联合用药时,可适当减少其中每种药物的剂量。

2009～2011 年,ACR/EULAR 等多个国际会议上肯定了生物制剂在治疗中重度类风湿关节炎的疗效。对于中重度类风湿关节炎患者,推荐在甲氨蝶呤作为基本用药的基础上联合使用抗 TNF-α 拮抗剂可快速.有效缓解病情,避免关节进一步损伤。

必须再次强调指出:无论选用哪一种治疗方案,在治疗前必须照双手(包括腕关节)X 线相或受累关节的对称性 X 线相,并于治疗后逐年复查 x 线相用以比较疗效。为避免药物不良反应,用药过程中应严密观察血、尿常规和肝、肾功能,并随时调整剂量。评价治疗反应,除比较治疗前后的关节压痛程度及数目、关节肿胀程度及数目、受累关节放射学改变外,还应包括功能状态的评价,医生和患者对疾病活动性的总体评估。

对所有患者都应监测病情的活动性。对早期、急性期或病情持续活动的患者应当密切随访,直至病情控制。处于缓解期的患者可以每半年随访一次,同时,根据治疗药物的要求定期化验相应指标。

应该明确,经治疗后的症状缓解,不等于疾病的根治,近期有效不等于远期有效。DMARDs 可以延缓病情进展,但亦不能治愈类风湿关节炎,基于这一点,为防止病情复发,原则上不停药,但也可依据病情逐渐减量维持治疗,直至最终停用。

五、预后

大多数类风湿关节炎患者病程迁延,类风湿关节炎头 2~3 年的致残率较高,如不及早合理治疗,3 年内关节破坏达 70%。积极、正确的治疗可使 80%以上的类风湿关节炎患者病情缓解,只有少数最终致残。

目前尚无准确预测预后的指标,通常认为:男性比女性预后好;发病年龄晚者较发病年龄早者预后好;起病时关节受累数多或有跖趾关节受累、或病程中累及关节数大于 20 个预后差:持续高滴度类风湿因子阳性、持续血沉增快.C 反应蛋白增高、血中嗜酸性粒细胞增多均提示预后差:有严重全身症状(发热、贫血、乏力)和关节外表现(类风湿结节.巩膜炎、间质性肺病、心包疾病.系统性血管炎等内脏损伤)预后不良;短期激素治疗症状难以控制或激素维持剂量不能减至 10mg/d 以下者预后差。

第八节　系统性红斑狼疮

一、概述

系统性红斑狼疮(SLE)是一个涉及多种系统和脏器损害的慢性结缔组织疾病和自身免疫性疾病,可累及皮肤、关节、黏膜、泌尿、血液及中枢神经系统等,病情呈反复发作与缓解交替过程。该病确切病因不明,通常认为是遗传基因、环境、性激素等多种因素综合作用所致。本病的发生有家族聚集倾向,遗传背景极其复杂,与二十多种不同的遗传决定簇相关联。患者体内产生大量多种自身抗体,是典型的系统性自身免疫病,具有复杂的免疫系统紊乱性,几乎牵涉到多种免疫失调的机制:如淋巴细胞和抗原递呈细胞功能异常、细胞因子失衡、细胞凋亡异常、细胞和体液免疫功能异常、免疫失耐受、自身抗体和免疫复合物大量产生且清除障碍、补体异常活化,最终导致多器官受损等,被公认为是自身免疫病的原型。SLE 好发于生育年龄女性,多见于 15~45 岁,女:男比例为 7~9:1。SLE 的流行病学在美国多地区的调查报告,其患病率为 14.6~122/10 万人,我国患病率为 70/10 万人,妇女中则高达 115/10 万人。

二、病因及发病机制

系统性红斑狼疮是一种多系统受累的自身免疫性疾病,其病理机制十分复杂,涉及遗传、各种自身抗体、雌激素受体、Th 细胞和 B 细胞功能亢进、抑制性 T 细胞功能降低、单核吞噬细胞、补体及其受体清除功能障碍和多种细胞因子等因素,病因是多方面的。至今,本病的病因和发病机制不明,目前的研究主要集中在以下三个方面。

(一)免疫因素

患者体内有多种自身抗体形成,提示 B 细胞活动亢进是本病的发病基础。周围血中 B 细胞体外培养实验结果发现其增生能力较正常强 8~10 倍。

(二)遗传因素

遗传因素与本病的关系表现为:①在纯合子双胎中有很高(69%)的一致性;②SLE 患者家属成员中发病的可能性明显增加;③北美白人中 SLE 与 HLA DR2、DR3 有关。这可能是由于位于 HLAD 区的免疫反应基因对抗原(包括自身抗原)所激发的免疫反应的程度有调节作用的缘故。

(三)其他

非遗传因素在启动自身免疫反应中亦起着一定的作用。这些因素包括:①药物:盐酸肼苯哒嗪、普鲁卡因胺(普鲁卡因酰胺)等可引起 SLE 样反应。但停药后常可自愈;②病毒:在实验动物 NZB 和 NZB/WF1 小鼠中的自发性 SLE 样病中发现 C 型病毒感染,在肾小球中可检出病毒抗原—抗体复合物。但在 SLE 病中病毒因素尚未能充分得到证实;③性激素对 SLE 的发生有重要影响,其中雄激素似有保护作用,而雌激素则似有助长作用,故患者以女性为多,特别多发生在生育年龄,病情在月经和妊娠期加重。

三、诊断思路

(一)病史特点

系统性红斑狼疮其临床表现可概括为以下几个方面:

1.全身症状

起病可急可缓,多数早期表现为非特异的全身症状,如发热,尤以低热常见、全身不适、乏力、体重减轻、脱发等。病情常缓解加重交替出现。SLE 患者常常出现发热,可能是 SLE 活动期的表现,但应除外感染因素,尤其是在免疫抑制治疗中出现的发热,更需警惕。SLE 患者常有疲劳,容易被忽视,可能是导致劳动力丧失的主要症状,疲劳常是狼疮活动的先兆。它反映了多种问题,包括抑郁、失眠、纤维肌痛和病情活动。感染、日晒、药物、精神创伤、手术等均可诱发或加重。

2.皮肤黏膜

皮肤黏膜表现是临床医生确立诊断、判断活动性的依据。包括:颊部红斑、盘状红斑、口腔溃疡、雷诺现象.网状青斑、肢端发绀、甲周红斑、躯干部或四肢的斑丘疹等。狼疮患者的面部典型红斑为蝶形红斑:为面颊两侧(累及鼻梁更典型)形成的类似蝴蝶的充血水肿样红斑,色鲜红,略有毛细血管扩张及鳞片状脱屑,严重者出现水疱、溃疡、皮肤萎缩和色素沉着,经过治疗可完全恢复不留瘢痕。颊部蝶形红斑与 SLE 密切相关,是 SLE 的特异性表现之一。盘状红斑是 SLE 的诊断标准之一。盘状狼疮是红斑上覆有鳞屑。可中间凹陷伴色素减退,四周隆起肿胀发红,类似盘状,通常遗留瘢痕。若出现在头部,可导致斑秃。尽管盘状红斑对皮肤的影响最大,但不会危及生命。亚急性皮肤型红斑狼疮的环状皮损提示疾病严重程度不高,主要为患者前胸或后背的环状充血样斑疹、丘疹鳞屑样皮疹,多不留瘢痕,无内脏受损。

3.皮肤血管炎样改变

皮肤血管炎样改变是反映狼疮活动的重要指标之一。包括指端及指(趾)甲周红斑、手(足)指(趾)尖及手掌和足底皮肤等部位出现的点片状红斑、紫斑等。严重者可出现点片状梗死灶或坏疽,伴有疼痛。在严重的、危及生命的狼疮患者中,可以出现手和足的 Janeway 皮损和 Osler 结节,产生原因可能是免疫复合物的沉积。应与二尖瓣和主动脉瓣的感染性栓子导致的 Libman Sack 心内膜损害(非疣状细菌性心内膜炎)相鉴别,血培养、心电图和对患者的仔细检查有所帮助,但鉴别仍较困难。越来越多的证据表明,存在抗磷脂抗体的狼疮患者发生瓣膜疾病及相关的血栓栓塞的危险性增大。网状青斑多出现于大腿、臀部皮肤。

4.部分患者有雷诺现象

部分患者有雷诺现象即在寒冷,情绪激动,紧张等刺激条件下出现双手(足)指(趾)尖,甚至鼻尖等部位皮肤血管痉挛、短暂性缺血而导致的皮肤突然先后变白、变紫、再恢复到正常色泽的过程,持续数秒钟至数分钟不等,可伴有疼痛不适。长期出现雷诺现象的患者常合并肺动脉高压。

5.光过敏

光过敏是狼疮诊断标准之一,它是指紫外线(UVB)作用于部分狼疮患者皮肤可引起剧烈的红斑反应,如面、颈部皮肤充血发红甚至肿胀。饮食和药物也可使光敏反应增加,如芹菜和香菇会增加光敏反应发生的概率。紫外线对表皮一真皮部分的影响,包括使凋亡增加,黏附分子释放增加,局部淋巴细胞反应性增高。

6.狼疮发或脱发

狼疮发或脱发也常出现于狼疮患者。前额边缘的头发参差不齐被称为狼疮发,是狼疮的征象之一。头发稀疏通常发生在狼疮活动期,也可能与使用免疫抑制剂(激素、莱福米特、硫唑嘌呤或环磷酰胺)有关,需予以鉴别。狼疮患者偶可表现出指端肿胀硬化和毛细血管扩张,这可能意味着向另一种疾病类型如硬皮病、混合性结缔组织病发展,这样就增加了诊疗的难度。

7.口腔溃疡

口腔溃疡是狼疮诊断标准之一。新发的或复发增多的口腔溃疡提示病情的复发加重。狼疮患者长期应用激素和免疫抑制剂,常出现口腔黏膜白斑,多为念珠菌感染,称为鹅口疮。有口腔溃疡时也易并发鹅口疮。

8.骨骼肌肉损害

关节炎是患者最常见体征。狼疮患者的关节炎与类风湿关节炎有所不同,关节痛常见,少有关节肿胀,或仅轻微肿胀;多无关节面下骨侵蚀和关节畸形。SLE中非侵蚀性畸形性关节病叫做jaccoud关节病,可影响掌指关节、腕关节和跖趾关节,其分布与类风湿关节炎相似,四肢多关节可受累。此外患者常会出现腱鞘炎和滑囊炎等。在肌腱上,特别是手的屈肌腱上可以形成结节。纤维肌痛症是狼疮患者常见的问题,在一定程度上也会造成患者全身乏力的症状。虽然狼疮可以出现肌炎表现,但临床上并不常见。

9.肾脏问题

患者通常都会有肾脏问题,这是因为肾脏有大量的毛细血管床、带负电荷的基膜、复杂的肾小球和肾小管细胞的功能,导致肾脏对自身抗体介导的免疫炎症反应高度易感。尿常规、尿蛋白、细胞和管型及血清学尿素氮、肌酐检查是监测患者肾损最有效的常规方法,并且为治疗和判断预后提供依据。患者常出现蛋白尿、血尿、管型尿、白细胞尿、低比重尿、水肿、血压增高、血、尿素氮和肌酐增高等。

10.肾脏病变

患者通常都会有肾脏问题,这是因为肾脏有大量的毛细血管床、带负电荷的基膜、复杂的肾小球和肾小管细胞的功能,导致肾脏对自身抗体介导的免疫炎症反应高度易感。尿常规、尿蛋白,细胞和管型及血清学尿素氮、肌酐检查是监测患者肾损最有效的常规方法,并且为治疗和判断预后提供依据。患者常出现蛋白尿、血尿、管型尿、白细胞尿、低比重尿、水肿、血压增高、血尿素氮和肌酐增高等。肾脏病理可提供狼疮活动性的指标,如肾小球细胞增生性改变、纤维素样坏死、核碎裂、细胞性新月体、透明栓子、金属环、炎细胞浸润,肾小管间质的炎症等均提示狼疮肾炎(LN)活动;而肾小球硬化、纤维性新月体,肾小管萎缩和间质纤维化则是 LN 慢性指标。活动性指标高者,肾损害进展较快,但积极治疗可以逆转;慢性指标提示肾脏不可逆的损害程度,药物治疗只能减缓而不能逆转慢性指数的继续升高。抗 ds-DNA 抗体与弥散增生型肾小球肾炎密切相关,而抗 Sm 抗体与膜性肾病密切相关。其他自身抗体出现时也可有肾脏累及,血管闭塞现象可伴随抗心磷脂抗体出现。

　　肾脏病变可在进展和改善之间可相互转化。狼疮肾炎的活动性及预后的尽早判断对于调整治疗方案极其重要。血清蛋白和血胆固醇水平是肾病综合征以及蛋白尿严重程度的标志。肾外表现诸如高血压、低补体水平和淋巴细胞减少可以为肾功能恶化提供更明确的证据。就肾功能而言,蛋白尿的加重恶化提示预后不良。肾功能正常的患者如果血清蛋白水平高于40mg/L,每年体检血压正常,则正常的肾功能可保持多年。然而,如果血清蛋白水平降低、淋巴细胞计数小于1000,至少50%的患者病情可能进展;约25%的患者发现有蛋白尿但没有肾功能不全的证据,在未来 10～12 个月会进展到肾功能不全,特别是那些合并有血尿、同时有白细胞减少或补体降低的患者。一旦肾功能减退至血肌酐水平＞400mmol/L,患者可能在一年内需要血液透析或肾移植。

　　11.血液系统损害

　　几乎全部患者在某一阶段发生一项或几项血液系统异常,依次有贫血、白细胞减少、血小板减少、血中抗凝物质引起出血现象等,贫血的发生率80%,正细胞正色素或轻度低色素性。贫血的原因是复合性的,包括肾脏疾病、感染、药物、红细胞生成减慢。骨髓铁利用障碍、溶血等。常并发溶血性贫血,多有网织红细胞升高和 Coornb's 试验阳性,属自身免疫性溶血,提示病情活动。缺铁性低色素贫血多与服阿司匹林或氢化可的松引起隐匿性消化道出血有关。白细胞减少常见,约60%患者开始时白细胞持续低于 $4.5×10^9$/L,粒细胞和淋巴细胞绝对值均可减少,但主要是由于淋巴细胞数目减少。疾病本身或其治疗都可引起淋巴细胞减少。SLE本身可出现白细胞减少,治疗 SLE 的细胞毒药物也常引起白细胞减少,需要鉴别。SLE 的白细胞减少,一般发生在治疗前或疾病复发时,多数对激素治疗敏感;细胞毒药物所致的白细胞减少,其发生与用药相关,恢复也有一定规律。血小板减少与血小板抗体、抗磷脂抗体以及骨髓巨核细胞成熟障碍有关。部分患者在起病初期或疾病活动期伴有淋巴结肿大和(或)脾大。

　　如果患者没有接受激素或免疫抑制剂治疗,白细胞减少表明免疫活动。淋巴细胞的数目是动态变化的。联合观察淋巴细胞水平、补体水平及血压等指标,可能在判断疾病进展及预后方面比确定亚型更重要。粒细胞减少可能因血中抗粒细胞抗体和免疫复合物在粒细胞表面沉积有关。血中存在抗淋巴细胞抗体导致淋巴细胞(T、B 细胞)减少。约50%患者出现血小板减少伴轻重不等的出血倾向,血中有抗血小板抗体和循环免疫复合物固定在血小板表面。继之破坏它,是血小板减少的原因,10%患者血中有抗凝物质,当合并血小板减少或低凝血酶原血症时,可出现出血症状。一般认为血小板减少与出血倾向有关,如果血小板水平低于 3 万,也需考虑抗磷脂综合征和血栓栓塞的可能。抗磷脂抗体综合征与血小板减少显著相关,可能是由于血小板膜活化引起一部分磷脂暴露的缘故。偶可见严重的致命性血栓性血小板减少性紫斑,通常提示狼疮病情高度活跃。

12.心血管

10％～50％患者出现心脏病变,常由疾病本身或长期服用糖皮质激素治疗所致。心脏受累可发生在任何部分,病变包括心包炎、心肌炎、心内膜及瓣膜病变等,依个体病变不同,表现有胸闷、胸痛、心悸、心脏扩大、充血性心力衰竭、心律失常、心脏杂音等,少数患者死亡冠状动脉梗塞。有心包炎表现的活动期狼疮患者可迅速出现心包积液。大剂量激素对这种心包积液效果好。近几年,越来越强调在狼疮患者中冠状动脉疾病可提早出现。有调查显示30～40岁女性发生冠状动脉疾病的危险性是年龄性别匹配的对照组的50倍,特别是在高胆固醇血症、使用激素、高血压、卵巢早衰及肥胖的情况下。Libman-Sack病引起的二尖瓣和主动脉瓣病变在常规的心脏超声检查部位发现率最高,抗磷脂抗体综合征与Libman-Sack病之间的关系日益得到认识。

13.呼吸系统

肺和胸膜受累约占50％,其中约10％患狼疮性肺炎,胸膜炎和胸腔积液较常见,肺实质损害多数为间质性肺炎和肺间质纤维化,引起肺不张和肺功能障碍。急性狼疮性肺炎有双肺弥散斑片状影浸润,病情可进展迅速,患者呼吸困难、咳嗽、很快出现低氧血症,大剂量激素治疗可缓解。SLE所引起的肺间质性病变主要是处于急性和亚急性期的肺间质磨玻璃样改变和慢性肺间质纤维化,表现为活动后气促、干咳、低氧血症,肺功能检查常显示弥散功能下降。少数病情危重者、伴有肺动脉高压者或血管炎累及支气管黏膜者可出现咯血。SLE合并弥散性出血性肺泡炎死亡率极高。SLE还可出现肺动脉高压、肺梗死、肺萎缩综合征。后者表现为肺容积的缩小,横膈上抬,盘状肺不张,呼吸肌功能障碍,可能是由于膈肌无力或纤维化或膈神经受累所致。而无肺实质、肺血管的受累,也无全身性肌无力、肌炎、血管炎的表现。在狼疮性肺损害基础上,常继发细菌感染。必要时应行肺高分辨率CT(HRCT)检查,结合痰、支气管-肺泡灌洗液的涂片和培养,以明确诊断。

14.胃肠道

部分患者可表现为胃肠道症状,如上消化道出血、便血、腹腔积液、麻痹性肠梗阻等,这可由胃肠道的血管炎所致,如肠系膜血管炎。肠系膜血管的动、静脉伴行,支配胃肠营养和功能,如发生病变,则所支配的部位产生相应症状,严重时累及生命。肠系膜血管炎可以导致胃肠道黏膜溃疡、小肠和结肠水肿、梗阻、出血、腹腔积液等,出现腹痛、腹胀、腹泻、便血和黑便、麻痹性肠梗阻等临床表现。如不及时诊断、治疗,可致肠坏死、穿孔,造成严重后果。

15.其他

部分患者在病变活动时出现淋巴结肿大。SLE的眼部受累常见,包括结膜炎、葡萄膜炎、眼底改变、视神经病变等。眼底改变包括出血、视盘水肿、视网膜渗出等,视神经病变可以导致突然失明。SLE常伴有继发性干燥综合征,有外分泌腺受累,表现为口干、眼干、唾液腺肿大,常有血清抗SSB、抗SSA抗体阳性。患者可有月经紊乱和闭经。

四、辅助检查

(1)贫血、白细胞减少、血小板减少。贫血的发生率80％,正细胞正色素或轻度低色素性。贫血的原因是复合性的,包括肾脏疾病、感染、药物、红细胞生成减慢。骨髓铁利用障碍、溶血等。常并发溶血性贫血,多有网织红细胞升高和 Coomb's 试验阳性,属自身免疫性溶血,提示病情活动。

(2)蛋白尿、血尿、管型尿、白细胞尿、低比重尿、水肿、血尿素氮和肌酐增高。

(3)肾穿刺活检有助于确立诊断、判断预后、指导治疗。电镜和免疫荧光检查几乎 100% 有肾脏病理学异常,根据肾穿刺结果对狼疮肾炎进行了分类,这些病理学分类结合临床和实验室检查,通常用于判断患者肾脏的预后。Ⅰ 型(肾穿刺活检正常)预后良好;Ⅱ 型系膜增生型(MesLN)(肾小球系膜增生及免疫复合物沉积)为预后较好;Ⅲ 型局灶增生型(FPLN)(系 膜和内皮细胞增生,毛细血管免疫复合物沉积,肾小球受累不超过 50%)预后中等;Ⅳ 型弥散增生型(DPLN)(超过 50% 的肾小球弥散性增生,细胞增生,新月体形成)预后差,需积极的激素加免疫抑制剂治疗,有可能逆转病情;Ⅴ 型膜型(MLN)(膜性肾小球肾炎,上皮下颗粒状免疫复合物沉积)与肾性蛋白尿相关,但患者的肌酐清除率通常是正常的,见于 2/3 的患者;Ⅵ 型(硬化改变、伴纤维化新月体和血管硬化)是一危险信号,预示肾脏病变不可逆,多有可能发展到肾衰竭。

(4)脑脊液:在 SLE 伴神经精神病变者中,大多无明显变化,约 30% 有脑脊液异常,表现有蛋白和(或)细胞数增加,IgG 合成率增加。

(5)肺部 CT:胸膜炎和胸腔积液较常见,肺实质损害多数为间质性肺炎和肺间质纤维化,引起肺不张和肺功能障碍。部分有急性狼疮性肺炎,病情凶险。一些患者合并肺部感染。

(6)免疫检查:免疫荧光抗核抗体(IFANA)是狼疮诊断的必要条件;IFANA 检查的目的不是用来确定诊断,而是当其结果为阴性时,用于排除诊断。抗核抗体反应阳性提示结缔组织疾病,是 SLE 的筛选检查。除 SLE 之外,其他结缔组织病的血清中也常存在 ANA,一些慢性感染也可出现低滴度的 ANAs。

ANAs 包括一系列针对细胞核中抗原成分的自身抗体。其中,抗双链 DNA(ds DNA)抗体对 SLE 的诊断特异性为 95%,敏感性为 70%,它与疾病活动性及预后有关;抗 Sm 抗体对 SLE 的诊断特异性高达 99%,但敏感性仅 25% 左右,该抗体的存在与疾病活动性无明显关系;抗核糖体 P 蛋白(rRNP)抗体与 SLE 的精神症状有关;抗单链 DNA、抗组蛋白、抗 ulRNP、抗 SSA 和抗 SSB 等抗体也可出现于 SLE 的血清中,但其诊断特异性低,因为这些抗体也见于其他自身免疫性疾病。抗 SSB 与继发干燥综合征有关。

其他自身抗体还有与抗磷脂抗体综合征有关的抗磷脂抗体(包括抗心磷脂抗体和狼疮抗凝物);与溶血性贫血有关的抗红细胞抗体;与血小板减少有关的抗血小板抗体;与神经精神性狼疮有关的抗神经元抗体。另外,SLE 患者还常出现血清类风湿因子阳性,高 γ 球蛋白血症和低补体血症。

七、鉴别诊断

本病应与其他结缔组织病,细菌或病毒感染性疾病,组织细胞增生症 X,恶性网状内皮细胞增多症,血小板减少症,溶血性贫血,各种类型的肾脏病,肝炎,心肌-心包炎,神经系统疾病相鉴别。尤须与类狼疮综合征、新生儿红斑狼疮综合征鉴别。

(一)感染

SLE80% 的患者活动期有发热,大多为高热,需与感染相鉴别,此类患者找不到确切的感染灶,且用抗生素治疗效果不佳,有关化验检查及免疫学检查有助诊断。

(二)类风湿关节炎

SLE 和类风湿关节炎均可见于青年女性,且患者可有多关节病变,尤其对 RF 阴性的类风湿关节炎患者来讲,排除系统性红斑狼疮很重要,类风湿关节炎患者中晚期 X 线片多有双手多关节骨质侵蚀破坏,而狼疮患者少有双手关节骨质侵蚀破坏。对于发病时间不长的患者来说,除做必要的免疫学检查外,密切随访也是很重要的。

(三)血液系统疾病

(1)溶血性贫血:SLE 约 2% 的患者以溶血性贫血起病,不伴或很少伴有系统性红斑狼疮的其他症状者易误诊,应做免疫学检查以助诊断。

(2)血小板减少性紫癜:SLE 少部分患者以血小板减少性紫癜为首发表现而就诊,当其他系统症状较少时,应注意查免疫学指标,以防漏诊。

(3)肾脏系统疾病:SLE 以"肾小球肾炎"或"肾病综合征"为首要表现时,应注意有无其他系统的表现,除查免疫指标外,肾活检是较好的鉴别方法,因为狼疮肾的病理上可见到多种免疫复合物的沉积,而原发性肾病者则与此不同。

(4)多发性肌炎或皮肌炎:SLE 可以有肌肉痛及无力的表现,但肌酶谱及肌电图可以正常或轻微损害,且抗 Jo-1 抗体一般阴性。

(5)白塞病:可以有口腔溃疡及眼部改变,也可有关节痛,皮肤针刺反应阳性,一般抗 Sm 抗体及抗 dsDNA 抗体为阴性。

(6)混合性结缔组织病:混合性结缔组织病除了具有系统性红斑狼疮的某些特征外,还常伴有类似皮肌炎和系统性硬化症的临床表现,如肌肉疼痛、肌无力、手指肿胀、皮肤绷紧、弹性差、频繁发生的雷诺现象和食管功能不全表现,肾脏和中枢神经病变少见,实验室检查常有肌酶和肌电图异常以及食管功能不全的 X 射线征象,高滴度的抗 ul-RNP 抗体阳性是本病的特征。混合性结缔组织病对糖皮质激素的治疗反应也较系统性红斑狼疮为好,因此预后也较好。

(7)结节性多动脉炎:虽然结节性多动脉炎也可出现多形红斑、结节性红斑、猩红热样皮疹以及关节肿胀疼痛等皮肤、关节病变、肾脏也是最常受累的器官,但结节性多动脉炎常见的皮下结节如黄豆大小,沿动脉排列或聚集在血管近旁,有压痛,关节病变多表现为大关节肿痛,血白细胞明显增多,且以中性多核细胞和嗜酸性粒细胞增多为主,抗核抗体和类风湿因子阳性者罕见。皮下结节或肌肉活检有助确诊。

八、治疗

(一)治疗原则

治疗方案因病情的不同而不同,通常在确诊后需评估全身多脏器受累损害的个数及程度、自身抗体的滴度、补体下降的水平等来综合分析以评价病情的活动性和严重性,从而决定相应的治疗方案。需被评价的器官系统包括:综合一般状况、皮肤黏膜、肌肉骨骼、心肺系统、血液系统、肾脏、神经系统、胃肠系统。对于 SLE 的诊断和治疗应包括如下内容:①明确诊断;②评估 SLE 疾病严重程度和活动性;③拟订 SLE 常规治疗方案;④处理难控制的病例;⑤抢救 SLE 危重症;⑥处理或防治药物不良反应;⑦处理 SLE 患者面对的特殊情况,如妊娠、手术等。

(二)一般治疗

(1)教育:避免过多的紫外光暴露,使用防紫外线用品,注意休息,避免过度疲劳和感冒,避免食用芹菜和香菇及诱发狼疮的药物。正确认识疾病,消除焦虑心理,明白规律用药的意义,强调定期随诊的必要性。

(2)对症治疗和去除各种影响疾病预后的因素,如注意保护胃黏膜、控制高血压、补钙、活血改善血管炎、防治各种感染等。

(三)药物治疗

SLE 不可根治,但恰当的治疗可以延缓病情的发展、改善生活质量、减少病死率。强调早诊断、早治疗、定期服药、定期随诊。SLE 是一种高度异质性的疾病,强调个体化治疗,临床医生应根据病情的轻重程度,掌握好治疗的风险与效益之比。既要清楚药物的毒副反应,又要懂得药物给患者带来的生机。

1.轻型 SLE 的治疗

轻型的 SLE,常无明显内脏损害,即便有狼疮活动,也症状轻微,仅表现疲乏.光过敏、皮疹、关节炎或轻度浆膜炎。治疗药物包括:

(1)小剂量激素:(如泼尼松≤10mg/d)可减轻症状。

(2)抗疟药:对许多狼疮性皮炎患者有效,不论是 SLE 皮损、亚急性皮肤型狼疮还是盘状狼疮。抗疟药具有多重阻断阳光、抗感染和免疫抑制效应,从而控制皮疹和减轻光敏感,常用硫酸羟氯喹(HCQ)0.4mg/d,分两次服。主要不良反应是眼底病变,Hco 用药超过 6 个月者,可停药一个月。每 3~6 月查一次眼底和视野。有心脏病史者,特别是心动过缓或有传导阻滞者禁用抗疟药。

(3)非甾类抗感染药(NSAIDs):可用于控制关节肿痛。NSAIDs 诱发胃十二指肠炎或溃疡或出血,需加用质子泵抑制剂(奥美拉唑等);可降低肾小球滤过率和肾血流量,需监测血肌酐水平;导致水钠潴留可使血压升高;一过性肝损,需监测肝功。

(4)沙利度胺:可用于治疗难治性狼疮皮疹或亚急性皮肤型狼疮(以及活动性狼疮的其他表现,如难治性口腔溃疡)。小剂量(每日 50~100mg,因致嗜睡,建议睡前服)也有效,其不良反应更少。最为严重的不良反应是致畸。其他不良反应包括周围神经病变,中性粒细胞减少,高血压,心率减慢,癫痫发作,嗜睡,头昏,腹泻及发热。

应注意轻型 SLE 可因过敏、感染、妊娠生育、环境变化、药物减量等因素而加重,甚至进入重型狼疮,甚至狼疮危象。

2.重型 SLE 的治疗

治疗主要分两个阶段,即诱导期和缓解期治疗。诱导治疗的目的在于迅速控制病情,阻止或逆转内脏损害,力求疾病完全缓解(包括血清学、症状和受损器官的功能恢复)。诱导治疗主要为糖皮质激素联合免疫抑制剂,强调诱导期的糖皮质激素剂量要充足有力,从而在减药时避免复发,使病情缓解巩固、维持相当长的时间。但应注意过分抑制免疫诱发的并发症,尤其是感染、性腺抑制等。目前,多数患者的诱导缓解过程需要超过半年至 1 年,不可急于求成。

(1)糖皮质激素:是治疗 SLE 的基础药,多种 SLE 表现对糖皮质激素治疗反应良好。糖皮质激素具有强大的抗感染作用和免疫抑制作用,对免疫细胞的许多功能及对免疫反应的多个环节均有抑制作用,尤以对细胞免疫的抑制作用突出,在大剂量时还能够明显抑制体液免疫,使抗体生成减少,超大剂量则可有直接的淋巴细胞溶解作用。

(2)环磷酰胺是治疗重症 SLE 的有效的药物之一,尤其是在狼疮性肾炎和血管炎的患者中,环磷酰胺与激素联合治疗能有效地诱导疾病缓解,阻止和逆转病变的发展,改善远期预后。除了对肾小球肾炎和血管炎有效外,静脉用 CTX 对某些严重肾外表现的 SLE 患者有效、包括弥散性 CNS 疾病、血小板减少和间质性肺炎。CTX 主要作用于 S 期的细胞周期特异性烷化剂,通过影响 DNA 合成发挥细胞毒作用。其对体液免疫的抑制作用较强,能抑制 B 细胞增生和抗体生成,且抑制作用较持久。糖皮质激素激素联合 CTX 治疗,其疾病复发次数和肾功能的维持优于单用糖皮质激素疗组。CTX 停药后,约 25% 患者 5 年内出现 SLE 复发.50% 在 10 年内出现复发。

CTX 有一定不良反应。包括白细胞减少、诱发感染和出血性膀胱炎等。治疗中应注意避免导致白细胞过低,一般要求白细胞低谷不小于 $3.0 \times 10^9/L$。环磷酰胺冲击治疗的其他不良反应包括:性腺抑制(尤其是女性的卵巢功能衰竭)、胃肠道反应、脱发、肝功能损害,少见远期致癌作用(主要是淋巴瘤等血液系统肿瘤),出血性膀胱炎、膀胱纤维化和膀胱癌在长期口服环磷酰胺治疗者常见,而间歇环磷酰胺冲击治疗罕见。

(3)硫唑嘌呤:为嘌呤类似物,可通过抑制 DNA 合成发挥淋巴细胞的细胞毒作用。疗效不及环磷酰胺冲击疗法,尤其在控制肾脏和神经系统病变效果较差,而对浆膜炎、血液系统、皮疹等较好。用法每日 1~2.5mg/kg,常用剂量 50~100mg/d,即 50mg 每日口服 1~2 次。不良反应包括:骨髓抑制、胃肠道反应、肝功能损害等。少数对硫唑嘌呤极敏感者用药短期就可出现严重脱发和造血危象,引起严重粒细胞和血小板缺乏症。

(4)甲氨蝶呤:二氢叶酸还原酶拮抗剂,通过抑制核酸的合成发挥细胞毒作用。疗效不及环磷酰胺冲击疗法,但长期用药耐受性较佳。剂量 10~15mg,每周 1 次。主要用于关节炎、肌炎、浆膜炎和皮肤损害为主的 SLE。主要不良反应有胃肠道反应、口腔黏膜糜烂、肝功能损害、骨髓抑制,偶见甲氨蝶呤导致肺炎和肺纤维化。

(5)环孢素:可特异性抑制 T 淋巴细胞 IL-2 的产生,发挥选择性的细胞免疫抑制作用,是一种非细胞毒免疫抑制剂。在治疗 SLE 方面,对狼疮性肾炎(特别是 V 型 LN)有效,可用环孢素每日剂量 3~5mg/kg,分两次口服。用药期间注意肝、肾功能及高血压、高尿酸血症、高血钾等,有条件者应测血药浓度,调整剂量,血肌酐较用药前升高 30%,需要减药或停药。环孢素对 LN 的总体疗效不如环磷酰胺冲击疗法,而且价格昂贵、毒副作用较大、停药后病情容易反跳。

(6)霉酚酸酯:为次黄嘌呤单核苷酸脱氢酶的抑制剂,可抑制嘌呤从头合成途径,从而抑制淋巴细胞活化。霉酚酸酯治疗狼疮性肾炎有效,能够有效的控制 IV 型 LN 活动。每日剂量 10~30mg/kg 体重,分 2 次口服。与 CTX 相比,疗效相当,毒副作用相对少,但价格昂贵。

(7)免疫球蛋白:对于重症狼疮、狼疮活动期患者,可静脉大剂量用丙种球蛋白冲击治疗

400mg/(kg·d),共3～5天。既抑制狼疮病情活动,且增强抗感染的抵抗力,有利于狼疮高度活动又伴随严重感染的患者。

(8)特殊治疗:血浆置换等治疗SLE,不宜列入诊疗常规,应视患者具体情况选择应用。

3.重症狼疮治疗

治疗狼疮危象的目的在于挽救生命、保护受累脏器、防止后遗症。通常需要大剂量甲基泼尼松龙冲击治疗,针对受累脏器的对症治疗和支持治疗,以帮助患者度过危象。后继的治疗可按照重型SLE的原则,继续诱导缓解和维持巩固治疗。

(1)狼疮性肾炎(LN)的治疗:狼疮性肾炎(LN)患者联合用药包括糖皮质激素加用①CTX服用,2～3mg/(kg·d);②CTX口服1.5～2.5mg/(kg·d),加硫唑嘌呤口服1.5～2.5mg/(kg·d);③每天口服霉酚酸酯。口服方案具有方便的优点,且可每天对疾病进行免疫抑制。但CTX口服给药产生膀胱毒性的危险很大(出血性膀胱炎、慢性硬化性膀胱癌),静脉给药时此风险大大降低。CTX静脉冲击对大多数重型患者有效。某些患者每日口服给药可能比大剂量间歇冲击更有效(毒性更大)。糖皮质激素联合硫唑嘌呤及CTX口服对部分常规糖皮质激素加CTX冲击方案失败者有效,尚无在SLE患者中进行的前瞻性对照研究支持这一观点。加用霉酚酸酯对此类患者有效。

重症狼疮性肾炎:表现为急性进行性少尿、水肿、大量蛋白尿/血尿、严重低蛋白血症、肾功能进行性下降、血压增高、高血钾、贫血.代谢性酸中毒等。B超肾脏体积常增大,肾脏病理多符合WHO的LN的Ⅳ(弥散增生性)型,往往呈新月体肾炎。在评估SLE活动性和全身情况和有无治疗反指征的同时,应抓紧时机肾脏穿刺,判断病理类型和急慢性指标,制订治疗方案。

对明显活动、非肾脏纤维化/硬化等不可逆病变为主的患者,应积极使用激素泼尼松≥2mg/(kg·d),并可使用大剂量MP冲击疗法。对症治疗包括纠正水电解质酸碱平衡紊乱、低蛋白血症,防治感染,纠正高血压,心力衰竭等合并症,保护重要脏器,必要时需要透析支持治疗。

(2)神经精神狼疮的治疗:神经精神狼疮的诊断必须除外化脓性脑膜炎、结核性脑膜炎、隐球菌性脑膜炎、病毒性脑膜脑炎等中枢神经系统感染。弥散性神经精神狼疮提示病情高度活动,如精神错乱、弥散性脱髓鞘病、脊髓病,结合全身血管炎表现的活动证据,需立即使用大剂量糖皮质激素或联合细胞毒药物积极治疗。应用大剂量MP冲击治疗(500～1000mg/天,连用3～5天后减量),每一周重新评价神经精神症状有无好转,若无改善可重复冲击治疗。同时静脉输注大剂量人体免疫球蛋白(IVIG),每日剂量0.4g/kg体重,连用、3～5天。中枢狼疮包括横贯性脊髓炎在内,可试用地塞米松10mg加甲氨蝶呤鞘内注射/wk治疗,共2～3次。在控制SLE的基础药物上强调对症治疗,包括抗精神病药物,癫痫大发作或癫痫持续状态时需积极抗癫痫治疗,注意加强护理。ACL相关神经精神狼疮,应加用抗凝、抗血小板聚集药物。

(3)妊娠生育:过去妊娠生育曾经被列为SLE的禁忌证。而今大多数SLE患者在疾病控制后,可以安全地妊娠生育。一般来说,在无重要脏器损害、病情稳定一年或一年以上,细胞毒免疫抑制剂(环磷酰胺、甲氨蝶呤等)停药半年,激素仅需小剂量时方可怀孕,多数能安全地妊娠和生育。

第九节　强直性脊柱炎

一、概述

强直性脊柱炎(AS)是一种慢性进行性疾病,主要侵犯骶髂关节,脊柱骨突,脊柱旁软组织及外周关节,并可伴发关节外表现。严重者可发生脊柱畸形和关节强直。

AS 的患病率在各国报道不一,如美国为 0.13%～0.22%,日本本土人为 0.05%～0.2%,及我国为 0.26%。以往认为本病男性多见,男女之比为 10.6：1;现报告男女之比为 2～3：1,只不过女性发病较缓慢及病情较轻。发病年龄通常在 13～31 岁,30 岁以后及 8 岁以前发病者少见。AS 的病理性标志和早期表现之一为骶髂关节炎。脊柱受累到晚期的典型表现为竹节状脊柱。外周关节的滑膜炎在组织学上与类风湿关节炎难以区别。肌腱末端病为本病的特征之一。因主动脉根部局灶性中层坏死可引起主动脉环状扩张,以及主动脉瓣膜尖缩短变厚,从而导致主动脉瓣关闭不全。

二、AS 的病因及发病机制

AS 的病因未明。从流行病学调查发现,基因和环境因素在本病的发病中发挥作用。已证实,AS 的发病和 HLA-B27(下称 B27)密切相关,并有明显家族发病倾向。正常人群的 B27 阳性率因种族和地区不同差别很大,如欧洲的白种人为 4%～13%,我国为 2%～7%,可是 AS 患者的 B27 的阳性率在我国患者达 91%。另有资料显示,AS 的患病率在普通人群为 0.1%,在 AS 患者的家系中为 4%,在 B27 阳性的 AS 患者的一级亲属中高达 11%～25%,这提示 B27 阳性者或有 AS 家族史者患 AS 的危险性增加。但是,大约 80% 的 B27 阳性者并不发生 AS,以及大约 10% 的 AS 患者为 B27 阴性,这提示还有其他因素参与发病,如肠道细菌及肠道炎症。

三、病史特点

AS 发病隐袭。腰背部或骶髂部疼痛和(或)僵硬是最常见的症状,疾病早期疼痛多在一侧呈间断性,数月后疼痛多在双侧呈持续性。随病情进展由腰椎向胸颈部脊椎发展,则出现相应部位疼痛、活动受限或脊柱畸形。据报道,我国患者中大约 45% 的患者是从外周关节炎开始发病。24%～75% 的 AS 患者在病初或病程中出现外周关节病变,以膝、髋、踝和肩关节居多,肘及手和足小关节偶有受累。非对称性、少数关节或单关节,及下肢大关节的关节炎为本病外周关节炎的特征。我国患者除髋关节外,膝和其他关节的关节炎或关节痛多为暂时性,极少或几乎不引起关节破坏和残疾。髋关节受累占 38%～66%,表现为局部疼痛,活动受限,屈曲挛缩及关节强直,其中大多数为双侧,而且 94% 的髋部症状起于发病后前 5 年内。发病年龄小,及以外周关节起病者易发生髋关节病变。

AS 的全身表现轻微,少数重症者有发热、疲倦、消瘦、贫血或其他器官受累。跖底筋膜炎跟腱炎和其他部位的肌腱末端病在本病常见。1/4 的患者在病程中发生眼色素膜炎,单侧或双侧交替,一般可自行缓解,反复发作可致视力障碍。神经系统症状来自压迫性脊神经炎或坐骨神经痛、椎骨骨折或不全脱位以及马尾综合征,后者可引起阳痿、夜间尿失禁、膀胱和直肠感觉迟钝、踝反射消失。极少数患者出现肺上叶纤维化,有时伴有空洞形成而被误认为结核,也可因并发真菌感染而使病情加剧。主动脉瓣闭锁不全及传导障碍见于3.5%～10%的患者。AS可并发IgA肾病和淀粉样变性。

四、辅助检查

AS活动期患者可见血沉增快、C-反应蛋白增高及轻度贫血。类风湿因子阴性和免疫球蛋白轻度升高。虽然AS患者HLA-B27阳性率达90%左右,但无诊断特异性,因为正常人也有HLA-B27阳性。HLAB27阴性患者只要临床表现和影像学检查符合诊断标准,也不能排除AS可能。

X线表现具有诊断意义。AS最早的变化发生在骶髂关节。该处的X线片显示软骨下骨缘模糊,骨质糜烂,关节间隙模糊,骨密度增高及关节融合。通常按X线片骶髂关节炎的病变程度分为5级:0级为正常,Ⅰ级可疑,Ⅱ级有轻度骶髂关节炎,Ⅲ级有中度骶髂关节炎,Ⅳ级为关节融合强直。脊柱的X线片表现有椎体骨质疏松和方形变,椎小关节模糊,椎旁韧带钙化以及骨桥形成。晚期广泛而严重的骨化性骨桥表现称为"竹节样脊柱"。耻骨联合、坐骨结节和肌腱附着点(如跟骨)的骨质糜烂,伴邻近骨质的反应性硬化及绒毛状改变,可出现新骨形成。对于临床可疑病例,而X线片尚未显示明确的或Ⅰ级以上的双侧骶髂关节炎改变者,应该采用计算机断层(CT)检查。该技术的优点还在于假阳性少。但是,由于骶髂关节解剖学的上部为韧带,因其附着引起影像学上的关节间隙不规则和增宽,给判断带来困难。另外,类似于关节间隙狭窄和糜烂的骶髂关节髂骨部分的软骨下老化是一自然现象,不应该视为异常。磁共振成像技术(MRI)对了解软骨病变优于CT,可用于AS的早期诊断。

五、诊断依据

AS诊断的最好线索是患者的症状、关节体征和关节外表现及家族史。AS最常见的和特征性早期主诉为下腰背发僵和疼痛。由于腰背痛是普通人群中极为常见的一种症状,但大多数为机械性非炎性背痛,而本病则为炎性疼痛。以下5项有助于脊柱炎引起的炎性背痛和其他原因引起的非炎性背痛的鉴别:①背部不适发生在40岁以前;②缓慢发病;③症状持续至少3个月;④背痛伴晨僵;⑤背部不适在活动后减轻或消失。

六、鉴别诊断

(一)类风湿关节炎(RA)

AS与RA的主要区别是:

(1)AS在男性多发而RA女性居多。

(2)AS无一例外有骶髂关节受累,RA则很少有骶髂关节病变。

(3)AS为全脊柱自下而上地受累,RA只侵犯颈椎。

(4)外周关节炎在AS为少数关节、非对称性,且以下肢关节为主;在RA则为多关节,对称性和四肢大小关节均可发病。

(5)AS无RA可见的类风湿结节。

(6)AS的RF阴性,而RA的阳性率占60%～95%。

(7)AS以HLA-B27阳性居多,而RA则与HLA-DR4相关。AS与RA发生在同一患者的概率为1/10万～20万。

(二)椎间盘突出

椎间盘脱出是引起炎性腰背痛的常见原因之一。该病限于脊柱,无疲劳感、消瘦、发热等全身表现,所有实验室检查包括血沉均正常。它和 AS 的主要区别可通过 CT、MRI 或椎管造影检查得到确诊。

(三)结核

对于单侧骶髂关节病变要注意同结核或其他感染性关节炎相鉴别。

(四)弥散性特发性骨肥厚(DISH)综合征

该病发病多在 50 岁以上男性,患者也有脊椎痛、僵硬感以及逐渐加重的脊柱运动受限。其临床表现和 X 线所见常与 AS 相似。但是,该病 X 线可见韧带钙化,常累及颈椎和低位胸椎,经常可见连接至少四节椎体前外侧的流注形钙化与骨化,而骶髂关节和脊椎骨突关节无侵蚀,晨起僵硬感不加重,血沉正常及 HLA-B27 阴性。根据以上特点可将该病和 AS 区别开。

(五)髂骨致密性骨炎

本病多见于青年女性,其主要表现为慢性腰骶部疼痛和发僵。临床检查除腰部肌肉紧张外无其他异常。诊断主要依靠 X 线前后位平片,其典型表现为在髂骨沿骶髂关节之中下 2/3 部位有明显的骨硬化区,呈三角形者尖端向上,密度均匀,不侵犯骶髂关节面,无关节狭窄或糜烂,故不同于 AS。

(六)其他

AS 是血清阴性脊柱关节病的原型,在诊断时必需与骶髂关节炎相关的其他脊柱关节病如银屑病关节炎、肠病性关节炎或赖特综合征等相鉴别。

七、治疗

AS 尚无根治方法。但是患者如能及时诊断及合理治疗,可以达到控制症状并改善预后。应通过非药物、药物和手术等综合治疗,缓解疼痛和僵硬,控制或减轻炎症,保持良好的姿势,防止脊柱或关节变形,以及必要时矫正畸形关节,以达到改善和提高患者生活质量的目的。

(一)非药物治疗

1.对患者及其家属进行疾病知识的教育是整个治疗计划中不可缺少的部分,有助于患者主动与医师合作参与治疗过程。同时还应关注患者的社会心理需要。

2.劝导患者要谨慎而不间断地进行体育锻炼,以取得和维持脊柱关节的最好位置,增强椎旁肌肉力量和增加肺活量,其重要性不亚于药物治疗。

3.站立时应尽量保持挺胸、收腹和双眼平视前方的姿势。坐位也应保持胸部直立。应卧硬板床,多取仰卧位,避免促进屈曲畸形的体位。宜睡低枕,一旦出现上胸或颈椎受累应停用枕头。

4.减少或避免引起持续性疼痛的体力活动,定期测量身高。通过身高记录可发现早期脊柱弯曲的证据。

5.可选择必要的物理治疗。

(二)药物治疗

1.非甾体抗感染药

这类药物可迅速改善患者腰背部疼痛和僵硬感,减轻关节肿胀、疼痛及增加关节活动范围,无论对早期或晚期 AS 患者的症状治疗都是首选的。抗感染药种类繁多,但对 AS 的疗效大致相当。可选药物包括:吲哚美辛 25mg,每日 3 次;双氯芬酸,每日总剂量为 75~150mg;萘丁美酮 1 000mg,每晚 1 次;美洛昔康 7.5mg,每日 2 次;依托度酸 400mg,每日 1 次;塞来昔布 200mg,每日 2 次等。

非甾体抗感染药的不良反应中较多的是胃肠不适,少数可引起溃疡;其他较少见的有头痛、头晕,肝、肾损伤,血细胞减少,水肿,高血压及过敏反应等。医师应针对每例患者的具体情况选用一种抗感染药物。同时使用 2 种或 2 种以上的抗感染药不仅不会增加疗效,反而会增加药物不良反应,甚至带来严重后果。抗感染药物通常需要使用 2 个月左右,待症状完全控制后减少剂量,以最小有效量巩固一段时间,再考虑停药,过快停药容易引起症状反复。如一种药物治疗 2~4 周疗效不明显,应改用其他不同类别的抗感染药。在用药过程中应始终注意监测药物不良反应并及时调整。

2.柳氮磺吡啶

本品可改善 AS 的关节疼痛、肿胀和僵硬感,并可降低血清 IgA 水平及其他实验室活动性指标,特别适用于改善 AS 患者的外周关节炎,并对本病并发的前色素膜炎有预防复发和减轻病变的作用。至今,本品对 AS 的中轴关节病变的治疗作用及改善疾病预后的作用均缺乏证据。通常推荐用量为每日 2.0g,分 2~3 次口服,剂量增至 3.0g/d,疗效虽可增加,但不良反应也明显增多。本品起效较慢,通常在用药后 4~6 周。为了增加患者的耐受性,一般以 0.25g,每日 3 次开始,以后每周递增 0.25g,直至 1.0g,每日 2 次,维持 1~3 年。本品的不良反应包括消化系症状,皮疹,血细胞减少,头痛,头晕以及男性精子减少及形态异常(停药可恢复)。磺胺过敏者禁用。

3.甲氨蝶呤

活动性 AS 患者经柳氮磺吡啶和非甾体抗感染药治疗无效时,可采用甲氨蝶呤。本品仅对外周关节炎、腰背痛、僵硬感、虹膜炎、血沉、C-反应蛋白水平有改善作用,而对中轴关节的放射线病变无改善证据。通常以甲氨蝶呤 7.5~15mg,口服,每周 1 次,个别重症者可酌情增加剂量,疗程半年至 3 年不等。同时,可并用 1 种抗感染药。尽管小剂量甲氨蝶呤有不良反应较少的优点,但仍应注意,其中包括胃肠不适,肝损伤,肺间质炎症和纤维化,血细胞减少,脱发,头痛及头晕等,故在用药前后应定期复查血常规、肝肾功能及其他有关项目。

4.糖皮质激素

对其他治疗不能控制的下腰痛,在 CT 指导下行皮质类固醇骶髂关节注射,部分患者可改善症状,疗效可持续 3 个月左右。本病伴发的长期单关节(如膝)积液,可行长效皮质激素关节腔注射,间隔 3~4 周重复一次,一般不超过 2~3 次。糖皮质激素口服治疗不能阻止本病的发展,不建议长期使用。

5.其他药物

一些难治性 AS 患者应用沙利度胺(thalidomide,反应停)后,临床症状、血沉、C-反应蛋白均明显改善。初始剂量 50mg/d,每 10 天递增 50mg,至 200~300mg/d 维持。本品的不良反应有嗜睡,口渴,血细胞下降,肝酶增高,镜下血尿及指端麻刺感等。因此对选用此种药物者应做严密观察,每 2~4 周查肝血常规、肾功能。对长期用药者应定期做神经系统检查,以便及时发现可能出现的外周神经炎。

(三)生物制剂

目前已将抗肿瘤坏死因子-α用于治疗活动性或对抗感染药治疗无效的 AS,包括 Infliximab、Etanercept、Adalimumab 等。Infliximab 是抗肿瘤坏死因子的单克隆抗体,其用法为:3～5mg/kg,静点,间隔 2～8 周重复 1 次,通常使用 3～6 次,治疗后患者的外周关节炎、肌腱末端炎以及 C-反应蛋白均可得到明显改善,但其长期疗效及对中轴关节 X 线病变的影响如何尚待观察。本品的不良反应有感染、严重过敏反应及狼疮样病变等。

Etanercept 是一种重组的人可溶性肿瘤坏死因子受体融合蛋白,能可逆性地与 TNF-α 结合,竞争性抑制 TNF-α 与 TNF 受体位点的结合。目前已用于治疗活动性 AS。以本品 25mg,皮下注射,每周 2 次,连用 3～6 个月,80％的患者病情可获改善。本品主要不良反应为感染。

(四)外科治疗

髋关节受累引起的关节间隙狭窄、强直和畸形是本病致残的主要原因,人工全髋关节置换术可有效改善患者的关节功能和生活质量。

本例患者使用非甾体类抗感染药＋柳氮磺胺吡啶＋生物制剂后,症状明显缓解。

(八)预后

本病在临床上表现的轻重程度差异较大,有的患者病情反复持续进展,有的长期处于相对静止状态,可以正常工作和生活。但是,发病年龄较小,髋关节受累较早,反复发作虹膜睫状体炎和继发性淀粉样变性,诊断延迟,治疗不及时和不合理,以及不坚持长期功能锻炼者预后差。

总之,AS 是一种慢性进展性疾病,应在专科医师指导下长期随诊。

第十节　骨关节炎

一、概述

骨关节炎(OA)是一种以关节软骨的变性、破坏及骨质增生为特征的慢性关节病,是最常见的一种关节病,呈世界性分布。本病在中年以后多发,但不能忽视年轻发病者,女性比男性多见。国内的初步调查显示,骨关节炎的总患病率约为 15％,40 岁人群的患病率为 10％～17％,60 岁以上则达 50％,而在 75 岁以上人群中,80％患有骨关节炎。该病的最终致残率为53％。临床上以关节肿痛、骨质增生及活动受限最为常见。骨关节炎的发病无地域及种族差异。年龄.肥胖、炎症、创伤及遗传因素可能与本病的发生有关。

二、病因及发病机制

骨关节炎的病因目前尚不清楚,可能与以下因素有关:年龄.损伤和过度使用、肥胖、遗传、雌激素水平、骨内压升高等,其发病可能为多因素作用的结果。在创伤、代谢及遗传等多因素影响下,损伤的软骨细胞释放溶酶体酶和胶原酶等,使软骨基质降解,胶原蛋白网络断裂和蛋白聚糖降解。随后合成代谢加速,DNA 合成增多,新细胞增生,蛋白聚糖.透明质酸酶和胶原蛋白合成加速,但新合成的基质异常,从而影响了软骨的生物学稳定性和对生物力学的适应性,新合成的软骨也很快被降解和破坏。

尽管蛋白聚糖合成代谢加速,但实际上合成速度远赶不上分解速度,组织中蛋白聚糖浓度仍持续下降或丧失。当侵蚀进展到骨髓时,组织的修复较为有效,由纤维软骨和透明软骨混合形成新的软骨,但新软骨缺乏正常软骨的生物学特点,故实际上仍未修复。原有的软骨和新生的软骨在降解过程中,产生的颗粒和降解产物进入滑膜衬里,引起细胞吞噬反应,导致滑膜炎和渗出。滑膜产生的炎性因子反过来又加速了软骨的破坏。如此反复循环,降解作用超过了细胞修复的能力,最后软骨完全消失,骨质裸露,出现 OA 的晚期改变。

三、病史特点

(一)一般关节炎特点

骨关节炎是一种慢性、进展性的关节病变,主要表现为受累关节的疼痛、肿胀、晨僵、关节积液及骨性肥大,可伴有活动时的骨擦音、功能障碍或畸形。其表现如下:

1.关节疼痛及压痛

本病最常见的表现是关节局部的疼痛和压痛。负重关节及双手最易受累。一般早期为轻度或中度间断性隐痛,休息时好转,活动后加重,随病情进展可出现持续性疼痛,或导致活动受限。关节局部可有压痛,在伴有关节肿胀时尤为明显。

2.关节肿胀

早期为关节周围的局限性肿胀,但随病情进展可有关节弥散性肿胀、滑囊增厚或伴关节积液。后期可在关节周围触及骨赘。

3.关节晨僵

患者可出现晨起时关节僵硬及黏着感,经活动后可缓解。本病的晨僵时间较短、一般持续5～15 分钟,很少超过半小时,可有短暂的关节胶化,即关节从静止到活动有一段不灵活的时间,如久坐后站立行走,需站立片刻并缓慢活动一会儿才能迈步等。

4.关节摩擦音

主要见于膝关节的骨关节炎。由于软骨破坏,关节表面粗糙,出现关节活动时骨摩擦音(感)、捻发感,或伴有关节局部疼痛。

5.关节畸形

在手、足和膝关节可以触及无症状的骨凸出物,如 Heberden 结节、Bouchard 结节、蛇形手、方形手。

6.关节不稳及活动受限

关节附近肌腱和韧带破坏或关节炎症病变,骨赘形成及关节内游离体可导致关节活动受限,致使持物,行走和下蹲困难。还可出现关节不稳定,活动受限。

(二)不同部位的骨关节炎具有其自身的特点

1.手

以远端指间关节受累最为常见,表现为关节伸侧面的两侧骨性膨大,称赫伯登结节。而近端指间关节伸侧出现者则称为布夏尔结节。可伴有结节局部的轻度红肿、疼痛和压痛。第一腕掌关节受累后,其基底部的骨质增生可出现方形手畸形,而手指关节增生及侧向半脱位可致蛇样畸形。

2.膝关节

膝关节受累在临床上最为常见。危险因素有肥胖、膝外伤和半月板切除。主要表现为膝关节疼痛,活动后加重,休息后缓解。严重病例可出现膝内翻或膝外翻畸形。

3.髋关节

髋关节受累多表现为局部间断性钝痛,随病情发展可成持续性疼痛。部分患者的疼痛可以放射到腹股沟、大腿内侧及臀部。髋关节运动障碍多在内旋和外展位,随后可出现内收、外旋和伸展受限。

4.脊柱

颈椎受累比较常见。可有椎体、椎间盘以及后突关节的增生和骨赘,引起局部的疼痛和僵硬感,压迫局部血管和神经时可出现相应的放射痛和神经症状。颈椎受累压迫椎-基底动脉,引起脑供血不足的症状。腰椎骨质增生导致椎管狭窄时可出现间歇性跛行以及马尾综合征。

5.足

跖趾关节常有受累,除了出现局部的疼痛、压痛和骨性肥大外,还可以出现中中拇外翻等畸形。

(三)一些特殊类型的骨关节炎临床表现如下

1.原发性全身性骨关节炎

以远端指间关节、近端指间关节和第一腕掌关节为好发部位。膝、髋、跖趾关节和脊柱也可受累。症状呈发作性,可有受累关节积液、发热等表现。可根据临床和流行病学将其分为两类:①结节型以远端指间关节受累为主,女性多见,有家族聚集现象;②非结节型以近端指间关节受累为主,性别和家族聚集特点不明显,但常反复出现外周关节炎。重症患者可有血沉增快及 C 反应蛋白增高等。

2.侵蚀性炎症性骨关节炎

常见于绝经后的女性,主要累及远端及近端指间关节和腕掌关节。有家族倾向性及反复急性发作的特点。受累的关节出现疼痛和触痛,最终导致关节的畸形和强直。患者的滑膜检查可见明显的增生性滑膜炎,并可见免疫复合物的沉积和血管翳的生成;X 线可见明显的骨赘生成和软骨下骨硬化,晚期可见明显的骨侵蚀和关节骨性强直。

3.弥散性特发性骨质增生症(DISH)

好发于中老年男性。病变累及整个脊柱,呈弥散性骨质增生,脊柱韧带广泛增生骨化及其邻近的骨皮质增生。但是,椎小关节和椎间盘保持完整。一般无明显症状,少数患者可有肩背痛、发僵、手指麻木或腰痛等症状,病变严重时会出现椎管狭窄的相应表现。X 线片可见特征性椎体前纵及后纵韧带的钙化,以下胸段为著,一般连续 4 个或 4 个椎体以上,可伴广泛骨质增生。

四、辅助检查

OA 患者血常规、蛋白电泳、免疫复合物及血清补体等指标一般在正常范围。伴有滑膜炎的患者可出现 C-反应蛋白和血沉轻度升高。类风湿因子及抗核抗体阴性。继发性骨关节炎的患者可出现原发病的实验室检查异常。出现滑膜炎者可有关节积液,一般关节液透明,淡黄色,黏稠度正常或略降低,黏蛋白凝固良好。

骨关节炎的 X 线特点为:早期软骨变形,X 线片可能显示不出。中后期的 X 线表现为非对称性关节间隙变窄;软骨下骨硬化和囊性变;关节边缘的骨质增生和骨赘形成;关节内游离体;关节变形及半脱位。这些变化是骨关节炎诊断的重要依据。在骨质改变方面,磁共振成像检查和 X 线片均能显示骨关节炎病变,但前者更清晰。在骨关节炎骨质未出现病变之前,磁共振成像检查可以显示关节软骨、韧带、半月板及关节腔积液等病变情况,如关节软骨病变,膝交叉韧带松弛变细,半月板变性、撕裂,滑囊和纤维囊病变等。

五、诊断依据

根据患者的临床表现、体征和影像学等辅助检查,骨关节炎的诊断并不困难。

六、鉴别诊断

典型的骨关节炎诊断比较简单,年龄偏大的患者出现关节疼痛,休息后缓解,晨僵短暂,特异性关节变粗,有摩擦音;X 线表现为关节间隙变窄,软骨下骨硬化和骨囊肿及骨赘形成;在排除其他关节疾病以后,可考虑为骨关节炎。但对于不典型骨关节炎则需和类风湿关节炎、强直性脊柱炎、痛风和感染性关节炎等鉴别。

(一)类风湿关节炎

类风湿关节炎多见于生育期女性,以掌指关节、腕关节和近端指间关节受累为主,也可累及膝、踝、肘及肩关节,多关节受累,呈对称性,表现为关节疼痛、压痛、肿胀及活动受限,极少累及远端指间关节。晨僵时间较长,多大于 1 小时/日,有皮下结节,类风湿因子阳性,抗 CCP 抗体阳性,滑液检查示炎性滑液表现,X 线示软组织肿胀、骨质稀疏、关节间隙狭窄、囊性变、半脱位和强直。以上表现有助于类风湿关节炎的诊断。

(二)强直性脊柱炎

强直性脊柱炎好发于青年男性,主要表现为腰背疼痛、酸痛、僵硬,久坐或久卧后症状加重,活动后减轻。可伴有下肢不对称性大关节炎症,伴有关节外表现,包括眼炎、口腔溃疡、心脏损害等。HLA-B27 多为阳性,X 线示脊柱及骶髂关节损害,以上表现支持强直性脊柱炎的诊断。

(三)痛风

男性多见,表现为发作性关节红、肿、热、痛,疼痛剧烈,多于午夜发作,往往于 24 小时内达到高峰。受累关节以下肢关节为主,常见于第一跖趾关节,也可累及足背、踝及膝关节,具有自限性。血尿酸水平常升高,久病患者 X 线检查在受累关节处可见穿凿样损害。

(四)感染性关节炎

感染性关节炎可见于任何年龄,多为单关节损害,受累关节红、肿、热、痛,常有关节积液,关节液白细胞计数升高,以中性粒细胞居多,部分呈脓性改变,关节液培养有微生物生长。可伴有全身症状,如发热、外周血白细胞总数明显升高,以中性粒细胞为主。在鉴别困难时,可行关节液检查,以资鉴别。

七、治疗

治疗的目的在于缓解疼痛、阻止和延缓疾病的发展及保护关节功能。治疗方案应依据每个患者的病情而定。

(一)一般治疗

1.患者教育

使患者了解本病的治疗原则、锻炼方法,以及药物的用法和不良反应等。

2.物理治疗

包括热疗、水疗、经皮神经电刺激疗法、针灸、按摩和推拿、牵引等,均有助于减轻疼痛和缓解关节僵直。

3.减轻关节负荷,保护关节功能

受累关节应避免过度负荷,膝或髋关节受累患者应避免长久站立、跪位和蹲位。可利用手杖、步行器等协助活动,肥胖患者应减轻体重。肌肉的协调运动和肌力的增强可减轻关节的疼痛症状。因此患者应注意加强关节周围肌肉的力量性锻炼,并设计锻炼项目以维持关节活动范围。

(二)药物治疗

主要可分为控制症状的药物、改善病情的药物及软骨保护剂。

1.控制症状的药物

(1)非甾体抗感染药(NSAIDs):NSAIDs 是最常用的一类骨关节炎治疗药物,其作用在于减轻疼痛及肿胀,改善关节的活动。主要的药物包括双氯芬酸等,如果患者发生 NSAID 相关胃肠道疾病的危险性较高,则塞来昔布及美洛昔康等选择性环氧化酶-2 抑制剂更为适用。药物剂量应个体化,同时注意对老年患者合并的其他疾病影响。

(2)其他止痛剂:对乙酰氨基酚对骨关节炎有良好的止痛作用,费用低,在国外仍广泛使用,而国内的应用相对较少。每日剂量最多不超过 4000mg。若上述方法仍不能有效缓解症状,可予以曲马多治疗。该药为一种弱阿片类药物,耐受性较好而成瘾性小,平均剂量每日 200~300mg,但应注意不良反应。

(3)局部治疗:包括局部外用 NSAIDs 药物及关节腔内注射治疗。糖皮质激素可缓解疼痛、减少渗出,效果可持续数周至数月,但仅适用于关节腔注射治疗,在同一关节不应反复注射,一年内注射次数应少于 4 次。

关节腔内注射透明质酸类制剂(欣维可、其胜及施沛特等)对减轻关节疼痛、增加关节活动度、保护软骨有效,治疗效果可持续数月,适用于对常规治疗效果不佳或不能耐受者。

2.改善病情药物及软骨保护剂

此类药物具有降低基质金属蛋白酶、胶原酶等的活性作用,既可抗感染、止痛,又可保护关节软骨,有延缓骨关节炎发展的作用。一般起效较慢。主要的药物包括硫酸氨基葡萄糖、葡糖胺聚糖、S-腺苷蛋氨酸及多西环素等。双醋瑞因也可明显改善患者症状,保护软骨,改善病程。

骨关节炎的软骨损伤可能与氧自由基的作用有关,近几年来的研究发现,维生素 C、D、E 可能主要通过其抗氧化机制而有益于骨关节炎的治疗。

(三)外科治疗

对于经内科治疗无明显疗效,病变严重及关节功能明显障碍的患者可以考虑外科治疗。

1.关节镜手术

对有明显关节疼痛,并对止痛剂、关节内糖皮质激素注射治疗效果不理想的患者,可关节内予以大量灌洗来清除纤维素、软骨残渣及其他杂质,可减轻患者的症状。还可通过关节镜去除软骨碎片。

2.整形外科手术

截骨术可改善关节力线平衡,有效缓解患者的髋或膝关节疼痛。对 60 岁以上、正规药物治疗反应不佳的进展性骨关节炎患者可予以关节置换,由此可显著减轻疼痛症状,改善关节功能。

此外,新的治疗方法如软骨移植及自体软骨细胞移植等有可能用于骨关节炎的治疗,但尚需进一步临床研究。

八、预后及预防

大多数 OA 患者预后良好,只有极少数患者呈严重的进行性关节损害。由于病因不清,尚难从根本上对本病进行预防。预防措施主要是减少或消除危险因素,如通过纠正先天性或获得性解剖异常或功能障碍、减少职业性或运动性关节损伤、节制饮食避免肥胖等措施来减轻关节过度的机械应力。

第十一节　干燥综合征

干燥综合征是一种以侵犯唾液腺、泪腺为主的慢性系统性自身免疫病,40 岁以上女性多见。由于它以全身外分泌腺体为靶器官,因此亦被称为自身免疫性分泌腺体病。本病病程冗长,但预后尚好。

一、诊断提示

(一)临床表现

1.常有眼内异物感、烧灼感和眼痒、眼干,局部受刺激或情绪激动时流泪少等表现。

2.大多数患者感口干,常伴舌及口角碎裂疼痛,吞咽干粗食物困难,约半数患者出现双侧对称性腮腺肿大。

3.因皮肤汗腺萎缩可致表皮干涩、痛痒;还可因表皮性血管炎出现紫癜样皮疹;少数患者有结节性红斑.反复发作的荨麻疹和皮肤溃疡。

4.各系统受累的表现,如远端肾小管受累引起的 I 型肾小管酸中毒,可表现为多尿、周期性低血钾性麻痹和肾结石;还可伴有肺间质纤维化、萎缩性胃炎、关节痛、淋巴结肿大、肝脾肿大等。

5.约半数病例患有类风湿关节炎、系统性红斑狼疮、结节性多动脉炎、多发性肌炎或皮肌炎等病的临床表现。

(二)实验室检查

轻度贫血和白细胞减少,嗜酸性粒细胞增高,血清免疫球蛋白升高以 IgG 增高最明显最常见,类风湿因子阳性(滤纸试验<15mm 为阳性),抗核抗体、抗 SSA 抗体抗 SSB 抗体可阳性。腮腺造影可见腮腺导管不同程度的狭窄和扩张。

二、治疗措施

主要是采取措施改善症状,控制继发感染和延缓因免疫反应而导致的组织器官的进一步损害。

1.症状明显,病情较重者可给予糖皮质激素及免疫抑制药治疗(用量及用法参照其他结缔组织病的治疗)。必要时行血浆置换疗法或造血干细胞移植。

2.非甾体抗感染药,如布洛芬、吲哚美辛等。

3.对症治疗。唾液代用品、泪液代用品及局部润滑或保湿剂戒烟、戒酒,避免服用抗胆碱能药物。

4.中药调理肝脾、滋补肾阴药物治疗。

第六章　泌尿系统疾病

第一节　肾结核

泌尿生殖系结核是结核杆菌侵犯泌尿、生殖器官引起的慢性特异性感染，是最常见的肺外结核病之一，其中肾结核最为多见。肾结核多发生在 20～40 岁的青壮年，约占 70%。男性较女性为多，约为 2:1，男性患者 50%～80% 同时伴有生殖系结核。约 90% 的肾结核为单侧性。

一、病因

肾结核的病原菌主要是来自肺结核，也可来自骨关节结核、肠结核等其他器官结核。结核杆菌传播至肾脏的途径有 4 种。①血行播散：是最主要的感染途径。结核杆菌从肺部结核病灶侵入血流而播散到肾脏；90% 发生在皮质，10% 发生在髓质。②尿路感染：是结核杆菌在泌尿系统内的蔓延扩散。为一侧尿路发生结核病变后，结核杆菌由下尿路回流上传至另一侧肾脏。③淋巴感染：为全身的结核病灶或淋巴结核病灶的结核杆菌通过淋巴道播散到肾脏。④直接蔓延：是在肾脏附近的器官如脊柱、肠的结核病灶直接扩散蔓延累及肾脏。

二、病理特点

临床期肾结核的病理变化为肾小球内的粟粒样结核结节逐渐扩展到肾乳头处溃破，以后累及肾盏黏膜，形成不规则溃疡，病变通过肾盏、肾盂直接向远处蔓延，或结核杆菌由肾脏的淋巴管道扩散至全部肾脏。当肾乳头部结核结节中央的干酪样坏死物质发生液化以后排入肾盂形成结核性空洞，这种空洞可局限在肾脏的一部分亦可波及整个肾脏而成为"结核性脓肾"，这种类型的病理变化在临床上最为多见。在部分患者中，若机体的抵抗力增强，可使干酪样物质浓缩而不发生液化并引起广泛的纤维组织增生和钙化，临床上称为"自截肾"。在临床上虽然病变发展到钙化自截阶段，但实际的病理上往往是干酪空洞、纤维萎缩、硬结钙化混合存在，在干酪样物质中还可有结核杆菌存在。

三、临床表现

肾结核是泌尿外科常见病之一，近年来由于肺结核疫情的增多及结核杆菌耐药菌株的出现，致使肾结核发病率呈逐渐上升趋势，且临床症状不典型病例明显增加，不少肾结核患者因此延误诊治，造成严重后果。肾结核多发于青壮年，起病隐匿，病程缓慢，血源性肾结核从开始侵犯肾小球到出现症状可潜伏 8～10 年。

(一)膀胱刺激症状

尿频、尿急和尿痛。75%～85% 的患者有此症状。肾结核的尿频症状具有发生最早、进行性加重和消退最晚的特点。严重的膀胱结核，造成膀胱挛缩，由于膀胱容量缩小及黏膜溃疡广泛，排尿次数每昼夜可达百余次，甚至出现假性尿失禁现象。

（二）血尿和脓尿

较为常见，有 60%～70% 的患者可出现血尿。血尿可为肉眼或镜下血尿，常与尿频、尿痛症状并发，多为终末血尿，多由膀胱结核所致。少数病例可由肾内病变引起全程肉眼血尿。肾结核患者都有不同程度的脓尿，有时尿中有干酪物质，尿混浊如米汤。

（三）腰痛

肾结核一般无明显腰痛。患侧腰痛常在晚期形成结核性脓肾或病变延及肾周时出现。并发对侧肾积水时可出现对侧腰痛。

（四）全身症状

多不明显。晚期肾结核或合并其他脏器活动性结核时可出现低热、盗汗、乏力、消瘦及贫血等结核中毒症状。

（五）其他症状

约 70% 的患者能查见其他器官的结核病。50% 患者有肺结核，男性患者多伴有生殖系结核，如附睾结核。晚期肾结核可出现恶心、呕吐、食欲缺乏、贫血、水肿等慢性尿毒症症状。

四、影像学表现

（一）膀胱镜检查

膀胱镜检查对结核性膀胱炎有一定价值。可见膀胱黏膜充血水肿、浅黄色粟粒样结核结节、结核溃疡等，以三角区及患侧输尿管口附近为明显。如果怀疑结核病变还可行组织活检病理切片检查。当存在膀胱挛缩，膀胱容量明显减少时不宜行膀胱镜检查，容易引起膀胱损伤。

（二）放射影像学检查

放射影像学检查在确诊肾结核，明确病变的部位、范围、程度及对侧肾脏情况等方面有决定性意义。传统 IVU 为泌尿系结核首选检查方法，但当肾功能受损时往往不显影；这时常常选用逆行插管造影，但当伴有输尿管结核、瘢痕化等原因时会出现插管不成功。目前，现代非增强 SCT、SCTU 和 MRU 是安全可靠、非侵袭性的检查方法，能较好地显示泌尿系统的解剖结构，对结核性"无功能肾"更具诊断价值。从而在泌尿系结核性病变诊断方面逐渐取代传统 IVU 和逆行插管造影。

静脉肾盂造影典型改变如下：①"虫蚀样"改变表明肾盏溃疡的存在；②1 个或 2 个肾盏消失；③输尿管纤维化引起输尿管狭窄，进而引起肾盏扩张；④脓腔与肾盏相通；⑤输尿管 1 处或多处狭窄，继发性扩张、变短引起输尿管僵直；⑥完全性输尿管闭塞引起肾功能丧失和肾自截。

CT 典型表现扩大的肾盂肾盏，空洞钙化和增厚的肾盂及输尿管，晚期可出现"桑葚"形改变；往往可见一侧肾结核引起对侧肾积水。CT 检查还可观察到肾实质的厚度，反映结核破坏的程度，为选择采用肾脏切除还是整形手术保留肾脏提供客观的依据。

（三）B 超检查

B 超能帮助诊断肾脏内的结核空洞、肾积水或肾钙化。肾组织明显破坏时，多出现异常波型并伴有肾体积增大。结核性脓肾则在肾区出现液平段。B 超虽然能够发现肾脏异常，但是确诊率低，此种方法对定位诊断较好，但对形态细节显示较少，因而 B 超对结核病变的定性诊断特异性不高。

(四)核素肾图检查

在患肾功能减退时表现为排泄延缓,甚至无功能。对侧肾积水时可出现梗阻性图形。

五、实验室检查

尿液检查:尿常规为酸性,有少量蛋白及红、白细胞。无菌性脓尿多为肾结核所致,故尿细菌培养阴性时,肾结核的可能性很大。24h尿结核杆菌检查是诊断肾结核的重要方法。尿中查到结核杆菌对诊断肾结核有决定性意义。检查方法有浓缩法抗酸染色检查,结核杆菌培养、豚鼠接种及结核菌 PCR 检查。以前者最为常用。如查不出结核菌或查出其他细菌均不能轻易否定泌尿系结核病的诊断。

六、诊断

肾结核常无特异性症状,因而诊断困难。详细的病史采集,包括了解患者症状演变及治疗经过、了解早期结核感染史、了解原发感染与肾脏继发感染之间的潜伏期等是诊断肾结核的重要步骤。对于按泌尿系感染应用抗生素治疗效果不佳,或久治不愈者应考虑泌尿系结核可能。

部分患者可出现背部、腹部疼痛及血尿.尿频和夜尿次数增多。少数患者也可出现肾绞痛症状。全身症状如发热.体重下降和盗汗较少见。

大多数患者的确诊需要阳性培养结果或活检标本的组织学检查。通过显微镜在尿样中检查抗酸杆菌的方法并不可靠。结核杆菌的生物学活性也只能通过培养来评估。疾病的严重程度判断需要考虑菌量、病变范围和部位,以此决定适当的治疗方案。

七、治疗

肾结核是全身结核病的一部分,故在治疗上必须既重视全身治疗,又注意局部治疗才能取得良好的疗效。

(一)全身治疗

与一般结核病相同,注意休息、加强营养、适当活动、提高免疫力、预防感冒等。

(1)抗结核药物治疗

在肾结核的治疗中占重要地位,是必须的。早期病变在药物的治疗下有完全恢复的可能。以下情况可选择非手术治疗:临床前期肾结核;单侧或双侧肾结核属小病灶者;身体其他部位有活动性结核暂不宜手术者;双侧或,独肾结核属晚期不宜手术者;同时患有其他严重疾病暂不宜手术者;配合手术治疗,在手术前后应用。

常用的抗结核药物有异烟肼、链霉素、对氨基水杨酸、利福平、卡那霉素、环丝氨酸、乙胺丁醇、乙硫异烟胺、吡嗪酰胺、卷曲霉素等。一般采用 3 种药物联合应用,药物治疗疗程在半年以上。

药物治疗风险及防范如下:

1.肾结核的药物治疗和肺结核相同,必须贯彻合理化治疗的五项原则:即早期、联用、适量、规律、全程使用敏感药物。对于需要手术治疗的,手术前必须应用抗结核药物,可防止手术促成结核菌播散,增加手术的安全性,缩小手术范围,提高治愈率。一般术前用药 2~4 周,术后继续用抗结核药物短程化疗。

2.积极防治药物不良反应。常用的抗结核药物都有各自不同的不良反应,治疗过程中要注意观察,对症处理,必要时更换药物。异烟肼不良反应多为精神兴奋和多发性末梢神经炎,可加服维生素 B。预防。利福平可引起消化道反应及皮疹,多无须停药,如发生血小板减少、紫癜,以后应禁用利福平。吡嗪酰胺对肝脏有毒性,多需保肝治疗。乙胺丁醇可引起球后视神经炎,停药后多能恢复,治疗过程中应定期检查视力与辨色力。链霉素因有耳、肾毒性,一般不作为首选药物。

3.治疗期间的观察和随访。治疗期间应定期做尿常规、结核菌培养、结核菌耐药试验及静脉尿路造影,以观察治疗效果。在停止用药后,仍需长期随访,定期检查至少 3～5 年。

(三)手术治疗

肾结核的手术方式包括肾切除术、肾部分切除术等。手术方式的选择取决于病变范围、程度和对药物治疗的反应。

1.肾切除术

破坏范围较大的单侧肾结核,单侧结核性脓肾、钙化肾,如对侧肾功能良好,均适于肾切除术。两侧肾结核,十侧破坏严重、肾功明显受损而另一侧病变较轻,足以代偿时,应在抗结核药物配合下切除重侧病肾。

肾切除术的指征:①一侧肾功能由于结核病变而严重破坏或完全丧失,而对侧功能良好,或能负担患肾功能者;②肾结核伴有肾输尿管梗阻、继发感染者;③肾结,核合并大出血;④肾结核合并难于控制的高血压;⑤钙化后无功能肾结核;⑥结核菌耐药,药物治疗效果不佳者。

治疗风险及防范:肾结核炎症反应明显,多粘连重,不易与周边组织分离,可行包膜下肾切除术。术中要充分显露,减少对脓肾的挤压,避免结核扩散。合并附睾结核的,如患者情况允许,应同时切除附睾。

2.肾部分切除术

局限在肾脏一级的病灶,经长期药物治疗未见好转,或并发肾盏漏斗部狭窄致尿液引流不畅者,适应肾部分切除术。

肾部分切除术的指征:①早期渗出型肾结核,局限在肾的一部分,虽经长期治疗无进展者;②肾结核的纤维化狭窄发生于肾盏或漏斗部,药物难于控制者;③肾脏任何部位的区域性病变,都可做肾部分切除,但要保留肾脏的 1/3～1/2 或以上。

治疗风险:孤立肾病变部分超过肾脏体积 2/5 或残余部分不足以维持肾脏生理功能,同侧输尿管及膀胱已经被结核浸润,均不宜行肾部分切除术。手术前要进行规范化疗,全身性结核得到控制后进行手术。

第二节 肾癌

一、病因

肾细胞癌肾细胞癌是起源于肾实质泌尿小管上皮系统的恶性肿瘤,又称肾腺癌,简称为肾癌,占肾脏恶性肿瘤的 80％～90％。包括起源于泌尿小管不同部位的各种肾细胞癌亚型,但不包括来源于肾间质以及肾盂上皮的各种肿瘤。

吸烟被认为可能与肾癌有关,没有发现其他明确的环境因素。一些特殊类型的肾细胞癌有明确的遗传因素,染色体 3p25-26 的 VHL 基因与透明细胞癌,cmet 基因与遗传性乳头状透明细胞癌有关。

二、病理

绝大多数肾癌发生于一侧肾脏,常为单个肿瘤,10％～20％为多发病灶。多发病灶病例常见于遗传性肾癌以及肾乳头状腺癌的患者。肿瘤多位于肾脏上、下两极,瘤体大小差异较大,直径平均 7cm,常有假包膜与周围肾组织相隔。双侧肾脏先后或同时发病者仅占散发性肾癌的 2％～4％。

三、临床表现

肾癌的临床表现是多样化的,早期的临床表现缺乏特异性,既往经典的血尿、腰痛、腹部肿块的"肾癌三联症"的临床出现率不到 15％,这些患者诊断时往往已为晚期。近十余年无症状肾癌的发现率逐年增高,国内文献报道其比例为 13.8％～48.9％,平均为 33％,国外报道高达 50％。10％～40％的患者出现副瘤综合征,表现为高血压、贫血、体重减轻、恶病质、发热、红细胞增多症、肝功能异常、高钙血症、高血糖、血沉增快、神经肌肉病变、淀粉样变性、溢乳症、凝血机制异常等改变。30％初诊患者为转移性肾癌,可由于肿瘤转移所致的骨痛、骨折、咳嗽、咯血等症状就诊。

四、诊断

肾癌的临床诊断主要依靠影像学检查,胸部 X 线片和腹部 CT 平扫加增强扫描是治疗前临床分期的主要依据,治疗方案的选择需参考治疗前的临床分期,如先选择手术治疗,应根据手术后病理检查结果进行病理分期,如病理分期与临床分期不符,应以病理分期为准对术前的治疗方案进行修订。

(一)实验室检查

实验室检查包括血、尿、便常规检查以及病毒指标、血生化以及血液肿瘤标志物检查,目前尚没有公认的、可用于肾癌诊断、鉴别诊断及预后判断的肿瘤标志物。只有极少数肾癌患者尿脱落细胞中可发现癌细胞,尿脱落细胞检查不作为常规检查项目。实验室检查结果一般不作为诊断肾癌的直接证据,但可为肾癌的诊断、决定治疗方案以及预后判定提供参考依据。血清尿素氮、肌酐主要用于评价肾功能状况,而肝功能、全血细胞计数、血红蛋白、血钙、血糖、血沉、碱性磷酸酶和乳酸脱氢酶等指标的异常及治疗前后变化可为评价疗效、判断预后提供参考依据。

(二)影像学检查

各种影像学检查可为肾肿瘤的临床诊断、评价 RCC 的临床分期、决定治疗方案、疗效评价以及治疗后的随访等提供重要的参考依据。

1.胸部 X 线片

为肾癌患者的常规检查项目,应摄胸部的正、侧位片,可以发现肺部结节、肺转移以及其他肺部及胸部病变。胸部 X 线片是术前临床分期的主要依据之一。

2.B 超波检查

B 超检查在健康人群查体中是肾脏肿瘤筛查的主要手段,也是诊断肾肿瘤最常用的检查方法,B超的回声可笼统反映出肿瘤内的组织学特点,大部分RCC的B超声像图表现为低回声或等回声,少部分表现为高回声;肿瘤内存在无回声区及周边有低回声声晕也被认为是判断恶性的指征。但有部分RCC不具备这些特点,需借助CT或MRI等进行鉴别诊断。B超检查诊断RCC的敏感性及特异性与肾肿瘤的大小密切相关,对肿瘤最大径<5mm.5~10mm、10~15mm.15~20mm、20~25mm与25~30mm的肾肿瘤,B超与CT检出敏感性分别为0%与47%、21%与60%、28%与75%、58%与100%、79%与100%、100%与100%。常规超声检查对肾脏小肿瘤的检出不如CT敏感,但在10~35mm的病变中,超声与CT检查鉴别肿物为囊性或实性的准确率分别为82%与80%。

B超声像图表现:①小肿瘤肾轮廓可无明显改变,仅被膜稍隆起;较大的肾肿瘤其肾轮廓可局限性增大,肾结构失常,部分晚期肾癌与周围组织有粘连分界不清;②小肾癌常表现为高回声或低回声.均匀、光整;中等大的肿瘤多为低回声、不均匀;大的肾癌内回声极不均,由于肿瘤内有出血、坏死、液化,可出现不规则的无回声暗区;③肿瘤压迫肾盂时,可出现肾盂变形移位,甚至中断;④肾癌早期多无肾周血管受侵,中、晚期可出现肾静脉内或下腔静脉内瘤栓形成,表现为管腔阻塞,呈低回声;⑤中、晚期肾癌在肾门旁,腹膜后见有大小不等圆形或椭圆形低回声结节,均匀,多为淋巴结转移。

3.彩色多普勒检查

除具有B超的声像图表现外,彩色血流显示肾脏弓形血管环中出现彩色血流受压、中断,并有不规则的血管分支进入肿瘤,肿瘤内血流多较丰富,可测到高阻高速的动脉频谱。

4.超声造影检查

近年来超声造影剂的研究取得进展,静脉内注射超声造影剂能提高血流的回声,增强多普勒信号,提高低速细小血流的检出,同时,谐波超声造影能显示肿瘤的微血管,进行肿瘤微血管的实时成像,为肾脏肿瘤的评估提供了新的平台。超声造影能够很好显示肾脏内各级血管分支、肾组织及其肿瘤外周或内部微小血管灌注情况,提高了肾脏肿物的良恶性鉴别诊断率,尤其在囊性肾癌或囊肿内壁结节或囊肿恶变的诊断方面,其可明显改善普通彩超偏低的血流显示率,从而明确诊断,并增加了超声与病理诊断的符合率。

注射超声造影剂后,良、恶性肿瘤内血流的显示都相应增强,但增强程度和持续时间有显著差异,恶性肿瘤血流显像增强程度明显高于良性肿瘤(肾血管瘤除外),造影剂廓清也较良性肿瘤快,可根据这些特点来判断肿物的良恶性。超声造影在肾囊肿、脓肿等良性病灶中无血流信号增强;在胚胎性肾肿瘤、错构瘤表现为在动脉相明显增强,延迟相明显消退。RCC和肾错构瘤彩色血流都可增强,但RCC增强程度较肾错构瘤高,且消退快。RCC假包膜在灰阶超声上显示为肿瘤周围的低回声声晕,而在谐波超声造影后显示为肿瘤周围的缓慢增强带。对碘过敏及肾功能不全的患者也可通过超声造影检查获得满意的肾脏增强扫描结果。

5.腹部X线片及静脉尿路造影

腹部X线片(KUB)和静脉尿路造影(IVU)检查不是诊断肾癌常规的检查项目,而是在临床需要时进行的检查。KUB可显示腹部及盆腔一些实质性脏器的轮廓、肾脏及肋骨的位置等,可为开放性手术选择手术切口提供帮助。

IVU亦称排泄性尿路造影,以往称静脉肾盂造影,对观察病变重点在肾脏者现仍用此名称。在诊断集尿系统病变方面其使用价值仍未衰减：①造影前作腹部平片，可排除有无泌尿系阳性结石及钙化。钙化常见于结核及肿瘤。结核钙化多呈弧形、斑片状。KUB 显示 14%～18%瘤体内有钙化，多呈斑片、斑点状，偶见大斑块状。②造影时，对比剂通过肾脏分泌进入尿路，静脉注药 5 分钟后可观察肾实质显影情况、有无占位病变，粗略地判断肾脏功能。肾功能减退者，对比剂分泌缓慢，肾实质显影不佳或不显影。③对比剂进入尿路后，显示全尿路充盈情况，有无充盈缺损及狭窄，管壁是否光整及柔软，有无移位。④造影观察肾脏形态，位置，效果较平片好。但其对≤2cm 的肾肿瘤检出率仅 21%，2～3cm 肾肿瘤的检出率约 52%，对肾癌诊断符合率为 30%～60%。对未行 CT 增强扫描无法评价对侧肾功能者需行 IVU 或核索肾图检查，对碘过敏及肾衰竭患者需用其他方法检查。

肾肿瘤的 IVU 表现：①肿瘤较小，位于肾实质内或其腹侧及背侧时，组织密度对比差或前后重叠，不能显示，肾脏形态可表现正常。肿瘤位于肾边缘区或肿瘤大时可引起肾脏变形，表现为肾脏不规则增大或局部膨隆有肿块突出。②肿瘤可压迫肾盂肾盏使之移位、拉长、变窄或扩张。肿瘤可破坏肾盂肾盏，表现为肾盂肾盏边缘不光整、毛糙及消失。③肾肿瘤形态可呈圆形或不规则，多为低密度肿块，密度不均匀可有不规则钙化。④肾功能可表现正常、下降或消失。

6.CT

CT 具有密度及空间分辨率高的特点，对肾脏肿块的检出率近 100%，肿瘤诊断正确率达95%以上。

肾癌的 CT 表现：①肾脏形态可由于肿瘤的大小及所在部位不同而有不同表现。②肾盂、肾盏可表现为受压、破坏及梗阻扩张。③绝大部分肿瘤呈圆形、椭圆形以及不规则的结节或肿块，可有分叶，位于肾实质内呈局限外凸性生长；增强前呈等密度、高密度或低密度，边缘不清楚；肿块较小时密度均匀，肿块大时常伴出血、坏死，造成密度不均匀。增强后，在动脉早期肿瘤周围及边缘可见纤曲的肿瘤血管呈结节、弧状或条状；在实质期大部分肿瘤有中-高度强化，密度不均匀增高。少部分肿瘤增强不明显或不增强。由于肿瘤血管常形成动静脉瘘，在增强早期肿瘤内对比剂已较早排出，因此增强后肾实质期时肿瘤密度低于肾实质呈低密度肿块。增强后显示肿瘤密度较增强前更加不均匀，坏死区增多及明显；显示肿瘤边界较增强前清楚或大部分清楚，但不锐利，少部分肿瘤边界模糊。有 2%～3%肿瘤呈浸润生长致肾脏体积增大，或沿着肾周浸润生长，肿瘤边界显示不清。增强后，肿瘤呈不规则片状，弥散浸润分布，密度低及不均匀，或包绕肾脏。另有 5%～7%肿瘤呈囊状或囊实性，影像学诊断上称为囊型肾癌，肿瘤增强前呈低密度，密度不均匀，低密度区明显。增强后肿瘤实性部分有中-高度强化，表现为不规则片状、结节或块状，如有分隔，隔壁厚薄不均，囊壁厚且不规则。肿瘤与肾实质分界模糊。④CT 平扫显示 8%～18%瘤体内有钙化，钙化形态为不规则点状、小曲线、条状、斑片状或不规则大块状，散在分布在瘤体内或边缘部。⑤约 17%出现肾静脉或下腔静脉瘤栓。此时血管增粗，增强后血管内可见低密度软组织影，沿血管走行分布。瘤栓长者可达心房。⑥肾癌的淋巴结转移首先达肾周、肾门及腹膜后主动脉和下腔静脉周围。此区域出现软组织孤立结节或融合成团。

7.MRI

MRI检查对肾肿瘤分期的判定的准确性略优于CT,特别在静脉瘤栓大小、范围以及脑转移的判定方面MRI优于CT。MRI的对比分辨力高于CT,不需对比剂即可将血液与栓子区分开来。T_1WI能很好地显示肾脏的解剖结构,与周围组织器官的关系,因肾脏的中低信号与周围高信号强度的肾周脂肪形成鲜明对比,肾皮、髓质常在T_1WI能清楚显示,皮质的信号强度高于髓质。矢状位和冠状位T_2WI对确定肾脏肿瘤的范围和肿瘤是否来源于肾脏很有价值,同时亦对肾癌外侵扩散的范围及分期有较大价值。

8.肾血管造影肾动脉造影

检查单独作为肾癌的诊断方法应用并不普遍,多在行肾动脉栓塞术时同时进行,肾癌的血管造影可表现为:肾动脉主干增宽、肾内血管移位、肿瘤新生血管、动静脉瘘等。在临床上怀疑静脉瘤栓时,可行下腔静脉、肾静脉造影,了解瘤栓的大小、范围,以利于制订手术方案。肾血管造影对诊断肾肿瘤的价值有限,不作为肾癌诊断的常规检查项目,但对需姑息性肾动脉栓塞治疗或保留肾单位手术前需了解肾血管分布及肿瘤血管情况者可选择肾血管造影检查。

(三)核医学检查

1.PET 和 PET-CT

PET 和 PET-CT 也用于 RCC 的诊断、分期和鉴别诊断。研究表明,肾脏肿瘤的恶性程度越高,细胞膜葡萄糖转运体-1(GLUT-1)的表达增高,对 FDG 摄取增加。静脉注射氟-18 标记脱氧葡萄糖(^{18}F-FDG)后约 50% 未经代谢直接由肾脏排泄,^{18}F-FDG 不被肾小管重吸收,放射性药物浓聚在肾集合系统,影响肾脏病变的显示,而淋巴结转移和远处转移不受影响。由于 RCC 血运较丰富,肿瘤组织缺氧较轻,GLUT-1 表达较低,线粒体内己糖激酶活性较低,故肿瘤组织葡萄糖代谢水平相对较低,此外肾细胞癌组织内 6-P04-脱氧葡萄糖(FDG-6-P04)分解酶过高,均可导致肿瘤组织摄取 FDG 较低或不摄取,可出现假阴性。

2.核素骨显像检查

核素全身骨显像发现骨转移病变可比 X 线片早 3～6 个月。骨转移常见部位为躯干骨、四肢骨、颅骨。但须注意在有退行性骨关节病、陈旧性骨折等病变时,核素骨显像可出现假阳性。对孤立性的骨放射性浓聚或稀疏区需行 X 线片、CT 或 MRI 扫描证实确认是否有骨质破坏,以明确是否有骨转移。

3.肾显像

是肾小球滤过率测定、肾静态显像和肾断层显像的总称。它既能显示肾脏的血供、形态和在腹部的位置,又能提供多项肾功能指标。对肾肿瘤的定位准确率近似于 MRI 而优于 B 超和 CT。核素肾显像目前应用不普遍,我院用^{99m}Tc-DTPA 和^{99m}Tc-葡萄糖酸钙行核素系列肾显像,将其用于肾肿瘤诊断的研究,结果显示:核素系列肾显像有助于:①准确显示肾占位性病变的位置,对鉴别肾占位性病变的良恶性有参考价值;②鉴别腹膜后肿物为肾内或肾外;③明确尿漏的存在与否及其情况;④可对分肾功能做定量分析。

(四)组织学检查

在非肿瘤性肾病肾穿刺活检已成为常规检测手段。但由于 CT 和 MRI 诊断肾肿瘤的准确性高达 95% 以上,而肾穿刺活检有 15% 假阴性率及 2.5% 假阳性率,可能出现针吸活检的并发症(包括出血、感染、动静脉瘘、气胸,发生率<5%)、穿刺道种植(<0.01%)、死亡(<0.031%)等问题,故不推荐将肾穿刺活检作为肾癌诊断的常规检查项目,对影像学诊断难以判定性质的小肾肿瘤患者,可以选择行保留肾单位手术或定期(1~3个月)随诊检查,不推荐对能够进行保留肾单位手术的肾肿瘤患者行术前穿刺检查。对不能手术治疗,需系统治疗或其他治疗的晚期肾肿瘤患者,治疗前为明确诊断,可选择肾穿刺活检获取病理诊断。

五、治疗

(一)局限性肾癌的治疗

1.局限性肾癌的定义

局限性 RCC 是指 2002 年版 AJCC 癌症分期中的 T_1~$2N_0M_0$ 期,临床分期为Ⅰ、Ⅱ期,通常称之为早期 RCC。

2.局限性肾癌的治疗原则

外科手术是局限性肾癌首选治疗方法,可采用根治性肾切除术或保留肾单位手术。对不适于开放性外科手术、需尽可能保留肾单位功能、有全身麻醉禁忌、肾功能不全、肿瘤最大径<4cm 且位于肾周边的肾癌患者可选择射频消融、高强度聚焦超声、冷冻消融治疗。

根治性肾切除术可经开放性手术或腹腔镜手术进行。可选择经腹或经腰部入路。根治性肾切除术加区域或扩大淋巴结清扫术只有利于病理分期,疗效同根治性肾切除术相同。局限性 RCC 根治性肾切除术前无须常规应用肾动脉栓塞。手术后尚无标准辅助治疗方案。根治性肾切除术后 5 年生存率为 75%~95%,手术死亡率约为 2%,局部复发率 1%~2%。

3.根治性肾切除术

根治性肾切除术手术入路和手术方式的选择:开放性根治性肾切除术的手术入路主要有经腰部、腹部和经胸腹联合切口三大入路。在开展经典根治性肾切除术的早期为了尽早结扎肾血管把经腹切口作为 RCC 外科手术的标准入路,但当瘤体较大、肿瘤位于肾门周围或肾脏周围粘连明显等状况下,在手术中有时很难先结扎肾血管。对 RCC 开放性手术入路的选择除参考肿瘤的分期、肿瘤的部位、患者的体型等因素外,更多的是取决于主刀医师对各种手术入路掌握的熟练程度,同时根据手术中具体情况决定是否能早期结扎肾血管。Clayman 等完成首例腹腔镜根治性肾切除术,经过临床实践证明,腹腔镜根治性肾切除术和肾部分切除术治疗 RCC 的疗效与同期开放性手术相同,已成为治疗局限性肾癌的标准术式。

(1)区域或扩大淋巴结清扫术:双侧肾脏的区域淋巴结包括肾门淋巴结、下腔静脉旁淋巴结(下腔静脉前淋巴结、下腔静脉后淋巴结、下腔静脉外侧淋巴结)、腹主动脉旁淋巴结(腹主动脉前淋巴结、腹主动脉后淋巴结、主动脉外侧淋巴结)、肾脏淋巴引流区域范围内的腹膜后淋巴结。区域淋巴结清扫范围包括:右侧从右膈肌脚,沿下腔静脉周围向下达腹主动脉分叉处的淋巴结及右侧肾脏淋巴引流区域范围内的腹膜后淋巴结;左侧从左膈肌脚,沿腹主动脉周围向下达腹主动脉分叉处的淋巴结及左侧肾脏淋巴引流区域范围内的腹膜后淋巴结。扩大淋巴结清扫范围在区域淋巴结清扫范围基础上加上腹主动脉和下腔静脉间淋巴结及患肾对侧腹主动脉或下腔静脉前后淋巴结。

(2)保留同侧肾上腺的根治性肾切除术:经典 RN 切除范围包括患肾同侧肾上腺。中华泌尿外科学会制订的《肾细胞癌诊治指南》中推荐符合下列 4 个条件者可以选择保留同侧肾上腺的 RN：①临床分期为 I 或 I 期；②肿瘤位于肾中、下部分；③肿瘤最大径＜8cm；④术前 CT 显示肾上腺正常。但在此种情况下如手术中发现同侧肾上腺异常，应切除同侧肾上腺。

（3）保留肾单位手术：保留肾单位手术（NSS）是保留肾脏的手术总称，包括肾部分切除术、肾脏楔形切除术、肾肿瘤剜除术等。大量的临床研究结果证明，对适当的患者选择 NSS 是可行的。

（4）腹腔镜手术：腹腔镜手术方式包括腹腔镜根治性肾切除术和腹腔镜肾部分切除术。手术途径分为经腹腔、腹膜后及手助腹腔镜。切除范围及标准同开放性手术。同开放性手术相比 LRN 具有减轻手术后切口疼痛、切口及瘢痕小、住院时间短、术后恢复快等优势，长期随访结果显示两种术式疗效相同。多数学者认为腹腔镜手术适用于 $T_{1\sim2}$ 期的局限性 RCC 患者，对熟练掌握腹腔镜技术的医师选择 T_{3a} 期肿瘤为腹腔镜手术适应证也是可行的；甚至有学者认为对瘤栓局限在肾静脉内的 RCC 患者行 LRN 也是可行的；也有学者主张对伴有远处转移的 RCC 患者应用腹腔镜手术切除原发病灶，这样将有利于患者手术后尽早进行系统治疗。随着临床研究的不断深入，现有的一些观念也将逐渐发生变化。

（5）微创治疗：射频消融（RFA）、高强度聚焦超声（HIFU）、冷冻消融治疗肾癌处于临床研究阶段，尚无循证医学 I～Ⅲ级证据水平的研究结果，远期疗效尚不能确定，应严格按适应证慎重选择，一般不作为能采用外科手术治疗患者的首选治疗方案。如进行此类治疗需向患者说明。

适应证：不适于开放性外科手术者、需尽可能保留肾单位功能者、有全身麻醉禁忌者、肾功能不全者、肿瘤最大径＜4cm 且位于肾周边的肾癌患者。

（二）局部进展性肾细胞癌治疗

1.局部进展性肾细胞癌定义

局部进展性肾细胞癌是指伴有区域淋巴结转移和（或）肾静脉瘤栓和（或）下腔静脉瘤栓和（或）肾上腺转移或肿瘤侵及肾周脂肪组织和（或）肾窦脂肪组织（但未超过肾周筋膜），无远处转移的 RCC，2002 年版 AJCC 癌症分期为 $T_{3a\sim3c}$，临床分期为Ⅲ期，大家习惯上称之为中期 RCC。肾周脂肪受侵者术后 5 年生存率为 65%～80%，伴有下腔静脉瘤栓患者术后 5 年生存率为 40%～60%。

2.局部进展性肾细胞癌治疗原则

局部进展性肾癌首选治疗方法为根治性肾切除术，对局部进展性肾细胞癌患者手术后尚无标准辅助治疗方案。由于淋巴结转移的肾细胞癌患者单纯行 RN 预后差，故主张对绝大多数淋巴结转移的肾细胞癌患者行 RN 后需要行辅助性内科治疗。而对转移的淋巴结或血管瘤栓需根据病变程度、患者身体状况、主刀医师的技术水平等因素选择是否切除。对未能彻底切净的Ⅲ期肾癌可选择术中或术后放疗或参照转移性肾癌的治疗。

3.肾细胞癌伴区域淋巴结转移的外科治疗

Blute 等通过对临床资料的分析，提出肾癌淋巴结转移的高危因素包括：①肿瘤临床分期 T_3 或 T_4；②肿瘤最大径＞10cm；③核分级为Ⅲ～Ⅳ级；④肿瘤组织中含有肉瘤样成分；⑤肿瘤组织中有坏死。如果低于 2 个危险因素的患者淋巴结转移的概率仅为 0.6%，具有 2～4 个危险因素的患者淋巴结转移的概率为 10%，如果同时具有以上 5 个危险因素的患者则淋巴结转移的概率为50％。

对肾细胞癌伴淋巴结转移的患者是否在行RN时加区域或扩大淋巴结清扫术尚缺乏多中心随机对照研究结果。一般主张对局部进展性肾细胞癌患者在行RN时应尽可能切除所有肉眼可见的肿大淋巴结。

4.肾细胞癌伴肾上腺转移的外科治疗

对局部进展性肾细胞癌患者行RN应考虑切除同侧肾、上腺，但绝大多数肾上腺转移的患者伴有远处转移，治疗上应以内科治疗为主，单纯外科治疗仅适合于孤立性肾上腺转移的患者。需注意的是双侧肾上腺转移引起的肾上腺皮质功能低下就可导致患者死亡，所以慎重考虑对双侧肾上腺转移的患者实施手术治疗。

5.肾细胞癌伴静脉瘤栓的外科治疗

RCC一个特殊的生物学特点就是易侵及下腔静脉形成瘤栓，其发生率为4％～10％，远高于其他器官的肿瘤，而许多伴肾静脉或下腔静脉瘤栓的肾细胞癌患者影像学检查并无远处转移征象。对无淋巴结或远处转移的伴肾静脉或下腔静脉瘤栓的肾细胞癌患者行RN并能完整取出肾静脉以及下腔静脉瘤栓者，手术后的5年生存率可达到45％～69％。手术方案需根据瘤栓侵及的范围制订。根据瘤栓侵及范围将静脉瘤栓程度分为五级：①0级：瘤栓局限在肾静脉内；②Ⅰ级：瘤栓侵入下腔静脉内，瘤栓顶端距肾静脉开口处≤2cm；③Ⅱ级：瘤栓侵入肝静脉水平以下的下腔静脉内，瘤栓顶端距肾静脉开口处＞2cm；④Ⅲ级：瘤栓生长达肝内下腔静脉水平，膈肌以下；⑤Ⅳ级：瘤栓侵入膈肌以上下腔静脉内。

6.局部进展性肾癌的术后辅助治疗

局部进展性肾癌根治性肾切除术后尚无标准辅助治疗方案。肾癌属于对放射线不敏感的肿瘤，单纯放疗不能取得较好效果。术前放疗一般较少采用，不推荐术后对瘤床区进行放疗，但对未能彻底切净的Ⅲ期肾癌可选择术中或术后放疗或参照转移性肾癌的治疗。

(三)转移性肾细胞癌的治疗

大约有25％～30％肾细胞癌患者在初次诊断时伴有远处转移，局限性RCC行RN后约20％～40％的患者将出现远处转移，在RCC患者中有30％～50％最终将发展成为转移性RCC。

1.转移性肾癌的定义

伴有远处转移的RCC称之为转移性肾细胞癌(mRCC)，2002年版AJCC癌症分期为Ⅳ期，包括$T_4N_0M_0$期肾癌。大家习惯上称之为晚期肾细胞癌。

2.转移性肾癌的治疗原则

mRCC应采用以内科为主的综合治疗，外科手术主要为mRCC辅助性治疗手段，极少数患者可通过外科手术而获得较长期生存。

3.转移性肾癌的外科治疗

对mRCC的原发病灶切除术被称为减瘤性肾切除术(CRN)或辅助性肾切除术，故手术后对转移病灶需要内科治疗和(或)放疗。远处转移患者单纯手术治疗后5年生存率为0～5％。

(1)减瘤性肾切除术：对CRN实际价值的评价一直存有争议，多数泌尿外科医师认为：CRN后有部分mRCC患者的转移灶可自然消退，同时切除原发病灶和转移灶可增加治愈的机会,减少肿瘤负荷有利于后续治疗,手术可缓解患者的症状。但有部分学者认为:肾细胞癌术后转移灶自然消退的比例太低,不能作为选择手术的理由,此外手术可增加并发症及死亡率、手术后可造成患者免疫功能降低不利于后续治疗,肾动脉栓塞或放疗同样可达到缓解症状的作用。研究结果显示 CRN+IFN-α 可明显延长无疾病进展时间、改善患者的生存期。现在主流观点认为选择体能状态评分好的患者行 CRN+免疫治疗可作为对 mRCC 治疗的标准模式。也有学者认为:由于有相当数量的 mRCC 患者 CRN 后无法进行后续治疗或病变进展或死于手术过程中及术后的并发症,建议对 mRCG 患者先行全身治疗,仅在转移灶出现缓解之后再行辅助性 CRN,以避免手术相关的死亡。

(2)侵及邻近器官或组织的肾细胞癌外科治疗:肾细胞癌常呈膨胀性生长,极少数肾细胞癌呈浸润性生长,肿瘤浸润范围可超过 Gerota 筋膜,侵及后腹壁、腰大肌、腹膜后神经根以及邻近脏器,相关的外科手术报道不多。多数报道认为如果肾细胞癌侵及邻近器官.很少有患者手术后能生存过 5 年。

(3)手术后复发肿瘤的外科治疗:RN 后局部复发率为 2%～4%,肾细胞癌患者手术后如能定期复查,加上影像诊断技术的进展,可较早发现局部复发的肿瘤,部分患者仍有再次手术根治的机会。

(4)伴有区域淋巴结转移的转移性肾细胞癌的外科治疗:局限性肾细胞癌伴淋巴结转移者预后不良,mRCC 患者伴有淋巴结转移也是预后不良的征兆。对于临床诊断 mRCC 伴区域淋巴结转移的患者行 CRN 时是否需要行区域或扩大淋巴结清扫术尚存有争议。

第三节　输尿管癌

近 20 年,输尿管移行细胞癌的发病率有升高的趋势。50%～73% 发生在输尿管下 1/3。与膀胱移行细胞癌和肾盂移行细胞癌的生物学特性相似。

输尿管鳞状细胞癌少见,占输尿管原发癌的 4.8%～7.8%,多为男性,60～70 岁多见。25% 的患者有输尿管或肾盂结石。左右侧输尿管受累概率相同。65% 发生在输尿管下 1/3。一般认为与尿路上皮鳞状化生有关。发现的病例大多已经是临床 I～NV 期。有报道最长存活期为 3 年,大多数患者 1 年内死亡。

输尿管腺癌更少见,多见于 60～70 岁。72% 是男性,常合并肾盂或输尿管的其他恶性上皮成分,40% 合并结石。

一、临床表现

输尿管癌输尿管癌最常见的症状是肉眼或镜下血尿,占 56%～98%。其次是腰部疼痛,占 30%,典型为钝痛,如果有血凝块等造成急性梗阻,可出现绞痛。另有约 15% 没有症状,在体检时发现。晚期还会出现消瘦、骨痛和厌食等症状。

二、诊断

输尿管癌患者早期无症状,后期主要表现为无痛性肉眼或镜下血尿。诊断主要依靠辅助检查。

（一）影像学表现

传统的方法是静脉肾盂造影,现在 CT 尿路造影的应用越来越广泛。CT 尿路造影现在还能进行三维成像,在泌尿系统成像的效果与静脉造影相同。

输尿管移行细胞癌静脉造影主要表现为充盈缺损和梗阻。这要与血凝块、结石、肠气、压迫,脱落的肾乳头鉴别。结石可以通过超声或 CT 鉴别。其他的充盈缺损需要进一步行逆行尿路造影或输尿管镜来鉴别。评估对侧肾功能是重要的,因为存在双侧受累的可能,而且可以判断对侧肾功能,以选择治疗方法。

CT 和 MRI 可以帮助确定侵犯程度,是否存在淋巴结和远处转移,以判断临床分期。有研究显示,CT 判断 TNM 分期的准确度是 60%。

（二）输尿管镜检

通过静脉尿路造影或逆行尿路造影诊断的准确率是 75% 左右,联合输尿管镜检准确率能达到大约 85%～90%。55%～75% 的输尿管肿瘤与膀胱肿瘤是低级别和低分期,输尿管浸润性肿瘤较膀胱更常见。由于输尿管镜活检标本较小,所以在确定肿瘤的分期时,应该结合影像学确定肿瘤的形态和分级。

三、治疗

（一）内镜治疗

内镜治疗输尿管肿瘤的基本原则与膀胱肿瘤相同。单肾、双侧受累、肾功能不全或并发其他严重的疾病是内镜治疗的指征。对侧肾功能正常的患者,如果肿瘤体积小、级别低,也可以考虑内镜治疗。

1.输尿管镜

输尿管下段肿瘤可以通过硬镜逆行治疗,而上段肿瘤可以选择逆行或顺行,软镜更适合逆行治疗。

2.经皮肾镜

主要治疗输尿管上段肿瘤,可以切除较大的肿瘤,能够获得更多的标本以使分期更准确,经皮肾通道还可以用于辅助治疗。准确的穿刺是关键,穿刺中盏或上盏能顺利到达肿瘤位置。术后 4～14 天,再次通过造瘘口观察是否有残余肿瘤,如果没有,则在基底部再次取材,并用激光烧灼。没有肿瘤,则拔除肾造瘘管。如果需要进一步的辅助治疗,则更换 8F 的造瘘管。经皮通道破坏了泌尿系的闭合性,有肿瘤种植的风险,并发症也比输尿管镜多,主要有出血、穿孔、继发性肾盂、输尿管交界处梗阻等。

（二）开放手术

1.输尿管部分切除术

适应证:①输尿管中上段非浸润性 1 级/2 级肿瘤;②通过内镜不能完全切除的肿瘤;③需要保留肾单位的 3 级肿瘤。

通过影像学和输尿管镜确定肿瘤的大体位置,距离肿瘤 1～2cm 切除病变输尿管,然后端端吻合。

2.末端输尿管切除

适应证:不能通过内镜完全切除的输尿管下段肿瘤。

方法:接近膀胱的下段和壁内段的输尿管可以通过膀胱外、膀胱内或内外联合的方式切除。整个下段切除,如果不能直接吻合膀胱,首先选择膀胱腰肌悬吊。如果缺损过长,可行膀胱翻瓣。

3.开放式根治性肾输尿管切除术

适应证:体积大、级别高的浸润性输尿管上段肿瘤。多发、体积较大、快速复发中等级别、非浸润性输尿管上段肿瘤的肿瘤也可以行根治性全切。范围包括:肾脏,输尿管全长和输尿管口周围膀胱黏膜。

(1)肾脏、肾周脂肪和肾周筋膜完全切除:传统上还包括同侧的肾上腺。如果肾上腺在术前影像学和手术中观察是正常的,可以保留。

(2)输尿管下段切除:包括壁内段,输尿管口和周围的膀胱黏膜。输尿管残端的肿瘤复发的风险是 30%～75%。需要牢记:移行细胞癌可能种植在非尿路上皮表面,所以保持整个系统闭合是重要的,尤其对于级别高的肿瘤。

1)传统末端切除术:可以经膀胱、膀胱外或膀胱内外相结合。经膀胱对于完整的输尿管切除是最可靠的,包括输尿管口周围 1cm 的膀胱黏膜。

2)经尿道切除输尿管口:用于低级别的上段肿瘤中。患者截石位,经尿道切除输尿管口和壁内段输尿管,直到膀胱外间隙,这样避免再做一个切口。如果是腹腔镜手术就不用这种方法,因为需要另作一切口取出标本。这种方法破坏了尿路的完整性,有局部复发的可能。

3)脱套法:术前输尿管插管,输尿管尽量向远侧游离后切断,远端输尿管与导管固定,患者改为截石位,输尿管被牵拉脱套到膀胱,然后切除,但输尿管有被拉断的可能。

4)淋巴结切除术:根治性肾输尿管切除术应该包括局部淋巴结切除。对于中上段输尿管肿瘤,同侧的肾门淋巴结和主动脉旁和腔静脉旁淋巴结需要清除。是否进行局部淋巴结清除仍有争议,但这样做并不增加手术时间,也不会带来更多的并发症,还可能对患者的预后有利。

(三)腹腔镜根治性肾输尿管切除术

开放式根治性肾输尿管切除术是上尿路上皮癌的"金标准",但现在腹腔镜根治术被认为更适合。指征与开放手术相同,可以经腹腔、经腹膜后或手助式。与开放手术相比,术后恢复快、疼痛轻、住院时间短并且美观。所有的腹腔镜手术包括肾切除和输尿管切除两部分。始终需要注意肿瘤种植的风险。切口的选择也很重要,不仅只是取出标本还要满足末端输尿管的切除。

第四节　膀胱癌

膀胱癌是人类常见恶性肿瘤之一。据美国癌症协会统计,2006 年在美国,膀胱癌在男性是继前列腺癌、肺癌和直肠癌以后排名第四位的恶性肿瘤,占男性恶性肿瘤的 5%～10%;在女性排名第九位。在欧洲,意大利北部、西班牙和瑞士日内瓦男性发病率最高,为 30/10 万。我国膀胱癌的发病率也较高,且呈逐年最高趋势,近 15 年平均增长速度为 68.29%。

一、病因

膀胱癌病因还不清楚,比较明确的因素为接触化学致癌物质与内源性色氨酸代谢异常。

1.化学致癌物质

一些芳香胺类的化学物质,如β萘胺.4-氨基联苯、联苯胺和仪 a 萘胺,经皮肤、呼吸道或消化道吸收后,自尿液中排出其代谢产物如邻羟氨基酚作用于尿路上皮而引起肿瘤,因尿液在膀胱中停留时间最长,故膀胱发病率最高。这些致癌物质多见于染料工业、皮革业、金属加工及有机化学等相关工作,致癌力强度按前述顺序递减,人与该类物质接触后致发生癌的潜伏期为5～50 年,多在 20 年左右。

2.内源性色氨酸代谢异常

色氨酸正常的最终代谢产物为烟酸,当有代谢障碍时则出现中间代谢产物积聚,如 3-羟犬尿氨酸原、3-羟邻氨基苯酸及 3-羟-2-氨基-苯乙酮等,这些中间产物均属邻羟氨基酚类物质,已在动物实验中证实诱发小鼠膀胱肿瘤。

3.其他

近年发现吸烟与膀胱肿瘤有明显关系,吸烟者比不吸者膀胱癌发病率高 4 倍;人工甜味品如糖精等可能有膀胱致癌作用,另外长期服用镇痛药非那西丁,或肾移植患者长期服用环孢素 A 等免疫抑制剂亦能增加发生膀胱肿瘤危险。患埃及血吸虫病后,由于膀胱壁中血吸虫卵的刺激容易发生膀胱肿瘤。我国血吸虫病由日本血吸虫病所致,不引起这种病变。膀胱黏膜白斑病、腺性膀胱炎、结石、长期尿潴留、某些病毒感染以及药物环磷酰胺等也可能诱发膀胱肿瘤。

二、病理

尿路被覆的上皮统称为尿路上皮。传统上将尿路上皮称为移行上皮,但当前更多的文献主要采用尿路上皮的概念。

膀胱癌包括尿路上皮细胞癌、鳞状细胞癌和腺细胞癌,其次还有较少见的转移性癌、小细胞癌和癌肉瘤等。其中,膀胱尿路上皮癌最为常见,占膀胱癌的 90％以上。膀胱鳞状细胞癌比较少见,占膀胱癌的 3％～7％。膀胱腺癌更为少见,占膀胱癌的比例＜2％。生长方式一种是向膀胱腔内生长成为乳头状瘤或乳头状癌;另一种在上皮内浸润性生长,形成原位癌、内翻性乳头状瘤和浸润性癌。

(一)上皮组织发生的肿瘤

主要包括尿路上皮性肿瘤,腺癌及鳞状上皮癌,98％的膀胱肿瘤来自,上皮组织,其中尿路上皮性肿瘤占 95％.故非特指情况下,膀胱肿瘤即为尿路上皮性肿瘤。

1.尿路上皮性肿瘤

主要包括原位癌、乳头状瘤、乳头状癌及实体性癌。后两者可在一个肿瘤同时出现,称为乳头状实体性癌。

(1)原位癌:是一个特殊的尿路上皮性肿瘤,开始时局限于尿路上皮内,形成稍突起的绒毛状红色片块,不侵犯基底膜,但细胞分化不良,细胞间的黏附性丧失,故细胞容易脱落而易于从尿中检查。原位癌的自然过程难以预测,有些长期无症状,不出现浸润,有些发展很快,从原位癌发展为浸润癌一般需 1～5 年,有长达 20 年的,因此有人认为原位癌存在两种形式,一种代表有浸润能力的实体性癌的前身,另一种却无浸润的能力,称为矛盾性癌,是良性的。

(2)乳头状瘤:是一种良性肿瘤,组织学上可见肿瘤源起于正常膀胱黏膜,像水草样突入膀胱内,具有细长的蒂,其中可见清楚的纤维组织及血管的中心束。乳头状瘤有复发的特点,5年内复发率为60%,其中48.6%复发两次以上。

(3)乳头状癌:在移行上皮性肿瘤中最常见。病理特点是各乳头粗短融合,瘤表面不光洁,坏死或有钙盐沉着,瘤基底宽或蒂粗短。有时乳头状癌长如小拳,但仍保留一蒂,对其他部位无浸润。此情况虽不多见,但应注意,以免作不必要的全膀胱切除术。

(4)实体性癌:在移行,上皮性肿瘤中最为恶性,表面不平,无明显乳头形成,肿瘤表面有溃物,溃物边缘高起,表面呈结节状,早期向深处浸润,故又称为浸润性癌。

2.腺癌

腺癌又称腺样癌、黏液腺癌,属较少见的膀胱肿瘤。腺癌多见于膀胱三角区、侧壁及顶部。膀胱三角区的腺癌常起源于腺性膀胱炎或囊性膀胱炎。位于膀胱顶部的腺癌多起源于脐尿管残余,位置隐蔽,出现症状时往往已到晚期。膀胱也可以出现转移性腺癌,可来自直肠、胃、子宫内膜、卵巢、乳腺或前列腺等原发腺癌,比较罕见,有报告 5000 例尸检中占 0.26%。

3.膀胱鳞状细胞癌

膀胱鳞状细胞癌亦不多见,国内近年 12 篇膀胱肿瘤报告中占 0.58%~5.55%。膀胱的尿路上皮在各种刺激下能化生为鳞状上皮。有报告指出局灶性鳞状上皮化生可达 60%,但主要仍属尿路细胞癌,只有在肿瘤各部出现一致的病理改变时,才能诊断为鳞状细胞癌。国内有不少膀胱结石伴发膀胱癌的报道。一般说来.膀胱鳞状细胞癌比尿路上皮性癌恶性度高,发展快,浸润深,预后不良。

(二)非上皮性膀胱肿瘤

为来自间叶组织的肿瘤,占全部膀胱肿瘤 2% 以下,包括血管瘤、淋巴管瘤、恶性淋巴瘤、平滑肌瘤或肉瘤、肌母细胞瘤、横纹肌肉瘤、嗜铬细胞瘤、恶性黑色素瘤、息肉、类癌、浆细胞瘤、纤维瘤、纤维肉瘤、黏液性脂肪肉瘤、癌肉瘤、组织细胞瘤、神经鞘瘤、软骨瘤、恶性畸胎瘤及皮样囊肿等。其中恶性淋巴瘤可能是全身性疾病;血管瘤可能与毗邻器官的血管瘤同时发生并有相连,使手术困难。横纹肌肉瘤起源于膀胱三角区或膀胱黏膜下组织,一方面向黏膜下层扩展,另一方面,肿瘤推顶着膀胱黏膜向膀胱内生长,形成小分叶状肿物,状如葡萄串,故又称为葡萄状肉瘤,但少数也可形成实块性肿瘤。显微镜下可见横纹肌样纤维及幼稚的胚样间叶细胞。

三、临床表现

(一)血尿

绝大多数膀胱肿瘤患者的首发症状是无痛性血尿,如肿瘤位于三角区或其附近,血尿常为终末出现。如肿瘤出血较多时,亦可出现全程血尿。血尿可间歇性出现,常能自行停止或减轻,容易造成"治愈"或"好转"的错觉。血尿严重者因血块阻塞尿道内口可引起尿潴留。血尿程度与肿瘤大小、数目、恶性程度可不完全一致,非上皮肿瘤血尿情况一般不很明显。

(二)膀胱刺激症状

肿瘤坏死、溃疡、合并炎症以及形成感染时,患者可出现尿频、尿急、尿痛等膀胱刺激症状。

(三)其他

当肿瘤浸润达肌层时,可出现疼痛症状,肿瘤较大影响膀胱容量或肿瘤发生在膀胱颈部,或出血严重形成血凝块等影响尿流排出时,可引起排尿困难甚至尿潴留。膀胱肿瘤位于输尿管口附近影响上尿路尿液排空时,可造成患侧肾积水。晚期膀胱肿瘤患者有贫血、水肿、下腹部肿块等症状,盆腔淋巴结转移可引起腰骶部疼痛和下肢水肿。

四、诊断

成年人尤其年龄在 40 岁以上,出现无痛性血尿,特别是全程血尿者,都应想到泌尿系肿瘤,而首先应考虑膀胱肿瘤的可能。查体时注意膀胱区有无压痛,直肠指诊检查双手合诊注意有无触及膀胱区硬块及活动情况。膀胱肿瘤未侵及肌层时,此项检查常阴性,如能触及肿块,即提示癌肿浸润已深,病变已属晚期。

下列检查有助于筛选或明确诊断。

(一)尿常规

有较长时间镜下血尿,相差显微镜分析提示血尿来源于下尿路者,应该警惕有无膀胱肿瘤的发生。由于膀胱肿瘤导致的血尿可为间歇性,故 1～2 次尿常规正常不能除外膀胱癌。

(二)尿液脱落细胞检查

尿细胞学(UC)检查是膀胱癌的重要检测手段,特别是检出高级别肿瘤(包括原位癌)。细胞体积增大、胞核胞质比例增高、核多形性、核深染和不规则以及核仁突起等是高级别膀胱癌的特征性所见。为了防止肿瘤细胞的自溶漏诊及增加阳性率,一般连续检查 3 天的尿液,留取尿液标本后应及时送检。

尿标本可取自患者自解尿液或膀胱冲洗液,多数资料证明自解尿液的阳性率要比膀胱冲洗液的阳性率低 20%,但前者无创,取材方便;后者有创,但可获取更多的肿瘤细胞,细胞的保存亦较完好。尿细胞学检查对高级别肿瘤的敏感度为 60%～90%,特异度为 90%～100%。对低级别肿瘤敏感度仅为 30%～60%,但特异度仍在 85% 以上。

总的说来,尿细胞学检查的敏感性随膀胱癌细胞分级、临床分期的增高而增高。尿细胞学检查对诊断 Cis 尤为重要,因 Cis 癌细胞黏附力差,易于脱落,膀胱镜检查不易发现。

(三)瘤标检测

虽然有许多文献报道尿液中的瘤标可用于诊断膀胱癌,但目前尚无足够的临床资料证明这些标志物可取代膀胱镜检在膀胱肿瘤诊断中的作用。尽管如此,它们以快速、简便、非侵袭性及较敏感等优点在临床上仍有广阔的应用空间。

(四)膀胱镜检查

膀胱镜检查对诊断具有决定性意义。膀胱镜检查应包括全程尿道和膀胱,检查膀胱时应边观察边慢慢充盈,对膀胱壁突起要区分真正病变还是黏膜皱褶。应避免过度充盈以免掩盖微小病变,如 Cis。绝大多数病例可通直接看到肿瘤生长的部位、大小、数目,以及与输尿管开口和尿道内口的关系,并可在肿瘤附近及远离之处取材,以了解有无上皮变异或原位癌,对决定治疗方案及预后很重要。取活检时须注意同时从肿瘤根部和顶部取材,分开送病检,因为顶部组织的恶性度一般比根部的高。若未见肿瘤,最后做膀胱反复冲洗,收集冲洗液连同检查前自解尿液送细胞学检查。

（五）超声检查

超声检查能在膀胱适度充盈下清晰显示肿瘤的部位、数目、大、小形态及基底宽窄等情况，能分辨出 0.5cm 以上的膀胱肿瘤，同时还能检测上尿路是否有积水扩张，是目前诊断膀胱癌最为简便、经济、具较高检出率的一种诊断方法。

（六）X 线

尿路平片（KUB 平片）不能用于膀胱肿瘤的诊断，但可以了解有无伴发的泌尿系结石。静脉肾盂造影（IVU）可以了解有无上尿路同时发生的肿瘤，较大的膀胱肿瘤可见膀胱内的充盈缺损。

（七）CT

CT 检查能清晰地显示 1cm 以上的膀胱肿瘤，肿块较小时，常为乳头状，密度多均匀，边缘较光整。较大肿块者密度不均，中央可出现液化坏死，边缘多不规则，呈菜花状。CT 薄层扫描能增加肿瘤的检出率。CT 平扫 CT 值 24.6～46.4Hu，增强后 CT 值为 33.8～81.5Hu，呈轻至中度强化，强化无显著特异性。

（八）MRI

MRI 诊断原则与 CT 相同。凸入膀胱的肿块和膀胱壁的局限性增厚在 T_1WI 上呈等或略高信号，T_2WI 上呈低于尿液的略高信号，但小肿瘤有时被尿液高信号掩盖显示不满意。

（九）5-氨基乙酰丙酸荧光膀胱镜检查（PDD）

5-氨基乙酰丙酸（5-ALA）荧光膀胱镜检查是通过向膀胱内灌注 5-ALA 产生荧光物质特异性地积聚于肿瘤细胞中，在激光激发下产生强烈的红色荧光，与正常膀胱黏膜的蓝色荧光形成鲜明对比，能够发现普通膀胱镜难以发现的小肿瘤、不典型增生或原位癌，检出率可以增加 20%～25%。损伤、感染、化学或放射性膀胱炎、瘢痕组织等可以导致此项检查出现假阳性结果。

（十）诊断性经尿道电切术

诊断性经尿道电切术（TUR）作为诊断膀胱癌的首选方法，已逐渐被采纳。如果影像学检查发现膀胱内有肿瘤病变，并且没有明显的膀胱肌层浸润征象，可以酌情省略膀胱镜检查，在麻醉下直接行诊断性 TUR，这样可以达到两个目的，一是切除肿瘤，二是对肿瘤标本进行组织学检查以明确病理诊断、肿瘤分级和分期，为进一步治疗以及判断预后提供依据。

五、治疗

膀胱癌复发或进展的倾向与分期、分级、肿瘤多发病灶、肿瘤大小和早期复发率有关。肿瘤分期分级高、多发、体积大和术后早期复发的患者，肿瘤复发和浸润进展的可能性大，因此需要根据肿瘤复发或进展的风险制订治疗方案。一般将膀胱肿瘤按肿瘤浸润深度分为非肌层浸润性膀胱癌（Tis，Ta，T_1）和肌层浸润性膀胱癌（T_2 以上），不同肿瘤的生物学行为有较大差异，因此治疗，上应该区别对待。

（一）非肌层浸润性膀胱癌的治疗

非肌层浸润性膀胱癌又称之为表浅性膀胱癌，占全部膀胱肿瘤的 75%～85%，其中 Ta 占 70%、T 占 20%、Tis 占 10%。Ta 和 T_1 虽然都属于非肌层浸润性膀胱癌，但两者的生物学特性有显著不同，由于固有层内血管和淋巴管丰富，因此 T_1 容易发生肿瘤扩散。

1.手术治疗

(1)经尿道膀胱肿瘤切除术:经尿道膀胱肿瘤切除术(TURBT)既是非肌层浸润性膀胱癌的重要诊断方法,同时也是主要的治疗手段。经尿道膀胱肿瘤切除术有两个目的:一是切除肉眼可见的全部肿瘤,二是切除组织进行病理分级和分期。TURBT术应将肿瘤完全切除直至露出正常的膀胱壁肌层。在肿瘤切除后,最好进行基底部组织活检,以便于病理分期和下一步治疗方案的确定。

TURBT手术应注意以下几个问题:

1)闭孔神经反射及处理:膀胱肿瘤好发于膀胱侧壁。闭孔神经通过盆腔时与膀胱侧壁相连,支配着骨盆、膀胱、大腿内侧区域,电切时电流刺激闭孔神经,常出现突发性大腿内侧内收肌群收缩的神经反射,是膀胱穿孔的主要原因。一般TURBT手术中采用的腰麻或硬膜外麻醉不能防止闭孔神经反射的发生,若将手术区受刺激部位的闭孔神经远端加以阻滞,可以有效阻滞其受到刺激后引起的兴奋传导,减弱或避免闭孔神经反射的发生。

在切除膀胱侧壁肿瘤时,应警惕闭孔反射的发生,膀胱不要充盈过多,采用最小有效的切割电流进行切割。肿瘤较小时,改用电凝摧毁肿瘤。手术时电切环稍伸出电切镜鞘,进行短促电切,以便发生闭孔反射时及时回收电切环。

2)膀胱肿瘤的再次电切:有些学者认为首次TURBT时往往有9%～49%的肿瘤分期被低估,而再次电切可以纠正分期错误,亦可发现残存肿瘤,尤其是对于高复发和进展风险的肿瘤,如T_1肿瘤。

再次电切与首次电切的理想间隔时限尚未明确。大多数作者认为最好在首次电切后2～6周行再次电切,主要是经此间隔时间后,首次电切导致的炎症已消退。但也有少数作者认为不必等待2周以上。对于再次电切的手术部位并无一致意见。但大家公认应在首次电切部位进行,而且切除标本中应包含膀胱肌层组织。外观正常的膀胱黏膜不常规活检,仅当存在可疑的病变区域或尿细胞学检查为阳性时需行随机活检。

3)膀胱肿瘤合并良性前列腺增生症的同期手术:对于膀胱肿瘤合并良性前列腺增生症患者是否能同时开展电切手术,临床医师主要有两个方面的顾忌:一是患者能否耐受手术,这个问题需结合患者的内科情况及膀胱肿瘤大小、前列腺大小等综合考虑,大多数患者能够耐受同期施行手术。另一个更为关注的顾忌为同期手术是否会导致前列腺窝的肿瘤种植。国外曾有人报道同期开放手术导致前列腺手术创面肿瘤种植,前列腺窝的复发占复发的34.8%,建议分期手术。但多数学者认为同期的TUR是安全的,前列腺电切创面表面覆有1～4mm厚的凝固层,无血液循环,肿瘤细胞不易种植。

(2)经尿道激光手术:激光手术可以凝固,也可以气化,其疗效及复发率与经尿道手术相近。但术前需进行肿瘤活检以便进行病理诊断。激光手术对于肿瘤分期有困难,一般适合于乳头状低级别尿路上皮癌,以及病史为低级别、低分期的尿路上皮癌。目前临床上常用的激光有钬激光和绿激光等。

(3)光动力学治疗:光动力学治疗(PDT)的机制是光照射后,光敏剂与分子氧反应,生成具有细胞毒性的自由基和活性单态氧,破坏细胞,并引起局部非特异性免疫反应和强烈的炎症反应,从而破坏肿瘤组织。PDT主要适用于肿瘤多次复发,对化疗及免疫治疗无效的难治性膀胱癌及原位癌,或不能耐受手术行姑息治疗者。

2.术后辅助治疗

(1)术后膀胱灌注化疗:TURBT 术后有 10%～67%的患者会在 12 个月内复发,术后 5 年内有 24%～84%的患者复发,以异位复发为主。复发的主要原因有:①原发肿瘤未切净;②术中肿瘤细胞脱落种植;③来源于原已存在的移行上皮增生或非典型病变;④膀胱上皮继续受到尿内致癌物质的刺激。

非肌层浸润性膀胱癌 TURBT 术后复发有两个高峰期,分别为术后的 100～200 天和术后的 600 天。术后复发的第一个高峰期同术中肿瘤细胞播散有关,而术后膀胱灌注治疗可以大大降低由于肿瘤细胞播散而引起的复发。尽管在理论上 TURBT 术可以完全切除非肌层浸润的膀胱癌,但在临床治疗中仍有很高的复发概率,而且有些病例会发展为肌层浸润性膀胱癌。单纯 TURBT 术不能解决术后高复发和进展问题,因此建议所有的非肌层浸润性膀胱癌患者术后均进行辅助性膀胱灌注治疗。

(2)术后膀胱灌注免疫治疗

1)卡介苗(BCG):BCG 为膀胱腔内灌注的常用生物制剂,为一种活的生物菌,具有一定的抗原性、致敏性和残余毒性,对表浅、无肌层浸润的膀胱肿瘤和原位癌效果较好。其抗肿瘤的机制仍不十分清楚,目前比较明确的有两点:①BCG 与膀胱黏膜接触后引起膀胱黏膜的炎症反应,从而激发局部的细胞免疫反应,形成有胶原纤维包绕的成纤维细胞、巨噬细胞、淋巴细胞团,干扰肿瘤细胞生长。②BCG 对黏膜上皮细胞及肿瘤细胞具有直接细胞毒作用。Michael 等通过体内外实验研究发现 BCG 黏附于移行上皮肿瘤细胞及体外培养的膀胱癌细胞株 T24、MBT22,并被这些细胞摄入,随后通过细菌增生使细胞溶解,或生成某些有毒产物对细胞产生毒性作用。

2)免疫调节剂:一些免疫调节剂与化疗药物一样可以预防膀胱肿瘤的复发,包括干扰素(IFN)、白细胞介素-2(IL-2)、钥孔戚血蓝素(KLH)等。

IFN 是一种糖蛋白,为膀胱内灌注最常采用的生物制剂,能够上调宿主的免疫反应,具有抗病毒、抗增生及免疫调节等作用。膀胱内应用重组 IFN 可以通过增加免疫细胞在膀胱壁内的浸润而增加 NK 细胞和细胞毒性 T 淋巴细胞的细胞毒性作用,即既有增强全身免疫系统的功能,又有增强膀胱内局部免疫的功能。目前国外多采用 IFN-α 进行膀胱内灌注,推荐使用剂量为 107～108U/次。膀胱内应用 IFN-α 的毒副作用相对轻微,发生率为 27%,主要是类似流感症状的发热、寒战、疲乏和肌肉疼痛等。

IL-2 是另一种常用的免疫调节剂。通常采用腔内灌注或肿瘤部位注射的方式亦取得了较好的疗效,但是使用的剂量及方案还有待于规范。

(3)复发肿瘤的灌注治疗:膀胱肿瘤复发后,一般建议再次 TURBT 治疗。依照 TURBT 术后分级及分期,按上述方案重新进行膀胱灌注治疗。对频繁复发和多发者,建议行 BCG 灌注治疗。

(4)TIG3 膀胱癌的治疗:TIG3 膀胱癌通过 BCG 灌注治疗或膀胱灌注化疗,有 50%可以保留膀胱。建议先行 TURBT 术,对术后病理诊断分级为 G3 而标本未见肌层组织的病例,建议 2～6 周后再次行 TURBT 术获取肌层组织标本。无肌层浸润者,术后行 BCG 灌注治疗或膀胱灌注化疗药物。对于 2 周期 BCG 灌注治疗或 6 个月膀胱灌注化疗无效或复发的病例,建议行膀胱根治性切除术。

(二)肌层浸润性膀胱癌的治疗

1.根治性膀胱切除术

根治性膀胱切除术同时行盆腔淋巴结清扫术,是肌层浸润性膀胱癌的标准治疗,可以提高浸润性膀胱癌患者生存率,避免局部复发和远处转移。该手术需要根据肿瘤的病理类型、分期、分级、肿瘤发生部位、有无累及邻近器官等情况,结合患者的全身状况进行选择。文献报道浸润性膀胱癌患者盆腔淋巴结转移的可能性为 30%～40%.淋巴结清扫范围应根据肿瘤范围、病理类型、浸润深度和患者情况决定。

(1)根治性膀胱切除术的指征:根治性膀胱切除术的基本手术指征为 T_2～T_{4a},$N_{0～x}$,M_0 浸润性膀胱癌,其他指征还包括高危非肌层浸润性膀胱癌 TIG3 肿瘤,BCG 治疗无效的 Tis,反复复发的非肌层浸润性膀胱癌,保守治疗无法控制的广泛乳头状病变等,以及保留膀胱手术后非手术治疗无效或肿瘤复发者和膀胱非尿路上皮癌。

(2)根治性膀胱切除术的手术方法及范围:根治性膀胱切除术的手术范围包括膀胱及周围脂肪组织、输尿管远端,并行盆腔淋巴结清扫术;男性应包括前列腺、精囊,女性应包括子宫、附件和阴道前壁。如果肿瘤累及男性前列腺部尿道或女性膀胱颈部,则需考虑施行全尿道切除。对于性功能正常的年龄较轻男性患者,术中对周围神经血管的保护可以使半数以上患者的性功能不受影响,但术后需严密随访肿瘤复发情况及 PSA 变化情况。

(3)根治性膀胱切除术的生存率:随着手术技术和随访方式的改进,浸润性膀胱癌患者的生存率有了较大的提高。根治性膀胱切除术围术期的死亡率为 1.8%～2.5%,主要死亡原因有心血管并发症、败血症、肺栓塞、肝衰竭和大出血等。患者的总体 5 年生存率为 54.5%～68%,10 年生存率为 66%。若淋巴结阴性,T_2 期的 5 年和 10 年生存率分别为 89% 和 78%,T_{3a} 期为 87% 和 76%,T_{3b} 期为 62% 和 61%,T_4 期为 50% 和 45%。而淋巴结阳性患者的 5 年和 10 年生存率只有 35% 和 34%。

2.保留膀胱的手术

对于身体条件不能耐受根治性膀胱切除术,或不愿接受根治性膀胱切除术的浸润性膀胱癌患者,可以考虑行保留膀胱的手术。施行保留膀胱手术的患者需经过细致选择,对肿瘤性质、浸润深度进行评估,正确选择保留膀胱的手术方式,并辅以术后放射治疗和化学治疗,且术后需进行密切随访。

浸润性膀胱癌保留膀胱的手术方式有两种:经尿道膀胱肿瘤切除术(TURBT)和膀胱部分切除术。对于多数保留膀胱的浸润性膀胱癌患者,可通过经尿道途径切除肿瘤。但对于部分患者应考虑行膀胱部分切除术:肿瘤位于膀胱憩室内、输尿管开口周围或肿瘤位于经尿道手术操作盲区的患者,有严重尿道狭窄和无法承受截石位的患者。近来有学者认为对于 T_2 期患者,初次 TURBT 术后 4～6 周内再次行 TURBT 并结合化疗与放疗有助于保全膀胱。

3.尿流改道术

浸润性膀胱肿瘤患者行膀胱全切术后常需行永久性尿流改道术。目前尿流改道术尚无标准治疗方案,有多种尿流改道的手术方法在临床上应用,包括不可控尿流改道、可控尿流改道、膀胱重建等。手术方式的选择需要根据患者的具体情况,如年龄、伴发病、预期寿命、盆腔手术及放疗史等,并结合患者的要求及术者经验认真选择。保护肾功能、提高患者生活质量是治疗的最终目标。神经衰弱、精神病、预期寿命短、肝或肾功能受损的患者对于有复杂操作的尿流改道术属于禁忌证。

4.膀胱癌化疗

尽管在确诊时只有20%的患者属晚期,但大多数早期或浸润性膀胱癌患者最终都会复发或发生转移,其中50%左右的浸润性膀胱癌患者在2年内将发生远处转移,5年生存率为36%~54%。对于T_3~T_4和(或)$N+M_0$膀胱癌高危患者,5年生存率仅为25%~35%。化疗是唯一能延长这些晚期患者的生存时间并改善其生活质量的治疗方法,可使多数患者的预计生存时间由3~6个月延长至1年左右,少数患者可获得长期生存。

5.膀胱癌放疗

肌层浸润性膀胱癌患者在某些情况下,为了保留膀胱不愿意接受根治性膀胱切除术,或患者全身条件不能耐受根治性膀胱切除手术,或根治性手术已不能彻底切除肿瘤以及肿瘤已不能切除时,可选用膀胱放射治疗或化疗十放射治疗。但对于肌层浸润性膀胱癌,单纯放疗有效率大约只有20%~40%,患者的总生存期短于根治性膀胱切除术。

第五节　前列腺增生症

一、概述

年龄的增长及有功能障碍的睾丸是前列腺增生(BPH)发生的病因之一,但BPH发生的具体机制尚不明确,学者认为是由于上皮和间质细胞的增生和细胞调亡的平衡性破坏引起。前列腺增生导致后尿道延长、受压变形、狭窄和尿道阻力增加,引起膀胱高压并出现相关排尿期症状。随着膀胱压力的增加,出现膀胱逼尿肌代偿性肥厚、逼尿肌不稳定并引起相关储尿期症状。如梗阻长期未能解除,逼尿肌则失去代偿能力。继发于BPH的上尿路改变,如肾积水及肾功能损害的主要原因是膀胱高压所致尿潴留以及输尿管反流。

二、临床表现

BPH为一种缓慢进展的前列腺良性疾病,其临床症状随着患者年龄的增长而进行性加重,可分为尿路刺激症状、梗阻症状及并发症。刺激性症状表现为尿频(排尿间隔<2h)、尿急、夜尿次数增加等;梗阻症状包括排尿费力、尿线细慢、尿流中断、尿不尽感等。

并发症包括:充盈性尿失禁、急性尿潴留、血尿、膀胱结石、泌尿系感染、上尿路积水、肾功能损害等。

(一)问诊要点

BPH在临床上主要表现有膀胱刺激症状、梗阻症状及相关合并症。以下尿路症状为主诉就诊的50岁以,上男性患者,首先应该考虑BPH的可能。问诊要点包括:①下尿路症状的特点、持续时间及其伴随症状;②手术史、外伤史,尤其是盆腔手术或外伤史;③既往史和性传播疾病、糖尿病、神经系统疾病;④药物史,可了解患者目前或近期是否服用了影响膀胱出口功能的药物;⑤患者的一般状况。

(二)体格检查

前列腺增生的体格检查要注意两方面:一是与前列腺癌的鉴别,二是除前列腺外有无全身其他系统的合并症状,如膀胱充盈情况、有无慢性尿潴留、有无肾功能不全的体征等。

注意事项:直肠指检(DRE)下尿路症状患者行直肠指检非常重要,需在膀胱排空后进行。DRE 可以了解前列腺的大小、形态、质地、有无结节及压痛、中央沟是否变浅或消失以及肛门括约肌张力情况。

(三)辅助检查

前列腺增生的诊断通过各项辅助检查可很快明确,但在一些前列腺增生合并有神经源性膀胱的患者和长期膀胱出口梗阻引起膀胱逼尿肌功能丧失的患者,术前明确膀胱逼尿肌功能情况尤其必要,对于术后能否达到预期疗效具有一定的作用。

1.首选检查

(1)尿常规:尿常规可以确定下尿路症状患者是否有血尿、蛋白尿、脓尿及尿糖等。

(2)血清 PSA:血清 PSA 可以作为前列腺癌穿刺活检的指征。

PSA 检查注意事项:血清 PSA 作为一项危险因素可以预测 BPH 的临床进展。但前列腺癌、BPH、前列腺炎都可能使血清 PSA 升高。因此,血清 PSA 不是前列腺癌特有的。另外,泌尿系感染、前列腺穿刺、急性尿潴留、留置导尿、直肠指检及前列腺按摩也可以影响血清 PSA 值。

(3)超声检查:超声检查可以观察前列腺形态、大小、有无异常回声、突入膀胱的程度,以及残余尿量。经直肠超声(TRUS)还可以精确测定前列腺体积(计算公式为 $0.52 \times$ 前后径 $\times$ 左右径 $\times$ 上下径)。另外,经腹部超声检查可以了解泌尿系统(肾、输尿管)有无积水、扩张,结石或占位性病变。

(4)尿流率检查:尿流率有两项主要指标(参数),最大尿流率和平均尿流率,其中最大尿流率更为重要。

需要注意的是最大尿流率减低不能区分梗阻和逼尿肌收缩力减低,还需结合其他检查,必要时行尿动力学检查。

(5)血肌酐:由于 BPH 导致的膀胱出口梗阻可以引起肾功能损害,如已发生肾积水、输尿管扩张反流等病变,怀疑肾功能不全时可以选择此检查。

2.其他辅助检查

(1)静脉尿路造影(IVU):如果下尿路症状患者同时伴有反复泌尿系感染、镜下或肉眼血尿、怀疑肾积水或者输尿管扩张反流、泌尿系结石应行静脉肾盂造影检查。

当患者肾功能不全时禁止行静脉尿路造影检查。必要时利用核素肾图代替静脉尿路造影检查肾功能以及上尿路的引流情况。

(2)尿动力学检查:通过压力-流率函数曲线图和 A-G 图来分析逼尿肌功能以及判断是否存在膀胱出口梗阻。

需要注意的是对引起膀胱出口梗阻的原因有疑问或需要对膀胱功能进行评估时建议行此项检查,结合其他相关检查以除外神经系统病变或糖尿病所致神经源性膀胱的可能。

（3）尿道膀胱镜检查，怀疑 BPH 患者合并尿道狭窄、膀胱内占位性病变时建议行此项检查。

通过尿道膀胱镜检查可了解前列腺增大所致的尿道或膀胱颈梗阻特点、膀胱颈后唇抬高所致的梗阻、膀胱小梁及憩室的形成、膀胱结石、残余尿量测定、膀胱肿瘤、尿道狭窄的部位和程度。

三、诊断要点及风险防范

BPH 在临床上主要表现有膀胱刺激症状、梗阻症状及相关合并症。各种症状可先后出现或在整个病程中进行性发展。其诊断需要根据症状、体格检查尤其是直肠指检、影像学检查、尿动力学检查及内镜检查等综合判断。

（一）LUTS 症状加重主要通过 IPSS 评分的方法来评价

BPH 患者的 I-PSS 评分逐年增加，年平均增幅为 0.29～2 分。

（二）最大尿流率进行性下降

尿流率是评判 BPH 临床进展性的客观指标之一，但其对膀胱颈部出口梗阻的诊断缺乏特异性。患者的最大尿流率呈持续下降，平均每年下降达 2%。

（三）BPH 相关并发症的发生

急性尿潴留、反复血尿、复发性尿路感染、结石产生以及肾功能损害等为 BPH 进展的表现，其中急性尿潴留和肾功能损害为主要指标。

在 BPH 导致的严重并发症中，急性尿潴留发生率最高。急性尿潴留的发生是膀胱功能失代偿的主要表现。

四、鉴别诊断

（一）神经源性膀胱功能障碍

患者一般有较长的神经系统病变的病史，排尿功能障碍根本原因为膀胱逼尿肌与尿道括约肌的病变引起，通过尿流动力学可以与 BPH 鉴别。

（二）糖尿病周围神经病变

患者具有明确的糖尿病病史，在其排尿功能障碍的同时合并有排便功能障碍的表现，尿流动力学检查可明确诊断。

（三）膀胱颈纤维性挛缩

该类患者的临床表现可有下尿路梗阻症状，明确诊断需行尿道膀胱镜检查以明确。

（四）前列腺癌

患者的临床表现多不典型，在有前列腺结节，PSA 值升高的患者，主要依靠前列腺穿刺活检以明确诊断。

（五）前列腺炎

患者多为青年患者，主要以下尿路刺激症状为主，日间尿频明显，前列腺体积正常，非手术治疗可取得明显疗效。

（六）包茎、尿道狭窄

该类患者通过查体或膀胱尿道镜检查可与 BPH 鉴别。

五、治疗和风险防范

由于患者的耐受程度不同,下尿路症状及其所致生活质量的下降是患者寻求治疗的主要原因。因此,下尿路症状以及生活质量的下降程度是治疗措施选择的重要依据。

(一)观察等待

观察等待是一种非药物、非手术的治疗措施,包括患者教育、生活方式指导、随访等。

另外 BPH 其发展过程较难预测,经过长时间的随访,BPH 患者中只有少数可能出现尿潴留、肾功能不全、膀胱结石等并发症。因此,观察等待可以是一种合适的处理方式,特别是患者生活质量尚未受到下尿路症状明显影响的时候。

(二)药物治疗

BPH 患者药物治疗的短期目标是缓解患者的下尿路症状,长期目标是延缓疾病的临床进展,预防并发症的发生。在减少药物治疗不良反应的同时保持患者较高的生活质量是 BPH 药物治疗的总体目标。

1.α受体阻滞药

(1)临床疗效:α受体阻滞药治疗后 48h 即可出现症状改善,但采用 I-PSS 评估症状改善应在用药 4~6 周或以后进行。连续使用α受体阻滞药 1 个月无明显症状改善则不应继续使用。α受体阻滞药长期使用能够维持稳定的疗效。

需要注意的是 BPH 患者的基线前列腺体积和血清 PSA 水平不影响α受体阻滞药的疗效.同时α受体阻滞药也不影响前列腺体积和血清 PSA 水平。

(2)α受体阻滞药治疗急性尿潴留:急性尿潴留 BPH 患者接受α受体阻滞药治疗后成功拔除尿管的机会明显增高。

不良反应包括头晕、头痛、无力、困倦、直立性低血压、逆行射精等,直立性低血压更容易发生于老年及高血压患者中。

2.5α-还原酶抑制药

(1)临床疗效:缩小前列腺体积达 20%～30%,改善患者的症状评分约 15%,提高尿流率 1.3～1.6mL/s,并能将 BPH 患者发生急性尿潴留和手术干预需要的风险降低 50% 左右。非那雄胺对前列腺体积较大和(或)血清 PSA 水平较高的患者治疗效果更好。使用非那雄胺 6 个月后获得最大疗效。连续药物治疗 6 年疗效持续稳定。非那雄胺能降低 BPH 患者血尿的发生率。经尿道前列腺电切术前应用非那雄胺(5mg/d,4 周以上)能减少前列腺体积较大 BPH 患者手术中的出血量。

(2)不良反应:非那雄胺最常见的不良反应包括勃起功能障碍、射精异常、性欲低下和其他,如男性乳房女性化、乳腺痛等。

(3)注意事项:非那雄胺影响血清 PSA 水平,非那雄胺能降低血清 PSA 的水平,服用非那雄胺每天 5mg 持续 1 年可使 PSA 水平减低 50%。对于应用非那雄胺的患者,将其血清 PSA 水平加倍后,不影响其对前列腺癌的检测效能。

3.联合治疗

联合治疗是指联合应用α受体阻滞药和 5α-还原酶抑制药治疗 BPH。

4.中药和植物制剂

植物制剂,如普适泰等在缓解 BPH 相关下尿路症状方面获得了一定的临床疗效,在国内外取得了较广泛的临床应用。

(2)外科治疗

当 BPH 导致以下并发症时,建议采用外科治疗:①反复尿潴留(至少在 1 次拔管后不能排尿或 2 次尿潴留);②反复血尿,5α-还原酶抑制药治疗无效;③反复泌尿系感染;④膀胱结石;⑤继发性上尿路积水(伴或不伴肾功能损害),BPH 患者合并膀胱大憩室、腹股沟疝、严重的痔疮或脱肛,临床判断不解除下尿路梗阻难以达到治疗效果者,应当考虑外科治疗。

需要注意的是残余尿量的测定对 BPH 所致下尿路梗阻程度具有一定的参考价值,但因其重复测量的不稳定性、个体间的差异以及不能鉴别下尿路梗阻和膀胱收缩无力等因素,目前认为不能确定可以作为手术指征的残余尿量上限。但残余尿明显增多以致充溢性尿失禁的BPH 患者应当考虑外科治疗。

外科治疗方式的选择应当综合考虑医生个人经验、患者的意见、前列腺的大小以及患者的伴发疾病和全身状况。

BPH 的外科治疗包括一般手术治疗、激光治疗以及其他治疗方式。BPH 治疗效果主要反映在患者主观症状(如 I-PSS 评分)和客观指标(如最大尿流率)的改变。治疗方法的评价则应考虑治疗效果、并发症以及社会经济条件等综合因素。

1.一般手术

经典的外科手术方法有经尿道前列腺电切术(TURP)、经尿道前列腺切开术(TUIP)以及开放性前列腺摘除术。目前 TURP 仍是 BPH 治疗的"金标准"。各种外科手术方法的治疗效果与 TURP 接近或相似,但适用范围和并发症有所差别,作为 TURP 或 TUIP 的替代治疗手段,经尿道前列腺电气化术(TUVP)和经尿道前列腺等离子双极电切术(TUP-KP)目前也应用于外科治疗。

所有上述各种治疗手段均能够改善 BPH 患者 70% 以上的下尿路症状。

(1)TURP:主要适用于治疗前列腺体积在 80mL 以下的 BPH 患者,技术熟练的术者可适当放宽对前列腺体积的限制。

并发症:因冲洗液吸收过多导致的血容量扩张及稀释性低钠血症(经尿道电切综合征,TURsyndrome),危险因素有术中出血多、手术时间长和前列腺体积大等。

TURP 手术时间延长,经尿道电切综合征的发生风险明显增加。术后各种并发症的发生率:尿失禁为 1%~2.2%,逆行射精为 65%~70%,膀胱颈挛缩约 4%。尿道狭窄约 3.8%。

(2)TUIP:适用于前列腺体积＜30mL,且无中叶增生的患者。TUIP 治疗后患者下尿路症状的改善程度与 TURP 相似。

并发症:与 TURP 相比,并发症更少,出血及需要输血危险性降低.逆行射精发生率低、手术时间及住院时间缩短。但远期复发率较 TURP 高。

(3)开放性前列腺摘除术:主要适用于前列腺体积＞80mL 的患者,特别是合并膀胱结石或合并膀胱憩室需一并手术者。常用术式有耻骨上前列腺摘除术和耻骨后前列腺摘除术。

(4)TUVP:适用于凝血功能较差和前列腺体积较小的 BPH 患者。是 TUIP 或 TURP 的另外一种选择,与 TURP 比较止血效果更好。远期并发症与 TURP 相似。

(5)TUPKP:是使用等离子双极电切系统,并以与单极 TURP 相似的方式进行经尿道前列腺切除手术。采用生理盐水为术中冲洗液。术中出血及 TURS 发生减少。

2.激光治疗

前列腺激光治疗是通过组织汽化或组织凝固性坏死后的迟发性组织脱落达到解除梗阻的目的。疗效肯定的方式有经尿道钬激光前列腺剜除术、经尿道前列腺激光汽化术、经尿道前列腺激光凝固术等。

(1)经尿道钬激光前列腺剜除术(HoLRP):Ho:YAG 激光所产生的峰值能量可导致组织的汽化和前列腺组织的精确和有效的切除。HoLRP 术后留置导尿时间短。

并发症:术后排尿困难是最常见的并发症,发生率约为 10%。75%～80% 的患者出现逆行射精。

(2)经尿道激光汽化术:与前列腺电气化术相似,用激光能量汽化前列腺组织,以达到外科治疗的目的。

注意事项:短期 I-PSS 评分、尿流率.QOL 指数的改善与 TURP 相当。术后尿潴留而需要导尿的发生率高于 TURP。术后无病理组织。

(3)经尿道激光凝固术:是治疗 BPH 的有效手术方法。

注意事项:光纤尖端与前列腺组织之间保持约 2mm 的距离,能量密度足够凝固组织,但不会汽化组织。被凝固的组织最终会坏死、脱落,从而减轻梗阻。优点在于其操作简单,出血风险以及水吸收率低。

(四)其他治疗

1.经尿道微波热疗(TUMT)

可部分缓解 BPH 患者的尿流率和 LUTS 症状。适用于药物治疗无效(或不愿意长期服药)而又不愿意接受手术的患者,以及伴反复尿潴留又不能接受外科手术的高危患者。

2.经尿道针刺消融术(TUNA)

经尿道针刺消融术(TUNA)是一种简单安全的治疗方法。适用于不能接受外科手术的高危患者,对一般患者不推荐作为一线治疗方法。

3.前列腺支架

前列腺支架是通过内镜放置在前列腺部尿道的金属(或聚亚氨脂)装置。可以缓解 BPH 所致下尿路症状。

仅适用于伴反复尿潴留又不能接受外科手术的高危患者,作为导尿的一种替代治疗方法。常见并发症有支架移位、钙化,支架闭塞、感染、慢性疼痛等。

第六节　神经源性膀胱

神经源性膀胱是一类由神经性病变导致膀胱、尿道功能失常,由此而产生一系列并发症的疾病的总称。

一、病因

所有能累及与排尿生理活动有关的神经调节过程的病变,包括中枢性、外周性以及外伤和炎症等,都有可能影响正常的膀胱尿道功能,导致神经源性膀胱。

(一)中枢性神经系统疾病

几乎所有的中枢性神经系统疾病,如脑血管意外、帕金森病、多系统萎缩、脊髓损伤、脊髓神经管闭合不全等,都可影响正常排尿生理过程,表现出各种类型的排尿功能障碍,对人体的危害性也最大。

(二)外周性神经系统疾病

主要影响外周神经的传导功能,如糖尿病可导致末梢神经纤维营养障碍,盆腔手术导致的支配膀胱尿道功能神经损伤等,以膀胱排空障碍为主要表现形式。

(三)感染性疾病

神经系统的感染性疾病,如带状疱疹、急性感染性多发性神经根炎等,如病变累及支配膀胱及尿道括约肌的神经中枢或神经纤维,可以导致膀胱及尿道功能障碍。

二、临床表现

神经源性膀胱不是一种单一的疾病,不同类型、不同程度的神经病变,可以导致膀胱、尿道功能的不同改变,如膀胱壁的顺应性可以从高顺应性到低顺应性,膀胱逼尿肌收缩力的改变可以从无收缩力到反射亢进,膀胱逼尿肌和尿道内、外括约肌间的协调性也可从协调到不同程度的不协调。因此神经源性膀胱的症状也没有特异性。

按照排尿周期的变化,可以将症状分为储尿期症状和排尿期症状。储尿期主要表现为尿频、尿急、尿失禁,伴或不伴有膀胱感觉异常(感觉低下或感觉过敏)或膀胱疼痛;排尿期的主要表现是排尿前等待、尿线细、排尿费力、间断性排尿、腹压排尿、终末尿滴沥等,伴或不伴有排尿感觉异常或排尿疼痛,可出现急、慢性尿潴留。

采用问卷调查、排尿日记和尿垫记录漏尿量等方法,对排尿异常症状进行量化评价,能为疾病的诊断和治疗前后疗效的评判提供更为客观的依据。目前常用的有关下尿路症状的问卷调查表为国际前列腺症状评分(IPSS)和生活质量评估(QOL)。

三、诊断

(一)神经系统病史

在接诊神经源性膀胱患者时要详细了解患者的神经系统状况,如有无先天性疾病、外伤、帕金森氏病和脑血管意外等病史,并进行神经学的相关检查。此外还需了解患者有无与神经性疾病相关的性功能及排便功能异常,如阴茎勃起功能障碍、便秘等。

(二)体格检查

除了必要的全身系统检查外,着重进行泌尿外科专科检查和全身神经系统检查。

1.泌尿系专科检查

除了常规专科检查外,与神经源性膀胱相关的重点检查应加以注意,如检查腰背部皮肤有无色素沉着、毛细血管扩张、皮肤凹陷、局部多毛、皮赘和皮下囊性包块等现象,以间接了解有无先天性脊柱发育畸形的存在;女性患者进行双合诊检查,了解有无阴道壁萎缩或盆腔脏器脱垂的表现;直肠指诊除了解前列腺和直肠内情况外,还应仔细感触肛门括约肌的张力和肛周感觉。

2.全身神经系统检查

(1)精神状态:通过简单的检查可以大致了解患者的精神状态,还需进一步评估患者的感知能力、定位能力、记忆、语言表达和理解能力等。有些神经系统疾病,如多发性硬化症、老年性痴呆和颅内肿瘤等,对患者的神志和排尿功能都有影响。

(2)运动功能检查:主要用于评价相应部位肌力的大小,一般情况下,肌力减弱表示相应的支配外周神经损伤;而肌力亢进多见于对应脊髓节段以,上部位的中枢神经系统损伤。

(3)感觉功能检查:某个区域皮肤的感觉缺损可以定位于相应的一个或多个脊髓节段,往往能提示脊髓损伤的部位。几个比较重要的皮肤区域对应的脊髓节段为:T_{10}:脐平面;L_3:前膝;$S_{3\sim5}$:会阴和肛周皮肤。比较特殊的是阴囊或阴唇前部的皮肤感觉神经纤维来源于胸腰部脊神经根,而后部及会阴部皮肤的感觉神经则来自于骶神经。

(4)神经反射检查:神经反射可以客观地证实神经损伤的存在和定位,最常用的检查方法:①球海绵体反射(BCR):为双侧性的、脊髓和躯体性的神经反射。这种反射弧的传入和传出神经纤维均来自阴部神经,其反射中枢位于 $S_{2\sim4}$。当用针刺阴茎头的背部时或轻捏阴茎头施以少许压力时,就可以引出这一反射,它表现为

球海绵体肌和肛门外括约肌的收缩。这一反射也能通过更为可靠的电刺激和肌电图记录来定量测量。②提睾反射:是一个同侧的、表浅的躯体性反射。利用大头针的钝头轻划:大腿内侧皮肤,便可引起这一反射。反应为同侧睾丸的升高。该反射由髂腹股沟和生殖肌神经调节,其反射中枢位于 $L_{1\sim2}$。这种激发的提睾反射的出现是较缓慢的,就像在性唤起过程中所见到的那样。无论外周反射弧的任何部分的损伤或中枢神经元的损伤,这一反射都会消失。

(三)实验室检查

尿常规检查了解有无泌尿系的感染及血尿、蛋白尿的存在;血清肌酐和尿素氮检查可以监测肾功能的状态。

(四)特殊检查

可以借助 X 线、CT、MRI 及电生理学等手段检查原发的神经系统性疾病,相对泌尿系统而言,应该采取一定的手段在疾病的不同阶段动态了解泌尿系的形态和功能。

1.上尿路功能检查

对存在上尿路功能损害风险的患者,如在储尿期和排尿期膀胱内压较高、逼尿肌括约肌协同失调和输尿管反流的患者,可以通过 B 超、排泄性静脉尿路造影和肾图等手段评价肾输尿管的形态和功能。

2.下尿路检查

膀胱尿道造影可以了解膀胱解剖形态、有无膀胱输尿管反流,以及有无膀胱内结石、憩室和膀胱输出道梗阻等。在女性还可判断尿道的活动性及有无膀胱后壁及尿道膨出。尿道膀胱镜并非神经源性膀胱的必要检查手段,可用于怀疑有膀胱尿道内肿瘤,或需了解有无膀胱、尿道解剖和结构异常的患者。

(五)尿动力学检查

目前为止,尿动力学检查是唯一一种能同时准确评价膀胱尿道功能和形态的方法,并能提

供下尿路状况对上尿路功能变化的潜在影响。同时,尿动力学检查结果是神经源膀胱分类的重要依据。

1.常规尿动力学检查

(1)尿流率:最大尿流率最有临床价值,正常情况下男性≥15mL/min,女性≥25mL/min。该指标受膀胱内初始的尿量、逼尿肌收缩力或(和)尿道阻力的影响。完成尿流率检测后立即测量残余尿量,能更全面准确反映膀胱、尿道功能。

(2)储尿期的膀胱尿道功能检查。

1)膀胱感觉异常:通过询问膀胱充盈过程中患者的排尿感觉,以及相对应的膀胱容量加以判断和描述。可分为以下几种异常表现:①膀胱感觉过敏:常见于各种膀胱炎及特发性感觉过敏;②膀胱感觉减退或缺失:常见于骶髓损伤.糖尿病性、盆腔手术后等因素造成的膀胱尿道功能障碍,也可见于膀胱出口梗阻所致的慢性尿潴留等疾病。

2)逼尿肌活动性异常:正常情况下,膀胱充盈时,逼尿肌松弛、舒展以允许膀胱容积增大,逼尿肌稳定,不出现无抑制性逼尿肌收缩,并可以抑制由激惹试验诱发出的逼尿肌收缩,而始终保持膀胱内低压状态。由于神经控制机制的异常所导致的逼尿肌过度活跃,称之为逼尿肌反射亢进(DHR)。在诊断DHR时必须具备神经系统病变的客观证据,常见于中枢神经系统的多发性硬化症、脑血管疾病、脑脊膜肿瘤和骶上脊髓损伤等病变。由于盆腔手术,或糖尿病等导致支配膀胱的神经末梢功能损坏,可能导致逼尿肌收缩力明显减弱,甚至缺失。

3)膀胱顺应性(BC)异常:正常膀胱,从空虚到充盈状态逼尿肌压力仅经历较小的变化(10~15cmH$_2$O)。一些神经性病变可以影响BC,如骶髓上神经损伤的神经源性膀胱,逼尿肌失去上中枢的抑制,因而导致膀胱壁张力增高,BC下降;而盆腔手术后,或糖尿病性神经源性膀胱.膀胱失去神经支配,因而BC增大。

4)功能性膀胱容量(FCC)改变:FCC即为膀胱充盈过程中所能达到的最大充盈液体量。一般正常男性的FCC为300~750mL,正常女性FCC为250~550mL。神经源性膀胱因病因的不同,FCC也可有较大差异,并常伴有膀胱感觉的异常。

5)漏尿点压:指尿液从尿道口流出时的膀胱压力。根据驱使尿液流出的膀胱压力产生机制的差异,将其分为两种,即膀胱漏尿点压力(BLPP)和腹压漏尿点压(ALPP)。

BLPP又称之为逼尿肌漏尿点压(DLPP),定义为在缺乏逼尿肌收缩的前提下,膀胱充盈过程中出现漏尿时的最小膀胱压。一般认为当BLPP大于40cmH$_2$O的时候,发生输尿管反流和肾积水等上尿路功能损坏的可能性远大于BLPP小于40cmH$_2$O的患者。

尿动.力学检查时,在缺乏逼尿肌无抑制性收缩及腹压改变的前提下,灌注过程中实时膀胱压在减去膀胱压的基础值后,达到40cmH$_2$O时的膀胱容量为相对安全膀胱容量。相对安全膀胱容量越小,意味着膀胱内处于低压状态的时间越短,上尿路扩张发生越早扩张程度也越严重;BLPP相对应的膀胱容量称为漏尿点压时的膀胱容量,若BLPP大于35~40cmH$_2$O,则漏尿点压膀胱容量于相对安全膀胱容量之差越大,意味着膀胱内压高于35~40cmH$_2$O时间越长,而且病变的隐蔽性亦越大,因而发生上尿路损害的危险性越大。

ALPP又称为应力性漏尿点压(SLPP),其主要用以反映尿道括约肌的关闭能力,特别是能够量化反映随腹压增加时的尿道括约肌关闭能力,多用于压力性尿失禁的诊断和分型。

（3）排尿期的膀胱尿道功能检查：排尿期压力流率测定是目前对于排尿功能进行定量分析的最好方法。相对神经源性膀胱而言，主要有两个方面的问题，即各种神经性疾病导致逼尿肌收缩力减弱，如糖尿病、盆腔脏器手术等；或导致逼尿肌内和（或）外括约肌协同失调造成的排尿阻力增加，如骶髓上的脊髓病变等，两者的最终后果都是导致尿流率减低，排尿困难，甚至丧失自主排尿能力，并可导致不同程度的残余尿量，乃至尿潴留。

（4）尿道压力测定：用于反映储尿期尿道各点控制尿液的能力，较少用于神经源性膀胱功能的诊断。

（5）肌电图：正常情况下，随着膀胱充盈肌电活动逐渐增强。咳嗽用力使腹压突然增加的同时肌电活动也突然增加。排尿时，肌电活动消失且肌电活动变化稍早于逼尿肌收缩。排尿结束，肌电活动再次出现。若排尿时肌电活动不消失或消失不全，应考虑逼尿肌尿道外括约肌协调失调，如见于脊髓发育不良患者。

2. 影像尿动力学检查

影像尿动力学检查可更精确评估所存在的尿动力学危险因素，明确神经源性膀胱产生症状的原因，还可以观测膀胱输尿管反流出现的时间和程度。

3. 尿动力学检查过程中的特殊问题

在尿动力学检查及分析结果的过程中，有些问题应该特别关注。

（1）自主神经反射：对高位脊髓完全性损伤患者，在检查过程中要预见到自主神经反射的发生，并做好防范措施。

T_5 及其以上的脊髓横断性损伤可导致位于胸腰段的调节心、血管系统的交感神经元失去血管运动中枢的控制，容易受逼尿肌的兴奋诱发自主神经反射亢进。

后者是高位截瘫最严重的并发症，轻者出现头痛、恶心、皮肤潮红、出汗及血压升高，重者可发生高血压脑病和高血压危象，甚至出现颅内出血、心律失常和心力衰竭等严重后果，进而威胁患者的生命。

在对高位截瘫患者进行尿动力学检查时，在膀胱充盈过程中，应采用低速缓慢灌注，同时密切观察自主神经反射亢进的临床表现，注意血压的变化。头痛、出汗、恶心等症状是自主神经反射亢进的信号，应加以警惕。如果发现血压急剧升高，立即停止灌注，排空膀胱，并给予 α 受体阻滞剂等药物降低血压，以防止脑出血等并发症的发生。

（2）原发性神经病变与尿动力学检查结果间的关系：大多数神经源性膀胱患者，依原发性神经病变导致神经源性膀胱机制，其尿动力学检查结果可能会有一定的规律性，但并非所有情况都是如此。以脊髓损伤导致的神经源性膀胱为例，许多文献报道脊椎损伤的部位与尿动力学的改变并无严格的对应关系，甚至无法用现有的理论推测为什么这个部位的脊髓损伤会导致这样的临床症状及尿动力学检查结果。因此不能单纯性根据原发神经病变的性质来臆断排尿功能异常的类型，对该类患者的排尿功能准确评价.取决于及时和动态的尿动力学检查。

四、治疗

近年来，随着尿动力学检查技术的发展、新的治疗药物和器械的临床应用，神经源性膀胱的治疗手段和效果都有了较大的改善。具体针对每一例患者而言，其治疗方法应结合患者的病情采取个体化治疗方案。

(一)神经源性膀胱治疗原则

1.“平衡膀胱”的概念及神经源膀胱治疗目的在对神经源膀胱处理过程中,保护上尿路功能是治疗的重点,其中建立及维持对,上尿路无损害威胁的“平衡膀胱”是治疗的最主要目标。在很多情况下,神经源性膀胱患者不能恢复正常的排尿功能,但必须在治疗的基础上建立“平衡膀胱”。其基本的要求为膀胱能低压储尿并有较大的膀胱容量,能在不用尿管下排空膀胱,无尿失禁,上尿路功能不受损害,方法如降低尿道阻力以适应逼尿肌收缩无力,获得膀胱排空;用人工尿道括约肌替代关闭不全或功能亢进的尿道括约肌等。

2.尿动力学检查结果作为选择治疗方案依据尽管神经源膀胱的临床表现都是排尿功能障碍,但因神经损伤的部位及病程的差异,膀胱尿道解剖及功能的病理变化迥异。因而神经源性膀胱的治疗必须依照实时尿动力检查的结果,而不是仅仅参考神经系统的病史及检查。

3.积极治疗原发病,定期随访。因为导致神经源性膀胱的神经性疾病往往是动态变化的,因此需要对每一个神经源性膀胱患者进行严格的追踪随访,以根据患者的当时情况决定是否需要相应更改治疗方案,或了解是否有新出现的需要治疗的并发症。

4.预防和治疗并发症,改善患者生活质量保护逼尿肌功能,积极预防和治疗尿路感染、肾积水、膀胱输尿管反流和泌尿系结石等并发症,采用合理的排尿或集尿等辅助装置,减轻痛苦,提高患者生活质量。

(二)保守治疗

各类保守治疗的手段和理念应终生贯穿于神经源性膀胱患者的各个治疗阶段,但应严格掌握指征。

1.行为疗法

行为疗法即通过患者的主观意识活动或功能锻炼来改善膀胱的储尿和排尿功能,从而达到下尿路功能的部分恢复,以便减少下尿路功能障碍对机体功能的损害。行为疗法包括盆底锻炼、生物反馈和膀胱训练等。

盆底锻炼(PFE),又称“Kegel锻炼”,指患者有意识地对以提肌为主的盆底肌肉进行自主收缩以便加强控尿能力,可作为基本锻炼方法或作为其他治疗的辅助锻炼方法。

生物反馈方法,即采用模拟的声音或视觉信号来反馈提示正常及异常的盆底肌肉活动状态,以使患者或医生了解盆底锻炼的正确性,可以加强盆底锻炼的效果。

2.排尿功能的管理

(1)手法辅助排尿:最常用的手法是Valsalva法(腹部紧张)和Crede法(手法按压下腹部)。这两种方法通过腹部按压能促进膀胱排尿,但大部不能排空。对于盆底肌完全弛缓性瘫痪的患者,这些手法可诱发机械性梗阻。长期的Valsalva或Crede手法排尿还可能导致后尿道的压力增高,尿液向前列腺和精囊的流入诱发前列腺炎或附睾炎以及其他并发症,这些非生理性的高压力亦能造成上尿路的反流,应慎重掌握指征。

膀胱按压只可用于逼尿肌活动功能下降伴有括约肌活动功能降低的患者。需强调的是括约肌反射亢进和逼尿肌括约肌协调失调禁忌做膀胱按压。此外,膀胱输尿管-肾脏反流、男性附件反流、各种疝和痔、有症状的尿路感染以及尿道异常也均属于禁忌。

对于膀胱颈及近端尿道仪受体兴奋性增高的患者,可考虑服用α受体阻滞剂,或行膀胱颈内口切开术,以减低尿道阻力,减少残余尿量。

(2)反射性触发排尿:膀胱反射触发包括患者和陪护人员用各种手法刺激外感受器诱发逼尿肌收缩。定期触发排空的目的是恢复对反射性膀胱的控制,即患者需要排尿时就能触发膀胱收缩。这种治疗方法多用于骶髓以上部位脊髓损伤患者,但临床效果并不十分理想。

反射性排尿是骶髓的非生理性反射,必须通过每天数次的触发才能诱发出,具有潜在的危险性,有报道称可出现膀胱形态改变、功能减退、肾盂积水和肾功能破坏。

因此,在触发性排尿的起始和实施过程中都应做尿动力学及其他相关检查。必须符合下列条件者才能进行这种训练:①患者膀胱容量和顺应性能维持 4 小时不导尿;②尿液镜检白细胞≤10 个/HPF;③无发热;④无持续菌尿出现。

该方法最适合于括约肌或膀胱颈切开术后的骶髓上脊髓损伤患者,以维持和改善自发反射性排尿。若患者伴有下列情况:逼尿肌收缩不良(收缩太弱、太强,收缩时间过短、过长)、引发非协调性排尿、膀胱、输尿管-肾盂反流、男性患者流向精囊和输精管反流.不可控制的自发性反射障碍或复发性尿路感染持续存在,则不宜采用触发性排尿法。

(3)辅助导尿器具治疗。

1)留置导尿及膀胱训练:脊髓损伤早期膀胱功能障碍主要表现为尿潴留,许多患者接受留置导尿的方式处理,但要注意保持尿管朝向正确的方向和夹放导尿管的时间。膀胱贮尿在300～400mL 时有利于膀胱自主功能的恢复。因此,要记录水的出入量,以判断放尿的时机。留置导尿时每天进水量须达到 2500～3000mL,定期冲洗膀胱,每周更换导尿管。

长期经尿道留置导尿管可导致反复的泌尿系感染和尿管堵塞、膀胱挛缩、继发性结石等并发症。在高位截瘫的患者,导管阻塞、尿潴留可能会诱发自主神经性反射。在男性还很容易导致尿道狭窄、男生殖系统的并发症,如阴囊脓肿、尿道瘘、尿道狭窄、尿道憩室和附睾炎等。即使采用经耻骨上膀胱造瘘引流的方法,也只能减少男性生殖系统的并发症。由于造瘘管的持续引流,久而久之膀胱失用性萎缩,造成换管困难而容易损伤膀胱引起出血;另外造瘘管不能与腹壁组织紧密粘连,容易从造瘘管旁溢尿,导致患者生活不便。

2)阴茎套集尿:阴茎套集尿的目的是男性患者把漏出的尿液收集到一个容器中,防止了尿液溢出,使小便管理更卫生,减少难闻的气味,改善了生活质量。采取此种方法管理排尿的患者一定要行尿动力学检查,了解尿失禁的原因。若患者为小容量低顺应性膀胱,由于逼尿肌无抑制性收缩,或膀胱内持续高压导致的漏尿,长期用此方法管理排尿是一种非常危险的处理措施。不解决膀胱内高压的问题最终会导致膀胱输尿管反流,及肾功能损坏,进而威胁患者的生命。因而这种方法只能用于有一定的膀胱安全容量及足够低的膀胱逼尿肌漏尿点压的患者。该疗法实际上是对尿失禁的姑息治疗:尽管阴茎套明显优于尿垫,但能引发很多问题和并发症。阴茎套固定太紧,时间过长会引起皮肤的机械性损伤,从而继发阴茎损伤。皮肤对阴茎套过敏也是引起皮肤损伤的常见原因。此外,阴茎长期浸泡在阴茎套内,潮湿的环境有可能导致阴茎皮肤的感染,进而诱发逆行尿路感染。

(4)间歇性导尿术(IC):IC 系指定期经尿道或腹壁窦道插入导尿管以帮助不能自主排尿的患者排空膀胱或储尿囊的治疗方法。无菌性间歇性导尿术(AIC)在医院内由医务人员操作,多用于需要短期进行间歇性导尿以排空膀胱,或(和)促进膀胱功能恢复的患者,如由于神经性、梗阻性或麻醉后的种种原因所引起的暂时性尿潴留或排空不完全,或脊髓损伤早期的脊髓休克期,或用于长期需要间歇性导尿患者早期,以帮助患者建立个体化的间歇性导尿方案。

自我间歇性清洁导尿(CISC)多用于需要长期接受间歇性导尿的患者,在医生的指导下,患者在医院外自己操作,或由家属辅助完成导尿。

间歇性导尿能够达到膀胱完全排空而下尿道没有持续留置的异物,因而有很多优点:①降低感染、膀胱输尿管反流、肾积水和尿路结石的发生率,是目前公认的最有效的保护肾功能的方法;②可以使膀胱周期性扩张与排空,维持膀胱近似生理状态,促进膀胱功能的恢复,重新训练反射性膀胱;③减轻自主神经反射障碍;④阴茎、阴囊并发症少;⑤对患者生活、社会活动影响少,男女患者均能继续正常的性生活。在不同脊髓损伤部位和程度的患者中,间歇性导尿是保护膀胱顺应性,减少与之相关上尿路并发症的最好方法。与间歇性导尿相比,经尿道或耻骨上径路留置导尿管、反射性排尿、尿垫处理尿失禁等方法有更多更严重的并发症和更差的预后。

(5)经尿道留置支架术:该方法主要用于治疗尿道括约肌张力增高而膀胱容量及顺应性尚可的脊髓损伤性神经源性膀胱患者,能显著降低平均排尿压和残余尿量,改善膀胱自主性反射失调症状,提高排尿节制能力,使患者从尿管治疗的负担中解脱,获得良好的社会心理益处。

3.药物治疗

因神经源性膀胱的发病机制及类型不同,药物的选择需要根据患者的具体尿动力学表现类型,如选用 α 受体阻滞剂盐酸坦索罗辛、特拉唑嗪、多沙唑嗪等降低尿道内括约肌张力;选用 M 受体阻滞剂奥昔布宁、托特罗定、曲司氯铵等减低膀胱逼尿肌兴奋性。此外对神经源性损伤和疾病所致的逼尿肌活动亢进患者,口服药物疗效不佳者,可采取膀胱内药物破坏去神经性治疗,主要方法有辣椒辣素或 RTX 膀胱内灌注、膀胱壁卡尼汀注射等。

(1)辣椒辣素和 RTX:辣椒辣素对膀胱的作用机制还没有完全了解,一般认为其临床疗效是阻断膀胱感觉传入神经的结果。辣椒辣素刺激膀胱感觉神经无髓鞘 C 纤维,通过释放 P 物质使初级传入神经纤维丧失活性而增加膀胱容量。RTX 是从一种从大戟色素体(类似仙人掌的植物)中提取的辣椒辣素类似物。与辣椒辣素分子结构和药理作用类似,但 RTX 辣度为辣椒辣素的 1000 倍,而局部刺激作用明显小于辣椒辣素。

(2)A 型肉毒杆菌毒素:A 型肉毒杆菌毒素(BTXA)系由肉毒梭状芽孢杆菌产生的一种神经毒物,其能阻止神经肌肉接头处胆碱能神经末梢乙酰胆碱的释放。研究表明逼尿肌局部注射 BTXA 可造成神经肌肉传导阻滞,可用于高张力神经源性膀胱,使逼尿肌失去神经支配后松弛,降低膀胱储尿期压力和增加膀胱容量;亦可经尿道行尿道外括约肌内注射射 BTXA,用于伴有明显的逼尿肌-外括约肌协同失调的患者,再配合各种手法诱发排尿反射,也能显著降低患者尿道阻力,减少残余尿量。

4.电、磁刺激治疗

电刺激在治疗神经源性膀胱方面有一定的疗效。它主要是通过刺激盆腔组织器官或支配它们的神经纤维和神经中枢,从而对效应器产生直接作用,或对神经通路的活动产生影响,最终改变膀胱尿道的功能状态,改善储尿或排尿功能。

(1)骶神经前根电刺激:利用横纹肌与平滑肌的收缩特性不同,即前者的收缩、舒张反应远较后者为快的特点,将骶神经前根电刺激(SARS)技术应用于人体,并配合进行骶神经后根切断去传入,以扩大膀胱容量和减轻括约肌的不协调收缩,获得了良好的排尿效果,被认为是治疗 SCI 患者排尿功能障碍的最理想方法。

进行 SARS 排尿必须具备两个先决条件:①患者的骶髓-盆腔副交感传出通路完整;②患者的膀胱未发生纤维化,具有较好的收缩功能。Brindley 认为下列患者可供选择:①反射性尿失禁的女性,因为女性缺乏合适的体外集尿装置,且女性骶神经后根切断后对性功能影响很小;②不存在反射性阴茎勃起的男性,或明确表示对性功能无要求的男性;③反复发生尿路感染的患者;④由膀胱或直肠激发存在自主神经反射亢进的患者;⑤截瘫患者较四肢瘫者为好,这类患者手部功能不受影响,可自己操作体外无线电刺激器。

(2)骶神经调节:骶神经调节又称为骶神经刺激(SNS),作为排尿功能障碍的一种治疗手段,近年来在欧美非常流行,被誉为对传统治疗方法的革新。骶神经调控的机制是通过"电发生器"发出短脉冲刺激电流连续施加于特定的骶神经,以此,剥夺神经细胞本身的电生理特性,干扰异常的骶神经反射弧,进而影响与调节膀胱、尿道括约肌及盆底等骶神经支配的效应器官,起到"神经调节作用",不仅对排尿异常有调节作用,同时对"排便障碍"同样亦有效。目前 SNS 治疗急迫性尿失禁、尿急尿频综合征和慢性尿潴留通过了美国 FDA 的批准。

在既往 SNS 多中心临床实验中,神经源性疾患以及以疼痛作为原发症状者被排除在外,但包括了尿频尿急合并疼痛的患者。已有少量的临床研究表明,SNS 在部分神经源性疾患引发的排尿功能障碍,如多发性硬化症、隐性脊柱裂等也有较好疗效。

(3)功能性磁刺激(FMS):磁刺激是根据法拉第原理设计的,即利用一定强度的时变磁场刺激可兴奋组织,从而在组织内产生感应电流。研究人员发现,利用高速功能性磁刺激器刺激骶部神经有助于排尿,可用于 SCI 后神经源性膀胱的治疗,其确切机制目前尚不十分清楚。SCI 后神经源性膀胱常与逼尿肌的过度兴奋有关,通过刺激盆底神经的肛门直肠分支、阴部神经和下肢肌肉的神经可以抑制逼尿肌的过度活动,刺激 S3 传入神经根也可以激活脊髓的抑制通路。另外刺激盆底的感觉传入神经通路也可能直接在脊髓水平或经其他神经旁路抑制逼尿肌运动神经元的冲动,从而抑制排尿反射或逼尿肌不稳定收缩和反射亢进。

(三)神经源性膀胱的手术治疗

1.膀胱扩大术

由先天性脊髓发育不良、脊髓脊膜膨出和高位脊髓损伤等原因所致的神经源性膀胱,膀胱容量小,逼尿肌反射亢进伴/不伴有低顺应性膀胱,药物或神经刺激治疗改善不明显的患者,可以考虑行肠膀胱扩大术,或自体膀胱扩大术,以建立一个低压大容量的储尿囊。目前手术方式向大容量、低压和可控方向发展,同时保留了膀胱三角区和正常的排尿途径,避免了尿流改道引起的并发症和生活不便。具体术式可采取自体膀胱扩大术、回肠膀胱扩大术、结肠膀胱扩大术等,对于术后仍不能自主排空膀胱的患者,仍需要配合采用间歇性导尿。若患者不适合做膀胱扩大术,如肠道粘连,或一般情况差,不能耐受长时间的手术,可单纯采取尿流改道术,如输尿管皮肤造口,以避免高压膀胱对肾功能的影响。

2.人工尿道括约肌(AUS)置入术

人工尿道括约肌可用于各种原因导致尿道括约肌功能丧失,并出现真性尿失禁的患者。

一般认为置入 AUS 的指征是：①上尿路正常；②无膀胱输尿管反流；③肾功能正常；④无难以治疗的尿路感染；⑤有足够的膀胱容量；⑥无逼尿肌无抑制性收缩，或药物能控制逼尿肌的不稳定性收缩；⑦必须具有使用，人工尿道括约肌装置的智力和操纵能力。

对于神经源性膀胱而言，还有许多特殊之处，这些问题在选择安置 AUS 之前必须和患者进行充分的交流。由于神经源性膀胱患者尿道内、外括约肌的完整性尚在，在膀胱颈和尿道膜部仍保留一定的张力。在逼尿肌收缩力不足，或无收缩力的情况下，很难将膀胱内的尿液排空，因此神经源性膀胱患者在人工括约肌置入前需进行经内镜括约肌切开术，以变为完全性尿失禁。但这种破坏性手术是一种不可逆的操作，必须向患者及其家属介绍手术必要性，以及安置 AUS 不成功后导致的真性尿失禁后果。

对于下列神经源性膀胱患者：①伴有严重逼尿肌反射亢进尿失禁；②合并原发性膀胱挛缩；③严重膀胱输尿管反流尿失禁；④尿道内梗阻；在考虑接受 AUS 置入治疗前，必须采用各种形式的手术或神经阻断治疗，扩大储尿囊容量，增加储尿囊顺应性，解决膀胱输尿管反流等问题。

第七节　压力性尿失禁

当腹压突然增加时（如喷嚏、咳嗽、大笑、搬提重物、运动等）尿液不自主地从尿道外口漏出称为压力性尿失禁。在腹压增加时，无逼尿肌收缩，膀胱压升高大于尿道压，尿道闭合压呈负值时发生的尿失禁称为真性压力性尿失禁。真性压力性尿失禁几乎均发生于女性，男性发生真性压力性尿失禁者极为罕见。

一、诊断标准

压力性尿失禁的诊断主要依据主观症状评估、客观体检和辅助检查，并排除其他疾病。

(一)主观症状评估

1.患者主诉在咳嗽、打喷嚏、大笑、搬提重物、运动时，尿液不自主地从尿道外口漏出。根据不同的情况分为轻、中、重度。轻度为用力咳嗽时偶发失禁，重度为直立或卧位变化时即有尿失禁，严重影响患者的生活及社交活动。

2.注意患者有无其他泌尿系统症状，如尿路刺激症状，排尿困难症状，下腹部会阴部疼痛、不适症状，有无血尿等。

(二)客观体检

1.体检时注意外生殖区有无盆腔脏器膨出及膨出程度，必要时妇科会诊评估；神经系统的异常表现为会阴直肠感觉异常，肛门括约肌张力及收缩力异常，下肢肌力的异常以及反射的异常。

2.体检时可做下列试验

(1)诱发试验：患者仰卧，双腿屈曲外展，分开大阴唇，观察尿道口，咳嗽或用力增加腹压同时尿液漏出，腹压消失后漏尿也同时消失为阳性。阴性者站立位再行检查。检查时注意询问漏尿时或之前是否有尿急和排尿感，若有则可能为急迫性尿失禁或合并有急迫性尿失禁。

（2）膀胱颈抬举试验：患者不排尿，截石位，先行压力诱发试验，若为阳性，则将中指及示指插入患者阴道，分别放在膀胱颈水平尿道两侧的阴道壁上，嘱患者咳嗽或做 Valsalva 动作增加腹压，有尿液漏出时用手指向头腹侧抬举膀胱颈，如漏尿停止则为阳性。提示压力性尿失禁的发病机制与膀胱颈和近端尿道明显下移有关。注意试验时不要压迫尿道，否则会出现假阳性。

（3）棉签试验：截石位，消毒后于尿道插入无菌棉签，棉签前端应插过膀胱颈。无应力状态下和应力状态下棉签活动的角度超过 300 提示膀胱颈过度活动。

（4）尿垫试验：推荐 1 小时尿垫试验。患者无排尿，安放好已经称重的收集装置，开始试验；15 分钟内喝 500mL 无钠液体，然后坐下或躺下；步行半小时，包括上下一层楼梯；起立和坐下 10 次；剧烈咳嗽 10 次；原地跑 1 分钟；弯腰拾小物体 5 次；流水中洗手 1 分钟；1 小时终末去除收集装置并称重。

（三）辅助检查

1. 尿道膀胱造影

侧位拍片，压力性尿失禁时膀胱尿道后角常大于 1100。

2. 尿动力学检查

无创项目如尿流率和残余尿高度推荐。侵入性检查项目如尿道压力描记，腹压性漏尿点压力测定，压力流率测定及影像尿动力学检查等在手术治疗前推荐检查，以确定是否存在逼尿肌过度活动，逼尿肌收缩受损或膀胱出口梗阻。

3. 膀胱镜检查

怀疑膀胱内有肿瘤、结石、憩室和膀胱阴道瘘等疾病时要做此检查。还可除外膀胱颈挛缩。

4. 尿常规，尿培养

排除尿路感染。

二、治疗原则

压力性尿失禁治疗应遵循以下原则。

（一）个体化治疗

根据患者具体情况采用针对性的治疗。对合并膀胱过度活动症的压力性尿失禁患者建议首先采取膀胱行为治疗、盆底肌训练和抗胆碱能药物等措施控制膀胱过度活动症（OAB），待 OAB 控制满意后，再对压力性尿失禁进行诊断，尿失禁严重程度及对患者生活质量的影响进行重新评判，并据此采取相应处理。对合并膀胱出口梗阻的患者应先解除梗阻，待稳定后再评估处理压力性尿失禁。合并逼尿肌收缩力受损的患者，如最大逼尿肌收缩压大于 $15cmH_2O$，无明显残余尿，平时无明显腹压排尿状态，可先行保守和药物治疗处理压力性尿失禁，无效时考虑手术，但术前应告知尿潴留自家间歇导尿的可能性；如最大逼尿肌收缩压小于或等于 $15cmH_2O$，或有大量残余尿或平时明显腹压排尿，不建议手术治疗。

对合并盆腔脏器脱垂的患者，若脱垂无须手术治疗，按单纯压力性尿失禁处理；若脱垂部分需要手术治疗，可在修补盆腔脏器脱垂的同时行抗尿失禁手术治疗。

（二）遵循从无创到微创、再到有创的治疗顺序

1.非手术治疗

（1）盆底肌训练：此法方便易行、有效，目前尚无统一的训练方法，共识是必须要使盆底肌达到相当的训练量才可能有效。可参照如下方法实施：持续收缩盆底肌（提肛运动）2～6秒，松弛休息 2～6 秒，如此反复 10～15 次。每天训练 3～8 次，持续 8 周以上或更长。盆底训练也可采用特殊仪器设备，通过生物反馈实施。

（2）减肥：肥胖是女性压力性尿失禁的明确相关因素。患有压力性尿失禁的肥胖女性，减轻体重 5％～10％，尿失禁次数将减少 50％以上。

（3）阴道重锤训练、电磁刺激等治疗。

（4）药物治疗：选择性 a1 肾上腺素受体激动剂，常用药物：米多君、甲氧明。不良反应：高血压、心悸、头痛和肢端发冷，严重者可发作脑卒中。绝经期妇女可试用己烯雌酚，每日 2mg，20 天为一疗程，但有增加子宫内膜癌、乳腺癌和心血管病的风险。

2.手术治疗

（1）无张力尿道中段吊带术：最大优势在于疗效稳定、损伤小、并发症少。根据放置路径不同分为经耻骨后和经闭孔途径。常用的有 TVT、SPARC、IVS、TVT-0 及 TOT 等。TVT 的长期随访结果显示治愈率在 80％以 E。经耻骨后的常见并发症包括膀胱穿孔、出血、排尿困难、对置入吊带的异物反应、吊带侵蚀入尿道或阴道、肠穿孔和感染，最严重的髂血管损伤。经闭孔途径基本排除了损伤膀胱或髂血管的可能性，但有可能增加阴道损伤的风险，可引起闭孔血肿、大腿疼痛等。

（2）Burch 阴道壁悬吊术：可分为开放手术和腹腔镜手术。经耻骨后将膀胱底、膀胱颈及近端尿道两侧之阴道壁缝合悬吊于 Cooper 韧带，以上提膀胱颈和近端尿道，从而减少膀胱颈的活动度。

（3）膀胱颈吊带术：自膀胱颈及近端尿道下方将膀胱颈向耻骨上方向悬吊并锚定，固定于腹直肌前鞘。吊带材料主要为自身材料，也可为同种移植物、异体或异种移植物以及合成材料。与无张力尿道中段吊带术不同，如何调整吊带对尿道的松紧程度，以获得控尿的同时减少排尿困难的发生，是手术的关键环节。本术式疗效较好，但并发症发生率较高。

（4）其他可选择的手术方式：Marshall-Marehetti-Krantz（MMK）手术；针刺悬吊手术如 Pereyra 手术、Stamey 手术；阴道前壁修补术；注射疗法（创伤小，严重并发症发生率低，但疗效有限，尤其是远期疗效较差，可选择性用于膀胱颈部移动度较小的Ⅰ型和Ⅲ型压力性尿失禁患者，尤其是伴严重合并症不能耐受麻醉和开放手术者）；人工尿道括约肌（对Ⅲ型压力性尿失禁有确切疗效，并可获得长期控尿，但费用昂贵，并发症的发生率较高）。

第八节　肾移植

基于移植免疫学、免疫抑制剂和临床手术技术的进展，目前肾移植已成为终末期肾病患者的最佳治疗方法，与血液透析相比较，它具有以下优点。

1.使血肌酐恢复或接近正常水平,从而明显改善慢性尿毒症的恶心、瘙痒、心包炎等一系列症状。

2.避免血液透析造成的营养物质丢失,并能纠正贫血,改善心功能,使患者体力得到恢复。

3.恢复社会活动和工作.提高生活质量。

4.从整体宏观上看,可减少患者医药花费,大大延长患者寿命。

一、适应证

1.慢性肾功能不全终末期不可逆的疾病,如慢性肾小球肾炎、慢性肾盂肾炎、间质性肾炎、多囊肾、糖尿病肾病、高血压肾病、遗传性疾病及免疫性疾病所致的肾衰竭等。

2.各年龄段均可做肾移植,但年龄小和年龄过大均增加移植肾丢失和死亡的危险。年龄小于 65 岁以下较理想,身体状况良好者,可放宽年龄。

3.体内无感染灶,身体情况能耐受肾移植手术。

4.无活动性消化道溃疡、肿瘤、肝炎及结核病史,无精神疾病史及家族史者。

5.与供肾者组织配型良好者。

6.无尿毒症所致的严重并发症,如顽固性心功能衰竭、慢性呼吸衰竭等。

二、禁忌证

有以下情况之一者不宜做肾移植。

1.散在的恶性肿瘤者或单个肿瘤手术后不足 2 年者,乳腺癌、浸润性宫颈癌、皮肤黑色素瘤至少要观察 5 年。

2.顽固性心功能衰竭者。

3.慢性呼吸功能衰竭者。

4.严重的心血管病变者。

5.凝血功能紊乱者。

6.精神及心理障碍、药物及毒品成瘾者。

7.严重的泌尿系统先天畸形者。

8.肝功能异常,如肝硬化、慢性活动性肝炎者。

9.活动性结核者。

10.严重糖尿病者。

11.艾滋病毒携带者。

三、供者的选择

(一)亲属供肾(活体)选择标准

1.供者来源:有自主行为能力,直系亲属(父母、同胞、子女),二级亲属(姨表亲),夫妻间,尽量选用组织配型相近者。

2.年龄以 18～65 岁为宜。

3.ABO 血型必须与受者相配或相溶。

4.淋巴细胞毒性试验小于 10%。

5.排除急、慢性病史(如糖尿病、高血压、镜下血尿、蛋白尿、泌尿系统畸形、心理障碍、过度肥胖、血栓病史)。

6.排除遗传性肾脏疾病如多囊性肾病。

7.肾小球滤过率在 80mL/min 或以上者。

(二)尸体供肾选择标准

1.HLA-A、B、DR 配型要求供、受者之间有 3 个抗原相同。

2.ABO 血型必须与受者相配。

3.淋巴细胞毒性试验小于 10%。

4.年龄不超过 70 岁。

5.生前无全身细菌或病毒感染性疾病,如肾结核、活动性肝炎等。无血液疾病,无肿瘤和心肺肝肾疾病等。

6.排除近期有注射吸毒者,排除冷.热缺血时间过长者,热缺血时间小于 10 分钟。

四、术前准备

(一)供者取肾前准备

1.亲属(活体)供肾前准备

(1)行 IVU 和肾脏 CT 或肾动脉造影检查,明确取哪侧肾脏。原则:较好一侧肾脏留给供者,尽量选择单支肾动脉一侧。

(2)取肾前一天晚和手术当日晨静脉输入生理盐水 1500mL。

(3)麻醉前静脉注入呋塞米 20mg。

(4)术中静脉注入酚妥拉明 5～10mg。

2.尸体供肾供者死前肌内或静脉注射肝素钠 400mg。

(二)肾移植术术前准备

1.通过规律的血液透析和内科治疗,提高手术耐受力。如促红细胞生成素治疗贫血,非不得已不建议患者通过输血治疗改善贫血,防止因输血导致的患者群体反应性抗体异常。

2.患者是否在移植前需要增加透析,决定于以前的透析时间,主要是临床评估容量的状态,以及血清电解质尤其是血钾情况。透析充分的患者术前不需要为脱水行透析,患者体重稍大于干体重有利于术后利尿。

3.术前可使用广谱抗菌药物一次,以预防感染的发生。

4.尿毒症患者一般伴有高血压,移植术前不需要特意降低血压,防止手术中低血压导致移植肾灌注不良的发生。

5.备血 400～600mL。

6.术前禁食水,洗肠 1 次。

7.术前一日口服吗替麦考酚酯(骁悉)或硫唑嘌呤。

五、移植手术

(一)取肾术

供肾热缺血时间尽量短,以不超过 10 分钟为宜。

(二)肾脏保存

摘取的肾脏可放置于肾脏保存液的容器内保存或者用机器连续灌注,普通低温保存及冷缺血时间最大不应超过 12 小时,用机器连续灌注不得超过 48h。

(三)修肾术

在低温条件下,剪除多余肾周围脂肪结缔组织,解剖、游离出肾动、静脉并行血管修整。保留少部分肾门脂肪结缔组织及输尿管周围脂肪组织。如多支血管应决定是保留、结扎还是扩大血管口径。再以 4℃肾保存液,以 120mmHg 压力灌注供肾。

(四)肾移植手术

初次移植者一般选择右髂窝,行下腹弧形或 L 形切口。在腹膜外游离髂外动、静脉及髂内动脉,将供肾静脉与髂外静脉行端侧吻合,供肾动脉与髂内动脉行端-端吻合或与髂外动脉行端侧吻合。输尿管在膀胱的后外侧再植。术毕依次开放静脉、动脉后彻底止血。肾包膜可切开,髂窝内留置引流管。

六、术后处理

(一)术后观察

1.术后注意血管吻合口是否通畅,供肾弹性、色泽情况及输尿管有无梗阻等。

2.术后注意尿量、引流量及体液管理。

(二)免疫抑制剂药物的应用

1.常规免疫抑制剂

常规免疫抑制剂包括神经钙蛋白抑制剂(环孢素和他克莫司)、皮质类固醇激素(泼尼松、甲泼尼松龙)、抗细胞增生性药物(硫唑嘌呤、霉酚酸酯,雷帕霉素)等。可术前应用、术后维持治疗用药。免疫抑制剂因个体差异较大,且有肝、肾毒性及不良反应,故必须强调血药浓度监测,合理调整用药剂量。

2.生物免疫抑制剂

生物免疫抑制剂包括抗淋巴细胞球蛋白(ALG)、抗胸腺淋巴细胞球蛋白(ATG)、单克隆抗体(OKT3)、巴利昔单克隆抗体及其他新的免疫抑制剂等。

3.免疫抑制剂的联合应用

单一免疫抑制药物难以达到全面的免疫抑制覆盖,目前通常采用联合应用;如术前抗体诱导治疗＋术后神经钙蛋白抑制剂、抗细胞增生性药物、皮质类固醇激素联合使用,须注意的是药物均有不同的不良反应,应用中要做到因人而异,根据病情和患者免疫抑制状态合理使用药物。

(三)排斥的诊断与处理

1.超急排异

在供肾血循环恢复后数分钟或数小时,甚至 24～48 小时内的不可逆的体液免疫反应。是由于受者体内预先致敏,存在的抗 HLA 抗原的细胞毒抗体与供者的 T 淋巴细胞表面的 HLA 抗原或 B 淋巴细胞发生反应所致。病理变化主要是移植肾血管壁纤维素样坏死,管腔血栓形成,肾皮质缺血性坏死。移植术中肾血流恢复后,已经变硬变红的移植肾,在数分钟内逐渐变软,颜色逐渐变深呈紫褐色,搏动消失,尿液分泌停止。超急排异尚无有效的治疗方法,一旦确诊,应立即行移植肾切除。

2.加速排异

术后 2～5 日内发生,是一种严重的急性体液排斥反应,进展快,常使移植肾功能迅速丧失。可能与体内轻度的预先致敏有关。患者肾功能逐渐恢复过程中突然发热、肾区胀痛,少尿甚至无尿,并出现明显血尿,肾功能可迅速减退或丧失。明确诊断后可予甲泼尼松龙、环磷酰胺冲击治疗,也可加用抗淋巴细胞制剂。但仅 1/3 移植肾能挽回,治疗无改善者也需切除移植肾。

3.急性排异

急性排异是临床上最常见的排斥反应,发生于肾移植后第 6 天至术后 3～6 个月内,特别好发于移植后 3 个月内,以第 5 周发生率最高,主要是细胞免疫反应,属于迟发型致敏反应,常可逆转。急性排异反应的诊断有时十分困难,难以与其他情况鉴别。尤其存在感染时,其治疗原则截然不同,必须及时鉴别。主要表现为:发热、尿少、血压升高、血肌酐上升。需与感染和神经钙蛋白抑制剂药物性肾中毒相鉴别,可通过甲泼尼松龙、环磷酰胺冲击治疗,也可加用生物免疫抑制剂等方法治疗。

4.慢性排异

慢性排异发生于术后 6 个月～1 年以后。系持久的体液免疫和细胞免疫的后果,可兼有两种免疫特征,常以前者为主。多因术后早期排异反应治疗不彻底,或反复发生急性排异反应所致,常为隐匿性。临床表现为进展缓慢的高血压、蛋白尿,移植肾进行性缩小,功能减退。血尿、少尿、血肌酐、尿素氮升高、内生肌酐清除率降低,血红蛋白降低。

5.排斥的治疗

(1)激素冲击治疗,大剂量类固醇激素冲击治疗可逆转 75% 的首次排斥反应。多数采用甲泼尼松龙 500～1000mg,连续 3 天。

(2)抗体治疗,OKT3 是治疗首次急性排斥的高效药物,可逆转 90% 的急性排斥。抗胸腺免疫球蛋白也有相似效果。

(四)防治感染

感染是引起肾移植失败的主要原因之一,可发生于移植后的各个时期,常见感染部位是肺及尿路,包括细菌、病毒、真菌和移植后结核感染等,各有其特定的临床表现,而且有时是混合感染,可依据病原学检查采取对应的治疗方法。积极有效地预防和治疗感染对提高肾移植成功率有重要意义。与普通感染人群相比,肾移植患者抗菌药物的使用原则有其特殊性。

肾移植术后的感染大体可分为细菌性感染及非细菌性感染两类。其中,细菌性感染约占全部感染的 2/3。最常见的感染菌株有肺炎球菌、大肠埃希菌、铜绿假、单胞杆菌等,其他菌株如肺炎克雷白杆菌、阴沟杆菌等也较常见。巨细胞病毒(CMV)、肝炎病毒(乙型、丙型、丁型)、疱疹病毒等常在肾移植患者体内潜伏,可因手术创伤激活而导致严重感染。肺孢子虫肺炎常见于术后大剂量糖皮质激素维持治疗的患者。广谱抗菌药物的长期应用可导致部分真菌的二重感染,引起肾移植患者深部真菌感染的有念珠菌、隐球菌、曲霉菌及青霉菌等,以白色念珠菌为主。

明确感染原因,使用针对性药物,避免滥用抗菌药物。合理应用抗菌药物并确保移植肾功能的恢复是肾移植术后感染的基本治疗原则。与普通感染患者相比,肾移植患者在应用抗菌药物时应特别注意以下几点。

(1)应尽量使用肾毒性低的抗菌药物,禁用氨基糖苷类。

（2）抗菌药物与免疫抑制剂的相互作用。现今常用的免疫抑制剂如环孢素（CsA）、他克莫司（FK506）、雷帕霉素等均通过细胞色素 P450 酶转化代谢，如同时使用影响细胞色素 P450 系统的抗菌药物可影响免疫抑制剂的代谢。使用药物抗感染过程中，应在严密的血药浓度监测下及时调整免疫抑制药物的剂量，以保证同时达到合适的免疫抑制作用和最小的毒副作用。

（五）随访工作

定期随访患者尿量、血压，肝、肾功能、免疫药物浓度监测，及时发现问题并给予纠正，术后早期患者需要频繁化验检查，长期稳定患者 1～3 个月化验随访，并指导患者合理膳食和正确的生活方式。

第七章　感染科疾病

第一节　乙型病毒性肝炎

乙型病毒性肝炎(viralhepatitis B,简称乙型肝炎)旧称血清性肝炎。全球约 20 亿人感染过 HBV,慢性 HBV 感染者达 3 亿~3.5 亿人,其中 20%~40%最终死于肝衰竭、肝硬化或肝癌,年病死人数约 100 万人;男女性患者的病死率分别约 50%及 15%。我国是乙型肝炎高发区,约 6 亿人感染过 HBV,慢性 HBV 感染者达总人口的 8%~10%。近年来在防治研究方面做了大量工作,但要控制本病,仍需继续付出巨大努力。

一、流行病学

(一)传染源

主要是有 HBV DNA 复制的急、慢性患者及无症状慢性 HBV 携带者。

(二)传播途径

主要通过血液、日常密切接触及性接触而传播。血液传播途径除输血及血制品外,诸如注射、刺伤、共用牙刷剃刀及外科器械等方式,经微量血液亦可传播。所谓"密切生活接触"与性传播一样,可能是因微小创伤所致的一种特殊经血传播形式,而非消化道或呼吸道传播。另一种重要传播方式是母-婴传播(垂直传播)。生于 HBsAg/HBeAg 阳性母亲的婴儿,HBV 感染率高达 95%,大部分在分娩过程中感染,约 5%~15%可能系宫内感染。对于昆虫传播曾怀疑通过蚊虫传染的可能,但近年通过 HIV 传播的研究发现,蚊子叮咬时吸血与注入实系互不相通的两个部分,故已否定了此种传播途径。因此,医源性或非医源性经血传播,仍为本病的主要传播途径。

(三)易感人群

人群普遍易感,但不同年龄获得感染者,其获得持久免疫力的概率不同。宫内感染、围生期感染及婴幼儿时期获得感染者,多难以获得保护性免疫,从而成为慢性 HBV 感染者;青少年时期获得感染者,其获得保护性免疫的概率相对增加;而成人时期获得感染者,约 90%~95%可获得持久保护性免疫。感染后的保护性免疫(抗-HBs)主要是针对同一 HBsAg 亚型,而对其他亚型的免疫力不完全,因此有少数患者可再感染其他亚型,此时血清抗-HBs(某一亚型感染后)及 HBsAg(另一亚型再感染)可同时阳性。疫苗接种后出现抗 HBs 者有免疫力。

(四)流行特征

本病广泛分布于世界各地,一般呈散发,无明显季节性。发展中国家发病率较高。我国是乙型肝炎高发区之一。根据 2006 年全国血清流行病学调查显示,我国 HBsAg 阳性率为 7.18%。地区分布为农村高于城市,南方高于北方。性别为男性多于女性。

（五）自然史

迄今对非活动或低（非）复制期慢性 HBV 感染者自然史的研究尚不充分,但有资料表明,这些患者可有肝炎反复发作。对一项 684 例 CHB 的前瞻性研究表明,CHB 患者发展为肝硬化的估计年发生率为 2.1%。另一项对 HBeAg 阴性 CHB 进行平均 9 年（1～18.4 年）随访,进展为肝硬化及肝细胞癌（HCC）的发生率分别为 23% 和 4.4%。发生肝硬化的高危因素包括病毒载量高、HBeAg 持续阳性.ALT 水平高或反复波动嗜酒,以及合并 HCV、HDV 或 HIV 感染等。HBeAg 阳性患者的肝硬化发生率高于 HBeAg 阴性者,但亦有不同报道。

二、发病机制

乙型肝炎发病机制极为复杂,迄今尚未完全明了。HBV 侵入人体后,未被单核一巨噬细胞系统清除的 HBV 到达肝脏,通过相关受体黏附于肝细胞,病毒包膜与肝细胞膜融合,导致病毒侵入。HBV 进入肝细胞后即开始复制,HBVDNA 进入细胞核形成 cccDNA,以 cccDNA 为模板合成前基因组 mRNA,前基因组 mRNA 进入胞质作为模板合成负链 DNA,再以负链 DNA 为模板合成正链 DNA,两者形成完整的双链 HBV DNA。HBV 的复制过程非常特殊,其一是细胞核内有稳定的 ccDNA 池存在,其二是存在从 HBV mRNA 反转录为 HBV DNA 的步骤。

经过近 30 年的研究,已有大量关于 HBV 候选受体的报道。根据与 HBV 包膜结合位置的不同,将这些候选受体大致分为：①与 S 区结合的候选受体蛋白,包括载脂蛋白 H（apoh）、人膜联蛋白 V 及硫氧还蛋白相关跨膜蛋白 2（TMX2）等；②与前 S2 区结合的候选受体蛋白,包括多聚人血清蛋白（pHSA）及可溶性糖蛋白 HBV-BF（HBV binding faetor）等；③与前 S1 区结合的候选受体蛋白,包括 IgA 受体及 IL-6 等；④亦有报道提示人源性唾液酸糖蛋白受体、转铁蛋白受体及 Toll 样受体等分子与 HBV 入侵靶细胞相关。新近,国内研究发现,肝脏胆汁酸转运体——牛磺胆酸钠共转运多肽（NTCP）与 HBV 包膜蛋白的关键受体结合域发生特异性相互作用,随后进行的一系列实验也证明肝脏胆汁酸转运蛋白是 HBV 感染所需的细胞受体,还鉴定出 NTCP 上关键的病毒结合区域。这一研究成果可能成为研究 HBV 治疗工具及机制的切入点,但仍存在诸多质疑有待进一步研究。同时,除受体外,HBV 入侵靶细胞可能还需要黏附分子等多个其他因素参与,这些因素的具体性质有待进一步研究。

乙型肝炎发病机制既包括特异性细胞毒性 T 淋巴细胞（CTL）介导的肝细胞死亡及病毒清除机制,同时也存在非细胞溶解清除病毒的机制。肝细胞病变主要取决于机体的免疫应答,而机体对病毒感染的免疫应答有赖于免疫活性细胞的相互作用,包括非特异性免疫细胞、树突细胞及 T 淋巴细胞。HBsAg 和多聚酶抗原比 HBcAg/HBeAg 拥有更多的 CTL 表位。在急性和慢性 HBV 感染时,针对这些 HBV 抗原的 T 细胞应答表现不同。在感染早期,强烈的特异性 CTL 应答与病毒清除有关；而较弱的特异性 CTL 应答往往伴有 HBV 持续感染。多项研究证实,CTL 及抗-HBe 和抗-HBe 可抑制 CTL 活性,但其机制仍不清楚。此外,研究还发现,干扰抗包膜抗体的产生可导致 HBV 持续感染,丙种球蛋白缺乏症患者接触 HBV 后亦会发展成 HBV 慢|生感染。MyD88 是病毒通过 TLR 激活天然免疫反应的信号转导分子,病毒通过抑制 MyD88 的表达,可导致 HBV 持续感染。

当机体处于免疫耐受状态,如围生期获得 HBV 感染,由于小儿免疫系统尚未发育成熟,不产生免疫应答,因而多为无症状携带者。当机体免疫功能正常时,多表现为急性肝炎经过,成人感染 HBV 者多属于这种情况,大部分患者可彻底清除 HBV 而痊愈。当机体免疫反应不足,或反应不当(包括不完全免疫耐受、自身免疫反应、HBV 基因突变逃避免疫清除等情况),可导致慢性肝炎。当机体处于超敏反应,大量抗原.抗体复合物产生并激活补体系统,以及在内毒素、肿瘤坏死因子(TNF)、IL-1、IL-6、趋化因子和细胞间黏附分子(ICAM-I)等的参与下,导致大片肝细胞坏死,发生重型肝炎。

研究发现,如不采取积极预防措施,几乎每位 HBeAg 阳性母亲所生孩子均可感染 HBV,且 90% 发展为慢性携带者。目前已证明 HBeAg 能通过胎盘,且能减弱 CTL 应答。对于垂直感染者,在生命的某些阶段,特别是青壮年时,对病毒的耐受可能被打破,其主要原因可能有:①反转录酶缺陷导致病毒表位发生随机突变,突变后的序列与宿主已耐受的原序列有很大差别;②HBV 和急性溶菌病毒共同感染,这样可能激活 HBV 抗原周围的危险信号使 T 细胞反应激活;③宿主遗传学,包括不同基因型及准种变异通过激活宿主免疫应答致使病毒耐受被打破,目前主要针对涉及乙型肝炎免疫反应通路的几个基因,如 TNF(TNF-α 及 TNF-β)、IL-10、干扰素诱生蛋白 10(IP-10、CXCL-1O)、维生素 D 受体(VDR)、人白细胞抗原(HLA)及 ICAM-1 等基因。

在临床上,慢性 HBV 感染者常出现获得性免疫进行性下降,表明失败的免疫应答与持续暴露于大量的可溶性 HBeAg 和颗粒型 HBsAg 有关。对于 HBeAg 阴性 HBV 变异株,有研究发现,HBV 前 C 区变异的患者进行肝移植后,如长期接受免疫抑制治疗,因缺乏免疫选择压力,患者可出现野生型 HBV 再次感染。此外,HBeAg 阴性母亲所生孩子感染 HBV 后均显示 HBeAg 阳性,亦证明野生型 HBV 具有传播优势。研究还发现,慢性感染者 HBV DNA 可共价整合至肝细胞基因组内。与短期 HBV 慢性感染且无病毒整合的患者相比,有多年 HBV 慢性感染且发生病毒整合的患者更不易清除 HBsAg。

HBV 感染后的免疫学应答是控制 HBV 感染的主要因素,不同的免疫学应答导致预后不同,而免疫学应答的不同与免疫遗传学差异密切相关。部分人群接种乙型肝炎疫苗后无应答,而部分成人感染 HBV 后发展为慢性肝炎,均可能与 HBV 特异性免疫识别与免疫应答相关的基因缺陷有关。有关 HBV 感染的免疫遗传学研究方兴未艾,研究热点主要是 HBV 易感或拮抗基因,已发现 HLA-DP 位点,即 HLA-DPA1 与 HLA-DPB1 的 11 个单核苷酸多态性(SNP)的基因变异与 HBV 持续感染明显相关。近年还发现,涉及乙型肝炎免疫反应通路的基因,如 TNF-α、TNF-β、IL-10、P10、CXCL10 及 VDR,其基因多态性与乙型肝炎严重程度相关。今后,如能进一步借助 HIV 和 HCV 相关研究,将有助于阐明乙型肝炎的发病机制,进而为其治疗提供新的策略。

三、病理改变

基本病理变化包括肝细胞变性、坏死及凋亡,炎细胞浸润,肝细胞再生,Kupffer 细胞、小胆管及纤维组织增生。坏死区浸润的淋巴细胞以 $CD8^+$ 细胞居多。

(一)急性轻型肝炎

急性黄疸型和急性无黄疸型肝炎的肝脏病变只是程度的差别,唯前者可出现肝内淤胆现象。主要病变包括:①急性肝细胞病变:包括肝细胞质疏松及气球样变,肝细胞嗜酸性变及凋亡小体,点状溶解性肝细胞坏死及灶性坏死。由于肝细胞肿胀,使肝素显著拥挤迂曲;②肝小叶急性炎症反应:肝窦、Diss间隙及肝素间炎细胞浸润呈弥散性分布,肝实质坏死灶炎细胞浸润呈集中分布,浸润细胞主要是淋巴细胞,其次是单核细胞及浆细胞;③可见双核细胞等肝细胞再生现象及 Kupffer 细胞增多;④上述病变呈弥散性,涉及整个肝小叶,但肝小叶结构完整;⑤门管区炎症反应较轻。

(二)淤胆型肝炎

本型特点是:①肝细胞变性坏死较轻;②肝细胞质及毛细胆管内明显淤胆;③肝细胞排列呈腺状结构;③门管区小胆管增生明显;⑤急性型早期炎细胞浸润可见较多的嗜中性粒细胞;慢性型仍以淋巴细胞浸润为主,且伴慢性肝炎的组织学特点。

(三)慢性肝炎

1.基本病变

小叶内除有不同程度肝细胞变性及坏死,门管区及门管区周围炎症常较明显,常伴有不同程度的纤维化,主要病变为炎症坏死及纤维化。

(1)炎症坏死:常见有点状坏死、灶状坏死、融合坏死、碎屑样坏死及桥接样坏死,后两者与预后关系密切,是判断炎症活动度的重要形态学指标。

1)碎屑样坏死(PN):又称界面性肝炎,系肝实质及门管区或间隔交界带的炎症坏死,特点为单个核细胞浸润,交界带肝细胞坏死,肝星状细胞增生,可致局部胶原沉积及纤维化。曾按碎屑样坏死的有无分成慢性活动性肝炎(CAH)及慢性迁延性肝炎(CPH),以后发现碎屑样坏死广泛存在,并非 CAH 特有,故依病变程度分为轻、中及重度,作为判定小叶炎症活动度的重要指标之一:①轻度:发生于部分门管区,界板破坏范围小,界面肝炎局限;②中度:大部分门管区受累,界板破坏可达 50%,界面肝炎明显;③重度:炎症致门管区扩大,PN 广泛。炎症坏死深达小叶中带,致小叶边界严重参差不齐,可致门管区周围广泛胶原沉积。

2)桥接样坏死(BN):为较广泛的融合坏死,根据坏死连接部位不同分 3 类:①门管区,门管区(P-P)BN:主要由门管区炎症及 PN 发展形成;②门管区—小叶中央(P-C)BN:沿肝腺泡 3 区小叶中央与门管区炎症及坏死互相融合,常致小叶结构破坏;③中央. 中央 BN:两个小叶中心带的坏死相融合。BN 常导致桥接样纤维化,与预后密切相关。BN 的多少是诊断中、重度慢性肝炎的重要依据之一。

(2)纤维化:指肝内有过多胶原沉积,依其对肝结构破坏范围、程度和对肝微循环影响的大小划分为 1~4 期(S1~S4):①S1 期:包括门管区、门管区周围纤维化及局限窦周纤维化或小叶内纤维瘢痕,两者均不影响小叶结构的完整性;②S2 期:纤维间隔即桥接样纤维化,主要由桥接样坏死发展而来,S2 虽有纤维间隔形成,但小叶结构大部分仍保留;③S3 期:大量纤维间隔,分隔并破坏肝小叶,致小叶结构紊乱,但尚无肝硬化。此期一部分患者可出现门静脉高压及食管静脉曲张;④S4 期:早期肝硬化,肝实质广泛破坏,弥散性纤维增生,被分隔的肝细胞团呈不同程度的再生及假小叶形成。此期炎症往往仍在进行,纤维间隔宽大疏松,改建尚不充分,这与典型肝硬化不同。在典型肝硬化,纤维间隔包绕于假小叶周围,间隔内胶原及弹力纤维已经改建,多环绕假小叶呈平行排列。

2.慢性肝炎程度划分

慢性肝炎按活动度(G)可分为轻、中、重三度。如 S＞G,则特别标明。

(1)轻度慢性肝炎:包括 CPH、慢性小叶性肝炎及轻型 CAH,表现为 G1～G2 及 S0～S2:①肝细胞变性,点、灶状坏死或凋亡小体;②门管区有(无)炎症细胞浸润、扩大,有或无局限性碎屑样坏死(界面坏死);③小叶结构完整。

(2)中度慢性肝炎:相当于原中度 CAH,表现为 G3 及 S2～S3:①门管区炎症明显,伴中度碎屑样坏死;②小叶内炎症严重,融合坏死或伴有少数桥接样坏死;③纤维间隔形成,小叶结构大部分保存。

(3)重度慢性肝炎:相当于原重型 CAH,表现为 G4 及 S3～S4:①门管区炎症严重或伴重度碎屑样坏死;②桥接样坏死范围广泛,累及多数小叶;③大量纤维间隔,小叶结构紊乱,或形成早期肝硬化。

(四)重型肝炎

1.急性重型肝炎

肝细胞呈一次性坏死,坏死面积＞肝实质的 2/3,或亚大块坏死,或桥接样坏死,伴存活肝细胞重度变性;坏死＞2/3 者,多不能存活;反之,肝细胞保留 50％以上,肝细胞虽有变性及功能障碍,若度过急性阶段,肝细胞再生迅速,可望恢复。如发生弥散性小泡性脂肪变性,预后往往较差。新近国外发现肝组织有"暴发性肝细胞凋亡"现象,其与大块肝细胞坏死的相对重要性有待进一步评价。

2.亚急性重型肝炎

肝组织新、旧不一的亚大块坏死(广泛的 3 区坏死):①较陈旧的坏死区网状肝纤维塌陷,并可有胶原纤维沉积;②残存的肝细胞增生成团;③可见小胆管增生及淤胆。

3.慢性重型肝炎

在慢性肝炎或肝炎肝硬化的基础上继发亚大块或大块肝坏死者,即新鲜亚大块或大块坏死伴有慢性陈旧病变的背景。炎细胞浸润密集,淤胆显著,肝组织结构高度变形。

4.肝硬化

活动性肝硬化:肝硬化伴明显炎症,包括纤维间隔内炎症,假小叶周围碎屑样坏死及再生结节内炎症病变。静止性肝硬化:假小叶周围边界清楚,间隔内炎症细胞少,结节内炎症轻。

5.无症状慢性 HBsAg 携带者

肝组织完全正常者不多,约 80％有轻微的慢性炎症改变,个别可有小结节性肝硬化。

四、临床表现

潜伏期为 28～160 日,平均 70～80 日。

(一)急性乙型肝炎

分急性黄疸型、急性无黄疸型及急性淤胆型,临床表现与甲型肝炎相似,多呈自限性(约占 90％～95％),常在半年内痊愈。

(二)慢性乙型肝炎(CHB)

乙型肝炎病程超过半年,仍有肝炎症状、体征及肝功能异常者可诊断为慢性肝炎。发病日期不明或虽无肝炎史,但肝组织病理学检查符合慢性肝炎,或根据症状、体征、化验、B 超及

CT 检查综合分析,亦可做出相应诊断。

1.轻度

临床症状、体征轻微或阙如,肝功能指标仅 1 或 2 项轻度异常。

2.中度

症状、体征、实验室检查居于轻度和重度之间。

3.重度

有明显或持续的肝炎症状,如乏力、食欲缺乏、腹胀、尿黄、便溏等,伴有肝病面容、肝掌、蜘蛛痣及脾大并排除其他原因,且无门静脉高压者。实验室检查血清 ALT 和(或)AST 反复或持续升高,清蛋白降低或白/球比值异常,丙种球蛋白明显升高。

随着 CHB 抗病毒治疗及 HBV DNA 前 C 基因突变研究的深入,目前主张按 HBeAg 及抗-HBe 状况将 CHB 分为以下两大类:

1.HBeAg 阳性慢性乙型肝炎

由野生株 HBV 感染所致,按其自然史可分 HBeAg 阳性期和抗-HBe 阳性期。HBeAg 阳性期体内 HBV 复制活跃,血清含有高水平的 HBVDNA,在机体从免疫耐受期进入免疫清除期以后,肝脏有不同程度的活动性炎症。当 HBeAg 向抗 HBe 转换时,肝功能损害往往一过性加重,然后进入抗-HBe 阳性期。此期体内 HBV 复制减弱或停止,rfri 清 HBVDNA 转阴,肝脏活动性炎症消散,肝功能恢复正常。然而,反复或进行性发作亦可发展成重型肝炎、肝硬化及肝癌。

2.HBaAg 阴性慢性乙型肝炎

主要由 HBV 前 C 基因突变株感染所致。特点是血清 HBeAg 阴性,伴或不伴抗-HBe 阳性,体内 HBVDNA 不同程度复制,肝脏有慢性活动性炎症,血清 ALT 水平波动性很大,易发展成重型肝炎、肝硬化及肝癌。IFN-a 疗效不佳,而 NUCs 疗程长,停药后反跳率高。本型主要分布在地中海国家,可高达 80%～90%;近年包括我国在内的远东地区也逐渐增加,目前约占 40%。

(三)重型乙型肝炎

乙型肝炎发生肝衰竭称为重型肝炎,系指迅速发生的严重肝功能不全,凝血酶原活动度(PTA)降至 40% 以下,血清总胆红素迅速上升。我国重型肝炎的病因以乙型肝炎为主。

1.急性重型肝炎(暴发性肝炎)

相当于急性肝衰竭,以急性黄疸型肝炎起病,2 周内出现极度乏力,消化道症状明显,迅速出现 I 度(按 IV 度划分)以上肝性脑病,PTA≤40% 并排除其他原因,肝浊音界进行性缩小,黄疸急剧加深,极严重的病例甚至黄疸很浅或尚未来得及出现黄疸。出血倾向明显(如注射部位大片瘀斑),一般无腹腔积液。常在 3 周内死于脑水肿或脑疝等并发症。

2.亚急性重型肝炎

相当于亚急性肝衰竭,以急性黄疸型肝炎起病,15 日至 24 周内出现极度乏力,消化道症状明显,PTA≤40% 并排除其他原因,黄疸迅速加深,每日上升≥17.1 μmol/L 或血清 T.Bil 大于正常上限值 10 倍。首先出现 II 度以上肝性脑病者,称脑病型;非脑病型中首先出现腹腔积液者,称腹腔积液型。

3.慢性重型肝炎

相当于慢加急性,亚急性肝衰竭,其发病基础有:①慢性肝炎或肝硬化病史;②慢性 HBV 携带史;③无肝病史及无 HBV 携带史,但有慢性肝病体征(如肝掌及蜘蛛痣等),影像学改变(如脾脏增大等)及生化检测改变者(如丙种球蛋白升高,白/球蛋白比值下降或倒置);④肝穿刺检查支持慢性肝炎。慢性重型肝炎其他临床表现同亚急性重型肝炎(PTA≤40%,血清 T.Bil>正常值 10 倍)。亦分脑病型及非脑病型。

亚急性重型及慢性重型肝炎可根据其临床表现分为早、中、晚三期。早期:①极度乏力,有明显厌食、呕吐及腹胀等严重消化道症状;②黄疸进行性加深,血清 T.Bil≥171μmol/L 或每日上升≥17.1μmol/L;③有出血倾向,30%<PTA≤40%(或 1.5<1NR≤1.9);④未出现肝性脑病或其他并发症。中期:在肝衰竭早期表现基础上,病情进一步发展,出现以下两条之一者:①Ⅱ度以下肝性脑病和(或)明显腹腔积液、感染;②出血倾向明显(出血点或瘀斑),20%<PTA≤30%(或 1.9<INR≤2.6)。晚期:在肝衰竭中期表现基础上,病情进一步加重,有严重出血倾向(注射部位瘀斑等),PTA≤20%(或 INR≥2.6),并出现以下四条之一者:肝肾综合征、上消化道大出血、严重感染、Ⅱ度以,上肝性脑病。为更早预警肝衰竭的发生,2012 年我围制订更新的《肝衰竭诊治指南》引入了"肝衰竭前期"这一定义,诊断标准为:①极度乏力,并有明显厌食、呕吐和腹胀等严重消化道症状;②胆红素升高,51μmol/L≤血清 T.Bil≤171μmol/L,且每日上升≥17.1μnol/L;③有出血倾向,40%<PTA≤50%。

上述新版指南将肝衰竭分成急性肝衰竭(ALF)、亚急性肝衰竭(SALF)、慢加急性肝衰竭(ACLF)及慢性肝衰竭(CLF)。

(四)肝炎肝硬化

临床表现可有肝功能反复异常、门静脉高压症、慢性肝病面容(皮肤晦暗)、面部钞票纹、蜘蛛痣、肝掌等,严重时可导致脾功能亢进、食管.胃底静脉曲张破裂出血、双下肢水肿及腹腔积液等。

肝炎肝硬化可以是大结节性或小结节性肝硬化。大结节性肝硬化常发生于慢性肝炎反复活动或亚急性、慢性重型肝炎之后,因肝实质反复坏死、肝细胞团块状增生及明显瘢痕收缩等,形成粗大结节,可使肝脏显著变形。小结节性肝硬化常可发生于部分无症状慢性 HBsAg 携带者,因其肝组织并非完全正常,往往有常规肝功能试验不能发现的潜在性轻微活动,长期隐匿性发展成肝硬化,直到肝功能失代偿时方被发现。这种肝硬化因肝实质炎症轻微,仅形成密集小结节,肝功能失代偿出现很慢。

肝炎肝硬化分为代偿期和失代偿期。肝硬化代偿期是指肝硬化早期,属于肝功能试验正常或轻度异常,处于 Child-PughA 级,门静脉高压症不明显。肝硬化失代偿期是指肝硬化中、晚期,肝功能试验明显异常,处于 Child-PughB 及 C 级,门静脉高压症显著,可出现腹腔积液、肝性脑病、食管-胃底静脉曲张破裂出血等。

肝硬化又可分为活动性和静止性,前者系指肝硬化伴慢性肝炎活动,后者是指虽有肝硬化,但血清 ALT 及胆红素等生化指标正常。

（五）淤胆型肝炎

HBV 所致急性淤胆型肝炎少见，实际上多数患者属慢性肝炎伴淤胆。起病类似急性黄疸型肝炎，但自觉症状常较轻，黄疸持续 3 周以上，皮肤瘙痒，粪便颜色变浅甚至灰白，常有明显肝大。肝功能检查血清 T.Bil 明显升高，以 D.Bil 为主，PTA＞60％或应用维生素 K_1 肌内注射 1 周后可升至 60％以上，血清胆汁酸、谷氨酰转肽酶（GGT）、ALP 及胆固醇水平明显升高。在慢性肝炎基础上发生上述临床表现者，则属慢性淤胆型肝炎。

（六）妊娠期乙型肝炎

常发生于妊娠中、晚期，大多数为急性黄疸型肝炎，易致流产、早产及死胎。妊娠末 3 个月发病者重型肝炎较常见，病死率高。据观察，经病原学和病理学确诊的妊娠期乙型肝炎，伴有暂时性皮肤瘙痒者远较非妊娠期乙型肝炎常见，易与妊娠期肝内胆汁淤积症（妊娠良性复发性黄疸）相混淆。

（七）老年期乙型肝炎

绝大多数为慢性肝炎，或伴淤胆型，易发展成重型肝炎，常有老年性夹杂症。

（八）非活动性 HBV 感染者

HBsAg 阳性，HBeAg 阴性，HBV DNA 查不到，无肝炎相关症状、体征及肝功能改变。

五、实验室及辅助检查

（一）血清学检查

常用的 HBV 特异性血清学标志物俗称"乙肝两对半"，即 HBsAg/抗 HBs、HBeAg/抗-HBe 及抗-HBe。通常采用 ELISA 法或时间分辨法进行检测，但目前国内外应用较普遍的是雅培（Abbott）及罗氏（Roche）试剂盒。必要时也可检测前 S1 和前 S2 抗原及其抗体，以及采用去污剂处理血清标本后检测 HBcAg。

（二）血清 HBVDNA 的定量检测

血清 HBV DNA 是 HBV 复制及有传染性的直接标志。急性 HBV 感染时，血清 HBVDNA 出现较早。在慢性 HBV 感染者，血清 HBV DNA 可持续阳性。目前一般采用实时荧光定量 PCR 法进行检测。血清 HBV DNA 定量检测不仅用于 HBV 感染的诊断，也是疗效考核的重要指标。HBV DNA 荧光定量检测结果通常用拷贝/mL 表示，但国际上已改用 IU/mL（11U 相当于 5.6 拷贝）。

（三）HBV 基因分型和耐药变异检测

HBV 基因分型和耐药变异检测的常用方法有：①特异性引物 PCR 法；②限制性片段长度多态性分析法（RFLP）；③线性探针反向杂交法（INNO-LiPA）；④基因序列测定法；⑤实时 PCR 法（real-time PCR）等。

（四）其他检查

腹部影像检查（B 超、CT、MRI）可了解肝脏形态、质地、大小、有无占位、脾脏大小、门静脉宽度、有无腹腔积液等。肝脏瞬时弹性扫描是一种新型无创性肝纤维化检测手段，通过测定肝脏瞬时弹性来反映肝实质硬度和评估肝纤维化程度。

六、诊断

乙型肝炎及其临床分型的诊断应结合病史、症状.体征、实验室检查、影像检查、肝脏瞬时弹性扫描乃至病理组织学检查进行综合判断。完整的诊断应包括病因诊断、临床分型及病理诊断等。诊断举例：①病毒性肝炎，乙型，急性黄疸型；②病毒性肝炎，乙型，慢性，重度，G3S4；③病毒性肝炎，乙型，慢性，肝硬化代偿期；⑧病毒性肝炎，乙型，慢加急性肝衰竭。

血清 HBsAg 阳性是 HBV 感染的重要依据，HBsAg 转阴及抗-HBs 出现通常是 HBV 清除和临床痊愈的标志。若 HBsAg 阳性持续超过 6 个月，则为慢性 HBV 感染。值得重视的是，少部分 HBV 感染者虽然血清 HBsAg 阴性，但血清或肝组织 HBV DNA 阳性，且处于低水平复制状态，此为"隐匿性 HBV 感染"（occulthBV infection），可见于抗-HBs 和（或）抗-HBe 阳性的患者。

包括乙型肝炎在内的各种原因引起的急性无黄疸型、急性黄疸型和急性淤胆型肝炎，其临床诊断标准是一致的。慢性乙型肝炎临床表现典型者诊断不难，而临床表现不典型者则应通过仔细询问病史、进行 B 超等影像检查及肝穿刺病理检查加以确诊。急性、亚急性及慢性重型肝炎各有相对特殊的临床表现，多数情况下诊断不难。然而，亚急性及慢性重型肝炎的脑病型易与急性重型肝炎混淆，起病似"急性肝炎"的慢性重型肝炎也易与亚急性重型肝炎混淆，故应特别重视询问病史长短、检查有无慢性肝病体征，以期获得准确诊断；肝穿刺病理检查可将不少临床诊断为亚急性重型肝炎的病例纠正诊断为慢性重型肝炎。对无症状慢性 HBV/HBsAg 携带者的临床诊断应慎重，因为肝穿刺病理检查发现其中许多病例呈"轻微肝炎"，部分病例呈慢性肝炎轻度、中度甚至重度改变。

确诊慢性 HBV 感染后，应进一步评估患者所处的疾病进程，并给予必要的监测。对于免疫耐受期患者，可每隔 6 个月左右监测血清 ALT，每 12 个月左右监测 HBeAg 状态、HBsAg 水平及 HBV DNA 载量。对于肝炎病情活动（血清 ALT 升高）和（或）B 超显示肝脏有明显改变的 CHB 患者，至少每 3 个月左右监测血清 ALT 和 HBV DNA 载量，每 6 个月左右监测 HBeAg 状态和 HBsAg 水平。对于乙型肝炎肝硬化患者，更应定期监测肝功能、HBV DNA 载量、病毒抗原水平、肝纤维化生化指标、肝脏弹性变化、血常规（特别是白细胞和血小板计数）、凝血功能（PTA 和 INR）、AFP 及腹部 B 超等，必要时行肝活检病理检查、上消化道钡餐造影或胃镜检查，以期准确判断肝硬化的严重程度，有无门静脉高压症和脾功能亢进，有无食管.胃底静脉曲张，及早发现原发性肝癌等。

七、鉴别诊断

(一)其他病毒性肝炎

急性乙型肝炎应与甲型肝炎、戊型肝炎相鉴别，慢性乙型肝炎应与丙型肝炎相鉴别。主要通过病原学检查进行鉴别。

(二)药物和毒物中毒性肝损伤

迄今已发现 1000 余种药物可引起药物性肝损伤（DILI），特别是解热镇痛药物、抗结核药物、磺胺类药物、抗肿瘤药物、抗艾滋病药物等，不少中草药也可引起各种类型的 DILI。药物和毒物性肝损伤可呈肝细胞损伤型、胆汁淤积型、混合型、血管损伤型（如土三七等可引起肝小静脉闭塞症）。因此应注意询问患者的用药史和化学毒物接触史，以资鉴别。

(三)传染性单核细胞增多症

传染性单核细胞增多症可出现血清 ALT 升高甚至黄疸、肝脾肿大等，应与乙型肝炎相鉴别。但患者除,上述表现外,尚有长期发热、淋巴结肿大、咽峡炎、皮疹等表现,外周血白细胞总数及淋巴细胞增多,异型淋巴细胞达 10％以上,血清嗜异性抗体阳性,EB 病毒抗体阳性。

(四)钩端螺旋体病

黄疸出血型钩体病应与乙型肝炎引起的肝衰竭相鉴别。钩端螺旋体病患者有疫水接触史,畏寒、发热,周身酸痛无力,结膜充血,腹股沟淋巴结肿大,腓肠肌压痛,血清显凝试验阳性,青霉素治疗显效迅速。

(五)胆道梗阻

常见原因是胆管结石和肿瘤,主要表现为梗阻性黄疸、皮肤瘙痒.大便颜色变浅甚至灰白。急性梗阻化脓性胆管炎患者在出现黄疸前常有胆绞痛、寒战、高热,外周血白细胞总数及中性粒细胞显著增高。B 超、CT、MRI、逆行胰胆管造影、ERCP 等检查可发现肝内外胆管扩张、结石、炎症或肿瘤等病变。

(六)自身免疫性肝病

自身免疫性肝病是一组由于自身免疫异常导致的肝脏疾病,突出特点是血清中存在自身抗体,包括自身免疫性肝炎(AIH)、原发性胆汁性肝硬化(PBC)及原发性硬化性胆管炎(PSC)等。

(七)妊娠期肝内胆汁淤积症

妊娠期肝内胆汁淤积症见于孕妇,皮肤瘙痒明显,先痒后黄,黄疸轻而痒感重,肝功能变化较轻,分娩后黄疸迅速消退,再次妊娠时可复发。

(八)妊娠急性脂肪肝(妊娠特发性脂肪肝)

临床酷似重症肝炎。本病多发生于年轻首孕妇女的妊娠后期,发病机制尚未阐明。起病急,持续频繁恶心呕吐,病初可有急性上腹剧痛,继而出现黄疸并进行性加重,皮肤瘙痒少见;短期内出现肝、肾衰竭,虽有严重黄疸但尿胆红素阴性,血糖降低,血白细胞增高。常并发急性出血性胰腺炎而致血清淀粉酶升高,超声检查呈脂肪肝波型。肝穿刺病理检查显示弥散肝细胞脂肪变性。

(九)其他

血吸虫病、肝吸虫病、肝结核、酒精性肝痛、非酒精性脂肪性肝病、肝脏淤血及肝脏肿瘤等均可有肝功能异常及肝大等表现,应加以鉴别。

八、治疗

总体治疗原则是:①有抗病毒治疗指征时,应积极给予适当的抗病毒治疗;②保肝退黄治疗;③适当休息、合理营养等对症支持治疗;④积极治疗肝衰竭、肝硬化失代偿及各种并发症,包括人工肝治疗、肝移植等。应避免饮酒及使用对肝脏有害的药物,用药宜简不宜繁,以免增加肝脏负担。

(一)急性乙型肝炎的治疗

急性期卧床休息,给予清淡、易消化饮食,适当补充维生素 B、维生素 C 等。进食过少及呕吐者,可每日静脉滴注 10％葡萄糖 1000～1500mL,酌情补充氨基酸、氯化钠和氯化钾。考虑到本型绝大部分(约 90％)为自限性,故通常不必进行抗病毒治疗;然而,如有慢性化倾向,或不易判,定是否为急性过程,或呈现重症化过程,甚至有肝移植指征时,应给予抗 HBV 治疗,通常选用 NUCs。

(二)慢性乙型肝炎的治疗

1.抗病毒治疗

因 HBV 持续复制,病情易反复或持续活动,故抗病毒治疗是 CHB 最根本的治疗。各种 CHB 防治指南有关抗病毒治疗目标的叙述多较复杂,可概括如下:①近期目标或直接目标:充分抑制病毒复制,减轻肝组织炎症,改善肝功能;②长期目标:减少肝炎发作,延缓或阻止肝硬化及肝癌的发生,提高存活率,改善生活质量。

2.抗感染保肝药物

主要有以下几种:①抗感染类药物:甘草酸类制剂具有类似肾上腺皮质激素的非特异性抗感染作用而无抑制免疫功能的不良反应,可改善肝功能。目前甘草酸类制剂发展到了第四代,代表药物为异甘草酸镁注射液、甘草酸二铵肠溶胶囊。②抗氧化类药物:代表药物主要为水飞蓟素类和双环醇。水飞蓟素对 CCI4 等毒物引起的各类肝损伤具有不同程度的保护和治疗作用,还能增强细胞核仁内多聚酶 A 的活性,刺激细胞内的核糖体核糖核酸,增加蛋白质的合成。③解毒类保肝药物:代表药物为谷胱甘肽(GSH)、N-乙酰半胱氨酸(NAC)及硫普罗宁等,分子中含有巯基,可从多方面保护肝细胞。可参与体内三羧酸循环及糖代谢,激活多种酶,从而促进糖、脂肪及蛋白质代谢,并能影响细胞的代谢过程,可减轻组织损伤,促进修复。④肝细胞膜修复保护剂:代表药物为多烯磷脂酰胆碱,多元不饱和磷脂胆碱是肝细胞膜的天然成分,可进入肝细胞,并以完整的分子与肝细胞膜及细胞器膜相结合,增加膜的完整性.稳定性和流动性,使受损肝功能和酶活性恢复正常,调节肝脏的能量代谢,促进肝细胞的再生,并将中性脂肪和胆固醇转化成容易代谢的形式;还具有减少氧应激与脂质过氧化,抑制肝细胞凋亡,降低炎症反应和抑制肝星状细胞活化、防治肝纤维化等功能,从多个方面保护肝细胞免受损害。⑤利胆类药物:本类主要有 S-腺苷蛋氨酸(SAMe)及熊去氧胆酸(UDCA)。SAMe 有助于肝细胞恢复功能,促进肝内淤积胆汁的排泄,从而达到退黄、降酶及减轻症状的作用,多用于伴有肝内胆汁淤积的各种肝病。

3.促进蛋白合成的药物

生长激素能促进肝细胞合成蛋白质,提高血清蛋白水平,改善凝血酶原时间。用法为每日 41U,皮下或肌内注射,20 日后减为每周 41U。由于水钠潴留、高血糖及继发肿瘤风险升高等不良反应,目前应用不多。

4.抗肝纤维化药物

目前还缺乏有肯定临床疗效的药物。可酌用扶正化瘀胶囊.复方鳖甲软肝片、安络化纤丸及肝复乐等。

(三)重型肝炎的治疗

重型肝炎的形成是肝细胞以不同速度发生大量坏死及凋亡而陷入肝衰竭的过程。肝衰竭能否逆转,决定因素是尚存活肝细胞数量多寡。若肝细胞死亡殆尽,丧失再生基础,欲用药物逆转肝衰竭的机会甚少,所以必须在尚有相当数量肝细胞存活的疾病早期或较早期抓紧监护和治疗。

1.支持疗法

重型肝炎的治疗主要是支持性的,目的是赢得肝细胞再生及组织损伤恢复的时间,或去除失代偿的诱因。一般措施包括:①密切监测生命体征;②仔细检查肝脏大小,记录尿量及腹围变化;③严格隔离消毒,限制探视,防止医院内感染;④静脉插管以便采血、测压及输注营养物质;⑤注意口腔及皮肤护理,注意所有插管的无菌处理;⑥动态监测肝功能、心肺功能、血清酸碱和电解质、动脉血气、PTA 及血糖水平等指标的变化;⑦心血管、肺、肾及脑的并发症很常见,常标志发生多器官衰竭,早期发现和处理与近年生存率的提高相关;⑧昏迷患者留置导尿仅限于女性(男性可用尿套)。

严重肝病营养支持疗法的管理原则为:①"补充"原则:包括清蛋白、能量、微量元素等;②"纠偏"原则:包括支链氨基酸/芳香氨基酸比值(BCAAIAAA)、血氨、电解质、酸碱、解毒(人工肝)等;③"调整"原则:限制蛋白摄入(预防肝性脑病)、免疫调节等;④"对症"原则:包括脑水肿、脱水及过度通气等。

重型肝炎患者每日约需热量 2000 千卡以上。部分患者病情恶化,可能与消耗、衰竭、感染等所致的热量长期不足有关。严重肝病时各种营养素的补充应遵循以下要点:①蛋白摄入量应在病变恢复需要和肝功能可耐受之间,进行不同病期的个体化探索。在血浆清蛋白过低、水肿及腹腔积液时,需给予高蛋白饮食,可按每日 1.5～2.0g/kg 计算,成人每日需 100～120g。肝性脑病早期(首日)应严格限制蛋白质摄入,以减少肠源性氮质的来源,以后每日维持蛋白质摄入量 1～1.5g/kg 体重。植物蛋白可能较易耐受,动物蛋白则以牛奶较佳。待患者清醒后逐渐增加蛋白质供应,以患者能够耐受为度。补充清蛋白并不会加重肝性脑病,且可提高血浆胶体渗透压,有效控制腹腔积液和缓解脑水肿。②支链氨基酸未必能有效拮抗芳香族氨基酸,但从营养学角度看,有助于维持正氮平衡,用于慢性肝衰竭时较为恰当。③肝衰竭时,糖利用无明显异常,而糖原合成与储备不足。热量主要由葡萄糖溶液补给,但应用时间过久、浓度过高时因肝脏不能充分同化而以尿糖排出,因此单用含糖溶液常难满足热量补充。静脉滴注葡萄糖液应注意时间分配,防止夜间及清晨低血糖。④有研究表明,严重肝病时对巾、长链脂肪乳剂的廓清基本正常,故脂肪摄入量不必过分限制,适量静脉滴入有助于缓解患者能量补充不足和单纯补充葡萄糖的不利因素。一般成人剂量为每次 250mL,每周 2 次。⑤维生素的补充也很重要,特别是适量补充维生素 B 族、维生素 C 等。⑥注意补充电解质和纠正电解质紊乱。低钾时同时口服及静脉补钾;如尿量正常,札清 $K+$ 应维持在正常水平。低钙时可每日以 10％葡萄糖酸钙 10mL 静脉滴注;人工肝血浆交换治疗时常见低钙血症所致手足搐搦,系因库存血中枸橼酸螯合 Ca^{2+} 所致,故每输入 200mL 枸橼酸血液,应另补钙约 1g。

一般不应单凭血二氧化碳结合力降低便误认为是代谢性酸血症。血气分析显示绝大多数患者有呼吸性碱血症或同时有代谢性碱血症,因而重点应纠正碱血症。即使有乳酸血症,主要也应纠正低氧血症、休克或肾衰竭。三重酸碱失衡的治疗多用以纠正原发病因,而非单纯补碱或补酸。

2.抗病毒治疗

HBV DNA 复制活跃者,应及时给予 NUCs 抗病毒治疗。早期应用 NUCs 可阻止与病毒复制相关的肝坏死,长期应用则有助于预防病情复发。IFN-α 不能用于乙型重型肝炎的抗病毒治疗。

3.保护肝细胞、改善肝功能

国内目前应用,N-乙酰半胱氨酸(N-acetylcysteine,NAC)还原型谷胱甘肽、前列腺素 E1(PGEI)、门冬氨酸钾镁等药物静脉滴注治疗重型肝炎较多,普遍获正面评价。小分子促肝细胞生长素制剂实际疗效有待准确评价。近年研究发现 NAC 可改善血流动力学和氧在组织的释放及利用,抑制 TNF-α 等炎性细胞因子和氧自由基,从而改善肝衰竭病情。过去本药主要用于药物(特别是对乙酰氨基酚)所致的肝衰竭,故得到美国急性肝衰竭指南的推荐。近年则进一步扩大到其他原因(包括病毒性肝炎)所致的肝衰竭,并获良好疗效。用法为 100mg/kg,16 小时内缓慢静脉滴注。滴注过快易致心慌、不适等,故应从小剂量开始,缓慢静脉滴注,然后逐渐增加至常规用量。其他保肝制剂的应用参见 CHB 的治疗。

4.防治肝性脑病和脑水肿

(1)降低血氨:①控制每日蛋白摄入量为 1～1.5g/kg。②口服新霉素抑制肠菌繁殖,减少氨的产生,用法为 0.2g,每日 3～4 次。③口服乳果糖或拉克替醇,可通过降低肠腔 pH 而抑制肠菌产氨及氨的吸收。其中拉克替醇效果稳定,口感较好,易为患者接受。④门冬氨酸鸟氨酸能刺激谷氨酸与氨形成谷氨酰胺,使氨降解,可促进体内氨的转化与尿素的合成,降低慢性肝病时血氨水平。该药既可口服又可静脉滴注,使用较方便,可用于急、慢性肝性脑病,疗效满意。用法为急性肝炎者每日 5～10g 静脉滴注。慢性肝炎或肝硬化,每日 10～20g 静脉滴注(病情严重者可酌量增加,但根据目前的临床经验,每日不超过 40g 为宜)。⑤氢氯精氨酸通过鸟氨酸循环降低血氨,但急性肝衰竭时鸟氨酸循环中的酶类活动性减弱,解氨能力有限,疗效不佳,仅用其纠正碱中毒。有报道认为该药疗效主要与抑制一氧化氮生成有关。用法为 5～10g,溶于液体内静脉滴注。⑥谷氨酸盐包括谷氨酸钾、钠及钙,在体内与氨结合形成无毒的谷氨酰胺而排出。但该药不易透过血-脑屏障,且易碱化血液,反而加重肝性脑病,故目前趋于不用。⑦必要时以乳果糖 30mL 或拉克替醇加生理盐水 250mL,混合后保留灌肠,每日 1～2 次。尤适用于有便秘的患者。

(2)苯二氮卓受体拮抗剂:氟马西尼为苯二氮䓬受体拮抗剂,治疗肝性脑病有效。据报道用药后患者苏醒率较高,显效快,且用药量小,体内代谢快。本品 15mg 静脉滴注 3 小时,可使大部分患者肝性脑病改善,但需反复用药,显效用药量个体差异较大。

(3)支链氨基酸:适当输注支链氨基酸,理论上有助于纠正 BCAA/AAAA 比例失衡,可减少假性神经递质的形成,改善肝性脑病。同时可提供一部分能量,改善负氮平衡。主要用于慢性肝衰竭时,而急性肝衰竭时尚有不同意见。

(4)防治脑水肿:脑水肿既可以是重型肝炎的独立并发症,也是肝性脑病的形成机制之一。严重脑水肿引起的颅内压增高和脑疝是肝性脑病的直接死因。防治措施有:①限制水的输入量,纠正低钠血症;②有低蛋白血症的患者,应积极补充人血清蛋白;③20%甘露醇或 25%山梨醇,每次 1～2g/kg,加压于 20～30 分钟内输入,每 4～6 小时 1 次,直至脑水肿明显减轻;④近年国内外采用低温疗法,据称治疗脑水肿和肝性脑病可获良好疗效。其机制主要有:减缓脑组织能量代谢;可能抑制亚临床癫痫活动;促使脑札流及其自动调节的正常化;减轻无氧酵解及星状细胞的氧化应激;降低脑细胞外谷氨酸盐,并使脑渗透压正常化;逆转全身炎症反应综合征(SIRS);降低一氧化氮代谢;抑制氧化/氮化应激所致脑水肿。

5.防治消化道大出血

主要措施有:①给予质子泵抑制剂如奥美拉唑等;②生长抑素 250μg 静脉注射,接着 100μg 稀释后持续静脉滴入,疗效较好;③去甲肾上腺素 8mg 溶于 100mL 冰生理盐水中,分次饮入,有一定止血作用;④可静脉注射或滴注凝血酶原复合物、冷沉淀、维生素 K、磺乙胺等;⑤酌情输新鲜血液。

6.防治急性肾损伤包括肝肾综合征

肝肾综合征(HRS)首先应当与肾前性少尿鉴别。一旦发生 HRS,尤其是 1 型 HRS,应禁用肾毒性药物,严格限制入水量,给予大剂量呋塞米及多巴胺,但成功者甚少。多死于快速发生的高钾血症。血液透析治疗仅有暂时疗效。当 HRS 合并脑水肿时,连续肾替代治疗暂时效果明显。近年报道用特利加压素、鸟氢酸加压素、去甲肾上腺素、米多君或生长抑素联合清蛋白输注治疗 HRS 疗效较佳。目前 HRS 重在预防,上述治疗通常只能延长存活时间而难以逆转病情。

7.低钠血症及腹腔积液的治疗

低钠血症在肝硬化患者中很常见,发病率随疾病进展而增加。纠正低钠血症可减少肝性脑病的发生率,减少肝脏移植后的并发症,使腹腔积液处理更有效,从而提高生活质量。但严重低钠血症时补钠切不可过快和过度。对早期低钠血症,首先应限制液体摄入以纠正血钠稀释。对终末期低钠血症,可能因为 Na^+ 进入细胞,体内 Na^+ 储备未减少甚至过负荷,补充高渗氯化钠反而可导致脑水肿或肺水肿,甚至引起桥脑髓鞘溶解症,故更应慎重。宜合用排钾利尿药和保钾利尿药,常用呋塞米加螺内酯口服。与血浆、清蛋白配合可提高利尿效果。托伐普坦为一类精氨酸加压素 V2 受体阻滞剂,可选择性阻断集合管主细胞 V2 受体,从而促进水排泄;与传统利尿剂不同,托伐普坦在健康人体不增加尿钠排出,且治疗时无须限水限盐,短期(1 个月)治疗较为安全。

8.控制感染

重型肝炎患者由于全身免疫功能降低,可发生包括细菌和真菌感染在内的各种感染,例如自发性细菌性腹膜炎(SBP)、肺部感染、脓毒症等。预防措施主要有:3%碳酸氢钠液漱口,乳果糖或拉克替醇口服以及免疫调节剂如胸腺素-α_1等。SBP 大多为需氧菌感染,宜选用抗菌作用强的第三代头孢菌素(如头孢哌酮等)及新型喹诺酮类治疗。随着细菌耐药的增多,有时需用第三代头孢菌素加酶抑制剂,甚至第四代头孢菌素如头孢米诺钠、头孢吡肟甚至碳青霉烯类方可。对于严重感染者可先用碳青霉烯类,采用降阶治疗,即在应用 5~6 日后降至上述其他抗菌药物,以减少二重感染的发生。

9.人工肝支持疗法

人工肝支持系统分为物理型(血浆吸附、血液透析滤过等)、中间型(血浆置换、同种异体交叉循环等)、生物型(由生物反应器及细胞材料两大部分组成)和混合型(生物型+物理型,或生物型+中间型)。物理型人工肝以解毒功能为主;中间型人工肝兼有解毒及补充生物活性物质功能;生物型人工肝理论,上能替代肝脏的各种功能;混合型人工肝可使人工肝支持系统的代谢及解毒作用更加完善和强化。目前国内开展的多系物理型人工肝及中间型人工肝,临床应用证明,暂时疗效十分明显,但尚难以达到显著降低病死率的目的。

10.肝移植

在应用 NUCs 充分抑制 HBV 复制的情况下,通过同种异体肝移植治疗重型肝炎能显著提高存活率。术后应用高效价乙型肝炎免疫球蛋白(HBIG)联合 NUCs 可有效预防 HBV 再感染和乙型肝炎再发。新近报道,可在成功阻断 HBV 再感染的情况下,撤除价格昂贵的 HBIG,仅保留 NUCs 即可。对 LAM 耐药株,须加用 ADV 控制。在等待肝源期间或手术前后可用人工肝进行过渡治疗。

(四)淤胆型肝炎的治疗

急性病例采用一般护肝疗法多能恢复。慢性病例可选用泼尼松(每日 40～60mg),或小剂量泼尼松(每日 30mg)加硫唑嘌呤(每日 50mg)联合疗法。苯巴比妥可诱导葡萄糖醛酸转移酶活性,促进胆红素代谢,亦可选用,用法为 30～60mg,每日 1～2 次。肝内胆汁淤积的发生与疏水性胆汁酸的有害作用相关,用亲水性胆汁酸制剂熊去氧胆酸(UDCA)或其生理形式牛磺熊去氧胆酸(TUDCA)口服,对淤胆型肝炎有一定疗效。腺苷蛋氨酸先静脉滴注后口服,对淤胆型肝炎有一定疗效。

(五)妊娠期肝炎的治疗

妊娠易加重乙型肝炎病情,故应重视。流产或分娩大出血易诱发重型肝炎,应加强预防措施。如已发展成重型肝炎,则按重型肝炎处理。因人工中止妊娠易加重肝损害,加之采用妊娠 B 级 NUCs 抗 HBV 疗效满意,故多主张自然分娩。

(六)慢性 HBV 携带者的治疗

此类患者因处于免疫耐受期,在肝功能正常、HBeAg 和 HBV DNA 阳性情况下抗病毒疗效较差,反而因耐药率高,致使后续治疗选择减少。一般主张定期复查,无须进行抗病毒治疗。虽然曾试用人工免疫激活方法,包括肾上腺皮质激素撤除疗法,以期打破免疫耐受状态,但迄今疗效仍不满意。用 NUCs 虽可在数周至数月内抑制病毒复制,但最终仍因耐药而致后续治疗困难。

第二节　流行性腮腺炎

流行性腮腺炎(简称腮腺炎)是由腮腺炎病毒引起的急性自限性呼吸道传染病。好发于儿童和青少年,临床以腮腺非化脓性肿胀疼痛为特征。病毒可侵犯神经系统及其他腺体组织,儿童可引起脑膜炎、脑膜脑炎,青春期后易引起睾丸炎、卵巢炎和胰腺炎等。

一、病原学

腮腺炎的病原体是腮腺炎病毒,属于副黏液病毒属的单股 RNA 病毒,状似球形,大小悬殊,直径 85～300nm。腮腺炎病毒的核壳蛋白为可溶性抗原(S 抗原),亦称补体结合性抗原,其相应 S 抗体在 1 周出现,似无保护性。病毒外层表面含有血凝素的神经氨酸酶(HN)糖蛋白,HN 蛋白具有病毒抗原(v 抗原),相应抗体出现晚,V 抗体属保护性抗体。该病毒抗原结构稳定,只有一个血清型,根据 S 抗原基因变异已经分离有 A～L 共 12 种基因型。

腮腺炎病毒对热及紫外线极其敏感,35℃下贮存的活病毒半衰期仅为数小时,加热至55~60℃时10~20分钟即失去活力。暴露于紫外线下迅速死亡。对1%甲酚皂.乙醇、0.2%甲醛也非常敏感。但耐寒,在4℃时活力可保持2个月,在-70℃可存活数年。

二、流行病学

(一)传染源

人是腮腺炎病毒唯一的天然宿主,早期患者及隐性感染者均是本病的传染源,从腮腺肿大前6天至发病后9天都有传染性,但以发病前1~2天至发病后5天的传染性最强。

(二)传播途径

病原体主要通过飞沫经呼吸道传播,也可通过接触病毒污染的物品而传播,易在幼儿和小学生中流行。妊娠早期还可经胎盘传至胚胎导致胎儿发育畸形。

(三)流行特征

发病率为21.88/10万,人群普遍易感,1~15岁儿童多见,占90%以上,尤其是5~9岁儿童。全年均有发病,但以20月较多见。腮腺炎病毒抗原稳定,尚未发现与免疫相关的明显变异。感染后可获得持久性免疫,甚至被认为是终身免疫,再次感染极罕见。

三、发病机制与病理

腮腺炎病毒经上呼吸道或眼结膜侵入机体,在局部上皮细胞和淋巴结中繁殖后侵入血液循环形成第一次病毒血症并侵犯腺器官,在其中繁殖后再次入血形成第二次病毒血症并侵犯第一次病毒血症时未受累的腺器官,两次病毒血症几乎累及所有器官,致多脏器损伤并出现相应的症状。

腮腺炎病毒对神经系统有较高亲和性,儿童免疫系统发育尚未成熟,血脑屏障功能差,病毒易侵犯中枢神经系统发生脑膜炎、脑膜脑炎等神经系统并发症。腮腺炎病毒对腺体组织也有较高亲和性,易并发睾丸炎、卵巢炎、胰腺炎等。本病毒易侵犯成熟睾丸,幼年患者很少发生睾丸炎。

腮腺炎的主要病理特征是非化脓性炎症改变,可见腺体充血、水肿,有渗出物、出血性病灶及白细胞浸润。腮腺导管壁细胞肿胀,导管周围及腺体壁有炎症细胞浸润,间质组织水肿造成腮腺导管的阻塞,其他器官受累时亦可见到炎细胞浸润和水肿。

四、临床表现

潜伏期8~30天,平均18天。大多数可无明显前驱期症状,少数有全身不适、肌肉酸痛、头痛、食欲缺乏、畏寒发热等。1~2天后出现腮腺肿痛,体温38~40℃不等,症状轻重个体差异较大,成人症状比儿童重。

腮腺肿大多从一侧开始,1~4天波及对侧,以耳垂为中心向前、向后、向下发展,状如梨形,少数病例肿胀巨大可达颈及锁骨上,边缘不清,胀痛明显,质坚韧有弹性,局部灼热而不红。因唾液腺管阻塞,摄入酸性食物时唾液分泌增加,而唾液的排出受阻碍,唾液潴留致使腮腺胀痛加剧。早期位于第二、三白齿相对颊黏膜的腮腺管口可见充血呈一红点,但挤压腮腺无脓性分泌物流出。病程1~3天肿胀达高峰,4~5天后渐消退。

在流行期间亦单独出现颌下腺、舌下腺炎,脑膜脑炎而无腮腺肿痛,被认为是流行性腮腺炎的特殊表现形式。

五、实验室检查

(一)血常规

白细胞计数一般正常,有并发症时白细胞计数可升高。

(二)血清和尿淀粉酶测定

发病早期90%患者血清和尿淀粉酶均升高,增高的程度往往与腮腺肿胀程度成正比,有助诊断。如血脂肪酶也增高,则提示胰腺受累。

(三)脑脊液检测

并发有脑膜炎、脑炎、脑膜脑炎者脑脊液蛋白升高,白细胞计数轻度升高,与其他病毒性脑炎改变相似。

(四)血清学检测

用特异性抗体或单克隆抗体检测腮腺炎病毒抗原可作早期诊断。特异性抗体则一般要在病程第2周后方可检出。ELISA法检测血清中特异IgM抗体可作近期感染的诊断。用放射免疫法测定唾液中腮腺炎病毒的IgM抗体,敏感性及特异性也高,且标本来源容易,可替代血清抗体的检测。应用PCR技术检测腮腺炎病毒RNA,具有高度敏感性和特异性,可大大提高可疑患者的诊断率。

(五)病毒分离

早期从患者唾液、血.尿、脑脊液等标本均可分离出腮腺炎病毒,但操作较繁杂,尚不能在临床普遍开展。

六、诊断

根据流行病学史,当地本病流行情况及病前患者接触史,有以耳垂为中心腮腺肿大伴发热的特征,一般不难诊断。不典型的散发病例,少数脑炎患者发病时腮腺不肿大或尚未肿大,有的病例仅出现颌下腺或舌下腺肿大而无腮腺肿大极易被误诊,需要血清学检查帮助诊断。

七、鉴别诊断

(一)化脓性腮腺炎

常为一侧腮腺肿大,局部红肿疼痛明显,后期有波动感,挤压时有脓液从腮腺管口流出,不伴有睾丸等腺体炎,外周血白细胞和中性粒细胞增高。

(二)其他原因所致腮腺肿大

慢性肝病、糖尿病、营养不良或某些药物如碘化物、保泰松等引起的腮腺肿大常为对称性,质地较软,无触痛感。

(三)局部淋巴结炎

下颌、耳前、耳后淋巴结炎,多伴有局部或口腔、咽部炎症,肿大淋巴结不以耳垂为中心,外周血白细胞及中性粒细胞增高。

(四)其他病毒性腮腺炎

已知甲型流感、副流感、A型柯萨奇、单纯疱疹、巨细胞等病毒亦可引起腮腺炎,需行血清学及病毒学检测方能鉴别。

八、治疗

(一)一般治疗

患者卧床休息,隔离至腮腺肿胀消退;注意口腔卫生,给流质或半流质饮食,避免进食酸性食物;合并胰腺炎者应禁食,行静脉营养。

(二)病原治疗

干扰素每天 100 万～300 万 U,肌内注射,疗程 5～7 天;或利巴韦林每天 10～15m/kg 静脉滴注,疗程 5～7 天。早期应用可减轻症状、减少并发症。

(三)对症治疗

高热时可物理或药物降温;头痛、腮腺肿痛明显可用镇痛剂;对中毒症状严重,尤其合并睾丸炎、脑膜脑炎、心肌炎者短期应用肾上腺皮质激素能减轻症状,缩短病程。通常给予地塞米松每天 5～10mg 静脉滴注,连用 3～5 天;睾丸炎胀痛者局部冷敷或用棉花垫和丁字带托起以减轻疼痛。亦可加用已烯雌酚 1mg/次,每天 3 次口服,以促进炎症更快消失,减少睾丸萎缩等后遗症。合并脑炎、脑膜炎有颅内压增高者应及时脱水降低颅内压,预防脑病,减少病死率。

(四)中医中药

中医将腮腺炎分为风热型及痰毒型,给以疏风清热,解毒消肿,可内外兼治,以柴胡葛根汤,普济消毒饮加减,外用鲜仙人掌切片贴敷或青黛散外敷,可减轻局部胀痛。

九、预防

按呼吸道传染病隔离患者至腮腺消肿后 5 天。

国内外应用腮腺炎、麻疹、风疹三联减毒活疫苗皮下或皮内接种,亦可用气雾、喷鼻方法,其预防感染效果可达 95％以上,减少发病率。但活疫苗对胎儿有影响,可能有致畸作用,孕妇忌用。

人免疫球蛋白、胎盘球蛋白对本病无预防作用。特异性免疫球蛋白可能有用,但来源困难,临床少用,效果尚难确定。

第三节　流行性脑脊髓膜炎

流行性脑脊髓膜炎,简称流脑,系由脑膜炎奈瑟菌(Nm)所致的急性化脓性脑膜炎。流脑主要经呼吸道传播,多发于冬春季节,在儿童化脓性脑膜炎的发病率居首位。其主要临床表现为突发高热、剧烈头痛、频繁呕吐、皮肤黏膜瘀点、瘀斑及脑膜刺激征,严重者可有败血症休克及脑实质损害,常可危及生命。部分患者暴发起病,可迅速致病。

一、流行病学

(一)传染源

带菌者和流脑患者是本病传染源。本病隐性感染率高,流行期间人群带菌率高达 50％,感染后细菌寄生于正常人的鼻咽部,患者经治疗后细菌很快消失。因此,带菌者是主要传染源。人群带菌率超过 20％时提示有发生流行的可能。非流行期的带菌菌群以 B 群为主,流行期间则 A 群所占百分比较高,但进入 21 世纪以来,逐渐出现向 C 群的变迁现象。

(二)传播途径

病原菌主要经咳嗽、打喷嚏借飞沫由呼吸道直接传播。因病原菌在体外的生活力极弱,很少间接传播。密切接触对 2 岁以下婴儿的发病有重要意义。

(三)人群易感性

人群对本病普遍易感,但 6 个月以内的婴儿因从母体获得免疫而很少发病,成人在多次流行过程中隐性感染获得免疫力,故儿童发病率较高,以 5 岁以下儿童,尤其是 6 个月至 2 岁的婴幼儿发病率最高。人感染后可对本菌群产生持久的免疫力,各菌群间有交叉免疫,但不持久。人群感染后仅 1% 出现典型临床表现,60%～70% 为无症状带菌者,约 30% 为上呼吸道感染型和出血点型。

二、发病机制与病理

(一)发病机制

病原菌自鼻咽部侵入人体,如人体免疫力强,则可迅速将病原菌杀灭,或成为带菌状态;若体内缺乏特异性杀菌抗体,或细菌毒力较强时,则病菌可从鼻咽部黏膜进入血液,发展为败血症,继而累及脑脊髓膜,形成化脓性脑脊髓脑炎。细菌和宿主间的相互作用最终决定是否发病及病情轻重。

细菌从鼻咽部侵入脑脊髓膜分三个步骤,即细菌黏附并透过黏膜、细菌进入血流及最终侵入脑膜。病原菌经鼻咽部入侵后形成短暂菌血症,仅少数发展为败血症。细菌侵袭血管内皮细胞,引起局部出血坏死,出现皮肤瘀点坏死。病原菌可通过血－脑屏障进入脑脊髓膜导致化脓性脑膜炎。

细菌释放的内毒素是本病致病的重要因素。内毒素引起全身的施瓦兹曼反应,激活补体,血清炎症介质明显增加,产生微循环障碍和休克。在败血症期,细菌常侵袭皮肤血管内壁导致栓塞、坏死、出血及细胞浸润,从而出现瘀点或瘀斑。由于血栓形成,血小板减少或内毒素作用,内脏有不同程度出血。脑膜炎期间,脑膜及脊髓膜血管内皮细胞坏死、水肿、出血及通透性增加,导致脑脊髓膜化脓性炎症及颅内高压,可产生抽搐、昏迷等症状。重者脑实质发生炎症、水肿和充血,严重脑水肿形成脑疝,可迅速死亡。

暴发型败血症型(休克型)是一种特殊类型,过去称为华－佛综合征,曾认为是由于双侧肾上腺皮质出血和坏死,引起急性肾,上腺皮质功能衰竭所致。现已证明肾上腺皮质功能多数并未衰竭,在发病机制中并不起主要作用,而脑膜炎球菌的脂多糖内毒素引起微循环障碍及内毒素性休克,继而导致 DIC 则是其主要病理基础。暴发型脑膜脑炎的发生及发展亦和内毒素有关。第 II 型变态反应亦可能在发病机制中起某些作用,如在受损的血管壁内可见免疫球蛋白、补体及脑膜炎球菌抗原的沉积。

(二)病理改变

败血症期的主要病变为血管内皮损害,血管壁有炎症、坏死和血栓形成,同时血管周围有出血,皮下、黏膜及浆膜亦可有局灶性出血。暴发型败血症的皮肤及内脏血管有内皮细胞破坏和脱落,血管腔内有血栓形成。皮肤、心、肺、胃肠道及肾上腺均有广泛出血,心肌炎及肺水肿亦颇为常见。

脑膜炎期的病变以软脑膜为主,早期有充血,少量浆液性渗出及局灶性小出血点,后期则有大量纤维蛋白,中性粒细胞及细菌出现,病变累及大脑半球表面及颅底。颅底部由于脓性粘连压迫及化脓性改变的直接侵袭,可导致视神经、展神经、动眼神经、面神经及听神经等脑神经损害,甚至为永久性。此外,炎症可沿着血管侵入脑组织,引起充血、水肿、局灶性中性粒细胞浸润及出血。

暴发型脑膜脑炎的脑组织病变严重,有明显充血和水肿,颅内压明显增高,易发生昏迷及抽搐等脑炎症状,部分患者有天幕裂孔疝及枕骨大孔疝,即出现瞳孔改变、偏瘫、去大脑强直及呼吸衰竭等严重症状。少数慢性患者由于脑室孔阻塞和脑脊液循环障碍而发生脑积水。

三、临床表现

流脑的病情复杂多变,轻重不一,临床上可分为普通型、暴发型、轻型及慢性败血症型。潜伏期为 1～7 日,一般为 2～3 日。

(一)普通型

本型占典型发病者的 90% 左右,按其发展过程可分为前驱期(上呼吸道感染期)、败血症期、脑膜炎期及恢复期四个阶段,但临床各分期之间并无明显界线。

1.前驱期(上呼吸道感染期)

患者主要表现为上呼吸道感染症状,如低热、咽痛、咳嗽及鼻塞等。约持续 1～2 日,但因发病急、进展快,此期易被忽视。鼻咽拭子培养阳性。

2.败血症期

多数起病后迅速出现此期表现。患者突然高热、寒战,伴头痛、食欲减退及神志淡漠等毒血症状,体温迅速升高达 40C 左右。幼儿则有啼哭吵闹,烦躁不安,皮肤感觉过敏及抽搐等。70% 的患者皮肤黏膜有瘀点(或瘀斑),见于全身皮肤及黏膜,大小约 1～2mm 至 1cm。病情严重者的瘀点、瘀斑可迅速扩大,其中央因血栓形成而发生皮肤大片坏死。少数患者有脾肿大。多数患者于 1～2 日内进入脑膜炎期。

3.脑膜脑炎期

此期症状多与败血症期症状同时出现。患者高热及毒血症持续,全身仍有瘀点、瘀斑,但中枢神经系统症状加重。剧烈头痛,频繁呕吐,呈喷射状,烦躁不安,可出现颈项强直、克匿格征及布鲁津征阳性等脑膜刺激征。重者可有谵妄、神志障碍及抽搐。经治疗后患者通常在 2～5 日进入恢复期。

婴儿发作多不典型,除高热、拒食、烦躁及啼哭不安外,抽搐、腹泻及咳嗽较成人为多见,而脑膜刺激征可能阙如,前囟未闭者大多突出,对诊断极有帮助,但有时因频繁呕吐失水反而可出现前囟下陷。

4.恢复期

经治疗后,患者体温逐渐下降至正常,皮肤瘀点.瘀斑逐渐吸收或结痂愈合,意识及精神状态改善,神经系统检查均恢复正常。病程中约 10% 患者的唇周等处可见单纯疱疹,1～3 周内痊愈。

(二)暴发型

少数患者起病急骤,病情凶险,若不及时抢救,常于 24 小时内死亡。

1.休克型

旧称华-佛综合征,多见于儿童,但成人病例亦非罕见。以高热、头痛、呕吐开始,中毒症状严重,精神极度萎靡,可有轻重不等的意识障碍,时有惊厥。常于 12 小时内出现遍及全身的广泛瘀点、瘀斑,且迅速扩大融合成大片瘀斑伴皮下坏死。循环衰竭是本型的主要表现,面色苍白、四肢厥冷、唇及指端发绀、脉搏细速、血压明显下降、脉压缩小,不少患者血压可降至零,尿量减少或无尿。脑膜刺激征大都阙如,脑脊液大多澄清,仅细胞数轻度增加。血及瘀点培养多为阳性,易并发 DIC。

2.脑膜脑炎型

主要表现为脑膜和脑实质损害,常于 1～2 日出现严重的中枢神经系统症状。患者除高热、头痛、呕吐外,迅速进入昏迷,惊厥频繁,锥体束征常阳性,两侧反射不等,血压持续升高,眼底可见视盘水肿。部分患者发展为脑疝,天幕裂孔疝为颞叶的钩回或海马回疝入天幕裂口所致,能压迫间脑及动眼神经,致使同侧瞳孔扩大,光反应消失,眼球固定或外展,对侧肢体轻瘫,继而出现呼吸衰竭。枕骨大孔疝时小脑扁桃体疝入枕骨大孔内,压迫延髓,此时患者昏迷加深,瞳孔明显缩小或散大,瞳孔边缘亦不整齐,双侧肢体肌张力增高或强直,上肢多内旋,下肢呈伸展性强直;呼吸不规则,或快、慢、深.浅不等,或呼吸暂停,或为抽泣样、点头样呼吸,成为潮式呼吸,常提示呼吸将突然停止。

呼吸衰竭出现前患者可有下列预兆:①面色苍白、呕吐频繁、头痛剧烈、烦躁不安;②突然发生昏迷、抽搐不止、肌张力持续升高;③瞳孔大小不等、明显缩小或扩大、边缘不整齐、对光反应迟钝或消失、眼球固定;④呼吸节律改变;⑤血压上升。

3.混合型

兼有上述两型的临床表现,常同时或先后出现,是本病最严重的一型。

(三)轻型

多见于流脑流行后期,临床表现轻微头痛、低热及咽痛等上呼吸道症状,可见少数出血点。此型以儿童及青少年多见,患者无意识障碍,脑脊液多无明显变化,咽拭子培养可有脑膜炎奈瑟球菌生长。

(四)慢性败血症型

本型较为少见,多见于不完全免疫缺陷或有其他慢性疾病的患者,成年患者较多。病程常迁延数月之久,表现为间歇性发冷、寒战、发热、皮疹、关节痛及全身无力等。约持续 12 小时后退热,常为 1～4 日发作 1 次,在发病后约有 90％以上患者出现皮疹,以红色斑丘疹最为常见,有些可出现结节性红斑样皮疹,中心可有出血区,呈暗紫色,皮疹多见于四肢,热退后皮疹消退,再次发热时皮疹又复出现。四肢关节痛呈游走性,尤其以发热期为甚。诊断主要依据发热期的血培养,常需多次检查才获阳性,瘀点涂片阳性率不高。病程中有时可发展为化脓性脑膜炎或心内膜炎而使病情急剧恶化。

(五)特殊人群流脑的特点

1.婴幼儿流脑的特点

婴幼儿颅骨骨缝及囟门未闭合,中枢神经系统发育尚不完善,故脑膜炎表现常不典型。可有突然高热、咳嗽等呼吸道感染症状及拒乳、呕吐。腹泻等消化道症状;有嗜睡、两眼凝视、烦躁不安、惊叫、抽搐及囟门紧张、饱满或隆起等症状,脑膜刺激征多不明显。

2.老年流脑的特点

(1)老年人免疫力低下,血中备解素不足,对内毒素的敏感性增加,故暴发型发病率较高。

(2)临床表现以呼吸道感染症状多见,意识障碍明显,皮肤黏膜瘀点、瘀斑发生率高。

(3)病程长,多 10 日左右;并发症多,预后差,病死率高。

(4)实验室检查血白细胞数可能不高,提示病情重,机体反应差。

四、实验室及辅助检查

(一)血常规

白细胞总数明显增加,一般在 $(10\sim30)\times10^9/L$ 以上,中性粒细胞比例在 $80\%\sim90\%$ 以上。并发 DIC 者血小板减少。

(二)脑脊液检查

确诊的重要方法。病初或休克型患者,脑脊液多无改变,可在 $12\sim24$ 小时后复查。典型的脑膜炎期,脑脊液压力升高、外观仍清亮,稍后则混浊似米汤样或脓样;白细胞数常达 $1\times10^9/L$,以中性粒细胞为主。蛋白含量显著增高,糖及氯化物明显减少。须强调的是临床上表现为脑膜炎时脑脊液检查应是影像学检查之前的选择。对颅内压高的患者,腰穿要慎重,以免引起脑疝。必要时先脱水,穿刺时不宜将针芯全部拔出,而应缓慢放出少量脑脊液做检查。作完腰穿后患者应平卧 $6\sim8$ 小时,不要抬头起身,以免引起脑疝。

(三)细菌学检查

确诊的重要手段,应注意标本及时送检。

1.涂片检查

包括皮肤瘀点和离心沉淀后的脑脊液做涂片染色。皮肤瘀点检查时,用针尖刺破瘀点上的皮肤,挤出少量血液和组织液涂于载玻片,上染色后镜检,阳性率可达 80% 左右。脑脊液离心沉淀后涂片阳性率为 $60\%\sim70\%$。

2.细菌培养

取瘀斑组织液、血或脑脊液,进行细菌培养。应在使用抗菌药物前收集标本。有脑膜炎奈瑟菌生长时,应做药物敏感性试验。

(四)血清免疫学检查

可协助诊断,多用于已使用抗生素而细菌学阴性者,是近年来开展的流脑快速诊断方法。

目前临床常用的抗原检测方法有对流免疫电泳、乳胶凝集、反向间接血凝试验、放射免疫法、SPA 协同凝集试验及酶联免疫吸附试验(ELISA)等。方法灵敏、特异、快速。抗体检测方法有间接血凝、杀菌抗体测定等,如血清 IgG 抗体滴度 4 倍增高:恢复期血清抗体滴度较急性期 4 倍增高,则有诊断价值。

(五)其他检查

其他检查包括:①核酸检测:本方法具有灵敏度高及特异性强等特点,且不受抗生素的影响,亦可对细菌进行分离;②RIA 法检测脑脊液 $\beta2$ 微球蛋白:流脑患者此蛋白明显升高,并与脑脊液中的蛋白含量及白细胞数平行,甚至早期脑脊液尚正常时即已升高,恢复期降至正常。因此该项检测更敏感,有助于早期诊断、鉴别诊断、病情检测及预后判断;③鲎溶解试验:用以检测血清和脑脊液中的内毒素,有助于革兰阴性菌的诊断;④应用 PCR 技术:检测流脑疑似病例脑脊液和血清标本中脑膜炎奈瑟菌种属及各群的特异性 DNA 片段,以快速诊断流脑疑似病例。

五、诊断于鉴别诊断

(一)诊断

将流脑分为疑似病例、临床诊断病例及确诊病例。

1.疑似病例

疑似病例有以下特点:①有流脑流行病学史冬春季节发病(2～4 月为流行高峰),1 周内有流脑患者密切接触史,或当地有本病发生或流行;既往未接种过流脑菌苗;②临床表现及脑脊液检查符合化脓性脑膜炎表现。

2.临床诊断病例

临床诊断病例有以下特点:①有流脑流行病学史;②临床表现及脑脊液检查符合化脓性脑膜炎表现,伴有皮肤黏膜瘀点、瘀斑。或虽无化脓性脑膜炎(简称化脑)表现,但在感染后中毒性休克表现的同时伴有迅速增多的皮肤黏膜瘀点、瘀斑。

3.确诊病例

在临床诊断病例基础上,细菌学、流脑特异性血清免疫学检查阳性。

(二)鉴别诊断

流脑误诊为其他疾病的,前 3 位分别为上呼吸道感染、其他原因的败血症、各种原因的紫癜。而其他疾病误诊为流脑的前 3 位分别为:其他细菌所致的化脓性脑膜炎、结核性脑膜炎、脑脓肿。从误诊病例的年龄分布分析,婴幼儿多为上呼吸道感染、高热惊厥、败血症、婴儿腹泻,在成年患者中则多为其他细菌所致的化脓性脑膜炎、结核性脑膜炎等。

六、治疗

(一)普通型流脑的治疗

1.一般及对症治疗

强调早期诊断,就地住院隔离治疗,密切监护,预防并发症。卧床休息,保持病室安静、空气流通。给予流质饮食,昏迷者宜鼻饲,并予足量输入液体,使每日尿量在 1000mL 以上。密切观察病情,保持口腔、皮肤清洁,防止角膜溃疡形成。经常变换体位以防压疮发生,防止呕吐物吸入。高热时给予物理降温及退热药物;颅内高压者可用 20%甘露醇脱水治疗,每次 1～2g/kg,静推或快速静脉滴注,每 4～6 小时重复使用;严重毒血症及颅内高压者可应用肾上腺皮质激素。

2.病原学治疗

一旦高度怀疑流脑,应在 30 分钟内给予抗菌治疗。尽早、足量应用对细菌敏感并能透过血-脑屏障的抗菌药物。

(1)青霉素 G:脑膜炎球菌对青霉素仍高度敏感,国内尚未发现明显的耐药菌株。虽然青霉素不易透过血-脑脊液屏障,但是加大药物剂量可使脑脊液中药物达到治疗的有效浓度,获得良好疗效。尤其是用于治疗败血症患者,其疗效更佳。剂量成人每日 20 万 U/kg,儿童 20万～40 万 U/kg,疗程 5～7 日。

（2）氯霉素：氯霉素具有良好抗菌活性，易透过血-脑屏障，脑脊液浓度为血液浓度的30％～50％，对流脑及其他化脓性脑膜炎均有较好疗效。成人每日1～2g，小儿每日25～50mg/kg，分别加入葡萄糖中静脉滴注，症状好转后口服。但氯霉素不良反应较大，特别是对骨髓造血功能有抑制作用，甚至引起再生障碍性贫血，故选用时要非常慎重，一般不作为首选，新生儿不宜使用，用药时应密切观察氯霉素不良反应。

（3）磺胺药：磺胺药最早用于治疗流脑，磺胺药主要阻碍细菌合成核酸，影响其核蛋白的合成，使细菌不能繁殖，从而发挥抑菌作用。治疗流脑多选用磺胺嘧啶（SD）或磺胺甲恶唑（SMZ），其能通过血.脑屏障渗入脑脊液，较为稳定，不易变质，疗效亦较理想。SD剂量为成人每次1g，每日4g，儿童按每日100～150mg/kg服用；复方新诺明（SMZ-TMP）每片含SMZ0.4g，TMP 0.08g，成人每次2片，每日2次，儿童服用儿童片（每片含SMZ 0.1g、TMP0.02g）1～2片。鉴于当前磺胺药对败血症期疗效欠佳，急性期颅内压高导致呕吐时难以口服，并有可能在输尿管等处沉淀形成结石，故实际应用时受到一定限制。且我国60年代已报道耐药菌株出现，提示临床选用药物时应加以注意。

（4）头孢菌素：第三代头孢菌素对脑膜炎球菌抗菌活性强，易通过血-脑屏障，且毒性低。头孢噻肟剂量，成人2g，儿童50mg/kg，每6小时静脉滴注1次；头孢曲松成人2g，儿童50～100mg/kg，每12小时静脉滴注1次，疗程7日。价格相对昂贵，对于不适用于青霉素、氯霉素、磺胺药的患者可作为备选。

（二）暴发型流脑的治疗

1.休克型的治疗原则

（1）尽早应用抗菌药物：可联合用药，用法同前。

（2）迅速纠正休克。

1）扩充血容量及纠正酸中毒治疗：酌情使用晶体液和胶体液，补液量应视具体情况，原则为"先盐后糖、先快后慢"。

2）血管活性药物使用：在扩充血容量及纠正酸中毒基础上，使用血管活性药物，常用药物为莨菪类如654-2。

（3）DIC的治疗：高度怀疑有DIC时宜尽早应用肝素，应用肝素时，监测凝血时间，要求凝血时间维持在正常值的2.5～3倍为宜。高凝状态纠正后，应输入新鲜血液、血浆及应用维生素K。

（4）肾上腺皮质激素的使用：适应证为毒血症症状明显的患者。

（5）保护重要脏器功能：注意脑、心、肝、肾、肺功能，根据情况，予对症治疗。

2.脑膜脑炎型的治疗

其治疗原则如下：

（1）尽早应用抗菌药物：可联合用药，用法同前。

（2）防治脑水肿、脑疝：治疗关键是及早发现脑水肿，积极脱水治疗，预防发生脑疝。

（3）防治呼吸衰竭：在积极治疗脑水肿的同时，保持呼吸道通畅，必要时气管插管，使用呼吸机治疗。

3.混合型的治疗

此型患者病情复杂严重,应积极治疗休克的同时,兼顾脑水肿的治疗。

4.慢性败血症的治疗

抗生素的应用同普通型。

第四节　细菌性痢疾

细菌性痢疾简称菌痢,是由志贺菌(也称痢疾杆菌)引起的肠道传染病。主要通过消化道传播,终年散发,夏秋季可流行。其主要病理变化为直肠、乙状结肠的炎症与溃疡,主要表现为腹痛、腹泻,排黏液脓血便以及里急后重等,可伴有发热及全身毒血症状,严重者可出现感染性休克和(或)中毒性脑病。由于痢疾杆菌各组及各血清型之间无交叉免疫,但有交叉耐药性,且病后免疫力差,故可反复感染。一般为急性,少数迁延成慢性。

一、流行病学

(一)传染源

包括急、慢性菌痢患者和带菌者。急性典型菌痢患者有黏液脓血便,排菌量大,非典型患者仅有轻度腹泻,往往诊断为肠炎,容易误诊。在流行期间典型和非典型菌痢的比例约为1:1,急慢性菌痢患者粪便内均可分离出志贺菌,由于慢性菌痢患者发现和管理比较困难,在流行中起着不容忽视的作用。慢性菌痢病情迁延不愈,排菌量虽然较少,但持续时间长,提示慢性菌痢患者有长期储存病原体的作用,而且在春季复发较多,对这个阶段维持流行过程起了重要作用。

(二)传播途径

本病主要经消化道传播。志贺菌随患者粪便排出后,通过手、苍蝇、食物和水,经口感染。另外,还可通过生活接触传播,即接触患者或带菌者的生活用具而感染。

食物型传播与水型传播均可引起暴发流行,多数发生于夏季进食受污染的食物,常易引起流行。水型暴发不受当地流行季节特点的限制,凡有构成粪便污染水源的条件(如降雨、化雪后)均可造成水型暴发。

(三)人群易感性

人群普遍易感。年龄分布有2个高峰,第一个高峰为学龄前儿童,第二个高峰为青壮年期。病后可获得一定的免疫力,但持续时间短,不同菌群及血清型间无交叉保护性免疫,易反复感染。

(四)流行特征

菌痢主要集中发生在发展中国家,尤其是医疗条件差且水源不安全的地区。在志贺菌感染者中,约70%的患者和60%的死亡患者均为5岁以下儿童。

我国目前菌痢的发病率仍显著高于发达国家,但总体看发病率有逐年下降的趋势。我国各地区菌痢发生率差异不大,终年散发,但有明显的季节性,一般从5月开始上升,8～9月达高峰,10月以后逐渐下降。本病夏秋季发病率升高可能和降雨量大、苍蝇多,以及进食生冷瓜果食品的机会增加有关。若在环境卫生差的地区,更易引起菌痢的暴发流行。

二、发病机制与病理

(一)发病机制

志贺菌进入机体后的发展过程取决于细菌数量、致病力和人体抵抗力相互作用的结果。

目前认为志贺菌致病必须具备3个条件:①具有光滑型脂多糖(LPS)O抗原;②具有能侵袭上皮细胞并在其中繁殖的基因编码;③侵袭后能产生毒素。

志贺菌进入消化道后,大部分被胃酸杀死,少数进入下消化道的细菌也可因正常菌群的拮抗作用、肠道分泌型IgA的阻断作用而不能致病。致病力强的志贺菌即使10～100个细菌进入人体也可引起发病。当人体抵抗力下降时,少量细菌也可致病。起病时常先有水样腹泻,然后出现痢疾样大便。志贺菌如何引起水样腹泻的机制尚不完全清楚。该菌在小肠和大肠中均可增生,但在小肠内不引起侵袭性病变,所产生的肠毒素引起水样腹泻。由于不同的人或动物的肠上皮细胞上肠毒素受体数量不相同,所以人或动物感染等量细菌后,有的出现水样腹泻症状,有的则不出现。志贺菌侵袭结肠黏膜上皮细胞后,经基底膜进入固有层,并在其中繁殖、释放毒素,引起炎症反应和小血管循环障碍,炎性介质的释放使志贺菌进一步侵入并加重炎症反应,结果导致肠黏膜炎症、坏死及溃疡,但很少进入黏膜下层,一般不侵入血液循环引起败血症。感染痢疾志贺菌1型可引起溶血性尿毒症综合征,福氏志贺菌则罕见。有人发现引起这种综合征的患者有内毒素血症及循环免疫复合物,肾小球内有纤维性血栓沉积,可引起肾皮质坏死,提示由志贺菌严重结肠炎引起的内毒素血症,导致凝血机制障碍、肾睦微血管病变及溶血性贫血。

中毒性菌痢主要见于儿童,发病机制尚不十分清楚,可能和机体产生强烈的过敏反应有关。志贺菌内毒素从肠壁吸收入血后,引起发热、毒血症及急性微循环障碍。内毒素作用于肾上腺髓质及兴奋交感神经系统释放肾上腺素、去甲肾上腺素等,使小动脉和小静脉发生痉挛性收缩。内毒素直接作用或通过刺激单核巨噬细胞系统,使组氨酸脱羧酶活性增加,或通过溶酶体释放,导致大量血管扩张物质释放,使血浆外渗,血液浓缩;还可使血小板聚集,释放血小板因子3,促进血管内凝血,加重微循环障碍。中毒性菌痢的上述病变在脑组织中最为显著,可发生脑水肿,甚至脑疝,出现昏迷、抽搐及呼吸衰竭,是中毒性菌痢死亡的主要原因。

(二)病理解剖

菌痢的肠道病变主要发生于大肠,以乙状结肠与直肠为主,严重者可以波及整个结肠及回肠末端。少数病例回肠部的损害可以较结肠明显,甚至直肠病变轻微或接近正常。

急性菌痢的典型病变过程为初期的急性卡他性炎,随后出现特征性假膜性炎和溃疡形成,最后愈合。肠黏膜的基本病理变化是弥散性纤维蛋白渗出性炎症。早期黏液分泌亢进,黏膜充血、水肿、中性粒细胞和巨噬细胞浸润,可见点状出血。病变进一步发展,肠黏膜浅表坏死,表面有大量的黏液脓性渗出物。在渗出物中有大量纤维素,与坏死组织、炎症细胞、红细胞及细菌一起形成特征性的假膜。假膜首先出现于黏膜皱襞的顶部,呈糠皮状,随着病变的扩大可融合成片。假膜一般呈灰白色,如出血明显则呈暗红色,如受胆色素浸润则呈灰绿色。大约一周左右,假膜开始脱落,形成大小不等、形状不一的"地图状"溃疡,溃疡多浅表。经适当治疗或病变趋向愈合时,肠黏膜渗出物和坏死组织逐渐被吸收、排出,经周围健康组织再生,缺损得以修复。轻症病例肠道仅见弥散性充血水肿,肠腔内含有黏液血性渗出液。肠道严重感染可引起肠系膜淋巴结肿大,肝、肾等实质脏器损伤。

中毒性菌痢肠道病变轻微,多数仅见充血水肿,个别病例结肠有浅表溃疡,突出的病理改变为大脑及脑干水肿、神经细胞变性。部分病例肾上腺充血,肾上腺皮质萎缩。

慢性菌痢肠道病变此起彼伏,原有溃疡尚未愈合,新的溃疡又形成,因此新旧病灶同时存在。由于组织的损伤修复反复进行,慢性溃疡边缘不规则,黏膜常过度增生而形成息肉。肠壁各层有慢性炎症细胞浸润和纤维组织增生,乃至瘢痕形成,从而使肠壁不规则增厚、变硬,严重的病例可致肠腔狭窄。

三、临床表现

潜伏期一般为1～4天,短者数小时,长者可达7天。菌痢患者潜伏期长短和临床症状的轻重主要取决于患者的年龄、抵抗力、感染细菌的数量、毒力及菌型等因素。所以任何一个菌型,均有轻、中、重型。但大量病例分析显示,痢疾志贺菌引起的症状较重,根据最近国内个别地区流行所见,发热、腹泻、脓血便持续时间较长,但大多预后良好。宋内菌痢症状较轻,非典型病例多,易被漏诊和误诊,以儿童病例较多。福氏菌痢介于两者之间,但排菌时间较长,易转为慢性。

根据病程长短和病情轻重可以分为下列各型:

(一)急性菌痢

根据毒血症及肠道症状轻重,可以分为4型:

1.普通型(典型)

急起畏寒、高热,体温可达39℃以上,伴头痛、乏力、食欲减退,并出现腹痛、腹泻,多先为稀水样便,1～2天后转为黏液脓血便,每日10余次至数十次,大便量少,有时纯为脓血便,此时里急后重明显。部分病例开始并无稀水样便,以脓血便开始。患者常伴肠鸣音亢进,左下腹压痛。自然病程为1～2周,多数可自行恢复,少数转为慢性。

2.轻型(非典型)

全身毒血症状轻微,可无发热或仅低热。表现为急性腹泻,每日便10次以内,稀便有黏液,可无脓血。有轻微腹痛及左下腹压痛,里急后重较轻或阙如。一周左右可自愈,少数转为慢性。

3.重型

多见于老年、体弱、营养不良患者,急起发热,腹泻每天30次以上,为稀水脓血便,偶尔排出片状假膜,甚至大便失禁,腹痛、里急后重明显。后期可出现严重腹胀及中毒性肠麻痹,常伴呕吐,严重失水可引起外周循环衰竭。部分病例表现为中毒性休克,体温不升,常有酸中毒和水、电解质平衡失调,少数患者可出现心、肾功能不全。由于肠道病变严重,偶见志贺菌侵入血液循环,引起败血症。

4.中毒性菌痢

以2～7岁儿童为多见,多数患儿体质较好,成人偶有发生。起病急骤,病势凶险,突起畏寒、高热,体温39～41℃或更高,同时出现烦躁、谵妄、反复惊厥,继向出现面色苍白、四肢厥冷,迅速发生中毒性休克。惊厥持续时间较长者可导致昏迷,甚至呼吸衰竭。临床以严重毒血症状、休克和(或)中毒性脑病为主,而局部肠道症状很轻或阙如。开始时可无腹痛及腹泻症状,常于发病数小时后才出现痢疾样大便,部分病例肠道症状不明显,往往需经灌肠或肛拭子检查发现大便中白细胞、红细胞方得以确诊。按临床表现可分为以下三型:

(1)休克型(周围循环衰竭型):较为常见,以感染性休克为主要表现。表现为面色苍白、四肢厥冷、皮肤出现花斑、发绀、心率加快、脉细速甚至不能触及,血压逐渐下降甚至测不出,并可出现心、肾功能不全及意识障碍等症状。重型病例休克不易逆转,并发 DIC、肺水肿等,可致外周性呼吸衰竭或多脏器功能损害,而危及生命。个别病例起病呈急性典型表现,可于 24～48 小时内转化为中毒性菌痢。

(2)脑型(呼吸衰竭型):中枢神经系统症状为主要临床表现。由于脑血管痉挛,引起脑缺血、缺氧,导致脑水肿、颅内压增高,甚至脑疝。患者可出现剧烈头痛、频繁呕吐,典型呈喷射状呕吐;面色苍白、口唇发绀;血压可略升高,呼吸与脉搏可略减慢;伴嗜睡或烦躁等不同程度意识障碍,为颅内压增高、脑水肿早期表现。严重者可出现中枢性呼吸衰竭。由于频繁或持续性惊厥引起昏迷,开始表现为呼吸节律不齐、深浅不均,进而出现双吸气、叹息样呼吸、下颌呼吸及呼吸暂停等;开始时瞳孔忽大忽小,以后两侧瞳孔不等大,对光反射消失,有时在 1～2 次惊厥后突然呼吸停止。此型较为严重,病死率高。

(3)混合型:此型兼有上两型的表现,病情最为凶险,病死率很高(90%以上)。该型实质上包括循环系统、呼吸系统及中枢神经系统等多脏器功能损害与衰竭。惊厥、呼吸衰竭和循环衰竭是中毒性痢疾的 3 种严重表现。一般先出现惊厥,如未能及时抢救,则迅速发展为呼吸衰竭和循环衰竭。

(二)慢性菌痢

菌痢反复发作或迁延不愈达 2 个月以上者,即为慢性菌痢。菌痢慢性化的原因大致包括两方面:

(1)患者抵抗力低下,如原有营养不良、胃肠道疾患、肠道分泌性 IgA 减少等,或急性期未得到有效治疗。

(2)细菌菌型:如福氏志贺菌感染易发展为慢性;有些耐药性菌株感染也可引起慢性菌痢。

根据临床表现可以分为 3 型:

1)慢性迁延型:急性菌痢发作后,迁延不愈,时轻时重。长期出现腹痛、腹泻、稀黏液便或脓血便,或便秘与腹泻交替出现。常有左下腹压痛,可扪及增粗的乙状结肠,呈条索状。长期腹泻可导致营养不良、贫血、乏力等。大便常间歇排菌,大便培养志贺菌的结果有时阴性有时阳性。

2)急性发作型:有慢性菌痢史,间隔一段时间又出现急性菌痢的表现,但发热等全身毒血症状不明显。常因进食生冷食物或受凉.受累等因素诱发。

3)慢性隐匿型:有急性菌痢史,无明显临床症状,但大便培养可检出志贺菌,结肠镜检可发现黏膜炎症或溃疡等病变。慢性菌痢中以慢性迁延型最为多见,急性发作型次之,慢性隐匿型比较少见。

四、实验室及辅助检查

(一)一般检查

1.血常规

急性菌痢白细胞总数可轻至中度增多,以中性粒细胞为主,可达$(10\sim20)\times10^9$/L。慢性患者可有贫血表现。

2.粪便常规

粪便外观多为黏液脓血便,镜检可见白细胞($\geqslant$15 个/高倍视野)、脓细胞和少数红细胞,如有巨噬细胞则有助于诊断。

(二)病原学检查

1.细菌培养

粪便培养出痢疾杆菌对诊断及指导治疗都有重要价值。在抗菌药物使用前采集新鲜标本,取脓血部分及时送检和早期多次送检均有助于提高细菌培养阳性率。留取标本的病期也可影响结果的阳性率,发病第 1 日阳性率最高,可达 50％,第 6 日降至 35％,第 10 日为14.8％。为便于分离致病菌,常采用选择培养基,过去常用 SS 琼脂平板,近年发现对志贺菌属有抑制作用,采用木糖,赖氨酸去氧胆酸盐琼脂平板可以提高阳性率,国内采用 HE 培养基及 MacConkey 琼脂平板,取得较好效果。

2.特异性核酸检测

采用核酸杂交或聚合酶链反应(PCR)可直接检查粪便中的痢疾杆菌核酸,具有灵敏度高、特异性强、快速简便、对标本要求低等优点,是较有发展前途的方法。

(三)免疫学检查

采用免疫学方法检测抗原具有早期、快速的优点,对菌痢的早期诊断有一定帮助,但由于粪便中抗原成分复杂,易出现假阳性。荧光抗体染色技术为快速检查方法之一,较细胞培养灵敏。国内采用免疫荧光菌球法,方法简便,灵敏性及特异性均高,采样后 8 小时即可做出诊断,且细菌可继续培养并作药敏试验。

(四)其他检查

乙状结肠镜检查可见:急性期肠黏膜弥散性充血、水肿,大量渗出,有浅表溃疡,有时有假膜形成;慢性期肠黏膜呈颗粒状,可见溃疡或息肉形成,自病变部位刮取分泌物作培养,可提高检出率。

另外,X 线钡剂检查在慢性期患者可见肠道痉挛、动力改变、袋形消失、肠腔狭窄、肠黏膜增厚或呈节段状。

五、诊断与鉴别诊断

通常根据流行病学史,症状体征及实验室检查进行综合诊断,确诊依赖于病原学的检查。

菌痢多发于夏秋季,有不洁饮食或与菌痢患者接触史。急性期临床表现为发热、腹痛、腹泻、里急后重及黏液脓血便,左下腹有明显压痛。慢性菌痢患者则有急性痢疾史,病程超过 2 个月而病情未愈。中毒性菌痢以儿童多见,有高热、惊厥、意识障碍及呼吸、循环衰竭,起病时胃肠道症状轻微,甚至无腹痛、腹泻,常需盐水灌肠或肛拭子行粪便检查方可诊断。粪便镜检有大量白细胞(≥15 个/高倍视野),脓细胞及红细胞即可诊断。确诊有赖于粪便培养出痢疾杆菌。

菌痢应与多种腹泻性疾病相鉴别,中毒性菌痢则应与夏秋季急性中枢神经系统感染或其他病因所致的感染性休克相鉴别。

(一)急性菌痢

与下列疾病相鉴别:

1.其他细菌性肠道感染

(1)侵袭性大肠埃希菌(EIEC)肠炎:本病发病季节与临床症状极似菌痢,也表现为发热、腹泻、脓血便,重者类似中毒性菌痢的表现。鉴别需依据粪便培养出致病菌。

(2)空肠弯曲菌肠炎:发达国家的发病率超过菌痢。有发热、腹痛、腹泻或有脓血黏液便。少数人可有家禽或家畜接触史,依靠临床表现和粪便镜检常难鉴别。需采用特殊培养基在微需氧环境中分离病菌。

3.细菌性胃肠型食物中毒

因进食被沙门菌、金黄色葡萄球菌、副溶血弧菌、大肠埃希菌等病原菌或它们产生的毒素污染的食物引起。有进食同一食物集体发病病史,大便镜检通常白细胞不超过 5 个/高倍视野。确诊有赖于从可疑食物及患者呕吐物、粪便中检出同一细菌或毒素。

4.其他

急性菌痢还需与急性肠套叠及急性出血坏死性小肠炎相鉴别。

(二)中毒性菌痢

1.休克型

其他细菌亦可引起感染性休克(例如金葡菌或革兰阴性杆菌),需与本型鉴别。血及大便培养检出不同致病菌有助于鉴别。

2.脑型

(1)流行性乙型脑炎(简称乙脑):也多发于夏秋季,且有高热、惊厥、昏迷等症。乙脑起病后进展相对较缓,循环衰竭少见,意识障碍及脑膜刺激征明显,脑脊液可有蛋白及白细胞增高,乙脑病毒特异性 IgM 阳性可资鉴别。

(2)流行性脑脊髓膜炎(简称流脑):二者均为急起高热,都有内毒素所致微循环障碍表现,可合并惊厥。但流脑有多发于冬末春初,多可见皮肤黏膜瘀点、瘀斑,且常有头痛、颈强等中枢神经系统感染症状。

(三)慢性菌痢

慢性菌痢需与下列疾病相鉴别,确诊依赖于特异性病原学检查、病理和结肠镜检。

1.直肠癌与结肠癌

直肠癌或结肠癌常合并有肠道感染,当有继发感染时可出现腹泻和脓血便。所以凡是遇到慢性腹泻患者,不论何种年龄,都应该常规肛门指检和乙状结肠镜检查,对疑有高位肿瘤应行钡剂 X 线检查或纤维结肠镜检查。

2.血吸虫病

可有腹泻与脓血便。有流行区疫水接触史,常伴肝大及血中嗜酸性粒细胞增多,粪便孵化与直肠黏膜活检压片可获得阳性结果。

3.非特异性溃疡性结肠炎

病程长,有脓血便或伴发热,乙状结肠镜检查肠黏膜充血、水肿及溃疡形成,黏膜松脆易出血。常伴有其他自身免疫性疾病表现,抗菌痢治疗无效。

六、治疗

(一)急性菌痢

1.一般治疗

消化道隔离至临床症状消失,大便培养连续 2 次阴性。毒血症状重者必须卧床休息。饮食以流食为主,忌食生冷、油腻及刺激性食物。

2.抗菌治疗

轻型菌痢患者可不用抗菌药物,严重病例则需应用抗生素。近年来志贺菌对多种抗生素的耐药性逐年增长,并呈多重耐药性。因此,应根据当地流行菌株药敏试验或大便培养的结果进行选择,并且在一定地区内应注意轮换用药。抗生素治疗的疗程一般为 3~5 天。

常用药物包括以下几种:

(1)喹诺酮类药物:抗菌谱广,口服吸收好,不良反应小,耐药菌株相对较少,可作为首选药物。首选环丙沙星,其他喹诺酮类也可酌情选用。不能口服者也可静脉滴注。儿童、孕妇及哺乳期妇女如非必要不宜使用。

(2)其他:WHO 推荐的二线用药:匹美西林和头孢曲松可应用于任何年龄组,同时对多重耐药菌株有效。阿奇霉素也可用于成人治疗。

(3)小檗碱(黄连素):因其有减少肠道分泌的作用,故在使用抗生素时可同时使用,0.1~0.3g/次,每日 3 次,7 天为一疗程。

3.对症治疗

只要有水和电解质丢失,无论有无脱水表现,均应口服补液,只有对严重脱水者,才可考虑先静脉补液,然后尽快改为口服补液。可采用世界卫生组织推荐的口服补液盐溶液(ORS)。高热可物理降温为主,必要时适当使用退热药;毒血症状严重者,可以给予小剂量肾上腺皮质激素。腹痛剧烈者可用颠茄片或阿托品。

(二)中毒性菌痢

应采取综合急救措施,力争早期治疗。

1.对症治疗

(1)降温止惊:高热应给予物理降温,必要时给予退热药;高热伴烦躁、惊厥者,可采用亚冬眠疗法。

(2)休克型

1)迅速扩充血容量纠正酸中毒:快速给予葡萄糖盐水、5％碳酸氢钠及低分子右旋糖酐等液体,补液量及成分视脱水情况而定,休克好转后则继续静脉输液维持。

2)改善微循环障碍:可予山莨菪碱(654-2)、酚妥拉明、多巴胺等药物,以改善重要脏器血流灌注。

3)保护重要脏器功能:主要是心、脑、肾等重要脏器的功能。

4)其他:可使用肾上腺皮质激素,有早期 DIC 表现者可给予肝素抗凝等治疗。

(3)脑型:可给予 20％甘露醇每次 1～2g/kg 快速静脉滴注,每 4～6 小时注射一次,以减轻脑水肿。应用血管活性药物以改善脑部微循环,同时给予肾上腺皮质激素有助于改善病情。防治呼吸衰竭需保持呼吸道通畅、吸氧,如出现呼吸衰竭可使用洛贝林等药物,必要时可应用人工呼吸机。

2.抗菌治疗

药物选择基本与急性菌痢相同,但应先采用静脉给药,可采用环丙沙星、左旋氧氟沙星等喹诺酮类或三代头孢菌素类抗生素。病情好转后改为口服,剂量和疗程同急性菌痢。

(三)慢性菌痢

由于慢性菌痢病因复杂,可采用全身与局部治疗相结合的原则。

1.一般治疗

注意生活规律,进食易消化、吸收的食物,忌食生冷、油腻及刺激性食物,积极治疗可能并存的慢性消化道疾病或肠道寄生虫病。

2.病原治疗

根据病原菌药敏结果选用有效抗菌药物,通常联用 2 种不同类型药物,疗程需适当延长,必要时可予多个疗程治疗。也可药物保留灌肠,选用 0.3％小檗碱液、5％大蒜素液或 2％磺胺嘧啶银悬液等灌肠液 1 种,每次 100～200mL,每晚 1 次,10～14 天为一疗程,灌肠液中添加小剂量肾上腺皮质激素可提高疗效。

3.免疫治疗

有研究者应用自身菌苗或混合菌苗进行治疗。菌苗注入后可引起全身反应,并导致局部充血,促进局部血流,增强白细胞吞噬作用,也可使抗生素易于进入病变部位而发挥效能。

4.调整肠道菌群

慢性菌痢由于长期使用抗菌药物,常有菌群失调,可采用微生态制剂,如乳酸杆菌或双歧杆菌制剂治疗。

5.对症治疗

有肠道功能紊乱者可采用镇静或解痉药物。

第五节　结核病

结核病是结核分枝杆菌引起的慢性感染性疾病,可累及全身多个脏器,以肺结核最为常见,占各器官结核病总数的 80％～90％,是最主要的结核病类型。痰中排菌者称为传染性肺结核病,除少数可急起发病外,临床上多呈慢性过程。

一、流行病学

(一)流行环节

1.传染源

开放性肺结核患者的排菌是结核传播的主要来源。

2.传播途径

主要为患者与健康人之间经空气传播。患者咳嗽排出的结核分枝杆菌悬浮在飞沫核中，当被人吸入后即可引起感染。而飞沫直径亦是重要影响因素，大颗粒多在气道沉积随黏液纤毛运动排出体外。高声讲话、用力咳嗽以及打喷嚏所产生的飞沫直径小，最易传播。患者随地吐痰，痰液干燥后结核分枝杆菌随尘埃飞扬，亦可造成吸入感染，但非主要传播方式。患者污染物传播机会甚少。其他途径如饮用带菌牛奶经消化道感染，患病孕妇经胎盘引起母婴间传播，经皮肤伤口感染和上呼吸道直接接种均极罕见。

3.易感人群

生活贫困、居住拥挤.营养不良等因素是社会经济落后地区人群结核病高发的原因。免疫抑制状态包括免疫缺陷性疾病，如 HIV 感染患者和接受免疫抑制剂治疗的患者尤其好发结核病。

（二）流行概况

世界卫生组织《2012 年全球结核病报告》指出目前罹患结核病的人数不断下降，但全球的结核病负担仍然很重，2011 年全年新发病例 870 万，140 万人死于结核病，估计仍有五分之四的患病者未获得诊断和治疗。艾滋病与结核病共感染以及耐药结核病是目前威胁全球结核病防控的两大主要问题。

据世界卫生组织估计，目前我国结核病年发患者数约为 130 万，占全球年发病患者病例数的 14％，仅次于印度，居世界第二。我国每年新发生的耐药结核病患者数占全世界的四分之一，高耐药率是我国结核病难以控制的原因之一。我国虽不属于艾滋病高发地区，但耐多药结核（MDR-TB）问题日益严重。

二、发病机制与病理

（一）发病机制

结核分枝杆菌入侵宿主体内，从感染、发病到转归均与多数细菌性疾病有显著不同，宿主反应在其发病、临床过程和转归上具有特殊意义。结核分枝杆菌在空气中的飞沫核中可存活数小时，被人体吸入而入侵呼吸道后，结核分枝杆菌被肺泡巨噬细胞吞噬。结核分枝杆菌被吞噬后可抵抗巨噬细胞内吞噬体和溶酶体的杀伤作用，从而避免被杀灭。巨噬细胞与树突状细胞均是重要的抗原提呈细胞，吞噬结核分枝杆菌后可以提呈结核抗原，并且释放细胞因子，引起局部免疫反应，从附近的血管中募集中性粒细胞到达病灶处。结核分枝杆菌可以继续感染新的吞噬细胞并逐渐深入肺泡上皮。此后更多中性粒细胞、巨噬细胞、单核细胞被募集至病灶处，巨噬细胞逐渐分化为多核巨细胞.类上皮细胞、泡沫样巨噬细胞，最终形成分层结构的结核结节或结核肉芽肿。巨噬细胞位于结核肉芽肿中心，外周是淋巴细胞及纤维条索，并随着获得性免疫启动与结核特异性淋巴细胞出现，结核菌的繁殖处于被抑制状态。随着肉芽肿外周的纤维致密化，进入肉芽肿的血管消失，加剧了巨噬细胞的泡沫化，形成干酪样坏死，导致肉芽肿中心缺氧状态，结核菌处于静止状态。大部分感染者体内的结核分枝杆菌可以处于静止状态持续存活，细菌与宿主共生，感染者不发病，处于结核潜伏感染状态。宿主的免疫机制是抑制细菌增生的重要因素，倘若免疫功能损害便可导致受抑制的结核分枝杆菌重新活动和增生，肉芽肿破裂，结核菌释放进入气道，演变为活动性结核。此时痰涂片或者痰培养可检测到结核菌,引起局部的播散和人际间的传播。此外,结核分枝杆菌在巨噬细胞内的最初生图 7-18 结核菌的致病机制长,形成中心呈固态干酪样坏死的结核灶,可以限制结核分枝杆菌继续复制。固体干酪灶中包含具有生长能力.但不繁殖的结核分枝杆菌。干酪灶一旦液化便给细菌增生提供了理想环境。即使免疫功能健全的宿主,从液化的干酪样坏死病灶中释放的大量结核分枝杆菌亦足以突破局部免疫防御机制,引起播散。

结核感染的发病机制中,由 T 细胞介导的细胞免疫(CMI)对结核病发病、演变及转归产生决定性影响。CMI 是宿主获得性抗结核免疫力的主要免疫反应,它包括巨噬细胞吞噬结核分枝杆菌以及处理与提呈抗原、T 细胞对抗原的特异性识别与结合、增生与分化、细胞因子释放以及杀菌等过程。迟发性变态反应(DTH)则是宿主对结核分枝杆菌形成免疫应答的标志。DTH 是德国微生物学家 Robert Koch 在 1890 年观察到的重要现象,用结核分枝杆菌注入未受过感染的豚鼠皮下,经 10~14 日后出现注射局部肿结,随后溃烂,形成深溃疡,很难愈合,并且进一步发展为肺门淋巴结肿大,最终发生全身播散而死亡,此时对结核菌素试验仍呈阴性反应。但对 3~6 周前受染、结核菌素反应转阳的豚鼠注射同等量的结核分枝杆菌,2~3 日后局部呈现剧烈反应,迅速形成浅表溃疡,以后较快趋于愈合,无淋巴结肿大和周身播散,动物亦无死亡,此即 Koch 现象。其解释是前者为初次感染,宿主无 DTH,尚未建立 CMI;后者由于事先致敏,再次接触病原菌后可出现剧烈的局部反应,是 DTH 的表现,而病灶则趋于局限化,为获得 CMI 的重要证据。

(二)病理

结核病是一种慢性病变,其基本病变包括:①渗出型病变,表现组织充血水肿,随之有中性粒细胞、淋巴细胞、单核细胞浸润和纤维蛋白渗出,可有少量类上皮细胞和多核巨细胞,抗酸染色中可以发现结核分枝杆菌,常常是病变组织内菌量多、致敏淋巴细胞活力高和变态反应强的反映。其发展演变取决于机体变态反应与免疫力之间的相互平衡,剧烈变态反应可导致病变坏死、进而液化,若免疫力强,病变可完全吸收或演变为增生型病变。②增生型病变,当病灶内菌量少而致敏淋巴细胞数量多,则形成结核病的特征性病变结核结节。中央为巨噬细胞衍生而来的朗格汉斯巨细胞,胞体大,胞核多达 5~50 个,呈环形或马蹄形排列于胞体边缘,有时可集中于胞体两极或中央。周围由巨噬细胞转化来的类上皮细胞成层排列包绕。增生型病变的另一种表现是结核性肉芽肿,是一种弥散性增生型病变,多见于空洞壁、窦道及其周围以及干酪坏死灶周围,由类上皮细胞和新生毛细血管构成,其中散布有朗格汉斯细胞、淋巴细胞及少量中性粒细胞,有时可见类上皮结节。⑧干酪样坏死,为病变进展的表现。镜下先是出现组织混浊肿胀,继而细胞质脂肪变性,细胞核碎裂溶解,直至完全坏死。肉眼可观察到坏死组织呈黄色,似乳酪般半固体或固体密度。坏死区域逐渐出现肉芽组织增生,最后成为纤维包裹的纤维干酪性病灶。由于机体反应性、免疫状态、局部组织抵抗力的不同,入侵菌量、毒力、类型和感染方式的差别,以及治疗措施的影响,上述三种基本病理改变可以互相转化、交错存在,很少单一病变独立存在,而以某一种改变为主。除渗出、增生和干酪样变三种特异性改变外,亦可见非特异性组织反应,多见于神经、内分泌腺、心血管、肝、肾等器官的结核病。

三、临床表现

原发结核感染后结核菌可向全身传播,可累及肺脏、胸膜以及肺外器官。免疫功能正常的宿主往往将病灶局限在肺脏或其他单一的脏器,而免疫功能较弱的宿主往往造成播散性结核病或者多脏器的累及。除结核病患者外,一般人群中的结核病约 80％的病例表现为肺结核,15％表现为肺外结核,而 5％则两者均累及。

(一)肺结核的症状和体征

1.全身症状

发热为肺结核最常见的全身毒性症状,多数为长期低热,每于午后或傍晚开始,次晨降至正常,可伴有倦怠、乏力、夜间盗汗,或无明显自觉不适。有的患者表现为体温不稳定,于轻微劳动后体温略见升高,虽经休息半小时以上仍难平复;妇女于月经期前体温增高,月经后亦不能迅速恢复正常。当病灶急剧进展扩散时则出现高热,呈稽留热或弛张热热型,可以有畏寒,但很少寒战。

2.呼吸系统症状

浸润性病灶咳嗽轻微,干咳或仅有少量黏液痰。有空洞形成时痰量增加,若伴继发感染,痰呈脓性。合并支气管结核则咳嗽加剧,可出现刺激性呛咳,伴局限性哮鸣或喘鸣。约 1/3～1/2 患者在不同病期有咯血,破坏性病灶固然易于咯血,而愈合性的纤维化和钙化病灶亦可直接或由于继发性支气管扩张间接地也均可引起咯血。此外,重度毒血症状和高热可引起气急,广泛肺组织破坏、胸膜增厚和肺气肿时也常发生气急,严重者可并发肺心病和心肺功能不全。

3.体征

取决于病变性质、部位、范围或程度。粟粒性肺结核偶可并发急性呼吸窘迫综合征,表现为严重呼吸困难和顽固性低氧血症。病灶以渗出型病变为主的肺实变且范围较广或干酪性肺炎时,叩诊浊音,听诊闻及支气管呼吸音和细湿啰音。继发型肺结核好发于上叶尖后段,故听诊于肩胛间区闻及细湿啰音有较大提示性诊断价值。空洞性病变位置浅表而引流支气管通畅时有支气管呼吸音或湿啰音;巨大空洞可闻带金属调空瓮音。慢性纤维空洞性肺结核的体征有患侧胸廓塌陷、气管和纵隔移位、叩诊音浊、听诊呼吸音降低或闻及湿啰音,以及肺气肿征象。支气管结核患者可闻及局限性哮鸣音,于呼气或咳嗽末较为明显。

(二)肺外结核的临床类型和表现

肺结核是结核病的主要类型,此外,其他如淋巴结结核、骨关节结核、消化系统结核、泌尿系统结核、生殖系统结核以及中枢神经系统结核构成整个结核病的疾病谱。腹腔内结核病变,包括肠结核、肠系膜淋巴结结核及输卵管结核等,在发展过程中往往涉及其邻近腹膜而导致局限性腹膜炎。由于原发病灶与感染途径的不同,人体反应的差异以及病理类型的区别,发病情况可缓急不一,起病症状轻重不等,但急性发作者也不在少数。肾结核则占肺外结核的 15％,系结核分枝杆菌由肺部等原发病灶经血行播散至肾脏所引起,起病较为隐匿,多在原发性结核感染后 5～20 年才发病。多见于成年人,儿童少见。最早出现的症状往往是尿频,系干酪样病灶向肾盂穿破后,含有脓液和结核分枝杆菌的尿对膀胱刺激所致。当病变累及膀胱、出现膀胱结核性溃疡时,则尿频更为严重,并可出现尿急、尿痛等症状。血尿亦常见,约 60％患者可有无痛性血尿,在部分患者可作为首发症状,肉眼血尿占 70％～80％。此外,骨关节结核常在发生病理性骨折、运动障碍时发现。女性生殖系统结核则可在出现不明原因月经异常、不育等情况下发现。结核性脑膜炎则可表现出头痛、喷射性呕吐、意识障碍等中枢神经系统感染症状。

总之,结核病是一个全身性的疾病.肺结核仍是结核病的主要类型,但其他系统的结核病亦不能忽视。

四、诊断与鉴别诊断

(一)诊断依据和方法

1.病史和临床表现

凡遇下列情况者应高度警惕结核病的可能性:

(1)反复发作或迁延不愈的咳嗽咳痰,或呼吸道感染经抗感染治疗 3~4 周仍无改善。

(2)痰中带血或咯血。

(3)长期低热或所谓"发热待查"。

(4)体检肩胛间区有湿啰音或局限性哮鸣音。

(5)有结核病诱因或好发因素尤其是糖尿病、免疫功能低下疾病或接受糖皮质激素和免疫抑制剂治疗者。

(6)关节疼痛和皮肤结节性红斑等变态反应性表现。

(7)有渗出性胸膜炎、肛瘘、长期淋巴结肿大既往史以及有家庭开放性肺结核密切接触史者。

2.痰结核分枝杆菌检查

是确诊肺结核最特异性的方法。痰涂片抗酸染色镜检快速简便,在我国非结核分枝杆菌尚属少数,抗酸杆菌阳性肺结核诊断即基本成立。除非已经化疗的病例偶可出现涂片阳性培养阴性,在未治疗的肺结核患者痰菌培养的敏感性和特异性均高于涂片检查,涂片阴性或诊断有疑问时培养尤其重要。

3.影像学检查

X 线影像取决于病变类型和性质。原发型肺结核的典型表现为肺内原发灶、淋巴管炎和肿大的肺门或纵隔淋巴结组成的哑铃状病灶。急性血行播散型肺结核在 X 线胸片上表现为散布于两肺野、分布较均匀、密度和大小相近的粟粒状阴影。继发性肺结核的 X 线表现复杂多变,或云絮片状,或斑点(片)结节状,干酪性病变密度偏高而不均匀,常有透亮区或空洞形成。胸部 CT 有助于发现隐蔽区病灶和孤立性结节的鉴别诊断。在显示纵隔/肺门淋巴结、肺内空洞、钙化、支气管充气征和支气管扩张等方面较胸部 X 线敏感,于诊断困难病例有重要参考价值。X 线影像对于诊断肠道结核、泌尿系统结核、生殖系统结核以及骨关节结核亦具重要价值。

4.结核杆菌素(简称结素)试验(TST)

结素是结核分枝杆菌的代谢产物,从液体培养基长出的结核分枝杆菌中提炼而成,主要成分为结核分枝杆菌的分泌性蛋白。目前我国推广的方法系国际通用的结核分枝杆菌素纯蛋白衍化物(PPD)皮内注射法(Mantoux 法)。将 PPD 5IU(0.1mL)注入左前臂内侧上中三分之一交界处皮内,使局部形成皮丘。48~96 小时(一般为 72 小时)观察反应,结果判断以局部硬结直径为依据:<5mm 阴性反应,5~9mm 一般阳性反应,10~19mm 中度阳性反应,≥20mm 或不足 20mm 但有水疱或坏死为强阳性反应。阳性反应提示存在对结核分枝杆菌的细胞免疫反应,表示存在结核感染的可能性大,强阳性反应提示活动性结核病可能;阴性反应特别是

较高浓度试验仍阴性则一般可排除结核病。但 PPD 与卡介苗(BCG)存在交叉反应,在接种卡介苗的人群中虽无结核感染亦可出现 PPD 皮试阳性,可视为 PPD 试验的假阳性反应。此外,由于潜伏性结核感染和活动性结核均存在对结核分枝杆菌的细胞免疫反应,目前尚不能凭借其来区分活动性结核感染或者潜伏性结核感染。而在免疫缺陷患者中,特别是在有免疫缺陷的 HIV/AIDS 患者,PPD 试验可能会因细胞免疫功能受损而产生假阴性率增高,虽有明确结核感染但 PPD 试验却呈阴性反应。同时尚有少数无免疫缺陷证据的患者,已证明活动性结核病,但结素反应阴性,即"无反应性",其机制尚不完全清楚。

5.特异性结核抗原多肽刺激后的全血或细胞 IFN-γ 测定

为克服结素试验的不足,近年来发展的以 T 细胞为基础的 γ-干扰素释放实验(IGRAs),作为新一代的检测结核感染的免疫学诊断技术,比结核菌素试验有更高的敏感性与特异性。其原理是被结核分枝杆菌抗原刺激而致敏的 T 细胞,再遇到同类抗原时能产生 γ-干扰素,对分离的全血或单个核细胞在特异性抗原刺激后产生的干扰素进行检测,可以反映机体是否存在结核感染。这种检测方法所采用的结核分枝杆菌特异性的抗原为 ESAT-6 和 CFP-10,其编码基因 RDI 在 BCG 和绝大多数非结核分枝杆菌中是缺失的,因此避免了上述在结核菌素皮试中产生的影响结核诊断特异性的 PPD 交叉抗原反应,能够较好地区分真性结核感染和 BCG 接种诱导的反应。

6.分子生物学检测技术

聚合酶链反应(PCR)技术可以将标本中微量的结核菌 DNA 加以扩增。一般镜检仅能检测 $10^4 \sim 10^5$ 条菌/mL,而 PCR 可检出 $1 \sim 100fg$ 结核菌 DNA(相当于 $1 \sim 20$ 条菌/mL)。但 DNA 提取过程遭遇污染等技术原因可以出现假阳性,而且 PCR 无法区分活菌和死菌,故不能用于结核菌治疗效果评估、流行病学调查等。目前在采用 PCR 技术同时,可以同时采用探针杂交技术或者实时 PCR 技术对结核耐药相关基因,如利福平耐药相关的 rpoB 基因,与异烟肼耐药相关的 katG 基因进行检测。

(二)结核病的诊断标准

1.潜伏性结核感染(LTBI)的诊断

潜伏性结核感染是宿主感染结核分枝杆菌后尚未发病的一种特殊状态,以皮肤结素试验或 γ-干扰素释放试验阳性而无活动性结核的临床表现和影像学改变为特征。接种 BCG 的地区由于皮肤结核菌素试出现假阳性的比率较高,γ 干扰素释放试验更适宜用于诊断潜伏结核感染。

2.活动性结核的诊断

肺结核分确诊病例、临床诊断病例和疑似病例。

(1)确诊病例:包括涂阳肺结核、仅培阳肺结核和仅病理学提示为结核病变者三类。其中涂阳肺结核病例需符合下列三项之一:

1)2 份痰标本直接涂片抗酸杆菌镜检阳性。

2)1 份痰标本直接涂片抗酸杆菌镜检阳性加肺部影像学检查符合活动性肺结核影像学表现。

3)1 份痰标本直接涂片抗酸杆菌镜检阳性加 1 份痰标本结核分枝杆菌培养阳性。

培阳肺结核需同时符合下列两项：

1）痰涂片阴性

2）肺部影像学检查符合活动性肺结核影像学表现加1份痰标本结核分枝杆菌培养阳性。

（2）临床诊断病例：亦称为涂阴肺结核，即三次痰涂片阴性，同时需符合下列条件之一：

1）胸部影像学检查显示与活动性肺结核相符的病变且伴有咳嗽、咳痰、咯血等肺结核可疑症状。

2）胸部影像学检查显示与活动性肺结核相符的病变且结核菌素试验强阳性或 γ 干扰素释放试验阳性。

3）胸部影像学检查显示与活动性肺结核相符，且肺外病灶的组织病理学检查提示为结核病变者。

4）三次痰涂片阴性的疑似肺结核病例经诊断性治疗或随访观察可排除其他肺部疾病者。胸部影像学检查显示与活动性肺结核相符的病变指：与原发性肺结核、血行播散性肺结核，继发性肺结核、结核性胸膜炎任一种肺结核病变影像学表现相符。

（3）疑似病例：以下两种情况属于疑似病例：

1）5 岁以下儿童：有肺结核可疑症状同时有与涂阳肺结核患者密切接触史。

2）仅胸部影像学检查显示与活动性肺结核相符的病变。

3.肺外结核的诊断

肺外结核累及的系统、脏器、部位及病变类型多样，确诊需要病变部位的浆膜腔积液及活检标本中获得细菌学证据，因上述标本获取过程困难，同时结核分枝杆菌阳性率较痰标本低，因此肺外结核较难实现病原学确诊。为提高早期诊断率，通常需结合病史、临床表现、实验室检查和辅助检查、诊断性抗结核治疗效果综合诊断。

（1）肺外结核相关病史采集：应采取详细的体格检查，以发现相应系统和部位典型的临床症状和体征，如支气管内膜结核的刺激性咳嗽、神经系统结核的头痛和脑膜刺激征、骨关节结核的畸形和功能障碍、消化系统结核的交替性腹泻和局部压痛、泌尿生殖系统结核的无痛性血尿和不孕症等。

（2）临床实验室检查可提供肺外结核诊断的依据：标本中结核分枝杆菌培养阳性率随方法的改进已明显提高，PCR 技术的应用对肺外结核的诊断有很大的帮助。

（3）辅助检查手段的应用：各类辅助检查近年发展很快。影像学检查除普遍应用的 X 线方法外，CT、磁共振（MRI）、超声等设备已经得到广泛应用，纤维内镜则对肺外结核既可定位又可获得病理标本得出定性诊断。γ-干扰素释放试验对肺外结核的临床诊断亦有一定参考价值，但不能区分潜伏性结核感染与活动性结核感染。

（4）对于通过现有方法以及有创检查仍未确诊而又不能排除结核者，而临床高度提示为活动性结核病者可试行诊断性治疗，诊断性抗结核治疗的效果也可作为临床诊断依据之一。

4.结核病的诊断分类

在诊断中应同时确定类型和按记录程序正确书写。在诊断肺结核病时还需要注明痰菌情况，痰菌检查阳性，以（＋）表示；阴性以（－）表示。需注明痰检方法。如涂片、培养等，以涂（＋）、涂（－）、培（＋）、培（－）书写。当患者无痰或未查痰时，则注明（无痰）或（未查）。肺结核患者还需按照病变范围(按左、右侧),每侧以上、中、下肺野记述。气管支气管结核按Ⅲ型肺结核进行分类。

(三)结核病的鉴别诊断

1.肺癌

中央型肺癌常痰中带血,肺门附近有阴影,与肺门淋巴结结核相似。周围型肺癌可呈球状、分叶状块影,需与结核球鉴别。肺癌多见于 40 岁以上男性,多有刺激性咳嗽、胸痛和进行性消瘦。胸片上结核球周围可有卫星灶、钙化,而肺癌病灶边缘常有切迹、毛刺。胸部 CT 对鉴别有帮助。结合痰结核菌、脱落细胞检查及纤支镜检查和活检等能及时鉴别。肺癌和肺结核可有并存,需注意发现。

2.肺炎

原发综合征的肺门淋巴结结核不明显或原发灶周围存在大片渗出,病变波及整个肺叶并将肺门掩盖时,以及继发型肺结核主要表现为渗出性病变或干酪性肺炎时,需与细菌性肺炎鉴别。细菌性肺炎起病急、高热、寒战、胸痛伴气急,X 线上病变常局限于一个肺叶或肺段,血白细胞总数和中性粒细胞增多,抗生素治疗有效可协助鉴别;肺结核须与其他病原体肺炎鉴别,如肺炎支原体肺炎,关键是病原学检测是重要的鉴别证据。

3.肺脓肿

肺脓肿空洞多见于肺下叶,脓肿周围的炎症浸润较严重,空洞内常有液平面。肺结核空洞则多发生在肺上叶,空洞壁较薄,洞内很少有液平面或仅见浅液平。此外肺脓肿起病急,高热,大量脓痰,痰中无结核菌,但有多种其他细菌,血白细胞总数和中性粒细胞总数增高,抗菌药物治疗有效。慢性纤维空洞合并感染时易与慢性肺脓肿混淆,后者痰结核菌阴性,鉴别不难。

4.支气管扩张

有慢性咳嗽、咳脓痰及反复咯血史,需与继发性肺结核鉴别。X 线胸片多无异常发现或仅见局部肺纹理增粗或卷发状阴影,CT 有助于确诊。应当警惕化脓性支气管扩张症可以并发结核感染,细菌学检测时应考虑到结核感染的可能。

5.非结核分枝杆菌肺病

非结核分枝杆菌(NTM)指结核和麻风分枝杆菌以外的所有分枝杆菌,可引起各组织器官病变,其中 NTM 肺病临床和 X 线表现类似肺结核。鉴别诊断依据菌种鉴定。结核菌培养时应常规进行 NTM 筛查,标本同时接种罗氏培养基和含硝基苯甲酸(PCB)或噻吩-2-羧酸肼(TCH)的培养基,仅前者生长为结核分枝杆菌,仅 PCB/TCH 生长提示 NTM,尚需进一步采用分子生物学方法进行菌种的鉴定。

6.其他疾病

伤寒、白血病、纵隔淋巴瘤等与结核病有诸多相似之处。伤寒有高热、血白细胞计数减少及肝脾大等临床表现,易与急性血行播散型肺结核混淆。但伤寒热型常呈稽留热,有相对缓脉、皮肤玫瑰疹,血清伤寒凝集试验阳性,血、粪便伤寒杆菌培养阳性。成人原发性肺结核中支气管淋巴结结核常表现为发热和肺门淋巴结肿大,应与结节病、纵隔淋巴瘤鉴别。结核病患者结核菌素试验或 γ 干扰素释放试验阳性,抗结核治疗有效;结节病患者结核菌素试验或 γ 干扰素释放试验可以阴性,肺门淋巴结肿大常呈对称性;淋巴瘤患者则发展迅速,常有肝脾及浅表淋巴结肿大,确诊需组织活检。结肠癌、克罗恩病等肠道疾病与肠结核相似,肠镜检查有助于鉴别诊断。肝、脾、肾等器官疾病应根据相应临床表现同肺外结核病相鉴别。

五、治疗

(一)结核治疗的原则

化学治疗是现代结核病最主要的基础治疗,简称化疗。其他治疗方法,如对症治疗、手术治疗等均为辅助治疗。化疗的目标不仅是杀菌和防止耐药性的产生,而且在于最终灭菌,防止和杜绝复发。当前国际公认的化疗原则是:早期、联合、适量、规律、全程。主张早期化疗的依据是早期的结核性病变是活动性病变,结核分枝杆菌代谢旺盛,生长繁殖活跃,抗结核药物对这种代谢、生长繁殖活跃的细菌能发挥最大的杀菌作用,能使痰菌迅速阴转,使传染性减少或消失,能明显缩短传染期,且停药后不易复发。联用的理论依据是发挥药物的协同作用,增强治疗效果,延缓和减少耐药性的产生。适量是指抗结核药物的用量能达到抑菌杀菌作用,发挥最大的治疗作用,患者能够耐受,又不产生毒副作用。规律的含义是指按照规定的化疗方案不间断地用药,完成规定的疗程。规律用药可以减少耐药性、过敏反应和复发,提高疗效。充足疗程与降低结核复发率有最为密切关系,而规律化疗也与复发亦有重要关系。结核病的化疗关键是坚持规律治疗,完成全疗程,否则将会增加化疗的失败率、复发率。

(二)结核化疗药物

抗结核药物按效力和不良反应大小分为两类:①一线(类)抗结核药物,指疗效好,不良反应小,如异烟肼、利福平,链霉素、毗嗪酰胺、乙胺丁醇。②二线(类)抗结核药物,效力或者安全性不如一线药物,在一线药物耐药或者不良反应不能耐受时被选用。包括卡那霉素、阿米卡星、对氨基水杨酸、左氧氟沙星、莫西沙星等。目前一些新型的药物在临床应用中发现有抗结核活性,目前世界卫生组织将此类药物定义为疗效不确定的抗结核药物,亦成为三线抗结核药物。

1.异烟肼

具有强杀菌作用、价格低廉、不良反应少、可口服的特点,是治疗肺结核病的基本药物之一。异烟肼被结核分枝杆菌摄取后会经菌体内触酶,过氧化物酶活化,抑制叶酸的合成。此过程中的触酶、过氧化物酶由结核分枝杆菌染色体上的 KatG 基因编码。异烟肼对于胞内、外代谢,活跃持续繁殖和近乎静止的结核菌均有杀菌作用。小分子的异烟肼能渗入全身各组织中,可通过血-脑屏障,通透比例 90%～95%,胸腔积液、干酪样病灶中药物浓度高。成人剂量每日 300mg(或每日 4～8mg/kg),一次口服;儿童每日 5～10mg/kg(每日不超过 300mg)。急性血行播散型肺结核和结核性脑膜炎剂量可加倍。异烟肼常规剂量不良反应发生率低,主要包括周围神经炎、中枢神经系统中毒和肝脏损害(ALT 升高为主)。

Kat G 基因和 inh A 基因是异烟肼耐药机制研究中发现的重要耐药基因。katG 基因位于结核分枝杆菌染色体上,其表达的过氧化氢酶一过氧化物酶可将药物前体异烟肼转化为有杀菌活性的成分。Kat G 基因的突变会导致异烟肼无法转换为有效杀菌成分,导致结核分枝杆菌对异烟肼耐药。inh A 基因是结核分枝菌酸烯酰基还原酶的编码基因,其表达的结核分枝菌酸烯酰基还原酶上有一个与烟酰胺或黄素核苷结合的位点,参与分枝杆菌细胞壁中的生化代谢,催化的产物是结核分枝杆菌细胞壁的重要组成部分。inhA 基因突变可导致 inhA 酶对

NADH 亲和力下降,使其优先与底物结合再与 NADH 结合,不容易受到活化的异烟肼的攻击,导致异烟肼耐药。

2.利福平

对胞内和胞外代谢旺盛和偶尔繁殖的结核菌均有杀菌作用,属于利福霉素的半合成衍生物,通过抑制 RNA 聚合酶,阻止 RNA 合成发挥杀菌活性。RFP 主要从肝脏代谢,胆汁排泄。RFP 在组织中浓度高,能穿透干酪样病灶,进入巨噬细胞内。正常情况下不易通过血-脑屏障,通透比例仅 5%~25%,脑膜炎症时可增加药物渗透能力。成人剂量空腹 450~600mg,每日一次。主要不良反应为胃肠道不适、肝功能损害(ALT 升高、黄疸)和药物热。肝功能损害的发生率约 5%~10%,INH 和 RFP 合用引起药物性肝炎的发生率比单用异烟肼高 2~4 倍。

利福喷汀和利福布汀是 2 种与利福平作用机制相同的半合成的利福霉素衍生物,也用于抗结核治疗,与异烟肼联合用药疗效优于利福平,且不良反应较利福平轻微。因利福喷汀的脑膜通透性更低,一般不用于结核性脑膜炎的治疗。

rpoB 基因是利福平相关的主要耐药基因,编码结核分枝杆菌 RNA 聚合酶 B 亚单位,该亚单位是利福平的作用靶点。利福平通过与其结合,干扰细菌转录和 RNA 延伸,从而抑制细菌生长。结核分枝杆菌 rpoB 基因突变使氨基酸置换,空间构象发生变化,从而阻止与利福平结合,导致利福平耐药。

3.吡嗪酰胺

吡嗪酰胺是类似于异烟肼的烟酸衍生物,吡嗪酰胺能杀灭巨噬细胞内,尤其是酸性环境中的结核菌,成为结核病短程化疗中不可缺少的主要药物。吡嗪酰胺被结核菌摄入后经吡嗪酰胺酶转变为吡嗪酸,发挥杀菌作用。胃肠道吸收好,全身各部位均可到达,易通过血脑屏障,通透比例高达 95%~100%。成人剂量为 1500mg,每日一次。常见的不良反应为药物性肝炎(ALT 升高和黄疸)、高尿酸血症,而皮疹和胃肠道反应相对少见。

pncA 基因是结核分枝杆菌吡嗪酰胺酶的编码基因。pncA 基因突变可导致吡嗪酰胺酶活性下降,使吡嗪酰胺不能有效转变为具有杀菌作用的吡嗪酸,导致耐药。

4.乙胺丁醇

乙胺丁醇通过抑制结核菌 RNA 合成发挥抗菌作用,不易通过血脑屏障,通透比例 10%~50%。成人剂量一般每日 750mg,与异烟肼、利福平同时一次顿服。常见不良反应为球后视神经炎、过敏反应、药物性皮疹、皮肤黏膜损伤等。

cmbB 基因是主要的乙胺丁醇耐药相关基因。乙胺丁醇可选择性地抑制分枝杆菌细胞壁的重要结构成分阿拉伯半乳聚糖和脂阿拉伯甘露聚糖的生物合成。cmb 基因编码多种合成细胞壁阿拉伯聚糖必需的酶类,其中 cmbB 基因编码阿拉伯糖基转移酶,cmbB 基因的突变或过度表达使结核分枝杆菌持续合成阿拉伯聚糖,导致对乙胺丁醇耐药。

(三)标准化的抗结核治疗

1.初治方案

初治患者的定义是既往未接受抗结核治疗或接受抗结核治疗疗程短于 1 个月。初治病例的标准化治疗方案分为 2 个阶段,即 2 个月的强化期和 4 个月的巩固期治疗。如新涂阳肺结核患者治疗到 2 个月末痰菌检查仍为阳性,则应延长 1 个月的强化期治疗,继续期化疗方案不变。标准方案为 $2H_3R_3Z_3E_3/4H_3R_3$（右下角阿拉伯数字代表每周服药次数，斜杠前的"2"代表强化期 2 个月，斜杠后的"4"代表巩固期继续治疗 4 个月，后同）或 2HRZE/4HR。

2.复治方案

复治标准方案为 $2H_3R_3Z_3E_3S_3/6H_3R_3E_3$ 或 2HRZES/6HRE。以下患者适用于复治方案：

（1）初治失败的患者。

（2）规律用药满疗程后痰菌又转阳的患者。

（3）不规则化疗超过 1 个月的患者。

（4）慢性排菌患者，因故不能用链霉素的患者，延长 1 个月的强化期。如复治涂阳肺结核患者治疗到第 2 个月末痰菌仍阳性，使用链霉素方案治疗的患者则应延长一个月的复治强化期方案治疗，巩固期继续治疗方案不变。

（四）耐药肺结核的治疗

耐药结核病按照耐药程度的不同依次分为单耐药、多耐药、耐多药、广泛耐药四种。单耐药指结核病患者感染的结核分枝杆菌经体外证实对 1 种抗结核药物耐药。多耐药指结核病患者感染的结核分枝杆菌经体外证实对 1 种以上的抗结核药物耐药，但不包括同时耐异烟肼、利福平的情况。同时对异烟肼和利福平耐药的肺结核称为耐多药结核病。在耐多药结核病基础上同时对氟喹诺酮类药物耐药且对二线注射类抗结核药物（卡那霉素、阿米卡星、卷曲霉素以及链霉素）中的一种耐药则称为广泛耐药结核病（XDR-TB）。目前 WHO 推荐的用于耐药结核治疗的药物共分为 5 组。

耐多药结核病化疗方案的制订根据实验室提供的药物敏感试验的结果或地区耐药监测资料为依据，结合患者既往用药的治疗反应和耐受状况，个体化地选择抗结核药物。一般以二线注射剂和氟喹诺酮类药物各 1 种为核心配以 2～3 种口服二线药和尚敏感的一线药组成方案，最终方案中至少包括 4 种以上有效的药物。方案中需包括 1 种敏感的注射剂，耐药结核病至少连续应用注射剂 3 个月，耐多药结核病和广泛耐药结核病分别至少连续应用 6 个月和 12 个月。单耐药和多耐药结核病治疗总疗程 9～18 个月（注射期 3 个月，继续期 6～15 个月），耐多药结核病和广泛耐药结核病需 24 个月或以上（注射期 6～12 个月，继续期 18～24 个月）。

（五）手术治疗

化疗的发展使外科治疗在结核治疗中的比值和地位显著降低。但对药物治疗失败或威胁生命的单侧肺结核特别是局限性病变，如一侧肺毁损，不能控制的大咯血等，外科治疗仍是可选择的重要治疗方法。这类患者多病情严重，存在结核反复播散、病变范围广，需参考心肺功能、播散灶控制情况，就手术效果、风险程度及康复多方面衡量，做出合理选择。

（六）对症治疗

急性血行播散型肺结核和浆膜渗出性结核伴有高热等严重毒性症状时，糖皮质激素抗感染治疗有助于改善症状，亦可促进渗出液的吸收，减少粘连，降低远期并发症的发生风险，但需在有充分有效抗结核药物保护下才能予以应用。对于肺结核的大咯血，药物治疗可用垂体后叶素。药物控制无效时可考虑纤支镜止血、支气管动脉栓塞或手术切除。肺结核的大咯血会导致窒息危及生命，应尽早发现窒息征象，如咯血过程突然中断，出现呼吸急促、发绀、烦躁不安、精神极度紧张等,需立即畅通气道,予以生命支持。

(七)潜伏性结核的预防性治疗

潜伏性结核感染活动或者再活动是活动性结核流行的重要来源。目前在需要应用 TNF-α 等炎症因子或其受体的拮抗剂以治疗炎症性疾病时,需要予以排除是否存在结核潜伏性感染,对拟使用生物制剂的 LTBI 者需采取预防性治疗,以减少结核发病的风险。

(八)结核病的预后

早期诊断的患者接受正规的抗结核治疗多可痊愈。随着耐药结核病以及 AIDS 等免疫力低下疾病的增多,治疗难度加大。多次治疗无效的活动性肺结核患者,结核菌可经气道播散累及更多肺段肺叶,病变范围扩大,长期疾病活动可导致一侧或双侧肺毁损,并易合并其他肺部感染。无法控制的大咯血是肺结核患者常见的死因。而肺外结核病,如肾结核未经治疗可导致肾毁损,脊柱结核则是造成波特病的主要病因,生殖系统结核未能得到早期有效的治疗则是造成不孕不育的关键病因。

第六节　败血症

败血症是病原菌(包括致病菌和条件致病菌)侵入血液循环,持续存在和生长繁殖,产生大量毒素,并诱生多种炎症介质,引起的感染性全身炎症反应综合征(SIRS)。若病原微生物进入血液循环后迅速被人体免疫功能所清除,未引起明显的毒血症表现称为菌血症。若病原菌与机体防御系统之间失去平衡,则菌血症可发展为败血症。败血症和菌血症统称为血流感染(BSI)。败血症是严重的血流感染,在菌血症基础上出现毒血症即为败血症。当败血症患者存在原发性/迁徙性化脓性病灶则称为脓毒败血症。

1991 年美国胸科医师学会(ACCP)和危重症监护医学学会(SCCM)在芝加哥举行的会议上首次提出 SIRS 的概念,并对脓毒症(sepsis)的内涵重新进行了定义。SIRS 有下列 2 项或 2 项以上表现:①体温>38℃或<36℃;②心率>90 次/分钟;③呼吸急促,呼吸频率>20 次/分钟;或通气过度,$PaCO_2<4.27kPa(32mmHg)$;④白细胞计数$>12\times10^9$/L 或$<4\times10^9$/L;或白细胞总数虽正常,但中性杆状核粒细胞(未成熟中性粒细胞)$>10\%$等。SIRS 实质上相当于毒血症,引起 SIRS 的原因除病原微生物感染之外,还有机械性创伤、大面积烧伤、急性胰腺炎、恶性肿瘤等多种非感染因素。败血症和脓毒败血症实质上包含于脓毒症范畴。脓毒症的现代定义泛指任何病原体,包括细菌、真菌、病毒、寄生虫等感染引起的 SIRS。现已有倾向以 SIRS 取代毒血症,以脓毒症取代败血症,或以札流感染取代败血症的称谓。在尚未统一确定名称之前,暂按传统写为败血症。

败血症过程中大量炎症介质激活与释放,引起寒战、发热、呼吸急促、心动过速、皮疹、瘀点、出血、淋巴结肿大、肝脾肿大和白细胞数增高等临床表现。败血症导致组织灌流不足或器官功能障碍,引起感染性休克,或出现一个以上器官功能衰竭者称为严重败血症。严重败血症可以发生急性呼吸窘迫综合征(ARDS)、弥散性血管内凝血(DIC)、多器官功能障碍(MODS)甚至多器官功能衰竭(MOF)等严重并发症。

引起败血症的病原微生物通常是细菌、真菌或分枝杆菌等,支原体、衣原体、病毒等感染也可有败血症过程。在某些传染病病程中也可有败血症期或败血症型,但不包括在败血症之内,因已习用其病名,如鼠疫、炭疽、伤寒、副伤寒、流行性脑脊髓膜炎、钩端螺旋体病等。

一、发病机制与病理

(一)发病机制

病原菌经多种途径进入血液循环后是否引起败血症,取决于人体的免疫功能和细菌种类、数量及其毒力等多种因素。

1.人体因素

健康者病原菌即使入侵血流后,常表现为短暂菌血症,细菌可被防御、杀菌系统迅速消灭。防御功能缺陷或降低是发生败血症的高危因素,如老年患者黏附于呼吸道、消化道、泌尿生殖道等处的黏膜上皮细胞的定植菌,可因屏障功能不足而进入血液循环发生败血症。皮肤外伤、针刺、搔抓、蚊虫叮咬、动物咬伤等导致皮肤组织屏障结构破坏是革兰阳性细菌败血症的主要诱因。恶性肿瘤等突破局部屏障或局部化脓性病灶的细菌可通过肉芽创面进入血液循环发生败血症。各种原因引起的中性粒细胞缺乏,尤其是中性粒细胞低于 $0.5 \times 10^9 / L$ 时败血症的发生率显著增高,常见于急性白血病、骨髓移植后等患者。细胞毒药物、放射治疗、广谱抗菌药物、肾上腺皮质激素的广泛应用,可导致全身免疫防御功能破坏或菌群失调而诱发败血症。肝脏移植、肾脏移植以及重要器官大手术,气管插管、气管切开,静脉导管,内镜检查、插管造影等均可破坏机械防御屏障,有利于病原菌入侵。在严重外伤、大面积烧伤、糖尿病、结缔组织病、肝硬化、尿毒症、慢性阻塞性肺部疾病等基础上发生败血症也十分常见。如同时存在两种或两种以上诱因,则发生败血症的危险性明显增加。

静脉置管、内引流装置或安装起搏等所引起的葡萄球菌败血症在医院感染败血症中占十分重要的地位,留置导管 3 天以上即可发生静脉炎,进而诱发导管相关性败血症(CRB)。留置静脉导管可诱发革兰阴性菌败血症;留置导尿管常诱发大肠埃希菌、铜绿假单胞菌、肺炎克雷伯菌败血症。

2.病原菌因素

(1)外毒素:细菌的外毒素有多种,化学成分多为蛋白质,一般在活菌体内合成后再分泌至菌体外,对机体靶细胞产生毒性作用。外毒素主要由金葡菌、链球菌等革兰阳性菌产生,痢疾志贺菌、肠产毒型大肠埃希菌(ETEC)、铜绿假单胞菌等少数革兰阴性细菌也可产生。金葡菌可产生释放多种酶和外毒素,金葡菌中毒性休克综合征毒素 1(TSST1)、肠毒素(A、B、C、D、E、F,以 A 型多见)、α-溶血素、杀白细胞素(PVL)、剥脱性毒素、红疹毒素等,A 群链球菌致热外毒素(SPE)、铜绿假单胞菌外毒素 A、磷脂酶 C、蛋白酶等,均可诱生多种炎症因子而参与败血症的发生与发展。其中,TSST1 和 SPE 等外毒素可充当超抗原,可以不需要经典的抗原处理和呈递过程,就能在与经典抗原结合位点不同的部位和单核-巨噬细胞等抗原呈递细胞的 Ⅱ 类主要组织相容性复合物(MHC Ⅱ)以及 T 细胞受体(TCR)不同的部位高亲和性结合,导致单核-巨噬细胞活化、T 细胞多发性激活,大量释放白细胞介素-1(IL-1)、肿瘤坏死因子(TNF-α、TNF-β)、干扰素(IFN-1)、IL-6、IL-8 等炎性细胞因子,引起剧烈的全身炎症反应。

(2)内毒素:主要由革兰阴性杆菌、螺旋体、立克次体等所产生。内毒素的主要活性成分是脂多糖(LPS),是激发机体免疫反应的主要物质,在细菌死亡崩解后从菌体细胞壁释放入血液,形成内毒素血症。LPS首先在血液中与LPS结合蛋白形成复合物,然后转运至单核巨噬细胞表面与CD14等受体结合,通过髓样分化蛋白(MyD88)依赖性途径和非依赖性途径,在一系列衔接分子和激酶转导下,将刺激信号从细胞膜转导入细胞内,使核因子-KB(NF-KB)等转录因子激活并向核内易位,与细胞因子基因结合,并启动mRNA转录,最终引起效应细胞合成TNF-α、IL-1、IL-8、IL-12、IFN等大量炎性细胞因子和炎症介质,TNF-α、IL-1又可进一步引起血栓素、白三烯、血小板活性因子等释放,进一步放大炎症反应,刺激中性粒细胞、血管内皮细胞,以及补体、激肽、凝血、纤溶、交感-肾上腺髓质系统,出现发热、微循环障碍、低血压、心肌损伤、酸中毒、全身组织器官出血坏死(Shwartzman反应),甚至DIC或MODS等表现。

肺炎球菌致病主要依赖其荚膜抗吞噬作用,也可能与其产生的溶血素和神经氨酸酶有关。肺炎克雷伯菌等也有荚膜,有拮抗吞噬和体液中杀菌物质的作用。

(二)病理改变

病理变化随致病菌种类、病情严重程度及原发感染部位等的不同而呈多样性。病原菌毒素可引起全身组织和细胞变性,出现水肿、脂肪变性和坏死。毛细血管损伤造成皮肤和黏膜瘀点、瘀斑及皮疹。细菌随血流至全身引起肺、肝、肾、脑、脾、骨及皮下等迁徙性脓肿。可并发心内膜炎、脑膜炎、骨髓炎等。单核—巨噬细胞增生活跃,肝、脾均可肿大。全身免疫功能低下或骨髓抑制者,渗出性反应及细胞浸润减弱,病变以充血、坏死为主。并发ARDS时肺泡微萎陷,肺微血栓形成,肺组织淤血、出血、水肿,肺泡透明膜形成。并发DIC时肾小球广泛微血栓形成,肾实质坏死。可出现心肌纤维变性、坏死、断裂、间质水肿。脑部改变主要是星形细胞、血管内皮细胞肿胀,脑细胞死亡、脑水肿、颅内压增高甚至脑疝等。可出现肠缺血,胃肠应激性溃疡等。

二、临床表现

(一)败血症共同表现

1.毒血症状

常有寒战,高热,多为弛张热或间歇热型,少数为稽留热、不规则热或双峰热,伴全身不适、头痛、肌肉及关节疼痛、软弱无力,脉搏、呼吸加快。约30%的脓毒症有明显的胃肠道症状,如恶心、呕吐、腹胀、腹痛、腹泻等。严重时可出现中毒性肠麻痹或脱水、酸中毒;也可有定向力障碍或性格改变,甚至烦躁不安、意识不清等中毒性脑病表现。

2.皮肤损害

部分出现多种皮肤损害,以瘀点最常见,多分布于躯干、四肢、口腔黏膜及眼结膜等处,数量较少。也可为荨麻疹、猩红热样皮疹、脓疱疹、烫伤样皮疹、瘀斑等,瘀斑可融合成片,多见于金葡菌和A群链球菌脓毒症。铜绿假单胞菌败血症可出现中心坏死性皮疹。

3.关节病变

多见于革兰阳性球菌和产碱杆菌败血症,主要表现为膝关节等大关节红肿、疼痛、活动受限,少数有关节腔积液或积脓。

4.原发感染灶

即原发局部炎症,是病原菌首先侵入处的局部炎症,表现为红、肿、热、痛或相应症状。常见的原发病灶为毛囊炎、痈或脓肿等，皮肤烧伤，压疮，呼吸道、泌尿道、胆道、消化道、生殖系统感染，以及开放性创伤感染等。部分病例可无明确的原发感染性病灶，未发现明确感染灶时也可认为血流感染就是原发感染。原发感染部位可对病原菌做出初步判断。

5.迁徙性病灶

即迁徙性炎症又称转移性炎症病灶，是败血症病程中细菌随血流播散引起的继发性感染。多见于病程较长的革兰阳性球菌败血症和厌氧菌败血症。自第 2 周起，可不断出现转移性脓肿。常见转移性病灶有皮下脓肿、肺脓肿、肝脓肿、骨髓炎、化脓性关节炎及心包炎等。少数可发生急性或亚急性感染性心内膜炎，或转移性心肌脓肿。也有产 ESBL 大肠埃希菌败血症并发脑膜炎、骨髓炎的报道。

6.其他症状

肝、脾常仅为轻度肿大，并发中毒性肝炎或肝脓肿时肝脏可显著肿大，伴压痛、叩击痛，也可有黄疸等肝功能损害表现。重症患者可有伴 ARDS、中毒性心肌炎、心力衰竭、昏迷、少尿或无尿、感染性休克或 DIC 等相应表现。

(二)常见败血症的特点

1.革兰阳性细菌败血症

以金葡菌败血症为代表。病前身体状况常较好，多见于严重痈、急性蜂窝织炎、骨与关节化脓症，以及大面积烧伤时。主要表现为发病急、寒战、高热，呈弛张热或稽留热型；多形性皮疹、脓点常见，也可有脓疱疹；约 1/4 病例伴有大关节红肿、疼痛；迁徙性感染病灶常见于腰部、背部、四肢，肺脓肿或肺部炎症，以及肝脓肿、骨髓炎等；有心脏瓣膜病或其他基础病的老年人和静脉药瘾者易并发感染性心内膜炎；感染性休克较少见。MRSA 败血症多发生于免疫缺陷患者，病情严重。表皮葡萄球菌败血症多为人工瓣膜、人工关节、导管及起搏器安装后的医院内感染，耐药情况严重。肠球菌败血症多为机会性感染，主要见于抵抗力低下、消化道肿瘤、腹腔感染患者，常见入侵途径为泌尿道、生殖道，易并发心内膜炎，对头孢菌素等多种药物耐药。

2.革兰阴性杆菌败血症

患者病前一般情况常较差，多有严重的糖尿病或肝胆疾病、恶性肿瘤等原发基础疾病，或伴有影响免疫功能的药物干预。致病菌常为大肠埃希菌、铜绿假单胞菌、肺炎克雷伯菌等。原发感染灶包括肺部炎症、泌尿道感染、腹膜炎及胆道感染等。感染中毒症状常较明显，可出现心动过速、血管阻力下降、管壁通透性增加而发生感染性休克。休克发生率达 20%~60%，且发生早、持续时间长、纠正较困难；临床常以寒战开始，间歇发热，可以高热持续不退，也可体温不升或低于正常。

3.厌氧菌败血症

80% 以上由脆弱类杆菌引起，其次为厌氧链球菌、产气荚膜杆菌等。入侵途径以胃肠道以及女性生殖道为主，其次为压疮溃疡与坏疽。常表现为发热，体温高于 38℃；约 30% 发生感染性休克或 DIC；可出现黄疸、感染性血栓性静脉炎以及胸腹腔、心脏、肺部等处转移性化脓感染；局部分泌物常有特殊腐败臭味；病灶常有气体形成，以产气荚膜杆菌为明显；病情轻重不一，可以毒血症状甚轻，未经治疗亦可暂时好转；重者可呈暴发性，部分出现溶血贫血或 MOF 等。

4.真菌败血症

真菌败血症多见于体弱、久病或老年患者,或有严重基础疾病,或导致免疫屏障受损的诊疗操作史。致病真菌以白色假丝酵母菌及热带假丝酵母菌等为主。常累及肺部、脾脏、心内膜等。临床表现与革兰阴性细菌败血症相似,病情较严重,可有寒战、发热、出汗、肝脾肿大等。偶可仅为低热,甚至不发热,毒血症可被合并细菌感染所掩盖,有的病例死后才被确诊。病死率可达 20%～40%。

(三)特殊类型败血症

1.老年人败血症

机体免疫功能差,局部感染后容易扩散发生败血症。肺部感染后发生败血症者较多,由压疮侵入者较常见。致病菌以大肠埃希菌、肺炎克雷伯菌等革兰阴性杆菌,以及厌氧菌、白色假丝酵母菌为主。可高热或低体温(T<36℃)。病程中易并发感染性心内膜炎。病情严重,预后不良。常因心或肺、脑、肾等重要器官功能障碍而死亡。

2.新生儿败血症

新生儿是指出生后 28 天以内的婴儿。皮肤、黏膜柔嫩,易受伤感染并扩散;单核细胞和白细胞吞噬功能差,血清免疫球蛋白和补体水平低,易发生败血症。多经母亲产道、吸入羊水、脐带或皮肤感染扩散所致。病原菌以大肠埃希菌、B组溶血性链球菌为主,也有耐药菌感染病例报道。常表现为食欲减退、呕吐、腹胀、精神萎靡、呼吸困难、黄疸、烦躁、惊厥等。部分有发热,新生儿血-脑屏障功能不健全,易并发中枢神经系统感染。

3.烧伤败血症

大面积烧伤后常发生败血症,早期多为单一细菌感染,晚期常为多种细菌混合感染,也可由真菌所致。多发生于烧伤后 2 周,也可发于烧伤后 36 小时,创面肉芽肿形成后败血症发生机会减少。常见致病菌为金葡菌、铜绿假单胞菌、大肠埃希菌或变形杆菌。临床表现较一般败血症为重,可为过高热(>42℃)或低体温,多为弛张热,心动过速明显,可发生中毒性心肌炎、中毒性肝炎及感染性休克。常出现麻痹性肠梗阻或意识障碍等。

4.医院感染败血症

占败血症的 30%～50%。病原菌常源于交叉感染(从患者、医务人员、陪伴等获得);或医院环境中获得感染;或内源性感染即自身感染(约占 1/3),即病原菌来自患者体内的感染病灶或细菌的定植部位。以条件致病菌为主,常为 MRSA、MRCNS 等革兰阳性球菌,白色假丝酵母菌等真菌,铜绿假单胞菌、鲍曼不动杆菌、大肠埃希菌、克雷伯菌等革兰阴性耐药细菌,肠杆菌科细菌包括"超级细菌"值得重视。多有严重基础疾病,或近期接受过胸腔、心脏、腹部、盆腔等较大手术或介入性检查,或长期应用免疫抑制剂或广谱抗菌药物等。

由血管内导管置入引起的导管相关性血流感染(CRBI)是主要的医院内血流感染。临床表现常因基础疾病症状的掩盖而不典型,可发热或低温,白细胞增高或正常。病情危重,预后差,包括医院金葡菌血流感染在内均有较高的病死率。

中性粒细胞缺乏时发生败血症很常见,致病菌以耐药葡萄球菌和革兰阴性菌为主,原发病灶为肺炎、齿龈炎、肛周炎等,由于炎症反应差,凡是体温超过 38℃就应做血培养,并及时给予抗菌药物治疗。输液引起的败血症与液体污染和导管置留有关。液体污染以肺炎克雷伯菌和聚团肠杆菌多见,高营养液中白色假丝酵母菌等真菌易于生长,全血污染多为大肠埃希菌或铜绿假单胞菌等。

5.免疫功能低下的败血症

免疫功能低下的败血症也可称为免疫功能受损患者的败血症。引起免疫功能受损的原因包括遗传性(原发性)免疫缺陷和后天获得性(继发性)免疫功能缺陷(或受损)。原发性免疫缺陷多由遗传相关的先天异常所致,常见于婴幼儿,包括:B细胞系统(体液免疫)缺陷、T细胞系统(细胞免疫)缺陷、吞噬系统缺陷和补体系统缺陷等。继发性免疫功能受损多见于:恶性肿瘤、严重基础疾病、严重感染、器官移植、长期激素或细胞毒药物或抗菌药物应用、放射性损伤等所致的体液与细胞免疫受损;各种创伤、烧伤、外科手术及各种侵入性诊疗操作引起的皮肤黏膜防御屏障破坏;老年人胸腺退化致外周血T细胞数量减少;小儿免疫系统发育不完善等。引起免疫功能低下者败血症的病原菌主要有:耐药葡萄球菌(如 MRSA、MRCNS)、肺炎链球菌、肠球菌、流感嗜血杆菌、大肠埃希菌、肺炎克雷伯菌、铜绿假单胞菌、嗜水气单胞菌、阴沟肠杆菌;假丝酵母菌等真菌。临床表现多不典型,容易误诊。发热常为主要表现,有时是唯一的症状,也可以呈低体温状态;或出现低血压;或感染性休克;或 MODS 或 MOF 表现。如未能早期诊断并及时有效的治疗,预后较差。

三、实验室检查

(一)一般检查

外周血白细胞增高,多为$(10\sim30)\times10^9/L$,中性粒细胞比例增高,可有明显核左移及细胞内中毒颗粒。机体免疫反应差以及少数革兰阴性菌败血症患者白细胞数可正常或降低,但中性粒细胞数增高。血细胞比容和血红蛋白增高提示体液丢失、血液浓缩。感染病程长或并发出血时可有贫血。并发 DIC 时血小板计数进行性减少。尿中可见蛋白或少量管型。

(二)病原学检查

1.血培养

血培养是诊断败血症最重要的依据,应在抗菌药物应用前,寒战、高热时不同部位采集血标本,多次送检,每次成人采血量至少 10mL,婴幼儿每份血一般为 $0.5\sim2mL$,以提高培养阳性率。已经用抗菌药物者宜在培养基中加入硫酸镁、β-内酰胺酶或对氨苯甲酸等,以破坏某些抗菌药物,或采用血块培养法。普通培养为阴性时,应注意厌氧菌培养、真菌培养、结核分枝杆菌培养。疑为 L 型细菌败血症时宜在高渗低琼脂含血清的培养基中培养。

2.骨髓培养

骨髓中细菌较多,受抗菌药物影响相对较小,因而骨髓培养阳性率常高于血培养。每次抽取骨髓至少 2mL 送培养可代替血培养,或血培养同时加骨髓培养,阳性率更高。

3.体液培养

脓液、胸腔积液、腹腔积液、脑脊液培养,瘀点挤液涂片或培养,均有检出病原菌的机会。静脉导管尖部等标本培养也有助于诊断菌血症。

分离病原菌后应做药物敏感试验以指导选用抗菌药物。必要时测定最低抑菌浓度(MIC)、最低杀菌浓度(MBC)或血清杀菌试验有重要参考意义。

对于生长缓慢的细菌或真菌可进行抗原抗体检测。采用气相色谱法、离子色谱法等技术在 1 小时内测定标本中病原菌代谢产物,有助于厌氧菌定性诊断。血清真菌细胞壁成分(1,3)-B-D-葡聚糖检测(G 试验)有助于真菌败血症的诊断。血液半乳甘露聚糖(GM)含量检测有助于诊断曲霉菌败血症。免疫酶标组化可快速鉴定产荚膜杆菌。基因芯片根据病原菌 16SrRNA 保守区设计探针可高通量快速检测标本中的微生物。

PCR 检测细菌 DNA 对外伤或烧伤后败血症的病原诊断有参考意义。

(三)炎症相关指标

测定血浆 TNFa、C 反应蛋白(CRP)、降钙素原(PCT)等的水平有助于判断炎症应答强度。1L-10 及血浆可的松浓度可反映机体代偿性抗感染状态。小肠脂肪酸结合蛋白(iFABP)可特异性反映肠黏膜的损伤。

(四)其他检查

鲎试验(LLT)阳性可提示血清中存在内毒素,有助于诊断革兰阴性杆菌败血症。病程中如出现心、肝、肾等器官损害或发生感染性休克,应作相关检查。血气分析有助于判断酸碱平衡紊乱及缺氧状况等。DIC 早期血液呈高凝状态,后期凝血因子显著减少,出血时间、凝血时间、凝血酶原时间、凝血活酶时间均延长,纤维蛋白原减少,纤维蛋白原降解(FDP)增多,血浆鱼精蛋白副凝固试验(3P 试验)阳性。纤维蛋白降解产物 D-二聚体是判断继发性纤溶亢进的重要指标。骨髓炎或化脓性关节炎多在发病 2 周后 X 线检查可发现相应病变。可酌情进行超声、计算机断层扫描(CT)、磁共振成像(MRI)、超声心动图及心电图等检查。

四、诊断与鉴别诊断

(一)临床依据

SIRS 伴高热持续不退;急性高热伴白细胞及中性粒细胞明显增高,不限于某一系统感染时均应考虑败血症的可能性。新近出现的皮肤、黏膜感染或创伤,或有挤压疮、疖、痈历史,局部症状加重伴高热、寒战及全身中毒症状者;或尿路、胆道、呼吸道或生殖系统感染,经有效抗菌药物治疗不能控制者;或急性高热持续,而化脓性关节炎、骨髓炎、软组织脓肿、皮肤脓点疑为迁徙性感染病灶者;或有严重基础疾病、静脉或动脉放置器械或导管而出现发热(T>38℃)或低体温(T<36℃),低血压(收缩压<90mmHg)或少尿(<20mL/h),原有疾病或其他原因不能解释者,均应疑诊为败血症。

(二)实验室依据

两次血培养或骨髓培养阳性,并为同一细菌即可确诊为败血症。采用 PCR 或基因芯片等分子生物学,或其他方法检测出病原菌的特异性标志物也可作为诊断的参考。革兰阳性细菌败血症患者,外周血白细胞总数和中性粒细胞增高;炎症反应差以及革兰阴性细菌败血症患者,白细胞总数可以正常甚至减少,但中性粒细胞比例相对上升。

(三)鉴别诊断

败血症临床表现较为复杂,演变规律可以不典型,应注意与下列疾病相鉴别。

1.成人 still's 病

为变态反应性疾病,主要表现为发热、皮疹、关节痛、咽痛、淋巴结及肝脾肿大,白细胞和中性粒细胞增高,极易与败血症相混淆。与败血症不同之处为:①高热,病程可达数周或数月,但无明显的毒血症状,并且可有明显的缓解期;②可有皮疹、关节等受损表现,皮疹短暂并可以反复出现;③多次血培养及骨髓培养均无细菌生长;④抗菌药物正规治疗无效;⑤肾上腺皮质激素或非甾体类消炎药物如吲哚美辛(消炎痛)可使症状缓解。

2.伤寒

某些革兰阴性杆菌败血症表现为发热、脾脏肿大、白细胞数不高等,与伤寒相似。但伤寒多无寒战,常有相对缓脉、反应迟钝、表情淡漠、嗜酸性粒细胞减少等。确诊有待于病原菌培养与分离鉴定。

3.粟粒型结核病

败血症伴明显呼吸道症状时,应与粟粒型结核相鉴别。粟粒型结核病常有结核病史或结核病家族史,毒血症状不重,高热不规则、盗汗、潮热、咳嗽等。胸片可见肺部均匀分布的粟粒状病灶,但早期常为阴性,重复胸部 X 线检查可获阳性结果。

4.病毒感染

某些革兰阴性细菌败血症与病毒感染表现相似,但一般病毒感染多为自限性,白细胞和中性粒细胞正常或偏低,淋巴细胞比例相对升高,血培养阴性。

5.血液系统恶性疾病

白血病、淋巴瘤(如大 B 细胞淋巴瘤)等血液系统恶性疾病在临床表现上可以相似或与败血症同时存在,需要通过骨髓涂片、骨髓活检,以及细菌培养、淋巴结或其他组织活检等进行鉴别。

6.其他

还应与风湿病、系统性红斑狼疮(SLE)以及其他发热性疾病相鉴别。感染性休克早期应与低血容量性休克、过敏性休克、心源性休克、神经源性休克、创伤性休克等相鉴别。

五、治疗

(一)病原治疗

1.病原治疗原则

应个体化,重视药代动力学、药效学,注意防治抗菌药物的不良反应,确保用药安全有效。根据药物敏感试验选择抗菌药物。在未获得病原学资料前可行经验性抗菌治疗;并且常采用降阶梯治疗,即针对初期传统升级疗法因遗漏主要致病菌或致病菌已耐药导致治疗失败而提出的一种经验治疗方法。

经验性治疗是根据患者年龄、原发疾病性质、免疫状态、可能的入侵途径等推测病原菌种类,结合当地病原菌耐药流行状况,针对性选用抗菌药物治疗。原发感染在肺部多为肺炎链球菌或流感杆菌等所致,可选用青霉素,或半合成青霉素或第一代头孢菌素等;原发感染在膈肌以下多为革兰阴性细菌所致,可选用第三代头孢菌素等 β-内酰胺类(或联合氨基苷类)抗菌药物;免疫低下或存在严重基础疾病的败血症多为革兰阴性细菌所致,可采用第三代头孢菌素或广谱碳青霉烯类抗生素治疗等。

败血症常采用降阶梯治疗,尤其是对于细菌学未明的严重败血症经验性应用疗效好的抗菌药物,即在治疗初期使用广谱强效抗生素,迅速控制感染,用药 48~72 小时后,患者临床症状改善,或在获得致病菌后根据药物敏感试验调整治疗方案,或改用窄谱抗菌药物。降阶梯治疗的核心是发挥碳青霉烯类、糖肽类等抗菌活性强和(或)抗菌谱广的优势,缺点是易致二重感染、菌群失调,引发铜绿假单胞菌耐药,诱导耐碳青霉烯类菌株。为了避免上述缺点,选用碳青霉烯类应定位在重症患者,且用药果断,停药及时。

败血症也常采用抗菌药物联合治疗。联合用药是希望获得"相加"或"协同"作用,增强抗菌治疗的效果。但也可导致菌群失调而增加治疗困难。尤其是广谱高效的抗菌药物联合,引起菌群失调更为常见。败血症早期或病原菌未明前一般采用两种抗菌药物联合应用,病情好转后单用一种敏感的抗菌药物(尤其是与酶抑制剂联合的药物)可以达到有效治疗时,避免不必要的联合应用。

2.常见败血症病原治疗

(1)革兰阳性球败血症:社区获得革兰阳性菌败血症多为不产青霉素酶的金葡菌或 A 组溶血性链球菌所致,可选用普通青霉素或半合成青霉素如苯唑西林等,或第一代头孢菌素如头孢噻酚或头孢唑林。B组溶血性链球菌败血症宜选用第一代头孢菌素,或与氨基糖苷类抗菌药物联合。医院感染葡萄球菌败血症 90% 以上为 MRSA 所致,多数凝固酶阴性葡萄球菌呈多重耐药性,因此葡萄球菌败血症可选用多肽类抗菌药物如万古霉素或去甲万古霉素,或替考拉林(壁霉素),或噁唑烷酮类药物如利茶唑胺,或与利福霉素类抗菌药物如利福平联合应用。屎肠球菌脓毒症可用半合成青霉素类如氨苄西林联合氨基糖苷类,或万古霉素;或半合成青霉素类与链阳菌素如奎奴普丁/达福普汀联合应用,但链阳菌素对粪肠球菌无效。

(2)革兰阴性细菌败血症:多数革兰阴性菌耐药性突出,常采用联合治疗,如β-内酰胺类联合氨基糖苷类抗菌药物,或β-内酰胺类联合氨基糖苷类与利福平,或亚胺培南联合喹诺酮与氨基糖苷类等。参考方案:①大肠埃希菌、克雷伯菌、肠杆菌败血症可用第三代头孢菌素类如头孢噻肟、头孢曲松或第四代头孢菌素如头孢吡肟等;②铜绿假单胞菌败血症可用第三代头孢菌素类如头孢哌酮或头孢他啶,或亚胺培南/西司他丁或美罗培南或比阿培南,或氟喹诺酮类药物如环丙沙星等;③不动杆菌败血症可选用氨基糖苷类如阿米卡星联合第三代头孢菌素类,或酶抑制剂如氨苄西林、舒巴坦联合妥布霉素,或头孢哌酮、舒巴坦,或多肽类药物如多黏菌素。产金属β内酰胺酶-1(NDM-1)细菌败血症可用米诺环素衍生物如替加环素,或多黏菌素,或磷霉素类联合氨基糖苷类如异帕米星或阿贝卡星等。

(3)厌氧菌败血症:可用化学合成类药物,如替硝唑或奥硝唑等。半合成头霉素类头孢西丁、头孢替坦,或亚胺培南/西司他丁,或β内酰胺酶类/β内酰胺酶抑制等,对常见脆弱杆菌属均敏感。因需氧菌常与兼性厌氧菌混合感染,故应同时对需氧菌进行有效抗菌治疗。

(4)真菌败血症:可选用三唑类如氟康唑(FCZ)、伊曲康唑(ICZ)、伏立康唑,或多烯类如两性霉素 B,或棘白菌素类如卡泊芬净、米卡芬净等。两性霉素 B 抗真菌作用强大,但毒性反应较大,必要时可用两性霉素脂质体。

3.剂量与疗程

败血症用抗菌药物的剂量(按体重或体表面积计算)可达治疗量的高限,一般是静脉用药。疗程为 2 周左右,如有原发或转移性感染病灶者适当延长,常用至体温正常及感染症状、体征消失后 5~10 天。合并感染性心内膜炎者疗程为 4~6 周。

(二)一般治疗与对症处理

患者卧床休息。加强营养支持,补充多种维生素。注意口腔卫生,预防假丝酵母菌口腔炎。严重者定时翻身，以防继发性肺炎与压疮。高热时物理降温。维持机体内环境的平衡与稳定，包括维持水、电解质、酸碱、能量和氮平衡。维护心、脑、肾、肺等重要器官的功能。

(三)去除感染病灶

积极控制或去除原发与转移性感染病灶，包括胸腔、腹腔或心包腔等脓液的引流、清创、组织结构矫正等，胆道或泌尿道梗阻者及时手术治疗。对导管相关性败血症，应及早去除或更换感染性导管等。这些对于及时有效控制败血症非常必要。

(四)其他治疗

积极防治急性肾衰竭、ARDS、中毒性心肌炎、感染性休克等并发症。严重败血症酌情输入新鲜血浆、全血或清蛋白等。医院感染败血症应积极治疗原发基础病，器官移植后或免疫抑制者败血症应酌情减量或停用免疫抑制剂。针对炎症反应机制治疗，对于清除或抑制毒素与炎症介质，控制全身炎症反应可能有一定效果。如抗内毒素治疗、抗感染炎症介质治疗、静脉注射免疫球蛋白(IVIG)中和某些细菌毒素、血液净化、全内脏复苏治疗(TSR)改善胃肠道血液灌注等，疗效均有待进一步研究评价。

第八章　皮肤科疾病

第一节　痤疮

一、概述

痤疮为常见的慢性毛囊皮脂腺炎症性皮肤病,发病率较高,90％以上青春期男女可有不同程度的皮损,严重者可引起毁容,15％病情较重者需要治疗。1996 年美国一项普查数据表明,痤疮在 12～24 岁人群中的发生率为 85％,其中 10％～30％的痤疮患者就诊于皮肤科。国内王德进调查 5972 例中学生,发现男性发病率占 45.6％,女性占 38.5％,年龄增大发病率增高,至 16 岁达最高峰。近年来随着人们生活水平的提高、饮食结构和营养条件的改善,非青年患者发病率有增加的趋势。痤疮不仅影响容貌,还会使患者对容貌受损过分担心和焦虑,甚至导致自卑、抑郁和社交障碍。国内有学者调查发现,痤疮对患者的自我感觉、情感功能、社会功能等方面存在不同程度的影响,生活质量有所降低。Newton 等认为有效的治疗可以使痤疮患者的心理更健康,提高他们的生活质量。随着人们爱美意识的增强,痤疮的治疗已经越来越受到重视。

痤疮在传统医学中被称为"粉刺",又称为"肺风粉刺""酒刺"。中医对本病的认识历史悠久,经历了一个不断积累和发展的过程。《素问·生气通天论》曰:"膏粱之人,内脏滞热。痤……皆肺气内郁所为。"《素问·生气通天论》载:"劳汗当风,寒薄为皶,郁乃痤。"张介宾注曰:"形劳汗出,坐卧当风,寒气薄之,液凝为皶,即粉刺也。"对本病的病因已经有了初步的认识。《医宗金鉴·肺风粉刺》曰:"此症由肺经血热而成。每发于面鼻,起碎疙瘩,形如黍屑,色赤肿痛,破出自粉汁,日久皆成白屑,形如黍米白屑。宜内服枇杷清肺饮,外敷颠倒散,缓缓自收功也。"《外科正宗·肺风粉刺酒渣鼻》云:"肺风、粉刺、酒渣鼻三名同种,粉刺属肺,酒渣属脾,总皆血热郁滞不散所致。"《外科启玄》曰:"肺气不清,受风而生,或冷水洗面,热血凝结而成。"《外科大成》曰:"由肺经血热郁滞不行而生。"

近几十年来,许多名老中医在传统的基础上又提出了新的观点,如范瑞强教授认为痤疮的发病除与肺胃血热等病因有关外,其根本原因在于素体肾阴不足,冲任失调,相火妄动所致。此外尚有瘀血阻滞、痰瘀互结、女子冲任不调等观点,发挥和补充了痤疮的病因病机。中医认为痤疮属肺风粉刺范畴。因颜面主要是肺、胃、大肠经所过之处,所以主要是肺、胃、大肠经郁热所致。

二、病因病机

(一)西医发病机制认识

痤疮的发生与雄激素过高、皮质腺分泌增加、毛囊口上皮角化亢进、痤疮丙酸杆菌和遗传因素有关。

1.雄激素与皮脂腺功能亢进

就痤疮与雄激素的关系,多数学者认为痤疮在青春期的发病率高与此期肾上腺功能活跃、雄激素分泌多有关。青春期后痤疮患者多数为无痤疮病史的成年人。Kligman 的总体调查表明,此期患者多数为职业女性,推测慢性紧张刺激垂体-肾上腺轴,导致肾上腺源性雄激素分泌增多,进而促使痤疮的发生。其他研究还发现,少见绝经后痤疮与雌激素水平下降、雄激素相对增多有关。婴儿痤疮的发生与胎儿性腺和肾上腺产生的雄激素有关,表现为痤疮发生时间与血清中雄激素水平增高一致,一般 6 个月到 1 岁可消退。血清雄激素水平与痤疮的发生、硫酸脱氢异雄酮(DHEAS)水平的升高与明显有关,而雄激素在女性痤疮的发病中起着更重要的作用。虽然血清雄激素水平影响着痤疮的发生、发展和持续状态,但并非唯一原因。痤疮的发生与性激素受体(SHR)有关系,与雄激素受体(AR)水平升高、或与 AR 和雌激素受体(ER)之间的比例失调、或与 AR 对正常血清雄激素水平的敏感性增加有关。

2.毛囊皮脂腺单位中微生物的作用

痤疮患者致病因素中,细菌感染是主要原因之十,而痤疮丙酸杆菌则是主要的致病菌。毛囊皮脂腺单位中有多种微生物存在,有痤疮丙酸杆菌、贪婪丙酸杆菌、颗粒丙酸杆菌及球菌属(白色葡萄球菌)和卵圆形糠秕孢子菌等。当发生痤疮时,毛囊皮脂腺单位中这些细菌明显增多。

3.炎症与宿主的免疫反应

近年来,有关免疫学致病机制的研究发现,本病患者的体液中血清 IgG 水平增高,并随病情加重而增加。此外,痤疮丙酸杆菌在患者体内产生抗体,参与了早期的致病过程。同时这种细菌能激活补体导致毛囊皮脂腺管内的炎症,而此菌介导的细胞免疫反应可能增加了痤疮的炎症。组织学已证实,主要是炎症前的细胞因子参与了反应。76％粉刺中 IL-1a 出现高水平,经研究用 100pg 的 IL-1a 注入志愿者真皮则足以促发炎症。

4.毛囊皮脂腺导管的角化过度

毛囊漏斗部细胞角化在终末阶段发生障碍,角朊细胞间黏着性增加,漏斗部导管角化细胞不断崩解脱落,而且细胞更替速度加快,结果导致毛囊漏斗部导管角化加快,形成微粉刺,当黑素沉积时即为黑头粉刺。导致角化过度形成的原因可能有以下几种:①表皮游离胆固醋硫酸胆固醇比值下降。②痤疮患者皮肤表面脂质角鲨烯的含量比正常增加。兔耳试验证实角鲨烯是导致粉刺的物质,其角化过度的程度与脂质浓度相关。

此外,精神因素所致的内分泌紊乱,烟、酒及辛辣食物的刺激,食入过多的糖、脂肪,药物性雄激素等均可为痤疮加重或促发的因素。某些微量元素,如 Zn 的缺乏及季节的变化也与痤疮的发病有关。

(二)中医病因病机认识

1.肺经风热

素体阳热偏盛,肺经蕴热,复感风邪,熏蒸面部而发。

2.肠胃湿热

由于过食辛辣,肥甘厚味,助湿化热,湿热互结,不能下达,上蒸颜面而致。

3.痰湿瘀滞

脾气不健,运化失调,水湿内停,郁久化热,热灼津液,日久为痰,湿热、浊痰凝滞肌肤而成。

(三)临床表现

痤疮的基本损害为毛囊性丘疹,中央有一黑点,称黑头粉刺;周围色红,挤压有米粒样白色脂栓排出,另有无黑头、成灰白色的小丘疹,称白头粉刺。若发生炎症,粉刺发红,顶部发生小脓疱,可影响容貌。破溃痊愈后,可遗留暂时色素沉着或有轻度凹陷的瘢痕;有的形成结节、脓肿、囊肿及瘢痕等多种形态的伤害;甚至破溃后形成多个窦道和瘢痕,严重者呈橘皮脸。临床上常以丘疹型痤疮、脓疱型痤疮损害较为明显,往往同时存在油性皮脂溢出,而并发头面部脂溢性皮炎,此时面部油腻发亮,还可发生成片的红斑,且上覆盖油性痂皮,常年不愈。发病部位以颜面为多,亦可见于胸背上部及肩胛、胸前、颈后、臀部等处。自觉稍有瘙痒或疼痛,病程缠绵,往往此起彼伏,新疹不断继发,有的可迁延数年或 10 余年。

1.丘疹型痤疮

丘疹型痤疮皮损以炎性小丘疹为主,小米至豌豆大坚硬的小丘疹,呈淡红色至深红色。丘疹中央可有一个黑头粉刺或顶端未变黑的皮脂栓。

2.脓疱型痤疮

脓疱型痤疮以脓疱表现为主,脓疱为谷粒至绿豆大小,为毛囊性脓疱和丘疹顶端形成脓疱。脓疱破后脓液较黏稠,愈合后遗留浅的瘢痕。

3.结节型痤疮

当发炎部位较深时,脓疱型痤疮可以发展成壁厚的结节,大小不等,呈淡红色或紫红色。有的位置较深,有显著隆起而成半球形或圆锥形。它们可以长期存在,或渐渐吸收,有的化脓溃破形成显著的瘢痕。

4.囊肿型痤疮

囊肿型痤疮形成大小不等的皮脂腺囊肿,常继发化脓,感染,破溃后常流出带血的胶冻状脓液,而炎症往往不重,以后形成窦道及,瘢痕。

5.萎缩型痤疮

痤疮、丘疹或脓疱性损害破坏腺体,引起凹坑状萎缩性瘢痕。溃破的脓疱或自然吸收的丘疹及脓疱都可引起纤维性变及萎缩。

6.聚合型痤疮

聚合型痤疮是损害最严重的一种,皮损多形,有很多的粉刺、丘疹、脓疱、脓肿、囊肿及窦道、瘢痕、瘢痕疙瘩集簇发生。

7.恶病型痤疮

恶病型痤疮损害为小米至蚕豆大小的青红色或紫红色丘疹、脓疱或结节,较柔软,并且含有脓液及血液,它们长久不愈,以后痊愈遗留微小的瘢痕,也不感疼痛,浸润也很少。此型多见于身体虚弱的患者。

四、临床诊断

(一)中医四诊

1.望诊痤疮

患者望诊可见颜面、胸背部白头粉刺、黑头粉刺、脓疱、结节、囊肿等皮疹。粉刺黑头为湿重于热;白头为热重于湿,易化脓;结节为血瘀;囊肿为痰湿血瘀互结。痤疮好发于前额者多为心与胃热,口周多发为脾胃经湿热,两颊为肺肝所主,颈部两侧多发为肝胆经有热,胸部多发者为任脉热盛,背部多发者为督脉热盛。大部分痤疮患者望诊有皮肤毛发油腻、发亮,甚至伴有脂溢性皮炎、酒渣鼻、脂溢性脱发等。

2.闻诊痤疮

患者闻诊一般无异常表现。极少数家族遗传性、因雄激素水平过高引起的女性患者可闻及较常人低沉的话语声。

3.问诊痤疮

患者多因饮食辛辣油腻、睡眠不足、月经等因素而诱发或加重疾病。部分患者有家族病史。

4.切诊

脉多见滑或滑数,也可见浮数脉等。

(二)辅助检查

1.螨虫检查

部分患者取皮损处的皮脂或分泌物直接镜检可查到螨虫。

2.细菌学检查

部分患者可分离出痤疮丙酸杆菌和表皮葡萄球菌。

3.组织病理学检查

皮脂角化及角化不全的细胞所构成的黑头粉刺,挤塞在扩大的毛囊内,毛囊周围有炎性变化。在化脓的损害中,患部组织有脓肿,周围有很多的淋巴细胞及多核白细胞,有时可以发现葡萄球菌。如果损害已经日久,还可看到浆细胞、异物巨细胞及增生的成纤维细胞。在较大的损害中皮脂腺部分或完全损毁,有时成为很大的囊肿。

(三)诊断要点

1.好发于颜面、颈、胸背部或臀部。

2.多发于青春发育期,皮疹易反复发生。

3.皮损初起为针头大小的毛囊性丘疹,或为白头粉刺、黑头粉刺,可挤出白色或淡黄色脂栓,因感染而成红色小丘疹,顶端可出现小脓疱。愈合后可留有暂时性色素沉着,或轻度凹陷性瘢痕。严重者感染部位较深,出现紫红色丘疹、结节、脓肿、囊肿,甚至破溃形成窦道和瘢痕,或呈橘皮样改变,常伴皮脂溢出。

4.自觉轻度瘙痒或无自觉症状,炎症明显时自感疼痛。

5.排除痤疮样药疹、职业性痤疮可做出诊断。

(四)鉴别诊断

1.痤疮样药疹

溴、碘所引起的痤疮样药疹有服药史,没有典型的黑头粉刺,皮疹为全身性,发病无年龄的限制。

2.职业性痤疮

职业性痤疮为与焦馏油、机器油、石油、石蜡、氯萘等化合物接触的工作人员出现的痤疮样皮疹,通常与职业有关。同时工作的人员往往都发生相同的损害,损害往往很密,常发生在接触部位,如手背、前臂、肘部等处。

3.酒渣鼻

酒渣鼻多见于中年人,皮疹只发生在面部,以中央部多见,常伴有毛细血管扩张。

4.颜面播散性粟粒狼疮

颜面播散性粟粒狼疮损害多为暗红色或带棕黄色的丘疹及小结节。在眼睑下缘皮损呈堤状排列,玻片压诊可见苹果酱色改变,损害与毛囊并不一致。

五、治疗

(一)西医治疗

1.维A酸治疗

维A酸具有角质溶解作用,不仅可以清除成熟粉刺,还能抑制微粉刺、预防复发、维持痤疮缓解状态;有中度抗感染作用,能治疗炎性皮损;能提高其他合用抗痤疮药物的穿透性。口服异维A酸(13-顺维A酸)有严格的使用方法。研究表明,间隙给予中等量的异维A酸可提高痤疮患者的依从性及减少药物用量,是对有选择的成人痤疮患者中剂量疗法的经济替换疗法,但应用时应注意其新发现的不良反应(精神错乱和对骨骼的影响)。外用维A酸一线治疗药物,阿达帕林(达芙文凝胶)是轻、中度粉刺性痤疮和炎症痤疮的首选药物。在早期应用时,除单独使用外,对于2、3级痤疮,常与外用抗生素联合治疗。外用局部药物的刺激性也是不可忽视的。从理论上讲,限制药物移入表皮深层可减少异维A酸的刺激,而目前使用的0.025%异维A酸凝胶刺激性比较小。

2.抗微生物治疗

主要通过抗菌、消炎和免疫调节来实现其作用。内服药米诺环素是治疗痤疮最有效的抗生素之一,但其也有潜在的危险,包括大脑假瘤、色素沉着、自身免疫性肝炎、血清病性反应、药物性狼疮。内服药阿奇霉素是红霉素的9-甲基衍生物,与特非那丁及茶碱类药物无相互作用,胃肠道不良反应小,引起念珠菌性阴道炎的发生率低,具有较高的安全性。阿奇霉素已成功地用于治疗痤疮。用于痤疮的外用抗生素有过氧苯甲酰、红霉素、克林霉素、四环素,但应与维A酸类药物同用,不宜单独使用,不应与口服抗生素同用。

3.激素类药物治疗

诺孕脂-决雌醇是首先经过FDA同意的用于治疗痤疮的低剂量口服避孕药,口服避孕药明显的不良反应为头痛、恶心、出血、体重增加及胸部触痛,少见严重的不良反应包括高血压、血栓性静脉炎及肺栓塞。雄激素在痤疮发病过程中起重要辅助作用,并可使病情加重,但不是根本原因。研究表明,抗雄激素的系统口服疗法适用于严重或顽固性痤疮患者,尤其适用于对系统应用抗生素或异维 A 酸疗效不明显或不耐受的患者,或伴有月经不调、多毛、雄激素源性秃发的患者。但因系统用药在男性可引起难以接受的不良反应,故目前多限于女性使用。研究表明,抗雄激素局部外用制剂多为雄激素受体的抑制剂或拮抗剂,适用于中、轻度痤疮的治疗,具有特异性强、不良反应小之优点。另外,小剂量的糖皮质激素类药物,如泼尼松,5mg/d,可抑制肾上腺皮质功能亢进造成的雄激素过高而产生的痤疮。糖皮质激素类药物短期口服用于聚合性痤疮或爆发性痤疮。

4.光疗

联合应用蓝光-红光照射可通过光动力学破坏痤疮丙酸杆菌及减轻炎症反应,而对痤疮有较好的疗效,且可避免紫外线(UV)的潜在放射性危害。研究显示,联合应用蓝光-红光疗效优于单纯应用蓝光。研究表明,理论上蓝光是激活痤疮丙酸杆菌主要内源性卟啉成分的最有效的可见光波长,但其穿透深度不足;红光激发卟啉的作用较差,但穿透组织更深,此外,灯源价格便宜,每日照射 15min。光疗无须服药、无毒、刺激性轻微,易被患者接受。其作用机制可能是抗菌及抗感染两者的综合,除光动力学损害痤疮丙酸杆菌外,该治疗可能直接减轻炎症反应。

5.联合治疗

联合治疗针对痤疮的不同环节,起效快、疗效强,适用于粉刺性痤疮和炎症性痤疮。轻、中度患者一般外用维 A 酸与外用克林霉素或过氧苯甲酰,等抗生素联合使用,中、重度患者为外用维 A 酸与口服抗生素联用。试验证明,阿达帕林可增强过氧苯甲酰对皮肤刺激,耐受性明显优于传统维 A 酸药物。

6.心理治疗

毛囊和脂腺导管可以受雄激素的调节,在雄激素影响下皮脂腺作用增强,导致脂质大量分泌引起痤疮。当人们受到来自不同方面的精神压力时,抑郁、焦虑等经冲动到下丘脑-垂体-性腺轴或肾上腺轴,引起雄激素增加。另一些研究认为,皮脂腺本身对雄激素敏感性增加,导致皮肤组织内二氢睾酮合成增多。痤疮影响患者的生活质量,使患者产生焦虑、抑郁及其他心理问题。加强对患者精神和心理治疗,将提高患者生活质量,疗效得以提高。

(二)中医治疗

1.辨证治疗

(1)肺经风热

主症:黑头或白头粉刺居多,伴红色丘疹。颜面潮红,皮肤烘热或灼热,鼻息气热,可有痒痛。舌边尖红,苔薄黄,脉浮数或数。

治法:疏风清肺。

方药:枇杷清肺饮化裁。

枇杷叶 15g,桑白皮 10g,黄芩 15g,金银花 20g,连翘 10g,黄柏 15g,知母 10g,白花蛇舌草 30g,生甘草 6g,丹参 30g,生地黄 20g,牛蒡子 10g。色红者,加牡丹皮 20g,玫瑰花 10g;粉刺多者,加冬瓜仁 30g,薏苡仁 30g;经前加重者,加益母草 15g,香附 10g,或柴胡 8g,郁金 10g,或二至丸。

(2)肺胃湿热

主症:皮肤油腻,以疼痛性丘疹和脓疱为主,间有结节,或伴口臭、便秘、尿赤。舌质红,苔黄腻,脉滑。

治法:清热除湿解毒。

方药:五味消毒饮,茵陈蒿汤加减。

金银花20g,连翘15g,紫花地丁15g,大青叶15g,野菊花15g,马齿苋30g,陈皮6g,生大黄6g,黄连9g,白花蛇舌草30g,丹参30g,生甘草6g。色红者,加牡丹皮20g,玫瑰花10g;经前加重者,加益母草15g,香附10g,或柴胡8g,郁金10g,或二至丸;湿盛便溏者,加苍术10g,厚朴6g;失眠多梦者,加合欢皮20g,茯苓10g。

(3)痰瘀互结

主症:皮损为结节及囊肿,色暗,反复发作,容易形成瘢痕。囊肿质较硬,舌质黯,有瘀斑或瘀点,脉涩为血瘀;囊肿质软圆滑,腹胀便溏,苔滑或腻,脉滑为痰凝。

治法:化痰除瘀。

方药:二陈汤合桃红四物汤加减。

陈皮10g,制半夏15g,浙贝母15g,白芷10g,桃仁10g,红花10g,当归6g,赤芍15g,丹参30g,皂角刺12g,夏枯草20g,连翘20g,白花蛇舌草30g。经前加重者,加益母草15g,香附10g,或柴胡8g,郁金10g,或二至丸;有瘢痕者,加生山药15g,太子参15g,麦冬20g,石斛20g,黄芪20g。

2.辨病治疗

(1)丘疹型痤疮:消痤汤治疗。方药:生地黄、金银花、栀子、黄连各3g,赤芍、野菊花、紫草、蒲公英、白花蛇舌草各15g,牡丹皮、丹参、黄柏、当归各12g,黄芩、连翘、枇杷叶、川芎、生甘草各10g,桑白皮9g。

(2)脓疱型痤疮:玉容汤治疗。方药:白芷、淫羊藿、苦参各10g,白花蛇舌草、丹参各30g,花椒3g,甘草5g。脓疱型,加金银花20g,当归15g。

(3)结节囊肿型痤疮:痤疮煎剂治疗。方药:野菊花9g,紫花地丁30g,紫贝齿30g,紫草15g,牡丹皮9g,赤芍9g,苍耳子3g,土大黄30g,连翘12g,白蒺藜30g,草河车30g。

第二节　湿疹

一、概述

湿疹是一种常见的由多种内外因素引起的表皮及真皮浅层的炎症性皮肤病。其特点为自觉剧烈瘙痒,皮损多形性,对称分布,有渗出倾向,慢性病程,易反复发作。患处皮肤特征:可发生于任何部位,常见于面部、耳后、四肢屈侧、乳房、手部、阴囊等处,对称分布。湿疹是皮肤科的常见病,发病率非常高,往往占门诊病例的15%～30%。国外调查显示所有类型湿疹的发病率为18%,其中异位性皮炎为7%,汗疱性湿疹和钱币状湿疹分别占2%。近年来由于化学制品的滥用、空气环境污染、生活节奏加快、精神压力加大等因素,湿疹的发病率有上升的趋势。1999 年在英国儿童中患病率估计有 15％～20％,丹麦、澳大利亚分别占 21.3％和 30.8％。有报道在近 30 年内其患病率增加了 2～10 倍。纵观古籍,中医学中虽无"湿疹"这一病名,但根据其发病部位、发病特点及形态,与中医文献中许多病名相类似。早在《素问·玉机真藏论篇》中就有"浸淫"二字的记载,汉代张仲景在《金匮要略·疮痈肠痈浸淫病脉证并治》中有了浸淫疮症状和治法。《诸病源候论·浸淫疮候》中说浸淫疮是"心家有风热,发于肌肤,初生甚小,先痒后痛,而后成疮,汁出浸溃肌肉,浸淫渐阔,乃遍体以其渐渐增长,因名浸淫。"还有如《外科启玄》把眉部湿疹叫"恋眉疮",足踝部湿疹叫"湿毒疮",如说"凡湿毒所生之疮皆在于二足胫、足踝、足背、足跟,初起而微痒,爬则水出,久而不愈。"《医宗金鉴·外科心法要诀》把鼻部湿疹叫"鼻𧏽疮"。《薛氏医案》把头面部湿疹叫"头面疮",脐部湿疹叫"脐疮"。《外科正宗·肾囊风》曰:"肾囊风乃肝经风湿所成,其患作痒喜浴热汤,甚者疙瘩顽麻破流滋水。"《外科启玄》中的胞漏疮指的是阴囊湿疹。《医宗金鉴·外科心法四弯风》说"此证生在两腿弯脚弯,每月一发,形如风癣,属风邪袭入腠里而成,其痒无度,搔破津水,形如湿癣。"指的是异位性湿疹。《外科启玄》中的血风疮,指的都是下肢湿疹。乳部湿疹叫乳头风。在中医古籍中,癣也常包括湿疹。有时疮和癣常混称,把湿毒疮叫"湿癣";慢性的叫"干癣";把有形而有分泌物的称为"疮";高出皮肤如苔藓之状,无分泌物渗出的称为"癣"。如《诸病源候论·疮病诸候·湿癣候》中有"湿癣者亦有轮廓如虫行,浸淫赤湿,痒搔之多湿成疮,是其风毒气浅、湿多风少故为湿癣也。"在干癣候中有"干癣但有轮廓,皮枯索痒,搔之白屑出是也,皆是风湿邪气客于腠里,复值寒湿与血气相搏所生,若其风毒气多湿气少,则风沉入深,故无汁为干癣。"也即是现代所说的慢性湿疹。

二、病因病机

(一)西医发病机制认识

现代医学认为湿疹的病因及发病机制相当复杂,涉及体内、外多种因素,主要由复杂的内外激发因子引起的一种迟发型变态反应。外源性湿疹与外源性激发因素有关,而遗传性因素的作用则是次要的;内源性湿疹并非由外源性因素或外在环境因素引起,而是由身体内在因素介导。但在某些情况下,湿疹可由外源性及内源性诱因引起。目前认为湿疹是原发于真皮的炎症过程,表皮受累仅仅是继发的,不易查出明显外因。一般认为以内因为主与外因相互作用而发病。

1.致敏因素

可有多种过敏因素,外在因子有各种化学物质、动物皮毛、真菌、花粉、药物、食物,以及寒冷、湿热、搔抓等。内在因子有感染病灶(如扁桃体炎、胆囊炎、肠寄生虫病)、消化不良、营养障碍、代谢及内分泌失调(如糖尿病、月经不调)等。

2.神经精神因素

精神紧张、失眠、过度劳累、忧郁、情绪波动、自主神经功能紊乱(如出汗、血管异常反应),可使湿疹加重。

3.个体素质

与某些遗传因素、全身性疾病引起的机体变化有关,如遗传所致多汗、脂溢、干燥等。

(二)中医病因病机认识

中医学认为,湿疹乃因禀赋不耐、风湿热客于肌肤而成;或因脾失健运,或因营血不足,湿热羁留,以致血虚风燥、风湿燥热郁结,肌肤失养所致。主要有以下4个方面。

1.湿热说

由于血热、脾湿浸淫肌肤而发为湿疹。湿热内蕴主要责之于脾、心二经。脾主湿而恶湿,若饮食失节,恣食鱼虾、海味及辛辣之品,脾失健运,生湿化热;心主血脉,因心绪烦扰、五志不遂则生热化火,致使血热偏胜,湿热互结而发病。

2.脾湿偏盛说

因脾胃虚弱,湿盛而难于速解,病情时轻时重;脾失健运,湿从内生,浸淫成疮。

3.风湿血热说

湿热内结,血热生风,此风湿热是从内而生。若复受风热侵袭,湿邪外客,引动内风,致湿热淫郁肌肤。

4.阴伤湿恋说

由于久治不愈,反复发作,渗水日久,伤阴耗血,血燥生风,而肌肤尚有湿邪留恋。

(三)临床表现

1.湿疹

临床症状变化多端,但根据发病过程中皮损表现不同,可将本病分为急性、亚急性和慢性3种类型,兹分述如下。

(1)急性湿疹:本型湿疹可发生在全身任何部位,但往往较易见于头部、四肢屈侧、阴部、手足背等部位。常呈对称分布,一般为局限在某些部位,而全身泛发性湿疹甚少见。

皮肤损害表现为多形性,即红斑、丘疹、丘疱疹、水疱、糜烂、渗出、结痂、脱屑等各种皮疹可互见。也就是说,在同一病变处,于同一时期内,可出现上述3~4种以上损害。患处炎症反应通常较明显,尤其中央部位更为显著,往往伴有糜烂、渗出,但病损境界不清楚,肿胀也较轻。自觉痒甚,其瘙痒程度与发病部位、个人耐受性的不同而有所差异。痒以夜间尤甚,症状严重可影响睡眠。

还有因瘙痒而易并发细菌感染,从而引发毛囊炎、疖肿、脓疱疮、淋巴管炎、淋巴腺炎等化脓性皮肤病。急性湿疹如经妥当处置可获痊愈,但易复发。临床上也时常观察到由本型湿疹移行为亚急性或慢性湿疹。

(2)亚急性湿疹:当急性湿疹炎症反应缓解,红肿、渗出明显减轻,整个病变以丘疹为主,间有轻度糜烂、少量渗液,且伴有少许结痂或鳞屑,则可称之为亚急性湿疹。此期湿疹,主观痒依然存在,病程可达数周之久。倘若病情迁延不愈者,可演变成慢性湿疹;如果处理欠当,症情迅速恶化剧变,还可逆转为急性湿疹。

(3)慢性湿疹:该型湿疹可以在发病伊始就呈慢性型,但多数是从急性、亚急性演变而成,还可见于急性湿疹反复在同部位发生,最终转变成慢性湿疹。慢性湿疹好发于四肢,如手足、小腿、肘窝、腘窝等处,分布也多对称。皮损常是局限型,呈皮肤增厚、浸润彰明,往往成苔藓样变,色素沉着屡见不鲜,境界分外清晰。患者常诉说剧痒难忍,遇热或夜幕降临时尤甚。病情缠绵,经年累月难得痊愈。在此期间,如局部治疗处理欠当,或饮食刺激性食物,可使慢性湿疹急性发作,这时其临床表现如同急性湿疹。

2.湿疹还可凭依发生部位不一样而以患处命名

现简述如下。

(1)耳部湿疹:惯发于耳后皱襞处,中医称旋耳疮。皮损呈红斑、糜烂、渗出少许、结痂及皲裂。多对称分布,痒感较著,易并发感染。以儿童患者占多数。

(2)乳房湿疹:多见于女性,常在哺乳期易患此病。好发于乳头、乳晕及其周围,往往双侧同时受累。皮疹呈红斑、浸润、糜烂、渗出及结痂,有时伴皲裂。自觉痒甚,且有轻度痛感。若停止哺乳,症状可迅速改善,直至获痊愈。

(3)手部湿疹:本型最大特点是易受气候影响,多见冬天加重,而夏季缓解。常常侵犯指背。皮损表现浸润增厚较明显,可伴皲裂及脱屑,奇痒难名。往往因洗涤剂等刺激而招致病情恶化。

(4)小腿湿疹:此型临床较为常见,好发生在胫部内、外侧面,对称分布,皮疹表现与急性或慢性湿疹相同。某些患者并发静脉曲张,多在小腿下 1/3 处。患处因血液回流障碍,可引起慢性瘀血,局部色素沉着颇著,有的还可发生溃疡。

(5)女阴或阴囊湿疹:发生于女阴或阴囊部位。皮损呈红斑、糜烂及渗出,也可出现苔藓样变,色素沉着明显。该部湿疹由于神经分布丰富故自觉奇痒难忍。

(6)肛门湿疹:病发于肛门处,亦可涉及附近皮肤。皮损常为浸润肥厚,湿润或少许渗出,也能引起皲裂,剧痒。

3.除上述以外,在临床上还有部分湿疹,其症状表现非同寻常。为此,将这些湿疹称为特殊型湿疹,现介绍如下。

(1)传染性湿疹样皮炎:此病常继发于细菌性化脓性皮肤病,如中耳炎、溃疡、瘘管及压疮等。从上述病灶中排出的分泌物使其周围皮肤受刺激或致敏所引发的皮肤病。损害以感染病灶为中心向周围扩展和漫延,表现为肿胀、红斑、水疱、脓疱、糜烂、渗出及结痂等。病变处可出现同形反应,即皮损与机械性损伤的形状相一致。自觉瘙痒或轻度痛感。

(2)自体敏感性湿疹:本型湿疹亦称自体敏感性皮炎,常认为患者对自体内部皮肤组织所产生的物质过敏而引发。这种湿疹在发病之前,身体某处已有一个湿疹病灶或其他皮肤病。皮损呈全身泛发性、对称性湿疹样变,间以小水疱或丘疱疹为主,也可出现同形反应,即皮损沿抓痕呈线状排列。

此种湿疹往往在上述原发病灶急性发作 7～10d 后才致病,自觉痒甚,本病症状可随原发病灶好转而改善或消失。

(3)婴儿湿疹:本病是婴幼儿期最常见的皮肤病,多为满月后方发病。惯发于头面部,其他地方也可被波及。皮疹表现与急性或亚急性湿疹相同,时作时休,容易复发,剧痒难忍,故夜间哭闹、躁动不安。常伴有胃肠道症状,如腹泻等。目前,不少学者认为婴儿湿疹是异位性皮炎之婴儿型。但对此还有异议,理由为还有部分婴儿湿疹不是异位性皮炎。故此,提倡还可沿用婴儿湿疹之病名。

(4)钱币状湿疹:又称货币样湿疹。常发生为手背、四肢伸侧及臀部,往往对称分布,以冬秋季节多见。皮损形状似钱币,圆形或类圆形,直径 2～5cm。损害为红斑基础上出现丘疹或丘疱疹,间可见滴状糜烂及渗液,甚痒。病程呈慢性经过,对治疗反应尚好。

(5)汗疱疹:对称性地发生于手或脚的侧面。因为它发生的部位在手脚这种汗腺特别发达的地方,又以水疱为主要的表现,所以在以前一度以为它和汗腺流汗有关,而将它命名为汗疱疹。现今已经证实它和汗腺、流汗这些因素都没有关联。其临床表现为深在性小水疱,粟粒至米粒大小,略高出皮肤表面,常无红晕。对称发生于掌跖及指(趾)侧,1~2周后干涸成屑,并可反复发生。伴不同程度的灼热及瘙痒,常连续发作数年。

(6)裂纹性湿疹:表现为皮肤水分脱失、皮脂分泌减少、干燥,表面有细裂纹,类似"碎瓷"。多发于胫前区域,亦可侵及四肢、手、躯干。搔抓或摩擦后,可继发表皮剥脱、红斑、水肿性斑块,严重时可泛发全身。病理表现为棘细胞间海绵状水肿,少量炎细胞浸润,呈亚急性皮炎改变。射线、营养不良、缺锌、必需脂肪酸缺乏、异位性体质、干皮病均易伴发本病。进入冬季,空气干燥、气温降低、降水减少,低湿环境和冷风通过对流加快皮肤水分脱失,从而容易导致本病的发生或加重。老年人皮脂分泌减少,汗腺活动降低,角质形成减缓,加之长时间热水洗浴,较少使用润滑剂,易致本病发生。

四、临床诊断

(一)中医四诊

1.望诊

皮损多形性,对称分布,有渗出倾向,慢性病程,易反复发作。可发生于任何部位,常见于面部、耳后、四肢屈侧、乳房、手部、阴囊等处。多舌质红,苔黄。

2.闻诊

一般无特殊气味,如有严重感染,可稍有臭味。

3.问诊

患者自觉瘙痒剧烈。

4.切诊

实证多为滑数脉,虚证多为细数脉。

(二)辅助检查

1.斑贴试验

主要检测接触变应原,阳性反应说明患者对受试物过敏,但应排除原发性刺激或其他因素所致的假阳性反应。接触变应原指通过与皮肤接触致敏人体,引发变态反应的变应原,包括各种衣物染料、化妆品、首饰、外用药、漆、胶等,可引起各种不同类型的接触性皮炎。

2.过敏原测试检查

根据测试结果可对有些过敏原采用特异性脱敏疗法。主要检测吸入变应原。凡是能够经呼吸道吸入的物质均是潜在的吸入变应原,包括花粉、尘土、尘螨、粉螨、真菌孢子、动物毛、动物皮屑、动物排泄物、唾液、昆虫排泄物及其尸体粉尘等。空气中的飘尘、烟雾、微生物及挥发性化学物质,药物也都是重要的吸入性变应原。

(三)诊断要点

1.急性湿疹

(1)急性发病,皮损由红斑、丘疹、水疱组成,集簇成片状,因搔抓常引起糜烂、渗出、结痂和化脓等改变,边缘不清,常呈对称分布。

(2)剧痒。

2.亚急性湿疹

急性病变炎症减轻、渗液减少后,病程迁延,皮损以丘疹、鳞屑和结痂为主,仅有少数丘疱疹和糜烂,或有轻度浸润。

3.慢性湿疹

(1)可从急性湿疹反复发作而致,或开始即呈慢性。

(2)好发于面部、耳后、肘窝、腘窝、小腿、外阴和肛门等部位,伴剧痒。

(3)皮损较局限,肥厚浸润显著,境界清楚,多有色素沉着。

(四)鉴别诊断

根据急性期原发皮损的多形性、渗出性、瘙痒性、对称性,以及慢性期皮损的浸润、肥厚等特征诊断不难。不同阶段和不同部位的湿疹需与易混淆疾病鉴别。

1.急性湿疹需与接触性皮炎相鉴别

后者接触史非常明显,病变局限于接触部位,皮疹多单一形态,容易起大疱,境界清楚,病程短,去除病因后,多易治愈。

2.慢性湿疹需与神经性皮炎相鉴别

后者多见于颈部、肘部、尾骶部,有典型的苔藓样变,无多形性皮损,无渗出表现。

3.手足湿疹、汗疱症与手足癣相鉴别

后者常单侧起病,进展缓慢,可有小疱和干燥脱屑,当蔓延至手、足背出现边缘清楚的损害时,有很大诊断价值,真菌检查阳性可确诊。

五、治疗

(一)西医治疗

1.一般治疗

(1)应尽可能地寻找患者发病或发展加重的原因,做过敏原检查,以发现可能的致敏原(过敏原测试前3d应停用抗过敏的西药)。

(2)尽可能避免外界不良刺激,如热水洗烫、剧烈搔抓等;尽量不穿化纤贴身内衣、皮毛制品;避免食用易致敏和刺激性食物,如海鲜、辣椒、酒。

(3)保持皮肤清洁、防止皮肤感染。

2.局部药物治疗

(1)糖皮质激素外用药:该类药具有抗感染、抗过敏、止痒特性,现仍为湿疹治疗中的第一线基本药物。多根据患者年龄、皮损部位及程度,选择不同强度的糖皮质激素类药。婴幼儿宜选用中、弱效,成人多使用中、强效。用于眼睑、面部和皮肤皱褶部位宜选择较弱效的糖皮质激素类药,以避免引起皮肤萎缩、毛细血管扩张和白内障等。用法:1~2次/d,必要时可用封包疗法。

(2)钙调神经磷酸酶抑制药:目前作为二线药物,用于对糖皮质激素或其他疗法反应不佳、或不适宜应用糖皮质激素类药的2岁以上湿疹患者。

1)他克莫司:该药属免疫调节药,具有分子质量小、皮肤渗透性好的特点,适宜于外用。其软膏的浓度有 0.03％和 0.1％两种，分别适用于儿童及成人，2 次/d，疗程一般为 12 周。目前尚无长期使用他克莫司较糖皮质激素类药物安全的证据。

2)匹美克莫司：其适应证与他克莫司相同。

3)抗感染外用药：由于细菌或真菌可通过产生超抗原的作用，诱发或加重皮炎或湿疹。在外用糖皮质激素类药物的同时加用抗感染用药可有利于加快控制炎症。如 2％莫匹罗星软膏、29/5 夫西地酸乳膏、苯西卤铵乳膏（商品名：保英乳膏）及硝酸益康唑等，多与糖皮质激素类药物合用或用糖皮质激素类药物和抗微生物复方制剂。

（3）止痒剂：5％多塞平霜、辣椒辣素、氟芬那酸丁酯软膏（商品名：布特）等外用均有减轻瘙痒作用。但此类药都有一定局部刺激不良反应。

3.系统用药治疗

（1）抗组胺药：如富马酸酮替芬、赛庚定、羟嗪、苯海拉明等传统镇静性抗组胺药主要应用于晚间瘙痒者。第 2 代较少镇静作用的抗组胺药（西替利嗪或左西替利嗪、氯雷他定或地氯雷他定、咪唑斯汀等）具有抗过敏、抗感染作用，目前临床常用。

（2）抗微生物药：细菌（主要是金黄色葡萄球菌）在皮肤上繁殖，往往加重湿疹。抗生素系统应用多用于急性炎症期，有渗出和结痂皮损是其应用的指征。临床多用大环内酯类抗生素，因其除抗感染外同时具有抗感染作用。目前认为主要是通过影响中性粒细胞及抑制 IL-8 的分泌而发挥疗效，而有利于快速缓解炎症反应。

（3）糖皮质激素类药物：具有抗过敏、抗感染、抗增生及免疫抑制作用，起效迅速而作用肯定。对病情严重及一般治疗不能控制者，可考虑短期用药，但宜逐渐减量，以免反跳。考虑到长期应用的全身不良反应，原则上尽量不用或少用，尤其是儿童。应用时须监测不良反应。

（4）免疫抑制药：对病情严重及一般治疗不能控制者，可考虑酌情选用免疫抑制药，须密切监视不良反应。

1)吗替麦考酚酯（MMF）：吗替麦考酚酯商品名为骁悉，其作用机制主要是特异性抑制淋巴细胞的次黄嘌呤核苷酸脱氢酶的活性，从而抑制鸟嘌呤核苷酸的合成，抑制淋巴细胞核酸的合成及细胞的增生，达到免疫抑制效果。MMF 同其他免疫抑制药相比，肝、肾毒性较小，骨髓抑制作用轻微，不需要进行血浆浓度的检测。常见的不良反应为胃肠道不适及中性粒细胞减少。Hartmann 和 Enk 总结了近来的相关试验结果，认为 MMF 治疗湿疹剂量常需达到 2g/d，或需与糖皮质激素类药物联用，因此不宜作为湿疹治疗的一线药物。

2)环孢素：环孢素的作用机制是对 T 辅助淋巴细胞（Th）的选择性抑制，通过干扰 Th 从而抑制依赖 T 淋巴细胞免疫反应的早期阶段，选择性抑制 IL-2 的产生和释放，最终抑制 T 淋巴细胞增生分化为杀伤性 T 淋巴细胞。环孢素常用剂量为 2.5～5mg/(kg·d)。考虑到环孢素潜在的肝、肾毒性，以及引起高血压等不良反应，他克莫司较之环孢素更安全。

（5）免疫调节药

1)IFN-γ：IFN-γ 可抑制 IL-4 介导的 IgE 产生，诱导初始 T 淋巴细胞向 Th·细胞分化，降低 IL-4 及 IL-5 表达，并抑制 Th2 细胞增生。Chang 和 Ste-vens 分析有关的临床试验，认为 IFN-γ 对于血清 IgE 水平及外周血嗜酸性粒细胞计数相对较低的湿疹患者疗效更明显。IFN-γ 尽管安全有效，但其费用较高，且反复注射患者依从性差，故限制了其在湿疹治疗中的应用。

2）静脉注射用人免疫球蛋白（IVIG）：IVIG 的作用机制可能为抑制补体介导的免疫损伤、调节细胞因子、中和毒素等,用于治疗其他药物治疗无效的严重湿疹患者。

3）其他:胸腺素（胸腺因子 D）对儿童患者有较好疗效,5～15mg,隔日 1 次肌内注射。有人报告胸腺喷丁（胸腺五肽）皮下注射取得良好效果,亦有人用胸腺素肺俞穴注射取得疗效。注射用转移因子 3mg,上臂内侧皮下注射,每周 1～2 次,6～10 次为 1 个疗程。卡介菌多糖核酸注射液,1 支/次,每周 3 次肌内注射等。但大都为经验性治疗,缺乏大样本随机对照研究结果。其他如抗 IL-5 单克隆抗体,抗肿瘤坏死因子（TNF）-a、B 单克隆抗体,抗 IgE 单克隆抗体已在国外上市或临床试验中。

(二)中医治疗

1.辨证治疗

(1)风湿蕴肤

主症:皮疹可发生于身体各处,但以面颊、四肢常见,其皮疹为疏松或密集性丘疹,干燥脱皮,状如糠秕。在寒冷、干燥、多风的气候条件下,症状明显加重或诱发。自觉燥痒不适,伴有口干舌燥、咽痒、目赤、大便秘结。脉洪、数、浮,舌质红,苔少或苔微干。

治法:散风祛湿。

方药:消风散加减。

荆芥 10g,苦参 8g,知母 10g,苍术 6g,羌活 8g,蝉蜕 10g,防风 10g,牛蒡子 10g,生地黄10g,胡麻仁 10g,茯苓 10g,生石膏 10g,当归 6g。每日 1 剂,水煎服。皮疹多发于头面及双上肢者,加苍耳子散风祛湿止痒;皮疹多发于下半身者,加地肤子以清热利湿止痒。

(2)湿热蕴结

主症:症见红斑、丘疹、水疱,抓破后糜烂、渗出,伴有便干溲黄,舌质红,苔薄黄,脉滑数。

治法:清热利湿。

方药:萆薢渗湿汤、消风导赤散为主加减。

生地黄 20g,赤茯苓 15g,黄柏 15g,黄芩 10g,木通 6g,薄荷 6g,泽泻 10g,甘草 10g,地肤子15g,白鲜皮 30g,滑石 20g。若伴发热、口苦者,加用金银花、连翘、黄连;由于搔抓后继发感染,加紫花地丁、败酱草、大青叶;瘙痒较甚者,加蝉蜕、蜂房;渗液较多,加龙胆草、薏苡仁、车前子。

(3)脾胃虚弱

主症:久病不愈,反复发作,自觉瘙痒,时轻时重,皮损干燥,覆有鳞屑,或有丘疹、水疱、糜烂、渗液等,伴面色苍白、神疲乏力、饮食减少、腹胀便溏,舌质淡,苔腻,脉细弱、沉滑。

治法:健脾除湿。

方药:参苓白术散、除湿胃苓汤加减。

萆薢 15g,薏苡仁 20g,茯苓 10g,白术 10g,苍术 10g,厚朴 10g,陈皮 6g,泽泻 10g,白鲜皮30g,地肤子 15g。鳞屑较多,加用当归、生地黄、熟地黄、芍药;饮食欠佳,腹胀便溏,加白扁豆、山药、砂仁、枳壳。

(4)血虚风燥

主症:病程日久,皮损轻度肥厚、浸润、干燥粗糙,伴抓痕、血痂、苔藓样变、瘙痒剧烈,舌质淡红少津,苔少,脉沉弦。

治法:滋阴养血,润燥息风止痒。

方药:当归饮子,养血润肤饮加减。

当归 10g,生地黄 15g,熟地黄 15g,黄芪 15g,白芍 10g,荆芥 10g,防风 10g,川芎 6g,白蒺藜 15g,丹参 20g,蝉蜕 10g,天花粉 10g,地肤子 15g,白鲜皮 15g。若皮损干燥,浸润肥厚较甚,加王不留行、桃仁、红花;痒甚,加皂角刺、蜂房;鳞屑较多,加沙参、麦冬、首乌;伴失眠多梦,加柏子仁、酸枣仁、茯神、夜交藤。

(5)气滞血瘀

主症:常见于疾病迁延日久,经脉疏泄失常,气血瘀滞,表现为皮肤增生肥厚,干燥脱屑,周边色素加深,皮色紫黯,瘙痒剧烈,伴平素性情急躁易怒、胸胁胀满,舌质紫黯,苔薄,脉弦而涩。

治法:理气活血化瘀,祛风止痒。

方药:膈下逐瘀汤、消风散、逍遥散加减。

当归尾 10g,赤芍 10g,桃仁 10g,红花 10g,香附 15g,青皮 10g,陈皮 8g,木香 6g,王不留行 15g,泽兰 15g,防风 10g,蜂房 10g。鳞屑较多,加生地黄、熟地黄、沙参、麦冬等;痒甚,加刺蒺藜、乌梢蛇。

(6)肝肾阴虚

主症:皮疹犯及全身,其中以肘窝、腘窝最为明显;有的是局限性肥厚与轻度糜烂深处交替出现;有的为扁平丘疹,高出表皮,常因剧烈发痒而搔抓,使之皮肤干燥似皮革,纹理加深,肤色暗红。舌质红或微绛,苔少或无苔,脉细数。

治法:滋肾柔肝。

方药:地黄饮子加减。

何首乌、熟地黄、钩藤各 12g,当归、炒白芍、茯苓、炒牡丹皮、枸杞子、泽泻、地骨皮、当归、杜仲、续断、酸枣仁各 10g,山药、薏苡仁各 15g。每日 1 剂,水煎服。阴血不足甚者,加麦冬 10g,女贞子 15g;风盛瘙痒甚者,加蝉蜕 6g,白僵蚕 10g,全蝎 6g;合并有血瘀者,加桃仁 10g,红花 10g,莪术 10g;伴失眠者,加生龙骨 30g,生牡蛎 30g,酸枣仁 30g;大便干者,加火麻仁 30g,柏子仁 15g。

2.辨病治疗

湿疹发展过程中各阶段症状表现不同,其病机亦有改变。有些顽固性慢性湿疹,往往缠绵难愈,用常用的散风、清热除湿的治疗方法往往收效不佳。按下列方法进行辨病与辨证相结合收效较好。

(1)散寒除湿法治疗顽固性钱币状湿疹、肛门湿疹、阴囊湿疹:以上 3 种湿疹病程日久不愈,皮疹增厚,浸润,皮棕红或灰褐色,表面粗糙,覆盖少许糠秕状鳞屑,或因搔破而结痂,部分呈苔藓样改变,舌质淡红,苔白或白微腻,脉濡、沉、细。此乃湿之为病,感之于寒,为寒所郁,寒湿伤及皮肉则为顽湿。治宜散寒燥湿,可选用苍术、乌药、防风、茯苓、炒白术、炒白芍、姜半夏、小茴香、吴茱萸、川芎、青皮等。

(2)滋阴除湿法治疗自身敏感性湿疹:自身敏感性湿疹表现在皮肤上或发为原发性湿疹,日久不愈,利湿药用之越多,渗出糜烂越重,严重时还会遍布全身,浸淫流水。自觉瘙痒剧烈,伴有低热、烦渴、手足心热、小便短少,午后病情加重。舌质红,苔少或无苔,脉细数。中医认为凡是脾湿肺燥之人,不论是湿从外感,或者湿从内生,均能使机体内的阴中之火外达肌肤。古人将此证归纳为燥极似湿,湿极似燥,燥湿同型同病。此证治疗最为棘手,因燥湿同病,滋阴可助湿,祛湿又恐伤阴。在治疗上可选用健脾渗湿之品除湿,因为在诸除湿法中,健脾渗湿法伤阴最轻;并佐用柴胡升举脾之清气上达于肺,使肺得滋润;同时配合生地黄、白芍、牡丹皮、地骨皮等凉血养阴之品,使脾湿得清,肺燥得除,其病当愈。

(3)化瘀渗湿法治疗小腿瘀积性湿疹:本病通常是原患下肢静脉曲张处发生瘀滞性紫斑,日久引起湿疹样改变,伴有下肢溃疡,皮肤乌黑、肥厚,苔藓样外观,病情缠绵难愈,舌质暗红,苔薄白或少苔,脉沉涩。此乃湿伤气血致经血不畅,瘀积于体表、经络,则为疮痹。治宜化瘀渗湿,可选用桃仁、赤小豆、川牛膝、柴胡、桂枝、青皮、赤芍、白芍、当归、酒大黄、泽泻、丹参等。必要时可根据不同的情况,选用大隐静脉高位结扎抽剥,小腿浅静脉、溃疡周围交通静脉结扎等手术式疗法。

(三)其他治疗

1.中药外治

(1)湿敷法:用纱布浸药液敷于患处,使局部血管收缩、充血减轻、渗液减少而达到消炎、止痒、抑制渗出的目的。适用于急性湿疹渗液较多时,常用10%黄柏溶液。

(2)外洗法:用药液清洗皮损,达到清洁皮肤、消炎止痒的目的。适用于各期湿疹,无明显渗液者。用雄防汤(雄黄、防风、苦参各6g,生地榆5g,蛇床子、地榆炭、炒苍术、黄柏各3g,白矾20g,花椒3g)煎煮取汁,外洗患处治疗急性湿疹。

(3)涂擦、喷撒法:涂擦法是将中药研成细粉、调成糊状外擦患处的方法,具有止痒、保护、消炎、生肌的作用,适用于亚急性湿疹。喷撒法是将中药研末直接喷撒于患处,具有止痒、保护、吸收、干燥的作用,适用于无明显渗液的急性或亚急性湿疹。将患处清洁后均匀喷撒青蛤散(煅蛤壳250g,煅石膏150g,青黛10g,黄柏15g,冰片10g),敷料固定,1次/d。

(4)熏洗、坐浴法:熏洗法即利用中药煎汤趁热对患处进行熏蒸淋洗的治疗方法,坐浴法即患者直接坐于药液中边泡边洗。熏洗坐浴法可疏通经络、调和气血、燥湿杀虫,从而达到消肿、止痒、止痛的目的,多用于外阴及肛周湿疹。用参柏熏洗方治疗肛门湿疹。药用苦参、黄柏、苍术、地肤子、蛇床子、白鲜皮、川椒、生大黄各30g。湿甚者,加五倍子、芒硝(冲)各30g;灼热感明显者,加马齿苋、生地榆各30g;既燥又痒者,加防风、白芷各20g。上药加3000mL冷水煎煮后,弃渣取汤,先熏后洗。

(5)浸泡法:浸泡法是将患处直接浸泡于中药药液中,以收杀虫、止痒、收敛之功,适用于手足部湿疹。

(6)雾化疗法:中药雾化疗法是利用超声波的波长短、能量集中的声能作用,将药液变成微细的雾滴,再通过接触,使药物直接作用于患处皮肤或黏膜的治疗法,具有通经活络、消肿止痒的作用。如治疗肛周湿疹,方选止痛如神汤(秦艽15g,黄柏、苍术、皂角刺各25g,黄芩20g,泽泻、桃仁各10g。湿热盛者,加马齿苋30g;肿痛明显者加茜草、赤芍各10g;偏热者加蒲公英20g;偏寒者加艾叶15g;痒甚加蝉蜕、苦参各10g。将上药加水200mL分2次浓煎,反复过滤后取药液50mL置于超声雾化理疗器中,将雾化器放在特制的中间有圆孔的座椅下,每次

30min,1～2次/d。

(7)中药离子导入法:中药离子导入法是利用直流电将药物离子通过皮肤或黏膜导入人体的一种现代外治法,具有保持药效、促进血液循环、改善组织营养,有修复组织、恢复机体生理平衡的作用。可用于治疗肛门湿疹。药用黄柏、苦参、芒硝各30g,蛇床子、百部、荆芥、川椒、地肤子各20g,薄荷、红花各15g。将上药煎煮3次,过滤后加冰片20g,冷藏备用。

治疗前嘱患者排净大便,清洁肛周,剃毛。取8cm×10cm清洁纱布垫10～12层,用药液浸湿后放入臀沟中,上置离子导入机正极铅板;并以同样纱布垫用水浸湿后放在距臀沟较远的臀部,上置负极铅板。电流强弱视患者承受能力而定。每次25min,1次/d,5d为1疗程。

2.针灸疗法

(1)主穴取曲池、血海、大椎。湿热型,加风市、天枢;脾虚湿困型,加足三里;阴虚内热型,加三阴交、太溪;风湿闭阻型,加委中。除大椎穴外均取双侧。治疗时用34号1～1.5寸针穴,得气后配合梅花针叩刺患处。

(2)用梅花针弹刺法治疗各型湿疹。方法:局部常规消毒,患者取俯卧位或端坐位,先在背部脊柱两侧背俞穴自上而下中等强度纵行弹刺,重点均匀密刺胸腰段,以皮肤潮红为度。根据辨证弹刺相应俞穴,大椎、血海、膈俞、风市为必选穴。慢性患者可在周围进行围刺。

(3)采用毫针刺、梅花针叩刺,配艾条灸治疗慢性湿疹。主穴取曲池、合谷、足三里、血海、三阴交,配脾俞、大肠俞、三焦俞、关元穴。方法:先仰卧位,常规消毒后,针曲池、合谷、足三里、血海、三阴交,中等刺激手法,留针20min;艾条悬灸关元穴,至皮肤出现红晕为度;再让患者俯卧位,毫针刺脾俞、大肠俞、三焦俞,中度刺激,留针15min;期间用艾条悬灸皮损处,至局部皮肤红晕为度。糜烂、渗液者,灸至渗液面稍干为度;皮损干燥、皮肤增厚者,常规消毒后,先梅花针中度叩刺患处,然后艾条悬灸至皮损处肤色稍变浅为度。

(4)采用梅花针加火罐治疗顽固性湿疹。方法:皮损局部消毒后,先以梅花针叩刺,以微渗血为度,然后在叩刺局部行走罐疗法。隔日1次,7次为1个疗程。

第三节　银屑病

一、概述

银屑病是一种常见的慢性复发性炎症性皮肤病,典型皮损为鳞屑性红,斑,好发于暴露部位,如头部、四肢、前胸、后背等部位。银屑病开始发病于春季者最多,其次夏季、冬季、秋季。而皮损加重的季节则以冬季最多,春季为第2位,秋季为第3位,夏季为最少,总的来说,冬春两季是银屑病发病加重和复发的要季节。银屑病的患病率在世界各地差异较大,与种族、地理位置和环境等因素有关,在白种人中高达2%,而在中国人中的患病率为0.123%;其发病男性多于女性,北方多于南方,城市高于农村。初发年龄男性大多为20～39岁,女性大多为15～39岁。近10年来发病率有上升和提前的趋势。普遍认为与工业污染和工作环境有关。

祖国医学记载的"干癣""顽癣""松皮癣""白疕""白疕风""蛇风""白壳疮"等病与该病有一定的相关性。与银屑病相关的内容首见于隋代的《诸病源候论》:"干癣,但有匡郭,枯索,痒,搔之白屑出是也。"这是祖国医学关于本病的最早记载。需要说明的是,书中著者将这类皮肤病界定为"癣",应明确书中的"癣";与现代医学的由真菌侵犯皮肤、毛发和指(趾)甲所引起的"癣"应当是两个不同的概念。《外科启玄》第一次提出了"白壳疮"这一病名,"白壳疮者,即癣也。……皆因毛孔受风湿之邪所生。"《外科大成》首次提出"白疕"的病名,白疕,肤如疹疥,色白而痒,搔起白,俗呼蛇风。由风邪克于皮肤,血燥不能荣养所致。宜搜风顺气丸、神应养真丹加白蛇之类。"从该书对"白疕"临床表现的描述来看,与现代医学的银屑病基本一致。明清以后,包括现代很多医家,对"白疕"的认识又多有发挥。如著名皮肤病专家赵炳南将寻常型银屑病分血热、血燥、血瘀3型论治,血热型治以清热凉血活血,血燥型治以养血滋阴润燥,血瘀型治以活血化瘀行气。朱仁康则认为"血分有热"是银屑病发病的主要病因,分血热风燥和血虚风燥论治。

中草药相对西医来讲,有作用广泛、不良反应小、适合长期服用等特点。

中药治疗银屑病已有上千年的历史,有着丰富的经验,是一种值得依赖的疗法,只要坚持治疗、正确辨证治,论大多数患者都可达到临床治愈的效果。

二、病因病机

(一)西医发病机制认识

银屑病的确切病因尚未清楚。目前认为,银屑病是遗传因素与环境因素等多种因素相互作用的多基因遗传病,免疫介导是其主要发生机制。

1.遗传因素

人口调查、家系、双胞胎及人类白细胞抗原(HLA)研究均支持银屑病的遗传倾向。20%左右的银屑病有家族史,且有家族史者发病早于无家族史者,父母同患银屑病的患者发病年龄早于双亲正常的患者。HLA系统中Ⅰ类抗原A1、A13、A28、B13、B17、B37和Cw6和Ⅱ类抗原DR7在银屑病患者中表达的频率高于正常人,其中Cw6位点与银屑病相关最明显。自1994年以来,通过全基因扫描已经确定的银屑病易感基因位点有1p、1q、3q、4q、6p、17q、19p等8个位点,但至今尚未找到屑病的易感基因或致病基因。

2.环境因素

双生子研究显示同卵双生子共患银屑病约占70%,发病一致率未达100%,提示仅有遗传因素不足以引起发病,环境因素在诱发银屑病中起重要作用。最易促发或加重银屑病的因素是感染、精神紧张和应激事件、外伤、手术、妊娠、吸烟和某些药物作用等。

3.免疫因素

寻常型银屑病皮损处淋巴细胞、单核细胞浸润明显,尤其是T淋巴细胞真皮浸润为银屑病的重要病理特征,表明免疫系统参与该病的发生和发展。推测皮损中活化的T淋巴细胞释放细胞因子(IL-1、IL-6、IL-8、IFN-γ等)刺激角质形成细胞增生,促发并参与银屑病的病程发展。银屑病病理变化的一个重要特点是表皮基底层角质形成细胞增生加速,丝状分裂周期缩短为37.5h,表皮更替时间缩短为3～4d,组织病理出现角化不全、颗粒层消失。

4.感染因素

近几年的研究证明,在银屑病损害中,金黄色葡萄球菌和住留菌明显增加。脓疱性银屑病患者皮损中常伴有较明显的炎症,虽然在脓性痂皮中葡萄球菌并不太多,同时某些银屑病抗感染治疗的疗效也不明显,但对这种病例如能给予局部或全身的广谱抗生素治疗,常可促进皮损好转。此外,临床上常见点滴型银屑病患者发病前常有扁桃体炎的病史,切除扁桃或给予抗生素后,银屑病可好转或减轻。亦有报道,链球菌感染后,银屑病常有恶化,抗链球菌溶血素"0"值亦增高。细菌与病毒在银屑病发病中的作用尚待进一步研究。

5.药物因素

(1)cAMP 降低或 cGMP 升高:环腺苷酸(cAMP)广泛存在于人体内,由 ATP 经腺苷酸环化酶作用而生成,经腺苷酸磷酸二酯酶分解为 5-腺苷酸。cAMP 可抑制表皮细胞有丝分裂和表皮增生。凡能激活腺苷酸磷酸二酯酶的物质,如 p 肾上腺素受体阻断药、H_2 受体拮抗药等可使 cAMP 含量降低,促进表皮增生,诱发或加重银屑病。环鸟苷酸(cGMP)的作用与 cCMP 相反,可促进表皮增生,cGMP 由鸟苷酸环化酶促产生,组胺及表皮生长因子能刺激该酶的活性,使 cGMP 升高,促进表皮增生,从而诱发或加重银屑病。

(2)花生四烯酸的代谢物增加:花生四烯酸来自细胞膜磷脂,经磷脂酶的作用释放出,通过环氧合酶作用而变为前列腺素 E,经脂氧合酶作用而产生白三烯。前列腺素 E,一方面能增加环腺苷酸水平,另一方面可增加 DNA 合成而导致表皮增生,从而诱发银屑病。银屑病患者表皮中 12-羟甘碳四烯酸(12-HFTE,为花生四烯酸经脂氧化酶的代谢产物)含量明显升高。

(二)中医病因病机认识

1.外邪侵袭

本病初期多由风寒或风热之邪侵及肌肤,造成营卫失和、气血不畅,阻于肌表,日久化热而生;或因湿热蕴结,外不能宣泄,内不能利导,郁于肌肤而发;或风寒、风热、湿热之邪日久化燥,气血耗伤,生风生燥,肌肤失养,瘀阻肌表而成。

2.情志内伤

若情志抑郁化火,扰于营血,阻于肌肤亦发为本病。

3.腥发之物

过食膏粱厚味、醇酒炙博之品,使脾胃气机不畅,湿热内生,外发于肌肤而为病。

4.脏腑功能失调

如先天禀赋不足,或其他疾病致肝肾亏损,冲任失调,气血失和,则发为本病。

5.毒邪侵袭

尤须强调的是毒邪在本病的发生中具有重要作用。其或由外邪郁而化毒,或情志内伤之内火、内热所化之毒,或脏腑功能失调所化生之毒,诸如寒毒、火毒、热毒、瘀毒等均可与其他致病因素相合而使病情顽固难愈,或愈后复发。

总之,本病以正气不足为本,外在邪气、情志内伤、饮食劳倦等为标。在发病过程中常常兼夹毒邪,而使病情顽固难愈或愈而复发。

三、临床表现

根据银屑病的临床特征,可分为寻常型、关节炎型、脓疱型及红皮病型,其中寻常型占 99% 以上,其他类型多由寻常型银屑病外用刺激性药物、系统使用糖皮质激素类药物、免疫抑制药过程中突然停药以及感染、精神压力等诱发。

（一）寻常型银屑病

初起皮损为红色丘疹或斑丘疹，逐渐扩展成为境界清楚的红色斑块，上覆厚层鳞屑，空气进入角化不全的角质层，由于反光作用而使鳞屑呈银白色。刮除成层鳞屑，犹如轻刮蜡滴（蜡滴现象），刮去银白色鳞屑可见淡红色发光半透明薄膜（薄膜现象），剥去薄膜可见点状出血（Auspitz 征），后者由真皮乳头顶部纡曲扩张的毛细血管被刮破所致。蜡滴现象、薄膜现象与点状出血对银屑病有诊断价值。自觉不同程度瘙痒。皮损可发生于全身各处，但以四肢伸侧，特别是肘部、膝部和骶尾部最为常见，常呈对称性。面部皮损为点滴状浸润性红斑、丘疹或脂溢性皮炎样改变；头皮皮损为暗红色斑块或丘疹，上覆较厚的银白色鳞屑，境界清楚，常超出发际，头发呈束状（束状发）；腋下、乳房和腹股沟等皱褶部位皮损常由于多汗和摩擦，导致鳞屑减少并可出现糜烂、渗出及裂隙；少数损害可发生在唇、颊黏膜和龟头等处，颊黏膜损害为灰白色环状斑，龟头损害为境界清楚的暗红色斑块；指（趾）甲受累多表现为"顶针状"凹陷。

寻常型银屑病根据病情发展可分为 3 期。

1.进行期

旧皮损无消退，新皮损不断出现，皮损浸润炎症明显，周围可有红晕，鳞屑较厚。针刺、搔抓、手术等损伤可导致受损部位出现典型的银屑病皮损，称为同形反应或 Kobner 现象。

2.静止期

皮损稳定，无新皮损出现，炎症较轻。

3.退行期

皮损缩小或变平，炎症基本消退，遗留色素减退或色素沉着斑。

急性点滴状银屑病又称发疹性银屑病，常见于青年，发病前常有咽喉部的链球菌感染病史。起病急骤，数天可泛发全身，皮损为 0.3～0.5cm 大小的丘疹、斑丘疹，色泽潮红，覆以少许鳞屑，痒感程度不等。经适当治疗可在数周内消退，少数患者可转化为慢性病程。寻常型银屑病皮损较大，形如盘状或钱币状时，称为盘状、或钱币状银屑病；皮损不断扩大、融合，呈不规则地图状时，称为地图状银屑病；皮损鳞屑增厚变硬呈蛎壳状时，称为蛎壳状银屑病。

（二）关节病型银屑病

除皮损外可出现关节病变，后者常与皮损同时出现或先后出现，一般先有皮损，后出现关节症状。任何关节均可受累，包括肘膝的大关节，指、趾小关节，脊柱及骶髂关节。可表现为关节肿胀和疼痛，活动受限，严重时出现关节畸形，类似类风湿性关节炎，但类风湿因子常阴性。X 线示软骨消失、骨质疏松、关节腔狭窄，伴不同程度的关节侵蚀和软组织肿胀。病程慢性。

（三）红皮病型银屑病

表现为全身皮肤弥散性潮红、浸润、肿胀，并伴有大量糠状鳞屑，其间可有片状正常皮肤（皮岛）。可伴有全身症状，如发热、浅表淋巴结肿大等。病程较长，消退后可出现寻常型银屑病皮损，易复发。

（四）脓疱型银屑病

分为泛发性和局限性两型。

1.泛发性脓疱型银屑病

常急性发病，在寻常型银屑病皮损或无皮损的正常皮肤上迅速出现针尖至粟粒大小、淡黄色或黄白色的浅在性无菌性小脓疱,常密集分布,可融合形成片状脓湖,皮损可迅速发展至全身,伴有肿胀和疼痛感。常伴全身症状,出现寒战和高热,呈弛张热型。患者可有沟状舌,指、趾甲可肥厚混浊。一般1~2周后脓疱干燥结痂,病情自然缓解,但可反复呈周期性发作。患者也可因继发感染、全身衰竭而死亡。

2.局限性脓疱型银屑病

皮损局限于手掌及足跖,对称分布。掌部好发于大小鱼际,可扩展到掌心、手背和手指,跖部好发于跖中部及内侧。皮损为成批发生在红斑基础上的小脓疱,1~2周后脓疱破裂、结痂、脱屑,新脓疱又可在鳞屑下出现,时轻时重,经久不愈。指(趾)甲常受累,可出现点状凹陷、横沟、纵嵴、甲混浊、甲剥离及甲下积脓等。

四、临床诊断

(一)中医四诊

1.望诊

(1)辨舌象:周德瑛认为银屑病进行期,若舌质红赤、舌苔黄,辨证属热毒内蕴、郁于血分、血热风盛。治疗以清热解毒、凉血息风为法。若舌苔黄腻,为湿热化毒,加土茯苓、苦参除湿解毒。若舌红少苔,为湿热伤阴,加玄参、麦冬、沙参清热益阴。若虽皮疹色鲜红,但舌胖嫩有齿痕,此为脾虚之舌,因脾为后天之本、气血生化之源,脾失健运,则气血生化无源,气虚则无力抗邪;热毒久蕴郁于血分,发于皮肤则皮疹鲜红,此为本虚标实之证,治疗应以清热凉血解毒为主,健脾益气护胃为辅。

银屑病反复发作,皮疹泛发淡红斑片,干燥脱屑,瘙痒明显。若舌质淡苔白,辨证属血虚风燥、肌肤失养,治疗以养血润肤、祛风止痒为法。虽皮疹色淡,若舌质红赤,治疗上切不可仅以温养为法。皮疹色淡似热象不显,但热蕴于内,首当上涌于舌,故舌红赤,此乃热毒日久、生风化燥。血虚风燥为本、热毒久羁为标,治疗应以养血润肤为主,清热解毒为辅。

银屑病反复发作,皮疹呈现浸润斑块,色暗红,鳞屑干燥,瘙痒明显。若舌质暗红或有瘀斑,辨证属气血瘀滞、热毒阻络,治疗以活血化瘀、解毒通络为法。若舌苔黄腻,加土茯苓、苦参除湿解毒。若少苔或舌苔花剥,加玄参、鳖甲滋阴清热、软坚散结。若舌质色黯淡,边有齿痕,为气虚血瘀为本,热毒互结为标,治疗应尽量避免或少用破血伤气之桃仁、红花、三棱、莪术等药,以益气养血活血为主,清热解毒、搜风通络为辅。

(2)辨皮损

1)辨色泽:银屑病的皮损以红色斑丘疹为主。《灵枢·五色论》曰:"黄赤为热",斑疹色红应为热,现在多认为是血热所致。由于压之褪色,属于局部充血而不是出血。因此这里所指的血热实际上是体内血热外雍肌表,充斥络脉的表现。《素问·皮部论》又说:"络脉盛色变",由于络脉充斥程度、时间长短不同,表面色泽也有不同表现。初病时络脉刚充盛,其色鲜红;若血热偏盛,其色深红;若日久血热壅盛不退,络脉阻滞,血热成瘀,其色紫暗;也有阴血虚,络脉空疏,其色淡白或浅红。此外,也应注意皮损面积大小,如大块红斑,散布周身,其血热较重;紫红色大斑块,持续不退,为瘀久不化。

2)辨部位:《素问·皮部论》说:"皮有分部,脉有经纪,凡十二经脉者,皮之部也。"就是说体表各部均为十二经所分属。若皮损泛发周身,则与十二经脉及所属脏腑阴阳偏颇有关。若皮损以四肢伸侧和背部较多,提示诸阳经热偏盛;头为诸阳之会,头部皮损与六阳经热盛有关;阳明主面,面部皮损标志着阳明胃经热盛;脾主四肢,脾与胃以膜相连,四肢皮损多,则说明脾胃两经阳热偏盛。银屑病皮损的发病部位没有明显的界线,因此上述可作为辨证的参考。

3)辨鳞屑:银屑病的鳞屑是附着于皮损上而后形成的。原皮损大致有血热、血虚等几种情况,血热、血瘀、血虚均可以生风,风盛化燥,燥盛则干,肌肤失养,因此鳞屑干燥,层出不穷。所以,辨鳞屑应与辨皮损结合起来,就会辨出血热风燥、血瘀风燥、血虚风燥等证型。

在银屑病的中医辨证施治中,应在皮损辨证的基础上,结合望、闻、问、切,四诊合参。特别是对于只有皮损而无明显全身症状的患者,医生在诊疗时尤其要注重舌象,观舌质之色泽、舌体之胖瘦暗嫩、舌苔之厚薄来辨证论治、调节阴阳寒热虚实,这样不但可提高治疗皮肤病的疗效,而且还能使患者机体状态得到明显改善。

2.闻诊

一般无特殊气味或声音。

3.问诊

部分银屑病患者初次患病前有上呼吸道感染病史。大部分患者病情表现为冬重夏轻,少数为夏重冬轻,也有患者病情与季节无明显关系。

4.切诊

寻常型银屑病、关节型银屑病多见脉弦或弦滑,脓疱型银屑病、红皮病型银屑病可见脉弦数或滑数脉等。

(二)辅助检查

1.血常规检查

脓疱型银屑病及红皮病型银屑病白细胞计数增高。

2.生化检查

脓疱型银屑病血沉增快,可有低蛋白血症及低钙血症;关节型银屑病类风湿因子阴性,血沉增快。

3.X线检查

关节型银屑病受累关节边缘有轻度肥大性改变,无普遍脱钙;部分病例检查呈类风湿关节炎的骨关节破坏征象。

1.组织病理学检查

(1)初期损害:针头大小的损害显示真皮上部有明显水肿和圆形细胞浸润,常局限于1～2个乳头区域;上方的表皮下日久出现海绵状水肿和局灶性颗粒层丧失;真皮上部小静脉扩张,周围有单核细胞浸润。电镜观察发现在表皮病变之前,首先出现肥大细胞脱颗粒和内皮细胞活化,随后发生巨噬细胞移行。这些结果表明最早期的变化局限于真皮乳头。

(2)寻常型银屑病:表皮改变出现较早。角质增厚,主要为角化不全,在疏松的角化不全细胞间,夹杂着空气间隙,以致临床上其鳞屑呈银白色。在静止期,角化过度可能较角化不全显著。在角质层内或角质层下,可见由中性粒细胞形成的小脓肿(Munro脓肿),系中性粒细胞由真皮乳头层上端毛细血管向表皮游走所致,多见于早期的损坏中。颗粒层变薄或消失。棘层增厚。表皮嵴延长,其末端常较宽,可与邻近的表皮嵴相结合。表皮内一般无海绵状水肿形成,但在乳头顶部的棘层常显示显著的细胞间水肿。在早期皮损中,可发现中性粒细胞及淋巴细胞移入棘层内。

乳头部的血管扭曲扩张,管壁轻度增厚。真皮上部有轻度到中度炎症细胞浸润。陈旧的损坏中,其浸润有淋巴细胞及组织细胞组成;早期损害中,可能还有中性粒细胞,偶见有浆细胞及嗜酸性粒细胞。乳头部水肿,并向上伸长,呈杵状。其顶端的棘层变薄,仅留有2～3层细胞,该处常无颗粒细胞。较易刮破乳头顶部的小血管,在临床上有点状出血现象。

电镜下见表皮基底层变化不大,主要为细胞内张力丝数目减少、且直径变细,并丧失了正常的聚集,桥粒减少,核糖体及线粒体增多。棘层有类似改变,细胞核增大,部分核仁增大、数目增多,核扁平、浓缩,核膜不清。所以表皮细胞间的细胞间隙都增宽。真皮乳头的毛细血管管腔扩大,内皮细胞变薄,其间出现桥状的窗孔,中性粒细胞通过这些间隙而游走至表皮细胞间隙中。

(3)脓疱型银屑病:其病理变化基本与寻常型银屑病相同。但于棘层上部出现海绵状脓疱,疱内主要为中性粒细胞。真皮层炎症浸润较重,主要为淋巴细胞和组织细胞,有少量中性粒细胞。

(4)关节炎型银屑病:江其病理变化与寻常型银屑病相同。

(5)红皮病型银屑病:除银屑病的病理特征外,其变化与慢性皮炎相似。呈显著角化不全,颗粒层变薄或消失,棘层肥厚,表皮嵴延长,有明显的细胞内和细胞间水肿,但不形成水疱。真皮上部水肿,血管扩张充血,血管周围早期有中性粒细胞和淋巴细胞浸润,晚期多为淋巴细胞、组织细胞及浆细胞等。

(三)诊断要点

1.寻常型银屑病

(1)在进行期,新疹不断出现,旧疹继续扩大,邻近皮损常相互融合;炎症明显,鳞屑厚积,自觉瘙痒;可出现同形反应。在稳定期,病势停止发展,炎症减轻,鳞屑变薄。在退行期,皮疹逐渐缩小、消退,留下脱色斑或色素沉着斑。

(2)身体各部均可发生,好发于头皮、四肢、肘、膝伸侧和臀部,多为泛发,有时可长期局限于某一部位。

(3)基本损害为红色丘疹、斑丘疹,界清,,上覆多层银白色鳞屑。将鳞屑刮去后呈硬脂样光泽,称为硬脂斑或蜡滴现象,其下有发亮薄膜称薄膜现象,去除薄膜后可见点状出血现象。皮损形态可表现为点滴状、钱币状、斑块状、地图状等。在局部外伤部位、尿布皮炎等处发生银屑病损害,称为同形反应。一般在伤后3～18d出现,常发生于急性期、进行期。

(4)少数患者有黏膜病变,多见于龟头、口唇及颊黏膜。龟头皮损为边缘清楚的红色斑片,有薄层带光泽鳞屑。口唇可有单层银白色鳞屑。颊黏膜处表现为灰黄色和白色边缘的浸润性斑片。

(5)部分患者可有指、趾甲病变。初期甲板呈点状下凹,以后可甲板增厚,失去光泽,甲板与甲床分离等。

(6)组织病理示表皮角化不全,角质层内可有微脓疡,棘层肥厚,其间有海绵状微脓疡形成,表皮突规则地下伸,乳头呈棒状,内有弯曲而扩张的毛细血管。

2.关节病型银屑病

(1)伴寻常型或脓疱型或红皮病型银屑病的皮肤损害。

(2)关节病变为非对称性外周多关节炎,包括远端指间关节,可同时发生于大小关节,以手、腕、足关节多见,尤其以指、趾关节受累严重。

(3)临床表现与类风湿性关节炎颇相似,但服用水杨酸盐类药物无效。关节红肿,但疼痛较轻,活动可受限,甚至关节僵直。可分轻、重二型,轻型关节症状轻微,大都只在手足小关节发生红肿,或有变形,不伴全身症状;重型全身各大小关节均可受累,关节炎症显著,红肿、变形,功能受限,并伴有发热、贫血、血沉加快等全身症状,此型多与脓疱型或红皮病型银屑病伴发。

(4)病程中关节症状和银屑病症状多一致,当银屑病严重时,关节症状亦多严重;银屑病症状减轻时,关节症状减轻。

(5)本型常迁延不愈,治疗困难,伴发脓疱性银屑病者,预后更差。

(6)常伴指(趾)甲改变。

(7)可伴有高热、肝脾及淋巴结肿大、内脏淀粉样变、溃疡性结肠炎等。

(8)实验室检查:类风湿因子阴性,血清钙低于正常,血清中 γ 和 $α_2$-球蛋白增高,IgG、IgM增高。

(9)X线检查:无普遍脱钙,有绒毛状骨膜炎,骨溶解位于 1 个或数个远端指关节,改变较明显,可有关节缩短,有刀削样改变。近端指关节则受累较少,可有轻度肥大改变。如与类风湿性关节炎伴发,则可出现脱钙、关节腔狭窄、关节面侵蚀等症状,类风湿因子阳性。

3.红皮病型银屑病

(1)常因寻常型银屑病在急性期外用刺激性较强的药物诱发,或大量应用肾上腺皮质激素类药物治疗,停药后反跳,亦可见于全身脓疱型银屑病后期。

(2)全身皮肤弥散潮红、浸润,大量脱屑,其间常伴有小片正常皮岛。愈后常见小片寻常型银屑病样损害。

(3)掌跖角化,甲板肥厚,失去光泽。

(4)可伴随发热、畏寒、头痛、关节痛等全身症状,淋巴结肿大。

(5)性质顽固,可迁延数月或更久,治愈后易复发。

(6)组织病理同寻常型银屑病。

4.脓疱型银屑病

(1)发病前,在其他 3 型银屑病治疗中常有应用肾上腺皮质激素类药物、水杨酸盐、抗癌药、碘剂、砷剂、青霉素、制霉菌素及日光照射史等诱因。

(2)发病急剧,全身症状严重,发作前有弛张性高热、关节痛、全身不适及局部烧灼感。

(3)皮损初发在急性炎性红斑基础上或原有银屑病皮损基础上,突发潮红,出现多数密集、针头至粟粒大小、无菌性浅表脓疱,附少量薄鳞屑,脓疱迅速增多,成为大片脓湖状或成环形红斑状,脓疱于数日干涸脱屑,但其下又可再发新的脓疱。

(4)全身各处均可受累,但以四肢屈侧及皱襞多见。亦可先自掌跖发疹,以后延及全身。脓疱消退后可显示银屑病皮损。

（5）大多伴沟纹舌。甲下可出现积脓，指、趾甲可出现增厚、甲碎裂、分离、萎缩等。

（6）实验室检查发现，在急性发病期，末梢血白细胞明显增高（可达 $20×10^9/L$），常伴有低钙血症，脓疱内容物细菌培养阴性。组织病理同掌跖脓疱型银屑病。

（四）鉴别诊断

1.头皮脂溢性皮炎

局限于其一部位而症状不典型者，如头皮银屑病与头皮脂溢性皮炎鉴别。后者损害边缘不十分鲜明，基底浸润较轻，鳞屑少而薄，呈油腻性，带黄色，刮除后无点状出血。好发于头皮、胸、背、项及面部等部位，无束状发及 Auspitz 征，身体其他部位无银屑病损害。

2.玫瑰糠疹

好发于躯干及四肢近端，为多数椭圆形小斑片，其长轴沿肋骨及皮纹方向排列，鳞屑细小而薄。病程仅数周，消退后不易复发。

3.扁平苔藓

皮疹为紫红色的多角形扁平丘疹，密集成片状或带状，表面有蜡样光泽，可见网状纹理，鳞屑薄而紧贴，不易刮除，常有剧烈瘙痒。

4.毛发红糠疹

在斑片周围常能见到毛囊角化性丘疹，其损害表面覆盖密集的细小鳞屑，不易剥脱，掌跖部往往有角化过度。

5.甲癣的鉴别

甲癣先自游离缘或侧缘发病，甲屑内可查到真菌，同时可伴有手足癣。

6.Reiter 综合征的鉴别

Reiter 综合征的鉴别又称尿道-眼-滑膜综合征或黏膜-皮肤-眼综合征。本病与银屑病密切相关。本病皮肤表现主要为蛎壳样银屑病样损害和脓溢性皮肤角化病，部分患者最终会发生典型的银屑病斑块；关节炎症状与银屑病性关节炎非常相似，而且也都有 HLA-B27 阳性的背景；皮肤组织病理学改变，特别是早期皮损的改变与脓疱性银屑病几乎无区别。但是 Reiter 综合征一般都有明确的诱因，如尿道感染、细菌性痢疾等，黏膜损害比较突出，在病理上炎症表现较重，真皮中可见到大量的中性粒细胞浸润。这些特点使多数学者认为 Reiter 综合征是一种需要与脓疱性银屑病相鉴别的独立疾病。

7.类风湿关节炎的鉴别

二者都有小关节炎，但关节型银屑病有银屑病皮损和特殊指（趾）甲改变、指（趾）炎、附着点炎，常侵犯远端指间关节，出现类风湿因子阴性，特殊的 X 线表现如笔帽样改变，部分患者有脊柱和骶髂关节病变。类风湿关节炎为对称性小关节炎，以近端指间关节、掌指关节和腕关节受累多见，可有皮下结节，类风湿因子阳性，X 线以关节侵蚀性改变为主。

8.强直性脊柱炎的鉴别

侵犯脊柱的关节炎型银屑病，脊柱和骶髂关节病变不对称，可为"跳跃"式病变，年龄大的男性常发病，症状较轻，有银屑病皮损和指（趾）甲改变。强直性脊柱炎发病的年龄较早，无皮肤Y指（趾）甲病变，脊柱、骶髂关节病变常呈对称性。

9.骨关节炎的鉴别

二者都侵蚀远端指间关节,但骨关节炎无银屑病皮损及指(趾)甲病变,可有赫伯登结节、布夏尔,无关节炎型银屑病的典型 X 线改变,发病年龄多为 50 岁以上老年人。

五、治疗

(一)西医治疗

1.全身治疗

解除、避免各种诱发因素。勿滥用药物,特别在应用强烈刺激性药物及紫外线照射,如有瘙痒可酌给镇静或抗组胺药,避免搔抓以免引起同形反应。

(1)抗肿瘤药:皮损泛发,外用药物疗效欠佳时,可考虑应用。常用者有甲氨蝶呤(MTX)、乙亚胺(双酮嗪)(ICRF-154)、羟基脲等。本类药物可引起造血系统及肝功能障碍,须严格掌握其剂量用法,并须于疗前、疗后定期作各项化验检查。在严格控制用量下,应用于寻常型银屑病及某些重症脓疱。

(2)免疫抑制药

1)他克莫司:是一种大环内酯类的免疫抑制药,该药能够抑制包括 IL-2、IL-3、IL-4、GM-CSF、FNF-Q、IFN-γ 等在内的细胞因子产生,抑制 T 细胞活化及增生,同时还能抑制组胺、5-羟色胺及白三烯的释放。口服他克莫司 0.05～0.15mg,是治疗顽固性严重银屑病的有效方法,且耐受性好。

2)匹美克莫司:是大环内酯类药物,属子囊素衍生物,该药具有特异性抑制炎性因子释放,抑制 T 细胞活化,具有免疫抑制和及免疫调节的作用。

3)麦考酚酯:该药可以抑制嘌呤的代谢过程,最终抑制 DNA 的合成。同时还可抑制 T 细胞与内皮细胞的黏附,阻断炎细胞的浸润过程。

4)来氟米特:是一种新型的抗感染及免疫调节药,可以抑制嘧啶的合成途径,抑制核因子 xB 的活化和基因表达,抑制抗体的产生和分泌。体外试验表明,来氟米特的活性代谢产物 A771726 能够抑制上皮细胞的 DNA 合成,抑制表皮生长因子(EGF)受体的磷酸化及细胞生长。

5)西罗莫司(雷帕霉素):为第 3 代子囊菌素,能够抑制 T 细胞的增生,抑制 S6 激酶的活性。报告用西罗莫司 3mg/(m² · d)合用小剂量的环孢素 1.25mg/(kg · d),治疗斑块型银屑病,其疗效与环孢素 5mg/(kg · d)相同,但西罗莫司没有环孢素的高血压及肾毒性的不良反应。

6)环菌素:是一种高效免疫抑制药,可用于常规治疗无效的严重银屑病,如泛发性斑块型银屑病、银屑病性关节炎、掌跖脓疱型银屑病。用量 3～5mg/(kg · d),4 周后可增至 6mg/(kg · d)。本药对银屑病治疗的机制不明。有一定肾毒性,孕妇禁服。

(3)维生素类

1)维生素 A:可以维持上皮细胞的正常发育,但剂量宜大。每日 30～60 万 U,分 2 次肌内注射。

2)维生素 C:一般维生素 C 每日 1g 静脉注射,1 个月为 1 个疗程。

3)维生素 D:对急性进行期及脓疱型银屑病有一定疗效。成人每次口服 1 万 U～2 万 U,

3 次/d,或每次 40 万 U 肌内注射。有一定毒性,长期服用可损伤肾脏,并可引起恶心、呕吐及腹泻等消化系统症状。

(4)维 A 酸(维甲酸):用维 A 酸的衍生物芳香维 A 酸,有一定疗效。本药毒副作用较强,可致唇炎、脱发、掌跖皮肤脱屑,及高三酰甘油血症。可单用,亦可与 PUVA 或地蒽芬合用。妊娠及怀孕前 2 年内禁服。

(5)抗生素:常用者有青霉素类,可用于寻常型银屑病急性点滴型伴有扁桃体炎或咽峡炎者。对泛发性脓疱型银屑病可试用大剂量氯唑西林(邻氯青霉素)或头孢菌素类(先锋霉素)。

(6)肾上腺皮质类激素药物:可用于红皮病型、关节病型或泛发性银屑病应用其他药物无效时,寻常型银屑病禁用。除上述药物外,在急性进行期及红皮病型者可用普鲁卡因静脉滴注。

(7)细胞因子抗体

1)阿法赛特:是由人 IgGFc 段与白细胞功能相关抗原 3(LFA-3)结合部位组成的融合蛋白,其可溶性 LFA-3 末端可以结合到 T 细胞表面的 CD2 上,因此阻断 CD2 与抗原提呈细胞膜表面的 LFA-3 的相互作用,从而阻断 T 细胞的活化。

2)依法利珠:为一种人源化的抗 CD11a 单克隆抗体。白细胞功能相关抗原 1(LFA-1)是 T 细胞的表面分子,它通过与抗原提呈细胞膜表面的 CD54 相互作用,为 T 细胞活化提供共刺激信号。这对 T 细胞的活化、向皮肤的迁移,T 细胞与管内皮和角质形成细胞的黏附均发挥重要的作用。CD11a 和 CD18 是组成 LFA-1 的亚单位,抗 CD11a 单克隆抗体通过阻断 T 细胞表面的 LFA-1 与抗原提呈细胞、血管内皮和角质形成细胞表面 CD54 的相互作用,减少 T 细胞向皮损内的迁移,抑制皮损内促炎细胞因子的分泌而发挥治疗作用。其不良反应包括轻度头痛、发热、寒战、白细胞计数短暂升高,未出现感染并发症的报道。

3)IL-10:属于 Th2 型细胞因子,在体内发挥抗感染和免疫抑制作用。它可以抑制 T 细胞产生 IFN-γ、IL-2,抑制抗原提呈细胞提呈抗原,促进 Th2 型细胞因子模式的发展。

4)抗 IL-8 抗体:IL-8 是皮肤表皮细胞的强力生长因子,可使银屑病皮损中异常角质形成细胞过度增生。它还是强烈的嗜中性粒细胞的趋化因子,使嗜中性粒细胞聚集于皮肤炎症部位,并激活周围的细胞产生炎症反应,从而形成微脓肿和脓疱。IL-8 还能促进血管生长因子的表达和分泌,促进皮损内血管形成,使表皮异常增生细胞获得充足的血液供应,加速表皮细胞的生长和增生。体内实验已证实抗 IL-8 单克隆抗体能抑制银屑病表皮角质形成细胞的过度增生,并阻断。IL-8 对中性粒细胞和 T 细胞的趋化作用。

5)抗 TNF-Q 抗体:可与 TNF 仪高效结合而阻断其与相应受体结合发挥作用。剂量 5～10mg/kg 体重,治疗斑块型银屑病和银屑病型关节炎取得了满意的效果。

2.外用药物

(1)角质促成药:此类药除具有刺激皮肤、改善局部微循环作用外,并具有干扰 RNA 合成、抑制蛋白合成、减低有丝分裂作用。在紫外线作用下,并有抑制 DNA 合成作用。对寻常型银屑病可用焦油制剂(如 5%～10%黑豆馏油、糠馏油、松馏油、煤焦油等)、5%～10%硫黄、5%水杨酸、5%氧化氨基汞(白降汞)、1%～2%焦性没食子酸、0.1%～0.4%地蒽芬、芥子气等,配为软膏或泥膏。焦油类及地蒽芬亦可与肾上腺皮质激素类药物配伍使用。地蒽芬刺激作用强,可引起红斑、灼痛、剧痒,皮肤皱襞处应慎用。芥子气常用者为 1:2 万～1:1 万软膏,适用于寻常型银屑病稳定期及顽固者。本药刺激性较强,急性进行期禁用,对黏膜有刺激性,头、面部以不用为宜,有肝、肾疾患者禁用。

(2)肾上腺皮质激素霜剂:可外涂或加封包,或加于焦油类药物内,效果较好。封包适用于小面积性质顽固慢性皮损,但须注意可发生浸渍、毛囊炎和感染,因此以间断应用(适合于晚间)较为适宜。对慢性、局限性皮损亦可用醋酸泼尼松龙加等量 1% 普鲁卡因溶液做皮损内或皮损下封闭。大量肾上腺皮质激素制剂可经皮吸收引起全身影响,应予注意。

(3)维生素 D 衍生物:这类药物具有抑制表皮增生,促进正常角化及抑制炎症过程的作用。主要用于慢性斑块型银屑病。0.05% 的卡泊三醇有软膏、霜剂及溶液,后者多用于头皮银屑病。临床研究表明卡泊三醇临床有效率较高,但起效略慢,平均 6～8 周才有明显疗效。主要不良反应是局部皮肤刺激,用于面部及间擦部位更易发生。

(4)维 A 酸药物:他扎罗汀主要通过抑制增生,促进表皮正常分化及抗感染的环节治疗银屑病。外用他扎罗汀有较好的药代动力学特点,避免了系统用药的诸多不良反应。现有的临床试验表明他扎罗汀的疗效类似于皮质激素类药物及卡泊三醇,用后缓解期长。他扎罗汀与肾上腺皮质激素类药物及光疗合用可提高疗效,减少肾上腺皮质激素类药物的致皮肤萎缩作用,减少光疗的使用剂量。外用的主要不良反应是皮肤刺激及光敏现象。

(5)辣椒辣素:为天然的植物碱,辣椒辣素可以抑制神经末梢中 P 物质参与的炎性过程。外用主要的不良反应是皮肤刺激。

(6)地蒽芬:是治疗银屑病的一种老药,近来对其疗法进行了改进,提出了递增浓度疗法、短期接触疗法、合并用药疗法及封闭治疗,以期达到提高疗效,减少外用地蒽芬所发生刺激的不良反应的目的。地蒽芬与肾上腺皮质激素类药物及光疗合用,也能提高疗效,减少不良反应。

3.物理治疗

(1)浴疗:常用者有硫黄浴、糠浴、焦油浴、矿泉浴、海水浴、中药浴等,可刺激皮肤、改善血行、消除炎性浸润。中药药浴常用者有花椒、枯矾、侧柏叶、核桃叶等多种药物。亦可用花椒、枯矾各 120g,野菊花 250g,芒硝 500g,加水适量,煎水作全身浴,用于寻常型及红皮病型,有较好疗效。

(2)光疗:主要为紫外线疗法,可单用 B 波紫外线照射,亦可用药物加 B 波紫外线照射,或外涂焦油类药物加紫外线照射、再加水疗(goeckerman 三联疗法)。

(3)光化学疗法:在银屑病的治疗中,对于轻症患者,通常采用外用药物治疗;而对于症状较为严重者,单一外用药物治疗效果不佳者,多采用系统治疗或光学及光化学疗法。

1)PUVA 就是服用某种光感药物,然后进行长波紫外线照射,通过反复的可控的光毒性反应,达到对某种疾病的治疗效果。8-MOP 在 330nm 时其活性作用最大,服用时间依其剂型而定。8-MOP 液(0.6～0.8mg/kg 体重)或 5-甲氧补骨脂素(5-MOP)～(1.2mg/kg)分别于长波紫外线(UVA)治疗前 1h 或 2h 服用;如果服用 8-MOP 和 5-MOP 片剂,则分别在 UVA 治疗前 2h 和 2.5h 服用。对于易迅速复发的患者,在达到治疗效果后,可以使用维持治疗,即每周 2 次 PUVA 治疗再持续 4 周,后每周 1 次 PUVA 治疗持续 4 周,停止治疗。

2)短波紫外线(UVB):PUVB 与 PUVA 相比,疗效无显著性差异,但在相同疗效下,UVB的累积量显著低于 UVA,因而可能更安全。光学疗法 UVB 被内源性生色基因吸收,这些吸收了紫外线的生物分子产生光化学反应,导致皮肤生物学改变,产生治疗效果。对 UVB 来说,DNA 是最好的生色基因,DNA 吸收紫外线后,形成嘧啶二聚体,引起 DNA 合成降低,从而抑制了银屑病异常增生细胞 DNA 的合成,上调肿瘤抑制基因产物 P 弱的表达,缩短银屑病表皮角质形成细胞周期,诱导前列腺素的释放,改变细胞因子的表达和分泌。紫外线诱导的系统性免疫抑制与嘧啶二聚体形成有关,紫外线还抑制迟发型变态反应。朗汉斯巨细胞对 UVB十分敏感,UVB 照射后,其抗原呈递功能受到影响。同时,角质形成细胞分泌可溶性介质 IL-1、IL-6、前列腺素 E2、肿瘤坏死因子 Q 及其他因子的功能也受到影响,UVB 通过对 T 淋巴细胞或朗汉斯巨细胞的影响,改变了表皮的免疫应答。同时须采用预防白内障措施,服 8-MOP后 24~48h 戴防 UVA 眼罩,长期治疗须注意继发皮肤癌。对光敏感及严重器质性疾病患者及妊娠期禁用。

(二)中医治疗

1.辨证治疗

(1)血热内蕴

主症:皮疹多呈点滴状,发展迅速,颜色鲜红,层层银屑,瘙痒剧烈,抓之血露,伴口干舌燥、咽喉疼痛、心烦易怒,大便干燥,小便黄赤。舌质红,苔薄黄,脉弦滑或数。

治法:清热凉血,解毒消斑。

方药:犀角地黄汤加减(犀角改服羚羊角粉)。

羚羊角粉 30g,生地黄 20g,牡丹皮 15g,赤芍 10g。

咽喉肿痛者,加板蓝根、山豆根、玄参各 10g;因感冒诱发者,加金银花、连翘各 20g;大便,秘结者,加生大黄 8g。

(2)血虚风燥

主症:病程较久,皮疹多呈斑片状,颜色淡红,鳞屑减少,干燥皲裂,自觉瘙痒,伴口咽干燥,舌质淡红,苔少,脉沉细。

治法:养血滋阴,润肤息风。

方药:当归饮子加减。

当归、白芍药各 30g,生地黄、白蒺藜各 20g,防风、荆芥各 10g,何首乌、黄芪、炙甘草各 15g。脾虚者,加白术、茯苓各 15g;风盛瘙痒明显者,加白鲜皮 20g,刺蒺藜 15g,全蝎 6g。

(3)气血瘀滞

主症:皮损反复不愈,皮疹多呈斑块状,鳞屑较厚,颜色暗红,舌质紫黯有瘀点、瘀斑,脉涩或细缓。

治法:活血化瘀,解毒通络。

方药:桃红四物汤加减。

桃仁 10g,熟地黄 20g,当归 15g,白芍 10g,红花 10g,川芎 6g。病程日久,反复不愈者,加土茯苓 30g,白花蛇舌草 30g,全蝎 6g,蜈蚣 3 条;皮损肥厚色暗者,加三棱、莪术各 10g;月经色暗、经前加重者,加益母草、泽兰各 15g。

(4)湿毒蕴阻

主症:皮损多发生在腋窝、腹股沟等皱褶部位,红斑糜烂,痂屑黏厚,瘙痒剧烈,或掌跖红斑、脓疱、脱皮,或伴关节酸痛、肿胀、下肢沉重;舌质红,苔黄腻,脉滑。

治法:清利湿热,解毒通络。

方药:萆薢渗湿汤。

萆薢20g,滑石20g,生薏苡仁30g,茯苓15g,通草10g,泽泻15g,生甘草6g。脓疱泛发者,加蒲公英30g,紫花地丁10g,半枝莲20g;关节肿痛明显者,加羌活、独活、秦艽各10g,忍冬藤30g;瘙痒剧烈者,加白鲜皮、地肤子各30g。

(5)火毒炽盛

主症:全身皮肤潮红、肿胀、灼热痒痛,大量脱皮,或有密集小脓疱,伴壮热、口渴、头痛、畏寒、大便干燥、小便黄赤,舌红绛,苔黄腻,脉弦滑数。

治法:清热泻火,凉血解毒。

方药:清瘟败毒饮。

生石膏30g,生地黄20g,知母12g,水牛角30g,牡丹皮12g,赤芍10g,玄参15g,黄连10g,栀子10g,黄芩15g,连翘20g,桔梗6g,竹叶30g,甘草6g。寒战高热者,加生玳瑁30g;大量脱皮、口干唇燥者,加玄参20g,天花粉30g,石斛30g;大便秘结者,加生大黄8g。

2.辨病治疗

(1)寻常型银屑病

1)风热型:又称风热郁肤型,本型是机体内有蕴积之热,外感风热邪气,内不得疏泄,外不得宣透,郁积肌肤,出现红斑、丘疹等症状。多为夏季发病的进行期银屑病,发病前多有感冒、咽炎、扁桃体炎等。皮损多为点滴状或片状,基底潮红,表面覆盖银白色鳞屑,苔薄黄,脉浮数。治疗方法为疏风清热凉血。消风散加减,常用金银花、连翘、桑叶、牛蒡子、板蓝根、北豆根、黄芩、槐花、凌霄花、牡丹皮、紫草、草河车、白鲜皮。又根据中医传统认识银屑病与风有关,虫类药长于驱风、搜风,常加入乌蛇、全蝎、蜈蚣、蝉蜕。

2)风寒型:多见于冬季发病的进行期银屑病。皮肤干燥脱屑,基底红,白屑迭起,苔薄白,脉浮紧。治疗方法为疏风散寒,活血和营。以桂枝汤加减治之。常用桂枝、麻黄、蝉蜕、当归、赤芍等。

3)湿热型:又名风湿血热型。少部分银屑病患者湿热内蕴,偶受外邪侵扰、或过食鱼腥辛辣之品,助湿化热,内外风湿热邪搏结。多见于寻常型渗出性银屑病,发于肌肤,出现皮肤潮红、局部湿润或渗液、鳞屑少。皮损好发于皱褶部,如腋窝、乳房下部、腹股沟、会阴、肘窝,伴微痒。口干不渴,身热体倦,舌质红,苔黄根腻,脉滑数。本型病程较短。治疗方法为清热利湿,凉血解毒。应用萆薢渗湿汤、黄连解毒汤加减等,常用药有龙胆草、黄芩、黄柏、苦参、茯苓、泽泻、苍术、萆薢、生地黄、牡丹皮、薏苡仁、土茯苓、草河车、北豆根、蒲公英、白鲜皮等。

4)血热型:又名血热风盛型,相当于进行期银屑病。由于机体蕴热偏盛,时值青壮年、血气方刚之际,或因性情急躁,心绪烦恼,心火内生;或因过食鱼腥、辛辣之品,伤及脾胃,郁而化热;或复感风热邪气,均可致使血热内盛,热盛生风化燥,外发肌肤。本型临床特征为初发或复发不久,皮疹发展迅速,呈点滴状、钱币状或混合状,红色或鲜红色丘疹,新疹不断出现,有同形反应,伴有心烦口渴、便秘溲赤,舌质红赤,脉弦滑。病程短,有精神及饮食因素,感冒、扁桃体炎及咽炎病史。治疗方法为清热解毒,凉血祛风。土茯苓汤加减,用药:土茯苓、白鲜皮、槐花、北豆根、草河车、黄药子。伴咽喉肿痛者,加连翘、金银花;口渴尿赤者,加栀子、白茅根、生石膏;大便干结者,加生大黄、大青叶;瘙痒剧烈者,加白芷、威灵仙。这种情况的治疗应以气分、卫分药物为主,一般主要靠内服法,适当配合温和的外用药。治疗期间应避免外受风寒侵扰,饮食以清淡为宜,忌食辛辣刺激食物,少用热水烫洗,不用刺激性药物。

5)血虚型:又称血虚风燥型。本型常见于静止期或退行期。因素体虚弱,气血不足,或由于初起血热病久耗伤营血,乃致阴虚血燥、肌肤失养。本型临床特点为病程较长,患者体质虚弱,皮损较薄,多为斑片状,或皮损泛发全身,色淡红或黯淡,覆有大量干燥银白色鳞屑,层层脱落,新皮疹较少出现;伴瘙痒或轻或重,面色无华,体倦肢乏,或头晕、少眠、食欲不振;舌质淡红,苔少或净,脉弦细或沉细。治疗方法为养血活血,滋阴祛风。三参汤化裁,药用生地黄、熟地黄、丹参、玄参、桃仁、当归、麦冬、麻仁、北豆根。瘙痒重者,加白鲜皮、威灵仙;血虚便秘者,加肉苁蓉,倍用当归、玄参;口渴便秘者,加天花粉、白芍。

6)血燥型:又名血燥阴伤型。本型常见于进行期或静止期,皮损呈大斑块状,鳞屑较多、基底鲜红或淡红,甚则干裂出血。本型又有血热化燥及血虚化燥之别。血热化燥者,因于平素血热内蕴、外受风热毒邪,外发肌肤。血热化燥者皮损呈大斑块状,触之灼手,甚则干裂出血,伴有疼痛、口燥咽干、便秘溲赤、舌红苔黄、脉弦数。治疗方法为清热凉血,滋阴润燥。

化斑汤加减,药用水牛角、生地黄、牡丹皮、赤芍、白鲜皮、土茯苓、玄参、知母、生石膏。皮损干裂出血者,加紫草、槐花;大便干燥者,加川大黄、芒硝;口渴思饮者,倍用生石膏、天花粉。血虚化燥者多由素秉血虚之体,外受风毒之邪,或血热风燥久病不已,化燥伤营所致。皮损为大斑块状,基底色淡,鳞屑不厚,时作瘙痒,舌淡苔净,脉弦细,治疗方法为养血祛风,润燥止痒。养血润肤饮加减,药用当归、丹参、生地黄、熟地黄、白鲜皮、桃仁、白芍、蝉蜕、首乌。血虚便秘者,加当归、肉苁蓉;口渴者,加麦冬、天花粉;瘙痒者加皂角刺、白鲜皮。

7)血瘀型:本型常见于静止期银屑病。由于病程长,气血运行失畅,以致经脉阻塞、气血瘀结、肌肤失养。皮损硬厚,多为钱币状,大小不等的斑块状,少数为蛎壳状,色暗红,覆有较厚干燥银白色鳞屑,不易脱落,新皮疹较少出现,伴有不同程度瘙痒或不痒,口干不欲饮,一般全身症状不明显,舌质紫黯或暗红有瘀斑,苔薄白或薄黄,脉弦涩或沉涩。银屑病患者存在着微循环异常和血液流变学异常,引起血瘀的原因很多,有血热或血热久留。因此在临床治疗过程中要进行辨证施治,分析是否为单纯的血瘀还是合并其他情况,如果是单纯的血瘀证就用活血化瘀、祛风止痒法,用当归尾、白蒺藜、桃仁、红花、赤芍、牡丹皮、白鲜皮。瘙痒不愈者,加皂角刺、王不留行;病久不愈者,加莪术;血瘀甚者,加鸡血藤、土茯苓、露蜂房。伴随其他情况要综合调理,如补气活血可用前方加四君子汤;行气活血加柴胡疏肝饮;养血活血重用当归,加熟地黄、首乌;滋阴活血润燥加熟地黄、黄芩、天花粉;平肝活血加生牡蛎、珍珠母、灵磁石、乌梅;血燥者加当归、首乌、玉竹、麦冬、沙参;热毒甚者加清热解毒的金银花、连翘、大青叶、金银藤等。

(2)关节型银屑病:本型往往在寻常型银屑病久不愈之后,或反复发作、症状恶化时造成。除了有典型的银屑病的损害外,常伴有关节改变,全身大小关节均可受侵,但以小关节为主,甚者可引起关节肿胀变形,这属中医的痹证范围。关节型银屑病也常与脓疱型合并发生,多因外受湿热之邪,或内有湿邪,蕴热化毒,内不能疏泄,外不得透达,郁于肌肤腠理之间,缠绵难愈,一般分两型。

1)湿热久羁型:本型临床特点是关节红肿疼痛,屈伸不利,或伴有典型银屑病的损害,或有脓疱型银屑病的皮损特点,伴舌红苔黄腻、大便不调、脉象濡数,治疗方法为清热化湿、解毒通络。代表方为宣痹汤,药用薏苡仁、滑石、防己、丝瓜络、白鲜皮、白术、茯苓。

2)肝肾不足型:本型的临床特点是皮损色淡、鳞屑不多,除腰酸腿软,周身乏力外,多有关节变形,骨质破坏,舌淡脉细。治疗方法为调补肝肾兼祛湿邪。代表方为健步虎潜丸,用药陈皮、锁阳、虎骨(代)、熟地黄、山茱萸、龟甲、伸筋草、鸡血藤。腰膝酸软者,加狗脊、肉苁蓉;关节变形者,加补骨脂、伸筋草。

(3)脓疱型银屑病:本型多见于中年人,偶见于小儿。可在发病的同时即起脓疱,针尖大小,成片集簇,可互相融合成片状,反复不已。多因外受湿热之邪、或内有湿邪,蕴久化热生毒,湿热毒邪外发肌肤而成。若病久不已,也可由湿热转为寒湿。

1)湿热蕴毒型:本型的临床特点为皮损为针尖至粟米大小黄色脓疱,起病急,集簇成片,基底色红,伴发热口渴、关节肿痛,损及甲板者,可有肥厚污浊,皮肤皱褶处湿烂脓痂,舌红,苔腻,脉象濡数。治疗方法为清热利湿,解毒凉血。代表方除湿胃苓汤加减,药用苍术、黄柏、厚朴、陈皮、生甘草、金银花、连翘、牡丹皮、赤芍、薏苡仁。高热不退者,加生石膏、水牛角;胸脘痞闷、舌苔垢腻者,加藿香、佩兰;大便不调者,加白扁豆、厚朴花。

2)脾虚湿盛型:本型的临床特点是皮损多在掌跖,基底淡红,上有针尖至粟米大小的脓疱,疱坚实,不易破溃,伴甲板变形,食不甘味,大便不调。治疗方法为健脾除湿、清解余毒。防己黄芪汤加减,药用防己、黄芪、白术、茯苓、白扁豆、金银花、连翘、泽泻等。脾虚腹胀者,加党参、厚朴;脓疱渗溢者,加薏苡仁、冬瓜皮;食不甘味者,加陈皮、鸡内金。

(4)红皮症型银屑病:本型多因寻常型银屑病治疗不当引起,或食入油腻海味、辛辣炙烫,使血热蕴毒,外发肌肤而成。这与卫气营血学说的热入营血有近似之处,但热入营血之发斑为血溢脉外,红斑压之不退,此种为气分之热波及营血,红斑触之灼手,压之可退。因此在治疗时,尤须注意透热转气",即在清热凉血之时,务必加气分之药,以使营血之热外出。

本型的临床特点是周身皮肤弥散性红色,触之灼手,上有鳞屑层层,伴有高热烦渴、便秘溲赤、舌质红绛、脉象细数,治疗方法为清气凉血,解毒化斑。处方化斑解毒汤,药用生地黄、牡丹皮、赤芍、紫草、生石膏、连翘、金银花、水牛角、玄参、知母。便秘溲赤者,加川大黄、麦冬;神昏谵语者,加莲子心、栀子,送服安宫牛黄丸;口干喜饮者,加麦冬、芒硝。若久病耗伤阴血或经治好转,皮损多呈淡红,脱屑层层,瘙痒时作,时气短乏力,舌淡脉细。又当养阴益血、润肤祛风。可选用养阴益血饮加减,药用当归身、丹参、赤白芍、生地黄、白鲜皮、苦参、玄参、地骨皮。大便秘结者,用麻仁加肉苁蓉;口渴喜饮者,加麦冬、石斛;午后低热者,加地骨皮、知母。

3.食疗

(1)赤小豆绿根粥:赤小豆,绿豆各 30g,芦根 10g,大米 50g。将鲜芦根洗净,与二豆、大米煮为稀粥服食,每日早、晚各食 1 次。可清热解毒,利湿润燥。

(2)二藤乌蛇汤:鸡血藤、首乌藤各 30g,乌梢蛇 1 条,调料适量,将二药用布包;乌蛇去皮、头、杂,洗净,切段,与药包同置锅中。加清水适量煮至乌蛇熟后,去药包,放食盐、味精等调味服食。可疏风除湿,活络舒筋。

(3)地黄丹皮粥:生地黄、牡丹皮各 15g,扁豆花 10g,大米 50g。将生地黄、牡丹皮水煎取汁,加大米煮为稀粥,待熟时调入扁豆花,每日 1 剂。可清热利湿、活化瘀。

第四节　荨麻疹

一、概述

荨麻疹俗称"风疹块",是由于皮肤、黏膜小血管扩张及渗透性增加而出现的一种局限性水肿反应。它是一种临床较常见的皮肤黏膜过敏性疾病。临床表现为大小不等的局限性水肿性风团。其临床特征为迅速发生与消退,退后无痕迹,伴有剧痒。严重者可伴有发热;如胃肠受累,临床还可伴有腹、痛、呕吐、腹泻等症状。

本病相当于中医学的"瘾疹"。属风类皮肤病的范畴。根据其发病特点,中医文献中又有"瘩瘟"、"鬼饭疙瘩""风乘疙瘩""风疹块""风瘙瘾疹"等名。瘾疹首先见于《素问·四时刺道从论》,谓:"少阴有余,病皮痹隐疹。"隋代巢元方之《诸病源候论》中不仅描述了"瘾疹"的临床表现特点,且分析了其病因病机。

《诸病源候论·小儿杂病诸候》云:"小儿因汗,解脱衣裳,风入腠理,与血气相搏,结聚起相连,成隐胗。风气止在腠理,浮浅,其势微,故不肿不痛,但成瘾胗瘙痒耳。"《诸病源候论·风病诸候》又云:"人皮肤虚,为风邪所折,则起隐轸。"在《诸病源候论·风病诸候》中,该书首次依据天行寒热,将本病皮损分为"赤轸"与"白轸"。在《诸病源候论·风瘰候》中记载:"汗出当风,风气搏于肌肉,与热气并,则生瘩瘟,状如麻豆,甚者渐大,搔之成疮。"明代《疡科准绳·卷五》记载:"夫人阳气外虚则多汗,汗出当风,风气搏于肌肉,与热气并,则生瘩瘟,状如麻豆,甚者渐大,搔之成疮也。"又如清代《医宗金鉴·外科心法要诀》记载:"此证俗名鬼风疙瘩。由汗出受风,或卧露乘凉,风邪多中表虚之人。初起皮肤作痒,次发扁疙瘩,形如豆瓣,堆累成片。"

清代《疡医大全》则说明了胃肠变化与本病发生的关系,而且提出了"内热生风""外风引动内风"的学术观点,并在治疗中采取"疏风、散热、托疹"之法。

《外科真诠》采用内治与外治相结合。这些对后世均有指导意义。

二、病因病机

(一)西医发病机制认识

1.病因

荨麻疹病因复杂,约 3/4 的患者不能找到原因,尤其是慢性荨麻疹。

(1)药物:许多药物常易引起本病,特别是青霉素。

(2)食物及食物添加剂:主要是动物蛋白性食物,如鱼、虾、蟹、肉类、蛋等。植物性食物及加入食物中的颜料、调味品、防腐剂等也能引起本病。

(3)吸入物:如花粉、动物皮屑、羽毛、真菌孢子、灰尘等吸入均可发生荨麻疹。

(4)感染:各种感染因素均可引起本病,包括细菌、病毒、寄生虫等。

(5)物理因素:如机械刺激、冷、热、日光等。

(6)精神因素:如情绪波动、精神紧张、抑郁等均可诱发本病。

(7)内分泌等系统疾病:如糖尿病、甲状腺功能亢进、月经不调、系统性红斑狼疮、肾病、胆病、白血病、淋巴瘤等。

(8)遗传因素:与某些类型,如家族性冷性荨麻疹等有关。

(9)其他:昆虫叮咬、毒毛刺入,以及接触荨麻、羊毛等。

2.发病机制

主要有免疫性和非免疫性两类。

(1)免疫性荨麻疹

1)Ⅰ型变态反应(IgE介导):急性荨麻疹。常见变应原为食物、药物、气源性变应原,及微生物等。

2)Ⅲ型变态反应(免疫复合物型):荨麻疹性血管炎。

3)自身免疫反应:慢性荨麻疹。

(2)非免疫性荨麻疹

1)假性变态反应(组胺释放剂引起):急性荨麻疹。组胺释放剂包括阿托品、吗啡、哌替丁(度冷丁)、阿司匹林、可待因、维生素B、各种动物毒素及食物(如鱼、虾、蛋、蘑菇、草莓、李子等),以及水杨酸、枸橼酸(柠檬酸)等食品添加剂等。

2)物理性荨麻疹:慢性荨麻疹。

3)病因不明:慢性特发性荨麻疹。

(二)中医病因病机认识

本病多因禀赋不耐,人对某些物质过敏所致。可因气血虚弱、卫气失固,或因饱食不慎,多吃鱼腥海味、辛辣刺激,或因药物、生物制品,慢性病灶感染以及昆虫叮咬、肠寄生虫,或七情交化,外界虚邪贼风侵袭等诱发。

1.禀赋不耐

《儒门事亲·小儿疮疱丹瘾疹旧蔽》说:"凡胎生血色之属,皆有蕴蓄浊恶热毒之气。有一二岁而发者,有三五岁至七八岁而作者,有年老而发丹火栗瘾者。"较为明确地阐明禀赋不耐是本病较为重要的病因。禀赋不耐,一旦受到过敏物质的刺激,则发为本病。

2.外邪入侵

"风为百病之长",引起本病之外邪,以风邪最为常见。风邪又常与寒邪或热邪相兼,搏于肌肤腠理而致本病。风热客于肌表致营卫失调,络脉盛而风团色红。风寒外袭,蕴积肌肤,腠理闭塞,络脉结聚而风团色白。此外,外邪亦包括其他,诸如昆虫叮咬、接触花粉以及其他过敏物质。外邪侵袭肌肤,腠理失常,络脉郁结,发为本病。

3.饮食不慎

因食鱼腥海味、辛辣醇酒等,致湿热内蕴,化热动风,"内不得疏泄,外不得透达,怫郁于皮毛腠理之间"而发病;或因饮食不洁,湿热生虫,虫积伤脾,以致湿热内生,熏蒸肌肤,发为本病;其他,如服用某种药物,注射生物制品,致血热外壅,郁于肌肤也可致本病的发生。

4.情感所伤

精神紧张、焦虑等情志因素,可使脏腑功能失调,阴阳失衡,营卫失和而发为本病。如精神烦扰、心绪不宁,心经郁热化火,以致血热偏盛,络脉壅郁而发病。

5.气血虚弱

平素体虚或久病、大病,或冲任不调,以致气血虚弱,气虚则卫外不固,风邪乘虚袭入,血虚则虚热生风,肌肤失常而发为本病。总之,本病病位虽在肌腠,但常与脏腑、气血、阴阳等密切相关。

(三)临床表现

常先有皮肤瘙痒,随即出现风团,呈现红或苍白色、皮肤色,少数病例亦可仅有水肿性红斑。风团的大小和形态不一,发作时间不定。风团逐渐蔓延,可相互融合成片。风团持续数分钟至数小时,少数可长至数天后消退,不留痕迹。皮疹反复或成批发生,以傍晚发作者多。由于剧痒可影响睡眠,极少患者可不痒。风团常泛发,亦可局限。部分患者可伴有恶心、呕吐、头痛、头胀、腹痛、腹泻,有的还可有胸闷、不适、面色苍白、心率加速、脉搏细弱、血压下降、呼吸短促等全身症状。因急性感染等因素引起的荨麻疹可伴有高热、白细胞增高。疾病于短期内痊愈者称急性荨麻疹(<6周或3个月)。若反复发作达数月以上者称慢性荨麻疹。还有一些特殊类型的荨麻疹:蛋白胨性荨麻疹(急性蛋白过敏性荨麻疹),寒冷性荨麻疹(家族性、获得性),热性荨麻疹,胆碱能性荨麻疹,日光性荨麻疹,压迫性荨麻疹,水源性荨麻疹,血清病性荨麻疹,皮肤划痕症(人工荨麻疹),血管性水肿。

荨麻疹分类及荨麻疹症状如下。

1.儿童荨麻疹

荨麻疹不仅是成人的多发病,也是儿童的多发病、常见病。儿童荨麻疹的特点是多为过敏反应所致。其常见多发的可疑病因首先是食物,其次是感染。因年龄不同、饮食种类不同,引起荨麻疹的原因各异。如婴儿以母乳、牛奶、奶制品喂养为主,引发荨麻疹的原因多与牛奶及奶制品的添加剂有关。随着年龄增大,婴幼儿开始增加辅食,这时鸡蛋、肉松、鱼松、果汁、蔬菜、水果都可成为过敏的原因。学龄前期及学龄期儿童,往往喜欢吃零食,零食种类及正餐食品较多,因此食物过敏的机会增多,诸如果仁、鱼类、蟹、虾、花生、蛋、草莓、苹果、李子、柑橘、各种冷饮、饮料、巧克力等都有可能成为过敏原因。2~7岁的小儿缺乏自制能力,到室外、野外、树丛及傍晚的路灯下,往往易被虫咬,或与花粉、粉尘、螨及宠物(如猫和狗)的皮毛等接触,它们均易成为过敏的原因。儿童期及幼儿期的小儿抵抗力偏低,容易患各种感染,因此化脓性扁桃体炎、咽炎、肠炎、上呼吸道感染等疾病一年四季均可成为荨麻疹的诱发因素。年长儿童、青少年开始对药物尤其对青霉素容易过敏,从而引发荨麻疹。儿童由药物、冷、热日晒、精神紧张等诱发的荨麻疹,及全身性疾病伴发的荨麻疹远比成人少。

从病程看,儿童荨麻疹多为急性荨麻疹。但是随着年龄增大,儿童及青少年过敏性湿疹和哮喘加重;或服药物(如青霉素类、磺胺类药物)引发的荨麻疹,可逐渐由急性荨麻疹转变为慢性荨麻疹。成人慢性荨麻疹、药物所致荨麻疹较儿童多。

2.胆碱能性荨麻疹

胆碱能性荨麻疹多发生于青年期,在遇热(热饮、热水浴)、情绪激动和运动后出现。皮疹的特点为1~3mm大小的小风团,周围有红晕,多,在躯干及四肢近端,伴瘙痒。有些患者伴有消化道症状,如腹痛、腹泻等。

3.慢性荨麻疹

慢性荨麻疹是一种常找不到病因的疾病。患者常不定时地在身上、脸上或四肢发出一块块红肿、且很痒的皮疹块,常常越抓越痒、越抓越肿。发作次数从每天数次到数天一次不等。

4.寒冷性荨麻疹

(1)获得性寒冷性荨麻疹:为物理性荨麻疹中最常见的一种,可见于任何年龄,常突然发病。皮肤在暴露于冷风、冷水等数分钟内,局部出现瘙痒性水肿和风团,可持续 30～60min,保暖后缓解。

(2)遗传性寒冷性荨麻疹:属显性遗传,女性多见。婴儿期发病,持续终身。于受冷后数小时出现泛发性风团,有烧灼感,不痒,可持续 48h。同时伴畏寒、发热、头痛、关节痛和白细胞增多等。

5.丘疹性荨麻疹

丘疹性荨麻疹是一种好发于婴儿及儿童的瘙痒性皮肤病。皮损常为圆形或梭形之风疹块样损害,顶端可有针头到豆大之水疱,散在或成簇分布。好发于四肢伸侧,躯干及臀部。一般经过数天到 1 周余皮损可自行消退,留暂时性色素沉着斑。皮损常亦可陆续分批出现,持续一段时间。本病瘙痒剧烈,可因反复搔抓而引起脓皮病等。本病的病因比较复杂,多数认为与昆虫叮咬有关,如跳蚤、虱、螨、蠓、臭虫及蚊等。

6.急性荨麻疹

急性荨麻疹是一种由多种病因引起的皮肤、黏膜小血管扩张、渗透性增加的局限性水肿反应。在荨麻疹中,整个皮肤炎症系统被激活。因此,在急性荨麻疹的发病机制中,除了已明确的组胺外,其他递质也起到协同作用。

7.蛋白胨性荨麻疹(急性蛋白胨过敏性荨麻疹)

正常情况下,食物蛋白分解的蛋白胨容易消化,而不被或很少吸入血液。但在一次食量过多(过食猪肉和海鲜),同时精神激动和大量饮酒时,蛋白胨可以通过肠黏膜吸收入血而致病,出现皮肤充血发红、风团,伴头痛、乏力。病程很短,只持续 1～2d,且大部分可在 1～4h 消失。属抗原抗体反应,其致病介质为组胺。

8.日光性荨麻疹

日光性荨麻疹主要表现为皮肤暴露于日光数秒至数分钟后,局部迅速出现瘙痒、红斑及风团、血管性水肿,持续 1～2h。以女性多发。

9.皮肤划痕症

皮肤划痕症亦称人工荨麻疹。用手搔抓或用钝器划过皮肤后,沿划痕发生条状隆起,伴有瘙痒,不久消退。可单独发生或与荨麻疹伴发。可发生于任何年龄。常无明显的发病原因,也可由药物(特别是青霉素)引起。

10.血清病性荨麻疹

血清病性荨麻疹是由于药物青霉素、呋喃唑酮(痢特灵)等、疫苗或异体血清引起。皮损以风团,尤其是多环形风团最常见,还可有中毒性红斑、结节性红斑样表现。患者还有发热、关节疼痛、淋巴结病等血清病或血清病样反应的症状,尚可有心肾损害。本病属于抗原抗体复合物反应。

11.压迫性荨麻疹

皮肤在受到较重和较持久压迫4～6h后,受压局部发生弥散性、境界不清的水肿性疼痛斑块,累及皮肤及皮肤组织。易发生于掌、跖和臀部,通常持续8～12h。有时可伴畏寒、头痛关节痛、全身不适等。发病机制与激肽有关。

四、临床诊断

(一)中医四诊

1.望诊

皮损为大小不等的局限性水肿性风团或红斑,迅速发生与消退,退后无痕迹。多舌质淡,苔薄白。

2.闻诊

中一般无特殊气味。

3.问诊

患者自觉瘙痒剧烈,多在24h内消退,大多具有接触史。

4.切诊

实证多为滑数脉,虚证多为细数脉。

(二)辅助检查

1.血常规

白细胞数增高(见于家族性寒冷性荨麻疹),嗜酸性粒细胞数增高(提示肠道寄生虫感染)。

2.尿常规

蛋白和管型(见于血清病型荨麻疹)。

3.血沉

血沉加快(见于低补体血症性荨麻疹性血管炎)。

4.血清学

检验抗核抗体、冷球蛋白、冷纤维蛋白增高(见于寒冷性荨麻疹)。补体(CH50)和血循环免疫复合物(荨麻疹性血管炎水平增高)。

5.其他试验

皮肤划痕试验(物理性荨麻疹可出现阳性)、运动试验(胆碱能性荨麻疹可出现阳性)、冰块试验(获得性寒冷性荨麻疹可出现阳性)、被动转移试验(获得性寒冷性荨麻疹和日光性荨麻疹可出现阳性)。

6.组织病理表皮正常

真皮网状层水肿,胶原纤维素分离,血管周围少量淋巴细胞、嗜酸性粒细胞浸润,肥大细胞数增多。某些慢性复发性荨麻疹(荨麻疹性血管炎)可呈现真皮浅层坏死性血管炎(白细胞破碎性血管炎)的组织象。普通荨麻疹和荨麻疹性血管炎之间尚有中间型。

(三)诊断要点

1.损害为大小不等、形态不一的鲜红色或白色风团。

2.突然发生,数小时后又迅速消退,一般不超过24h,成批发生,有时1天内反复发作多次,消退后不留痕迹。

3.黏膜亦可受累,累及消化道可伴有腹痛和腹泻;累及喉头黏膜,则可有胸闷、呼吸困难,甚至窒息。

4.有剧痒、烧灼或刺痛感。

5.急性者发作数天至1~2周可缓解。部分病例病程常达1~2个月或更长,变为慢性。

6.皮肤划痕症,部分病例呈阳性反应。

7.血液嗜酸性粒细胞数增高。

8.其他各特殊类型荨麻疹以其临床特点作为诊断要点。

(四)鉴别诊断

1.丘疹性荨麻疹多见于小儿,为散在的丘疹、水疱,风团样损害,瘙痒剧烈,3~4d后才消退。

2.色素性荨麻疹风团消失后留有黄褐或棕色的色素斑,经搔抓或其他机械刺激后可再起。病理检查,破损处真皮内有大量肥大细胞浸润。

3.多形性红斑损害多在手足背颜面、耳朵等处,为红斑、水疱,呈环形或虹膜样,一时不易消退。

五、治疗

(一)西医治疗

寻找病因,尽可能去除。

1.常用抗组胺药、钙剂、硫代硫酸钠等口服或肌内注射、静脉给药。抗组胺药中的第1代有氯苯那敏、苯海拉明、赛庚啶、羟嗪(安泰乐)等;第2代有阿斯咪唑、特非那丁、西替利嗪、左旋西替利嗪、氯雷他啶、地氯雷他啶、咪唑斯汀等。

2.急性发病较严重者可短期口服皮质激素类药物。

3.皮疹急骤而广泛、或喉头水肿、呼吸困难者,可皮下或肌内注射0.1%肾上腺素0.3~0.5mL,同时静点氢化可的松或地塞米松。

4.喉头水肿出现窒息者,可行气管切开。

(二)中医治疗

1.辨证治疗

(1)风热证

主症:多见于急性荨麻疹,发病急,风团密集成片,其色鲜红,灼热剧痒,伴有发热咽痛、心烦口渴,舌红苔黄,脉浮数或弦数。

治法:疏风清热止痒。

方药:秦艽牛蒡汤加减。

秦艽15g,牛蒡子10g,黄芩10g,栀子15g,生地黄15g,白鲜皮30g,海桐皮15g,牡丹皮10g,当归10g,生甘草6g。伴有发热,属风热炽盛者,加生石膏;大便秘结者,加大黄;咽红肿痛明显者,加金莲花、金银花;血热重者,加赤芍。

(2)风寒证

主症:此证多见于寒冷性荨麻疹,风团色白,遇风遇冷皮疹加重,遇热则轻,痒甚,伴恶寒、口不渴,舌质淡胖,苔白,脉浮紧。

治法:疏风散寒,调和营卫。

方药:麻黄汤加减。

麻黄 6g,桂枝 10g,荆芥穗 10g,防风 10g,生地黄 15g,白鲜皮 15g,当归 10g,甘草 6g。若素体虚寒,复感风邪者,可用阳和汤加减。所以在治疗时要分清是外感风寒引发,还是内寒招致风邪所致。

(3)湿热证

主症:多见于慢性荨麻疹急性发作,表现为风团较大,融合成片,皮损灼热而痒,经久不退,常伴有胃脘胀满、腹痛腹泻、口渴,舌质暗红,苔黄腻,脉弦滑。

治法:清热除湿,疏风健脾。

方药:清脾除湿饮加减。

黄芩 10g,黄连 10g,栀子 15g,牡丹皮 10g,茯苓 10g,泽泻 10g,白鲜皮 30g,荆芥穗 10g,当归 10g,甘草 6g。若苔厚腻、湿热重者,加黄连、大黄;以湿邪困脾为主,加厚朴、白术等;痒甚者,加苦参、地肤子。

(4)风湿证

主症:多见于慢性荨麻疹、人工性荨麻疹,风团成片,时隐时现,久治不愈,舌淡苔白,脉沉缓。

治法:健脾化湿,祛风止痒,调和气血。

方药:多皮饮加减。

茯苓皮 15g,陈皮 10g,冬瓜皮 30g,桑白皮 6g,大腹皮 10g,干姜皮 10g,白鲜皮 30g,当归 10g,甘草 6g。久治不愈、少苔者,加地骨皮;风湿重者,加五加皮;舌质红者,加牡丹皮。

(5)气血虚证

主症:风团反复发作,迁延不已,午后或夜间和劳累时皮疹加重,伴有神疲乏力、心烦易怒、口干,舌淡少苔,脉沉细。

治法:养血益气,祛风固表。

方药:当归饮子加减。

当归 10g,生地黄 15g,白芍 10g,生黄芪 10g,茯苓 15g,防己 10g,荆芥穗 10g,刺蒺藜 15g,白鲜皮 30g,甘草 6g。气虚明显者,加党参;阴虚血亏明显者,加玄参、熟地黄等。

(6)肠胃实热证

主症:风团出现时可伴有脘腹疼痛、神疲纳呆、大便秘结或泄泻,甚至恶心、呕吐,苔黄腻,脉滑数。部分患者有肠道寄生虫。

治法:疏风解表,通腑泻热。

方药:防风通圣散合茵陈蒿汤加减。

茵陈蒿 20g,黄芩 10g,滑石 15g,栀子 10g,当归 10g,白芍 15g,防风 10g,土茯苓 20g,甘草 10g。便秘者,加制大黄(后下)、枳壳;腹泻者,加银花炭、炒黄芩;有肠道寄生虫病者,加乌梅、槟榔。

(7)冲任失调证

主症:常在月经前数天开始出现风团,往往随着月经的干净而消失,但在下次月经来潮时又发作。常伴有痛经或月经不调,舌质正常或色淡,苔治法:调摄冲任。

方药:四物汤合二仙汤加减。

仙茅 10g,仙灵脾 10g,知母 10g,黄柏 15g,当归 10g,川芎 10g,生地黄 20g,熟地黄 20g,白芍 10g,益母草 20g,柴胡 10g,甘草 6g。若月经不调,经色黯,有血块者,可加桃仁、红花、丹参等药;若肝郁气滞冲任失疏所导者,可选用丹栀逍遥散加减。

以上为荨麻疹辨证论治的常见证型。虽有不同分型,但临床上一致认为初发、急性者多属实证,治以疏风清热或祛风散寒为主;久则慢性者多属虚证,以益气、养血、固表为主。

2.辨病治疗

荨麻疹其成因有外因引起者,有内因引起者,也有内外因相合者。急性荨麻疹多见于风热、风湿两型,应投以疏风清热或祛风胜湿之法,易于收效。慢性荨麻疹多顽固难愈,必须仔细审证求因,方能得治。如风邪久郁未经发泄,可重用搜风药驱邪外出。又如卫外失固,遇风着冷即起,则宜固卫御风。既有内因,又复感风邪触发者,如饮食失宜,脾虚失运,复感外风,而致胃疼、呕吐、腹痛、泄泻,应予温中健脾、理气止痛。此外又有内因血热、血瘀致病者。血热生风者,常见皮肤灼热刺痒,搔后立即掀起条痕,所谓外风引动内风,必须着重凉血清热,以息内风。血瘀之证,由于瘀血阻于经络肌腠之间,营卫不和,发为风疹块,应着重活血祛风,所谓"治风先治血,血行风自灭"。更有寒热错杂之证,又当寒热兼治。总之病情比较复杂,应当详究,审证求因,辨病与辨证相结合,庶能得治。

(1)急性荨麻疹:由于风热外袭,症见风疹色红,成片,痛痒不止,重则面唇俱肿。汗出受热易起,或有咽干心烦。舌红,苔薄白或薄黄,脉弦滑带数。治以疏风清热,佐以凉血。方用消风清热饮(荆芥 9g,防风 9g,浮萍 9g,蝉蜕 9g,当归 9g,赤芍 9g,大青叶 9g,黄芩 9g)或疏风清热饮加减(荆芥 9g,防风 9g,牛蒡子 9g,刺蒺藜 9g,蝉蜕 9g,生地黄 15g,丹参 9g,赤芍 9g,炒栀子 9g,黄芩 9g,金银花 9g,连翘 9g,生甘草 6g)治之。

又有风热之邪久郁,未经发散,风疹发作一二年不愈,症见疹发大片掀红,舌质红,苔黄。治以搜风清热,用乌蛇驱风汤(乌梢蛇 9g,蝉蜕 6g,荆芥 9g,防风 9g,羌活 9g,白芷 6g,黄连 9g,黄芩 9g,金银花 9g,连翘 9g,甘草 6g)。

(2)冷激型荨麻疹:由于卫外失固,风寒外袭,营卫不和。受风着凉后,即于露出部位发病。症见风疹块色淡红或苍白,舌淡,苔薄白,脉紧或缓。治以固卫和营,御风散寒。以固卫御风汤加熟附子治之(黄芪 9g,防风 9g,炒白术 9g,桂枝 9g,赤芍 9g,白芍 9g,生姜 3 片,大枣 7 枚,熟附子 3g)。

(3)肠胃型荨麻疹:由于脾胃失健,外受风寒。症见身发风块,胃纳不振,腹痛腹胀或恶心呕吐,大便溏泻,苔白或腻,脉弦缓。治以健脾理气,祛风散寒。以健脾祛风汤(苍术 9g,陈皮 6g,茯苓 9g,泽泻 9g,荆芥 9g,羌活 9g,木香 3g,乌药 9g,生姜 3 片,大枣 5 枚),或搜风流气饮(荆芥 9g,防风 6g,菊花 9g,白僵蚕 9g,白芷 6g,当归 9g,川芎 6g,赤芍 9g,乌药 9g,陈皮 6g)治之。

(4)皮肤划痕症(人工荨麻疹):中医称为风瘾疹。由于心经有火,血热生风。一般起风块较少,每到晚间皮肤先感灼热刺痒,搔后随手起红紫条块,越搔越多,发时心中烦躁不安。舌红,苔薄黄,脉弦滑带数。治以凉血清热,消风止痒。方用凉血消风散(生地黄 30g,当归 9g,荆芥 9g,蝉蜕 6g,苦参 9g,刺蒺藜 9g,知母 9g,生石膏 30g,生甘草 6g)。

(5)慢性荨麻疹:由于瘀阻经隧,营卫之气不宣,风热或风寒相搏。症见风疹块暗红,面色晦黯,口唇色紫,或风疹块见于腰围、表带压迫等处。

舌质紫黯,脉细涩。治以活血祛风为主。方用活血祛风汤(当归尾 9g,赤芍 9g,桃仁 9g,红花 9g,荆芥 9g,蝉蜕 6g,刺蒺藜 9g,甘草 6g),或通络逐瘀汤加减(地龙 12g,皂角刺 9g,刺猬皮 9g,桃仁 9g,赤芍 9g,金银花 9g,连翘 9g。风热,加金银花、连翘;风寒,加麻黄、桂枝)。

3.其他治疗

(1)常用中成药

1)防风通圣丸

药物组成:防风、荆芥穗、麻黄、桔梗、薄荷、连翘、黄芩、栀子、大黄、芒硝、石膏、白术、川芎、滑石、当归、甘草、白芍。

功能:解表通里,清热解毒。

主治:用于表里同病,气血俱实之荨麻疹等。

用法用量:口服:每次 6g,2 次/d。

注意事项:①孕妇忌服;②体虚便溏者慎用。

2)消风止痒冲剂

药物组成:防风、荆芥、蝉蜕、当归、石膏、亚麻子、地骨皮、苍术、地黄、关木通、甘草。

功能:疏风清热,除湿止痒。

主治:用于风热束表证之荨麻疹等。

用法用量:口服:每次 15~30g,2 次/d。

3)荨麻疹丸

药物组成:防风、白芷、亚麻子、黄芩、白鲜皮、升麻、薄荷、苦参、川芎、三棵针等。

功能:祛风清热,除湿止痒。

主治:用于风热束表证之荨麻疹等。

用法用量:口服:每次 10g,2 次/d。

4)银翘解毒丸

药物组成:金银花、连翘、薄荷、荆芥穗、牛蒡子、桔梗、淡竹叶、甘草。

功能:疏散风热,清热解毒。

主治:用于风热所致的急性荨麻疹。

用法用量:口服:成人每次 9g,2 次/d。

5)桂枝合剂

药物组成:桂枝、白芍、生姜、大枣、甘草。

功能:解肌发表,调和营卫。

主治:用于风寒所致的荨麻疹、皮肤瘙痒症等。

用法用量:口服:每次 15~20mL,3 次/d。

注意事项:孕妇忌服;忌辛辣、生冷食物。

6)九味羌活丸

药物组成:羌活、防风、苍术、细辛、川芎、白芷、黄芩、生地黄、甘草。

功能:辛温解表,祛风除湿,兼清里热。

主治:用于风寒所致的急性荨麻疹、湿邪所致湿疹等。

用法用量:口服:成人每次 6～9g,2～3 次/d。

注意事项:阴虚气弱者慎用。

7)玉屏风颗粒

药物组成:黄芪、白术、防风。

功能:益气,固表,止汗。

主治:用于表虚感受风邪所致的慢性荨麻疹等。

用法用量:口服:成人每次 10mL,3 次/d,温开水送服;儿童酌减。

注意事项:避风寒,忌生冷油腻饮食。

8)六味地黄丸

药物组成:熟地黄、山药、山萸肉、茯苓、牡丹皮、泽泻。

功能:滋阴补肾。

主治:用于阴虚血热之慢性荨麻疹。

用法用量:口服:每次 6～9g,2 次/d,温开水送下。

注意事项:忌辛辣。

9)八珍合剂

药物组成:熟地黄、当归、白芍、川芎、人参、茯苓、白术、炙甘草、生姜、大枣。

功能:气血双补。

主治:用于气血俱虚、营卫不和之慢性荨麻疹。

用法用量:口服:每次 3.5g,2 次/d。

10)肤痒冲剂

药物组成:苍耳子、地肤子、川芎等。

功能:祛风活血,除湿止痒。

主治:用于风袭血瘀证之荨麻疹。

用法用量:口服:每次 4～8g,3 次/d。开水冲服。

注意事项:消化道溃疡病患者慎用。

11)乌蛇止痒丸

药物组成:乌梢蛇、当归、人参、苦参、蛇床子、苍术、防风、黄柏、牡丹皮、人工牛黄、蛇胆。

功能:养血祛风,燥湿清热,润燥止痒。 主治:用于血虚风燥证之荨麻疹等。

用法用量:口服:60 粒,2 次/d。白开水送下。

注意事项:过敏体质者慎用。

药物组成:连翘、紫草、紫荆皮、赤芍、蛇蜕等。

功能:清热解毒,凉血消肿,祛风止痒。

主治:用于血热风燥证之急性荨麻疹等。

用法用量:口服:20 粒,2～3 次/d。

(2)外治法

本病以内治为主,亦可配合外用治疗。

1)用香樟木或晚蚕沙各 30～60g;或楮桃叶 30～60g,煎汤先熏后洗,1～2 次/d。

2)用荆芥、防风、黄精、蛇床子各 30g,川芎、紫苏各 20g,煎水外洗皮损。

3)用 1%薄荷三黄洗剂外搽。

(3)针灸治疗

1)针刺治疗,邻近取穴:损害以头部为主,取丝竹空、迎香、风池等;以腹部为主,取中脘;以腰部为主,取肺俞、肾俞;以下肢为主,取伏兔、风市、足三里、委中。根据循经取穴的原则,风邪善犯阳经,取大椎、血海、足三里;湿邪善犯脾经,取脾俞、曲池、足三里;血燥生风,取三阴交、血海。根据病因取穴的原则,有风热之邪所致者,取大椎、风池、百会、足三里。在针刺手法中,除血燥生风者用补法外,其他均用泻法。1～2 次/d。

2)耳针疗法,取神门、肺区、枕部、荨麻疹区、肾上腺、内分泌等穴,针刺后留针 1h,每次选2～3穴。

3)穴位注射法:取肺俞、曲池、三阴交等穴,每次交替取 2 穴,各穴注入丹参或当归注射液0.5～1mL,1 次/d。

4)放血疗法:分别在双耳尖、双中指间、双足二趾间,经过常规消毒,用三棱针刺之,捏出少许血液,1 次/3d。

5)灸法:取穴合谷、阳池、曲池、行间、足三里、血海、三阴交,将鲜生姜片贴在穴位上,每穴灸 3～5 壮,1 次/d。适用于慢性荨麻疹或寒冷性荨麻疹。

第五节　带状疱疹

一、概述

0 正 1 带状疱疹是由水痘一带状疱疹病毒引起的急性炎症性皮肤病,多发于成人。其发病率根据种族、人群以及地域的不同而有所差异,其发病率和严重程度随年龄增大而增长。本病好发于春秋季节,但亦有统计认为好发季节在冬春。李学军对年龄 13～82 岁 300 例带状疱疹患者进行临床研究,发现:13～20 岁 5 例(1.67%),21～30 岁 28 例(9.33%),31～40 岁 32例(10.67%),41～50 岁 43 例(14.33%),5～60 岁 90 例(30.00%),61～70 岁 93 例(31.00%),71～82 岁 9 例(3.00%),51 岁以上共计 192 例(64.00%),经分析认为本病可发生在各年龄段,发病率和临床症状严重程度随年龄增长而增加,发病集中在 51 岁以上年龄组。

一般在全身或局部抵抗力下降时,病毒沿相应的神经纤维播散至相应的皮肤区域而发病,表现为神经支配的皮肤区域出现带状排列的成簇疱疹,伴有明显神经痛及局部淋巴肿痛。皮疹一般有单侧性和按神经节段分布的特点。一般来说,儿童带状疱疹患者疼痛很轻,而年老体弱者疼痛剧烈,甚至难以忍受。治疗上以抗病毒、抗感染、免疫调节及维生素类药物为主,但是这些药物不仅对急性期部分患者止痛效果不满意,甚至有些患者还会遗留长期的并发症—带状疱疹后遗神经痛(PHN),可持续数月至数年,给患者身心和精神造成极大的痛苦,不仅影响患者白天的社会活动,还引起失眠,甚至发展成抑郁症。带状疱疹属中医学的"疮疡"类疾病,最早记录见于隋代巢元方所著《诸病源候论》,名为"甑带疮"。现可查阅到的古病名有"蛇串疮"、"缠腰火丹""蛇丹""甑带疮"、"蛇窠疮"、"蛇缠疮""蛇缠丹""蛇形丹""蛇缠虎带""火丹疮、"火带疮""火腰带""火腰带毒"等10余种。总结各代医家对带状疱疹的病因病机的认识,主要认为本病的发病与肝经郁热、脾虚湿蕴、气滞血瘀有关。

二、病因病机

(一)西医发病机制认识

带状疱疹是由水痘-带状疱疹病毒(VZV)感染所致。此病毒属疱疹病毒,直径为150~200nm,核心为双链DNA。病毒能在人胚成纤维细胞和上皮细胞的细胞核中繁殖,并产生局灶细胞病变,受感染的细胞核内有嗜酸性包涵体,能与邻近细胞融合成多核巨细胞。人是已知的自然界唯一宿主。病毒主要通过皮肤损害的小液滴经雾化而传播。首先经感染结膜与上呼吸道黏膜进入宿主,在局部淋巴结增生,2~3d后进入血液,形成病毒血症;然后在肝、脾及其他器官增生,10~14d后病毒又大量进入血液,即第2次病毒血症。此时病毒开始在皮肤增生,形成疱疹。VZV原发感染后,病毒沿感觉神经上行,在一个或多个脊髓后根神经节或三叉神经节中形成潜伏感染,在某些诱发因素的作用下,此处潜伏的病毒可再次活动,生长繁殖,使受侵犯的神经节发炎或坏死,产生神经痛。同时,再活动的病毒可从一个或数个邻接的神经节沿相应的感觉神经纤维传到皮肤,在局部细胞内增生,引起复发感染,即在皮肤上产生带状疱疹所特有的节段性水疱。偶尔病毒传播到脊髓前角细胞及运动神经根,引起肌无力或相应部位的皮肤发生麻痹。

激发带状疱疹的原因,目前尚未完全清楚,其可能的发病原因是各种内在因素导致的机体免疫能力的降低,主要是高血压病、心脏病、脑血管疾病、肺部疾病、肝胆及消化系统疾病,而结缔组织病、恶性肿瘤发病比较严重。因为这些因素均可导致机体免疫功能紊乱,引起机体抵抗力减弱,而为本病的促发因素。Schmader等指出消极的生活方式、缺乏社会支持、抑郁、患癌症或其他慢性疾病等因素均可增加带状疱疹发生的危险性。带状疱疹是一种与细胞免疫功能有关的疾病,体内细胞免疫功能主要是通过辅助性 T~($CD4^+$)和抑制性 T~($CD8^+$)来调节,$CD4^+/CD8^+$比例的失调,必然导致机体细胞免疫功能的障碍。

(二)中医病因病机认识

中医学对带状疱疹的病因病机很早就有阐述。隋代《诸病源候论·疮病诸候》中称:"甑带疮者,绕腰生,此亦风湿搏于血气所生,状如甑带因此为名,又云此疮绕腰背则杀人"。后世各代医家对本病病因病机的阐述亦不尽相同。明代王肯堂在《证治准绳·疡医准绳》中认为本病的病因病机为"心肾不交,肝火内炽,流入膀胱,缠于带脉,故如束带。"清代《医宗金鉴·外科心法要诀》提出本病的病因病机:"缠腰火丹,此证俗名称蛇串疮,有干湿不同、红黄之异,皆如累累珠形。干者色红赤,形如云片,上起风粟,发痒作热,次属肝心二经风火,治宜龙胆泻肝汤;湿者色黄白,水疱大小不等,作烂流水,较干者多疼,此属脾肺二经湿热,治宜除湿胃苓汤;若腰生之,系肝火妄动,宜用柴胡清肝汤治之……"。

现代中医皮肤病专家徐宜厚认为带状疱疹多由湿热内蕴，感受毒邪所致。现代医家吴英等认为带状疱疹的起因多由于肝经郁火和脾经湿热内蕴，又复感火热时邪，湿热蕴蒸阻于脉络、浸淫肌肤，气血痹塞不通，也有因气滞血瘀或阴虚火旺日久，郁火内生不得疏泄外发而成。共同致病机制均为火热毒邪蕴积内发而成。亦有人在临床总结出一套以毒、火、湿、瘀、虚为特点的"五因辨治法"，验之临床收到了良好效果。

总结各代医家对带状疱疹的病因病机的认识，主要认为本病的发病与肝经郁热、脾虚湿蕴、气滞血瘀有关。

三、临床表现

带状疱疹患者发病前局部皮肤往往先有感觉过敏或神经痛，伴有轻度发热、全身不适、食欲缺乏等前驱症状，亦可无前驱症状而突然发病。患部先发生潮红斑，进而出现多数成群簇集的粟粒至绿豆大的丘疱疹，迅速变为水疱，疱壁紧张发亮，内容透明澄清，互不融合，周围皮肤发红，病变部位如火烧灼般疼痛。病情较严重的可见淋巴结肿大、发热等全身症状。皮疹沿皮神经分布，单侧发疹，一般不超过体表正中线，多呈不规则带状排列。分布以胸段（肋间神经）最为多见，约占 57%，皮疹排列方向沿一侧肋间神经从后上方向前下方伸展；其次为腰段、颈段及三叉神经分布区。愈后可后遗暂时性色素沉着，不留瘢痕，亦可因水疱破溃形成糜烂或继发感染。除典型的皮疹外，神经痛是本病的另一大特点，可于发疹前或伴随发疹出现。疼痛沿受累神经支配区域放射，且与皮疹的严重程度无一定的关系。通常儿童带状疱疹患者疼痛很轻或没有疼痛，而老年患者多疼痛剧烈，甚至难以忍受。

而且 30%～50% 的中老年患者于损害消退后可遗留顽固性神经痛，常持续数月或更久，亦有少数临床表现不典型。

(一)常见类型带状疱疹

1.无疹型带状疱疹

免疫功能较强的患者，仅有典型的节段性神经痛，而不出现皮疹。

2.不全型带状疱疹(顿挫型)

仅出现红斑、丘疹，不发生典型水疱。

3.大疱型带状疱疹

可形成豌豆至樱桃大的水疱。

4.出血性带状疱疹

疱内容为血性。

5.坏疽型带状疱疹

皮疹中心发生坏疽，结成黑色痂不易剥离，愈合后遗留瘢痕。

6.双侧性带状疱疹

由病毒可同时累及两个以上不相邻神经节，产生双侧对称或一侧同时有数个神经节分布区的损害。双侧性带状疱疹较少见，常见部位为胸段脊神经分布区，其次为颈神经。

7.播散型带状疱疹

在恶性肿瘤或年老体弱的患者，在局部发疹数日内，全身出现类似水痘样发疹，常伴有高热，可并发肺、脑损害，病性严重，可致死亡。

(二)特殊部位的带状疱疹

1.眼带状疱疹

眼带状疱疹为散发,以 9～11 月份多见。临床所见眼带状疱疹伴有同侧三叉神经第一支受累,可见眼睑红肿、结膜充血、水疱及痂皮,可累及角膜形成溃疡性角膜炎,后因瘢痕形成失明。严重者可发生全眼球炎、脑炎、甚至死亡。

2.耳带状疱疹

耳带状疱疹又称 Ramsayhunt 综合征,是由于 VZV 侵犯面神经及听神经所致,临床特点为耳部急剧疼痛和同侧面瘫,间伴重听、眩晕等。可伴有发热、局部淋巴结肿胀和泪腺炎。

3.带状疱疹性脑膜炎

系病毒直接从脊髓神经前、后根向上逆行侵犯中枢神经系统所致。大多见于脑神经颈或上胸脊髓神经节段受侵的患者。表现有头痛、呕吐、惊厥或其他进行性感觉障碍,尚可有共济失调及其他小脑症状等。

4.内脏带状疱疹

病毒由脊髓后根侵及交感神经及副交感神经的内脏神经纤维,引起胃肠或泌尿症状。当侵犯胸膜、腹膜时,则发生刺激症状甚或出现积液。

5.运动性麻痹

除常见的脑神经受累引起的上睑下垂及面肌麻痹外,若脊髓前运动神经元受累时,可出现支配区的肌无力或相应部位的皮肤麻痹。多发生在发疹期或稍后,程度较轻,能持续数周到数月。此型损害对老年患者而言,其症状及持续时间相对较明显和较长,还应注意与 2 型糖尿病引发的神经损害鉴别。据报道,带状疱疹后发生运动性麻痹以三叉神经带状疱疹后的眼、面肌麻痹报道较多,而脊髓根运动性麻痹报道较少。

6.泛发性或全身性带状疱疹

就带状疱疹的发病机制而言,早年感染后并长期潜伏在神经组织的病毒,被某些诱因激活后,可从一个或数个邻接的神经节沿相应的感觉神经纤维传播到皮肤,产生节段性带状分布的水疱,故神经痛和皮肤损害为单侧性是其临床特征。但在免疫功能低下的老年,患有恶性肿瘤、获得性免疫缺陷综合征(艾滋病,AIDS)的患者,及长期应用抗癌药物、免疫抑制药的患者中,由于机体的细胞免疫和体液免疫功能严重低下,可导致病毒血行播散,发生全身性水痘样皮疹,称为泛发性或全身性带状疱疹。患者除皮疹广泛分布外,并伴有高热等较严重的病毒血症,及受累系统、器官的功能损害。此型患者虽较少见,但病情重,常因多系统、多器官的功能障碍导致死亡。

四、临床诊断

(一)中医四诊

1.望诊

典型带状疱疹患者可见呈带状分布的簇集性水疱、脓疱或者血疱,一般为单侧分布,也有少数患者皮疹呈双侧分布。病情轻、免疫力强的患者可以没有明显的皮损或仅可见红斑。

2.闻诊

部分带状疱疹患者因疼痛剧烈,可闻及痛苦呻吟之声;脓疱破溃的患者可闻及臭秽之气。

3.问诊

带状疱疹患者多因劳累、久病所致免疫力低下而诱发。

4.切诊

脉多见弦或弦滑,也可见脉弦数等。

(二)辅助检查

组织病理检查:水疱为多房性,位于表皮内棘层细胞深部。水疱内及其边缘有膨大的气球状细胞(系变形之棘细胞)。真皮内毛细血管扩张,血管、神经及毛囊周围有中性粒细胞浸润,乳头水肿明显。在变性的上皮细胞中,可发现嗜酸性核内包涵体,尤以气球状细胞为多见。

(三)诊断要点

根据单侧性发病,簇集性成簇的水疱沿周围神经分布而排列成带状及伴有神经痛等特点,诊断多不困难,但对无水疱、无神经痛及其他特殊类型,须根据具体情况综合分析,才能明确诊断。

(四)鉴别诊断

本病应与单纯疱疹、接触性皮炎、急性阑尾炎、胸膜炎相鉴别。

1.单纯疱疹

好发于皮肤黏膜交界处,分布无一定规律,水疱较小,壁薄易破,疼痛较轻,反复发病。

2.接触性皮炎

有接触史,局限于该部位,与神经分布无关,自觉灼热、瘙痒,无神经痛。

3.急性阑尾炎

右下腹痛及反跳痛,无带状疱疹的前后半侧带状疼痛,腰肌强直,发热、白细胞增高。

4.胸膜炎

其疼痛系呼吸时痛,不是皮肤痛,无触痛,根据全身症状、听诊、X线综合考虑予以鉴别。

此外,带状疱疹早期或无疹型带状疱疹的神经痛易误诊为肋间神经痛及坐骨神经痛等。

五、治疗

(一)西医治疗

1.药物治疗

(1)抗病毒药物

1)碘苷(ID):本药为抗疱疹病毒药物的早期代表,为核酸抗代谢物。由于它不能区分病毒和宿主细胞功能的差别,因而无法用于全身抗病毒治疗。临床上主要作外用,如眼科用于眼带状疱疹等。由于可影响角膜上皮的正常代谢,因此使用时间不应过长,以不超过2周为宜。

2)阿糖腺苷:本药是嘌呤核苷类衍生物,是第1个成功地经静脉给药的抗病毒药,能抑制病毒基因组核酸的复制,具有广谱抗疱疹病毒作用,在20世纪70年代是治疗疱疹病毒的首选药。其对于复制期的Ⅰ型单纯疱疹病毒(HSV-1)和Ⅱ型单纯疱疹病毒(HSV-2),VZV及巨细胞病毒(CMV)均有抑制作用。临床中静脉滴注,用于肾功能正常者,10~15mg/kg体重。一般剂量时毒性低,少数患者有消化道反应,如恶心、呕吐、腹痛、腹泻、皮疹及肝肾功能受损。

3)利巴韦林(RBV):又称病毒唑,本药主要影响RNA和蛋白合成,使病毒的复制与传播受抑制。其对多种RNA病毒具有显著的抑制作用,对DNA病毒也有一定的抑制作用。适用于麻疹、水痘、带状疱疹等。

4）阿昔洛韦（ACV）：本药是一种较为安全的抗疱疹病毒药物。本药为鸟苷衍生物，在感染细胞内被疱疹病毒特异性胸苷激酶磷酸化为单磷酸盐，再进一步被细胞核苷激酶转化为二磷酸、三磷酸化合物，模拟核苷酸，对病毒 DNA 聚合酶产生较强抑制作用。它选择性高，对正常细胞毒性小。但本药口服吸收较差，口服生物利用度只有 $15\%\sim30\%$，血浆半衰期 $2.5\sim3.0h$，因此需静脉注射。剂量为 $2.5\sim7.5mg/kg$ 体重，8h/1 次。也有用 $250\sim375mg$，12h/1次。口服成人剂量 $200\sim400mg$，5 次/d。本药的主要缺点是止痛效果不佳，须联合应用其他对症止痛药物。长期使用有一定不良反应，可引起接触性皮炎，并可造成病毒胸苷激酶突变，产生耐药株。

5）伐昔洛韦（VCV）：本药为阿昔洛韦的 L-缬氨酸酯，口服后在肝脏水解为阿昔洛韦。伐昔洛韦对 VZV、HSV、EB 病毒（EBV）、CMV 均有较强的抑制作用，生物利用度比阿昔洛韦高 $3\sim4.5$ 倍。本品可用于阿昔洛韦所有适应证，主要用于带状疱疹、单纯疱疹。规格为 300mg、500mg 片剂。口服伐昔洛韦 500mg，2 次/d，与口服阿昔洛韦 600mg，4 次/d，具有相同的防止骨髓移植者 HSV 感染的疗效，且无明显毒副作用。

6）喷昔洛韦（PCV）：本药为鸟苷类似物在病毒和细胞激酶作用下形成三磷酸化合物，抑制病毒 DNA 聚合酶，对 VZV、HSV、EBV、CMV 均有抑制作用。本品半衰期长于阿昔洛韦，但口服生物利用度仅为 5%，故多以 1% 软膏局部使用。

7）泛昔洛韦（FCV）：口服后代谢为喷昔洛韦，抗病毒机制相同，生物利用度提高至 77%。急性带状疱疹患者口服泛昔洛韦 250mg、500mg、750mg，3 次/d，连服 7d，与口服阿昔洛韦 800mg，5 次/d 相比，水疱消退率及时间相似，且疹后神经痛时间缩短。

8）更昔洛韦（GCV）：为羟甲基化的阿昔洛韦，与阿昔洛韦抗病毒机制相似，但更易磷酸化，且抗 CMV、EBV 活性为阿昔洛韦的 $10\sim20$ 倍。有 250mg、500mg 针剂。本品有骨髓抑制作用，对心血管系统、中枢神经系统、消化系统、呼吸系统、泌尿系统也有不良反应，还可致脱发、皮肤瘙痒、荨麻疹，抑制精子产生，使妇女永久性不孕。肝肾功能不全者、孕妇、哺乳妇女禁用。

9）昔多福韦：为开环核苷酸类似物，在细胞胸苷激酶作用下转化为单磷酸酯、二磷酸酯和磷脂酰胆碱的生成物，对 CMV 的 DNA 聚合酶产生抑制。本品对 HSV、VZV 等也有抑制作用。本品仅供静脉滴注。

本品可引起蛋白尿、糖尿和血肌酐异常，须同时滴注丙磺舒和生理盐水减少肾毒性。

10）索利夫定：为胸苷类似物，抗 VZV 作用比阿昔洛韦强 1000 倍，是抗 VZV 活性最强的核苷类似物，一般用于 AIDS 患者带状疱疹的治疗。但本品与氟尿嘧啶合用可产生致死性的相互作用，故临床应用受限。

11）膦甲酸钠：本品直接作用于核酸聚合酶的焦磷酸结合部位，非竞争性抑制病毒 DNA聚合酶，阻断病毒复制，对 CMV、HSV、EBV、VZV、HHV-8 等有较强抑制作用。本品主要用于对核苷类药物耐药或过敏的疱疹病毒感染者，也可用于 AIDS 患者的疱疹病毒感染。本品对器官移植者 CMV 感染的有效率在 80% 以上，但停药后病情会反跳。本品可体外抑制HHV-8 在细胞间的传播。但静脉给药者外周血单核细胞仍能检出 HHV-8 的 DNA，即药物并不能清除潜伏感染的病毒。本品有 600mg、1200mg 针剂,3%软膏。静脉滴注起始剂量为 60mg/kg 体重,8h/1 次,连用 2～3 周,维持剂量为每日 90～120mg/kg 体重。本品有发热、头痛、恶心、腹泻、骨髓抑制、电解质紊乱、肾功能改变、视觉异常等不良反应。

12)多可沙诺:本品为 C22 烷醇,可能通过阻止病毒包膜与细胞膜融合发挥作用,对 HSV、VZV、CMV 均有抑制作用,与阿昔洛韦等核苷类似物有协同作用,且不增加细胞毒性。本品主要用于口面部疱疹的局部治疗,10%多可沙诺软膏是 FDA 批准的第 1 个治疗唇疱疹的非处方药。

(2)免疫调节药物

1)干扰素(IFV):具有广谱抗病毒和免疫调节作用,可抑制病毒感染和细胞中病毒的复制,用于各种病毒感染疾病,均取得较好疗效。同时干扰素可以增强巨噬细胞的吞噬作用、增强淋巴细胞对靶细胞的细胞毒性和天然杀伤细胞的功能。刘毅钧等人采用干扰素 a-2b 注射液肌内注射,每次 100 万 U,隔日 1 次,连续用药 2 周。治疗带状疱疹 30 例,治愈率为 40.0%,总有效率为 86.7%。季素珍等人使用干扰素 a-2b 凝胶,同时口服维生素 B 结果在第 7 天、第 10 天、第 14 天有效率分别为 51.28%、80.34%、90.60%,认为干扰素 a-2b 凝胶疗效肯定、耐受性好,对于早期轻症、不适应口服者较适合。

2)白细胞介素-2(IL-2):有研究表明,重组白细胞介素-2 是一种淋巴因子,可使细胞毒性 T 细胞、自然杀伤细胞和淋巴因子活化的杀伤细胞增生,并使其杀伤活性增强,还可促进淋巴细胞分泌抗体和干扰素,具有抗病毒、增强机体免疫功能等作用。

3)聚肌苷酸-聚胞苷酸(聚肌胞):聚肌苷酸-聚胞苷酸为高效干扰素诱生药,注射后 2～12h 就能使人体血液中出现大量的干扰素,使细胞的抗病毒能力显著增强,同时具有细胞免疫调节作用,刺激和促进细胞的活性,从而增强清除病毒感染细胞的能力。有研究发现,用聚肌苷酸-聚胞苷酸肌内注射配合其他药物联合治疗带状疱疹疗效满意,对缩短带状疱疹疗程具有良好的作用。

4)丙种球蛋白:陈家秀等在常规治疗的基础上加用静脉滴注丙种球蛋白 1 次治疗带状疱疹,发现疼痛开始缓解时间、疼痛完全消失时间、皮疹结痂脱落时间、后遗神经痛的发生率均较对照组有显著差异,因此认为对于那些年老体弱的严重病例以及免疫调节功能低下特别是伴有恶性肿瘤或其他严重疾病的患者,使用丙种球蛋白是值得推荐的。

5)卡介菌多糖核酸:卡介菌多糖核酸系免疫增强药,能调节机体的细胞免疫,激活单核巨噬细胞,从而增强机体的抗病能力。

6)神经生长因子:孙维枝等将 100BU 生长因子(NGF)冻干粉溶于 2mL 注射用水中,臀部肌内注射,1 次/d,连续 4～6d;对照组采用利巴韦林 0.2g 肌内注射,2 次/d,连用 6d。治疗组 21 例,痊愈 16 例,显效 4 例,好转 1 例,治愈率为 95.2%。

(3)止痛药:一般作为带状疱疹的辅助治疗。李艳红等曾采用阿司匹林内服及外用治疗带状疱疹的疼痛。另外,可根据患者的年龄及疼痛程度的不同给予止痛片、安乃近、布洛芬(芬必得)等等。

(4)维生素类药物:B 族维生素现在作为常用的营养神经类药,是治疗带状疱疹的常用维生素。维生素 B_{12} 保证糖的代谢正常,维持神经组织所需的能量。维生素 B_{12} 具有加强神经细胞内核酸和蛋白质的合成、促进神经细胞轴浆转动、促进神经纤维髓鞘形成、刺激轴突再生、加速突触传递的功能。

(5)糖皮质激素类药物:临床是否使用糖皮质激素类药物治疗带状疱疹目前仍有争议,争论的焦点是糖皮质激素类药物有致病毒播散可能。也有临床试验证实,在无明显禁忌证时,早期给予中小剂量糖皮质激素类药物和有效的抗病毒药物治疗带状疱疹是安全有效的。糖皮质激素类药物可减轻炎症反应,阻止对神经节和神经纤维的损伤,从而减少带状疱疹后遗神经痛发生率。复方甘草酸苷片是以甘草中的活性物质(甘草酸苷)为主要成分的复方制剂。郭洪飞等认为其具有抗感染抗过敏的作用,具有激素样作用而无激素不良反应,采用复方甘草酸苷片治疗带状疱疹。方法:治疗组患者给予复方甘草酸苷片2片,3次/d,阿昔洛韦200mg,5次/d,维生素 B_1 1次/d,元胡止痛饮胶囊口服,酞丁安搽剂涂于患处,7d为1个疗程,7d后停服复方甘草酸苷片及阿昔洛韦片,其余药物酌情使用;对照组除未应用复方甘草酸苷片外,其余相同。结果发现,应用复方甘草酸苷片配合常规用药治疗带状疱疹,可明显缩短病程,降低后遗神经痛发生率,且未出现明显不良反应。

(6)法莫替丁:涂喜汉采用法莫替丁20mg,2次/d,治疗带状疱疹50例,疗程1周。总有效率为96%。我们可认为法莫替丁是一种高效、长效的第3代 H_2 受体拮抗药,作用机制主要是法莫替丁能结合 H_2 受体,解除组胺的免疫抑制,提高人体细胞免疫功能而起治疗作用。

2.非药物治疗

(1)微波照射治疗:微波外照射辐射器照射疗法是近年来应用于皮肤科临床的一种物理疗法,它可使炎症组织内的分子随微波场而振动受热,使水疱很快凝固、干结,有利角质形成,细胞生长。微波有一定的穿透力,可达2~5cm深度。由于它可使组织内部热量迅速上升,加快了血液循环,改善了局部营养,加速炎症反应的吸收和修复,提高了组织的再生能力,促进了神经能的恢复。此外,微波外照射40~60℃,维持20~60min,有杀菌及抑菌作用。同时由于局部组织温度的提高,血流量增加,氧分压提高,白细胞及淋巴细胞浸润,提高了机体的免疫功能。

(2)紫外线照射治疗:中波紫外线生物学作用强,具有消炎、止痛、脱敏及促进血液循环和组织再生的功能,故能预防继发感染、加速受损皮肤修复与愈合,尤其对神经的镇痛效果更佳。有学者以114例带状疱疹患者采用紫外线照射与常规综合治疗对比观察其疗效。观察组患者经紫外线治疗后,虽然疗效与对照组差异无显著性,但在水疱吸收、疼痛缓解、完全愈合等时间上明显优于对照组。

(3)红光治疗仪治疗:红光治疗仪治疗带状疱疹是应用可见光的红光波段来治疗疾病,其作用主要是光化学作用。在红光照射处,细胞内线粒体的过氧化氢酶活性增加、细胞新陈代谢增强、糖原含量增加、蛋白质合成增加和腺苷三磷酸分解增加,最终促进细胞合成;同时红光还增强白细胞的吞噬作用,使急性炎症中的5-羟色胺含量降低,从而达到治疗疾病的目的。

(4)激光照射治疗:有研究等用激光照射治疗带状疱疹140例。方法:采用CC-3I-40He-Ne激光治疗机,调节输出功率至3~4mw,主要照射耳门、合谷、太阳等穴位,1次/d,每次5~10min,5d为1个疗程;同时给予患者抗病毒药物等。

结果:一次性治愈102例(72.86%),重复性治愈35例(25.00%)。认为激光照射生物组织能产生热效应、光化效应、电磁场效应和强激光的生物刺激等效应,通过舒张血管改善了局部血液循环与营养状态,大大缩短了患者疼痛时间,取得了明显的效果。

(5)外用消毒药:有研究在临床仅以75%乙醇湿敷治疗带状疱疹患者21例,达到消炎、止痛、缩短病程的目的,效果甚佳。另外还有学者报道外用碘酒等消毒剂取得不错的疗效。

(二)中医治疗

1.辨证治疗

(1)风热外袭

主症:皮损多发于头面部,红斑、丘疱疹,微恶风寒,发热,口渴,舌质红,舌苔薄黄,脉浮数。

治法:祛风清热解毒。

方药:普济消毒饮加减。

黄芩15g,黄连10g,牛蒡子10g,玄参10g,桔梗6g,板蓝根30g,升麻10g,柴胡6g,马勃10g,连翘20g,陈皮6g,薄荷10g,白僵蚕10g,生甘草6g。口渴明显者,加石斛20g,麦冬20g;大便干燥者,加生大黄8g,生地黄20g;疼痛明显者,加青皮6g,川楝子15g。

(2)肝经湿热

主症:皮损鲜红,疱壁紧张,灼热刺痒,口苦咽干,烦躁易怒,大便干或小便黄,舌质红,舌苔薄黄腻,脉弦滑数。

治法:清肝泻火除湿。

方药:龙胆泻肝汤加减。

龙胆草10g,黄芩15g,栀子10g,柴胡6g,生地黄20g,当归10g,车前草30g,泽泻15g,生甘草6g。大便黏腻不爽者,加苍术10g,制大黄8g;失眠者,加制远志15g,酸枣仁30g;疼痛难忍者,加橘核10g,川楝子15g,延胡索20g。

(3)脾虚湿蕴

主症:患者皮损色淡,疱壁松弛,便溏,腹胀,舌质淡,舌苔白或白腻,脉沉缓或滑。

治法:益气健脾除湿。

方药:参苓白术散加减。

党参10g,茯苓15g,白术10g,白扁豆10g,山药15g,砂仁15g,生薏苡仁30g,莲子肉15g,桔梗10g,生甘草6g。周身困顿者,加木瓜10g,石菖蒲10g;纳少者,加焦三仙30g,鸡内金10g。

(4)湿热下注

主症:皮损多发于腰骶部或下肢,症见丘疱疹渗液黄稠,口渴不欲饮,舌质红,舌苔黄腻,脉滑数。

治法:清热解毒除湿。

方药:四妙散加减。

苍术10g,川牛膝10g,黄柏15g,生薏苡仁30g。失眠者,加制远志15g,磁石、生龙骨、生牡蛎各30g;大便不爽者,加吴茱萸10g,防风10g。

(5)气滞血瘀

主症:水疱已消,皮色稍暗,胁肋阵痛,遇风寒加重,兼情志抑郁,舌暗,苔薄,脉沉细。

治法:行气活血止痛。

方药:桃红四物汤加减。

桃仁 10g,红花 10g,熟地黄 20g,当归 6g,川芎 6g,白芍 10g,赤芍 10g。疼痛明显者,加全蝎 6g,蜈蚣 3 条,延胡索 20g;大便干燥者,加生地黄 20g,制大黄 6g。

(6)肝阴亏虚

主症:症见疱疹消退后,胸胁隐痛,或如针刺,口干咽燥,舌质黑黯,苔花白或少津,脉弦细等。

治法:滋阴疏肝,通络止痛。

方药:一贯煎加减。

生地黄 20g,沙参 15g,麦冬 15g,枸杞子 10g,当归 10g,川楝子 15g。

胸胁胀痛者,加香附 10g,柴胡 10g,佛手 10g;失眠者,加夜交藤 30g,酸枣仁 30g,生龙骨 30g。

2.其他治疗

(1)针灸:运用针灸疗法也是治疗本病的一个普遍应用疗法。其效果明显,经临床验证可以有效控制症状、缩短病程。

1)体针:毫针针刺的方法可以通过局部的刺激,改善体循环,以激发整体的免疫应答,通过自身的免疫功能来抵御带状疱疹病毒。有人取与皮损部位相应之同侧夹脊穴针刺;皮损局部采用围刺法,在皮损四周向皮损中央沿皮平刺,间距 1～2 寸;并通过临床辨证加刺体穴配合,调节全身,治疗带状疱疹。亦有人通过电针围针浅刺的方法治疗。

2)头针:采用头针治疗带状疱疹。在头面部取感觉区和运动区的下 2/5,胸胁及上肢取中 2/5,腰骶及下肢取上 1/5。每日针刺 1 或 2 次。

3)五虎群羊针法:根据疱疹部位取穴,围绕疱疹周边刺 4 针(疱疹头 1 针,尾 1 针,两侧各 1 针),中央刺 1 针。接通 C6805 治疗仪,调至疏密波,频率 90/min,强度以患者耐受为限,留针 60min,1 次/d,同时加用阿昔洛韦针剂。痊愈率及总有效率分别为 80.0%、100%。

4)三棱针:三棱针散刺放血拔罐可以使聚于皮部之毒邪随血而泻,邪去则正气恢复。采用三棱针在疱疹上点刺出血,将所有疱疹刺破,后遗神经痛患者在疼痛部用三棱针散刺出血;然后用闪火法快速把罐旋拔在病灶处,留观 10min 后取下火罐擦干血迹;最后在患处涂擦碘酒以防感染。同时配合针刺相应的夹脊穴。

5)火针:火针疗法借"火"之力而取效,善"开门祛邪"3"以热引热",可以直接快速的祛除蕴滞于经脉的湿热火毒,使疼痛缓解,具有止痛快、疱疹干结快、不易遗留后遗痛等优点。采用局部火针点刺、拔火罐及毫针循经取穴治疗。患者卧位,暴露疱疹部位,疱疹四周常规消毒;取中粗火针用酒精灯将针体烧至白亮后,快速点刺在红斑、丘疹或水疱上,深度以达到疱疹底部为宜,先刺早发的疱疹,再刺新发的疱疹,刺后用消毒棉球挤净疱液;再于疱疹上用大号或中号火罐吸拔,留罐 5～10min,起罐后用消毒棉球拭净皮肤;最后,患者坐位取风池、大陵、阳陵泉、足三里、曲池,针用泻法,留针 20min。头面部患者因部位特殊,不宜加拔火罐,故治疗时间较加拔火罐者稍长。

6)滚针:滚针的方法为采用自制皮肤滚针在患处皮肤滚动治疗,以不刺破皮肤为准则,一般轻型用力轻,重型用力需重,滚动后以皮肤潮红为度,1 次/d,10 次为 1 个疗程。滚针是在"毛刺"基础上发展起来的一种新型针具,具有疏通经络、调节气血的作用。

7)穴位注射:按肝胆经辨证取肝俞、胆俞、肺俞、脾俞、太冲等,将苦参液配以利多卡因注入穴位,1 次/d,治疗 10d 评价疗效。此外,临床还有以耳针、梅花针、体针、芒针等方法治疗带状疱疹的报道,均取得一定疗效。

8)棉花灸:艾条熨热灸为泻法,取其"以热引热"之义,引蕴内之热外发。本方法直接在病损部位施治,灸后施针,可以使病损很快局限,且不易引起皮损处感染,不易遗留神经痛。李慧采用棉花灸治疗带状疱疹 30 例,选取与患者病损部位面积相当的医用脱脂棉一块,剥成一层完整的薄片,敷在病损部位处,将病损皮肤完全遮盖,点燃棉絮-端,任由棉絮自然燃尽熄灭。

(2)刮痧:刮痧疗法,选取大肠经的曲池、合谷,三焦经的支沟,脾经的血海、三阴交,肝经的太冲,胆经的阳陵泉,还有痛区局部和循经线上的痛点进行治疗。

(3)其他:病变部位先常规消毒,用一次性无菌 5 号针头先挑破水疱,用无菌棉签吸干水疱内的水液;再用 5 号针头点刺红斑、疱疹及周围 1～2cm 的区域,使之微微渗血。一般 1cm 的区域以渗出 0.1～0.4mL 的血液为宜,并在患处外敷自制"精制消炎药膏"(麝香、蜈蚣、生大黄、冰片、黄连等研细,加适量凡士林调匀)。点刺放血排毒可以祛瘀泻热、驱邪外出、活血调气、畅通经络,使郁滞之湿热火毒随血外出,"通则不痛",故痛止病愈。

第六节 脂溢性皮炎

一、概述

脂溢性皮炎是多发生于皮脂腺分布较丰富部位的一种慢性皮肤炎症,常自头部开始向下蔓延,典型损害为暗黄红丘疹或斑片,边缘清楚,表面被覆油腻性鳞屑或痂皮,伴有不同程度的瘙痒。脂溢性皮炎是发生在皮脂腺丰富部位的一种炎症性皮肤病,好发于面部鼻唇沟、眉弓、口周、头皮、发际、耳后及上胸、腋窝、外阴等皮脂腺丰富的部位。多属于中医"白屑风""面游风"和"纽扣风"的范畴。

"白屑风"病名首见于明代李梴《医学入门》。书中论述了本病的临床表现及病因病机,"头生白屑,肺之证也。肺主皮毛,故因风热而头皮燥痒,生白屑。"明代陈实功《外科正宗》曰:"白屑风多生于头面、耳项、发中,初起微痒,久则渐生白屑,叠叠飞起,脱而又生,此皆起于热体当风,风热所化。"清《外科真诠》、《医宗金鉴·外科心法要诀》皆认为本病……由肌肤当风,风邪侵入毛孔,郁久燥血,肌肤失养,化成燥证也。"纵观古代医家多认为本病为肺热熏蒸,风热血燥所致。

二、病因病机

(一)西医发病机制认识

到目前为止,西医对于头部脂溢性皮炎的病因尚不清楚,认为可能与下列因素有关。

1.糠秕孢子菌

糠秕孢子菌是人体皮肤的正常菌群之一,具有亲脂性,主要寄生在皮脂溢出部位的表皮角质层和毛囊中。正常人体头皮上卵圆形糠秕孢子菌占头皮总菌群数的 4％,而头部脂溢性皮炎则高达 82％。在 1987 年 5 月下旬,西柏林举行的国际皮肤病学术会上,与会 14 名专家根据动物实验中用卵圆形糠秕孢子菌可诱发类似疾病,治愈时头皮上糠秕孢子菌减少或消失,疾病复发时数量增加,结合临床上外用酮康唑治疗脂溢性皮炎有良好疗效的观察,指出卵圆形糠秕孢子菌可能是导致脂溢性皮炎发作的病因,或是加重因素。

2.免疫因素

有关糠秕孢子菌在头部脂溢性皮炎中的致病作用和易感个体是如何发病的,仍不清楚。本病是在皮肤存在正常数量糠秕孢子菌的情况下产生的炎症反应,再加上普通人群脂溢性皮炎发病率为 1％～3％。而人免疫缺陷病毒(HIV)感染者发病率为 30％～50％,并均在 HIV 感染症状出现之前、之中发生。故目前认为严重的脂溢性皮炎很可能是免疫系统异常的早期信号。

3.微量元素

这里主要是指 Zn 的缺乏。表皮角质层是由角化细胞和角层脂质组成,表皮脂质在角化过程和角质层屏障作用上起重要作用。近来有人提出角质层的脂肪,特别是胆固醇代谢紊乱是影响角质层剥脱的二个因素。不少学者认为 Zn 与脂蛋白和胆固醇代谢有关。此外 Zn 对维持雄性激素受体和生长因子受体的结构和功能起重要作用,而且还可调节细胞内雄性激素和生长因子的水平。当 Zn 缺乏时,能使受累毛囊中的二氢睾酮积聚,后者可抑制毛囊的代谢,引起脱发。

4.其他

因头部脂溢性皮炎是在皮脂溢出基础上发生的继发性慢性炎症,所以认为雄性激素、皮脂分泌增多导致化学成分改变,可使原存在于皮肤上的正常菌群,如卵圆形糠秕孢子菌等大量繁殖;另外,大量增多的皮脂通过原存在于皮肤上的非致病微生物,如痤疮丙酸杆菌、金黄色葡萄球菌等的作用分解出游离脂肪酸,刺激皮肤引起炎症。

脂溢性皮炎还与先天的脂溢性素质有关,但遗传方式不明。此外精神紧张、饮食习惯、维生素 B 族缺乏、环境因素、先天性皮肤屏障功能障碍等都可诱发或加重本病。

(二)中医病因病机认识,

中医学认为脂溢性皮炎的病因病机可分为 5 个方面。

1.血热

风燥风热之邪外袭机体,郁久入血,血热化燥,肌肤失养。

2.血虚

风燥为阳邪,久郁不散,暗耗阴血;血虚阴伤,肌肤失其濡养,则愈生风化燥,两者互为因果。

3.胃肠湿热

过食肥甘、油腻、辛辣、酒类刺激之品,皆可致胃肠运化失常,水湿内停,郁而化热,湿热熏蒸肌肤。

4.脾虚内湿

患者素体脾胃虚弱,或饮食过度伤及脾胃,或药物寒凉过度伤及脾胃,运化失健,水湿内停,外溢肌肤。

5.心肝火旺

平素性情急躁,再加过食辛辣之品,致心肝火旺,上攻于头面。

三、临床表现

脂溢性皮炎常见于皮脂腺分泌比较旺盛的青年人及成年患者,好发于皮脂腺分布较丰富的部位。在皮脂溢出基础上发生,常自头部开始向下蔓延,好发于皮脂溢出较多的部位。具有油腻性鳞屑性黄红色斑片,边界清楚,对称分布,自觉瘙痒,慢性发展,易反复发作。

由于部位和损害的轻重不同,脂溢性皮炎临床表现亦有区别。

1.头皮脂溢性皮炎

开始为大片灰白色糠秕状或油腻性鳞属性斑片,以后逐渐扩展融合成边界清楚的大斑片。严重者全头皮均覆有油腻性臭味厚痂,并有脱发,故亦称脂溢性脱发。

2.面、耳、耳后及颈脂溢性皮炎

常由头皮蔓延而来,为黄红色或油腻性鳞屑性斑疹。

3.胡须

有两种类型,一是毛囊口轻度红肿、发炎,伴小的淡褐色结痂,即"须疮",顽固难治。另一种为播散性红色、油腻性鳞屑,脓疱形成较深,累及整个毛囊。

4.躯干

初为小的红褐色毛囊丘疹伴油腻性鳞屑,后渐成中央为细糠状鳞屑,边缘有暗红色丘疹及大油腻性鳞屑的环状斑片,多发于前胸及肩胛骨间。

5.皱褶部

皱褶部多见肥胖中年人,皮损以播散性、摩擦性红斑形式存在,红斑边界清楚,上有油腻性鳞屑。

6.四肢损害

表现为湿疹性斑片。

7.其他

婴儿表现为红斑、鳞屑,圆形或椭圆形,边界清楚。

四、临床诊断

(一)中医四诊

1.望诊

皮疹多发于面部鼻唇沟、眉弓、口周、头皮、发际、耳后及上胸、腋窝、外阴等皮脂腺丰富的部位。典型损害为暗黄红丘疹或斑片,边缘清楚,表面被覆油腻性鳞屑或痂皮。多舌质红,苔黄。

2.闻诊

部分患者可有汗臭味。

3.问诊

患者自觉瘙痒剧烈。

4.切诊

实证多为滑数脉,虚证多为细数脉。

(二)辅助检查

一般不需要检查,若考虑由卵圆形糠秕孢子菌引起时,可选用真菌镜检以指导治疗。需要和银屑病或红斑性天疱疮鉴别时,可进行专项检查。脂溢性脱发尚无统一的、公认的实验室及其他辅助检查手段。现较常用的有以下几种。

1.机体内分泌功能检测

毛发的生长受内分泌直接或间接控制调节,如垂体、甲状旁腺、肾上腺、性腺等的功能在脂溢性脱发的病程中起着较重要的作用。

2.头部皮肤微循环检测

微循环在毛发的生长和再生过程中起着重要的作用。头皮毛囊位于皮下组织上部。其下1/3由丰富的血管丛包绕,毛发的生长和再生有赖于毛细血管对毛囊提供足够的营养。研究表明,脂溢性脱发皮损区的血流量明显减少,但它与脂溢性脱发本身的因果关系尚未完全明了。

3.头发微量元素检测

头发是人体终末排泄器官,其微量元素含量的变化直接反映人体代谢的状况。研究表明,Cu、Zn等微量元素能调节机体内分泌功能,从而影响脂溢性脱发的病程。

4.组织病理切片、头皮性激素及其受体活性水平、酶的活性检测

组织病理最早期可察觉的变化是秃发区毛囊生长期缩短,休止期毛囊的百分比增多。毛囊结缔组织性外毛根鞘的下部出现变性,血管周围出现嗜碱性变化。毛囊逐渐萎缩留下一束硬化的玻璃样结缔组织。表皮菲薄,表皮突变平,表皮下毛细血管丛几乎消失。真皮中含硫的黏多糖沉积增多。毳毛毛囊酶的活性一般正常。

(1)脂溢性皮炎病理改变:①毛囊漏斗部灶性海绵状水肿。②毛囊口"唇缘"可见鳞屑及结痂,毛囊口及两侧表皮角化不全,其中有均一红染的浆液及中性粒细胞。③角化过度及角化不全构成毛囊角栓。

(2)一般病理改变

1)急性期:轻度灶性海绵状水肿,浅层血管周围淋巴细胞、组织细胞浸润,可有少许中性粒细胞,真皮浅层血管明显扩张,真皮乳头水肿。

2)亚急性期:轻度海绵状水肿、银屑病样增生,真皮浅层血管周围稀疏淋巴细胞、组织细胞浸润,毛细血管明显扩张,毛囊角栓。

3)慢性期:毛囊角栓,内有角化不全,表皮银屑病样增生,浅层血管周稀疏的淋巴细胞浸润,浅层血管丛的小静脉及毛细血管明显扩张。

头皮雄性激素及其受体活性水平、酶的活性水平检测,实际上是机体内分泌功能在病变部位的一种反映。有研究表明,脂溢性脱发患者皮损部游离活性睾酮、5a-还原酶、3a-羟基类固醇脱氢酶等的水平升高。

(三)诊断要点

1.典型皮损为边缘清楚的暗黄红色斑、斑片或斑丘疹,表面被覆油腻性鳞屑或痂皮。由于病变发生的部位不同,临床表现略有差别。

2.皮疹好发于头皮、眉部、眼睑、鼻及两旁、耳后、颈、前胸及上背部肩胛间区、腋窝、腹股沟、脐窝等皮脂腺分布较丰富部位。

3.自觉症状为不同程度的瘙痒,病程慢性。

4.婴儿脂溢性皮炎常发生在生后第1个月,皮损多在头皮、额部、眉间及双颊部,为溢出性红色斑片,上有黄痂。

(四)鉴别诊断

脂溢性皮炎是在皮脂溢出过多的基础上发生。常自头部开始向下蔓延,好发于皮脂腺分布较多的部位。其临床主要表现为油腻性、鳞屑性黄红色斑片,境界清楚,自觉瘙痒。因其为常见病,为避免造成误诊,故要与其他疾病相鉴别。

1.头面部银屑病

损害分散成片状,境界分明,鳞屑很厚,触之高低不平,头发不脱落,短发聚集而成束状,重者损害可连成大片,扩展至前发际处,侵及前额数厘米。刮去鳞屑有薄膜现象(即将鳞屑刮除,其下为一红色发亮的薄膜)及出血现象(即轻刮薄膜可出现散在小出血点)。薄膜现象和出血现象是银屑病损害的重要特征。

2.玫瑰糠疹

好发于颈、躯干、四肢近端,呈椭圆形斑疹,中央略带黄色,边缘微高隆起,呈淡红色,上附白色糠秕样鳞屑。初起为单个损害,称为母斑;母斑渐大,直径可达2～5cm或更大,有时可有2～3个母斑同时出现;1～2个月后陆续出现较小的红斑,发生于躯干处,皮疹长轴与皮纹一致,一般4～6周可自行消退,不复发。

3.体癣

损害边缘隆起而狭窄,境界清楚,有中央痊愈向周围扩展的环状损害。瘙痒明显,患者往往有手、足甲癣的病史。

4.红斑性天疱疮

主要分布于面、颈、胸背正中部。开始在面部有对称性红斑,上覆鳞屑及结痂;颈后及胸背部红斑基础上有水疱出现,破裂后形成痂皮,并尼氏征阳性(即在疱顶施加压力,即可见疱液向周围表皮内渗透;牵拉疱壁之残壁,引起周围表皮进一步剥脱;更为重要的是外观正常的皮肤也一擦即破)。

5.酒渣样皮炎

不累及头皮部位。眉毛及鼻唇沟不是好发部位,多有长期外涂激素类药物的用药史。

6.产后脱发

约95%的女性在产后或停服避孕药后出现休止期脱发。表现为产后患者发现在枕头、衣服上脱落的头发增加。轻拉头发容易使毛干从毛囊脱离。镜检脱落毛干的近端,发现有休止期毛球(棒状发)。原因在于妊娠晚期雌性激素等增多,产后影响毛发生长周期各阶段的过渡。在分娩后4～20周,大量毛发同步地进入休止期而脱落。

五、治疗

(一)西医治疗

1.脂溢性皮炎病因治疗

目前对于什么原因造成皮脂过度分泌尚未查明。部分人包括一些医生将脂溢性皮炎与雄性激素过度分泌混淆。有一个重要的证据可以说明该病与雄性激素无关,该病具有冬轻夏重的季节性,而患者的雄性激素监测发现并无季节性变化。

2.脂溢性皮炎病理治疗

主要是祛脂和杀灭嗜脂性卵圆形糠秕孢子菌。

局部使用抗真菌制剂特别是咪唑类的药物,可使 75%～95% 的患者病情获得明显改善,有较好的疗效。通常使用 2% 的洗发剂或霜剂。比较常用的是酮康唑和伊曲康唑的制剂。其他的咪唑类药物,如益康唑、克霉唑、咪康唑、奥昔康唑、异康唑和环吡酮胺(环吡司胺),1% 的特吡奈芬制剂也同样有效。这些抗真菌制剂除抗真菌作用外,还有抗感染作用。有些还有抗菌和可抑制细胞壁脂质形成等多种作用。因此,抗真菌药物治疗脂溢性皮炎有效的机制尚不清楚,不能说明卵圆形糠秕孢子菌就是脂溢性皮炎的病因。常用的硫黄软膏等只能清除表面油脂和嗜脂性卵圆形糠秕孢子菌,因此造成病变反复发作、久治不愈。

甲硝唑(灭滴灵)制剂治疗酒渣鼻有效。局部应用甲硝唑(浓度可达 2%),1～2 次/d,在治疗脂溢性皮炎上也有良好的效果。

内服药治疗:抗感染治疗、抗雄性激素治疗、抗真菌治疗,以及口服维生素 B2、维生素 B。或复合维生素 B 等。瘙痒甚者,可给予抗组胺药;病情严重者,可短期使用皮质激素类药物,如泼尼松 30mg,每日分次服用。还可应用四环素或红霉素 0.25g,4 次/d。

3.脂溢性皮炎症状治疗

主要是止痒、祛屑。

(1)婴儿脂溢性皮炎的治疗

1)头皮:头皮使用 3%～5% 的水杨酸油剂或霜剂去除头皮的痂屑,也可使用低效的皮质激素类药物(如 1% 氢化可的松霜剂)数日。可以使用温和的婴儿洗发剂洗头,也可用婴儿护肤膏等。

2)间擦部位:间擦部位可使用收敛的洗剂,如 0.12%～0.15% 氯碘羟喹的锌洗剂或锌油剂。如果合并念珠菌感染,可使用制霉菌素或两性霉素 B 的洗剂或霜剂,再涂以较软的糊剂。对渗出性的皮炎可使用 0.11%～0.125% 的甲基(甲基紫)溶液治疗。咪唑类制剂,如 2% 酮康唑霜剂或洗剂,有一定疗效。

(2)成人脂溢性皮炎的治疗:由于本病病程较长,难以预测,应使用温和的治疗方法。如果需要,可以使用抗感染制剂,也可应用抗微生物或抗真菌制剂。

1)头皮:头皮的皮损应当每日用洗发剂洗头,如含有 1%～2.15% 二硫化硒及抗真菌制剂的洗发剂,如酮康唑、过氧化苯甲酰、水杨酸、焦油等制剂的洗发剂。痂和鳞屑可以使用皮质激素类药物或水杨酸的水性制剂过夜后去除。头皮皮损应该避免使用酊剂、含乙醇溶剂以及养发剂等,以免加重炎症。

2)面部和躯干:面部和躯干患者应避免使用软膏制剂,减少或不用肥皂洗脸,也不用含乙醇的溶液涂擦面部。

在脂溢性皮炎发病的早期可以使用低效的皮质激素制剂,如1‰氢化可的松霜。长期使用皮质激素制剂可导致激素性皮炎和反跳现象,还可出现类固醇性酒渣鼻和口周皮炎。

(3)特殊类型的脂溢性皮炎的治疗

1)脂溢性外耳道炎:局部应用低效的皮质激素霜剂是较好的治疗方法。许多耳制剂由于含有易致敏的新霉素,所以应当避免使用这类制剂。在局部应用低效的皮质激素霜剂控制脂溢性外耳道炎后,可应用含有醋酸铝的溶液进行维持治疗。

2)脂溢性睑缘炎:治疗需要热敷,并用棉签清理痂屑。也可应用无刺激性的婴儿洗发剂清洗,1~2次/d。对顽固的病例可局部应用抗生素软膏。含有皮质激素的滴眼剂应在眼科医生的指导下应用。

3)石棉样糠疹:首先局部应用焦油软膏或水杨酸软膏,数小时后,使用焦油(泽它洗剂)或咪唑类(2‰采乐)洗发剂清洗。在一些病例的初期治疗中,可局部应用强效皮质激素霜剂或溶液。钙泊三醇的霜剂或洗剂也可应用。口服B族维生素有效,亦可用抗组胺药止痒。如果局部治疗无效,可以考虑系统应用皮质激素类药物,例如泼尼松或泼尼松龙,0.15mg/(kg·d),约1周,同时局部应用皮质激素制剂。对于顽固的病例,可考虑口服抗生素,如大环内酯类药物治疗。口服异维A酸(异维甲酸)可减少皮脂的分泌,其作用可持续数月。

(二)中医治疗

1.辨证治疗

(1)风热上受

主症:主要是初发期患者。症见面部少量红斑、淡红斑,间见粉刺,主要分布于鼻翼旁,自觉不痒或时有轻痒感,不伴其他全身症状。舌脉如常,或舌苔略黄,脉浮数。

治法:疏风清热解毒。

方药:银翘散加减。

金银花20g,连翘15g,牛蒡子10g,薄荷10g,桔梗10g,荆芥10g,大青叶15g,陈皮8g,生甘草10g。伴螨虫镜检阳性,酌加蒲公英、紫花地丁、野菊花等。

(2)肺胃郁热

主症:多见于中期或慢性复发患者。症见面部红斑,大小不一,色偏红,伴见粉刺、炎性丘疹或少量脓丘疹、小脓疱,皮肤偏油腻,喜食膏粱厚味,或伴便秘、口气等。舌红,苔薄黄或黄腻,脉滑。

治法:清热解毒,通腑利湿。

方药:清热解毒合剂或调胃承气汤加减。

式地茵陈蒿15g,栀子10g,生大黄6g,黄芩10g,龙胆草15g,厚朴10g,陈皮10g,茯苓15g,白术10g,防风10g,车前草15g,生甘草6g。伴螨虫镜检阳性,酌加蒲公英、连翘、紫花地丁、野菊花等;伴大便干结或便秘,酌加生大黄、玄参等;症见纳谷不馨,舌苔黄腻,酌加金钱草、薏苡仁、车前子等;喜食膏粱厚味者,加谷麦芽、炒山楂等。

(3)肝郁化热

主症:多见于慢性复发患者,尤以在女性患者中多见,大多与经期相关。症见面部皮疹或轻或重、时轻时重,工作、情绪紧张每易诱发,舌红少苔,脉细数。

治法:疏肝解郁为先,滋阴清热为佐。

方药:柴胡疏肝散或丹栀逍遥散加减。

牡丹皮 10g,栀子 12g,柴胡 12g,黄芩 15g,白芍 10g,茯苓 15g,白术 10g,防风 10g,连翘 10g,牛蒡子 10g,薄荷 10g,甘草 10g。性情急躁、皮疹色红、大便秘结者,方用龙胆泻肝汤或凉膈散加减;女性患者月经前后皮疹易发或加重者,可用自制丹芩逍遥合剂;病程日久者,以知柏地黄丸合逍遥散缓图之。

(4)湿热内蕴

主症:皮疹比较鲜活、油腻明显或伴有糜烂、滋流黄水、瘙痒,大便稀烂不畅,小便黄赤,舌红,苔黄腻,脉濡数或滑数。

治法:利湿清热。

方药:利湿清热汤加减。

土茯苓 20g,金银花 15g,生地 15g,薏苡仁 20g,茵陈蒿 15g,白鲜皮 12g,泽泻 12g,草薢 15g,侧柏叶 12g,牡丹皮 12g,竹叶 10g,甘草 3g。头面部皮疹,加桑叶 12g,菊花 12g;外阴皮疹,加柴胡 12g,龙胆草 10g。

(5)风热血燥

主症:皮损以干性为主,基底微红,红斑表面伴有较多灰色鱼鳞屑或淡黄色油痂,瘙痒明显,入冬皮疹加重,大便干结,舌红,苔薄黄,脉弦细。

治法:祛风止痒,凉血润燥。

方药:桑菊饮加减。

桑叶 15g,夏枯草 15g,连翘 12g,生地黄 20g,牡丹皮 12g,槐花 15g,蝉蜕 10g,麦冬 15g,沙参 15g,甘草 3g。

(6)阴虚内热

主症:皮疹呈暗红色,反复发作,伴有脱屑或油腻性、痂皮,微痒,口干,心烦,失眠多梦,大便干结,舌红,少苔,脉细数。

治法:养阴清热。

方药:二至丸加味。

女贞子 20g,旱莲草 20g,知母 10g,黄柏 10g,生地黄 15g,牡丹皮 12g,麦冬 15g,茯苓 15g,白芍 12g,甘草 3g。

2.辨病治疗

脂溢性皮炎是一种常见的皮肤病。随着该病在人群中的发病率的日益增高,也越来越受到人们的重视。根据其发病部位不同,常表现为痤疮、酒渣鼻、脂溢性脱发、须疮等。治疗上,现代医学主要应用 B 族维生素、维 A 酸类药物或皮质激素类药物内服外治,对于痤疮、酒渣鼻、须疮等疗效尚可。但是脂溢性脱发治疗上有所不同。

面部脂溢性皮炎发病机制尚不十分明确。但近年来的研究发现,内分泌失调、免疫异常、精神因素、环境因素(主要为中央空调的使用)、螨虫等微生物感染,及饮食辛辣肥腻之品等与本病的发生具有较密切的关联。本病类似中医的"面游风"。《医宗金鉴·外科心法要诀》中记载:"此证生于面上,初发面目水肿,痒若虫行,肌肤干燥,时起白屑,次后极痒,抓破,热湿盛者津黄水;风燥盛者津血,痛楚难堪。"由平素血燥、过食辛辣厚味,以致阳明胃经湿热受风而成。一般分为干性与湿性两种。大多认为本病系由风热外受,郁久化燥,耗伤阴液,以致血虚不能濡养肌肤而生;或先天脾胃虚弱,湿热内生所致。治疗上总以清肺祛风、健脾化湿为主,佐以养血润燥为辅。近年来也有学者认为,本病其本在于阴虚不足,阴不制阳,以致阴虚火旺、外发于表。笔者在近年的临床诊疗工作中发现,本病在其发病的不同阶段,由于受到微生物感染、内分泌、环境等多种因素影响,表现出不同的临床特征,但总属本虚而标实之证。阴虚不仅是发病的根本原因,也是决定本病发展变化的关键。养阴清热为治疗脂溢性皮炎之大法。但当肺胃湿热偏盛时,亦当先祛其邪而治其标,所谓祛邪可以扶正,扶正又助祛邪。在治病过程中,治标祛邪不能忘记固本。脂溢性皮炎发病之本重在阴虚,临床上适用苦寒燥湿药时,又常伤阴耗液,故治疗时当邪去大半,即以养阴生津药以扶正固本。此亦保得一分津液,即存一分生机之义。

脂溢性脱发是一种在皮脂溢出的基础上引起的脱发。好发于青年人,以男性为主,分干性和油性两种。以头部皮脂溢出、头屑多、瘙痒、脱发为临床特点。整个病程呈慢性,可长达10余年,时轻时重。病因不明,一般认为与遗传及雄性激素的作用有关。临床治疗上主要采用抗雄性激素治疗。雄激素在局部组织代谢的异常是脂溢性脱发的一个重要环节。但近20年来的临床表明,所用的抗雄性激素治疗大多数只能减少毛发的脱落,新生作用不明显,不能从根本上解决防治问题。目前临床治疗途径主要是寻找安全有效的物质以阻止雄激素在靶器官表达活性。常用药有环丙氯地孕酮、螺内酯、非那雄胺等。脂溢性脱发中医属"蛀发癣……发蛀脱发"范畴。初期以血热风燥、脾胃肝胆湿热为主,病久不愈可出现血虚风燥、肝肾不足的证候。其病变外在毛发,病位内在脏腑,尤其与肝、脾、肾三脏密切相关。治疗总以补益肝肾,养血生发为主。

3.其他治疗

(1)外治法

处方1:侧柏叶20g,每日1剂,煎2000mL,用毛巾蘸水,反复洗头皮,每次洗15min,2次/d。适用于血热风燥型。

处方2:熟地黄、何首乌各15g,首次煮,泡水代茶饮。侧柏叶20g,每日1剂,煎水20min外洗,每次洗15min,2次/d。适用于血虚风燥型。

处方3:侧柏叶、马齿苋各30g。煎水2000mL,洗头或用纱布蘸水湿敷。每次洗或湿敷15min,2次/d。适用于湿热型。

处方4:熟地黄、何首乌各1g,麦冬,首次煎煮,泡水代茶饮。侧柏叶20g,每日1剂,煎水2000mL外洗,每次洗15min,2次/d。适用于肝肾不足型。

处方5:当归、黄蜡各25g,紫草50g,麻油200mL。先将当归、紫草与麻油熬,药枯滤清去药渣。再将油加热入黄蜡,化尽,待冷后外擦患处,1~2次/d。

处方6:生大黄(研末)100g,冰片20g,食醋250mL。将上药放入密封瓶中浸泡7d,待变成深棕色后方可应用。先用75%乙醇消毒患处,再涂药液,3~4次/d。

处方7:透骨草、侧柏叶各120g,皂角60g,白矾9g。水煎,洗头部。适应于脂溢性脱发。

处方8:唐《外台秘要》载疗头风落或头痒肿白屑方,药用麻仁、芒硝、蔓荆子各一升,防风、寄生各三两,白芷四两,川椒一两,水煎外洗。

处方9:宋《普济方》载海上洗头方,药用滑石4两,川芎、王不留行、白芷、细辛、防风、羌活、独活各5钱,研末摩头。清《疡科捷径》中载"白屑风生面与头……须擦黄连膏自廖。"清《外治寿世方》中提出"头风白屑……桑灰汁沫之良,……芦末煎汤洗头,王不留行、白芷各三钱,干掺一夜,梳去即愈。"

处方10:朱仁康之脂溢洗方,药用苍耳子、王不留行各30g,苦参20g,明矾10g,冰片10g。功用:祛风燥湿。适用于脂溢性皮炎及脂溢性脱发。

处方11:清《御药院方》载柏叶散,药用侧柏叶4两,何首乌、地骨皮、白芷各2两,水煎外洗。功用:养血祛风。

(2)内外合治法:外治疗法治疗雄激素源性脱发可直达病所,疏通经脉、调和气血,改善脱发区血液循环,通过局部调理促进生发;而内治法多从整体着手。因此内外合治可以把局部微调和整体调整有效结合,是临床上治疗该病的重要方法之一。

(3)针灸疗法

处方1:以梅花针叩刺为主。采用针刺、梅花针叩刺头部并配合耳穴贴压。

处方2:用梅花针叩刺头部督脉、膀胱经、胆经走行线及背部膀胱经走行线,并配合中草药外治、毫针针刺配穴。

处方3:采用毫针针刺头皮,再按所过头部的督脉、足三阳经的经脉走行,从顶部向前额用梅花针叩刺。

处方4:针刺百会、上星、头维等头部穴位为主,辅以肾俞、京门、太溪等穴。

处方5:针刺2个固定穴(防老穴,位于百会穴后1寸;健脑穴,位于风池穴下5分)、1个机动穴(上星穴,油脂分泌多者取之)。头皮瘙痒者,加大椎穴,该部位阿是穴。

(4)中成药

1)龙胆泻肝丸:每次6～9g,2次/d。适用于湿热内蕴型脂溢性皮炎。

2)防风通圣丸:每次6～9g,2次/d。适用于湿热内蕴型及血虚生风型脂溢性皮炎。

3)天麻首乌片:每次5片,3次/d。适用于血虚生风型脂溢性皮炎。

4)当归浸膏片:每次4片,3次/d。适用于阴虚血燥型脂溢性皮炎。

5)二至丸:每次6g,2次/d。适用于阴虚血燥型及肝肾阴虚型脂溢性皮炎。

第七节　白癜风

一、概述

白癜风是一种常见的后天性色素脱失性皮肤、黏膜疾病,肤色深的人群比肤色浅的人群患病率高,我国人群患病率为0.1%～2%。其表现为皮肤局限性或泛发性色素脱失斑,是由于患处皮肤和毛囊的黑色素脱失所引起,临床上易诊而难治。虽然白癜风不影响患者的身体健康和生理活动,但是由于本病的皮肤损害直接影响着人们的外观容貌,给患者带来了极大的精神压力和心理负担,对大部分患者的生活、学习、工作、社交等方面都带来了许多负面因素,从而影响了患者的生活质量。然而,对于本病的治疗,迄今为止尚无确切有效的治疗方法。

中医文献中有"白癜""白驳""斑驳""斑驳"等名称。我国现已发现的最古医方《五十二病方》中"白处"病名是对白癜风的最早记载。隋朝著名医学家巢元方所著的《诸病源候论》中,首次提出白癜风的命名、病因病机,并对其症状的阐述较为明晰。如《诸病源候论·白癜候》云:"白癜者,面及颈项身体皮肉色变白,与肉色不同,亦不痛痒,谓之白癜。此亦风邪搏于皮肤,血气不和所生也。"主张白癜风的病因病机为"风邪搏于皮肤,血气不和所生",对后世的影响很大。唐代有代表性的医学巨著《千金方》和《外台秘要》,弥补了《诸病源候论》有症无方的不足,记载了当时治疗白癜风的各种药物和方法,除内服药以外,还有外敷的散剂、醋剂、膏剂和灸法等。宋代的《圣济总录》指出该病有轻重之分,轻者只有

白点;重者数月内举体斑白,毛发亦变白,终年不瘥。至清代《医宗金鉴·外科心法要诀·卷十三》则指出本病是"由风邪相搏于皮肤,致令气血,失和","施治宜早,若因循日久,甚者延及遍身"。清《医林改错·通窍活血汤所治证目》中又有"白癜风血瘀于皮里"之说,并主张用通窍活血汤化裁治疗,为中医论治白癜风又开拓了新的途径。

二、病因病机

(一)西医发病机制认识

白癜风确切的发病原因还不十分清楚,有以下几种学说。

1.自身免疫学说

大量资料表明,白癜风发病和自身免疫有关:①白癜风患者发生其他自身免疫病,如甲状腺功能亢进、甲状腺炎、糖尿病等的概率较一般人明显增高。②其他自身免疫病患者发生白癜风的可能性较一般人高。③患者血清中可检测到多种自身抗体,如抗甲状腺抗体、抗胃壁细胞抗体及抗核抗体等。④患者血清中可检测到抗黑素细胞抗体,阳性率达 $50\%\sim93\%$,且与病情严重度相关。已鉴定出,黑素细胞膜和胞质有多个黑素细胞抗原。一般以为,自身抗体是与细胞膜表面抗原结合发挥作用的。⑤恶性黑素瘤患者白癜风的发生率明显高于正常人。⑥白癜风患者存在细胞免疫和体液免疫异常,如 T 细胞亚群的变化,可溶性白细胞介素-2 受体以及一些细胞因子的变化。⑦本病不仅影响皮肤黑素细胞,也影响眼、耳等处黑素细胞。反应(外伤后局部发生白斑损害)阳性。⑧皮肤损伤可诱发本病,部分患者同形。⑨病理变化进行期白斑边缘有单核细胞聚集,符合迟发型超敏反应。白斑边缘部表皮郎汉斯巨细胞数目增多。⑩本病病程迁延呈慢性,对治疗有抵抗,有时能自行消退,符合一般自身免疫性疾病的规律。

皮质激素类药物及免疫抑制药治疗有一定疗效。

2.黑素细胞自身破坏学说

在黑素合成过程中,其中间产物(如多巴、多巴醌、多巴色素、5-6 二羟吲哚等单多酚类化合物)的积聚或产生过多都对黑素细胞有选择性细胞毒性,能损伤黑素细胞。正常情况下黑素合成程序被控制在黑素小体内。如果黑素小体膜的完整性受到破坏,内容物将大量漏入细胞质,从而导致细胞损伤。在生产橡皮手套工厂中,由于接触了作为抗氧化剂的氢醌单苯醚(取代酚的一种),工人发生白癜风的概率增加。

3.神经化学因子学说

神经末梢释放的化学介质,如去甲基肾,上腺素、乙酰胆碱或其他物质可能对黑素细胞有损害作用。动物实验证明,去甲基肾上腺素、肾上腺素、乙酰胆碱等在体外能使两栖类和鱼类的黑素细胞变白。临床见到的节段型白癜风的皮损沿神经呈节段性分布,符合神经化学因子学说。

4.黑素细胞生长因子缺乏学说

近年研究发现,角朊细胞能分泌多种细胞因子,如碱性成纤维细胞生长因子(bFGF)、内皮素-1(ET-1)、神经生长因子(NGF)、前列腺素 E(PGE)等。这些因子对黑素细胞生长起重要作用。体外试验已证明角朊细胞与黑素细胞混合培养能明显促进黑素细胞生长。有人发现,取白癜风患者白斑边缘色素增加区的黑素细胞进行培养,其不能生长;取未经治疗患者正常皮肤的黑素细胞进行培养,在其开始增生前有 8～11d 的停滞期,加入胎牛成纤维细胞提取物后,停滞后的黑素细胞出现明显的增生。这就提示患者可能缺乏某种黑素细胞生长因子。因此,推测白癜风的发病可能和黑素细胞生长因子缺乏有关。

5.遗传因素

遗传因素对白癜风的发生起一定的作用。据国内、外报道,30％～40％的白癜风患者有阳性家族史,但本病确切遗传方式尚未能完全肯定。目前对白癜风的病因还没有一个确切的答案,可能是多种因素的综合,而且不同类型的白癜风发病机制也不完全相同。寻常型白癜风的发病可能与自身免疫有关,而节段型白癜风的发病可能主要由局部交感神经功能紊乱引起。在临床,约半数以上患者发病时可找到某种诱因,最多见的为精神因素和局部损伤因素。精神因素包括精神创伤、工作极度紧张、情绪波动等。局部因素包括皮肤外伤、局部湿疹、皮炎等炎症性皮肤病。其他诱因有日晒(特别是曝晒)、系统疾病等。

(二)中医病因病机认识

中医对于白癜风的认识是由古代医家的医理论述发展而来的。近几十年来,我国中医皮肤学科界的广大医务人员在大量的临床实践中,对于本病进行了较为深入的研究,在前人论述的基础上,进一步阐述了其病因病机,主要归纳以下几点。

1.气血失和说

多因七情内伤、情志不遂、过度的忧思或悲恐,导致气机紊乱,气血失和,风邪乘虚而入,滞留于皮肤腠理,阻滞经脉,肤失所养,而蕴生白斑。

2.气血瘀滞说

因跌打损伤、皮肤破损,伤及血脉,瘀血阻滞;或暴怒伤肝,气机壅滞,经脉不通,血运受阻,脏腑经络功能活动失调;或久病失治,瘀血阻络,新血不生,不能循经濡养肌肤,均可导致局部皮肤失养,酿成白斑。

3.气血两亏说

多因禀赋不耐,先天肾气不足,阴精匮乏,气血生化无源;或后天脾胃虚弱,水谷精微化生不足,营卫虚疏,卫外不固,邪入肌腠,化生白斑。

4.风湿致病说

春主风,长夏主湿。风湿之邪搏于肌肤,致使肌肤经脉不通,气血运行不畅,久则气血失和,血不荣肤,肌肤失养而发病。由此而导致的白癜风多在春夏季节发病或者加重。

5.肝肾不足说

肾藏精,肝藏血,肝肾同源,精血互生。若肾虚精少,精不化血,导致肝血亏虚;或肝郁气滞,肝血不足,血不化精,均可导致皮肤络脉失于濡养,生成白斑。

6.脾胃不足说

脾胃共居中州,为后天之本,气血生化之源。若脾胃虚弱,气血生化乏源,肌肤络脉不充而失于荣养,则见皮肤发生白斑。

三、临床表现

白癜风多后天发生,任何年龄均可发病,无明显性别差异。本病可发生,于任何部位,但以暴露及摩擦损伤部位(如颜面部、颈部、手背、腕部、前臂及腰骶部等)多见,口唇、阴唇、龟头、包皮内侧黏膜亦可累及,上肢白斑大部分在手背、指背,而下肢主要见于小腿、足背。病变分布常对称,但也可以局限在某一部位,部分患者皮损沿神经节段单侧分布,少数患者泛发全身。皮损表现为数目不等、大小不一、形状不定的色素脱失斑。有的开始为色素减退斑、边界不清;以后渐发展成为乳白色的色素脱失斑,单发或多发,白斑境界清楚,有的边缘部色素反而增加。白斑部毛发也可完全变白。大多数患者无任何自觉症状,极少数初发时局部可有轻度瘙痒或不适感,病情发展扩大后不再出现此症状。稳定期皮损停止发展,边缘可出现色素增加。一般无自觉症状,病程慢性迁延,有时可自行好转或消退。部分患者春末夏初病情发展加重,冬季缓解。

白癜风临床分为寻常型和节段型。寻常型又可分为4个亚型:①局限型,单发或群集性白斑,大小不一,局限于某一部位;②散发型,散在多发性白斑,往往对称分布,白斑总面积不超过体表面积的 50%;③泛发型,累及体表面积 50% 以上;④肢端型,主要分布于面部、手、足、指、趾等部位。节段型是指白斑沿某一皮神经节段支配的皮肤区域走向分布,一般为单侧。

白癜风临床分为进展期与稳定期。进展期表现为白斑增多、扩大、境界模糊不清。稳定期表现为白斑停止发展,境界清楚,白斑边缘色素加深。

四、临床诊断

(一)中医四诊

1.望诊

白癜风患者望诊可见皮损呈形状不定的色素脱失斑,数目不等,大小不一。早期可见色素减退斑,边界不清;后期可见乳白色的色素脱失斑,单发或多发,白斑境界清楚,有的边缘部色素反而增加。白斑部毛发也可完全变白。

2.闻诊

闻诊多无明显异常。

3.问诊

部分患者有家族史,部分患者发病前期有情绪抑郁或精神刺激史,皮损发生部位常有跌打损伤史。多伴有胸胁胀满、肢体困倦、纳呆、眠差、大便偏干等不适。部分患者一般状况良好。

4.切诊

白癜风患者脉象多见弦滑或沉细。

(二)辅助检查

1.实验室检查

患者血清中存在着多种自身抗体,包括抗甲状腺抗体、抗胃壁细胞抗体、抗肾上腺抗体、抗平滑肌抗体、抗心肌抗体、抗血小板抗体和抗核抗体,阳性率为 8.2%～50.0%。白癜风患者血清中抗黑素细胞表面蛋白抗体的发现对本病有重要意义。有报道患者血中免疫球蛋白增高、补体减低。外周血淋巴细胞包括天然杀伤细胞和 T 细胞亚群亦有变化。

2.病理变化白斑部表皮基底层黑素细胞减少或消失,表皮黑素颗粒缺乏。多巴胺染色阴性,表皮真皮交界处及真皮浅层有时可见到不同程度的单一核细胞浸润。

超微结构变化:以白斑边缘部变化最为显著,表皮中 3 种主要细胞,即角朊细胞、黑素细胞及郎汉斯巨细胞均有异常。白斑部黑素细胞缺乏。白斑边缘部黑素细胞细胞质中出现空泡,细胞核固缩,粗面内质网高度扩张甚至破裂,黑素小体明显减少。

3.眼底检查多数患者的脉络膜和视网膜色素上皮散在色素脱失区以及其他异常变化。

(三)诊断要点

1.白癜风在全身任何部位均可发生,但好发于颜面、颈部、前臂和手背等暴露部位,亦可沿神经分布。

2.皮损为大小不等的圆形或不规则形皮肤色素脱失白斑,境界清楚,边缘可有色素脱失带。病变可为单发或多发,可对称亦可单侧发生,可局限或泛发。

3.一般无自觉症状。

4.病程长短不一,可缓慢进展或长期稳定不变。

(四)鉴别诊断

本病诊断不难,根据临床表现即可诊断,但需要和其他色素减退病鉴别。

1.炎症后色素减退有原发疾病病史

如湿疹、皮炎、单纯糠疹、银屑病、花斑癣等。色素减退局限在原发疾病皮损部位,一般为暂时性,能自行恢复。

2.贫血痣

为局限性色素减退斑,多单侧分布,出生或生后不久即发生,以后皮损不再继续扩大,用力摩擦或加热后,局部不发红。

3.无色素痣

出生或生后不久即发生,为色素减退斑,常单侧分布,持续终身不变。

4.特发性滴状色素减退

常发生于中老年,为多发的境界清楚的圆形、椭圆形白斑,直径 1cm 以下,不融合,随年龄增长而数目增多。

五、治疗

(一)西医治疗

目前白癜风的治疗仍比较困难。早期治疗效果较好,因此,应尽早治疗、长期坚持,1 个疗程至少 3 个月,如有效可连续几个疗程。不要轻易改变治疗方法。疗效判断至少在 1 个疗程后进行。疗效判断依据全国色素病学组制订的疗效标准(草案)进行。痊愈:白斑全部消退,恢复正常肤色;显效:白斑部分消退或缩小,恢复正常肤色的面积占皮损面积的50%以上;有效:白斑部分消退或缩小,恢复正常肤色的面积占皮损面积的10%以上,但在50%以内;无效:白斑无变化或缩小,恢复正常肤色的面积占皮损面积的10%以内。治疗应根据患者的具体情况及临床采用不同的治疗方法。

1.补骨脂素

属于呋喃香豆素类药物。常用8-甲氧补骨脂素(8-MOP)。人工合成的三甲基补骨脂素(TMP)对治疗白癜风也有较好效果,且不良反应较少。目前这些药物都已经广泛应用于临床,数十年来经验证明,它们仍然是治疗白癜风最常用的有效药物,可口服、注射或外用,若配合紫外线或日光照射效果更好。口服8-MOP 0.3~0.6mg/kg体重或IMP 0.6~0.9mg/kg体重,1.5~2.0h后照长波紫外线或晒太阳,一般每周2~3次,连续治疗3个月以上。照射长波紫外线(UVA)剂量应根据皮肤色素的深浅和对光的敏感性而定,一般开始持续1~5min,以后逐渐增加,以达到轻度的皮肤红斑反应或精致红斑反应为度。在治疗过程中,根据皮肤色泽加深情况再逐步增大照射剂量。但应避免水疱产生。

注射用制剂,如补骨脂素注射液,肌内注射,每次2mL,1次次/d,连续30次为1个疗程,可连用几个疗程,但常有局部疼痛等刺激反应。局部外用0.1%8-MOP溶液0.5~1h后,照长波紫外线或晒太阳,每周2~3次。对局限性患者,本法可能更为实用和有效,且避免了口服或注射药物的不良反应,有效率为50%~80%。口服补骨脂素的不良反应有胃肠道反应,如恶心、呕吐、食欲缺乏等,还可有白细胞减少、贫血以及肝功能损害等,故在治疗期间应定期检查血、尿常规及肝功能。对糖尿病、肝功能异常、皮肤癌、白内障患者,妊娠、哺乳期妇女以及光敏者禁用。在服药照射24~48h期间,患者应尽量避光,外出时要用遮光剂,特别注意对眼的防护,照射24h内应戴防护镜。本疗法的疗效因人而异,与患者的年龄、皮损部位、严重程度、病程等有关,一般儿童患者、病程短者、颈部皮损者效果较好,而病程长,手、足、背皮损者效果最差。最近有单用窄谱中波紫外线(311~313nm,NB-UVB)治疗,取得了较好效果。其疗效与UVA相同,但具有光毒性少、不良反应较小、色素恢复均匀和治疗时间短等优点,尤其是孕妇也可用。

2.肾上腺皮质激素类药物

口服、外用或局部注射肾上腺皮质激素类药物均对白癜风有一定疗效。确切机制仍不清楚,可能和针对本病的自身免疫发病机制有关。口服泼尼松5mg,3次/d,或15mg,1次/d(早晨8:00服)。见效后每月递减5mg,维持3~6个月。如服药4~6周无效则停止治疗。本法适用于皮损面积较大的泛发型患者,国内报道其有效率为74.5%~90.0%,且对面部损害者效果尤其显著。也可用复方倍他米松注射液(德宝松)1支,肌内注射,3~4周1次。用药时应注意皮质激素类药物的禁忌证及不良反应。外用皮质激素制成的霜剂、软膏、溶液、涂膜剂均可,常用的有1%氢化可的松霜、0.1%曲安西龙(去炎松)霜、0.05%卤米松(适确得)、0.05%去炎松二甲基亚砜等,外涂,2~3次/d。长期使用可造成局部痤疮样皮疹、毛囊炎、毛细血管扩张,甚至皮肤萎缩等不良反应。间歇用药或与其他外用药交替使用,可减少不良反应的发生,有效率在80%左右。

3.免疫调节药

针对白癜风的免疫发病机制,试用免疫调节药治疗,如转移因子肌内注射或口服,左旋咪唑口服,均可增强细胞免疫功能,起到一定效果。免疫抑制药如硫唑嘌呤、环磷酰胺等亦曾被应用过,但疗效不肯定,不良反应较大,已很少用。近年来,国外有报道用免疫调节药如环孢素(环孢霉素 A)、异丙肌苷治疗亦能取得效果,但尚待进一步研究。

4.黑素细胞移植

将自体或异体带有黑素细胞的表皮或纯黑素细胞移植到缺乏黑素细胞的白斑部位,黑素细胞成活并能制造黑素,是治疗白癜风的一个突破性进展。1971 年,Falabella 首先报道用负压吸疱法进行自体表皮移植成功,1988 年国内开始有用表皮移植治疗白癜风的报道。近年来,已有大量关于自体表皮移植治疗的报道。目前临床常用的方法有:自体表皮移植、自体表皮细胞悬液移植以及尚在研究中的自体黑素细胞移植、异体黑素细胞移植等。

(1)自体表皮移植:采用患者自身健康部位表皮移植到白斑部位。具体方法是:利用负压吸疱法或液氮起疱法分别在健康部位(一般在腹部)和白斑部位发疱,调整负压在 45～80kPa,1.0～1.5h 即可形成大疱;水疱正好在表皮、真皮之间产生,疱顶为表皮,用眼科剪刀先将白斑区疱顶表皮除去,露出真皮面;再将健康部位水疱顶表皮剪下,将其平整移植于白斑的裸露面上,用消毒纱布包扎即可。操作在无菌条件下进行。大部分病例在 2 周左右白斑局部开始有色素再生,并继续扩大,3～6 个月色素扩大达最大限度,最大可达原来的 1 倍。成功率在 90%左右。在移植过程中,有报道加用黑素生成素(Melagenine)、嗜碱性成纤维细胞生长因子(bF-GF)、内皮素(ET),可以提高疗效、增加移植成功率。

(2)自体表皮细胞悬液移植:用刀片取患者臀部正常薄层皮肤片,用胰酶消化,去除表皮下残余物;将表皮片移入离心管,加入培养液,反复吹打制成单细胞悬液,浓度约为 1×10^9/mL 即可。移植前在白斑部位用液氮发疱或负压吸疱法发疱,将水疱液用针吸出,再将细胞悬液注入疱内。

(3)自体黑素细胞移植:取患者自身皮肤,置于培养液中,以胰酶消化后,分离出表皮,反复打制成单细胞悬液,接种于培养基内。一般培养后第 3 天即可见到树枝状细胞生长,3～4 周后细胞融合交织成网状,4 周后培养的细胞增生约达 1×10^9/mL,然后将培养的细胞悬液注入白斑内。

(4)异体黑素细胞移植:方法同自体黑素细胞移植,不同之处在于不是取自身表皮而是取其他健康人正常皮肤作为供体,培养出黑素细胞后制成悬液注入白斑内。

比较这几种方法,各有优、缺点。自体表皮移植方法简单,疗效好,不要求很高的条件,便于推广,国内、外文献报道有效率为 90%左右,缺点是需同时在自身皮肤发疱取表皮。自体表皮细胞悬液移植方法取皮区相对较小,移植面积较大,疗效也好,但有实验室条件要求,且取表皮技术要求较高。自体黑素细胞移植疗效肯定,仅取一片皮肤可做多处移植,方便患者,但要求条件高,难以普遍开展。另外还有一个重要问题尚未很好解决,就是细胞培养液中加促分裂剂(如组织多肽抗原),这些物质是否会对人体有害,如何解决,目前还只处于实验研究阶段,暂时不能大量应用于临床。异体黑素细胞移植有很好的应用前景,但目前皮肤排斥反应问题还没有完全解决。有些单位正在研究,已有个别成功病例的报道,但尚需对更多病例观察和研究。

表皮移植作为一个治疗方法,对白癜风是有效的,它适应于稳定期(静止期)患者。对进展期(活动期)患者,最好不要做表皮移植,首先是效果不好、成活率低;其次病变还在扩大,局部移植解决不了问题,还可能发生同形反应,反而使白斑扩大。因此,对进展期患者,用其他方法(如药物)治疗控制病情后,才能考虑表皮移植。表皮移植对局限型、节段型患者效果最好,对病变广泛的散发型、泛发型患者,具体操作会有些困难,因此,应采取综合疗法。

5.其他

胎盘组织液肌内注射,每次 2~4mL,每日或隔日 1 次,对部分白癜风病例有效。有报道用人胎盘纯提取液—黑素生成素外加红外线照射治疗有效。外用药还有 0.05％氮芥乙醇,外用显效率达 50％左右,此药可激活酪氨酸酶从而加速黑素合成。但部分患者有局部刺激反应,加异丙嗪可减少反应,另外本药稳定性较差,最好用前临时配制。

(二)中医治疗

1.辨证治疗

(1)风湿蕴热

主症:皮损表现为白斑粉红,边界清楚,多见于面部及外露部位,可单发或多发。一般发病比较急,皮损发展较快,皮肤变白前常有瘙痒感。伴有头重,肢体困倦,口渴不欲饮。舌质红,苔白或黄腻,脉浮滑或滑数。

治法:清热利湿,活血散风。

方药:九味羌活汤加减。

羌活 9g,防风 9g,苍术 9g,细辛 3g,川芎 6g,白芷 6g,生地黄 6g,黄芩 6g,甘草 6g。湿重胸满者,去生地黄,加枳壳 10g,厚朴 15g;里热甚而烦渴者,加石膏 30g,知母 15g;夜眠不安者,加灵磁石 30g,夜交藤 30g。

(2)肝气郁结

主症:皮损表现为白斑色泽明暗不一,无固定的好发部位,白斑或圆或长,或为不规则云片状,无痒痛感。发病可急可缓,但多随精神变化而加剧或减轻,较多见于女性。可伴有急躁易怒,胸胁胀满,月经不调等症。舌质偏红,苔薄黄,脉弦。

治法:疏肝解郁,活血祛风。

方药:柴胡疏肝散加减。

柴胡 6g,陈皮 6g,川芎 10g,香附 10g,枳壳 10g,芍药 15g,炙甘草 6g。胸胁胀痛、舌质暗者,加当归 8g,郁金 10g,乌药 10g;口苦者,加栀子 10g,黄芩 15g,川楝子 10g;胁痛口干、舌红少苔者,加沙参 15g,麦冬 10g。

(3)肝肾不足

主症:皮损表现为明显性脱色白斑,边界截然,颜色纯白,或局限于一处,或泛发于各处,脱色斑内毛发变白,病程较长,发展缓慢,多有家族史。可伴有腰膝酸软,头晕耳鸣,两目干涩。舌质淡,苔薄,脉细弱无力。

治法:滋补肝肾,养血祛风。

方药:二至丸合二仙汤加减。

女贞子 15g,旱莲草 15g,仙灵脾 15g,仙茅 10g,巴戟天 3g,当归 8g,黄柏 10g。月经不调者,加益母草 15g,生地黄 15g;腰膝酸软者,加枸杞子 15g,牛膝 15g;盗汗者,加山茱萸 15g,煅龙骨、煅牡蛎各 30g。

(4)气滞血瘀

主症:皮损多为不对称性白斑,边界清楚,多发于外伤或其他皮肤损伤后,白斑色偏暗,可有轻微疼痛感,斑内毛发变白,病情进展缓慢。可伴有面色发黯,肌肤甲错。舌质紫暗或有瘀斑,舌下静脉纤曲,苔薄,脉细涩。

治法:活血化瘀,祛风通络。

方药:通窍活血汤加减。

丹参 20g,石决明 25g,赤芍 15g,桃仁 15g,川芎 10g,红花 10g,菊花 10g,牛膝 10g,麝香 0.25g(冲服,或白芷 10～15g 代),葱 3 根,姜 3 片,大枣 3 枚。气滞胸闷者,加瓜蒌 10g,薤白 10g;夜寐不安者,加合欢皮 30g,酸枣仁 30g;月经不调者,加益母草 15g,香附 10g。

(5)气血两虚

主症:皮损表现为白斑颜色较淡,边缘模糊不清,发展缓慢。常伴有神疲乏力,面色无华,手足不温。舌质淡,苔薄,脉细无力。

治法:补益气血,疏散风邪。

方药:八珍汤加减。

当归 10g,川芎 5g,白芍 8g,熟地黄 15g,人参 3g,白术(炒)10g,茯苓 8g,炙甘草 5g。心悸失眠者,加酸枣仁 30g,柏子仁 15g;胃弱食欲缺乏者,加砂仁 6g,神曲 10g;动则气喘者,加黄芪 20g。

(6)血热风燥

主症:皮损表现为白斑色泽光亮,好发于头面部或身体的上半部,发病比较迅速,蔓延较快。伴有五心烦热、口干、失眠、头晕等症。舌质干红,苔少,脉细数。

治法:养血润燥,消风祛斑。

方药:当归饮子加减。

生地黄 15g,何首乌 15g,白芍 15g,白蒺藜 15g,荆芥 10g,防风 10g,当归 8g,川芎 15g。盗汗者,加旱莲草、女贞子各 15g;舌质暗者,加丹参、桃红各 10g。

(7)脾胃虚弱

主症:皮损表现为白斑颜色萎黄,好发于面部及口唇,小儿多见,病情发展比较缓慢。伴有纳食减少,脘腹胀满,身倦乏力,面色萎黄。舌质淡,苔白,脉象虚弱。

治法:调和脾胃,益气养血,润肤消斑。

方药:参苓白术散加减。

莲子肉 10g,薏苡仁 15g,砂仁 6g,桔梗 15g,白扁豆 10g,白茯苓 15g,党参 15g,炙甘草 6g,白术 15g,山药 15g。食欲缺乏食少者,加焦三仙各 10g;失眠者,加酸枣仁 30g,生龙骨 30g。

(8)心肾不交

主症:皮损多发生于一侧肢端,常沿着一定的神经区域分布,好发于青壮年,常突然发病,病程短而发展较快,发病前常有一定的神经精神因素。

可伴有心悸、失眠、健忘、腰膝酸软。舌质红,苔薄白,脉弦细。

治法:交通心肾,滋阴养血。

方药:六味地黄汤合黄连阿胶汤加减。

熟地黄 15g,山药 15g,山茱萸 15g,茯苓 15g,泽泻 15g,牡丹皮 10g,阿胶 10g,黄连 12g。夜眠不安者,加远志 10g,五味子 15g;神疲乏力者,加党参 10g,白术 15g。

2.辨病治疗

随着现代医药学的发展,国内外的医药学者开始寻找治疗白癜风的单味中药及有效单体,并取得了可喜的成绩。如补骨脂提取物、白芷提取总香豆素等,用以治疗白癜风获得了满意的疗效,并制成了各种方便有效的中成药。也有学者采用促光敏中药以增强皮肤对紫外线的敏感性,并配合日晒或紫外线照射治疗白癜风,取得了较好的疗效。这些药物可以在辨证论治的基础上灵活使用。

(1)补骨脂补:骨脂含有补骨脂素和异构补骨脂素,属于呋喃香豆素类物质。此类物质能提高皮肤对紫外线的敏感性,抑制表皮中巯基,增加酪氨酸酶活性,刺激黑素细胞,使其恢复功能而再生色素。若与长波紫外线联合,更可以增加疗效。

(2)白芷:白芷总香豆素是从中药杭白芷中提取的,含有欧前胡素、异欧前胡素及氧化前胡素等线型呋喃香豆素类成分。将其成分提取,制成酊剂和膏剂,患者每日中午外用酊剂或软膏后,立即或隔 10～20min 后局部加日光照射,初次照射时间为 5min,如无反应,逐次延长时间至 20～30min。若初次照射后皮损出现红斑,则不必延长照射时间;如发现局部有丘疹、红肿、水疱者暂停应用,反应缓解或消退后继续治疗。除补骨脂、白芷外,独活、无花果叶等均含有呋喃香豆素类物。另外,虎杖、茜草根、决明子、沙参、麦冬等中药都具有强烈的光敏作用。

(3)无花果叶:将无花果叶提取液制成灭菌水溶液,每支 2mL,生药浓度为 1g/mL。用提取液肌内注射治疗白癜风,开始每次 2mL,2 次/d;若无不良反应,加至 4mL,2 次/d。

(4)麝香与麝香酮:麝香具有开窍、辟秽、活血、散结、通络及散瘀作用。测定白癜风患者血液流变学指标,红细胞比容、全血黏度及全血还原黏度均极明显地高于正常人。表明白癜风患者血液黏稠度增高,血液黏稠度的增高不利于血液的流动,形成了中医的血瘀症。麝香的主要成分是麝香酮,能够扩张局部血管。

(5)沙苑子:单味沙苑子生用是治疗白癜风的验方,但是临床未见相关治疗评价。以民间验方为基础,将生用沙苑子改为炒熟、酒淬,取得较好疗效。

(6)鲜白头翁叶:白头翁是毛莨科多年生草本植物,常以根部入药,具有清热解毒、凉血止痢的功效。有人以鲜白头翁叶外贴治疗白癜风,取得了一定的疗效。方法:将鲜白头翁叶捣碎取汁,以等量蒸馏水稀释,将白癜风皮损周围正常皮肤涂上凡士林保护,以脱脂棉浸上述药液于皮损上,并覆盖塑料薄膜,用胶布固定。斑贴时间 2～3h,儿童及面部薄嫩皮肤时间宜短,以揭除斑贴后,皮损变红为宜。次日红斑多发展为水疱,进行对症处理。每 2～4 周重复治疗 1次,3 个月疗程结束。

3.其他治疗

(1)针灸

1)体穴:体穴包括经穴、奇穴和阿是穴。在白癜风患者中,阿是穴指的就是患处白斑。陈德成根据辨证将白癜风分为 6 型,并以此选穴。风邪袭表取风门、风池、大椎、曲池、太溪、阴陵泉、阿是穴;湿热壅盛取合谷、足三里、天枢、丰隆、地机、阿是穴;寒凝经脉取关元、外关、命门、阳陵泉、阿是穴;肝郁气滞取期门、膻中、太冲、肺俞、阿是穴;肝肾不足取肝俞、肾俞、脾俞、三阴交、阿是穴;瘀血阻络取血海、膈俞、膻中、阿是穴。并且根据兼症进行辨证加减,体倦乏力、气血不足加血海、三阴交;食少纳呆加中脘、三阴交;大便黏滞不爽加天枢;腰痛连及下肢加环跳、肾俞;伴有少寐、心烦加通里;经来后期伴血块加归来、气海、足三里;头晕耳鸣加风池、听宫;烦热、盗汗加阴郄;病变在面加合谷,在上肢加手三里、内关,在下肢加委中、太溪。

2)耳穴:可取心、肝、内分泌穴,用王不留行贴压,使其有酸、麻、胀或发热感,每天按压 5 次,每次 5min,1 个疗程为 15d。或以双侧交感、内分泌、神门、肺为主穴,配肾上腺、腮腺、枕、膈等相应穴位,用耳针埋穴,胶布固定,每天按压 3 次,每次 10min,以增强刺激。夏天留针 5～6d,冬、春季留针 10～15d,间隔 2～3d 再次治疗,每次选穴 2～3 个。

3)针刺法:用毫针治疗白癜风依然遵循毫针的补泻原则,即《内经》所说"凡用针者,虚则实之,满则泻之,宛陈则除之,邪盛则虚之。"

4)皮肤针叩刺法:皮肤针叩刺法主要在阿是穴(白斑),通过叩刺皮部,可以调节脏腑经络功能,促进白斑复色。

5)三棱针刺法:三棱针古称"锋针",是用点刺穴位或浅表血络,放出少量血液,以防治疾病的一种方法,亦称刺络法,具有活血化瘀、疏通经络的作用。

6)艾炷灸:中药研细末,取适量醋调匀,做成皮损大小的药饼,厚约 0.5cm,贴于皮损处。再用艾绒做成高 1cm,炷底直径 2cm 的艾炷若干个,置于药饼之上。点燃艾炷顶部,燃至患者局部有温热感时,另换艾炷重复操作。同一部位每次灸 3～6 壮,1 次/d,10 次为 1 个疗程,疗程间隔 5～7d。

(2)皮下埋线

1)用医用羊肠线埋植于皮下。具体方法:在局麻下,术者行无菌操作,先用缝皮针绕白斑外围的正常皮肤做皮下埋线一圈,在圈内进行曲线形的皮下穿埋,结束后皮肤消毒,用无菌纱布覆盖,贴好胶布。第 2 天取掉纱布,进行红外线局部照射,每次 20min,1 次/d,15 次为 1 个疗程。

2)以曲池、阳陵泉为主穴,配膈俞、肺俞、胃俞、脾俞、肾俞、膻中、关元、外关、三阴交等,先用普鲁卡因每个穴注入 1～2mL,然后用医用羊肠线,以 15 穴下 0.6 寸进针埋线,直至线头全部埋入皮内再进线 0.5cm,快速拔针,压迫针眼。1～3 个月治疗 1 次,3 次为 1 个疗程。以青少年泛发型、病程短、发展快、范围广者疗效最佳。

3)刮痧:取 5 分硬币大的生穿山甲片,利用它的天然边缘刮白斑处,若在阳面从下向上,若在阴面从上向下,由轻到重连续刮 60 次,以发红为度,不能出血,刮完后涂抗生素软膏以防感染,2 次/d。

(4)拔罐:根据皮损范围选择略大于皮损的火罐,消毒皮损区,皮损中央置锥形艾炷,燃至 1/2 长时置火罐,待艾炷自然熄灭后,留罐 30min 后去掉火罐,并将药液(大黄、薄荷、蝉蜕各 100g,补骨脂 50g 与 500mL 水,煎开 10min 后过滤而成)涂于局部数次,每 3d 治疗 1 次,7 次为 1 个疗程。对于较大面积皮损可走罐治疗。

第八节　黄褐斑

一、概述

黄褐斑是一种发生于颜面的色素增生性皮肤病,其临床表现以面部对称性蝴蝶状,或局限性淡褐色或褐色斑片为特点。本病的病因尚未完全明了,可以由于各种不同的原因引起。一般认为与内分泌改变、某些药物、慢性疾病及外界刺激有关,如痛经、慢性盆腔炎、长期口服避孕药、妊娠期、营养不良、贫血、内分泌障碍或慢性疾病等,但也有不少患者的病因不明。中医学称黄褐斑为"鼾黑斑""肝斑",认为"鼾黑斑"是全身性疾病的一种局部反应,与阴阳、气血、脏腑、经络的失调有关。《医宗金鉴·外科心法要诀》载:"原于忧思抑郁,血弱不华,火燥结滞而生于面上。"《诸病源候论》曰:"五脏六腑十二经血,皆上于面。夫血之行俱荣表里,人或痰饮渍脏,或腠理受风,致气血不和,或涩或浊,不能荣于皮肤,故变生黑皮干。"《外科正宗》云:"鼾黑斑者,水亏不能制火,血弱不能华肉,以致火燥结成斑黑,色枯不泽。朝服肾气丸以滋化源,早晚以玉容丸洗面上,日久渐退,兼戒忧思动火劳伤等件。"

中医药治疗黄褐斑主要通过调节机体阴阳、气血、脏腑、经络的平衡而达到整体调节的作用,具有较稳定的远期疗效。

二、病因病机

(一)西医发病机制认识

本病发病原因和机制复杂,目前尚未完全明了,一般认为黄褐斑与下列因素有关。

1.遗传因素

一般来说,黄褐斑在亚洲、拉丁美洲种族人群中多发,而在白色人种中发病率较低。而且许多家系调查结果发现,黄褐斑患者具有相同家族史者要占50%以上,而男性患者具有家族史的比例更高。

2.日光照射

日光中的紫外线作为一种外源性刺激黑色素细胞分裂因素,可以使照射部位的黑色素细胞增生,加重皮肤色素沉着。因而经常照射太阳光,会诱发黄褐斑。

3.妊娠

妇女怀孕后,体内激素水平会发生变化,如血液中雌激素、孕激素或促黑色素细胞激素水平增高,从而使黑色素细胞活性增加、黑色素增多。沉着的色素常常于妊娠早、中期间出现,并逐渐加重至足月。而且有些患者在分娩后,其黄褐斑会持续存在。不过大多数孕妇面部的黄褐斑并不明显,仅少数人会出现对称的较醒目的色素斑。

4.服用药物

长期口服避孕药的妇女,由于体内激素水平的变化,也会和妊娠一样诱发黄褐斑。一般症状从服药后1～20个月开始,停药后可逐渐消退。另外,长期服用氯丙嗪(冬眠灵)、苯妥英钠、螺内酯(安体舒通)等药物也能诱发黄褐斑。

5.慢性疾病

某些慢性疾病如肝病、慢性酒精中毒、结核、内脏肿瘤、甲状腺疾病及一些自身免疫性疾病等,特别是女性生殖器官疾病和月经不调、痛经、子宫附件炎、不孕症等疾病患者的面部常常出现黄褐斑。这可能与卵巢、垂体、甲状腺等内分泌器官有关,也可能黄褐斑本身是一些自身免疫性疾病的一部分。

6.应用化妆品不当

在临床上,常能见到某些化妆品也可引发黄褐斑样皮肤损害。这可能与化妆品中的某些成分,如氧化亚油酸、香橼醛、水杨酸盐、金属、防腐剂和香料等直接刺激皮肤或发生过敏反应有关,尤以劣质化妆品更为有害。

7.皮肤的微生态失衡

中情人体的皮肤有维持自身微生态稳定的能力,菌群之间存在共生或拮抗作用。如果宿主的皮肤、环境与菌群之间处于不协调的病理状态,即微生物态失衡,如产色素的微球菌和条件致病的革兰阴性杆菌数量增加、分离率高,就会造成皮肤的病理性损害,包括出现黄褐斑。

8.饮食因素

近年来,研究人员发现,饮食中长期缺乏谷胱甘肽,会使皮肤内的酪氨酸酶活性增加,进而使酪氨酸氧化成多巴素,形成黑色素,从而发生色素沉着。表皮型黄褐斑的黑素主要沉积在基底层及其上面,偶尔延及角质层。在真皮型黄褐斑中,真皮中上部血管周围有噬黑素细胞存在,真皮吞噬细胞中色素增加。电镜检查表皮型和真皮型黄褐斑在结构水平上无实质性差别,显示黑素细胞活性增加、黑素细胞树突明显增大、棘层的角朊细胞含大量的单个非聚集的黑素颗粒。

(二)中医病因病机认识

祖国医学认为"黧黑斑"是全身性疾病的一种局部反应,与阴阳、气血、脏腑、经络的失调有关。《医宗金鉴·外科心法要诀》载:"原于忧思抑郁,血弱不华,火燥结滞而生于面上。"《诸病源候论》曰:"五脏六腑十二经血,皆上于面。夫血之行俱荣表里,人或痰饮渍脏,或腠理受风,致气血不和,或涩或浊,不能荣于皮肤,故变生黑皮干。"《外科正宗》提出"水亏不能荣华于上,水亏火旺"等学说。结合临床,中医将黄褐斑的病因病机概括为以下几个方面。

1.黄褐斑与肝脾功能失调有关

黄褐斑按病因病机可分为肝郁气滞、肝郁脾虚、肝肾不足、肾阴不足、脾胃虚弱、血虚肝旺及气滞血瘀等类型,其病因病机多与肝、脾、肾功能失调有关。尤其是肝脾肾三脏均涉及的多脏器功能失调者,因七情失调、长期抑郁、肝肾精血亏虚、精血不足,肌肤失养,虚火上扰,燥热内结或脾不健运,疾从内生,清不升,浊不降,浊气上犯,蕴结肌肤,均易生成黄褐斑。人是一个统一的整体,一个脏器的病变必然涉及其他脏器。肝、脾、肾三脏互相影响,各种病因互相缠绕,临床治疗不把这些错综复杂的病因病机理清弄明、分清主次,辨证施治很难取得理想疗效。

2.黄褐斑与情志失调有关

黄褐斑多为女性发病,女性因生理、心理及社会因素的影响极易情志失调,尤其是中国知识女性,既忙事业,又忙家务,精神状态长期处于紧张状态,加之胎产哺乳伤及于血,心肝失养,气郁血虚。肝郁气滞是黄褐斑患者临床最多见病因之一。肝郁而气滞,气滞而血瘀,肝气不舒,急躁易怒,相火妄动,消灼肝肾精血,肾阴不足,肾水不上承,精血不足,脉络空虚进而瘀阻,发为黄褐斑。临床治疗既要疏肝解郁、行气活血,又要根据具体情况嘱其合理安排工作、生活,保持心情愉快。

3.黄褐斑与脏腑功能、阴阳失调有关

《素问·宝命全形论》曰:"人生有形,不离阴阳。"黄褐斑的病因病机与脏腑功能、阴阳失调密切相关。如血虚肝旺型患者,血属阴,长期血虚,阴不足,脉络空虚,头面肌肤失濡,此乃阴虚,加肝火旺盛,肝阳上亢,火热上炎,熏蒸肌肤,燥热内结,此乃阳亢,此类患者实属典型阴虚阳亢,阴阳失调之证。阳盛者泻热,阴虚者补阴。阴不补,阴精不足不能纠正;热不泻,阳亢之证不能纠正。《素问·阴阳应象大论》曰:"善诊者,察色按脉,先别阴阳。"故在针对具体病因辨证施治时,一定要以调理阴阳为主。

4.黄褐斑与气滞血瘀有关

祖国医学认为"久病成瘀"。黄褐斑是一种慢性皮肤疾患,根据临床调查,多数患者均与气滞有关。尤其是某些慢性病患者,如结核、肿瘤、慢性肝病、肾病或妇科病患者,由于久病夹瘀,气血运行不畅,脉络瘀阻,或冲任失调、气血不和,导致气滞血瘀、脉络瘀阻,面部肌肤失养,而发为黄褐、斑。故在临床治疗时,各型黄褐斑均酌加行气活血化瘀之品,以提高疗效。

三、临床表现

黄褐斑对称发生于颜面,尤以两颊、额部、鼻、唇及颏等处多见。损害为黄褐色或深褐色斑片,边缘一般明显,形状不规则。多见于女性。日晒照射可促发本病,或使其加重。

(一)按皮损发生部位分

慢性经过,无自觉症状按皮损发生部位分为 4 型。

1.蝶形型

皮损主要分布在两侧面颊部,呈蝶形对称性分布。

2.面上部型

皮损主要分布在前额、颞部、鼻部和颊部。

3.面下部型

皮损主要分布在颊下部、口周。

4.泛发型

皮损泛发在面部大部区域。

(二)按病因分

按病因分为 2 型。

1.特发型

无明显诱因者。

2.继发型

因妊娠、绝经、口服避孕药、日晒等原因引起者。

(三)按伍氏灯(紫外线灯)下色素深浅分

根据伍氏灯(紫外线灯)下色素深浅将其分为 4 型。

1.表皮型

伍氏光下色素程度加深,颜色更明显。

2.真皮型

色素沉着斑不明显,光下颜色不明显加深。

3.混合型

伍氏光下两型表现均可看到。

4.不确定型

由于黄褐斑皮损色素加深或呈黑色,光下常不能辨认。

四、临床诊断

(一)中医四诊

1.望诊

肝郁气滞患者多见于女性,可见斑色深褐,弥散分布;肝肾不足患者斑色褐黑,面色晦暗;气滞血瘀患者可见斑色灰褐或黑褐;脾虚湿,蕴患者可见斑色灰褐,状如尘土附着。

2.闻诊

黄褐斑患者常因肝气郁滞、情志不舒而可闻及叹息之声。

3.问诊

患者常因日晒、情志不舒、睡眠欠佳等因素诱发或加重。部分患者伴有痛经、慢性盆腔炎、子宫肌瘤等疾病。

4.切诊

脉多见弦或弦滑,也可见脉弦细等。

(二)辅助检查

黄褐斑一般无须辅助检查。组织学检查黄褐斑损害处,可见黑素细胞的黑素形成活跃,表现为基底层中黑素增加,但无黑素细胞的增生;真皮上部有较多的噬色素细胞及游离色素颗粒,有时可见血管周围少数淋巴细胞浸润。

三、诊断要点

1.面部淡褐色至深褐色、界限清楚的斑片,通常对称性分布,无炎症表现及鳞屑。

2.无明显自觉症状。

3.女性多发,主要发生在青春期后。

4.病情可有季节性,常夏重冬轻。

5.排除其他疾病(如颧部褐青色痣、Riehl 黑变病及色素性光化性扁平苔藓等)引起的色素沉着。

四、鉴别诊断

(一)雀斑

有家族史,色素斑点小,分布散在而不融合。

(二)Riehl 黑变病

色素斑好发于耳前、颞、耳后、颈,为灰褐色、深褐色斑,上有粉状细薄鳞屑。

(三)Civatte皮肤异色病

可见萎缩淡白点杂于色素青斑中,呈网状分布。

(四)太田痣

皮损为淡青色、深蓝色或蓝黑色斑片,大多数为单侧性,有的患者结膜、巩膜亦呈青蓝色,不难鉴别。

(五)雀斑样痣

雀斑样痣又名黑子,与光线照射无关。发病较雀斑更早,常在1~2岁时开始发生,分布多不对称,无一定好发部位,色较深,与季节无关。

五、治疗

(一)西医治疗

1.全身治疗

(1)应用维生素C及其衍生物和谷胱甘肽:维生素C能阻止黑色素的氧化过程,抑制黑色素形成;谷胱甘肽作为抗氧化酶的辅酶或参与酶的作用,减少不饱和脂肪酸的抗氧化作用,消除自由基。两者可口服或静脉注射。

(2)沙棘冲剂:沙棘为胡颓子科、酸刺属植物,含有丰富的黄体酮类、维生素类、氨基酸、不饱和脂肪酸、有机酸及微量元素。每次1袋(15g),3次/d,有效率达86.67%,远期效果也满意,未发现明显不良反应。

2.局部治疗

(1)氢醌氢醌又名对苯二酚:它由苯胺氧化成苯醌,再经还原而成。氢醌治疗黄褐斑有效率70%,氢醌临床上主要用于黄褐斑和炎症后色素沉着的治疗。医院制剂常用浓度为3%或4%,市场零售产品的浓度一般是2%或低于2%。一般低浓度时,不良反应少,但其效果稍差,起效时间也长;浓度高时,则结果相反。氢醌应用的局部不良反应有局部刺激性反应、接触性皮炎、色素减退斑。色素减退一般可以复色,但有时会持久存在,特别在高浓度时更易发生。氢醌外用时应局限于色斑。当它与皮质激素类药物以及维A酸药物合用时,可以大大提高疗效和减少不良反应。

(2)壬二酸:又名杜鹃花酸,它可选择作用于功能活跃的黑素细胞,对正常的黑素细胞影响较小。体外试验表明它能抑制酪氨酸酶活性,减少黑素的形成,并对黑素细胞的超微结构有损伤。该药治疗黄褐斑疗效显著,推荐度为20%,相当于4%的氢醌。每日外用1或2次,持续3~6个月以上,有效率达70%以上。个别患者会在外用部位发生轻微接触性皮炎。

(3)曲酸:又名麹酸,使用浓度一般为1%~3%,其脱色机制是酪氨酸酶含有金属铜离子,曲酸能与铜离子螯合,影响酪氨酸酶活性,从而减少黑素的合成。部分患者用药后有面部潮红和灼热,尤见于高浓度时。

(4)肾上腺皮质激素类药物:肾上腺皮质激素类药物可影响细胞因子和炎症介质的产生,也可能直接作用于黑素细胞影响黑素合成。一般推荐用0.1%曲安奈德、0.1%地塞米松等。肾上腺皮质激素类药物治疗黄褐斑时应与氢醌和维A酸混合使用。

(5)维A酸(全反式维A酸):维A酸可调节黑素细胞功能,减少黑素体输入角质细胞,同时抑制酪氨酸酶活性,减少黑素形成,涂抹,2次/d。外用维A酸的不良反应是刺激反应,如产生红斑和鳞屑。现仍不知维 A 酸是否会通过乳汁而产生致畸作用,但制造商告诫,哺乳期妇女应慎用。

(6)熊果苷酪氨酸酶活性抑制药:与维 A 酸联用效果较好。外用 3％熊果霜剂或洗剂,2次/d,有效率为 71.4％。

(7)金属硫蛋白(MT):其分子量很小,对自由基有很强的清除能力。对黄褐斑患者来讲,外源性补充 MT 非常必要。它能够清除体内的自由基,防止脂质过氧化,使细胞尤其是细胞膜中的不饱和脂肪酸得以保护,从而起到保护细胞膜流动性、防止细胞衰老的作用,也能使丙二醛的产生减少,色素沉着减少。迄今为止,MT 是清除自由基最强的蛋白质之一,它清除自由基的能力为超氧化物歧化酶(SOD)的 1 万倍以上,作为祛斑产品,有广"泛的应用前景,是当今世界上较热门的研究课题。

(8)激光:Q 开关激光或红宝石激光对浅肤色患者有效,只破坏色素颗粒或色素细胞,而邻近的正常细胞不被破坏,而使其损伤降至最低。铜气激光、氩激光都是利用类似于选择性光热分解的原理,以表皮黑色素为目标的激光,疗效不稳定。如设定更高的能量输出,则有产生色素减退、色素沉着和瘢痕的危险,且这些激光器价格都很高。

(9)微晶换肤:其原理是用气泵把天然矿物"微晶体"通过管口嘴高速冲击表皮,使老化变质的表皮脱落,通过组织的自愈功能创造新的表皮,使皮肤变得白腻、柔软和富有弹性。3～10d 接受 1 次治疗,8～10 次为 1 个疗程。该技术尚未在临床上广泛应用,其确切效果应进一步验证。

(10)基因治疗:基因疗法作为一种可能的治疗手段出现在新千年。尽管一些色素性疾病可以用基因治疗,但也仅限于少数的试验治疗,目前仍有许多工作要做。

(二)中医治疗

1.辨证治疗

(1)肝郁气滞

主症:面部浅褐色斑片,面颊、目周为著,境界清楚,兼烦躁易怒或抑郁、口干胁胀、乳房作胀、月经不调,舌质红,苔薄白,脉弱。

治法:疏肝解郁,调畅气机。

方药:柴胡疏肝散加减。

柴胡、枳壳、制香附、广郁金、白芍、丹参、黄芩各 10g。腹胀者,加青皮 6g,枳壳 6g;大便溏者,加苍术 10g,厚朴 6g。

(2)心脾血虚

主症:面部淡褐色斑片如尘土,或灰褐色,颧部、前额、口周明显,兼见神疲乏力、失眠多梦,或怔忡、健忘、心悸,舌淡,苔薄,脉细弱。

治法:健脾养血,宁心安神。

方药:归脾汤加减。

黄芪 20g,潞党参、炒白术、当归、炙远志各 10g,炒酸枣仁、茯苓各 15g,夜交藤、合欢花各

30g。多梦者,加肉桂 10g。

（3）脾虚湿阻

主症:症见面部淡褐色斑片,两颧、口周为著,兼神疲体倦、食少纳呆、短气少言,舌质淡,苔白腻,脉沉细。

治法:健脾益气,化湿泄浊。

方药:参苓白术散合三仁汤加减。

党参 20g,炒白术、茯苓、陈皮、广木香、杏仁各 10g,砂仁 6g,薏苡仁 50g,生姜 6 片。周身困倦者,加木瓜 10g,伸筋草 10g。

（4）冲任不调

主症:褐色斑片对称分布于颜面,兼头晕耳鸣、腰膝酸软、月经不调,舌质红,苔少,脉细。

治法:调和冲任,滋养肝肾。

方药:六味地黄丸加减。

熟地黄、山萸肉、淮山药、赤芍、白芍各 10g,女贞子、旱莲草各 15g,当归、川芎各 10g,制黄精 10g。痛经者,加桂枝 10g,肉桂 6g,赤芍 10g。

（5）脾肾阳虚

主症:面部满布深褐色斑,畏寒肢冷,性欲淡漠,或夜尿频多,或五更泄泻,舌质淡暗,苔白腻,脉沉细。

治法:温补脾肾,利水泻浊。

方药:金匮肾气丸、参桂术甘汤加减。

制附片 6g,茯苓皮 15g,肉桂 2g,淡干姜 10g,炒白术、党参、赤芍、鹿角胶（另烊）、当归、丹参各 10g,仙灵脾、肉苁蓉各 12g,车前草 15g。

失眠者,加夜交藤、酸枣仁各 30g。

（6）痰瘀交阻

主症:面部暗褐色斑片散在,口中出气臭秽,形体肥胖,兼见右胁胀满,或有高脂血症、脂肪肝等,舌质或暗或边有瘀点,脉弦滑或涩。

治法:化痰散结,消瘀通络。

方药:法半夏 12g,青陈皮、柴胡、广郁金、茯苓、白芥子、赤芍、桃仁、红花、川芎、丝瓜络各 10g,泽兰、泽泻、生山楂、王不留行各 30g,决明子 30g,莱菔子 30g。情绪抑郁者,加合欢皮 20g,浮小麦 30g,佛手 10g。

（7）肝肾阴虚

主症:头昏耳鸣,腰膝酸软,失眠多梦,五心烦热,脱发,两目干涩,健忘,月经量少,色黑有块,面部皮肤色黑,有典型黄褐斑,舌红,苔少,脉细无力。

治法:滋养肝肾,活血化瘀。

方药:生地黄 30g,枸杞子 15g,山药 20g,牡丹皮 10g,茯苓、泽泻各 15g,麦冬 12g,当归、桃仁各 10g。大便秘结者,加生大黄 6g;便溏者,加炮姜炭 10g;面浮痰多者,加白芥子 6g,浙贝母 15g;月经量少、腹痛者,加泽兰 10g,益母草 15g,仙茅 6g;经量多者,加仙鹤草 20g;腰酸者,加仙灵脾、巴戟天各 10g。

2.其他治疗

(1)针灸疗法:针灸治疗以调理内脏功能为主,在传统的中医针灸驻颜术的基础上,标本同治。针灸以取足阳明经为主,肝、脾、肾经穴为辅,局部治疗与全身取穴相结合。局部取穴旨在调理经络,活血通络,改善血液循环,促进表面细胞新陈代谢,消除斑片,增强肌肉弹性。全身取穴则着重平衡脏腑,调节各系统功能,以增强机体防御能力,改善容貌。

1)毫针刺法:取合谷、偏历、阿是穴、血海、三阴交,辅以肝俞、脾俞、肾俞。前额双颊或目周、鼻周出现深浅不均的花斑,或颧部有点状和小片状的深褐色斑点,伴月经后期、经行腹痛,舌质暗,脉弦涩,属肝郁者,加太冲、行间;颜面如蒙尘土,晦滞不洁,双颧、口唇四周有深褐色的斑块,体胖,伴面肌松弛、大便溏泄,舌质淡,苔白腻,脉弦滑,属脾虚者,加足三里、丰隆;以前额、面颊、眉部有浅褐色斑点,边界清楚,伴失眠多梦、头晕,舌红,少苔,脉细数,属肝肾阴亏者,加太冲、太溪、关元;两颊、颧部出现点状或片状黄褐色斑块,并见散在性红色皮疹,尤以下颌处为明显,伴有口苦胁痛、月经前期,舌质红,苔黄腻,脉弦数,属肝胆湿热者,加侠溪、行间。每次取5～6穴,采用导气法,片状褐斑可用围刺,隔日1次。

2)耳针:取穴神门、内生殖器、内分泌、肺、肝、脾、肾、耳尖及相应部位。每次选用同侧耳穴3～4个,双侧交替使用,隔天1次,埋针1周2次。可采用埋针、压丸(子)等方式。

3)头针:取穴顶中线,顶旁线,额旁2线、3线,可配合体针。采用催气法,隔日1次。

4)火针:取穴阿是穴,配合耳穴神门、耳中、内分泌、内生殖器、卵巢等。选用4～5穴,每次同侧取穴点灸12次,双侧调换,每周1次,4次为1个疗程。

5)穴位埋线:先消毒埋线穴位(双侧肝俞、肾俞、足三里、肺俞、脾俞)皮肤,再作局部浸润麻醉。将装有0.5cm长的"0"号医用羊肠线段的导管针刺入穴位约1.5cm深,肾俞、足三里穴采用直刺,其余穴位采用斜刺或者向脊柱侧斜刺。然后推针芯,羊肠线便埋入穴位,拔出导管针,针孔用创可贴敷盖,术毕。每月埋线1次,经3～6次埋线。

(2)食疗

1)吃干柿祛除黄褐斑:干柿子适量,天天食之,久食有效。可润心肺,去黑斑,适用于面部黑斑、雀斑。

2)吃奶糊祛除黄褐斑:核桃仁30g,牛乳300g,豆浆200g,黑芝麻20g,白糖适量。先将核桃仁、黑芝麻放小磨中磨碎,然后与牛乳、豆浆调匀,放入锅中煮沸,再加白糖调味即可;也可在煮沸时,打入鸡蛋,边搅边煮。每日早晚各吃1小碗。经常食用可润肤悦颜,适用于皮肤黄褐斑及皱纹皮肤。

3)吃薏苡粥祛除黄褐斑:猪肾1对,山药100g,粳米200g,薏苡仁50g加水适量。猪肾去筋膜、臊腺,切碎,洗净,与去皮切碎的山药、粳米、薏苡仁、水一起,用小火煮成粥,加调料调味即可。分顿吃具有补肾益肤功效,适用于色斑、黑斑皮肤。

4)喝山楂饮祛除黄褐斑:山楂、橘皮加水共煮,待凉,用纱布滤渣取汁加蜂蜜调用。经常饮用可清除黑斑,适用于面部黑斑、雀斑。

5)喝美肤汁祛除黄褐斑:雪梨100g,甘蔗200g,葡萄300g,蜂蜜100g。将雪梨、甘蔗、葡萄洗净搅汁去渣,与蜂蜜混合装瓶备用。早晚各吃10mL,用开水兑。清肺热,滋五脏六腑,适用于面部灰暗、黑斑、雀斑。

6)喝消斑饮去除黄褐斑:黄豆、绿豆、赤豆各100g,白糖适量。将黄豆、绿豆、赤豆洗净浸泡至胀后混合捣汁,加入适量清水煮沸,用白糖调味饮服。每日饮3次。可滋五脏润六腑,适用于面部灰暗、黄褐斑、雀斑。

7)吃三仁粥祛除黄褐斑:桃仁、甜杏仁、白果仁各10g,鸡蛋1个,冰糖10g,粳米50g。将桃仁等3味中药研成细末;粳米淘洗干净,放砂锅内加桃仁等3味中药细末和适量水,旺火煮沸;打入鸡蛋,改用文火煨粥,粥成时,加入白糖调匀。每日1剂,早餐食用,20剂为1个疗程,间隔5d后可接着用下1个疗程。有活血化瘀、润肠通便、护肤美肤功效。老年人常服此粥能减少色素斑,延缓皮肤衰老。

第九章　妇产科疾病

第一节　外阴及阴道炎症

外阴及阴道炎症是妇科最常见的疾病。外阴及阴道炎可单独存在,也可同时存在。

一、概述

(一)阴道自净作用

生理情况下,雌激素使阴道上皮增生变厚并富含糖原,增加对病原体的抵抗力,糖原在阴道乳杆菌作用下分解为乳酸,维持阴道正常的酸性环境($pH \leqslant 4.5$,多在$3.8 \sim 4.4$),使适应弱碱性环境中的病原体受到抑制,称为阴道自净作用。

1.阴道正常菌群

正常阴道内有病原体寄居形成阴道正常菌群。正常阴道中以产生 H_2O_2 的乳杆菌占优势,乳杆菌一方面分解糖原,使阴道处于酸性环境;另一方面,产生的 H_2O_2 及其他抗微生物因子可抑制或杀灭其他细菌包括厌氧菌,在维持阴道正常菌群中起关键作用。

2.阴道生态系统及影响阴道生态平衡的因素

虽然正常阴道内有多种细菌存在,但由于阴道与这些菌群之间形成生态平衡故并不致病,阴道环境影响菌群,菌群也影响阴道环境。阴道生态平衡一旦被打破或外源病原体侵入,即可导致炎症发生。影响阴道生态平衡的因素主要为 pH,体内雌激素水平、频繁性交、阴道灌洗等均可改变阴道 pH,进而影响阴道生态平衡。雌激素水平低,阴道上皮糖原含量下降,阴道 pH 升高;性交后阴道 pH 可上升至 7.2 并维持 $6 \sim 8h$;阴道灌洗,尤其是中性或碱性灌洗液可中和阴道分泌物,使阴道 pH 上升,不利于乳杆菌生长。阴道菌群的变化也可影响阴道生态平衡,如长期应用抗生素抑制乳杆菌生长,从而使其他致病菌成为优势菌。其他因素如阴道异物也可改变阴道生态平衡,引起炎症。

(二)阴道分泌物

正常妇女有一定量的阴道分泌物,分泌物清亮,透明或乳白色,无味,不引起外阴刺激症状,除外阴阴道炎外,宫颈炎症、盆腔炎症等疾病也可导致阴道分泌物增多,因此,对阴道分泌物异常者应做全面的妇科检查。

外阴及阴道炎症的共同特点是阴道分泌物增加及外阴瘙痒,但因病原体不同,分泌物特点、性质及瘙痒轻重不同。在进行妇科检查时,应注意阴道分泌物的颜色、气味及 pH。应取阴道上、中 1/3 侧壁分泌物作 pH 测定及病原体检查。

二、非特异性外阴炎

(一)病因

外阴与尿道、肛门临近,经常受到经血、阴道分泌物、尿液、粪便的刺激,若不注意皮肤清洁易引起外阴炎;其次,糖尿病患者糖尿的刺激、粪瘘患者粪便的刺激以及尿瘘患者尿液的长期浸渍等也可引起外阴炎;此外,穿紧身化纤内裤导致局部通透性差、局部潮湿以及经期使用卫生巾的刺激,亦可引起非特异性外阴炎。

(二)临床表现

外阴皮,肤瘙痒、疼痛、烧灼感,于活动、性交、排尿及排便时加重。

检查见局部充血、肿胀、糜烂,常有抓痕,严重者形成溃疡或湿疹。慢性炎症可使皮肤增厚、粗糙、皲裂,甚至苔藓样变。

(三)治疗

1.病因治疗

积极寻找病因,去除可能的发病因素,若发现糖尿病应及时治疗糖尿病,若有尿瘘或粪瘘应及时行修补术。

2.局部治疗

可用 0.1% 聚维酮碘或 1:5000 高锰酸钾液坐浴,每日 2 次,每次 15~30min。坐浴后擦涂抗生素软膏等。此外,可选用中药水煎熏洗外阴部,每日 1~2 次。急性期还可选用微波或红外线局部物理治疗。

三、前庭大腺炎

病原体侵入前庭大腺引起炎症,称前庭大腺炎。因前庭大腺解剖部位的特点,其位于两侧大阴唇后 1/3 深部,腺管开口于处女膜与小阴唇之间,在性交、分娩等其他情况污染外阴部时,易发生炎症。此病以育龄妇女多见,幼女及绝经后妇女少见。

(一)病原体

主要病原体为葡萄球菌、大肠埃希菌、链球菌、肠球菌。随着性传播感染发病率的增加,淋病奈瑟菌及沙眼衣原体已成为常见病原体。急性炎症发作时,病原体首先侵犯腺管,腺管呈急性化脓性炎症,腺管开口往往因肿胀或渗出物凝聚而阻塞,脓液不能外流、积存而形成脓肿,称前庭大腺脓肿。

(二)临床表现

炎症多发生于一侧。初起时多为前庭大腺导管炎,表现为局部肿胀疼痛、灼热感、行走不便,有时会致大小便困难。检查见局部皮肤红肿、发热、压痛明显,有时患侧前庭大腺开口处可见白色小点。当脓肿形成时,疼痛加剧,脓肿直径可达 3~6cm,局部可触及波动感。部分患者出现发热等全身症状,腹股沟淋巴结可呈不同程度增大。当脓肿内压力增大时,表面皮肤变薄,脓肿自行破溃,若破孔大,可自行引流,炎症较快消退而痊愈;若破孔小,引流不畅,则炎症持续不消退,并可反复急性发作。

(三)治疗

急性炎症发作时,需卧床休息,局部保持清洁。可取前庭大腺开口处分泌物作细菌培养,确定病原体。根据病原体选用口服或肌内注射抗生素。此外,可选用清热、解毒中药局部热敷或坐浴。脓肿形成后可切开引流并作造口术,因单纯切开引流只能暂时缓解症状,切口闭合后,仍可形成囊肿或反复感染。

四、前庭大腺囊肿

(一)病因

前庭大腺囊肿系因前庭大腺管开口部阻塞,分泌物积聚于腺腔而形成。前庭大腺管阻塞的原因:①前庭大腺脓肿消退后,腺管阻塞,脓液吸收后由黏液分泌物所代替。②先天性腺管狭窄或腺腔内黏液浓稠,分泌物排出不畅,导致囊肿形成。③前庭大腺管损伤,如分娩时会阴与阴道裂伤后瘢痕阻塞腺管口,或会阴侧切开术损伤腺管。前庭大腺囊肿可继发感染形成脓肿反复发作。

(二)临床表现

前庭大腺囊肿多由小逐渐增大,有些可持续数年不变。若囊肿小且无感染,患者可无自觉症状,往往于妇科检查时方被发现;若囊肿大,患者可有外阴坠胀感或有性交不适。检查见囊肿多呈椭圆形,大小不等,囊肿多为单侧,也可为双侧。

(三)治疗

行前庭大腺囊肿造口术取代以前的囊肿剥出术,造口术方法简单,损伤小,术后还能保留腺体功能。近年采用 CO_2 激光或电刀作囊肿造口术效果良好,术中出血少,无须缝合,术后不用抗生素,局部无瘢痕形成,并可保留腺体功能。

五、滴虫阴道炎

滴虫阴道炎由阴道毛滴虫引起,是常见的阴道炎。阴道毛滴虫适宜在温度 25～40℃、pH5.2～6.6 的潮湿环境中生长,pH 在 5 以下或 7.5 以上的环境中不生长。月经前后阴道 pH 值发生变化,经后接近中性,故隐藏在腺体及阴道皱襞中的滴虫于月经前、后常得以繁殖,引起炎症发作。滴虫能消耗或吞噬阴道上皮细胞内的糖原,阻碍乳酸生成,使阴道 pH 升高。滴虫阴道炎患者的阴道 pH 值一般在 5～6.5,多数＞6。滴虫不仅寄生,于阴道,还常侵入尿道或尿道旁腺,甚至膀胱、肾盂以及男方的包皮皱褶、尿道或前列腺中。滴虫性阴道炎属性传播感染,与沙眼衣原体感染、淋病奈瑟菌感染、盆腔炎性疾病、宫颈上皮内瘤样病变、人获得性免疫缺陷病毒感染,以及早产、胎膜早破、低出生体重儿存在相关性。

(一)传播方式

1.经性交直接传播

成人滴虫性阴道炎 90％由性交传播。由于男性感染滴虫后常无症状,易成为感染源。

2.间接传播

较少见,主要是幼女滴虫感染的主要原因。经公共浴池、浴盆、浴巾、游泳池、坐式便器、衣物、污染的器械及敷料等传播。

(二)临床表现

潜伏期为 4～28 日。25％～50％的患者感染初期无症状,症状有无及症状轻重取决于局部免疫因素、滴虫数量多少及毒力强弱。

主要症状是阴道分泌物的增多及外阴瘙痒,间或有灼热、疼痛、性交痛等。分泌物的典型特点为稀薄脓性、黄绿色、泡沫状、有臭味。分泌物特点因炎症轻重及有无合并感染而不同。分泌物呈脓性是因分泌物中含有白细胞,若合并其他感染则呈黄绿色;呈泡沫状、有臭味是因滴虫无氧糖酵解,产生腐臭气体。瘙痒部位主要为阴道口及外阴。若尿道口有感染,可有尿频、尿痛,有时可见血尿。阴道毛滴虫能吞噬精子,并能阻碍乳酸生成,影响精子在阴道内存活,可致不孕。

检查见阴道黏膜充血,严重者有散在出血点,甚至宫颈有出血斑点,形成"草莓样"宫颈,后穹隆有多量白带,呈灰黄色、黄白色稀薄液体或黄绿色脓性分泌物,常呈泡沫状。带虫者阴道黏膜无异常改变。

(三)诊断

典型病例容易诊断,若在阴道分泌物中找到滴虫即可确诊。最简便的方法是生理盐水悬滴法,显微镜下见到呈波状运动的滴虫及增多的白细胞。在有症状的患者中,其阳性率达80%～90%。对可疑患者,若多次悬滴法未能发现滴虫时,可送培养,准确性达98%左右。取分泌物前24～48h避免性交、阴道灌洗或局部用药,取分泌物时窥器不涂润滑剂,分泌物取出后应及时送检并注意保暖,否则滴虫活动力减弱,造成辨认困难。目前聚合酶链反应(PCR)可用于滴虫的诊断,敏感性及特异性均与培养法相似,但较培养方法简单。

(四)治疗

硝基咪唑类药物是主要用于治疗滴虫性阴道炎的药物,滴虫性阴道炎经常合并其他部位的滴虫感染,故不推荐局部用药。主要治疗药物为甲硝唑。

1.推荐方案

全身用药:甲硝唑,2g,单次口服;或替硝唑,2g,单次口服。

2.替代方案

全身用药:甲硝唑,400mg,口服,2次/d,共7d。

对于不能耐受口服药物或不适宜全身用药者,可选择阴道局部用药,但疗效低于口服用药。

3.性伴侣的治疗

滴虫阴道炎主要经性行为传播,性伴侣应同时进行治疗,治疗期间避免无保护性交。

4.治疗后随诊

治疗后无临床症状及初始无症状者不需随访。

5.妊娠期滴虫性阴道炎的处理

对妊娠期滴虫性阴道炎进行治疗,可缓解阴道分泌物增多症状,防止新生儿呼吸道和生殖道感染,阻止阴道毛滴虫的进一步传播,但临床中应权衡利弊,知情选择。治疗可选择甲硝唑,400mg,口服,2次/d,共7d。

六、外阴阴道假丝酵母菌病

外阴阴道假丝酵母菌病(VVC)是一种由念珠菌引起的机会性真菌感染,是常见的妇产科感染性疾病,约占微生物所致阴道炎的1/4～1/3。

(一)病原体及诱发因素

80%～90%的VVC由白色念珠菌引起,少数由非白色念珠菌(如光滑念珠菌、近平滑念珠菌以及热带念珠菌等)引起。有研究认为,近年来非白色念珠菌引起的VVC有上升的趋势。酸性环境适宜假丝酵母菌的生长,有假丝酵母菌感染的阴道pH值多在4.0～4.7,通常<4.5。

白假丝酵母菌为双相菌,有酵母相及菌丝相,酵母相为芽生孢子,在无症状寄居及传播中起作用;菌丝相为芽生孢子伸长成假菌丝,侵袭组织能力加强。假丝酵母菌对热的抵抗力不强,加热至 60℃后 1h 即死亡;但对干燥、日光、紫外线及化学制剂等抵抗力较强。

白假丝酵母菌为条件致病菌,10%～20%非孕妇女及 30%孕妇阴道中有此菌寄生,但菌量极少,呈酵母相,并不引起症状。只有在全身及阴道局部细胞免疫力下降,假丝酵母菌大量繁殖,并转变为菌丝相,才出现症状。

VVC 是一种内源性疾病,念珠菌是人阴道内 20 多种微生物中的一种,在 10% 的正常女性阴道和 30% 妊娠女性阴道内可以存在而不致病,我们称之为定殖。在女性阴道内,占优势的乳杆菌对维持阴道正常菌群及阴道的自净作用起关键作用,同时它分泌的一些物质(如硬脂酸)可以抑制念珠菌由孢子相转为菌丝相,从而减少其繁殖的机会。任何原因造成的乳杆菌减少或消失,都可以给念珠菌提供繁殖的能源和条件。

常见发病诱因主要有以下几种。

1.妊娠

妊娠时机体免疫力下降,性激素水平高,阴道组织内糖原增加,酸度增高,有利于假丝酵母菌生长,雌激素还有促进假菌丝形成的作用。

2.糖尿病

糖尿病患者机体免疫力下降,阴道内糖原增加,适合假丝酵母菌繁殖。

3.大量应用免疫抑制剂

大量应用免疫抑制剂使机体抵抗力降低。

4.长期应用广谱抗生素

长期应用广谱抗生素改变了阴道内病原体之间的相互制约关系。

5.其他诱因

胃肠道假丝酵母菌、穿紧身化纤内裤及肥胖,后者可使会阴局部温度及湿度增加,假丝酵母菌易于繁殖引起感染。

(二)传染途径

主要为内源性传染,假丝酵母菌除作为条件致病菌寄生于阴道外,也可寄生于人的口腔、肠道,一旦条件适宜可引起感染。部分患者可通过性交直接传染或通过接触感染的衣物间接传染。

(三)临床表现

主要表现为外阴瘙痒、灼痛,严重时坐卧不宁,异常痛苦,还可伴有尿频、尿痛及性交痛。部分患者阴道分泌物增多,分泌物由脱落上皮细胞和菌丝体、酵母菌和假菌丝组成,其特征是白色稠厚呈凝乳或豆腐渣样。若为外阴炎,妇科检查外阴可见地图样红斑,即在界限清楚的大红斑周围有小的卫星病灶,另可见外阴水肿,常伴有抓痕。若为阴道炎,阴道黏膜可见水肿、红斑,小阴唇内侧及阴道黏膜上附有白色块状物,擦除后露出红肿黏膜面,急性期还可能见到糜烂及浅表溃疡。

(四)诊断

典型病例不难诊断。若在分泌物中观察到白假丝酵母菌即可确诊。

1.悬滴法

取少许凝乳状分泌物,放于盛有 10％氢氧化钾的玻片上,混匀后在显微镜下找到芽孢和假菌丝。由于 10％氢氧化钾可溶解其他细胞成分,使假丝酵母菌检出率提高,阳性率为 70％～80％,高于生理盐水的 30％～50％。

2.涂片法

取少许凝乳状分泌物,均匀涂在玻片上,革兰染色后在显微镜下找到芽孢和假菌丝。菌丝阳性率 70％～80％。

3.培养法

若有症状而多次涂片检查为阴性,或为顽固病例,为确诊是否为非白假丝酵母菌感染,可采用培养法,应同时进行药物敏感试验。

pH 值测定具有重要鉴别意义,若 pH<4.5,可能为单纯假丝酵母菌感染,若 pH>4.5,并且涂片中有多量白细胞,可能存在混合感染。

(五)治疗

消除诱因,根据患者情况选择局部或全身应用抗真菌药物。

1.消除诱因

消除诱因是减少或防止复发的关键。若有糖尿病应积极治疗,及时停用广谱抗生素、雌激素及皮质类固醇激素。

2.局部用药

可选用下列药物放于阴道内:①咪康唑栓剂,每晚 200mg,连用 7d;或每晚 400mg,连用 3d;或 1200mg,单次应用。②克霉唑栓剂,每晚 100mg,塞入阴道深部,连用 7d;或 500mg,单次用药。③制霉菌素栓剂,每晚 10 万 U,连用 10～14d。

局部用药前,是否行阴道冲洗及用何种液体冲洗,目前观点尚不一致。多数国内学者认为,急性期阴道冲洗可减少分泌物并减轻瘙痒症状。临床多用 2％～4％硼酸液冲洗阴道,帮助阴道恢复为弱酸性环境。

3.全身用药

症状严重者、经局部治疗未愈者、不能耐受局部用药者、未婚妇女及不愿采用局部用药者均可选用口服药物。首选药物:氟康唑 150mg,顿服。也可选用伊曲康唑每次 200mg,每日 2次,仅用 1d。

4.复发性外阴阴道假丝酵母菌病(RVVC)的治疗

由于外阴阴道假丝酵母菌病容易在月经前后复发,故治疗后应在月经前后复查阴道分泌物。若患者经治疗临床症状及体征消失,真菌学检查阴性后又出现真菌学证实的症状称为复发,若 1 年内发作 4 次或以上称为复发性外阴阴道假丝酵母菌病。

外阴阴道假丝酵母菌病经治疗后 5％～10％复发,部分 RVVC 病例有诱发因素,但大部分患者的复发机制不明。对复发病例应检查并消除诱因,并应检查是否合并其他感染性疾病,如艾滋病、滴虫阴道炎、细菌性阴道病等。

应根据药物敏感试验结果及患者个人情况选择抗真菌药物,原则是先采用长疗程的强化治疗后,复查有效者开始长达半年左右的低剂量巩固治疗。

5.性伴侣治疗

约15％男性与女性患者接触后患有龟头炎,对有症状男性应进行念珠菌检查及治疗,预防女性重复感染。

6.妊娠期VVC的处理

感染率为9.4％～18.5％,可引起新生儿真菌感染。无症状者不需要治疗,如出现外阴瘙痒、白带增多时,应治疗。妊娠期VVC的治疗以阴道用药为主,可选用克霉唑或制霉菌素等。

七、细菌性阴道病

细菌性阴道病(BV)是以阴道乳杆菌减少或消失,相关微生物增多为特征的临床症候群。与盆腔炎、不孕,不育、流产、妇科和产科手术后感染、早产、胎膜早破、新生儿感染和产褥感染等发生有关。

(一)病因

与BV发病相关的微生物包括:阴道加德纳菌、普雷沃菌属、动弯杆菌、拟杆菌、消化链球菌、阴道阿托普菌和人型支原体等。

正常阴道内以产生H_2O_2的乳杆菌占优势。细菌性阴道病时,阴道内产生H_2O_2的乳杆菌减少而其他细菌大量繁殖,其中以厌氧菌居多,厌氧菌数量可增加100～1000倍。厌氧菌繁殖的同时可产生胺类物质(尸胺、腐胺、三甲胺),使阴道分泌物增多并有臭味。

促使阴道菌群发生变化的原因仍不清楚,推测可能与多个性伴侣、频繁性交或阴道灌洗使阴道碱化有关。

(二)临床表现

大约半数BV患者无临床症状,有症状者可表现为白带增多伴腥臭味,体检见外阴阴道黏膜无明显充血等炎性反应,阴道分泌物呈灰白色,均匀一致,稀薄,常黏附于阴道壁,但黏度很低,容易将分泌物从阴道壁拭去。

(三)诊断

下列4项中有3项阳性即可临床诊断为细菌性阴道病,其中线索细胞阳性必备。

1.匀质、稀薄、白色的阴道分泌物。

2.阴道pH＞4.5(pH值通常为4.7～5.7,多为5.0～5.5)。

3.氨试验阳性

取阴道分泌物少许放在玻片,上,加入10％氢氧化钾1～2滴,产生一种烂鱼肉样腥臭气味,这是由于胺遇碱释放氨所致。

4.线索细胞阳性

取少许分泌物放在玻片上,加一滴生理盐水混合,高倍显微镜下寻找线索细胞,在严重病例,线索细胞可达20％以上,但几乎无白细胞。线索细胞即阴道脱落的表层细胞,于细胞边缘贴附颗粒状物即各种厌氧菌,尤其是加德纳菌,细胞边缘不清。此外,有条件者可采用阴道涂片Nugent评分诊断。

(四)治疗

选用抗厌氧菌药物,主要有甲硝唑、克林霉素。

1.治疗指征

有症状患者、妇科和产科手术前患者、无症状孕妇。

2.具体方案

(1)首选方案:甲硝唑400mg,口服,每日2次,共7d;或甲硝唑阴道栓(片)200mg,每日1次,共5~7d;或2%克林霉素膏(5g),阴道上药,每晚1次,共7d。

(2)替换方案:克林霉素300mg,口服,每日2次,共7d。

可选用恢复阴道正常菌群的制剂。

应用甲硝唑期间及停药24h之内禁止饮酒。

3.性伴侣的治疗

本病虽与多个性伴侣有关,但对性伴侣给予治疗并未改善治疗效果及降低其复发,因此,性伴侣不需常规治疗。

4.妊娠期细菌性阴道病的治疗

由于本病与不良妊娠结局有关,应在妊娠中期进行细菌性阴道病的筛查,任何有症状的细菌性阴道病孕妇及无症状的高危孕妇(有胎膜早破、早产史)均需治疗。妊娠期应用甲硝唑需采用知情选择原则。

(1)首选方案:甲硝唑400mg,口服,每日2次,共7d。

(2)替换方案:克林霉素300mg,口服,每日2次,共7d。

第二节　宫颈炎症

一、急性子宫颈炎

急性子宫颈炎多见于不洁性交后,产后、剖宫产后引起的宫颈损伤,人工流产术时,一些宫颈手术时扩张宫颈的损伤或穿孔,以及诊断性刮宫时宫颈或宫体的损伤等,病原体进入损伤部位而发生的感染,如产褥感染,感染性流产等。此外,医务人员不慎在产道内遗留纱布,以及不适当的使用高浓度的酸性或碱性药液冲洗阴道等均可引起急性子宫颈炎。

(一)病原体

最常见的病原体为淋球菌及沙眼衣原体,淋球菌感染时45%~60%常合并沙眼衣原体感染,其次为一般化脓菌,如葡萄球菌、链球菌、大肠埃希菌以及滴虫、念珠菌、阿米巴原虫等。淋球菌及沙眼衣原体可累及子宫颈黏膜的腺体,沿黏膜表面扩散的浅层感染。其他病原体与淋球菌不同,侵入宫颈较深,可通过淋巴管引起急性盆腔结缔组织炎,致病情严重。

(二)病理

急性宫颈炎的病理变化可见宫颈红肿,颈管黏膜水肿,组织学表现可见血管充血,子宫颈黏膜及黏膜下组织、腺体周围见大量嗜中性粒细胞浸润,腺腔内见脓性分泌物,这种分泌物可由子宫口流出。

(三)临床表现

淋菌性宫颈炎和沙眼衣原体性宫颈炎主要侵犯宫颈管内黏膜腺体的柱状上皮,如直接向上蔓延则可导致上生殖道黏膜感染。一般化脓菌则侵入宫颈组织较深,并可沿两侧宫颈淋巴管向上蔓延导致盆腔结缔组织炎。淋菌性或一般化脓菌性宫颈炎表现为脓性或脓血性白带增多,下腹坠痛、腰背痛、性交疼痛和尿路刺激症状,体温可轻微升高。如感染沿宫颈淋巴管向周围扩散,则可引起宫颈上皮脱落,甚至形成溃疡。本病常与阴道炎症同时发生,也可同时发生急性子宫内膜炎。

妇科检查见宫颈充血、红肿,颈管黏膜水肿,宫颈黏膜外翻,宫颈触痛,脓性分泌物从宫颈管内流出,特别是淋菌性宫颈炎时,尿道、尿道旁腺、前庭大腺亦可同时感染而有脓液排出。沙眼衣原体性宫颈炎则症状不典型或无症状,有症状者表现为宫颈分泌物增多,点滴状出血或尿路刺激症状,妇科检查宫颈口可见黏液脓性分泌物。

(四)诊断

根据病史、症状及妇科检查,诊断急性宫颈炎并不困难,关键是确定病原体。疑为淋球菌感染时,应取宫颈管内分泌物作涂片检查(敏感性$50\%\sim70\%$)或细菌培养(敏感性$80\%\sim90\%$),对培养可疑的菌落,可采用单克隆抗体免疫荧光法检测。检测沙眼衣原体感染时,可取宫颈管分泌物涂片染色找细胞浆内包涵体,但敏感性不高,培养法技术要求高,费时长,难以推广,目前推荐的方法是直接免疫荧光法(DFA)或酶免疫法(EIA),敏感性在$89\%\sim98\%$。注意诊断时要考虑是否合并急性子宫内膜炎和盆腔炎。

(五)治疗

以全身治疗为主,抗生素选择、给药途径、剂量和疗程则根据病原体和病情严重程度决定。目前,淋菌性宫颈炎推荐的首选药物为头孢曲松,备用药物有大观霉素、青霉素、氧氟沙星、左氧氟沙星、依诺沙星等,治疗时需同时加服多西环素(强力霉素)。沙眼衣原体性宫颈炎推荐的首选药物为阿奇霉素或多西环素,备用药物有:米诺环素、氧氟沙星等。一般化脓菌感染最好根据药敏试验进行治疗。念珠菌和滴虫性宫颈炎参见阴道炎的治疗方法。急性宫颈炎的治疗应力求彻底,以免形成慢性宫颈炎。

二、慢性子宫颈炎

慢性子宫颈炎多由急性子宫颈炎转变而来,往往是急性宫颈炎治疗不彻底,病原体隐居于子宫颈黏膜内形成慢性炎症。急性宫颈炎容易转为慢性的原因主要由于宫颈黏膜皱褶较多,腺体呈葡萄状,病原体侵入腺体深处后极难根除,导致病程反复、迁延不愈所致。阴道分娩、流产或手术损伤宫颈后,继发感染亦可表现为慢性过程,此外不洁性生活、雌激素水平下降、阴道异物(如子宫托)均可引起慢性宫颈炎。其病原体一般为葡萄球菌、链球菌、沙眼衣原体、淋球菌、厌氧菌等。也有患者不表现急性症状,直接发生慢性宫颈炎。

(一)病理

慢性子宫颈炎表现为宫颈糜烂、宫颈息肉、宫颈黏膜炎、宫颈腺囊肿以及宫颈肥大。

1.宫颈糜烂

宫颈糜烂是慢性宫颈炎的一种形式,宫颈糜烂形成的原因有3种。

(1)先天性糜烂:指女性胎儿在生殖系统发育时受母体性激素影响,导致鳞柱交界向外迁移,宫颈外口为柱状上皮覆盖。正常时新生儿出生后糜烂仅存在较短时间,当来自母体的雌激素水平下降后即逐渐自然消退,但亦有个别患者糜烂长期持续存在,先天性糜烂的宫颈形状往往是正常或稍大,不甚整齐,宫颈口多为裂开。

(2)后天性糜烂:指宫颈管内膜柱状上皮向阴道方向增生,超越宫颈外口所致的糜烂,仅发生于卵巢功能旺盛的妊娠期,产后可自行消退。患者虽诉白带增多,但为清澈的黏液,病理检查在柱状上皮下没有炎症细胞浸润,仅见少数淋巴细胞,后天性糜烂的宫颈往往偏大,宫颈口正常或横裂或为不整齐的破裂。糜烂面周围的境界与正常宫颈上皮的界限清楚,甚至可看到交界线呈现一道凹入的线沟,有的糜烂可见到毛细血管浮现在表面上,表现为局部慢性充血。

(3)炎症性糜烂:是慢性宫颈炎最常见的病理改变,宫颈阴道部的鳞状上皮被宫颈管柱状上皮所替代,其外表呈红色,所以不是真正的糜烂,故称假性糜烂,光镜下可见黏膜下有多核白细胞及淋巴细胞浸润,间质则有小圆形细胞和浆细胞浸润,黏膜下结缔组织的浅层为炎性细胞浸润的主要场所,宫颈的纤维组织增生。宫颈管黏膜也有增生,突出子宫颈口外形成息肉状。

根据糜烂表面可分为几种不同类型:①单纯型,此型糜烂面的表面系一片红色光滑面,糜烂较浅,有一层柱状上皮覆盖。②颗粒型,此型的糜烂面的组织增生,形成颗粒状。③乳头型,糜烂组织增生更明显,形成一团成乳头状。

根据糜烂区所占宫颈的比例可分3度:①轻度糜烂,系糜烂面积占整个宫颈面积的1/3以内。②中度糜烂,系糜烂面积占宫颈的1/3～2/3。③重度糜烂,系糜烂面积占宫颈的2/3以上。

此外,在幼女及未婚妇女有时见宫颈红色,细颗粒状,形似糜烂,但无炎症,是颈管柱状上皮外移,不应称为糜烂。

宫颈糜烂在其修复的过程中,柱状上皮下的基底细胞(储备细胞)增生,最后分化为鳞状上皮,邻近的鳞状上皮也可向糜烂面的柱状上皮生长,逐渐将腺上皮推移,最后完全由鳞状上皮覆盖而痊愈。糜烂的愈合呈片状分布,新生的鳞状上皮生长于炎性糜烂组织的基础上,故表层细胞极易脱落而变薄,稍受刺激又可恢复糜烂,因此愈合和炎症的扩展交替发生,不容易彻底治愈。这种过程是受到卵巢内分泌、感染、损伤及酸碱度的影响。两种上皮细胞在争夺中不断地增生、增生,而起到不同的变化。

基底层细胞增生:系基底层与基底旁层形成一界限清楚的厚层,其中细胞浆明显嗜碱,细胞层次清楚,都是成熟的细胞。

储备细胞增生:是在宫颈部表面或腺体内的柱状上皮细胞与基底层之间有1～2层细胞增生,这些细胞为多角形或方形,细胞浆有空泡,并稍嗜碱,胞核较大,呈圆形或椭圆形,染色质分布均匀,很少核分裂,这些细胞系储备细胞增生,如储备细胞超过3层,则系储备细胞,增生。

鳞状上皮化生:在宫颈部常有鳞状上皮细胞的化生,也是储备细胞的增生,细胞核成熟,细胞分化良好,细胞间桥形成,深层细胞排列与基底层成直角,而浅层细胞的排列则与表面平行。鳞状上皮化生可能是柱状上皮部分或全部被鳞状上皮所代替,从而形成不规则大小片,层次不清的上皮层,这一过程可在宫颈部上,也可在腺腔内发生。

分化良好的正常鳞状上皮细胞:化生前阶段的上皮细胞则形成波浪式和柱状的上皮细胞团,伸入纤维组织,并可在宫颈管的腺体内看到。

2.宫颈息肉

由于炎症的长期刺激,使宫颈管局部黏膜增生,自基底层逐渐向宫颈外口部突出,形成一个或多个宫颈息肉。息肉色红,呈舌形,质软而脆,血管丰富易出血。蒂细长,长短不一,多附着于颈管外口或颈管壁内,直径 1cm 左右。镜下见息肉表面覆盖一层柱状上皮,中心为结缔组织,伴充血、水肿,及炎性细胞浸润,极易复发。息肉的恶变,率不到1%。

3.宫颈黏膜炎

宫颈黏膜炎又称宫颈管炎,病变局限于子宫颈管黏膜及黏膜下组织。宫颈阴道部上皮表面光滑。宫颈口可有脓性分泌物堵塞。由于子宫颈黏膜充血增生,可使子宫颈肥大,可达正常宫颈的2～3倍,质硬。宫颈黏膜炎常与糜烂、腺囊肿同时发生。

4.宫颈腺囊肿

在宫颈糜烂愈合的过程中,新生的鳞状上皮覆盖宫颈腺管口或伸入腺管,将腺管口阻塞,腺管周围的结缔组织增生或瘢痕形成,压迫腺管,使腺管变窄甚至阻塞,腺体分泌物不能引流形成子宫颈腺囊肿。检查时见宫颈表面突出多个数毫米大小白色或青白色小囊肿,内含无色黏液。

5.宫颈肥大

由于慢性炎症的长期刺激,宫颈组织充血、水肿,腺体和间质增生,还可能在腺体深部有黏液潴留形成囊肿,使宫颈呈不同程度的肥大,但表面多光滑,有时可见到潴留囊肿突起。最后由于纤维结缔组织增生,使宫颈硬度增加。

6.宫颈外翻

由于分娩、人工流产或其他原因发生宫颈损伤,宫颈口撕裂,未及时修补,以后颈管内膜增生并暴露于外,即形成宫颈外翻。检查子宫颈口增宽,横裂或呈星状撕裂,可见颈管下端的红色黏膜皱褶,宫颈前、后唇肥大,但距离较远。

(二)临床表现

慢性宫颈炎主要表现为白带增多,常刺激外阴引起外阴不适和瘙痒。由于病原体种类、炎症的范围、程度和病程不同,白带的量、颜色、性状、气味也不同,可为乳白色黏液状至黄色脓性,如伴有息肉形成,可有白带中混有血,或宫颈接触性出血。若白带增多,似白色干酪样,应考虑是否合并念珠菌性阴道炎;若白带呈稀薄泡沫状,有臭味,则应考虑滴虫性阴道炎。如有恶臭则多为厌氧菌的感染。严重感染时可有腰低部疼痛、下腹坠胀,由于慢性宫颈炎可直接向前蔓延或通过淋巴管扩散,当波及膀胱三角区及膀胱周围结缔组织时,可出现尿路刺激症状。较多的黏稠脓性白带有碍精子上行,可导致不孕。妇科检查可见宫颈不同程度的糜烂、肥大、宫颈裂伤,有时可见宫颈息肉、宫颈腺体囊肿、宫颈外翻等,宫颈口多有分泌物,亦可有宫颈触痛和宫颈触血。

(三)诊断

宫颈糜烂在诊断上不困难,但需与宫颈上皮内瘤样变、早期浸润癌、宫颈结核、宫颈尖锐湿疣等鉴别,还需与淋病、梅毒等鉴别,因此应常规进行宫颈刮片细胞学检查,细胞涂片尚可查出淋菌、滴虫、真菌,能做到与一般慢性宫颈炎鉴别。目前已有电脑超薄细胞检测系统,准确率显著提高。必要时需做病理活检以明确诊断,电子阴道镜辅助活检对提高诊断准确率很有帮助。宫颈息肉、宫颈腺体囊肿及宫颈尖锐湿疣可根据病理活检确诊。

1.阴道镜检查

在宫颈病变部涂碘后在碘不着色区用阴道镜检查,如见到厚的醋酸白色上皮及血管异形可诊断为宫颈上皮内瘤样变,在这类病变区取活体组织检查诊断早期宫颈癌准确率高。

2.活体组织检查

活体组织检查为最准确的检查方法,可检出宫颈湿疣、癌细胞、结核、梅毒等,从而与一般慢性宫颈炎糜烂鉴别。

(四)治疗

需做宫颈涂片先除外宫颈上皮内瘤样变及早期宫颈癌后再进行治疗。治疗方法中以局部治疗为主,使糜烂面坏死、脱落,为新生鳞状上皮覆盖,病变深者,疗程需 6～8 周。

1.物理治疗

(1)电熨:此法较简便,适用于糜烂程度较深、糜烂面积较大的病例。采用电灼器或电熨器对整个病变区电灼或电熨,直至组织呈乳白色或微黄色为止。一般近宫口处稍深,越近边缘越浅,深度为 2mm 并超出病变区 3mm,深入宫颈管内 0.5～1.0cm,治愈率 50％～90％不等。术后涂抹磺胺粉或呋喃西林粉,用醋酸冲洗阴道,每日 1 次,有助于创面愈合。

治疗后阴道流液,有时呈脓样,需避免性交至创面全部愈合为止,需时 6 周左右。术后阴道出血多时可用纱布填塞止血。

(2)冷冻治疗:冷冻治疗术是利用制冷剂,快速产生低温,使糜烂组织冻结、坏死、变性而脱落,创面经组织修复而达到治疗疾病的目的。

操作方法:选择适当的冷冻探头,利用液氮快速达到超低温(－196℃),使糜烂组织冻结、坏死、变性而脱落,创面修复而达到治疗目的。一般采用接触冷冻法,选择相应的冷冻头,覆盖全部病变区并略超过其范围 2～3mm,根据快速冷冻,缓慢复温的原则,冷冻 1min、复温 3min、再冷冻 1min。进行单次或重复冷冻,治愈率 80％左右。

冷冻治疗后,宫颈表面很快发生水肿,冷冻后 7～10d,宫颈表层糜烂组织形成一层膜状痂皮,逐渐分散脱落。

(3)激光治疗:采用 Co 激光器使糜烂部分组织炭化、结痂,痂皮脱落后,创面修复达到治疗目的。激光头距离糜烂面 3～5cm,照射范围应超出糜烂面 2mm,轻症的烧灼深度为 2～3mm,重症可达 4～5mm,治愈率 70％～90％。

(4)微波治疗:微波电极接触局部病变组织时,瞬间产生高热效应(44～61℃)而达到组织凝固的目的,并可出现凝固性血栓形成而止血,治愈率在 90％左右。

(5)波姆光治疗:采用波姆光照射糜烂面,直至变为均匀灰白色为止,照射深度 2～3mm,治愈率可达 80％。

(6)红外线凝结法:红外线照射糜烂面,局部组织凝固,坏死,形成非炎性表浅溃疡,新生鳞状上皮覆盖溃疡面而达到治愈,治愈率在 90％以上。

物理治疗的注意事项:①治疗时间应在月经干净后 3～7d 进行。②排除宫颈上皮内瘤样病变、早期宫颈癌、宫颈结核和急性感染期后方可进行。③术后阴道分泌物增多,甚至有大量水样排液,有时呈血性,脱痂时可引起活动性出血,如量较多先用过氧化氢溶液(过氧化氢)清洗伤口,用消毒棉球局部压迫止血,24h 后取出。④物理治疗的持续时间、次数、强度、范围应严格掌握。⑤创面愈合需要一段时间（2～8周），在此期间禁止盆浴和性生活。⑥定期复查，随访有无宫颈管狭窄。

2.药物治疗

适用于糜烂面积小和炎症浸润较浅的病例。

(1)硝酸银或重铬酸钾液：强腐蚀剂，方法简单，配制容易，用药量少，适宜于基层医院。

(2)免疫治疗：采用重组人干扰素 a-2a，每晚 1 枚，6d 为一疗程。近年报道用红色奴卡放射线菌细胞壁骨架 N-CWs 菌苗治疗慢性宫颈炎，该菌苗具有非特异性免疫增强及抗感染作用，促进鳞状上皮化生，修复宫颈糜烂病变达到治疗效果。将菌苗滴注在用生理盐水浸透的带尾无菌棉球上，将棉球置于宫颈糜烂的局部，24h 后取出，每周上药 2 次，每疗程 10 次。

(3)宫颈管炎时，根据细菌培养和药敏试验结果，采用抗生素全身治疗。

3.手术治疗

宫颈息肉可行息肉摘除术或电切术。对重度糜烂，糜烂面较深及乳头状糜烂，或用上述各种治疗方法久治不愈的患者可考虑用宫颈锥形切除术，锥形切除范围从病灶外缘 0.3～0.5cm 开始，深入宫颈管 1～2cm，锥形切除，压迫止血，如有动脉出血，可用肠线缝扎止血，也可加用止血粉 8 号、明胶海绵、凝血酶、巴曲酶（立止血）等止血。此法因出血及感染，现多不采用。

第三节　子宫内膜炎

子宫内膜炎多与子宫体部炎症（即子宫体内膜炎、子宫肌炎及子宫浆膜炎）并发。子宫体部炎症以子宫内膜炎为主，当炎症发展至严重阶段时感染至子宫肌层，成为子宫肌炎、子宫浆膜炎，单纯子宫肌炎基本上不存在。根据解剖部位可分为子宫颈内膜炎、子宫体内膜炎。根据发病经过可分为急性子宫内膜炎及慢性子宫内膜炎。根据发病原因可分为淋菌性子宫内膜炎、结核性子宫内膜炎、老年性子宫内膜炎等。

不孕机制：子宫内膜炎明显时可改变宫颈管液性质，分泌物呈炎性改变，不利于精子穿过宫颈及宫腔进入输卵管；大量炎性细胞可能抑制精子活力，对精子有直接杀伤作用；子宫内膜受损，可造成血管损伤，精子进入宫腔后与血液接触，有可能引起抗精子免疫反应，影响生殖功能；慢性子宫内膜炎可造成子宫内膜受损，不利于受精卵种植，有时可发生宫腔粘连，引起不孕。

一、急性子宫内膜炎

(一)发病机制

分娩、流产感染及产后感染，特别是不全流产后感染，是主要因素。性交（特别是经期、产后与不洁性交）、宫腔操作（如放置宫内节育器，子宫输卵管通气、通液与造影检查，刮宫、人流手术）、宫腔异物（宫腔手术后异物残留）、放射治疗（如宫腔内镭疗）、宫颈扩张及宫颈手术，不适当阴道冲洗（宫口开放时、高压冲洗阴道等）、内膜息肉坏死、黏膜下肌瘤或子宫内膜癌物理治疗、病原菌直接侵入等均能引起急性子宫内膜炎。病原体大多为寄生于阴道及宫颈的菌丛，如链球菌、大肠埃希菌、变形杆菌、克雷白杆菌、梭状芽孢杆菌，其他如葡萄球菌、厌氧菌、淋菌及沙眼衣原体等也为常见病原体。这些细菌通过性交、分娩、手术及其他物理、化学性损伤等多种因素,突破子宫颈的防御功能,侵入子宫内膜而发病,尤其是在子宫内膜受损时更易发病。

急性子宫内膜炎可分为四种。①卡他型,内膜主要是充血、水肿及渗血。②出血型,主要是内膜出血、渗血。③化脓型,明显白细胞浸润,内膜表面组织损伤、化脓,淋病、流产及产后严重感染最多见。④坏死型,内膜全面坏死,呈灰绿色,发生于产褥期、流产后重度感染者,或重度物理、化学性损伤(如宫腔内镭疗)者。

急性子宫内膜炎内膜充血、水肿,严重者表面可有脓性渗出物,甚至形成溃疡,向下可蔓延子宫肌层,形成多发性小脓肿。镜下内膜大量白细胞浸润。急性子宫内膜炎病理变化常是暂时性的,如果宫颈开放,引流通畅,很快自然清除腔内炎症,有时也可引起较重的并发症,如结缔组织炎、输卵管炎等,常见于多次反复宫腔内操作而有创面者。

(二)诊断

1.病史

绝大多数有相关病史,如分娩、流产、宫腔操作、宫颈扩张及宫颈手术、宫腔放射治疗、不适当阴道冲洗、不当性交等,少数可无明显诱因。

2.临床表现

除分娩或流产,宫腔内较大创面,或部分胎盘残留,或因病原体致病力强而发生严重的临床表现外,其他原因引起的急性子宫炎症多较轻,主要由于宫腔开口通向阴道,有利于炎性分泌物引流。炎症仅限于内膜功能层时,当月经来潮后内膜剥脱,病变可消失;若炎症侵入深部基底层,可有轻度发热,下腹痛,白带增多,血性或脓性白带,月经过多,经期紊乱,如合并厌氧菌感染有恶臭。妇科检查子宫可有轻度压痛。如发展为子宫肌炎,肌层出现多发性小脓肿,并可进一步发展为输卵管卵巢炎、盆腔腹膜炎等,甚至发生败血症,此时体温升高,下腹部压痛,子宫增大,宫旁增厚等。

3.辅助检查

辅助检查为弄清病原体可行细菌学检查,如白带、分泌物涂片、细菌培养等。

(三)治疗

防止炎症扩散或转为慢性子宫内膜炎,减少子宫损伤,尽可能恢复子宫内膜功能,防止子宫内膜粘连等。

1.一般治疗

日卧床休息,取半卧位,有利宫腔内分泌物引流。下腹热敷,促进炎症吸收,减轻疼痛。供给足够营养与水分,保持大便通畅。高热可推拿降温、酒精擦浴。

2.抗生素治疗

根据宫腔分泌物病原体培养及药敏试验选择抗生素。结果未明前,先用广谱抗生素静脉滴注,如头孢菌素类、喹诺酮类联合甲硝唑用药。头孢哌酮对革兰阳性、阴性、球菌、杆菌均有效,紧急时可将 1g,地塞米松 5~10mg,静脉滴注,每日 1~2 次,体温下降、病情好转时可改口服头孢氨苄 0.25g,每日 4 次,皮质激素逐渐减量,直至急性症状好转。青霉素过敏者可选林可霉素每次 300~600mg,每日 3 次,静脉滴注,必要时可增至每日 2.4~4.8g,分次给药,体温平稳后改口服,每日 1.5~2g,分 4 次,持续 1 周,病情稳定后停药。亦可选用其他抗生素,在药敏结果出来后调整抗生素。

一般情况下,如无宫内残留、宫内节育器或黏膜下肌瘤存在,治疗数天后炎症可被迅速控制。抗生素配合肾上腺皮质激素,如氟美松、氢化可的松、地塞米松等,可提高机体对应激时的耐受性与适应性,减轻致病因素对机体的损害,改善炎症局部与全身反应,尤其是急性炎症转入慢性炎症的后期,抑制纤维母细胞增生和肉芽组织的形成,减轻粘连和瘢痕形成。但应在有效的抗生素基础上,使用恰当剂量,及时逐渐减量,避免其不良后果。

3.手术治疗

宫腔内有残留物者是否及时清宫处理,要根据病情及治疗情况而定,既要考虑有利于尽快控制病情,又要注意防止子宫穿孔及炎症扩散。一般情况下应在病情控制后再行清宫。如果宫内残留物不及时清除将严重影响治疗效果时,或经使用抗生素疗效不满意时,可在使用抗生素的同时,小心清理宫腔,在清理时注意不要强行一次清完残留物,防止出现子宫穿孔。若宫腔内有残留物,或宫颈引流不通畅,可以扩张宫颈,轻轻取出宫腔内残留物,尽量不要刮宫,在抗生素达到一定剂量,病情稳定时再行刮宫,以防炎症扩散。

发生在流产或分娩后的子宫内膜炎,首先考虑是否有组织残留,情况许可尽快清除。流产后急性腐败性子宫内膜炎以保守治疗为主,除清除宫颈口外露胎盘组织外,不宜立即进行宫腔操作,待病情控制后再根据情况处理;对败血性不全流产,要在抗生素应用下清理宫腔,应注意防止子宫穿孔及炎症扩散。

放置宫内节育器或放射源者需取出,有利于病情迅速减轻。如疑有子宫内膜息肉或黏膜下肌瘤者应在炎症控制后考虑手术切除。子宫有活动性出血时,可在大量抗生素控制下清理宫腔。

4.理疗

可采用抗生素离子透入、下腹部超短波或红外线照射等。

二、慢性子宫内膜炎

因子宫内膜周期性剥脱的自然防御机制,大多数急性子宫内膜炎会痊愈,慢性子宫内膜炎不多见,仅少部分因防御机制受损,或病原体作用时间过长,或治疗不彻底而造成慢性子宫内膜炎。

(一)发病机制

子宫内膜周期性剥脱时其基底层并不随之剥脱,一旦基底层有慢性炎症即可长期感染内膜功能层,导致慢性子宫内膜炎。长期存在的输卵管卵巢炎或严重的宫颈炎可以导致慢性子宫内膜炎。宫内节育器长期放置,分娩或流产后少量胎盘胎膜残留,或胎盘附着部复旧不全;绝经后妇女体内雌激素水平明显减低,子宫内膜菲薄,失去自然防御功能,容易受到病原体侵袭,导致炎症发生,老年性子宫内膜炎往往与阴道炎并存。子宫黏膜下肌瘤、子宫内膜息肉可使子宫内膜反复感染,子宫内膜慢性炎症迁延不愈。无明显诱因者病原体多来自阴道菌丛。慢性子宫内膜炎多同时合并其他部位的炎症,除邻近组织有病理变化外,很少看到子宫内膜有慢性炎症病变的组织学根据。子宫引流不畅是重要病因之一。

(二)诊断

一般无症状,或只有少量血浆性分泌物。主要症状为不规则月经或子宫出血,少数有较多分泌物及出血,呈脓性或脓血性白带,为来自内膜的溃疡部位。约半数有下腹痛或坠胀感,腰骶部疼痛。子宫积脓可排出恶臭分泌物,并出现全身反应及下腹钝痛。少数发热,有的出现闭经。发生出血主要是慢性子宫肌炎所致。子宫肌炎常是子宫内膜炎的一个合并症,可以影响子宫收缩导致子宫出血。因此,流产、产后引起的子宫内膜炎可有长期出血,甚至可发生大出血。老年性子宫内膜炎症状易与生殖道恶性肿瘤混淆,需做诊断性刮宫以明确诊断。妇科检查子宫大小常正常,有压痛,如有胎盘残留、内膜息肉或黏膜下肌瘤,子宫体可能增大,宫颈口开放。宫旁组织可能有增厚及触痛。

(三)治疗

有诱因需首先去除。不全流产而出血,可在抗生素控制下用海绵钳清除宫腔内残留组织,手术操作要轻柔。宫腔积脓,扩张宫颈以利引流,术后需保持引流通畅,必要时宫腔内放入橡皮条引流。抗生素控制感染,可根据分泌物病原体培养及药敏试验选用,结果未出来之前可采用头孢菌素类、喹诺酮类联合甲硝唑用药。雌激素治疗有一定疗效,可促进血管新生、增生,使炎症内膜再生,防止炎症扩大,对月经紊乱及出血均有好处。

第四节 盆腔炎症

女性内生殖器及其周围的结缔组织、盆腔腹膜发生炎症时,称为盆腔炎(PID),主要包括子宫内膜炎、输卵管炎、输卵管卵巢脓肿(TOA)、盆腔腹膜炎。炎症可局限于一个部位,也可同时累及几个部位。性传播感染(STI)的病原体如淋病奈瑟菌沙眼衣原体是主要的致病原。一些需氧菌、厌氧菌、病毒和支原体等也参与 PID 的发生。

多数引起 PID 的致病微生物是由阴道上行发生的,且多为混合感染。延误对 PID 的诊断和有效治疗都可能导致上生殖道感染后遗症(输卵管因素不育和异位妊娠等)。

一、女性生殖道的自然防御功能

女性生殖道的解剖、生理、生化及免疫学特点具有比较完善的自然防御功能,增强了对感染的防御能力,在健康妇女阴道内虽有某些病原体存在,但并不引起炎症。

1.两侧大阴唇自然合拢,遮掩阴道口、尿道口。

2.由于盆底肌的作用,阴道口闭合,阴道前后壁紧贴,可防止外界污染。

3.阴道正常菌群尤其是乳杆菌可抑制其他细菌生长。此外,阴道分泌物可维持巨噬细胞的活性,防止细菌侵入阴道黏膜。

4.宫颈内口紧闭,宫颈管黏膜为分泌黏液的高柱状上皮所覆盖,黏膜形成皱褶、嵴突或陷窝,从而增加黏膜表面积;宫颈管分泌大量黏液形成胶冻状黏液栓,为上生殖道感染的机械屏障;黏液栓内含乳铁蛋白、溶菌酶,可抑制细菌侵入子宫内膜。

5.育龄妇女子宫内膜周期性剥脱,也是消除宫腔感染的有利条件。此外,子宫内膜分泌液含有乳铁蛋白、溶菌酶,可清除少量进入宫腔的病原体。

6.输卵管黏膜上皮细胞的纤毛向宫腔方向摆动以及输卵管的蠕动,均有利于阻止病原体的侵入。输卵管液与子宫内膜分泌液一样,含有乳铁蛋白、溶菌酶,可清除偶然进入上生殖道的病原体。

7.生殖道的免疫系统生殖道黏膜如宫颈和子宫含有不同数量的聚集淋巴组织及散在的淋巴细胞,包括 T 细胞、B 细胞。此外,中性粒细胞、巨噬细胞、补体以及一些细胞因子均在局部有重要的免疫功能,发挥抗感染作用。

当自然防御功能遭到破坏,或机体免疫功能下降、内分泌发生变化或外源性致病菌侵入,均可导致炎症发生。

二、病原微生物

几乎所有致病原都是通过阴道而感染宫颈并上行,主要由三类微生物引起:①性传播感染(STI)致病微生物。②需氧菌。③厌氧菌。

性传播感染可同时伴有需氧菌及厌氧菌感染,可能是衣原体或淋病奈瑟菌感染造成输卵管损伤后,容易继发需氧菌及厌氧菌感染。

三、感染途径

(一)沿生殖道黏膜上行蔓延

病原体侵入外阴、阴道后,沿黏膜面经宫颈、子宫内膜、输卵管黏膜至卵巢及腹腔,是非妊娠期、非产褥期盆腔炎的主要感染途径。淋病奈瑟菌、衣原体及葡萄球菌等常沿此途径扩散。

(二)经淋巴系统蔓延

病原体经外阴、阴道、宫颈及宫体创伤处的淋巴管侵入盆腔结缔组织及内生殖器其他部分,是产褥感染、流产后感染及放置宫内节育器后感染的主要感染途径。链球菌、大肠埃希菌、厌氧菌多沿此途径蔓延。

(三)经血循环传播

病原体先侵入人体的其他系统,再经血循环感染生殖器,为结核菌感染的主要途径。

(四)直接蔓延

腹腔其他脏器感染后,直接蔓延到内生殖器,如阑尾炎可引起右侧输卵管炎。

四、高危因素

(一)宫腔内手术操作后感染

如刮宫术、输卵管通液术、子宫输卵管造影术、宫腔镜检查、人工流产、放置宫内节育器等,由于手术消毒不严格或术前适应证选择不当,导致下生殖道内源性菌群的病原体上行感染。

(二)下生殖道感染

淋病奈瑟菌性宫颈炎、衣原体性宫颈炎以及细菌性阴道病与 PID 密切相关。10％～17％的淋病可发生上生殖道的感染。

(三)性活动

盆腔炎多发生在性活跃期妇女,尤其是过早性交、有多个性伴侣、性伴侣有性传播感染者。

(四)经期卫生不良

使用不洁的月经垫、经期性交等,均可使病原体侵入而引起炎症。

(五)年龄

据美国资料,盆腔炎的高发年龄在15～25岁。年轻者容易发生盆腔炎可能与频繁的性活动、宫颈柱状上皮生理性移位(高雌激素影响)、宫颈黏液的机械防御功能较差有关。

(六)邻近器官炎症直接蔓延

如阑尾炎、腹膜炎等蔓延至盆腔,病原体以大肠埃希菌为主。

五、病理及发病机制

(一)子宫内膜炎及急性子宫肌炎

多见于流产、分娩后。

(二)输卵管炎、输卵管积脓、输卵管卵巢脓肿

急性输卵管炎主要由化脓菌引起,轻者输卵管仅有轻度充血、肿胀、略增粗;重者输卵管明显增粗、弯曲,纤维素性脓性渗出物增多,造成与周围组织粘连。急性输卵管炎因传播途径示同而有不同的病变特点。

1.炎症

经子宫内膜向上蔓延,首先引起输卵管黏膜炎,输卵管黏膜肿胀、间质水肿、充血及大量中性粒细胞浸润,重者输卵管上皮发生退行性变或成片脱落,引起输卵管黏膜粘连,导致输卵管管腔及伞端闭锁,若有脓液积聚于管腔内则形成输卵管积脓。淋病奈瑟菌及大肠埃希菌、类杆菌以及普雷沃菌除直接引起输卵管上皮损伤外,其细胞壁脂多糖等内毒素引起输卵管纤毛大量脱落,最后输卵管运输功能减退、丧失。因衣原体的热休克蛋白与输卵管热休克蛋白有相似性,感染后引起的交叉免疫反应可损伤输卵管,导致严重输卵管黏膜结构及功能破坏,并引起盆腔广泛粘连。

2.病原菌

通过宫颈的淋巴管播散到宫旁结缔组织,首先侵及浆膜层,发生输卵管周围炎,然后累及肌层,而输卵管黏膜层可不受累或受累极轻。病变以输卵管间质炎为主,其管腔常可因肌壁增厚受压变窄,但仍能保持通畅。卵巢很少单独发炎,白膜是良好的防御屏障,卵巢常与发炎的输卵管伞端粘连而发生卵巢周围炎,称输卵管卵巢炎,习称附件炎。炎症可通过卵巢排卵的破孔侵入卵巢实质形成卵巢脓肿,脓肿壁与输卵管积脓粘连并穿通,形成输卵管卵巢脓肿(TOA)。TOA可为一侧或两侧病变,约半数是在可识别的急性盆腔炎初次发病后形成,另一部分是在慢性盆腔炎屡次急性发作或重复感染而形成。脓肿多位于子宫后方或子宫、阔韧带后叶及肠管间粘连处,可破入直肠或阴道,若破入腹腔则引起弥散性腹膜炎。

(三)盆腔腹膜炎

盆腔内器官发生严重感染时,往往蔓延到盆腔腹膜,发炎的腹膜充血、水肿,并有少量含纤维素的渗出液,形成盆腔脏器粘连。当有大量脓性渗出液积聚于粘连的间隙内,可形成散在小脓肿;若积聚于直肠子宫陷凹处则形成盆腔脓肿,较多见。脓肿的前面为子宫,后方为直肠,顶部为粘连的肠管及大网膜,脓肿可破入直肠而使症状突然减轻,也可破入腹腔引起弥散性腹膜炎。

(四)盆腔结缔组织炎

内生殖器急性炎症时,或阴道、宫颈有创伤时,病原体经淋巴管进入盆腔结缔组织而引起结缔组织充血、水肿及中性粒细胞浸润。以宫旁结缔组织炎最常见,开始局部增厚,质地较软,边界不清,以后向两侧盆壁呈扇形浸润,若组织化脓则形成盆腔腹膜外脓肿,可自发破入直肠或阴道。

(五)败血症及脓毒血症

当病原体毒性强、数量多、患者抵抗力降低时,常发生败血症。多见于严重的产褥感染、感染性流产及播散性淋病。近年有报道放置宫内节育器、人工流产及输卵管绝育术损伤脏器引起败血症,若不及时控制,往往很快出现感染性休克,甚至死亡。发生感染后,若身体其他部位发现多处炎症病灶或脓肿者,应考虑有脓毒血症存在,但需经血培养证实。

(六)Fitz-Hugh-Curtis 综合征

是指肝包膜炎症而无肝实质损害的肝周围炎。淋病奈瑟菌及衣原体感染均可引起。由于肝包膜水肿,吸气时右上腹疼痛。肝包膜上有脓性或纤维渗出物,早期在肝包膜与前腹壁腹膜之间形成松软粘连,晚期形成琴弦样粘连。5%~10%的输卵管炎可出现此综合征,临床表现为继下腹痛后出现右上腹痛,或下腹疼痛与右上腹疼痛同时出现。

六、临床表现

可因炎症轻重及范围大小而有不同的临床表现。轻者无症状或症状轻微。常见症状为下腹痛、发热、阴道分泌物增多。腹痛为持续性、活动或性交后加重。若病情严重可有寒战、高热、头痛、食欲缺乏。若有腹膜炎,则出现消化系统症状如恶心、呕吐、腹胀、腹泻等。月经期发病可出现经量增多、经期延长。若有脓肿形成,可有下腹包块及局部压迫刺激症状;包块位于子宫前方可出现膀胱刺激症状,如排尿困难、尿频,若引起膀胱肌炎还可有尿痛等;包块位于子宫后方可有直肠刺激症状;若在腹膜外可致腹泻、里急后重感和排便困难。若有输卵管炎的症状及体征并同时有右上腹疼痛者,应怀疑有肝周围炎。由于感染的病原体不同,临床表现也有差异。淋病奈瑟菌感染以年轻妇女多见,多于月经期或经后 7d 内发病,起病急,可有高热,体温在 38℃ 以上,常引起输卵管积脓,出现腹膜刺激征及阴道脓性分泌物。非淋病奈瑟菌性盆腔炎起病较缓慢,高热及腹膜刺激征不如淋病奈瑟菌感染明显。若为厌氧菌感染,患者的年龄偏大,容易有多次复发,常伴有脓肿形成。衣原体感染病程较长,高热不明显,长期持续低热,主要表现为轻微下腹痛,并久治不愈。患者体征差异较大,轻者无明显异常发现。典型体征呈急性病容,体温升高,心率加快,下腹部有压痛、反跳痛及肌紧张,若病情严重可出现腹胀、肠鸣音减弱或消失。

盆腔检查:阴道可有充血,并有大量脓性臭味分泌物;宫颈充血、水肿,将宫颈表面分泌物拭净,若见脓性分泌物从宫颈口流出,说明宫颈管黏膜或宫腔有急性炎症。穹隆触痛明显,需注意是否饱满;宫颈举痛;宫体稍大,有压痛,活动受限;子宫两侧压痛明显,若为单纯输卵管炎,可触及增粗的输卵管,压痛明显;若为输卵管积脓或输卵管卵巢脓肿,则可触及包块且压痛明显,不活动;宫旁结缔组织炎时,可扪及宫旁一侧或两侧片状增厚,或两侧宫骶韧带高度水肿、增粗,压痛明显;若有盆腔脓肿形成且位置较低时,可扪及后穹隆或侧穹隆有肿块且有波动感,三合诊常能协助进一步了解盆腔情况。

七、诊断及鉴别诊断

根据病史、症状和体征可做出初步诊断。由于急性盆腔炎的临床表现变异较大,临床诊断准确性不高,尚需作必要的辅助检查,如血常规、尿常规、宫颈管分泌物检查等。

1.最低诊断标准

①子宫压痛。②附件压痛。③宫颈举痛。

下腹压痛同时伴有下生殖道感染征象的患者,诊断 PID 的可能性大大增加。生育期妇女或 STI 门诊人群,可按最低诊断标准。

2.支持 PID 诊断的附加条件

①口腔温度≥38.3℃。②宫颈或阴道黏液脓性分泌物。③阴道分泌物显微镜检查有白细胞增多。④血沉加快。⑤C 反应蛋白水平升高。⑥实验室检查证实有宫颈淋病奈瑟菌或沙眼衣原体感染。

大多数 PID 患者都有宫颈黏液脓性分泌物或阴道分泌物镜检有白细胞增多。如果宫颈分泌物外观正常并且阴道分泌物镜检无白细胞,则 PID 诊断成立的可能性不大,需要考虑其他可能引起下腹痛的病因。

如有条件应积极寻找致病微生物。

3.PID 的最特异标准

①子宫内膜活检显示有子宫内膜炎的病理组织学证据。②经阴道超声检查或磁共振显像技术显示输卵管管壁增厚、管腔积液,可伴有盆腔游离液体或输卵管卵巢包块。③腹腔镜检查结果符合 PID 表现。

盆腔炎应与急性阑尾炎、输卵管妊娠流产或破裂、卵巢囊肿蒂扭转或破裂等急症相鉴别。

八、治疗

(一)治疗原则

盆腔炎主要为抗生素药物治疗,必要时手术治疗。抗生素治疗可清除病原体,改善症状及体征,减少后遗症。经恰当的抗生素积极治疗,绝大多数急性盆腔炎能彻底治愈。由于急性盆腔炎的病原体多为需氧菌、厌氧菌及衣原体的混合感染,需氧菌及厌氧菌又有革兰阴性及革兰阳性之分,故抗生素多采用联合用药,并覆盖到所有可能的病原微生物。

(二)具体方案

1.静脉给药对于症状较重者给予静脉治疗。

(1)头孢替坦 2g,静脉滴注,每 12h 1 次;或头孢西丁 2g,静脉滴注,每 6h1 次。加用:多西环素 100mg,口服,每 12h 1 次(或米诺环素 100mg,口服,每 12h 1 次);或阿奇霉素 0.5g,静脉滴注或口服,每日 1 次。

注意:①其他第二代或第三代头孢菌素(如头孢唑肟、头孢噻肟和头孢曲松)也可能对 PID 有效并有可能代替头孢替坦和头孢西丁,而后两者的抗厌氧菌效果更强。②对输卵管卵巢脓肿的患者,通常在多西环素(或米诺环素或阿奇霉素)的基础上加用克林霉素或甲硝唑,从而更有效的对抗厌氧菌。③临床症状改善后继续静脉给药至少 24h,然后转为口服药物治疗,共持续 14d。

(2)克林霉素 900mg,静脉滴注,每 8h1 次,加用庆大霉素负荷剂量(2mg/kg),静脉滴注或肌内注射,维持剂量(1.5mg/kg),每 8h 1 次;也可采用每日一次给药。

注意:①临床症状改善后继续静脉给药至少 24h,继续口服克林霉素 450mg,每日 1 次,共14d。②对输卵管卵巢脓肿的患者,应用多西环素(或米诺环素或阿奇霉素)加甲硝唑或多西环素(或米诺环素或阿奇霉素)加克林霉素比单纯应用多西环素(或米诺环素或阿奇霉素)对治疗厌氧菌感染更优越。③注意庆大霉素的毒副作用。

（3）喹诺酮类药物：氧氟沙星 400mg，静脉滴注，每 12h1 次，加用甲硝唑 500mg，静脉滴注，每 8h 1 次；或左氧氟沙星 500mg，静脉滴注，每日 1 次，加用甲硝唑 500mg，静脉滴注，每 8h 1 次；或莫西沙星 400mg，静脉滴注，每日 1 次。

（4）氨苄西林/舒巴坦 3g，静脉滴注，每 6h 1 次，加用：多西环素 100mg，口服，每 12h1 次，或米诺环素 100mg，口服，每 12h 1 次；或阿奇霉素 0.5，静脉滴注或口服，每日 1 次。

2.非静脉药物治疗

症状较轻者可采用以下方案。

（1）氧氟沙星 400mg，口服，每日 2 次，加用甲硝唑 500mg，口服，每日 2 次，共 14d；或左氧氟沙星 500mg，口服，每日 1 次，加用甲硝唑 500mg，口服，每日 2 次，共 14d；或莫西沙星 400mg，口服，每日 1 次，共 14d。

（2）头孢曲松 250mg 肌内注射，单次给药；或头孢西丁 2g，肌内注射，加丙磺舒 1g，口服，均单次给药；或其他第三代头孢类药物，例如头孢唑肟、头孢噻肟等非静脉外给药。加用：多西环素 100mg，口服，每 12h 1 次；或米诺环素 100mg，口服，每 12h 1 次；或阿奇霉素 0.5，口服，每日 1 次，共 14d。可加用甲硝唑 500mg，口服，每日 2 次，共 14d。

（3）阿莫西林/克拉维酸加用多西环素可以获得短期的临床效果，但胃肠道不良反应可能会影响该方案的依从性。

（三）手术治疗

1.适应证

（1）药物治疗无效：输卵管卵巢脓肿或盆腔脓肿经药物治疗 48～72h，体温持续不降，患者中毒症状加重或包块增大者，应及时手术，以免发生脓肿破裂。

（2）脓肿持续存在：经药物治疗病情有好转，继续控制炎症数日（2～3 周），包块仍未消失但已局限化，应手术切除，以免日后再次急性发作，或形成慢性盆腔炎。

（3）脓肿破裂：突然腹痛加剧、寒战、高热、恶心、呕吐、腹胀，检查腹部拒按或有中毒性休克表现，应怀疑脓肿破裂。若脓肿破裂未及时诊治，死亡率高。因此，一旦怀疑脓肿破裂，需立即在抗生素治疗的同时行剖腹探查。

2.手术方式和范围

可根据情况选择经腹手术或腹腔镜手术。手术范围应根据病变范围、患者年龄、一般状态等全面考虑。原则以切除病灶为主。年轻妇女应尽量保留卵巢功能，以采用保守性手术为主；年龄大、双侧附件受累或附件脓肿屡次发作者，行全子宫及双附件切除术；对极度衰弱危重患者的手术范围需按具体情况决定。若盆腔脓肿位置低、突向阴道后穹隆时，可经阴道切开排脓，同时注入抗生素。

（四）随访

患者应在开始治疗 3d 内出现临床情况的改善，如退热、腹部压痛或反跳痛减轻、子宫及附件压痛减轻、宫颈举痛减轻等。在此期间病情无好转的患者需住院治疗，进一步检查以及手术治疗。

对于药物治疗的患者，应在 72h 内随诊，明确有无临床情况的改善（具体标准如前所述）。如果未见好转则建议住院接受静脉给药治疗以及进一步检查。建议对于沙眼衣原体和淋病奈瑟菌感染的 PID 患者,还应在治疗结束后 4～6 周时重新筛查上述病原体。

(五)性伴侣的治疗

对 PID 患者出现症状前 60d 内接触过的性伴侣进行检查和治疗。这种检查和评价是必要的,因为患者有再感染的危险,而且其性伴侣很可能感染淋病及沙眼衣原体。由淋病或沙眼衣原体感染引起 PID 患者的男性性伴侣常无症状。无论 PID 患者分离的病原体如何,均应建议患者的性伴侣进行 STI 的检测和治疗。在女性 PID 患者治疗期间应避免无保护屏障(避孕套)的性交。

第五节　痛经

痛经一词源于希腊文,dys 意指疼痛,meno 意指月,rrhea 意指流血,痛经指月经期出现的下腹部痉挛性疼痛,伴随头痛、恶心、呕吐、腹泻、腹胀、腰酸、腿痛等症状。正常月经期妇女也有不同程度的下腹部疼痛,且当疼痛严重到足以影响正常工作和生活时临床才诊断为痛经。

一、发病率

由于疼痛阈值难以客观评估,因此文献报道的痛经发病率差别较大。我国 1980 年全国女性月经生理常数协作组抽样调查显示,痛经发病率为 33.19%,其中原发性痛经为 36.06%,轻度痛经为 45.73%,中度痛经为 38.81%,重度痛经为 13.55%。

国外资料,原发性痛经发病高峰期是 20 岁以前,最高达 92%,此后随年龄增长而逐渐降低。Andersch 等(1982)报道称,瑞典 19 岁少女中痛经发生率为 72%,其中 15% 影响日常生活,8% 因痛经误学误工,38.2% 需要药物治疗。服用避孕药和经产妇女痛经发病率较低。

美国衣阿华护理学院 404 例原发性痛经少女中,轻度占 51%～53%,中度占 20%～22%,重度占 2%～4%,其中 5% 因痛经而误学。Klein&.Litt(1981)一项 12～17 岁少女的调查,痛经发生率为 59.7%,其中重度为 12%、中度为 37%、轻度为 49%。误学率为 14%.痛经不仅是一个社会医学问题,职业女性中有 10% 因痛经而影响工作,美国每年因痛经造成的经济损失为 6000 万工作小时和 20 亿美元。

二、分类

1.原发性痛经

原发性痛经也称为痉挛性痛经,或功能性痛经,指非盆腔器质性病变引起的痛经,为内分泌功能失调所致,多见于初潮后青春期少女,是本章讨论的重点。

2.继发性痛经

继发性痛经也称为充血性痛经或症状性痛经,指由盆腔解剖学和(或)器质性病变引起的痛经,多见于年龄 30～45 岁年长妇女。引起继发性痛经的疾病包括子宫内膜异位症、子宫腺肌病、慢性盆腔炎、子宫肌瘤、盆腔淤血症、卵巢肿瘤、子宫内膜息肉、子宫腔粘连、子宫畸形、阴道横隔和放置宫内节育。

三、病因病理

1.精神和体质因素

原发性痛经多见于初潮后青春期少女,与对正常月经现象缺乏认识,对周期性阴道出血过度焦虑、紧张,甚至恐惧相关。痛经与个人主观感觉、痛阈和敏感性相关,精神类型不稳定、神经过敏和体质衰弱妇女发生率较高。痛经有家族史,肥胖和酗酒妇女发生率较高,体育锻炼并不增加痛经发生率。

2.前列腺素分泌异常

前列腺素(PG)分泌异常是原发性痛经的重要因素。人类子宫内膜存在活跃的前列腺素生成和代谢,从卵泡期到分泌期,前列腺素浓度增加 3 倍,黄体晚期在孕酮影响下,前列腺素增加幅度降低。PGF。分泌增加引起子宫平滑肌和血管的强烈收缩、缺血而致痛经,痛经妇女月经期子宫内膜、月经血、外周血和腹腔冲洗液中前列腺素浓度明显高于非痛经妇女,月经前48h 子宫内膜内 PG 生成达到高峰,恰与痛经出现相同步。

花生四烯酸代谢产物白三稀明显增加子宫疼痛纤维的敏感性,是引起痛经的另一重要原因。原发性痛经少女子宫内膜中白三烯浓度明显增加,由其引起的痛经前列腺素拮抗药治疗无效。

前列腺素中,PGF_{2a}和血栓素(TAX_2)促进子宫和胃肠道平滑肌和微小血管收缩、引起下腹部痉挛性疼痛、恶心、呕吐、腹泻,酷似痛经。相反,PGE_2和前列环素(PGI_2)则引起子宫和胃肠道平滑肌和关节松弛,具有缓解痛经的作用。前列腺素引起痛经的机制也与调节子宫平滑肌缝隙连接收缩信号传递相关。

前列腺素生成受性激素的调节。黄体中期雌激素高峰促进月经前期子宫内膜 PGF_{2a}生成增加,痛经妇女黄体晚期雌激素水平明显高于健康妇女。孕激素促进雌二醇转化为无活性的雌酮,减少前列腺素生成和降低子宫平滑肌舒缩活性而缓解痛经。

3.加压素和缩宫素

正常月经周期,子宫腔基础张力<10mmHg,活动时压力不超过 200mmHg,收缩频率为 3～4/min。痛经妇女子宫腔基础张力升高达 120～150mmHg,收缩频率和强度明显增强,呈现不协调或无节律性收缩引起痛经。观察发现,凡是引起子宫平滑肌痉挛性收缩的药物和制剂均可引起痛经,包括前列腺素、加压素和缩宫素等。

加压素促进前列腺素生成,增加子宫平滑肌对宫缩药物的敏感性,减少子宫血供和引起原发性痛经。女性血清加压素浓度受雌、孕激素调节。正常情况下,排卵期加压素水平最高,黄体期下降,直至月经期。原发性痛经妇女黄体期雌激素水平异常升高,乃至月经期血清加压素浓度高于正常人 2～5 倍,引起子宫平滑肌痉挛性收缩、缺血和痛经。

人类非妊娠子宫存在缩宫素受体,痛经妇女血中缩宫素浓度升高。加压素和缩宫素通过子宫内特异性 V_1 加压素和缩宫素受体发挥作用,并受性激素调节。降压药物和缩宫素拮抗药通过抑制缩宫素和加压素受体可有效缓解痛经。

4.疼痛神经元假说

该假说认为,子宫内膜缺血、缺氧和无氧代谢产物刺激中枢神经系统 C 型疼痛神经元引起痛经,凡能引起子宫平滑肌和子宫血管收缩的神经介质,包括胆碱能、肾上腺素能和肽能神经介质均可引起痛经。

除子宫肌纤维痉挛性收缩直接压迫子宫肌层感觉神经纤维之外,大片脱落的子宫内膜,尤其是子宫内膜管型、退化坏死组织裂解物直接刺激子宫峡部和子宫内口敏感神经丛也引起痛经,称为膜样痛经。当排出子宫内膜管型后,痛经可顿然消失。

5.内分泌因素

痛经多出现于有排卵月经周期,排卵抑制后痛经则消失,这提示痛经与性激素变化相关。一般认为,痛经与黄体期雌激素分泌增高,而孕激素相对不足相关。据此,口服避孕药和合成孕激素可用于治疗痛经。

四、临床表现

痛经多于月经期第 1～2d,或经前 1～3d 出现,月经期加重,月经血增多后疼痛开始缓解。疼痛多为下腹绞痛、胀痛或坠痛,可放射至腰骶部、髋部、股内侧、阴道和肛门周围。膜样痛经妇女当排出内膜管型后疼痛顿然消失。

严重痛经妇女,面色苍白、四肢厥冷,甚至虚脱。除腹痛外,还可伴有其他症状,包括头痛(45%)、虚弱和乏力(85%)、恶心和呕吐(89%)、腹泻(60%)、腰背痛(60%)、膀胱直肠刺激症状,如尿频、尿急、肛门坠胀感等。根据疼痛程度,可分为以下几种情况。

(一)轻度

痛经不影响日常生活、学习和工作,无全身症状,不需要药物治疗。

(二)中度

痛经影响日常生活、学习和工作,需用止痛药治疗。

(三)重度

痛经明显影响日常生活、学习和工作,全身症状明显,需要应用镇痛药。

五、诊断

(一)病史

1.月经史

应详细询问初潮年龄痛经出现年龄.月经周期、经期长短、经量多少,有无月经间期出血。痛经发作的诱因、疼痛性质、严重程度、持续时间、与月经的关系和缓解情况、在院外诊治和药物治疗情况等。

2.婚育史

结婚年龄、妊娠、分娩、流产、引产、剖宫产史。

3.计划生育史

避孕、节育、服用避孕药、刮宫、放置节育器和绝育情况。

(二)查体

1.全身查体

全身查体包括生命指标、精神、神态、心、肺、肝、脾、腹部体征。

2.妇科检查

未婚少女肛腹诊检查,特别注意排除生殖道异常。

（三）辅助检查

必要时进行实验室、超声、内镜（腹腔镜、宫腔镜）和医学影像学检查。

六、鉴别诊断

原发性痛经应注意与继发性痛经和妇科急腹症鉴别。

（一）子宫内膜异位症和子宫腺肌病

子宫内膜异位症和子宫腺肌病是继发性痛经最常见原因。子宫内膜异位症和子宫腺肌病多见于已婚、年长、多次流产、引产和妇科手术后妇女。痛经是异位子宫内膜病灶侵蚀性生长和出血刺激局部腹膜所致。痛经特点为深部盆腔痛、排便痛、性交痛，月经前和月经期明显加重，月经后逐渐缓解。妇科检查于子宫直肠陷凹及子宫骶韧带处可扪及单个或多个触痛性结节或包块，月经期其结节稍增大。组织活检病理或腹腔镜检查能确诊。

（二）慢性盆腔炎

盆腔慢性炎症、瘢痕粘连和充血引起的下腹坠胀、疼痛及腰骶部酸痛，于月经期和性交时加重。妇科检查，子宫增大，活动受限，双侧附件区增厚、压痛或与炎性包块形成。血液检查，中性粒细胞升高、血沉增快。

（三）子宫肌瘤

为妇科良性肿瘤，多发生于年长妇女。临床表现为月经周期缩短、经量增多、经期延长、有时伴有痛经。妇科检查子宫增大、不规则、可触及大小不等的肌瘤。黏膜下肌瘤痛经较重。超声检查可明确诊断。

（四）子宫内膜结核

患者有结核感染史，临床表现为低热、盗汗、乏力、食欲缺乏等症状。生殖器官结核性炎症可引起不孕、月经稀少、闭经和痛经。实验室检查血沉加快。子宫输卵管造影和子宫内膜病理检查发现结核结节可明确诊断。

5.宫腔粘连及宫颈管狭窄为妇产科手术损伤和盆腔感染所致。由于宫颈狭窄、闭锁和宫腔粘连，经血引流不畅，引起经血逆流或宫腔积血而致痛经。妇科检查、内镜和子宫输卵管造影可明确诊断。

6.宫内节育器

并发宫腔和盆腔感染，或宫内节育器移位或嵌入宫壁时可引起痛经。

7.盆腔淤血综合征

盆腔静脉淤血症，纤曲和扩张的静脉压迫周围神经，或组织缺氧刺激神经末梢可引起慢性盆腔痛，月经期加重。盆腔静脉造影可明确诊断。

8.生殖道畸形

痛经多出现于初潮后 1～2 个周期，多为梗阻性生殖道畸形，包括无孔处女膜、阴道闭锁、完全性阴道横隔、阴道斜隔和非交通性残角子宫积血均可引起周期性盆腔痛等。妇科检查和超声检查可明确诊断。手术矫形和切开引流后疼痛可缓解。

9.异位妊娠

急性腹痛和阴道流血酷似痛经。异位妊娠有停经史、较长时间不规则阴道流血和腹痛。血液和尿液 HCG 升高。妇科检查附件区可触及压痛包块，后穹隆穿刺可抽出不凝固的血性液体可明确诊断。

七、治疗

(一)一般治疗

1.加强青春期少女教育、讲解月经生理知识、加强月经期保健可有效地减低痛经发生率。

2.原发性痛经,缓解疼痛、调整月经、避免复发和改善体质。

3.继发性痛经,明确病因、对症治疗。

(二)药物治疗

原发性痛经应用非甾体抗感染药物(NSAIDs)和联合型口服避孕药(COC)治疗。对 NSAIDs 和 COC 治疗无效的病例多为继发性痛经。其他治疗痛经的方法,包括维生素 B_1、不饱和脂肪酸、镁制剂、针灸、中药、皮贴硝酸甘油、β 钙离子阻断药、β 肾上腺能激动药、抗白三稀药物和皮肤电刺激疗法。

1.口服避孕药

20 世纪 60 年代以来,低剂量联合型口服避孕药,包括妈富隆、美欣乐、敏定偶和达英-35用于治疗原发性痛经,有效率达 90%,50% 痛经完全消失。大剂量口服避孕药治疗痛经疗效显著,但推荐应用新一代低剂量避孕药短期治疗。

2.非甾体抗感染药物

非甾体抗感染药物是治疗痛经最常用的药物,其降低子宫内压和月经血中 PGF2a 浓度,适用于短期治疗健康年轻妇女痛经。患者耐受性良好,主要不良反应为胃肠道出血、血小板和肾功能损害。禁忌证包括肾功能不全、消化道溃疡、胃炎、出血倾向和阿司匹林过敏者。NSAIDs 从月经第 1d 开始服用。

NSAIDs 口服后 30~60min,血药浓度达到高峰,其中布洛芬、萘普生、甲氯芬那酸起效较快,而吲哚美辛不良反应较大而尽量避免应用。

①萘普生:用于治疗轻、中度痛经。首次剂量 500mg,口服,之后 250mg,每 6~8h 1 次,总剂量不超过 1.25g/d。②布洛芬:用于治疗轻、中度痛经。400mg,口服,每 4~6h 1 次,总剂量不超过 3.2g/d。③双氯芬酸:降低环氧化酶活性、减少前列腺素前体物质生成。50mg,口服,每日 3 次,总剂量不超过 150mg/d。④酮洛芬:用于治疗轻、中度痛经。从小剂量开始,以免损害肝肾功能,尤以年长妇女为是。25~50mg,口服,每 6~8h 1 次,必要时服用。总剂量不超过 300mg/d。⑤甲氯芬那酸钠:100mg,口服,每日 3 次,连服 6d,总剂量不超过 300mg/d。⑥甲芬那酸:500mg,口服,而后改为 250mg,每 6h 1 次,连服 2~3d,总剂量不超过 1g/d。

3.COX-2 抑制药

新一代环氧合酶-2 特异性抑制药也可用于治疗痛经,但临床效果并不比 NSAIDs 优越,适用于不能耐受 NSAIDs 妇女。另外,前列腺素合酶-1 抑制药,抑制环内过氧化物生成,包括灭酸酯类、选择性 COX-2 抑制药、丙酸衍生物和吲哚醋酸衍生物均可通过降低子宫内膜和月经血中前列腺素浓度而缓解痛经。

①罗非考昔:25~50mg/d,口服,总剂量不超过 50mg/d。空腹或进食时服用均可。痛经消失率为 85.45%,无明显不良反应。②伐地考昔:20~40mg/d,作用类似于萘普生。③艾托考昔:120mg/d,口服。④鲁米考昔:400mg/d,口服。⑤塞来考昔:200~400mg/d,口服。

4.镇痛药

(1)盐酸哌替啶:镇痛强度为吗啡的1/10,用于治疗重度痛经。

每次50~100mg,肌内注射。两次用药间隔时间不少于6h。不良反应包括类阿托品样作用、眩晕、出汗、口干、恶心、呕吐、心动过速、直立性低血压等。

(2)盐酸双氢埃托啡:即M99。高效镇痛药,效价强于吗啡,但作用时间短,舌下给药产生与注射用药相似的镇痛作用。含化10~15min起作用,维持50~200min。方法:20~40μg,舌下含化,或10~20μg,肌内注射。不良反应为恶心,呕吐少见,呼吸抑制轻,偶有头晕、无力、出汗以至虚脱等现象。

5.钙通道阻滞药

硝苯地平明显抑制缩宫素引起的子宫收缩,月经前预先服用10mg,每天3次,连服3~7d或痛经时舌下含服10~20mg,均可取得较好效果。硝苯地平安全有效,不良反应为头痛、心悸等。

6.肾上腺素受体激动药

间羟舒喘宁治疗原发性痛经有一定疗效,但不良反应高于NSAIDs。

(三)脊柱推拿术

该术治疗痛经安全有效。推拿手法是患者侧卧,下面的腿伸直,上面的腿屈曲,在胸$_{10}$和腰$_5$骶$_1$之间及骶髂关节处反复快速地按摩。

(四)经皮电神经刺激疗法

(TENS)该疗法是一种物理疗法。操作方法:一台TENS仪和三个电极,两个阴极分别放在脐旁4cm处。此区相当于胸$_{10~11}$皮区,阳极放置在耻骨弓上方正中区域(胸12皮区水平)。这三个电极刺激胸$_{10~12}$皮区的感觉神经,它们与子宫的感觉神经是相同的神经根,电刺激100/s,刺激强度40~50mA,脉冲为100μs宽,患者可自己调节强度,以达到缓解腹痛为度。

经皮电神经刺激可迅速缓解疼痛,但不改变子宫活动及宫腔压力。其作用机制有可能与阻断疼痛传导信息和诱导神经细胞释放内啡肽缓解疼痛有关。可用于药物治疗无效或不愿接受药物治疗的患者。有报道此方法可使42%的患者获得满意的止痛效果,方法简单、有效。如果加用少量布洛芬,缓解疼痛的比例可提高到71%。

(四)骶前神经切断术

骶前神经切断术用于治疗非手术治疗无效的顽固性痛经,可选择骶前神经切断术,效果良好,但手术有一定的并发症。近年来应用腹腔镜下子宫神经切除术治疗耐药的患者,痛经可减轻33%,术后仍有60%的患者需要应用前列腺素合成酶抑制药。该手术虽不能完全治愈痛经,但安全、可靠,可作为二线治疗。为达微创目的,亦可采用腹腔镜下骶前神经切断术。

第六节　子宫内膜异位症

传统的子宫内膜异位定义是:具有生长功能的子宫内膜组织出现在子宫腔被覆黏膜以外的身体其他部位而引起疾病。这个定义包含了两个概念,一是子宫内膜可异位于子宫以外的组织器官(曾称外在性子宫内膜异位症),另一个是子宫内膜也可异位于子宫肌壁间(曾称内在性子宫内膜异位症)。目前发现,位于子宫以外的异位症与位于子宫肌壁间的异位症(现称为子宫腺肌病),其组织学发生、治疗、预后均不相同,应分别为两个概念。目前的定义应该为:具有生长功能的子宫内膜出现在子宫腔被覆黏膜以及子宫肌层以外的身体其他部位所致的疾病,称为子宫内膜异位症(简称内异症)。异位子宫内膜可侵犯全身任何部位,但以盆腔最为常见,顺序依次为:卵巢、直肠子宫陷窝、阔韧带后叶、宫骶韧带,其次为子宫浆膜面、乙状结肠、腹膜脏层、阴道直肠膈。

一、发病率及高危因素

近年来内异症的发病率明显增高。由于子宫内膜异位症的诊断需要开腹或腹腔镜检查确诊,而后者由于不能在人群中普查,故内异症在人群中发生率不清。文献报道子宫内膜异位症的发病率为行妇科手术住院患者的相对发病率,由于行妇科手术的疾病不同,报道的发病率也不相同,一般认为,5%～15%经历妇科手术的患者术中发现合并子宫内膜异位症。内异症多见于育龄妇女。高危因素包括①职业因素:干部、教师、技术员较多,而农民、无职业者较少见。②月经因素:初潮早,月经周期短(≤27d),行经时间长(≥8d)或月经过多者,子宫内膜异位症发病率高。其他高危因素有遗传因素及免疫功能紊乱,将在病因及发病机制中介绍。

二、病因及发病机制

不同部位的子宫内膜异位症其病因及发病机制可能不同。

(一)子宫内膜种植学说

1921年Sampson提出子宫内膜随月经血经输卵管逆流进入盆腔,种植于卵巢和邻近的盆腔腹膜并生长、蔓延,形成盆腔异位症。种植学说可以解释腹膜、盆腔脏器浆膜面及卵巢异位症。临床和实验室研究结果均支持这一学说:①70%～90%女性有经血逆流。据报道,59%～79%女性在经期的腹腔中找到存活的子宫内膜细胞,猕猴实验也证实其经血直接流入腹腔可在盆腔内形成典型的子宫内膜异位症。②经血排除受阻者,如处女膜闭锁,宫颈粘连,异位症发病率高。③医源性子宫内膜种植:临床上典型病例是剖宫产后腹壁瘢痕异位症,会阴侧切口子宫内膜异位症。

(二)淋巴及静脉播散学说

1952年Javert提出子宫内膜组织像恶性肿瘤一样,通过血管和淋巴管向远处转移。人们在光镜检查时发现淋巴结和盆腔静脉中有子宫内膜组织,临床上所见远离盆腔的器官如肺、四肢的皮肤、肌肉的异位症可能是子宫内膜通过血行和淋巴播散的结果。

(三)体腔上皮化生学说

目前认为阴道直肠膈的异位结节可能与体腔上皮化生有关。

(四)免疫学说

虽然多数妇女月经有经血逆流至腹腔,但仅少数妇女发生盆腔异位症,说明内异症的发生可能与免疫系统异常有关。内异症时,脱落的子宫内膜要在腹膜等部位生长必须经过黏附、种植及血管生成几个环节,而免疫系统的变化可能与以上各个环节有关。①免疫监视作用减弱:正常免疫状态下,NK细胞以及巨噬细胞能吞噬和清除逆流经血中的内膜细胞,而异位症患者的血液、腹腔液中NK细胞活性降低,免疫监视作用减弱,不能有效清除异位的内膜,为内膜的黏附提供了先决条件。此外,异位内膜细胞含有的黏附分子,如免疫球蛋白超家族.整合素家族、选择素家族、钙黏附素家族,也参与内膜的异位黏附过程。②内异症腹腔液微环境发生明显变化:腹腔液中巨噬细胞明显升高,巨噬细胞可分泌释放白细胞介素(IL),如IL-1,6,8,13及肿瘤坏死因子(TNF-α)、转化生长因子(TGF-β)、血管生长因子(VEGF)等,这些因子通过促进血管生成,促进细胞的分化或增生,使异位的子宫内膜进一步种植和发展。其中VEGF、IL-6、IL-8、TGF、TNF等均可促进血管生成,从而有利于病变进一步生长,而有些细胞因子,如IL-6、IL-8则可直接刺激间质细胞的生长。此外,多种白细胞介素可激活T和B淋巴细胞,介导免疫和炎性反应,导致粘连形成。

异位内膜的种植生长除与以上免疫因素有关外,还与子宫内膜的一些酶类异常有关,如异位内膜的基质金属蛋白酶(MMPs)、细胞色素P450酶活性增强。MMPs可以降解细胞外基质,促使异位内膜植入。细胞色素P450酶可使子宫内膜局部合成雌二醇(E_2)的能力增强,E_2可刺激异位内膜逐渐生长,最后发展为典型的子宫内膜异位症。

(五)遗传因素

除以上内异症形成的机制外,遗传因素目前受到重视。文献报道内异症患者,其姐妹中异位症的发生率为5.9%,母亲异位症的发生率为8.1%,而患者丈夫的一级家属中内异症的发生率仅为1%。内异症患者的一级亲属中,其内异症发生率与对照组相比高3~9倍。有关内异症的遗传基础研究发现$GSTM_1$与NAT_2,可能为内异症的易感基因。$GSTM_1$ 0/0纯合子基因型,在内异症中的发生率为81%,明显高于对照组人群的39%。

目前尚无一种学说可以解释所有异位症的发生,各学说的互相补充可以解释不同部位内膜异位灶的发病机制。

三、病理

子宫内膜异位症的基本病理变化为异位子宫内膜随卵巢激素变化而发生周期性出血,进而导致周围纤维组织增生、粘连、囊肿形成。因病变部位、病变程度不同,其局部表现有所差异。

(一)巨检

由于腹腔镜有放大作用,腹腔镜下的肉眼直视检查将明显优于开腹探查时的发现。

1.卵巢异位症

卵巢是最容易被异位内膜侵犯的器官,80%患者病变累及一侧,50%累及双侧。卵巢的异位内膜分为微小病变型及典型病变型两种。前者为位于卵巢浅表层的红色、蓝色或棕色斑点、小囊。后者为异位内膜侵犯间质并在其内生长,随卵巢内分泌变化而周期性出血,以至形成单个或多个囊肿,称为卵巢子宫内膜异位囊肿,由于囊肿内含暗褐色陈旧性血液,状似巧克力液体,故又称为卵巢巧克力囊肿。囊肿张力大、囊肿近卵巢表面时易破裂,也易反复破裂,破裂后囊内容物刺激局部腹膜及卵巢呈炎性反应,导致卵巢破裂处与周围组织粘连,这种粘连多发生在子宫后方、阔韧带后叶及盆侧壁,致使卵巢固定在盆腔内,活动度差。若双侧卵巢子宫内膜异位囊肿在子宫后方互相粘连,可形成"对吻"卵巢。这种粘连是卵巢子宫内膜异位症囊肿的临床特征之一。有关卵巢子宫内膜异位囊肿的形成机制不明,有学者报道卵巢子宫内膜异位囊肿可分为两种类型:

（1）Ⅰ型：即原发子宫内膜异位囊肿，较少见，直径 1～2cm，含深褐色液体，囊壁均有子宫内膜组织。是表浅子宫内膜异位灶发展的结果。手术治疗时常难剥除，而需分割切除。

（2）Ⅱ型：继发性子宫内膜异位囊肿，临床最为常见。它是卵巢功能性囊肿如黄体囊肿或滤泡囊肿与异位的子宫内膜灶共同形成的。根据内膜异位结节与囊肿的关系分为Ⅱa、Ⅱb 及Ⅱc 三个亚型。

（3）Ⅱa：约占 1/4，出血型囊肿与异位结节靠近，但不相连，囊肿直径一般在 2～6cm，手术时囊壁容易撕剥。

（4）Ⅱb：约占 1/4，出血囊肿与异位结节相连，并与周围组织粘连，囊肿直径一般在 3～12cm，通常 7～8cm，除异位结节附着处，囊壁容易从卵巢剥出。

（5）Ⅱc：约占 1/2，最常见，出血囊肿与异位结节粘连致密，与周围组织粘连也严重，囊肿直径一般在 3～20cm，剥离较困难。在一个卵巢可能有不同类型的囊肿存在，特别是Ⅱb 和Ⅱc 型囊肿。Ⅱa 型常合并黄素化囊肿或滤泡囊肿，Ⅱb、Ⅱc 型则是表面内膜异位症的深部浸润，形成典型的卵巢巧克力囊肿。

2.宫骶韧带、直肠子宫陷凹和子宫后壁下段异位症

最多见，这些部位因位置低与经血中子宫内膜碎片接触机会多。早期局部有散在紫色斑点状出血，骶骨韧带呈增粗或结节改变。随病变发展，子宫后壁与直肠前壁粘连，直肠子宫陷凹变浅甚至消失，重者病灶向直肠阴道隔发展，在隔内形成肿块，但穿破阴道或直肠黏膜者罕见。

3.盆腔腹膜异位症

由于腹腔镜对病灶的放大作用，腹膜及脏器表面的早期病灶或微小病灶较肉眼直视时能呈现出各种不同的病理形态。盆腔腹膜异位症分为红色、黑色、白色三大类。红色包括红色火焰状病变、息肉样红色囊泡.区域性血管密集.紫蓝状腹膜。这些病变为临床早期病变，红色病变的特点为病灶周围充血或血管增生。黑色病变为典型病变或晚期病变，最易识别，呈黑色或紫蓝色斑块状，为色素沉着及陈旧出血所致。白色病变主要为局部病变引起的纤维腹膜失去透明和可移动性，表现为白色混浊腹膜、黄褐色腹膜斑块粘连、腹膜缺损、腹膜袋、筛孔状腹膜。由于腹膜纤维瘢痕化，瘢痕收缩形成腹膜缺损，多个腹膜缺损及瘢痕融合在一起形成筛孔样病变。对于不典型的病变，术中进行热一色试验有助于诊断。热一色试验的原理是加热使病变内的含铁血黄素变为黑棕色，使病灶易于辨认。

4.输卵管及宫颈异位症

异位内膜累及输卵管及宫颈者少见，偶见输卵管浆膜层被累及，可见紫蓝色斑点，输卵管与其周围组织粘连、扭曲，但管腔多通畅。宫颈异位内膜病灶，浅表者在宫颈表面见暗红色或紫色颗粒，经期略增大。深部病灶在宫颈剖面见点状紫蓝色或含陈旧血液的小囊腔。

5.直肠阴道内膜异位症

有学者提出直肠阴道内膜异位症结节是一种腺肌结节，外观直肠子宫陷凹腹膜完全正常，只有在三合诊时方可摸到直肠阴道间的结节。从组织学而言，结节中可看到上皮、腺体和间质，更有内膜组织周围增生的平滑肌。

(二)镜检

典型的异位内膜组织结构在显微镜下有子宫内膜腺体、子宫内膜间质、纤维素、出血 4 种成分,一般认为 4 种成分中出现 2 种成分即可做出诊断。但典型的组织结构可因异位内膜反复出血被破坏而难以发现,出现临床表现极典型而病理组织学特征极少的现象,因此,镜下检查有以下特点:①腹膜病变的镜下结果与病灶的类型有关:红色病变多可见到腺体及间质;黑色病变可见到腺体、间质及含铁血黄素的巨嗜细胞;白色病变较少见到腺体,可有结缔组织纤维化。②临床上典型病灶而镜下检查为阴性结果:这种病理与临床不一致者约占 24%。由于出血来自间质内血管,在镜下找到少量内膜间质细胞即可确诊。③卵巢子宫内膜异位囊肿可见到典型的腺体及间质。但有时卵巢子宫内膜异位囊肿壁受内容物压迫,大而薄,内层上皮结构破坏,见不到典型的上皮及间质,只见到含铁血黄素细胞,囊壁周围有破碎变性的结缔组织也应诊断子宫内膜异位囊肿。④异位子宫内膜组织对卵巢激素有反应,随卵巢周期变化而有增生和分泌变化,但其多数改变与在位子宫内膜不同步,往往表现为增生期改变。异位子宫内膜组织对激素轴的调节反应程度和方式不一致,表现在即使是同一病灶的不同部位、间质细胞和腺上皮细胞等对激素的调节反应有很大差异,差异取决于异位内膜组织的成熟程度。可能由于异位内膜的留体激素受体不足,激素治疗只能起暂时抑制作用而不能达到根治目的。

四、临床表现

(一)症状

1.疼痛

疼痛是内异症最主要、最常见的症状。患者中 87% 表现为痛经,71.3% 为下腹痛,57.4% 全腹痛,42.6% 肛门痛,34.5% 排便痛。痛经的特点为继发性、周期性、进行性加剧,常于月经来潮前 1~2 个月开始,月经 1~2d 加剧,以后逐渐减轻。部分患者有性交痛,表现为深部性交痛。多见于直肠子宫陷凹异位病灶或因病变导致子宫后倾固定的患者。疼痛与病变部位及浸润深度有关,与病灶大小关系不明显。如较大的卵巢子宫内膜异位囊肿,可能疼痛较轻。而盆腔腹膜散在小结节,可能导致剧烈疼痛。

2.不孕

内异症合并不孕者高达 40%~50%,内异症导致不孕的机制非常复杂,可能与下列因素有关。

(1)粘连:重度内异症引起的盆腔广泛粘连以及输卵管阻塞。输卵管蠕动减弱,影响卵子的排出、摄取和受精卵的正常运行。

(2)黄体期功能不足:内膜异位症患者卵泡和黄体细胞上的 LH 受体数量较正常妇女较少,以致黄体期黄体分泌不足而影响受孕。

(3)未破卵泡黄素化综合征(LUFS):LUFS 表现为卵巢中卵泡发育但无排卵,虽无排卵但卵泡细胞出现黄素化,患者体温呈双相,子宫内膜呈分泌期改变,但无受孕可能。其诊断依据是在应有的排卵期后 4~10d,腹腔镜检时,卵巢表面未见排卵孔;在 LH 高峰后 2d,B 超检查时卵泡仍继续生长;月经周期中,腹腔液量无增加,特别是腹腔液中雌激素和孕激素水平无突发性增高。有报道证实内膜异位症患者 LUFS 的发生率较正常妇女显著增高,故多并发不孕。

（4）腹腔液微环境变化：内异症患者腹腔液含大量活化的巨噬细胞，其除具有吞噬精子的作用，还分泌多种细胞因子，如 IL-6、IL-8 等，阻碍受精及胚胎发育。

3.月经异常月经过多，经期延长，经前点滴状出血或不规则子宫出血等，与卵巢功能异常或同时合并子宫腺肌瘤或子宫肌瘤有关。

（二）体征

除巨大的卵巢子宫内膜异位囊肿可在腹部触及肿块以及囊肿破裂出现腹膜刺激征外，一般腹部检查均无明显异常。由于内异症病变主要在子宫后壁及直肠子宫陷窝，在怀疑子宫内膜异位症而做妇科检查时，除做双合诊检查外，要做三合诊检查，有时双合诊不能发现阳性体征，而在三合诊时很明显。

子宫内膜异位症的体征特点：子宫后倾固定，活动差，直肠子宫陷窝、宫底韧带及子宫后壁下段可扪及触痛结节。若有卵巢巧克力囊肿存在，则可在子宫一侧或双侧附件区扪及囊性包块，多与子宫粘连、固定。直肠阴道隔病灶可在阴道后穹触及包块或在肛查时发现直肠阴道隔肿块。

五、诊断及鉴别诊断

凡育龄妇女出现典型继发性、进行性加重的痛经以及其他各种疼痛或不孕，妇科检查发现盆腔内典型的触痛结节或子宫一侧或双侧与子宫关系密切的囊性包块，初步考虑子宫内膜异位症。下列辅助检查有助于诊断，腹腔镜检查可确诊。

（一）辅助检查

1.影像学检查

B 超、CT、MRI 等用于卵巢巧克力囊肿的诊断。B 超诊断卵巢子宫内膜异位囊肿的特点为肿块囊性，边界欠清，内有稀疏光点，囊液稠厚，肿块位于子宫后侧，与子宫关系密切。

2.CA_{125}

Ⅰ、Ⅱ期 CA_{125} 多正常，Ⅲ、Ⅳ期有卵巢子宫内膜异位囊肿、病灶浸润较深或盆腔粘连广泛者 CA_{125} 可为阳性，多在 200U/mL 以下，CA_{125} 诊断内异症敏感性较低，但若升高，特异性较高，有文献报道可达 90％。子宫内膜异位症治疗有效时 CA_{125} 降低，复发时增高，因此 CA_{125} 可用于检测疗效及有无复发。

3.其他免疫学检查

抗子宫内膜抗体敏感性特异性不高，与 CA_{125} 合用，可增加特异性。

4.腹腔镜检查

目前认为腹腔镜是诊断子宫内膜异位症的金标准。尤其对不明原因的不孕、腹痛均应积极行腹腔镜检查，明确诊断。腹腔镜检查不但有利于诊断，还有利于确定子宫内膜异位症的临床分期。

（二）鉴别诊断

1.卵巢恶性肿瘤

卵巢恶性肿瘤除在子宫旁扪及固定的肿块外，还可在盆腔内发现散在转移结节，因而易与子宫内膜异位症混淆。卵巢恶性肿瘤早期无症状，有症状时多有持续性腹胀腹痛，病情发展快，一般情况差。妇科检查除触及包块外，多伴有腹腔积液。B 超图像显示肿瘤为混合性实性包块,肿瘤标志物 CA_{125} 值多＞200U/mL。凡诊断不明确时,应及早剖腹探查。

2.慢性盆腔炎

慢性盆腔炎时子宫不活动,固定,子宫一侧或双侧扪及包块边界不清,尤其是结核性盆腔炎者,还能在宫骶韧带及直肠子宫陷窝处触及结核结节,因而与内异症容易混淆。但慢性盆腔炎患者有反复发作的盆腔感染史,平素可有下腹部隐痛,疼痛无周期性,可伴发热。妇科检查子宫活动差,一侧或双侧附件有边界不清的包块,抗生素治疗有效。

3.子宫腺肌病

痛经症状与异位症相似,但更剧烈,疼痛位于下腹正中。妇科检查子宫呈均匀性增大,质硬,经期检查子宫触痛明显。子宫腺肌病也可与盆腔子宫内膜异位症并存。

七、治疗

子宫内膜异位症虽为良性疾病,但其表现具有侵蚀、转移、复发的"恶性"生物学行为,治疗棘手。治疗方法的选择应根据患者年龄、有无生育要求、病变轻重、部位、范围及家庭经济状况综合考虑,对不同患者,采取个性化治疗。此外,也要考虑医院的条件及医师的经验。原则上,对以疼痛为主诉者,应减轻及控制疼痛;以不孕为主诉者,应促进生育;对有盆腔包块者,应去除及缩减病灶,预防复发。

(一)手术治疗

腹腔镜是子宫内膜异位症的首选治疗方法。腹腔镜一方面可以明确诊断,确定分期,另一方面几乎可以完成开腹手术的所有操作。如分离粘连,去除病变等。并且腹腔镜的损伤小,恢复快,术后粘连少。在发达国家.腹腔镜基本取代了开腹手术。我国多数大、中型医院也具备了开展腹腔镜的设备及技术。对有条件的单位,应推荐腹腔镜手术作为子宫内膜异位症的首选治疗。

1.保留生育功能手术

保留患者的卵巢及子宫,切除所有可见的内膜异位灶,分离粘连,尽可能恢复正常的解剖结构。主要用于年轻.需要保留生育功能的患者。

2.保留卵巢功能手术

也称半根治手术,切除盆腔病灶及子宫,但至少保留一侧卵巢或部分卵巢,以维持患者卵巢功能,手术适于年龄 45 岁以下,且无生育要求的重症患者。

3.根治性手术

即将子宫、双侧附件及盆腔内所有内膜异位灶予以清除。适用于病变严重或以前曾经保守性治疗无效或复发的患者,多用于 45 岁以上的患者。由于子宫内膜异位症为激素依赖性疾病,切除双侧卵巢后,即使体内存留部分异位内膜灶,亦将逐渐自行萎缩以至消失。

(二)药物治疗

由于妊娠和闭经可避免发生痛经和经血逆流,并能导致异位内膜萎缩退化,故采用性激素治疗导致患者较长时间闭经(假绝经疗法)及模拟妊娠(假孕疗法)已成为临床上治疗内膜异位症的常用药物疗法。但对较大的卵巢子宫内膜异位囊肿,特别是卵巢包块性质尚未十分确定者则不宜用性激素治疗。目前临床上采用的性激素疗法如下。

1.短效避孕药

避孕药为高效孕激素和小量炔雌醇的复合片,连续周期服用,不但可以抑制排卵起到避孕作用,而且可使子宫内膜和异位内膜萎缩,导致痛经缓解和经量减少,从而避免经血及脱落的子宫内膜经输卵管逆流及腹腔种植的可能。服法与一般短效口服避孕药相同。此疗法适用于有痛经症状,但暂无生育要求的轻度子宫内膜异位症患者。此法治疗效果较达那唑及促性腺激素释放激素激动药(GnRH-a)的效果差,其不良反应及禁忌证同口服避孕药。

2.高效孕激素

Kistner(1956年)最早采用炔雌醇和高效孕激素长期连续服用9个月,造成类似妊娠的人工闭经以治疗子宫内膜异位症,故称假孕疗法。由于大剂量炔雌醇导致恶心、呕吐、乳房胀等严重不良反应,患者大多难以坚持,故目前已废弃此法而改用单纯大剂量高效孕激素连续服药进行治疗。高效孕激素抑制垂体促性腺激素的释放和直接作用于子宫内膜,导致内膜萎缩和闭经。常用的高效孕激素有甲羟孕酮20~50mg/d连续6个月,炔诺酮30mg/d,连续6个月,或醋酸炔诺酮5mg/d,连续6个月,亦可采用醋酸甲羟孕酮避孕针150mg肌内注射,每个月1次连续6个月或羟孕酮250mg肌内注射,每2周1次共6个月。

以上药物的不良反应有不规则点滴出血乳房胀、体重增加等。若有点滴出血时,可每日加服妊马雌酮0.625mg以抑制突破性出血。一般停药数月后,月经恢复正常,痛经缓解,受孕率增加。

3.达那唑

达那唑为合成的17α-乙炔睾酮衍生物,20世纪70年代用于治疗子宫内膜异位症。此药能阻断垂体促性腺激素FSH及LH的合成和释放,直接抑制卵巢留体激素的合成,以及有可能与子宫内膜的雄激素受体及孕激素受体相结合,从而使子宫内膜萎缩导致患者短暂闭经,故称假绝经疗法。达那唑用法为200mg,每日2~3次,从月经第1d开始,持续用药6个月。若痛经不缓解或不出现闭经时,可加大剂量至200mg,每日4次。用药时间也可根据病灶部位及大小而改变,对仅有腹膜病灶而无卵巢异位囊肿可以应用3~4个月;卵巢异位囊肿<3cm,用药6个月;>3cm,用药6~9个月。药物不良反应有雄激素同化作用及卵巢功能受到抑制的症状,如体重增加、乳房缩小、痤疮、皮脂增加、多毛、声音改变、头痛、潮热、性欲减退、肌痛性痉挛等,但其发生率低,症状多不严重,患者一般能耐受。由于达那唑大部分在肝内代谢,已有肝功能损害者不宜服用。用药期间,肝释放的转氨酶显著升高时应停药,停药后即可迅速恢复正常。

达那唑适用于轻度或中度子宫内膜异位症但痛经明显或要求生育的患者。一般在停药后4~6周月经恢复,治疗后可提高受孕率,但此时内膜仍不健全,可待月经恢复正常2次后再考虑受孕为宜。有文献报道800mg/d时的妊娠率为50%~80%。对于肥胖或者有男性化表现的患者不适宜选用达那唑。

4.孕三烯酮

孕三烯酮是19-去甲睾酮甾类药物,有抗孕激素和抗雌激素作用,用于治疗内膜异位症的疗效和不良反应与达那唑相同,但远较达那唑的不良反应为低,由于此药在血浆内半衰期长达24h,故可每周仅用药2次,每次2.5mg,于月经第1d开始服药,第4d服用第2次药,1周中服药的 2d 固定下来以后,在整个治疗过程中保持不变。连续用药 6 个月。由于此药对肝功能影响较小,故很少因转氨酶过度升高而中途停药。

5.促性腺激素释放激素激动药(GnRH-α)

天然的促性腺激素释放激素(GnRH)是由 10 个氨基酸组成的短肽,由下丘脑分泌和脉冲式释放至门脉循环以调节垂体 LH 和 FSH 的分泌。GnRH-α 为人工合成的类十肽化合物,改变 GnRH 肽链上第 6 位或(和)第 10 位氨基酸的结构,形成不同效能的 GnRH-α 复合物。其作用与天然的 GnRH 相同,能促进垂体细胞释放 LH 和 FSH,但因其与垂体 GnRH 受体的亲和力强,且对肽酶分解的感受性降低,故其活性较天然的 GnRH 高数十倍至百倍。若长期连续应用 GnRH-α,垂体 GnRH 受体被耗尽,将对垂体产生相反的降调作用,即垂体分泌的促性腺激素减少,从而导致卵巢分泌的激素显著下降,出现暂时性绝经,故一般称此疗法为"药物性卵巢切除"。目前临床上应用的多为亮丙瑞林缓释剂或戈舍瑞林缓释剂。用法为月经第 1d 皮下注射亮丙瑞林 3.75mg 或皮下注射戈舍瑞林 3.6mg,以后每隔 28d 再注射 1 次,共 3～6 次。用药第 2 个月后一般可达到闭经,其疗效与达那唑治疗相近,均可缓解痛经症状和提高受孕率。此药的不良反应主要为雌激素过低所引起的潮热、阴道干燥、性欲减退及骨质丢失等绝经症状,但无达那唑所引起的体重增加、痤疮、转氨酶升高等不良反应。GnRH-α 特别适用于不能应用甾体类激素治疗的患者或者合并子宫肌瘤的患者,禁用于骨质疏松、精神压抑以及偏头痛患者。

GnRH-α 引起的骨质丢失近年引起人们的广泛关注。为避免长期应用 GnRH-α 对骨质丢失的影响,现主张如用药达 3 个月以上,给予反向添加疗法,即在应用 GnRH-α 的同时给予雌激素或孕激素,使体内雌激素达到"窗口剂量"。雌激素"窗口剂量"为既能减少 GnRH-α 的不良反应又不降低其疗效的雌激素的量。目前多数学者认为血雌二醇浓度为 30～45pg/mL 时,异位内膜可被抑制,而骨质丢失可至最小。常用的反向添加治疗方案有:①GnRH-α＋妊马雌酮 0.625mg＋甲羟孕酮 2.5mg/d。②GnRH-α＋炔诺酮 5mg/d。③GnRH-α＋利维爱 2.5mg/d。

目前有人提出反减治疗,即先用足量 GnRH-α,然后调整 GnRH-α 的剂量,如用半量或小剂量至卵巢本身产生雌激素,达到理想的血雌二醇浓度(30～45pg/mL),减少药物的不良反应。

(三)药物与手术的联合治疗

病变严重者手术治疗前先用药物治疗 2～3 个月,以使病灶缩小、软化,从而有可能缩小手术范围,利于手术操作。术后给予药物治疗可使残留的病灶萎缩、退化,从而降低术后复发率。

以上叙述了子宫内膜异位症总的治疗方法,由于子宫内膜异位症主要表现为不孕及疼痛,因此,应根据患者的症状在治疗,上各有侧重。

(四)不孕的治疗

轻者可采用药物治疗或保留生育功能手术治疗。重者多需要行辅助生育技术。辅助生育技术包括人工授精(IUI)、控制性超排卵(COH)、体外受精和胚胎移植(IVF-ET)、配子输卵管移植(GIFT)及合子输卵管移植(ZIFT)等。

(五)盆腔疼痛的治疗

1.期待疗法

对于体检发现或妇科手术中意外发现的子宫内膜异位症,若患者疼痛不重,可采用期待疗法。但也有学者对期待治疗持反对意见,认为在早期给予治疗可以预防内异症的进展。

2.药物治疗

(1)镇痛药:如前列腺素抑制药,用于疼痛明显、体征轻微或不适宜手术及激素治疗者,作为初始治疗或应急治疗,不宜长期应用。

(2)药物治疗:如孕激素、达那唑及 GnRH-α 等各种药物均有一定的缓解疼痛作用。若用药达 6 个月以上缓解盆腔疼痛的有效率为 80% 左右。

3.手术治疗

对于年轻需保留生育功能者:①病变轻者,行病灶切除,分离粘连。②病变较重者,除行病灶切除、分离粘连外,可行宫骶韧带切断术(于距宫颈 1.5～2.0cm 处切断宫骶韧带)以及骶前神经切除术,骶前神经切除术较为复杂,手术技巧要求高,一般不作为常规手术。

对于不需保留生育功能者:①年轻患者行半根治术。②年龄较大、近绝经期、病变严重者,行根治术。

第七节　流产

妊娠不足 28 周、胎儿体重不足 1000g 而终止者称为流产。妊娠 13 周末前终止者称为早期流产,妊娠 14 周至不足 28 周终止者称为晚期流产。妊娠 20 周至不足 28 周间流产、体重在 500g 至 1000g 之间、有存活可能之胎儿,称为有生机儿。流产又分为自然流产和人工流产两大类。自然流产率占全部妊娠的 10%～15%,其中 80% 以上为早期流产。本节仅阐述自然流产。

一、病因

(一)胚胎因素

胚胎染色体异常是流产的主要原因。早期流产子代检查发现 50%～60% 有染色体异常。夫妇任何一方有染色体异常均可传至子代,导致流产。染色体异常包括:①数目异常:多见三体、单体 X、三倍体及四倍体。②结构异常:染色体分带技术监测可见易位、断裂、缺失。除遗传因素外,感染、药物等不良作用亦可引起子代染色体异常。

(二)母体因素

1.全身性疾病

严重的全身性感染、TORCH 感染、高热、心力衰竭、合并严重内、外科疾病等均可导致流产。

2.内分泌异常

黄体功能不足可致早期流产。甲状腺功能低下、严重的糖尿病血糖未控制均可导致流产。

3.免疫功能异常

与流产有关的免疫因素包括配偶的人白细胞抗原(HLA)、胎儿抗原、血型抗原(ABO 及 Rh)及母体的自身免疫状态。父母的 HLA 位点相同频率高,使母体封闭抗体不足亦可导致反复流产。母儿血型不合、孕妇抗磷脂抗体产生过多均可使胚胎或胎儿受到排斥而发生流产。

4.子宫异常

畸形子宫如子宫发育不良、单角子宫、双子宫、子宫纵隔、宫腔粘连以及黏膜下或肌壁间子宫肌瘤均可影响胚囊着床和发育而导致流产。宫颈重度裂伤、宫颈内口松弛、宫颈过短可导致胎膜破裂而引起晚期流产。

5.创伤刺激

子宫创伤如手术、直接撞击、性交过度亦可导致流产;过度紧张、焦虑、恐惧、忧伤等精神创伤亦有引起流产的报道。

6.药物因素

吸烟、酗酒,吗啡、海洛因等毒品均可导致流产。

(三)环境因素

砷、铅、甲醛、苯、氯丁二烯、氧化乙烯等化学物质过多接触,均可导致流产。

二、病理

孕 8 周以前的流产,胚胎多已死亡,胚胎绒毛与底蜕膜剥离,导致其剥离面出血,坏死胚胎犹如宫内异物,刺激子宫收缩及宫颈扩张。此时由于绒毛发育不全,着床还不牢固,妊娠物多可完全排出,出血不多。早期流产常见胚胎异常类型为:无胚胎、结节状胚、圆柱状胚、发育阻滞胚、肢体畸形及神经管缺陷。孕 8~12 周时绒毛发育茂盛,与底蜕膜联接较牢固,流产时妊娠常不易完整排出而部分滞留宫腔,影响子宫收缩,出血量多,且经久不止;孕 12 周后,胎盘已完全形成,流产时先有腹痛,继而排出胎儿和胎盘,如胎盘剥离不全,可引起剥离面大量出血。胎儿在宫腔内死亡过久,可被血块包围,形成血样胎块而引起出血不止。也可吸收血红蛋白而形成肉样胎块,或胎儿钙化后形成石胎。其他还可见压缩胎儿、纸样胎儿、浸软胎儿、脐带异常等病理表现。

三、临床表现

主要为停经后阴道流血和腹痛。

(一)停经

大部分自然流产患者均有明显的停经史。但是,妊娠早期流产导致的阴道流血很难与月经异常鉴别,常无明显停经史。约半数流产是妇女未知已孕就发生受精卵死亡和流产。对这些患者,要根据病史、血、尿 HCG 以及超声检查结果综合判断。

(二)阴道流血和腹痛

早期流产者常先有阴道流血,而后出现腹痛。由于胚胎或胎儿死亡,绒毛与蜕膜剥离,血窦开放,出现阴道流血;剥离的胚胎或胎儿及血液刺激子宫收缩,排出胚胎或胎儿,产生阵发性下腹疼痛;当胚胎或胎儿完全排出后,子宫收缩,血窦关闭,出血停止。晚期流产的临床过程与早产及足月产相似:经过阵发性子宫收缩,排出胎儿及胎盘,同时出现阴道流血。

四、临床分型

按流产发展的不同阶段,分为以下临床类型。

(一)先兆流产

停经后出现少量阴道流血,常为暗红色或血性白带,流血后数小时至数日可出现轻微下腹痛或腰骶部胀痛;宫颈口未开,无妊娠物排出;子宫大小与停经时间相符。经休息及治疗,症状消失,可继续妊娠。如症状加重,则可能发展为难免流产。

(二)难免流产

在先兆流产的基础上,阴道流血增多,腹痛加剧,或出现胎膜破裂。检查见宫颈口已扩张,有时可见胎囊或胚胎组织堵塞于宫颈口内,子宫与停经时间相符或略小。超声检查可仅见胚囊而无胚胎(或胎儿),或有胚胎但无心管搏动亦属于此类型。

(三)不全流产

难免流产继续发展,部分妊娠物排出宫腔,或胎儿排出后胎盘滞留宫腔或嵌顿于宫颈口,影响子宫收缩,导致大量出血,甚至休克。检查可见宫颈已扩张,宫颈口有妊娠物堵塞及持续性血液流出,子宫小于停经时间。

(四)完全流产

有流产的症状,妊娠物已全部排出,随后流血逐渐停止,腹痛逐渐消失。检查见宫颈口关闭,子宫接近正常大小。

此外,流产尚有三种特殊情况:

1.稽留流产

指宫内胚胎或胎儿死亡后未及时排出者。典型表现是有正常的早孕过程,有先兆流产的症状或无任何症状;随着停经时间延长,子宫不再增大或反而缩小,子宫小于停经时间;宫颈口未开,质地不软。

2.复发性流产

指同一性伴侣连续自然流产 3 次或 3 次以上者。常见原因为胚胎染色体异常、免疫因素异常、甲状腺功能低下、子宫畸形或发育不良、宫腔粘连.宫颈内口松弛等。每次流产常发生在同一妊娠月份,其临床过程与一般流产相同。

3.流产合并感染

多见于阴道流血时间较长的流产患者,也常发生在不全流产或不洁流产时。临床表现为下腹痛、阴道有恶臭分泌物,双合诊检查有宫颈摇摆痛。严重时引起盆腔腹膜炎、败血症及感染性休克。常为厌氧菌及需氧菌混合感染。

五、诊断

根据病史、临床表现即可诊断,但有时需结合辅助检查才能确诊。

(一)病史

询问有无停经史、反复流产史、早孕反应及其出现时间,阴道流血量、持续时间、与腹痛之关系,腹痛的部位、性质,有无妊娠物排出。了解有无发热、阴道分泌物有无臭味可协助诊断流产合并感染。

（二）体格检查

测量体温、脉搏、呼吸、血压，检查有无贫血及急性感染征象，外阴消毒后妇科检查了解宫颈是否扩张，有无妊娠物堵塞或羊膜囊膨出，子宫有无压痛、与停经时间是否相符，双附件有无压痛、增厚或肿块。疑为先兆流产者，操作应轻柔。

（三）辅助诊断

1.超声检查

测定妊娠囊的大小、形态、胎儿心管搏动，并可辅助诊断流产类型，若妊娠囊形态异常，提示妊娠预后不良。宫腔和附件检查有助于稽留流产、不全流产及异位妊娠的鉴别诊断。

2.妊娠试验

连续测定血 HCG 动态变化，有助于妊娠的诊断及预后判断。妊娠 6～8 周时，血 HCG 是以每日 66％的速度增加，若血 HCG 每 48h 增加不到 66％，则提示妊娠预后不良。

3.其他检查

血常规检查判断出血程度，白细胞和血沉可判断有无感染存在。复发性流产患者可行染色体、免疫因素、宫颈功能、甲状腺功能等检查。

六、鉴别诊断

首先区别流产类型。同时需与异位妊娠、葡萄胎、功能失调性子宫出血、盆腔炎及急性阑尾炎等疾病进行鉴别。

七、处理

确诊流产后，应根据其类型进行相应处理。

（一）先兆流产

应卧床休息，严禁性生活，足够的营养支持。保持情绪稳定，对精神紧张者可给予少量对胎儿无害的镇静剂。黄体功能不足者可给予黄体酮 10～20mg，每日或隔日肌内注射一次；或口服地屈孕酮，起始剂量为口服 40mg，随后每 8h 服用 10mg，至症状消失；或 HCG 3000U，隔日肌内注射一次。甲状腺功能低下者可口服甲状腺素片。如阴道流血停止、腹痛消失、超声证实胚胎存活，可继续妊娠。若临床症状加重，超声发现胚胎发育不良，HCG 持续不升或下降，表明流产不可避免，应终止妊娠。

（二）难免流产

一旦确诊，应及早排出胚胎及胎盘组织，对刮出物应仔细检查，并送病理检查。晚期流产时子宫较大，出血较多，可用缩宫素 10～20U 加入 5％葡萄糖液 500mL 中静脉滴注，促进子宫收缩。必要时行刮宫术，清除宫内组织。术后可行超声检查，了解有无妊娠物残留，并给予抗生素预防感染。

（三）不全流产

由于部分组织残留宫腔或堵塞于宫颈口，极易引起子宫大量出血。故应在输液、输血同时行刮宫术或钳刮术，并给予抗生素预防感染。

（四）完全流产

症状消失，超声检查宫腔无残留物。如无感染，可不予特殊处理。

(五)稽留流产

死亡胎儿及胎盘组织在宫腔内稽留过久,可导致严重凝血功能障碍及 DIC 的发生,应先行凝血功能检查,在备血、输液条件下行刮宫术;如凝血机制异常,可用肝素、纤维蛋白原、新鲜血、血小板等纠正后再行刮宫。可应用米非司酮加米索前列醇或静脉滴注缩宫素,促使胎儿、胎盘排出。

(六)复发性流产

染色体异常夫妇应于孕前进行遗传咨询,确定可否妊娠;明确女方有无生殖道畸形、肿瘤、宫腔粘连等。宫颈内口松弛者应于孕 14～16 周行宫颈内口环扎术。抗磷脂综合征患者,可在孕期使用小剂量阿司匹林和(或)低分子肝素。对黄体功能不足者可肌内注射 HCG 3 000～5 000U,隔日一次;或每日口服地屈孕酮 2 次,每次 10mg,至妊娠 12 周。

(七)流产合并感染

治疗原则为迅速控制感染,尽快清除宫内残留物。如为轻度感染或出血较多,可在静脉滴注抗生素同时进行刮宫,以达到止血目的;感染较严重而出血不多时,可用高效广谱抗生素控制感染后再行刮宫。刮宫时可用卵圆钳夹出残留组织,忌用刮匙全面搔刮,以免感染扩散。严重感染性流产必要时切除子宫以去除感染源。

第八节　早产

早产(PTL)是指妊娠满 28 周(国外妊娠满 20 周)至不满 37 足周(196～258d)或新生儿出生体质量≥1000g 标准。早产分为自发性早产和治疗性早产,自发性早产包括早产和未足月胎膜早破后早产;治疗性早产为因妊娠并发症或合并症而需要提前终止妊娠者。早产时娩出的新生儿体重 1000～2499g 称为早产儿,各器官发育不成熟,呼吸窘迫综合征、坏死性小肠炎、高胆红素血症、脑室内出血、动脉导管持续开放、视网膜病变、脑瘫等发病率增高。分娩孕周越小,出生体重越低,围生儿预后越差。早产占分娩总数的 5%～15%。近年,由于早产儿及低体重儿治疗学的进步,使其生存率明显提高,伤残率下降。

一、病因

高危因素包括:有晚期流产及(或)早产史者;前次双胎早产;妊娠间隔时间过短;孕中期阴道超声发现子宫颈长度(CL)<25mm 的孕妇;有子宫颈手术史者;孕妇年龄在 17 岁或＞＞35 岁;过度消瘦(体质指数<19kg/m²,或孕前体质量<50kg);辅助生殖技术助孕者;胎儿及羊水量异常者;妊娠并发症或合并症者;有不良嗜好者。常见诱因:①宫内感染,30%～40% 的早产,常伴胎膜早破、绒毛膜羊膜炎。②泌尿生殖道感染,B 族链球菌、沙眼衣原体、支原体致下生殖道感染、细菌性阴道病、无症状性菌尿、急性肾盂肾炎等。

二、临床表现

孕妇可有晚期流产、早产及产伤史,此次妊娠满 28 周后至 37 周前出现较规则宫缩,间隔时间 5～6min,持续时间达 30s 以上,阴道检查发现宫颈管消失、宫口扩张。部分患者可伴有少量阴道流血或阴道流液。

三、诊断及预测

妊娠满 28 周至不满 37 周,出现规律宫缩(每 20min4 次或每 60min 内 8 次),伴有宫颈管进行性缩短(宫颈管消退≥80%)、宫颈扩张,诊断为早产临产。符合早产孕周,虽有上述规律宫缩,但宫颈尚未扩张,而经阴道超声测量 CL≤20mm 为先兆早产。

目前确定是否预防性应用特殊类型的孕酮或者宫颈环扎术的预测指标:

1.前次晚期自然流产或早产史,但不包括治疗性晚期流产或早产。

2.妊娠 24 周前阴道超声测量 CL<25mm,标准化测量 CL 的方法:①经阴道超声检查前排空膀胱。②探头放于阴道前穹窿,不宜过度用力。③标准矢状面,将图像放大到全屏的75% 以上,测量宫颈内口至外口的直线距离,连续测量 3 次后取其最短值。宫颈漏斗的发现并不能增加预测敏感性。但目前不推荐对早产低风险人群常规筛查 CL。

确诊早产后,应行进一步病因分析,通常采用的方法有:①超声检查排除胎儿畸形,确定胎儿数目及多胎妊娠;类型、明确胎儿先露部、了解胎儿生长状况及宫内安危、排除死胎、估计羊水量,排除前置胎盘及胎盘早剥等。②阴道窥器检查及阴道流液检查,了解有无胎膜早破。③宫颈及阴道分泌物、羊水培养。

四、治疗

治疗方法:①胎儿存活、无明显畸形、无绒毛膜羊膜炎及胎儿窘迫、无严重妊娠合并症及并发症、宫口开大 2cm 以下,早产预测阳性者,应设法延长孕周,防止早产。②早产不可避免时,应设法提高早产儿的存活率。

(一)药物治疗

目的:防止即刻早产,完成促胎肺成熟,赢得转运时间。原则:避免两种或以上宫缩抑制剂联合使用,不宜 48h 后持续宫缩抑制剂。

一线用药为:主要治疗原则是应用抑制宫缩、抗感染及促胎肺成熟药物。

1.抑制宫缩

(1)钙通道阻断剂:硝苯地平,通过平滑肌细胞膜上的钙通道抑制钙离子重吸收,抑制子宫收缩。用法:口服,首次剂量 20mg,然后 10～20mg,每日 3～4 次,根据宫缩调整。服药中应防止血压过低。

(2)前列腺素抑制剂:吲哚美辛,通过抑制环氧合酶,减少花生四烯酸转化为前列腺素,从而抑制子宫收缩。主要用于妊娠 32 周前早产。用法:口服、经阴道或直肠给药,首次剂量50～100mg,25mg 每日 4 次。孕妇会有恶心、胃酸反流、胃炎等;需要监测羊水量,监测发现胎儿动脉导管狭窄立即停药。孕妇血小板功能不良、出血性疾病、肝功能不良、胃溃疡、有对阿司匹林过敏的哮喘病史者禁用。

(3)β_2肾上腺素能受体兴奋剂:利托君,与子宫平滑肌细胞膜上的 β_2 肾上腺素能受体结合,使细胞内环磷酸腺苷(c-AMP)水平升高,抑制肌球蛋白轻链激酶活化,从而抑制平滑肌收缩。用法:首次剂量 50～100μg/min 静脉点滴,每 10min 增加剂量 50μg/min,至宫缩停止,最大剂量不超过 350ug/min,也可口服。对合并心脏病、重度高血压、未控制的糖尿病等患者慎用或不用。应注意孕妇主诉及心率、血压、宫缩的变化,限制静脉输液量,控制孕妇心率在 140 次/min 以下,如患者心率>120 次/min,应适当减慢滴速及药量;出现胸痛,立即停药并作心电监护,应监测血糖,注意补钾。

(4)缩宫素受体拮抗剂:非一线用药,主要是阿托西班,通过竞争性结合子宫平滑肌及蜕膜的缩宫素受体,削弱兴奋子宫平滑肌的作用。用法:首次剂量为 6.75mg 静脉点滴 1min,继之 18mg/h 维持 3h,接着 6mg/h 持续 45h。价格较昂贵,不良反应轻,无明确禁忌。

2.硫酸镁

作为胎儿中枢神经系统保护剂治疗,用于产前子痫和子痫患者、<32 孕周的早产,使用时机和使用剂量尚无一致意见。硫酸镁 4.0g,30min 静脉滴完,然后以 1g/h 维持,24h 总量不超过 30g。应用前及使用过程中监测同妊娠期高血压疾病。

3.控制感染

对于胎膜完整者不宜使用抗生素。当分娩在即而下生殖道 B 族溶血性链球菌检测阳性,应用抗生素。

4.促胎肺成熟

所有妊娠 28~34^{+6} 周的先兆早产应当给予 1 个疗程的糖皮质激素。能降低新生儿死亡率、呼吸窘迫综合征、脑室周围出血、坏死性小肠炎的发病率,缩短新生儿入住 ICU 的时间。常用药物为:倍他米松和地塞米松,两者效果相当。倍他米松 12mg 肌内注射,次日重复 1 次;地塞米松 6mg 肌内注射,12h 重复 1 次,共 4 次。若早产临产,做不完整疗程者,也应给药。

(二)产时处理与分娩方式

早产儿尤其是<32 孕周的极早产儿,有条件者应转到有救治能力的医院分娩。产程中加强胎心监护,识别胎儿窘迫,尽早处理。可用硬脊膜外阻滞麻醉分娩镇痛。没有指征不做产钳及会阴侧切。臀位特别是足先露,应根据当地早产儿治疗护理条件权衡剖宫产利弊。早产儿出生后延长 30~120s 后断脐带,可减少新生儿的输血,减少 50% 的新生,儿脑室内出血。

第十章 常见疾病的针灸治疗

第一节 支气管炎

一、病因病理

现代医学认为,急性支气管炎多在受凉或过度劳累后遭受病毒感染引起,在此基础上又会继发细菌感染,物理和化学刺激,如冷空气、粉尘、某些寄生虫在肺移行等均可引起;慢性支气管炎还与长期大量吸烟、大气污染及老年体质减弱有关。中医学认为,急性支气管炎多是外感内伤互为因果,多因肺气不足,卫外不固,或脾肾两虚,加上外邪犯肺,出现肺气失宣,或失清肃,或肺燥气逆引起咳嗽;慢性支气管炎则易导致肺、脾、肾三脏俱虚。肺虚则气无所主,宣降失司,出现咳嗽痰多;肾虚则气失摄纳,出现喘促短气;若肝火犯肺,肺热伤津,则见咳嗽阵作,甚则痰中带血。急性支气管炎多为实证,慢性支气管炎虚证多见,或为本虚标实之证。

二、诊断要点

1.急性者,一般先有畏寒发热、鼻塞咽痛等上呼吸道感染症状。咳嗽初为干咳,继则有痰,胸部可闻及粗糙呼吸音,并有干湿啰音。

2.慢性者,常有长期吸烟或刺激性气体接触史,发病慢,病程长,以咳嗽、咳痰为主症,多为大量黏液泡沫痰,早晚较甚,入冬尤剧。常有下呼吸道继发感染,有的可引起肺气肿、肺心病等。胸部可听到干湿啰音或哮鸣音,长期发展可见肺气肿征。

3.应注意与支气管扩张、肺结核、肺癌等鉴别。

三、治疗方法

(一)多穴针刺疗法

治则:外感咳嗽者,宣通肺气、祛邪止咳;内伤咳嗽者,调理脏腑功能、补肺健脾、益肾清肝、化痰止咳。

穴位:肺俞、中府、列缺、太渊。

加减:风寒束肺者,加风门、合谷穴,以祛风宣肺;风热犯肺者,加大椎、曲池、尺泽穴,以祛风清热;燥热伤肺者,加太溪、照海穴,以润燥止咳;痰湿阻肺者,加丰隆、足三里穴,以化痰止咳;肝火灼肺者,加行间、鱼际穴,以泻肝清肺;肺肾阴虚者,加肾俞、膏肓俞、太溪穴,以滋阴降火;脾肾阳虚者,加脾俞、肾俞、关元、足三里穴,以培补脾肾;痰中带血者,加孔最穴,以清肺止血。

操作:针刺太渊穴注意避开桡动脉;中府、风门、肺俞、脾俞、肾俞等穴不可直刺、深刺,以免伤及内脏;其余腧穴常规操作。外感咳嗽者,每日治疗1～2次,行泻法;内伤咳嗽者,每日或隔日1次,均实证行泻法,虚证行补法。

注释:咳嗽病变在肺,按俞募配穴法取肺俞、中府穴调理肺脏气机,宣肺化痰;列缺穴为手太阴络穴,配肺俞穴可宣通肺气太渊穴为肺经原穴,配肺俞穴可宣肺化痰;诸穴合用可收祛邪化痰,宣肺止咳之效。

(二)单穴针刺疗法

穴位:鱼际。

操作:患者取正坐位,屈肘立掌,拇指掌关节后第一掌骨1/2处,靠近第一掌骨的桡侧缘,于少商穴与桡动脉(寸口)边线上,亦是手掌面与背面交界处取鱼际穴,交替使用。消毒穴位皮肤后,用1寸毫针,针尖向掌心斜刺5分深,出现针感后留针20～30分钟,5分钟捻转1次。每日1次,或发作时针1次,10次为1个疗程。

注释:鱼际穴为手太阴肺经的荥穴,"荥主身热"。针刺此穴可清肺泄热,以达泻肺止咳、平喘,故在急性发作时,能使症状减轻或控制。

(三)艾灸疗法

穴位:肺俞、定喘、大椎、天突。

操作:按艾卷温和灸法操作,每穴每次灸10～15分钟,以灸至局部皮肤红润温热舒适为度。每日或隔日灸治1次,重症患者也可每日灸治2次,5～10次为1个疗程,疗程间隔5～7日,再行第二个疗程。

注释:肺俞穴为肺脏之气在背部转输之处,能调理肺脏气机,宣通肺气;定喘为背部奇穴,与肺俞穴相配,以理气宣肺,平喘止咳;天突穴为任脉穴,宽胸理气,降气平喘,配大椎穴以疏风散邪。诸穴合用能宽胸理气、宣肺化痰、降逆平喘。用于慢性支气管炎。

(四)耳针疗法

穴位:耳穴肺、脾、肾、气管、大肠、肾上腺、神门、皮质下。

功效:针刺耳穴能提高患者的免疫功能,增强体质,从而逐渐消除炎症,改善全身症状,达到镇静、止咳、平喘的目的。

操作:每次选2～3个耳穴,用0.5寸毫针针刺。外感咳嗽用强刺激;内伤咳嗽用中强刺激,留针30分钟。亦可用王不留行贴压耳穴,每日自行按压5～7次,每次3～5分钟,每周换贴1次,两耳交替使用。

四、注意事项

1.本病易反复发作,应坚持治疗。

2.平时注意锻炼身体,增强体质,提高机体防御疾病的能力,及对寒冷的适应能力。

3.避免感冒,谨防病情加重。

第二节　高血压

高血压是以体循环动脉压增高为主的临床证候群。在绝大多数患者中,高血压病因不明,称为原发性高血压。约有5%的患者,高血压是某些疾病的一部分,称为继发性高血压或症状性高血压。本病早期有头痛、头晕或头胀、耳鸣、心悸、失眠等,后期除上述症状外,还可累及心、脑、肾等脏器。

一、病因病机

本病主要由情志失调、饮食失节及素体阴阳失衡所致。长期忧思恼怒或精神紧张,易致肝郁化火而肝阳上亢,出现头痛、眩晕、面红目赤等症;恣食肥甘厚腻,脾胃受损,聚湿成痰,痰浊上扰,发为头目胀重,眩晕呕恶,胸闷脘痞等症;年高体虚或肾阴素亏,阴不制阳,虚风上扰,遂致头晕目眩,耳鸣,视物模糊,潮热盗汗,腰膝酸软等症。病久阴损及阳,可见头目昏花,面色苍白,肢冷腰酸,虚烦口渴等阴阳两虚之候。

二、临床表现

世界卫生组织规定,临界高血压为 $141\sim160/91\sim94mmHg$($1mmHg＝0.133kPa$);高血压为大于或等于 $160/95mmHg$,一般临床上只要有收缩压或舒张压一项超出上述标准,结合临床症状就可以做出诊断。根据起病缓急和进展情况,高血压可分为缓进型和急进型两类,临床上 95% 以上的病例为前者。

(一)缓进性高血压

早期仅在紧张、劳累时血压升高,可见头痛、头晕、头胀、失眠、乏力等,以后逐渐持久升高,伴有脑、心、肾等重要脏器的严重损害。脑的损害可见头痛、头晕、头胀、暂时性失语或失明,甚则剧烈头痛、呕吐、抽搐、昏迷、偏瘫等;心的损。害可见气喘,咳嗽、咯血、尿少、水肿等;肾的损害可见血尿、管型尿、蛋白尿、夜尿多等。

(二)急进性高血压

基本上与缓进型高血压相似,但病程较短,可在 1 年左右发生肾功能不全或死于尿毒症。

1.肝火亢盛型

眩晕,头痛头胀,头重脚轻,面红目赤,急躁易怒,口苦。

2.痰湿壅盛型

头痛,眩晕,胸闷心悸,纳少,呕恶痰涎,形体肥胖。

3.肝肾阴虚型

头晕目眩,耳鸣,健忘,口燥咽干,肢体麻木,腰膝酸软,头重脚轻,五心烦热。

4.阴阳两虚型

眩晕耳鸣,体瘦神疲,畏寒肢冷,五心烦热,心悸。

三、治疗

(一)针灸疗法

治则:肝火亢盛、阴虚阳亢者滋阴降火、平肝潜阳;痰湿壅盛者,健脾化痰、清利头目;气虚血瘀者,益气养血、化瘀通络;阴阳两虚者,滋阴补阳、调和脏腑。

处方:百会、曲池、太冲。

加减:肝火亢盛加风池、行间平肝泻火;阴虚阳亢加太溪滋阴潜阳;痰湿壅盛加丰隆健脾化痰;气虚血瘀加膈俞益气活血;阴阳两虚加关元、肾俞调补阴阳;头晕头重加太阳清利头目;心悸怔忡加内关宁心安神。

方义:百会居于巅顶,为诸阳之会,并与肝经相通,针之泻诸阳之气,平降肝火;曲池清泻阳明,理气降压;太冲为肝经原穴,疏肝理气,平降肝阳。

操作:痰湿壅盛、气虚血瘀、阴阳两虚者,百会可加灸;太冲应朝涌泉方向透刺,以增滋阴潜阳之力;其他腧穴常规针刺。

(二)三棱针疗法

取耳尖、降压沟、印堂、曲池等穴。每次选 1～2 穴,点刺出血 3～5 滴。2～3 天 1 次。

(三)耳穴疗法

1.取穴

(1)肝火亢盛型:肝、肾、角窝上、结节,耳背心、耳背肝、耳背肾、耳背沟。

(2)肝肾阴虚型:肾、交感、皮质下、耳背心、耳背肝、耳背肾、耳背沟。

(3)阴阳两虚型:心、肾、耳背肝、耳背心、耳背肾、耳背。

(4)痰湿壅盛型:脾、三焦、耳背心、耳背肝、耳背肾、耳背沟。

2.操作

(1)耳穴压丸法:根据证型取穴,在穴区敏感点上压丸,耳背沟可串压 3～5 粒王不留行籽。肝火亢盛型,肝穴、结节穴用对压强刺激泻法,肾穴用轻柔按摩补法,其余各穴用平补平泻法;肝肾阴虚型,全部穴位用平补平泻法;阴阳两虚型,心、肾两穴用轻柔按摩补法,其余穴用平补平泻法;痰湿壅盛型,脾、三焦穴用轻柔按摩补法,其余穴位用平补平泻法。每次压一侧耳穴,两耳交替,每隔 3 天换压另一侧耳穴,10 次为 1 个疗程,每天自行按压不少于 3 次。

(2)耳穴磁疗法:选用体积小,磁场强度为 0.05～0.08T 的磁珠,置于 0.6cm×0.6cm 的胶布中央,贴敷于选定的耳穴上。每次一侧耳穴,每隔 5～7 天换贴另一侧耳穴,6 次为 1 个疗程。

注意:个别患者用耳穴磁疗后,血压反而升高,则应改用其他耳穴疗法。

(4)拔罐疗法

取第 7 颈椎至骶尾部督脉及其两侧膀胱经内侧循行线。采用走罐法至皮肤紫红为度,有心脏病或肾脏病者,走罐后于心俞、志室穴上闪罐 4～5 次,然后取曲池、足三里、三阴交穴,留罐 10min,隔日 1 次,10 次为 1 个疗程。

(五)皮肤针疗法

叩刺项后、腰骶部和气管两侧,力度依病情虚实和患者体质强弱而定。每日 1 次。

(六)穴位敷贴疗法

1.方法一

(1)方药组成及制备:取川牛膝 100g,川芎 100g,吴茱萸 50g,牛黄 5g,蓖麻仁 50g。分别将上药研末,前 4 味混匀装瓶,蓖麻仁另装备用。

(2)用法:首先将药末用食醋调成糊状,同蓖麻仁糊一起摊在油纸上(或纱布敷料),做成直径为 5cm,厚度为 0.5cm 的小饼,然后将药饼贴在双足心涌泉穴上,胶布固定,每日 1 次,10 次为 1 个疗程。共治疗 3 个疗程,疗程间相隔 3～4 日。

2.方法二

(1)方药组成和用法:白花蛇 3 条,蜈蚣 9 条,土鳖虫 6g,地龙 9g,蝉蜕 9g,葛根 15g,黄连 6g,甘遂 3g,白芥子 6g,细辛 3g,延胡索 6g,三七 3g,以上共研细末,麝香 1g,姜酊适量。将药粉用姜酊拌成膏,做成饼,直径 2cm,厚 0.2cm。药饼中心放少许麝香末,置放在有纱布的塑料纸上。将两侧心俞、肝俞、肾俞及关元穴,用酒精擦净,然后将药饼贴敷其上。

（2）局部药物反应：贴药后，局部有凉爽感，从 45min 至 60min，逐渐发热，随着时间延长局部产生灼热感，重者起水疱、敷药时间为 8～12h，气候凉爽时可延长到 24h，总之去掉膏药时间要以局部有灼热感为标准。

四、按语

1.针灸对 1、2 期原发性高血压有较好的效果，对 3 期高血压可改善症状，但应配合降压药物治疗。高血压危象时慎用针灸。

2.长期服用降压药物者，针灸治疗时不要突然停药。治疗一段时间，待血压降至正常或接近正常，自觉症状明显好转或基本消失后，再逐渐减小药量。

3.高血压也可作为某些疾病的一种症状，如心脑血管疾病、内分泌疾病、泌尿系统疾病等发生的高血压，称为"症状性高血压"，或"继发性高血压"，须与高血压相区别。

第三节　慢性风湿性心脏病

一、概述

慢性风湿性心脏病以心脏瓣膜病变最为显著，亦称风湿性心瓣膜病，或简称风心病。轻者多无症状，较重者则在劳累后出现心悸、气促，伴咳嗽、咯血或粉红色痰等，体征则与所损害瓣膜有关，本病各瓣膜损害率，以二尖瓣最高，并可出现两侧面颊大片紫红色的二尖瓣面容及心尖区杂音等。本病的现代西医治疗主要是改善心功能，控制房颤及选择适宜患者进行手术。

关于本病的针灸治疗，在马王堆汉墓出土的两部古灸经中就曾经提到："喝喝如……心如县（悬……气（不足……肠（惕……咳则有……是少（阴）哌（脉）主（治）。"（《阴阳十一脉灸经》甲本），其中气短、心悸、咳血均类似慢性风湿性心脏病的症状，且属心经（少阴经）所主治。并在最后指出"久（灸）几息则病已矣"（《阴阳十一脉灸经》甲本）。在后世针灸及其他医著中，有关针灸治疗"惊悸""怔忡"记载颇多。散见于《针灸甲乙经》、《圣济总录》《普济方》等书。

现代明确提出针灸治疗风湿性心脏病的临床文章，始见于 1957 年。广泛开展针灸治疗本病是在 20 世纪 70 年代初，除了体针之外，尚应用耳针、电针、穴位埋植以及挑治等。主要对象为慢性充血性心力衰竭患者，发现治疗可改善患者的临床症状，对体征的缓解也有一定帮助。

配合药物治疗后，相当一部分患者的心功能得到不同程度的恢复。80 年代以来，尽管所积累的病例数不如 70 年代多，但工作则更加深入，取穴逐步趋向精简和优化，观察指标则不断多样化。

针灸治疗，从总体上来说还只能作为慢性风湿性心脏病综合治疗方法中的一种，在重症患者中尤其如此。值得一提的是，从 90 年代之后，由于西医外科技术的进展，有关针灸治疗本病的报道虽然趋于少见，但直至 2011 年，仍有多病例的临床对照研究，在观察上更为严谨。总之，通过 50 多年的工作，针灸调节心脏功能的作用已通过大量临床和动物实验得到了证实，而改善本病患者的症状（主要是心悸、乏力、水肿等）与体征的疗效也基本上肯定，因此，针灸无疑是一种值得进一步探索总结的疗法。

二、治疗

(一)古籍记载

1.取穴

心痹:神门、大陵、尺泽、心俞、足三里。

惊悸:巨阙、液门、百会,间使、通里。

怔忡:内关、鱼际、膏肓、解溪。

2.操作

据症取穴,每次取3~4穴。以毫针刺为主,用平补平泻法。其中心俞、膏肓、足三里可用艾条灸或着肤灸。余穴留针15~20分钟。

3.古方选辑

《针灸甲乙经·卷九》:心膨膨痛,少气不足以息,尺泽主之。

《圣济总录·卷第一百九十二》:心懊侬,微痛烦逆,灸心俞百壮。

《普济方·卷四百二十》:治惊悸少气:穴神门、蠡沟、巨阙。

疗惊悸:穴间使。

治惊悸:穴百会、神道、天井、液门。

《神应经·心脾胃门》:心烦怔忡:鱼际。

心痹悲恐:神门、大陵、鱼际。

《神灸经纶·卷三》:怔忡健忘不寐:内关、液门、膏肓、解溪、神门。

懊侬心悸:通里。

(二)现代方法

1.体针

(1)取穴

主穴:分2组。①内关、厥阴俞、足三里;②心俞、郄门、三阴交。

配穴:胸闷、心悸加神门、通里、膻中、心脏点,下肢水肿加阴陵泉,呼吸困难加肺俞、列缺,肝大加肝俞、太冲,水肿加水分、肾俞、复溜,腹胀加天枢、气海,咳血加肺俞、孔最,食欲缺乏加脾俞、膏肓。

心脏点位置:少海穴下5寸。

(2)治法

主穴:每次选一组,两组可交替轮用。配穴则据症选取1~2穴。内关穴,双侧同时进针,针尖略向肩部方向,并作提插探寻,使感应向上放射,同时捻针,以中等刺激量,捻转幅度120°~180°,频率80~100次/分,捻转2分钟后留针。心俞穴,选准穴位后,在旁开3~5分处进针,针体呈45°角刺入,并缓慢进针1.5~2寸,针尖遇有抵触感(触及横突根部),将针提起1~2分,略作提插捻转,当产生由背向胸前传导的麻胀感、闷压感及揪心感时,做轻刺激量手法,手法操作同上。余穴均采用平补平泻法,手法为捻转结合小提插。留针15分钟,留针期间可施行刮针术,即以拇指甲轻刮针柄数下。开始可每日或隔日一次,待一疗程后改为隔日一次或每周2次。12次为一疗程,疗程间隔5天。也可采用纳甲法,即采用徐风的《子午流注逐日按时

《定穴歌》),根据每日气血输注十二经时表开穴的原则,结合病情,灵活选用。采用平补平泻手法,留针 30 分钟,每日治疗 1 次,30 次为一疗程。

（3）疗效评价

疗效评定标准:采用评分制。胸闷、气急或心悸好转一级各为 1 分,失眠、胁胀、胸痛、水肿消失各为 1 分,肝大小于 1cm 者为 1 分,心功能好转一级为 1 分。显效:上述分数总和＞4 分者;有效:上述分数总和在 1～3 分之间者;无效:上述分数总和不到 1 分或死亡者。

2.耳针

（1）取穴

主穴:心、神门、内分泌、皮质下。

配穴:肾上腺、小肠、风湿线、交感。

风湿线位置:位于耳舟中,自锁骨穴至肘穴间连线,本穴呈线状。

（2）治法:每次取 2～3 个主穴,1～2 个配穴。开始可以针刺为主,体质强者针双侧,体质差者针单侧,并接通电针仪,以密波刺激,开始刺激强度宜轻,以后逐渐加强,时间为 45 分钟左右,随症情好转,延长留针时间。当病情趋向稳定,可用磁珠(380Gs)贴敷配合针刺,即一耳针刺,取针后在另一耳贴敷磁珠。方法为将磁珠先置于 0.7cm×0.7cm 见方之小方块胶布中,于所选穴位测得敏感点后贴上,并做按压。值得一提的是,对本组处方中主穴心穴的位置,有不同意见,有认为在原心穴之偏内上或偏内下部位,有认为在耳甲腔最凹处,均以有明显压痛为宜,须做仔细测定。耳针在心力衰竭期间或治疗初期可每日 1 次,待症状改善后,可改为隔日一次或每周 2 次。穴位据症情变化而更换,以 3 个月为一疗程,停针 7 天,再作下一疗程。

3.综合法

（1）取穴

主穴:分 2 组。①内关、郄门;②间使、心俞、肾俞、脾俞。

配穴:分 2 组。①神门、心、交感、肾、肺、肾上腺(均为耳穴);②阴陵泉、阳陵泉、曲池、外关、丰隆、神门、中脘、足三里、肺俞、三阴交、太冲。

（2）治法:主穴行穴位注射。在本病发作期,选第 1 组穴,取药液:5% 葡萄糖液 2mL 加丹参注射液 2mL 行交替注射,每穴 1mL;配合备用第 1 组穴(耳穴)行耳针治疗,每次选 3～4 个穴;在症状改善后,则改用第 2 组主穴行穴位注射,每次取 2 个穴,药物同上;同时以配穴之二组穴行体针及耳针治疗,每次选 2～3 个体穴和 3～4 个耳穴。选时宜辨证,如抗风湿用阳陵泉、阴陵泉、曲池;强心安眠用神门、三阴交等。另,如有风湿活动者用复方当归注射液 2mL,心力衰竭用辅酶 A100 单位行穴位注射。每日或隔日一次。

第四节　血栓闭塞性脉管炎

一、概述

血栓闭塞性脉管炎是一种周围血管慢性闭塞性炎症疾病。是我国慢性周围血管中最常见的病种。病变累及四肢中、小动静脉,以下肢为主。临床表现为患肢缺血、疼痛、间歇性跛行,受累动脉搏动减弱或消失,严重者有肢端溃疡或坏死。本病以壮年男性多见,常在寒冷季节发病。本病病因迄今未明,现代西医学一般采用扩血管药物或手术治疗,尚无理想疗法。在中医学中,血栓闭塞性脉管炎类似于脱疽。《内经》中称为"脱痈"。"脱疽"之称,则见于《针灸甲乙经》。

本病现代针灸治疗的临床文章始于 20 世纪 50 年代后期,但直至 60 年代,基本上仍停留在个案报道上,且以单纯针灸法为主。近 30 余年来,国内外有关资料日益增多。经查阅从1978 年至 2003 年的 25 年间,国内发表有关文献达 16 篇之多。在穴位刺激方法上,除传统的针灸术外,还运用穴位埋植、磁疗、群针法、巨刺法、耳针等;在疗效观察上,进行了多方面对照,如以艾灸与中药治疗对照发现二者止痛效果虽无差异,但在促进创面愈合上,艾灸优于服用中药。据本文统计的 600 余例,其有效率在 90% 以上。

从已有的临床积累看,针灸可作为本病早中期的主要疗法之一,对晚期患者也有一定的辅助治疗作用。

二、治疗

(一)体针(之一)

1.取穴主穴

下肢病:脉根、血海、阴包、环跳;

上肢病:合谷、后溪、曲池、郄门、青灵。

配穴:下肢病在大趾加阴陵泉、地机,第二、三趾加足三里、丰隆,第四趾及小腿外侧加阳陵泉、绝骨,第五趾及小腿后侧加承山、昆仑,足底加太溪、八风;上肢病在拇、食指加手三里,中指加内关,无名指加外关,小指加通里,前臂及手掌加大陵。

脉根穴位置:第二骶骨棘旁开 3 寸,下 5 分凹陷处。相当于胞育穴下 5 分,位于坐骨切迹下缘。

2.治法

主穴每次据病变部位,选 2～3 个穴,配穴酌加 1～2 个穴。脉根穴刺法:以舒张押手法刺入穴内,充分运用指力,缓慢送针至 3～5 寸深,务使进入坐骨孔内。到达一定深度后,轻巧提插,使针感循膀胱经放射至足底。如病变不在膀胱经上,可变换针尖方向,慢慢诱导针感向患处放散。为加强感应,可在上述基础上,以拇、中、食三指定定针尖,做小幅度雀啄式提插 3～5次,再施补泻手法。所有穴位得气后,实热证者,向外方向刮针 10 次;虚寒证者,向内轻刮 3～5 次;虚实兼证者,用平补平泻手法,往返刮针 5～6 次。隔日针刺一次。15 次为一疗程,疗程间隔 3～5 日。

3.疗效评价

疗效评定标准:临床痊愈:临床主要症状消失,创面完全愈合,血液循环无明显障碍,能恢复一般工作或原来工作。显效:临床主要症状显著减轻,静止痛消失,皮肤颜色和温度明显较前好转,创面完全愈合或接近愈合,血液循环仍有轻度障碍,能恢复轻度工作。好转:症状减轻或改善,创面较前缩小,血液循环有所改善;不能从事轻度工作,仍需继续治疗。无效:经治疗

1～2个月后,症状与体征无改善,创面未见好转。恶化:经治疗病情继续恶化或截肢。

(二)群针

1.取穴

主穴:下肢4组:①小腿上1/3前外侧面,在胫、腓骨之间的全部体表面积;②小腿下1/3内侧面,在胫骨后的全部体表面积;③在内、外踝骨之前方,两踝之间的体表面积;④足背跖缝线:在足背部体表面跖部4个跖骨缝。上肢4组:①前臂桡侧上1/3全部体表面积;②前臂掌侧下1/3的全部体表面积;③手腕背侧全部腕关节部位的体表面积;④手背掌缝线:自掌指关节,至掌骨底,即手背体表面掌部4个掌骨缝。

配穴:阳陵泉、曲池。

2.治法

主穴:采用群针法。配穴用穴位注射法。发病肢体不论单双侧,上肢发病取双上肢主穴,配曲池;下肢发病取双下肢主穴,配阳陵泉。上下肢同时发病则全部取或轮流选取。

每次进针前做常规消毒,然后将针均匀地散刺在线或面上,针距约1cm。方法为:下肢第1组,四周斜刺,中间直刺,深度2～3寸,共50针;第2组,向胫骨方向进针,针深2寸,共50针;第3组,直刺5分深,约30针;第4组,直刺进针1寸深,20针左右。上肢第1组直刺2寸深,50针;上肢2组,靠尺骨两侧斜刺,中间直刺进针,针深1寸,50针;第3组,直刺2～5分,30针;第4组,直刺1寸,20针。在针刺时应注意避开濒于坏死及溃烂的部位。针刺时不拘泥于穴点,宜散开于面线上。速进针,即所有针数在20分钟内刺完;缓退针,即留针1～4小时,留针期间,可轻刮针柄1～3次,以加强刺激。

配穴:以2%普鲁卡因注射液注射,每次选1个穴,刺入1～2寸并获得针感后,注入药液6mL。隔3天治疗1次,7～10次为一疗程,停10天后继续下一疗程。

(三)针灸

1.取穴

主穴:分2组。①气海、中脘、膻中、肝俞、脾俞、肾俞;②内关、太渊、足三里、阳陵泉、三阴交、神门。

配穴:分2组。①环跳、委中、承山、血海;②冲阳、照海、申脉、解溪、太溪。

2.治法

每次选主穴和配穴各1组。各组在血栓闭塞性脉管炎不同病变阶段,刺灸法有所不同。早期,主穴第1组采用无瘢痕着肤灸法,每穴灸3壮,壮如黄豆大;同时针配穴第1组,得气后不留针。主穴第2组采用针刺,施热补手法,留针20分钟,同时用艾条灸配穴第2组,不计时间,以患者感舒适为度。上述2组可轮换进行,隔日一次。至中期,在上面治法的基础上,加三棱针挑刺委中出血,背部腧穴拔罐15分钟。至晚期,以上疗法加隔蒜灸冲阳、太溪,5～7壮,艾炷如小指头大,并以艾条灸破溃处,及煎药洗患部。针灸治疗每日1次,药水煎洗每日2次,隔日用玉红膏换药1次。针灸10次为一疗程。疗程间隔3～5天。

(四)穴位激光照射

1.取穴

主穴:少泽、厉兑、商阳、至阴、关冲、大敦、少冲、隐白、少商、中冲、窍阴、涌泉。

配穴:阿是穴。

阿是穴位置:破溃处。

2.治法

上述主穴系十二井穴,治疗时,只选择凉痛患趾(指)上的井穴。如大趾病变可选隐白、大敦,小趾病变只选至阴。多趾(指)凉痛可选多趾(指)井穴,但宜加涌泉。如为溃疡坏死,则加用阿是穴。以功率为≥8mW 之氦-氖激光治疗仪照射,波长 632.8nm。每穴照射 10 分钟。每日 1 次,1 个月为一疗程。

3.疗效评价

疗效评定标准:

临床痊愈:溃疡愈合,症状消失,肢体血流图正常,动脉搏动恢复;

显效:主症基本消失,溃疡愈合,肢体血流陶大致正常;

有效:主症减轻,溃疡基本愈合,肢体血流图较前好转。

(五)体针(之二)

1.取穴

主穴:①大椎透身柱(上肢)、神道透至阳(下肢);②三阴交、公孙、八风。

配穴:上肢:内分泌、手区敏感点(耳针);感觉区中 2/5(头皮针)。病变以拇指为重者,加中府、孔最、列缺;以示指为重者,加配天泉、曲泽、内关;以小指为重者,加配极泉、少海、支正。下肢:下肢区敏感点(耳针);感觉区上 1/5(头皮针);病变以趾趾为重者,配血海、阴陵泉、三阴交;病变以第三趾为重者,配足三里、伏兔、解溪;病变以第二趾为重者,配殷门、承山、昆仑。

2.治法

第一组主穴和配穴,用于治疗一般本病患者。根据发病部位,选择相应穴位。主穴均用 1mm×125mm 的粗毫针,透刺后留针 5 小时。头针、耳针用 0.30mm×13~40mm 的毫针,留针 2 小时。配穴针刺采取刮针法,强刺激不留针,肢体溃烂者配以红外线照射。第二组穴一般用于治疗血栓闭塞性脉管炎之足剧痛患者。具体操作为:三阴交直刺 1.5 寸,公孙直刺 1.2 寸,均用泻法。留针 15 分钟。八风穴斜刺 0.8 寸,采用放血疗法,进针后即见血液流出,呈黑红色,摇大针孔,使瘀血尽出,不留针。每日 1 次,不计疗程。

3.疗效评价

疗效评定标准:之一:临床痊愈:肢体红肿、冷痛、麻木等症状消失,皮肤颜色恢复正常,无溃烂。好转:肢体症状明显减轻,溃烂、坏死得到控制。无效:症状未见改善。之二:显效:剧痛消失,止痛效果持续 6 小时以上;有效:剧痛消失 1~6 小时;无效:剧痛无明显缓解。共治 100 例。

(六)穴位注射

1.取穴

主穴:阳陵泉、阴陵泉、三阴交、悬钟、委中、昆仑。

2.治法

药液:骨肽注射液、伊痛舒注射液、野木瓜注射液(每支均 2mL)。

操作:主穴据症酌取。用 10mL 注射器配 6 号针头,将上述三药吸入针管混合后,穴位做常规消毒。进针得气,回抽无血,然后将药液缓慢注入穴位,每穴注射 0.5mL。每日 1 次,10 次为一疗程。停治 7 天后进行第 2 个疗程。

3.疗效评价

疗效评定标准:

显效:患肢麻木,发凉、酸胀、疼痛症状明显消失,行走基本正常;

有效:症状有所减轻,但仍有轻微疼痛和麻胀;

无效:症状未减轻,疼痛反复发作,有持续性静息痛。

(七)艾灸

1.取穴

主穴三阴交、悬钟、血海、梁丘。配穴:阴陵泉、阳陵泉。

2.治法

一般选主穴,效不显时,加配穴。选用市售的药用艾条。每天于伤口换药后,使患者处于舒适体位,患肢可放置在一坐垫上,使其避免疲劳,也利于固定,有助灸疗。施灸时,鉴于以上 3 对选穴的部位均为内外相对,可双手同时各执一点燃艾条对准穴区距皮肤 2～3cm 处施温和灸,效果较佳,也节省时间。每次每穴灸 5～10 分钟。在施灸过程中,密切观察灸穴皮肤颜色,或用术者手的食指、中指置于施灸部位,测试皮肤温度,防止灼伤皮肤,并随时弹去艾灰,以防艾火脱落烫伤患者和衣物。艾灸前后 1～2 小时不宜进食冷饮。每天 1 次,15 日为一疗程。疗程间停治 3～5 天。

3.疗效评价

疗效评定标准:记录疗程前后两组患者疼痛程度。按疼痛尺标准计分,1 级为 1 分,2 级为 2 分,如此类推。按下列公式计算出疼痛积分。积分指数-(灸前积分-灸后积分)/灸前积分×100%,记录疗程前后两组患者疼痛程度。显效:疼痛明显减轻,积分指数为 95%～80%;有效:疼痛减轻,积分指数为 79%～50%;无效:疼痛无缓解,积分指数＜50%。

第五节　雷诺病

一、概述

雷诺病,又称肢端动脉痉挛病,是一种血管神经功能紊乱引起的肢端小动脉痉挛性疾病。以阵发性四肢肢端间歇苍白、发绀和潮红为主要临床特征,以手指指端为主,且呈对称性。本病多见于青年女性。常为情绪激动或受寒冷所诱发。本病病因至今仍未完全明确,现代西医学亦缺乏理想疗法。

雷诺病,属于中医学"四肢逆冷""血痹"等证候范围。

在古籍文献中,最早提到针灸治疗"血痹"的是《金匮要略》:"宜针引阳气,令脉和紧则愈。"虽无具体选穴操作,但提出了治疗原则。至于用针灸治疗手足逆冷,则在《针灸甲乙经》《备急千金要方》《针灸资生经》《神应经》《神灸经纶》等从晋唐至明清的典籍中,几乎都有记载。

现代针灸治疗雷诺病,国内较早的报道见于 1974 年,在同一年国外学者也发表了用耳针治愈本病的文章。最近的工作也显示耳穴贴压可使本病患者双手指皮温明显升高,具有统计学意义。不过,本病直至 20 世纪 80 年代初,仍以个案报告为主。从 20 世纪 90 年代之后,陆续有多病例的临床观察资料出现。但在总体治疗观念上仍主张针刺与艾灸结合,取穴上强调手足阳明及肝胆经穴。操作时,特别重视气至病所。

尽管临床报道有效率高,总体来说,还存在样本量较小、疗效标准不统一,且多为无随机对照、各项指标不够完善的临床观察等问题。总之,本法对于本病的早期,确可明显改善症状,缩短病程;但到晚期,如果出现因动脉长期痉挛导致动脉器质性狭窄,针灸效果较差。因此,建议针灸早期介入。

二、治疗

(一)古籍记载

取穴:涌泉、曲泽、大都、太溪、行间、少商、劳宫、隐白、中封、间使、阳陵泉、肾俞。

操作:每次取 3~5 个穴,针刺用热补法,并加用温针,或针后加艾条灸,以局部出现潮红为度。

古方选辑:

《针灸甲乙经·卷七》:足厥喘逆,足下清至膝,涌泉主之。

《备急千金要方·卷三十》:曲泽主手青逆气。

《针灸资生经·卷五》:行间治四肢逆冷。太溪治手足厥逆。四逆取侠溪。

《普济方·卷四百二十二》:治手不仁,穴少商。

治手痛,穴间使。

治手痹,穴劳宫。

治足寒,穴隐白、太冲。

治足逆冷,穴中封。

治足冷无血色,穴阳陵泉。

《针灸集成·卷二》:脚足寒冷不可忍,以热手久按,冷彻于手,则是痼冷也。肾俞、大杼、下三里、绝骨、太冲、太溪、阴足乔,各七壮至三七壮,或用灸,瓦上安艾熨之。

(二)现代治疗

1.体针

(1)取穴

主穴:分 2 组。①缺盆;②照海、三阴交;③极泉、臂中、委中。

配穴:分 2 组。①手三里、内关、小海、十宣;②环跳、阳陵泉、足十宣。③百会、四神聪、风池、合谷、太冲。

臂中穴位置:肘横纹与腕横纹中点连线的中点。

足十宣穴位置:两足十趾尖端,距趾甲 0.1 寸处。

(2)治法

主穴与配穴之第 1 组用于上肢病变,其中拇食指病重者加手三里,中指重者加内关,无名指、小指重者加小海。主穴与配穴之第 2 组用于下肢病变。主穴每次必取,配穴据症酌取。缺盆穴,用 1 寸毫针直刺,得气后做小幅度雀啄法提插,不留针,此穴要注意进针方向及深度,以免引起气胸。手足十宣穴,用消毒三棱针点刺出血。余穴深刺,反复提插探寻,使针感放射至手指尖或足趾尖。主穴配穴之第三组,用三棱针点刺极泉、臂中、委中;患者取坐位,针刺百会、四神聪、风池,捻针 15 分钟,风池穴起针,百会、四神聪留针;患者取卧位,针刺合谷、太冲,平补平泻,每隔 10 分钟行针 1 次。上法均留针 30 分钟。每日 1 次,18 次为一疗程,疗程间隔 1 周。

(3)疗效评价

疗效评定标准:临床痊愈:临床症状消失,1 年内未发;有效:症状经治疗后消失,冬季遇寒而少有复发(趾或指变色和疼痛)但能自行缓解的;无效:经治疗后症状减轻,时有发作但不能自行缓解的。

2.针灸(之一)

(1)取穴

主穴:分 2 组。①尺泽、合谷;②足三里、三阴交。

配穴:气海、关元。

(2)治法

主穴针刺,第 1 组用于上肢,第 2 组用于下肢。尺泽、三阴交施先泻后补法。合谷、足三里施烧山火手法,具体操作如下:右手持 0.30mm×(40～50)mm 之毫针,左手食指紧按穴区,针刺至得气后,一次插入所需深度。拇指向前反复捻转至针下沉紧,连续慢提重插,倘热生,出针,急闭其穴。针感迟钝者可配合震刮术。有热感后,针尖朝向病变处,反复探寻,促使针感放散至病所。以上四穴均不留针。出针后,配穴用艾条温和灸 30 分钟。每日 1 次,10 次为一疗程。

3.针灸(之二)

(1)取穴

主穴:极泉、臂中、阳池、三阴交。

配穴:体虚加关元、足三里;心情抑郁加太冲、合谷。

(2)治法

分二法进行。一法为针刺,由医者施行。主穴均取,据症酌加配穴。患者取仰卧位,以 0.30mm×(40～50)mm 毫针刺之。极泉穴用 50mm 长毫针,直刺得气后,略退至皮下,但针尖不可出皮外,继沿腋窝朝前臂方向行扇形刺激,反复提插探寻使针感向患肢末端放散,然后施紧提慢插手法 1 分钟,取针。臂中穴,取 50mm 毫针,施合谷刺法:即先直刺,得气。再提起复向左向右行斜刺,针芒略向指端行紧插慢提手法 1 分钟。须待针感先达到中指和无名指,继达拇指,最终到小指,即去针。阳池穴,取 40mm 之毫针,直刺 1 寸许,得气后留针 15～25 分钟。三阴交,取 50mm 长毫针,直刺施捻转迎随的先补后泻之法。即顺时针方向捻转后,令针感先沿胫骨内缘向膝部方向传导,然后以押手截住该穴上方,做逆时针方向捻转,使针感下行放散至足趾,施术 1～2 分钟。并将长约 1 寸许之艾条段置于针柄上,燃着。留针 15～25 分钟。合谷、太冲采取上下交叉刺法,每次选 1 穴,直刺得气后略做提插捻转,使针感向肢端放散。足三里,取 50mm 长毫针,直刺得气;关元穴取 40～50mm 毫针,直刺,使针感向周围或会阴部放散。留针 15～25 分钟。在留针期间,除三阴交外,阳池、足三里及关元,均可加用温针。另一法为艾灸,由患者自行操作。于每晚睡前,用艾条雀啄灸阳池、足三里 2 穴(双侧),约 20～30 分钟,以局部皮肤潮红为度。

上述方法每日 1 次,25 次为一疗程,疗程间隔 3～5 天。

(3)疗效评价

疗效评定标准:临床痊愈:临床症状完全消失,治疗后 2 年以上未复发;显效:临床症状基本消失,治疗后 1 年以上未复发;好转:临床症状明显改善,停止治疗 1 年以内轻度复发,但未做治疗而自行恢复;无效:临床症状在治疗期间间歇发作,停止治疗半年内仍多次复发,须再行治疗。

4.温针

(1)取穴

主穴:曲池、外关、足三里、悬钟。

配穴:阳池、合谷、八风、解溪、太冲、八邪。

(2)治法

主穴均取,配穴酌加。穴区皮肤常规消毒后,以 0.35mm×50mm 不锈钢毫针刺入上述穴位,运针得气后,留针 40 分钟。在留针期间,另将艾条切成 2.5cm 长艾段,套置主穴针柄上,近端离皮肤约 2.5cm,在艾段近皮肤端点燃,(为避免艾段散落灼伤皮肤,可剪一圆形纸片,中留小孔,预先套在针身上,以作保护)燃尽后除去灰烬,连灸 3 个艾段后去针。

每日 1 次,10 次为一疗程。1 个疗程后停治 2 日,再进行第 2 个疗程。

有条件可配合中药熏洗,处方:川乌、草乌、细辛、三棱各 25g,透骨草、肉桂、红花、苏木、桃仁各 50g,水煎取 2000mL。用中药熏蒸机熏蒸患部,温度控制在 35℃左右,每次 30 分钟,待水温 39～42℃时,再泡洗患部,每日 2 次。

(3)疗效评价

疗效评定标准:临床痊愈:症状及雷诺现象全部消失,对低温有良好的耐受力,主要理化检查指标正常。显效:主要症状及雷诺现象消失,对低温有较好的耐受力,主要理化检查指标基本正常。有效:主要症状及雷诺现象减轻,手指耐低温能力已有提高,但遇冷后或情绪激动时,仍有皮色变化现象,主要理化检查指标有所改善。无效:和治疗前相比较,各方面均无改善或反而恶化。

5.穴位激光照射

(1)取穴

主穴:十二井穴中患指(趾)井穴。

(2)治法单指(趾)患病取该指(趾)井穴,如小指取少冲,无名指取关冲;多指(趾)患病,取多个井穴。用氦-氖激光治疗仪照射,输出功率 8mW,波长 632.8nm,直接照射穴位,光斑 1.5～2cm,距离 30～50cm,每穴照射 10 分钟。每日 1 次,1 月为一疗程,疗程间歇 2～3 天。一般需两个疗程。

第六节　多发性大动脉炎

一、概述

多发性大动脉炎，通常称之为无脉症。系主动脉及其分支的慢性非特异性，且常为闭塞性的炎症，可导致节段性动脉管腔狭窄以至闭塞。以头、臂部动脉受累而引起的无脉症的头臂动脉型最为多见，也是针灸治疗的主要证型。其临床表现为病侧肢体疼痛、发麻、厥冷无力，头晕头痛，视力下降，心前区疼痛，记忆力减退，发热，苍白等。上肢无脉症，则见单侧或双侧桡、肱、腋、颈或颞动脉搏动减弱或消失。下肢无脉症则从股动脉开始，单侧或双侧动脉搏动减弱或消失，并可有间歇性跛行。本病常见于女性，且多在30岁以下。现代西医学尚无理想的疗法。

中医学中依据其证候可归于脉痹、脉终等范畴。

针灸治疗脉痹，在《灵枢·周痹》即有记载："刺痹者，必先切循其下之六经，视其虚实，及大络之血结而不通，及虚而脉陷空者而调之，熨而通之，其瘛坚，转引而行之。"但在历代医著中，一般只是局限于类似脉痹的四肢证候针灸治疗方面的载述。当然，这也为现代处方选穴提供了某些线索和依据。

现代应用针灸治疗多发性大动脉炎，始见于1958年。1959年5月，江苏人民出版社还出版了《针刺治疗无脉病》一书。之后，陆续有所报道。从1981年开始出现一定样本量的临床资料，至2005年，在我国刊物上发表的文章约有11篇之多。目前，在穴位刺激方法上，主要采用针刺之法，也有用耳针和灸法治疗。从所涉及的国内有关文献统计看，全部获得不同程度的效果。有些病例往往仅针1次，即出现脉跳。

由于多发性大动脉炎病情发展较为缓慢，为针灸治疗提供较好的契机，因为一旦随着病情发展，动脉壁结缔组织增生，血管内血栓形成而闭塞，针灸的疗效则随之而差。

二、治疗

(一)古代记载(脉痹)

取穴：曲池、外关、阳溪、腕骨、阳陵泉、阳辅、复溜、劳宫、肾俞、不容、行间、太溪。

操作：每次取3～4个穴，针刺得气后，采用提插捻转之补法。留针15～20分钟。针后可用熨法，循经热熨。

古方选辑：

《普济方·卷四百二十二》：治手痹，劳宫。

治足冷无血色，穴阳陵泉。

治骨行寒不能自温，穴复溜。

主四肢逆冷，穴行间。

治手足厥冷，穴太溪。

治脉不出，穴不容。

《神应经·手足腰腋门》：手臂麻木不仁：天井、曲池、外关、经渠、支沟、阳溪、腕骨、上廉、合谷。

手臂冷痛:肩井、曲池、下廉。

足麻痹:环跳、阴陵、阳陵、阳辅、太溪、至阴。

足寒如冰:肾俞。

(二)现代方法

1.体针

(1)取穴

主穴:人迎、太渊、极泉。

配穴:上肢加内关、尺泽、神门;下肢加气冲、冲阳;头晕痛加风池、完骨;视力减退加睛明、球后、天柱;心悸胸闷加心俞、膈俞、肺俞、通里。

(2)治法

主穴均取,再据证候配加备用穴。操作手法:均采用0.25mm×40mm毫针。人迎穴直刺进针20~30mm,用雀啄法使触电样针感沿肩、上臂放射至指端,施捻转补法3分钟。极泉穴针刺进针0.5~1寸(为了避开腋动脉,根据中医"离穴不离经"的原则,在距原穴向下1寸处取穴),施提插泻法,使针感放射到手指;太渊穴直刺0.3寸,施捻转补法3分钟(手法同前,下同)。上、下肢配穴均向脊柱方向斜刺,进针1~1.5寸,并施以捻转补法1分钟;风池、完骨、天柱3穴均直刺进针1~1.5寸,并施捻转补法1分钟。其他穴位,要求进针略得气节后,即用小幅度高频率捻转之法,以产生酸麻感为佳,不要求针感远传,手法宜轻。每穴留针1~3分钟。

留针间隙亦可略加运针,但针感不可强烈。针刺后,可触按脉搏,如仍未见搏动,宜适当延长留针时间,但一般不宜超过20分钟。太渊及背俞穴可加灸。开始治疗,每日1~2次,亦可上午针刺主穴,下午针刺配穴。待症状改善后,隔日一次。一般以1~3个月为一疗程。病症完全恢复后,宜再坚持一个时期治疗,以巩固效果。

(3)疗效评价

疗效评定标准:基本痊愈:症状基本消失,血压正常,脉搏恢复正常;显效:症状显著好转,血压正常,脉搏较正常略细;有效:各种症状有改善,血压基本正常但有反复,脉搏可扪及;无效:治疗前后,体征及症状无改变。

2.针灸

(1)取穴

主穴:大椎、气海、膈俞。

配穴:心俞、太渊、合谷、血海、阴陵泉、人迎。

(2)治法

先取主穴,每穴隔姜灸20分钟。再取配穴,除人迎取患侧外,均取双侧。患者取仰卧位,去掉枕头取人迎直刺进针1~1.5寸(把颈动脉向外拨移后进针),用雀啄手法出现触电样感并使之沿肩、上臂直达指端后,施小幅度的捻转补法1分钟;太渊直刺0.3~0.5寸,施捻转补法1分钟;气海、阴陵泉直刺2~3寸,二穴得气后施提插补法1分钟;合谷、血海行平补平泻法;最后在合谷和曲池间沿手阳明经排刺(每隔2寸取1针刺点)。得气后留针30分钟,中间每10分钟行针1次。每日1次,14次为一疗程,疗程间停针2天。

3.耳针

(1)取穴

主穴:热穴、患肢相应部位。

配穴:交感、心、肝、肺、肾、肝、皮质下。

热穴位置:对耳轮上、下脚分叉处稍下。

(2)治法

常用穴每次必取,备用穴可选 2～3 穴。每次取一侧耳针刺,另一侧耳贴敷王不留行籽。针刺前先在穴区寻找敏感点,常规消毒后迅速刺入,连续捻转 0.5～1 分钟,强度为中强刺激。留针 1～2 小时。如症状明显者,可留针 10～24 小时,或采用埋针法。留针期间,每隔 30 分钟行针一次,方法同上。于取针后,在另一耳贴敷王不留行籽。嘱患者每日自行按压 3～5 次,每次每穴 1～2 分钟。上述方法,两耳交替进行。开始每日针刺贴敷各 1 次,待症状改善后可隔日或隔 2 日针刺贴敷 1 次。10 次为一疗程。

第七节 再生障碍性贫血

一、概述

再生障碍性贫血,简称再障。系多种病因引起的红骨髓总容量减少、造血功能衰竭,并以全血细胞减少为主要表现的一组综合征。以进行性贫血、出血及感染为主要临床表现。其中急性病例症状较重。慢性病例比较常见(约占 80%),以起病缓慢、贫血为主,有乏力、心悸、头晕、面色苍白等症,感染、发热及出血较轻。为针灸治疗的主要对象。

中医学中,将再障的急性期归属于"血证",慢性期则当于"虚劳""虚损"。

针灸治疗血证,早在我国春秋战国时期就已有记载。针灸治疗虚损、虚劳的较早文献,见于唐代。唐·孙思邈提到"膏肓输无所不治,主羸瘦虚损"(《备急千金要方·卷三十》),并详述灸治之法。之后,如宋代《普济方》、清代《古今图书集成·医部全录》及《针灸集成》等都有记述。虽然虚损、虚劳涉及面颇广,但亦应包括本病在内。

针灸治疗再障的现代报道,约出现于 20 世纪 60 年代,早期多以个案为主。至 70 年代,临床观察病例不断增多。通过四十余年的工作,对针灸治疗本病的规律已有一定认识:针灸对象主要是慢性再障患者,不仅对成人,对儿童也同样有效。治疗一般都在常规药物治疗的基础上进行,多采取综合穴位刺激法,如针刺与艾灸结合,或以针灸配合穴位注射等,附了针灸外还有应用穴位敷贴、指针等法。为了肯定针灸的实际效果,有人曾比较在同样应用常规药物的情况下,加用穴位注射和不加用者的疗效,结果前者优于后者。另外,还有人采用电针治疗急性和慢性再障,发现有效病例都是慢性期患者。

针灸治疗本病的有效率,由于各地评定疗效标准不一致,差异较大,约在 45%～80% 之间。加之,本病的难治程度较高,要获得远期疗效更属不易。因此,从目前的针灸治疗水平看,还只能作为本病综合治疗中的一种重要辅助治疗手段。

二、治疗

(一)古籍记载(虚劳、虚损)

取穴:膏肓、足三里、气海、膈俞、肾俞、大椎、鸠尾、中脘。

操作:每次选3～4穴。大椎、足三里,针刺得气后施补法,针后加灸。余穴均宜着肤灸,随年壮。

古方选辑:《普济方·卷四百二十一》:脏气虚惫,真气不足,一切气疾,久不瘥者,灸气海。

治饮食不息,心腹膜胀,面色萎黄,世谓之脾肾病者,宜灸中脘。

治五脏虚……穴灸肾俞五壮。

《古今图书集成·医部全录·卷三百七》:五劳羸瘦,取足三里。

骨蒸热不可治者,或前板齿干燥,取大椎。又法,鸠尾灸二七壮,补之。

《针灸集成·卷二》:虚劳羸瘦……昆论肾俞(年壮)、照海、绝骨。

脏气虚惫,真气不足,一切气病,气海百壮。

(二)现代方法

1.电针

(1)取穴

主穴:大椎、印堂。

配穴:分2组。①肾俞、鱼际、足三里;②膏肓、合谷、血海。

(2)治法

每次必取主穴,配穴轮流选用。针刺得气后,可用补法后留针。并接通电针仪。采用连续波与起伏波交替,频率为60～200次/分。每次通电30分钟,电流强度以患者能耐受最大量为限。每日或隔日一次,15次为一疗程,间隔3～5天后做下个疗程。须治疗三个月作为一个治疗阶段。电针期间,除支持疗法,停用其他一切治疗。对于一些惧针的患者亦可采用指针法,穴位同上,每穴按压3～5分钟,要求有酸胀麻等感觉。每日1次,疗程同上。无论针刺或指针,都要求患者能坚持治疗。

(3)疗效评价

疗效评定标准:完全缓解:症状消失,血红蛋白达到男120g/L,女100g/L,白细胞4.0×10^9/L,血小板80×10^{12}/L;随访一年,无复发;缓解:症状消失,血红蛋白达到男120g/L,女100g/L,白细胞3.5×10^9/L;血小板程度不同恢复,随访3个月病情稳定或继续进步者;进步:症状明显好转,不输血,血红蛋白较治疗前1个月水平增长30%以上,并维持3个月不降者;无效:症状、血常规均无改善。

2.穴位埋植

(1)取穴

主穴:肾俞。

(2)治法

取4～6个月水囊引产的新鲜胎儿,在严格无菌条件下取出胸腺。然后,取一侧肾俞穴(男左、女右),立即消毒,以0.5～1.0%利多卡因或0.5%普鲁卡因局麻,做一小切口,将胸腺埋入,缝合并以无菌敷料包扎,7～10日拆线。可根据情况,再在另一侧肾俞埋藏。为了提高疗效,可配合脐血输注。脐血的采集和输注:足月顺产,以第一胎为佳(避免 RBC 致敏),产妇无发热、贫血,无传染性(分娩前做甲、乙、丙肝血清学和 HIV 检查)及遗传性疾病,新生儿,健康者均可采集。采集用密闭式采血法,用一次性无菌采血袋,胎儿娩出后立即断脐,穿刺脐静脉使脐血直接流入袋内备用。将脐血做 ABO 和 Rh 血型鉴定,血型与患儿血型相同者再做交叉配血,配血相合的脐血在采集后立即输入,一般不超过 24 小时。输注前静脉滴注 5～10mL 地塞米松。

3.穴位注射

(1)取穴

主穴:足三里、膈俞、肾俞、膏肓。

配穴:发热加大椎、曲池,出血加血海,肝大加肝俞,脾肿大加脾俞。

(2)治法

药液:50%胎盘组织液、当归注射液、丹参注射液。

每次选 2 对主穴,可交替轮用,据症加配穴。上药任选一种。用 5 号齿科注射针头刺入(背部穴宜向脊柱方向斜刺),至得气后,以中等强度略做提插,然后推入药液,胎盘组织液每穴 2mL,当归注射液或丹参注射液 1mL。穴位注射要求是:进针宜适当深些,推药要适当快些,针感要求显著。穴位注射隔日一次,亦可 1 日针刺、1 日穴位注射。10 次为一疗程,间隔 5 天后再进行第二个疗程。

第八节　血小板减少性紫癜

一、概述

血小板减少性紫癜,是临床上常见的一种出血性疾病。主要表现为自发性的皮肤瘀点、瘀斑,黏膜和内脏出血,血小板减少及出血时间延长等。分为原发性和继发性两类。原发性血小板减少性紫癜,又有急性型和慢性型之分。针灸主要用于慢性型的治疗。慢性型较常见,女性为男性的 3～4 倍。原发性血小板减少性紫癜的病因及发病机制迄今尚未被阐明,多认为是一种与免疫有关的疾病。

中医学将本病归于"血证""紫斑"病的范畴。

针灸治疗血证在古籍中有大量记载,但治疗以慢性皮下出血为主的"紫斑"病的文献,尚未查阅到。

针灸治疗血小板减少性紫癜的现代首例报道见于 1958 年。之后,有关临床文章不多。从 20 世纪 80 年代初迄今的近 30 年,开展这项工作的单位不断增多,不仅观察样本较大,而且治疗方法上也有较大改进,如强调针刺手法的应用,多种穴位刺激法,诸如艾灸、耳穴王不留行籽贴敷等的尝试,使得疗效有所提高。有人还对艾灸、针刺、温针灸等的疗效进行比较,发现虽有一定的差异,但各有千秋,且还需要更多样本的、严谨的对照来进一步证实。

尽管就现状而言,针灸作为本病的一种疗法尚未完全成熟,其确切机理有待揭示,但治疗效果是比较肯定的。可以作为主要治疗方法之一。

二、治疗

(一)体针

1.取穴

(1)主穴:分2组。①膈俞、脾俞、血海、三阴交;②大椎、足三里、太溪。

(2)配穴:涌泉、胸夹脊1、胸夹脊7;阴虚型加肾俞,气虚型加脾俞,瘀血型加膈俞。

2.治法

有两种取穴方法,第1组一般仅取主穴治疗,如效不显改用或配用第1组配穴;第2组主穴可根据患者体质的虚实配用第二组配穴。每次取3~4穴。第一组穴,先针膈俞、脾俞,在穴位旁2~3分处进针,呈45°角向脊椎方向斜刺,得气后,采用提插捻转补法,留针5分钟。继针血海、三阴交,直刺,得气后行捻转提插补法,留针30分钟。第二组穴,大椎穴用拇指后退为主的捻转泻法;足三里、太溪穴用拇指前进为主的捻转结合重按轻提的补法,在下肢两侧同一穴位上施行补泻时,用双手左右对称操作。留针期间,行针3次。亦可先针胸夹脊1、胸夹脊7,得气留针5~8分钟,继针其他穴位。涌泉穴,快速进针,行强刺激捻转提插后,不留针。上述穴位亦采用补法。每日或隔日一次,15~20次为一疗程。

3.疗效评价

疗效评定标准:显效:血小板数增加 $70 \times 10^9/L$,或增至 $100 \times 10^9/L$ 以上;有效:血小板数较治疗前增加 $30 \times 10^9/L$ 以上;无效:治疗前后无明显改善或血小板数仍低于 $50 \times 10^9/L$。

(二)艾灸

1.取穴

主穴:次髎。

配穴:腰阳关、命门。

2.治法

主穴每次必取,配穴每次取1个穴,2穴轮用。可分二组,第一组次髎配腰阳关,用隔姜灸法。令患者俯卧床上,充分暴露穴位。先在穴区表面涂以液状石蜡或凡士林少许,防止烫伤并增强黏附性。将0.25cm厚的姜片放在7cm×7cm大的硬纸片上,再将高约4cm,底面6cm×6cm的艾炷,置于姜片之上。艾炷呈圆锥形。点燃后,放在穴位上。保持施灸处有明显的温热感,如患者觉太烫,可略做移动。每次置3艾炷,即次髎2炷、腰阳关1炷,灸45分钟。每日1次,10次为一疗程,疗程间隔5~7天。

第二组为次髎配命门,用隔药饼灸法,患者俯卧,在上述穴位上先敷以丁桂散干粉,再将直径3.0cm,厚1.0cm的3枚附子饼置于药粉上,药饼上放以艾炷(每炷重1.2g),连灸5壮,隔日一次,5周为1个疗程,可连续治疗两个疗程。

(三)温针

1.取穴

主穴:关元、足三里、膈俞、命门。

配穴:气海、血海、三阴交。

2.治法

主穴均取,配穴酌加。先俯卧,针膈俞穴略向脊柱方向斜刺0.8~1寸,针命门略向上斜刺

0.5～1 寸,行拇指向前为主的捻转结合重按轻提的补法。然后,在针柄上穿置长约 2cm 的艾卷施灸,连续灸 2 壮,待燃尽后将针取出。再仰卧,针其余穴位,直刺约 1.0～1.2 寸,得气后,将针留在适当的深度,留针期间对关元、足三里施温针灸,方法同上。每 1 周治疗 3 次,4 周为一疗程,连续治疗 3 个疗程为一阶段。

3.疗效评定

疗效评定标准:显效:出血症状消失,血小板数恢复正常,持续 3 个月以上;良效:基本无出血症状,血小板数超过 $50×10^9/L$,或较原水平上升 $30×10^9/L$,持续 2 个月以上;进步:血小板数有所上升,出血症状改善,持续 2 周以上;无效:血小板计数及出血症状均无改善。

(四)穴位注射

1.取穴

主穴:足三里。

配穴:三阴交。

2.操作

药液:成人按地塞米松注射液 0.15mg/kg,按平均剂量分别注入两侧主穴和配穴共 4 个穴位。儿童按地塞米松注射液 3mg、山莨菪碱注射液 5mg 注入两个穴位。

成人主穴、配穴同取,儿童仅取主穴。抽取药液,患者取屈膝位,取好穴位后,用 5 号半针头(儿童用 4 号针头)进针至一定深度,待出现酸胀等针感后注入药液,每日一次。成人连用 2 周后,停止穴位注射。改服用泼尼松等药物维持治疗,一般须 3～6 个月。儿童配合基础治疗:口服泼尼松 1.5mg/kg,穴注 3 日为一疗程,连用两个疗程,继续进行基础治疗。

3.疗效评价

疗效评定标准:显效:无出血,血小板计数恢复正常,持续＞3 个月;有效:无或基本无出血,血小板计数升至 $50×10^9/L$,或较原来水平升高＞$30×10^9/L$,持续 2 个月;无效:出血及血小板计数均无改善。

第九节　胃炎

胃炎是指各种原因引起的胃黏膜的炎性变化,以上腹胃脘部疼痛不适、食欲缺乏或饱胀嗳气、恶心呕吐为主要特征。总体上分急性胃炎和慢性胃炎两大类,急性胃炎又分单纯性、感染性、腐蚀性、化脓性和出血性五种,而慢性胃炎根据胃镜出现的胃黏膜形态和病理资料,又有浅表性、肥厚性、萎缩性和糜烂性四种。急性胃炎可见于任何年龄,而慢性胃炎以中老年人为主,年龄越大,发病率越高。四季均可发病,但夏秋两季发病率相对偏高。

一、病因病机

胃炎属于中医学"胃脘痛""呕吐""心下痞满"的范畴。中医学认为,急性胃炎大多由于外邪犯胃或饮食不慎等原因引起。如感受风寒暑湿秽浊之邪,侵犯胃腑,阻遏中焦,以致中焦气机不利,脾胃升降失常,从而发生胃脘疼痛、恶心呕吐。又如饮食不节,饥饱失常,以致食滞胃中,胃气失和;抑或嗜食辛辣干硬食物,过饮烈酒,以致湿热内生,蕴于中焦;或过食生冷,寒积胃脘、阻遏中阳;或服用燥烈刺激药物,伤及胃腑,脾胃受损等等。凡此均可导致纳运失常,胃失和降,浊气上逆,出现胃病胀满、嗳气呕吐之症。

慢性胃炎的发生,除与外邪犯胃、饮食失调有关外,也与精神因素相关,若情志不舒、肝郁气涌、疏泄失职、横逆犯胃,致胃失和降,则发生脘腹胀满、嗳气吞酸,或支撑作痛、连及两胁;若气滞日久,可致血脉凝涩、瘀血内结,疼痛更甚,并可出现呕血、便血等症。也可因素体脾胃虚弱或劳倦伤脾,以致脾胃虚寒、中阳不运,发生胃脘隐痛、喜暖喜按、时泛清水、纳呆便溏。若因火郁热蕴者,日久耗伤胃阴,胃失濡养,则为阴虚胃病。

二、临床表现

急性胃炎发病急骤,多于饮食不当后数小时至 24 小时发病。表现为上腹部不适、疼痛,不思饮食,伴恶心、呕吐,吐后症状可相应缓解。因细菌感染而致病者,常伴发肠炎,出现水样便腹泻、脐周绞痛。重症可有发热、失水、酸中毒,甚至休克。偶有上消化道出血情况。

慢性胃炎的症状多不典型,病程缓慢,反复发作。除胃脘部饱胀、嗳气、疼痛之外,较少出现呕吐。各型慢性胃炎,临床表现有所不同。浅表性胃炎有饭后上腹部不适、饱胀、压迫或灼热感,嗳气后较舒适,偶有恶心、反酸及一时性胃病,尤以进食油腻食物之后表现更加明显,服碱性药物可缓解症状;萎缩性胃炎主要表现为食欲缺乏、饭后饱胀、上腹部烧灼痛,但无反酸,症情严重者可见消瘦、体重下降、贫血、头晕、肢体乏力等;肥厚性胃炎以上腹部疼痛不适为主要表现,其疼痛性质和规律与十二指肠溃疡十分相似,进食或服碱性药物可使症情缓解,部分患者可有上消化道反复出血,但出血量较少;糜烂性胃炎除胃脘部疼痛不适外,常伴有上消化道大量出血。

寒凝气滞者,胃病较剧,畏寒喜暖,得热则痛减,口不渴或渴喜热饮,舌淡苔白,脉弦紧。湿热偏盛者,口气重浊,口苦而干,渴不多饮,舌红苔黄腻,脉滑数。食积停滞者,疼痛拒按,嗳腐酸臭,吐后痛减,大便不爽,苔厚腻,脉弦滑。肝郁气滞者,胃脘疼痛连及两胁,痛无定处,嗳气频作,善太息,舌红苔薄黄,脉弦数。血络瘀阻者,胃脘刺痛,痛处固定且拒按,时有呕血或便血,舌质紫暗或见瘀斑,脉涩不利。脾胃虚寒者,胃病隐隐,喜暖喜按,形瘦神疲,面色少华,大便稀溏,畏寒肢冷,舌淡而胖,苔薄白而滑,脉细弱无力。胃阴不足者,胃痛无定时,嘈杂如饥,饥不欲食,口干思饮,舌红少苔,脉弦细或细数。

三、治疗

(一)针灸疗法

1.饮食积滞证

治则:消食化积、行气止痛。

处方:取胃之募穴、足阳明经穴为主。建里、内关、里内庭、足三里。

方义:中脘为胃之募穴,足三里为胃之下合穴,内关为八脉交会穴,主治胃、心、胸疾病,三穴合用可和胃止痛;里内庭为治疗食积的经验穴。

操作:针刺用泻法。

2.肝气犯胃证

治则:疏肝理气,和胃止痛。

处方:取足厥阴、足阳明经穴为主。期门、中脘、内关、足三里、太冲。

方义:期门为肝募穴,太冲为肝经原穴,二穴可疏肝理气,消胀定痛;足三里、中脘、内关和胃止痛,降气止呕。

操作:针刺用泻法。

3.胃虚受寒证

治则:温中散寒,行气止痛。

处方:取背俞、任脉经穴为主。中脘、气海、脾俞、内关、足三里、公孙。

方义:针灸中脘、足三里,可温中散寒,行气止痛;内关、公为八脉交会穴,以治胃部病证;灸脾俞以健脾和胃,祛寒止痛;姜灸气海,是根据生姜有温中散寒的作用,加之艾的通经止痛用,最适于虚寒久病患者。

操作:针灸并用补法。

(二)指针疗法

取中脘、至阳、足三里等穴,以双手拇指或指点压、按揉,力度以患者能耐受并感觉舒适为度。同时令患者行缓慢腹式呼吸。连续按揉3~5min即可止痛。

(三)耳针疗法

取胃、十二指肠、脾、肝、神门、下脚端。每次选用3~5穴,毫针浅刺,留针30min;也可用王不留行籽贴压。

(四)拔罐疗法

拔罐部位以上腹部及背部腧穴为主,可用大型或中型火罐,时间10~15min。

第十节　胃下垂

胃下垂是指直立时胃的位置低于正常的一种疾病。属于中医学中"胃痛""胃缓""痞满""腹胀"等范畴。

一、病因病理

本病分为先天性和后天性两种。先天性胃下垂为内脏全部下垂的一种表现;后天性胃下垂为严重消瘦或腹肌张力消失后继发的。由于胃的支持韧带松弛或胃壁弛缓,导致直立时胃的位置下降。中医学认为,本病多因为素体脾胃虚弱,或长期饮食失节、劳倦过度等损伤脾胃,中气下陷、肌肉不坚、无力托举胃腑所致。

二、诊断要点

1.根据典型症状,如瘦长体型,脘腹胀痛,食后较甚,平卧减轻,嗳气,恶心,大便时溏时秘可帮助诊断。

2.晨起空腹时胃部有振水声,上腹可扪到腹主动脉搏动。

3.胃肠钡餐检查可见胃呈鱼钩形,站立时位置下降,紧张力减退,胃小弯在髂嵴线以下,或胃下缘在髂嵴连线以下大于5厘米。胃内常有较多量潴留液,排空迟缓。以此可诊断。

三、治疗方法

（一）多穴针刺疗法

治则：健脾益气，升阳举陷。

穴位：中脘、气海、百会、胃俞、脾俞、足三里。

加减：痞满、恶心者，加公孙、内关穴，以合降胃气；嗳气、喜叹息者，加太冲、期门穴，以疏肝理气。

操作：先取腹部及下肢穴，再取背俞穴，均行捻转补法，留针30分钟。针后，用艾条灸灸各穴，每穴灸3～5分钟。百会穴只灸不针；配穴均用平补平泻法。

注释：胃下垂病变在胃，故取胃之背俞穴与胃之募穴中脘、下合穴足三里补益胃气；脾俞、气海穴可健脾益气、补中和胃；百会穴可益气固脱，升阳提气。

（二）单穴针刺疗法

穴位：建里。

操作：患者取仰卧位，消毒穴位皮肤，选用建里穴同时，用4寸毫针刺入双针，先后进针至皮下2～3寸，有针感后，随手将双针提指数次，再留针20分钟，出针后用0.3厘米左右厚布带环腰束缚，至临睡前取下，以提高针效。通过临床治疗观察建里穴双针同时刺入后，针感特别强烈，肠鸣音亢进，全腹部有显著的升提感，故针建里穴治疗胃下垂有显著疗效。针刺以10日为1个疗程，治疗及巩固过程共1个月左右。第一个疗程结束休息2～3日，再继续治疗。

注释：建里穴为任脉之穴，针之能强壮腹内器官功能，而防治疾病，故名建里。能达到健脾安胃，升清降浊之功效。

（三）长针疗法

穴位：由剑突下1寸至脐左0.5寸处。

操作：患者取仰卧位。消毒穴位皮肤后，用28号8寸毫针，由剑突下1寸刺入，约与皮肤呈30°，沿皮下捻转进针透至脐左侧0.5寸处。此时患者有腰胀及下腹上抽感，术者提针有重力感时（如术者感到重力消失或有脱落感时，可再捻转针，重力恢复后重新提针），改为15°，不捻转提针40分钟。出针前行抖动手法10～15次，然后出针。针刺结束后，平卧休息2小时。每周1次共2次，也可隔日针1次，10次为1个疗程。

注释：胃下垂属中气下陷，脾胃虚弱所致。实践中体会到，长针具有调补脾胃，补气升陷，一针多经、多穴、多补的功效。临床观察长针可提高消化道平滑肌张力，增强蠕动，使胃下极位置上升，增强消化功能。

（四）艾灸疗法

穴位：梁门、中脘、关元、气海、足三里。

操作：按艾炷灸法常规操作。每日施灸2次，每穴灸5～10壮，10次为1个疗程。灸后可用右手托胃底部，用力缓缓缓复习题一推移，反复数次，有助于提高疗效。

注释：胃下垂为中气下陷，阳气不举所致。胃的的募穴中脘又为任脉与足阳明胃经交会穴，是胃气直接会聚之处，可补益气。关元为原气之根，气海为生气之海，主一身之气机；相伍可健脾益气，使气血旺盛，中气充足。升阳提陷；足三里胃经穴，足三里为合穴，"合治内府"，梁门穴居上腹，相伍调中焦气机，升清降浊。故艾灸诸穴温胃健脾，补益中气，升阳举陷。

（五）耳针疗法

穴位：耳穴胃、脾、交感、皮质下。

功效：调中提胃。

操作：取王不留行贴压耳穴，每日按压 3～5 次，轻轻刺激，5 日换贴 1 次，两耳交替使用，连用 2～3 周。

四、注意事项

1.患者在治疗中要树立信心，坚持治疗。

2.平时要注意饮食有节，少吃多餐，减轻胃的负担。

3.针刺建里穴时，针前要求患者空腹，并注意休息，对于含水分较多的食物应加以控制。

4.起居有时，调节情志，适当进行体育锻炼，但运动量不宜过大，或久立及剧烈跳动。

第十一节　胃轻瘫综合征

一、概述

胃轻瘫综合征简称胃轻瘫症、胃无力、胃麻痹，是指胃运动功能低下而引起的以胃排空延迟为特征，而有关的检查未发现器质性病变，以功能性消化不良为特征的一组临床综合征。患者主要表现为恶心呕吐、上腹饱胀、嗳气、痞满、强迫性饮食减少、早饱或消化不良等。胃轻瘫综合征根据病因可分为原发性和继发性两种类型，后者在糖尿病、胃手术后、长期住院卧床患者中尤为常见。且以慢性多见，近年来该病的发病率呈不断上升趋势，严重影响其生活质量。

药物在一定程度上能缓解胃轻瘫的症状，但它们所引起的不良反应已导致大约 40% 患者不能坚持长期服用。

中医学中依据其主要症状，将之归属到"痞满"的范畴。

针灸治疗在古代医籍中，亦归于胃胀、嗳气等，可参考胃下垂一节中有关内容。现代针灸治疗胃轻瘫综合征起步较晚，最早的报道见于 20 世纪 90 年代中期，但直到 2004 年，临床文献不多，仅查阅到 8 篇，但从 2005 年后，不仅文献量开始，上升，而且临床观察质量也有一定提高。其中以针灸治疗糖尿病性胃轻瘫的临床资料最为多见。有人曾专门对这方面的随机对照文献进行了质量评价。指出，针灸治疗胃轻瘫综合征的临床随机对照研究的治疗方法正在成为一种趋势，虽然多数研究的研究方法运用还不够恰当，但已表明针灸治疗胃轻瘫综合征具有见效快、无毒副作用等优点。

目前，在针灸方法上，以针刺为主，尚应用电针、温针、艾灸、穴位注射等方法，另外针灸与中药结合治疗糖尿病性胃轻瘫也为临床所常用。在穴位选择上以足三里、内关及中脘等穴应用频次较高。关于针灸治疗本病的疗效的文献看，有效率均在 95% 左右。针灸可迅速缓解胃的麻痹状态，增加胃动力，因此，它被认为将是针灸治疗新的优势病种。

二、治疗

(一)体针

1.取穴

主穴:足三里、胃俞、中脘、太溪。配穴:胃区(耳穴),纳呆乏力加脾俞、阴陵泉,怕冷、尿多者加肾俞,呕吐频繁加内关、公孙。

2.治法

主穴均取,配穴据症状而加。选0.30mm×(40～50)mm毫针。患者取仰卧位。穴位常规消毒,主穴快速进针,深刺至得气后,用平补平泻法。配穴耳穴胃区取0.30mm×13mm毫针,用针柄探得明显的反应点后,刺入,至有胀痛感留针。公孙、内关,用泻法,余穴用补法。上述各穴均于得气后留针30分钟,其间行针3～5次。每日1次,10次为一疗程。疗程间停治3天。一般须3个疗程以上。

3.疗效评价

疗效评定标准:显效:经治疗,恶心、呕吐、腹胀等症状消失,胃排空时间恢复正常;有效:经治疗后上述症状减轻,食后偶有上腹不适,胃排空仍慢,但较前好转;无效:症状无改善,胃排空无变化。

(二)电针

1.取穴

主穴:足三里、天枢、内关、中脘。

配穴:肝胃不和加太冲,痰湿中阻加丰隆,胃火炽盛加内庭,胃阴不足加三阴交,脾胃气虚加公孙。

2.治法

主穴均取,配穴据症而加。取仰卧位,穴位常规消毒,选0.25mm×25～50mm之毫针,采用爪切法进针直刺,深度为0.5～1.5寸。先针刺主穴,得气后施以大幅度提插加捻转的平补平泻法,每次每穴持续刺激1分钟,足三里穴要有麻电感向足背放射,内关穴要有局部酸胀感或有向指端放射感,中脘和天枢穴分别要求上腹部和中腹部有胀闷沉重感。配穴,太冲、丰隆、内庭针刺得气后不通电,用泻法,三阴交、公孙用补法。以上穴位,在运针1分钟后,主穴分别连接电针仪,用断续波或疏密波,强度以患者可耐受为宜。同时根据不同患者所表现的证候,辨证选取配穴,针刺得气后不通电,均留针30分钟,每日1次,10日为1个疗程,疗程间隔3日。

3.疗效评价

疗效评定标准:显效:症状消失,胃X线造影及胃电图检查胃十二指肠张力蠕动正常,胃排空率恢复到正常,或较治疗前的排空率增加＞25%;好转:症状减轻,X线造影及胃电图检查胃十二肠张力蠕动有改善,胃排空率虽然未恢复到正常,但较治疗前的排空率增加;＞25%;无效:症状及X线造影及胃电图检查胃十二肠张力蠕动改善不明显,胃排空率无变化或增加＜25%。

（三）针灸

1.取穴

主穴：中脘，关元、天枢、足三里。

配穴：气海、内关、阳陵泉、上巨虚、三阴交。

2.治法

主穴均取，配穴酌加。患者取仰卧位，穴位处皮肤常规消毒，取 0.35mm×40mm 的毫针。

采用以下两种针灸法：一法为，先针主穴，快速进针提插捻转，产生酸、麻、胀、重感后施平补平泻手法，在天枢、足三里二穴双侧连接电针仪，疏密波，电流强度以可耐受为度。均留针 30 分钟。出针后隔姜灸中脘、关元、双侧天枢穴 2～3 壮，TDP 灯照射腹部。

另一法为：先将艾条切成 2cm 长的艾段，然后再把老姜切成 0.1cm 厚的姜片，在姜片的中央穿一小孔以便针柄穿过。治疗时，患者平卧位，将穴位常规消毒，按上法针刺，采用平补平泻法使之得气。主穴均用隔姜灸法。然后把穿有小孔的姜片从针柄的末端穿过，使姜片贴于皮肤上，再将艾段插在针柄顶端，艾段约同针柄顶端齐平，最后在艾段靠近皮肤一端将其点燃，使针和姜片变热。每穴连续灸 3 壮。配穴只针不灸。均留针 30 分钟。上法每日治疗 1 次，每周治疗 6 次，停治 1 天，12 次为 1 个疗程。

3.疗效评价

疗效评定标准：显效：临床症状消失，X 线钡餐检查胃蠕动或胃排空时间＜4 小时；有效：临床症状明显好转，X 线钡餐检查胃蠕动较前增强，胃排空时间恢复到 4～6 小时；无效：临床症状无明显减轻，X 线钡餐检查胃蠕动及胃排空时间无改善。

（四）穴位注射

1.取穴

主穴：足三里、内关。

治法：药液：新斯的明注射液 1mg（1mg/2mL）、甲氧氯普胺 10mg（10mg/mL）、维生素 B$_6$ 100mg（100mg/2mL）、甲钴胺注射 0.5mg（0.5mg/1mL）。

主穴每次均选，取一侧穴。上述药液任选一种，可轮用亦可单用一种。以一次性 2mL 注射器抽取药液，穴位消毒后进针，按针灸手法进针，上下提插，不捻转，待患者有酸、麻、胀等得气感后，回抽无血，注入药物。先注射左侧足三里穴，而后将剩余的半量药物同法注入对侧的内关穴内。次日改用右侧足三里和左侧内关穴药物注射，每日交替使用。每日 1 次，10 次为一疗程。疗程间停治 3 天。

3.疗效评价

疗效评定标准：显效：症状消失，胃排空时间恢复正常；有效：症状减轻，胃排空仍慢，但较前好转；无效：症状无改善，胃排空无变化。

（五）芒针

1.取穴

主穴：中脘。

配穴：气血不足加足三里、三阴交、气海，肝郁犯脾者加太冲，腑气不通加天枢、关元。

2.治法

主穴必取用芒针治疗,配穴据症而加,用常规针法。选择直径 0.4mm,长 6 寸的芒针,常规消毒后,施用夹持进针法,在中脘穴迅速破皮,垂直缓慢进针,当患者自觉针感向小腹或者两胁走窜时即为得气。得气后不行针,缓慢捻转出针。进针过程中,一旦针下搏动感明显则立即停止治疗,防止伤及腹主动脉。配穴,针刺得气后,足三里、三阴交、气海施补法,太冲施泻法,天枢、关元施平补平泻法。留针 30 分钟。每日 1 次,15 天为 1 个疗程。疗程间停治 3 天。

3.疗效评价

疗效评定标准:显效:临床症状消失,停治 3 个月无复发;有效:临床症状消失,停治 3 个月症状复发;无效:治疗后,临床症状无任何改善。

第十二节　消化性溃疡

消化性溃疡简称"溃疡病",是指仅见于胃肠道与胃液接触部位的慢性溃疡。由于溃疡主要发生在胃和十二指肠,故又称"胃、十二指肠溃疡"。以周期性发作、规律性上腹部疼痛和上消化道出血为特征。可发生在任何季节(秋冬相对偏多)、任何年龄(青壮年居多,且男性多于女性)。

一、病因病机

消化性溃疡属于中医学"胃脘痛""吐酸""嘈杂"等范畴。若合并幽门梗阻者,属于"反胃""呕吐";合并上消化道出血者,属于"呕血""便血";合并急性胃穿孔者,则类似"结胸"之证。

中医学对本病病因的认识与现代医学基本一致,也明确认识到溃疡病的发生与饮食所伤和情志不畅关系密切。如若饮食不节,饥饱失常,暴饮暴食,损伤脾胃,脾失健运,胃失和降,气机阻滞,则胃脘疼痛。嗜烟酗酒,过食辛辣、干硬、生冷、炙热、油炸等刺激性食物,也可损伤脾胃,导致湿热内生,胃络受损,瘀热搏结,通降失调,则出现胃脘痛、嘈杂、呕吐、吞酸、呕血或下血等。若素体虚寒,或劳倦内伤,或久病不愈,损及脾阳,致中阳不振,则见胃脘冷痛、喜暖喜按、食少便溏等脾胃虚寒证候。若中气不足,脾不统血,气不摄血,也可发生呕血、下血。

如若忧思恼怒,情志不舒,郁而不解,肝失疏泄,横逆犯胃,肝胃不和,气滞中焦则致胃病连及两胁。若证情迁延日久,肝郁化火,则见胃中灼热、口干而苦,甚至热伤血络,迫血妄行,上逆为呕血,下注为便血。若热伤胃阴,又可见胃脘隐痛、口干少津、舌红少苔、饥不欲食等胃阴不足之证。若肝木克伐脾土,致脾失健运,则湿浊内生,中焦气机失畅,脾胃升降失常,胃气反逆于上而见嗳气呕逆、反酸、嘈杂、恶心、呕吐等证。若肝郁气滞,久痛入络,脉络受损,气血瘀滞,又可见上腹刺痛拒按,痛点固定不移,呕血逆于上,便血注于下。

二、临床表现

上腹部疼痛是消化性溃疡最主要的表现,疼痛的程度一般不重,疼痛的性质表现不一,如隐痛、胀痛、刺痛、烧灼样痛、饥饿样痛等。但疼痛有节律性的特点,胃溃疡多在食后半小时左右发生疼痛,经 1～2 小时后逐渐缓解;十二指肠溃疡常在餐后 2～3 小时发生,持续不减,直至进食或服制酸剂后缓解,疼痛发作还与季节有关,呈明显的周期性,好发于秋末冬初之季,十二指肠溃疡还有半夜定时发作的特点。疼痛的部位,胃溃疡多在上腹正中或剑突之下或稍偏左;十二指肠溃疡多在脐上或上腹偏右;前壁溃疡疼痛可向同侧胸骨附近放射;后壁溃疡疼痛可放射到背部 11～12 胸椎两侧。少数不典型患者,平时可以没有上腹疼痛的症状,直至溃疡出血后出现了呕血、便血,甚至穿孔时才被发现。

溃疡病除上腹部疼痛外,还常兼有脘腹胀满、嗳气泛酸、恶心呕吐、便秘或腹泻等消化系统的症状。全身症状有多汗.失眠、烦躁、焦虑等。

肝胃不和者,胃脘胀痛连及两胁,嗳气吐酸,甚至恶心呕吐,每因情绪波动而加重,苔薄黄,脉弦。胃肠积热者,胃中灼热,口干而苦,口臭,尿黄便结,舌红苔黄,脉数。气滞血瘀者,胃脘刺痛,拒按,食则痛剧,或见呕血、便血,舌紫暗有瘀点,脉涩。食积伤胃者,胃痛拒按,嗳腐酸臭,恶心呕吐,吐后痛减,苔厚腻,脉弦滑。脾胃虚寒者,胃脘隐痛,喜温喜按,泛吐清水,神疲乏力,面色无华,舌淡苔白,脉细无力。胃阴不足者,心烦少寐,口干少津,大便干结,舌红少苔,脉细数。

幽门梗阻、胃出血、胃穿孔是消化性溃疡最常见的并发症。

三、治疗

(一)针灸疗法

治则:疏通经络、和胃止痛。

处方:中脘、梁门、内关、公孙、足三里。

加减:胃肠积热加内庭、前谷;胃寒和脾胃虚弱加脾俞、胃俞;肝气犯胃加太冲.期门;气滞血瘀加合谷、膈俞;食积伤胃加下脘、建里;胃阴不足加太溪、三阴交;痰湿过盛加阴陵泉、丰隆;嗳气泛酸、恶心呕吐加天突;胃痛剧烈加梁丘;便秘或腹泻加天枢、下巨虚;呕血或便血去中脘加血海、膈俞;急性穿孔加天枢、梁丘;失血性休克加气海、关元、素髎、百会。

方义:针灸中脘、足三里,可温中散寒,行气止痛;内关、公孙为八脉交会穴,以治胃部病证;梁门健脾和胃,消食导滞。

(二)耳针疗法

取胃、十二指肠、脾、肝、三焦、耳中、交感、神门、皮质下。每次选 3～5 穴,常规针刺或施行埋针、药丸按压术。隔日 1 次,两耳交替。10 次为 1 个疗程。

(三)皮肤针疗法

腹部任脉穴、足阳明经穴、背部第 7 胸椎至第 1 腰椎两侧夹脊和足太阳经穴。方法:先阳后阴,由上至下,循序叩打,各 4～5 遍,中等刺激,至皮肤潮红为度。每日 1 次,10 次为 1 个疗程。

第十三节　功能性便秘

一、概述

功能性便秘,又称单纯性便秘、习惯性便秘或特发性便秘,是指原发性持续性便秘而无器质性疾病引起者。临床表现,主要包括排便次数减少,排便困难和粪质过硬等,经常三五日或七八日一次。由于胃肠道功能紊乱,患者还可有上腹部胀满、恶心、嗳气、腹痛及排气过多等不适。我国患病率在3%～17%,并呈逐年上升趋势。已成为影响现代人生活质量的重要因素之一。本病归属中医学便秘范畴。针灸治疗便秘,在我国古医籍中有大量记载。最早的文献见于《内经》。如《素问·刺腰痛》:"腰……大便难,刺足少阴。"有学者曾统计,在从先秦至明清的93种中医针灸典籍中,治疗本证共涉及穴位148个,且以照海、支沟、足三里、太白、章门、神阙等应用频次最高。而治疗方法用得最多的是针、灸二法,尚有刺血、敷贴等。这些都为后世提供了十分丰富的可供借鉴的经验。现代针灸治疗功能性便秘,较早的临床报道见于20世纪70年代后期。从80年代开始有关文章逐步增多,着重在继承传统经验的基础上验证单穴治病的经验,如承山、支沟和犊鼻等穴。从90年代中期之后,每年持续有针灸治疗该病文献刊出,从2000年至今,有关文献量大增,成为消化系统中医病证的第二大针灸病谱。在取穴上,不仅继承传统,也结合现代医学的研究结果,如以改善结肠功能为主,可主要取在脐水平面上下穴的穴位;旨在改善盆底肌肉功能的,可以腰骶部的穴位为主。在方法上,除上述外,还采用电针、艾灸、穴位敷贴、温针、穴位埋线等法;在疗效上,从已有临床经验看,针灸治疗便秘是有较好效果的,但由于便秘病因不同,类型较复杂,其疗效存在一定差异,如无力性便秘疗效优于痉挛性便秘,慢传输型便秘疗效优于其他类型等。

二、治疗

(一)古籍记载

取穴:支沟、照海、足三里、承山、太白、章门、石门、神阙。

操作:支沟,足三里,用针刺,支沟用补法,足三里用泻法,采用调气针法;照海、太白、承山,针刺先补后泻,可采用呼吸补泻法;章门,石门,用温和灸法;神阙,用隔豆饼灸法。

古方选辑:

《灵枢·杂病》:腹满,大便不利,腹大,亦上走胸嗌,喘息喝喝然,取足少阴。

《脉经·卷二》:左手寸口人迎以前脉阴实者,手厥阴经也,病苦闭,大便不利,腹满四肢重,身热苦胃胀,刺三里。

《针灸甲乙经·卷七》:少腹痛引喉咽,大便难,膜胀,承山主之。

《琼瑶神书·卷二》:便秘支沟气上攻,升阳三里要搓松,搜松皮吸针头住,再使升提即便通。

《古今医统大全·卷六十九》:秘结:照海(灸三壮,泻之),章门(灸二七壮),太白(灸三壮,泻之),气海(刺),三里(刺)。

(二)现代方法

1.体针

(1)取穴

主穴:①天枢、关元、中脘、气海、上巨虚;②长强、次髎、中髎、会阳、大肠俞、秩边。

配穴:肠胃积热者配内庭、曲池,气机郁滞者配支沟、太冲、四神聪,气血亏虚者配脾俞、胃俞、足三里,阳虚者配肾俞,阴虚者配交信、太溪、大钟。

(2)治法

主穴每次取一组,二组交替,亦可仅用一组。配穴据症而选。均选用 0.30mm×40～75mm 之毫针。主穴第一组,嘱患者取仰卧位,肌肉放松,充分暴露所选穴位的位置,选准穴位,皮肤常规消毒。先针腹部穴,继针下肢穴,快速破皮,缓缓进针至得气后,用平补平泻法。

第二组穴,患者取侧卧位,从长强穴直刺进针约 1 寸,到达肛管直肠环肌群,进针后施以小幅度快速捻转 2 分钟,待肛周出现酸、麻、胀、重等感觉为止;从次髎穴、中髎穴进针,将针与皮肤呈约 75°角沿穴孔刺入,术者手下有坚韧感,继续向内刺入有沉紧涩感,患者有酸、麻、胀、重等感觉并向下腹肚周放射,此时停止进针;会阳深刺使针感放射至肛门;秩边穴以泻法施针,针尖指向后阴,以 35°度角刺入 2.5～3 寸,至患者肛门部有抽胀感时即留针守气。配穴宜以《灵枢·经脉》"盛则泻之,虚则补之,热则疾之,寒则留之"为准则,随证变化运用,冷秘留针,热秘疾刺不留针,虚秘用补法,实秘用泻法。一般宜中等量手法刺激。上述穴位均留针 30 分钟,每 5 分钟行针 1 次,每日 1 次。2 周为一疗程,疗程间隔 3 天。

(3)疗效评价

疗效评定标准:临床痊愈:大便正常,或恢复至病前水平,其他症状全部消失。显效:便秘明显改善,间隔时间及便质接近正常;或大便稍干而排便间隔时间在 72 小时以内,其他症状大部分消失。有效:排便间隔时间缩短 1 天,或便质干结改善,其他症状均有好转。无效:便秘及其他症状均无改善。

2.电针

(1)取穴

主穴:①天枢、大横、支沟、腹结;②殷门(左)、上巨虚(左)。

配穴:气海、水道、关元、足三里、上巨虚、大肠俞、肾俞、八髎、四神聪。

(2)治法

主穴选用一组。二组轮用,或仅用一组,穴位均取。配穴酌情选用 2～3 穴。第一组穴:穴位处常规皮肤消毒,用 0.25mm×40～75mm 一次性针灸针。天枢深刺 1.8～2.8 寸,进针深度突破腹膜,不提插捻转,局部酸胀并有揪痛感为度。余穴常规针法。大肠俞直刺 1.5～2 寸,气海、关元直刺 1.2～1.5 寸,得气为度。上巨虚、足三里、支沟直刺 0.8～1.5 寸,捻转得气,针刺深度以得气为度;八髎穴,刺入第 1.2.3.4 骶后孔进针 2.5 寸。电针输出极可分别连于两侧天枢、水道、大横、腹结及支沟等穴,疏密波,强度以患者腹部肌肉收紧并伴见针柄来回摆动、能耐受为度。输出极也可连于大肠俞和中髎,波形及频率同前,使针感放射至肛门或会阴。通电 30 分钟。第二组主穴,患者取侧卧位。均取左侧穴。选用 0.25×40mm 的针灸针,斜刺(与皮肤约呈 15°角),针刺深度 1.2 寸,针刺得气后,连接电针仪,连续波,刺激频率为 3Hz,强度以患者能耐受为度。先刺激 10 分钟,后保持姿势不变(俯卧位留针)中止电刺激 10 分钟,之后再用同样的频率和强度刺激 10 分钟。配穴,针刺得气后,留针 30 分钟。每日治疗 1 次,7 天为一疗程。疗程间停针 3 天。一般须两个疗程以上。

3.耳穴贴压

(1)取穴

主穴:大肠、直肠下段、三焦、皮质下、交感。

配穴:肝、胆、脾、胃、肺、肾、内分泌、小肠、肛门。

(2)治法

主穴均选,配穴据病情酌加。每次取一侧耳穴。耳部常规消毒。在所选穴区寻找敏感点(压痛点或低电阻点),然后用镊子夹持粘有王不留行籽或磁珠的耳穴贴压并固定于穴区。嘱患者每日自行按压耳穴 3~5 次,每次每穴按压 1 分钟,以局部出现热、胀、痛为宜。

两耳交替,每 3 天更换耳贴一次。10 次为一疗程。

3.疗效评价

疗效评定标准:

近期痊愈:保持 2 天以内排便 1 次,便质转润,排便通畅,伴随症状消失;

显效:2 天以内排便,便质转润,排便欠畅,伴随症状缓解;

有效:3 天以内排便,便质先干后软,排便欠畅,伴随症状缓解;

无效:治疗前后症状无改善。

4.热敏灸

(1)取穴

主穴:热敏点。

热敏点位置:在背侧足太阳膀胱经两外侧线以内,肾俞和大肠俞两穴水平线之间的区域。

(2)治法

先探查热敏点。方法为:手持点燃的清艾条,在距离选定部位皮肤表面 3cm 左右高度处进行悬灸,包括雀啄灸和回旋灸。当患者感受到艾热发生透热、扩热、传热、局部不热远部热、表面不热深部热和非热觉中的一种或一种以,上感觉时,即为发生腧穴热敏化现象,该穴点即为热敏点。在探查到的热敏点中选取 1 个热敏化现象最为明显的穴位,进行悬灸。手持艾条,在选定的热敏点的皮肤表面 3cm 左右高度处,行温和灸,每隔 3 分钟掸灰并调整艾条与皮肤距离,保持足够热度,以发生透热、扩热、传热和非热感觉等腧穴热敏化现象为标准。每次治疗 40 分钟,隔日一次。10 次为一疗程。

5.温针

(1)取穴

主穴:天枢、中脘、石门。

配穴:下脘、关元。

(2)治法

主穴均取,配穴酌加 1 个穴,二穴轮用。用 0.35mm×50mm 毫针,穴区常规消毒后,直刺进针 1.5~2 寸,轻微提插捻转至局部有酸胀感后留针,然后在主穴的针柄上插入 2.5~3cm 长的艾条段,从下端点燃,待艾段燃尽后,可再加一段。每次灸 1~2 壮。灸毕取针。配穴只针不灸。留针 30 分钟。

每日 1 次,治疗 15 天为一疗程。疗程间停针 3 天。

6.针罐

(1)取穴

主穴:①天枢、气海、关元、水道.归来;②神阙八阵穴。

配穴:督脉(背腰段)、膀胱经 1.2 经线(背腰段)。

神阙八阵穴:以神阙穴为中心,以神阙穴至至元穴长度为为半径做圆,并八等分圆周而形成 8 个穴点。

(2)治法

主穴每次取一组,二组可轮用,也可单独应用。用针刺法。第一组穴操作:用 0.30mm×60～100mm 毫针。双侧均取,天枢穴直刺,胖人 2.5 寸,瘦人 2.0 寸,行捻转平补平泻,局部产生酸胀痛感。气海穴、关元穴,直刺加灸,胖人 2.5 寸,瘦人 2.0 寸。水道穴、归来穴呈 45。角向左侧进针,胖人 2.0 寸,瘦人 1.5 寸,施提插泻法,腹部有抽动酸胀感为佳。第二组,取 0.30mm×45mm 毫针,针刺 8 个穴点,均为直刺,深度 0.8～1 寸,采用烧山火补法,即进针得气后浅层为天部,操作拇指向前单方向顺时针捻转,捻转同时将针提插,反复操作 3 次。上述针法,均留针 20 分钟。亦可采取灸法:用自制的灸盒(12cm×17cm)放于神阙八阵穴上,内置点燃的艾条 2 根,每根长 10cm,每次灸 30 分钟。

去针或灸后,再取配穴,采用走罐法。嘱患者取俯卧位,用液体石蜡在背部涂擦后,选用大号玻璃罐,用闪火法在背部拔住。然后用手握住罐子,依次循督脉(从大椎至长强)、膀胱经第 1 和第 2 经线(与督脉相应的背腰段),往返推移,至所拔部位皮肤红润或充血为度。

上法隔日一次,10 次为一疗程,疗程间停治 3 天。

7.穴位敷贴

(1)取穴

主穴:①天枢、腹结、关元;②神阙。

(2)治法

敷药制备:

方一:吴茱萸、干姜、肉桂、小茴香、广木香、白及、白芷、山奈,上药各等份,共研细末,加蜂蜜调和制成直径为 2cm 的药饼备用。

方二:大黄 1g、厚朴 0.5g、小茴香 0.5g.香附 0.5g。将上述中药配方颗粒,临用时用水调成糊状备用。

每次取一组穴位,二组穴位可单独应用,或用一组无明显效果时,改用另一组。第一组穴用处方一,将所选穴清洁后,取药饼贴敷于其上,用消毒敷料覆盖,胶布固定。隔日更换 1 次,15 次为 1 个疗程,疗程间隔 5 天。第二组穴用处方二,脐部清洁后将药糊填满脐窝,以 5cm×4cm 自黏性敷料覆盖,胶布固定。中药敷脐每次可持续一整天,每日更换 1 次。5 天为一疗程,停治 2 天后再继续下一疗程。

8.穴位埋植

(1)取穴

主穴:足三里、天枢、大肠俞。

配穴:中极、长强。

(2)治法

主穴均取,效不显时,酌加配穴。对所选穴位准确标记,并做常规严格消毒,用 1% 利多卡因对穴区进行局麻,将 2 号医用羊肠线 2～3cm 穿入 12 号硬膜外穿刺针针孔中,对准穴位,快速刺入,缓缓送针深达肌层,得气后,边推针芯边退针管,将羊肠线植入穴位。针眼用创可贴固定。穴区在 5 日内,每天用碘酒或酒精棉球消毒针眼一次。

第十四节　肠易激综合征

肠易激综合征(IBS)系最常见以肠道功能失调为主的全身性功能性疾病,常被认为是胃肠神经官能症的一种,其临床特点是与排便有关的腹痛和大便习惯改变(便秘或腹泻,或便秘与腹泻交替),有时大便带大量黏液。IBS 的发病机制目前尚不十分明了,一般认为与精神心理因素、胃肠激素分泌失调、免疫功能紊乱、胃肠动力紊乱、内脏高敏感性等因素有关,是一个多因性、多态性疾病。

中医学将 IBS 归属于"泄泻""腹痛""便秘"与"郁证"等范畴。多由于感受外邪、饮食所伤、情志失常而致脏腑虚弱或功能失调,影响到脾主运化水湿及大肠传导失司功能而发病。一般认为,病位在肠,脾虚肝郁、肝脾不和是本病的基本病机。

一、辨病与辨证

(一)辨病

反复出现的腹胀、腹痛伴腹泻、便秘、腹泻与便秘交替出现等大便异常,兼见烦躁、易怒、失眠、健忘等情绪症状者为肠易激综合征。根据粪便性状可分为四型:至少 25% 的排便为硬粪或干球粪,松散(糊状)粪或水样粪<25%者为便秘型;至少 25% 的排便为松散(糊状)粪或水样粪,硬粪或干球粪<25%者为腹泻型;至少 25% 的排便为硬粪或干球粪,至少 25% 的排便为松散(糊状)粪或水样粪者为混合型;粪便的性状异常不符合上述三型者为不定型。

1.罗马标准 I

下列症状持续或间断发生≥3 个月。

(1)腹痛:常于排便后缓解,并伴有各种类型的排便异常。

(2)各种类型排便异常(至少在 25% 的时间内出现两种以上):大便频率异常;大便性状异常(硬便、稀或水样便);排便异常(排便困难、便急、排便未尽感);黏液便;腹胀感或胀气。

罗马标准 I 要求症状反复持续超过 3 个月,且 25% 以上的时间有腹痛或腹部不适和排便异常,此为诊断 IBS 的必备症状。

2.罗马标准 II

在 12 个月内至少有 12 周(不必是连续的)的腹部不适或腹痛,并具有如下的两项。

(1)排便后缓解。

(2)症状发作时大便频率异常。

(3)症状发作时大便性状异常(硬便、稀或水样便)。

(二)辨证

1.肝气郁结

腹部胀满不适,每于精神紧张时则欲排便,便后腹部症状消失,或大便排出不畅,或伴胸闷痞塞,得嗳气稍舒,或伴食欲减退。舌淡,苔白腻,脉多弦滑。

2.脾胃虚寒

腹部隐痛,喜温喜按,纳减腹胀,大便溏泄或完谷不化,或伴吐清水,四肢不温。舌质淡、边有齿印,苔白滑,脉沉迟。

3.肠道湿热

腹痛,里急后重,泻下急迫,肛门灼热,小便黄。舌红,苔黄腻,脉滑数。

4.肾阳不足

黎明之前脐周作痛,肠鸣即泻,泻后痛减,或下利完谷,腹部畏寒,腰酸肢冷。舌淡,苔白,脉沉细。

二、针灸治疗及选穴原则

(一)治疗原则

本病以疏肝健脾为基本治疗原则。初期调理脾胃,日久健脾温肾。并根据病情演变情况,灵活辨证取穴。

(二)选穴原则

在选穴上主要根据肝主疏泄,脾主运化,大、小肠皆属于胃等理论进行选穴。具体选穴原则如下。

1.局部选穴

通常在腹部局部选穴,中脘在脐上,是胃募、腑会;天枢在脐旁,为大肠募穴;关元在脐下为小肠募穴,诸穴均可疏调胃肠气机。另外,也可选择神阙、水分、归来、腹结等穴位。

2.辨证选穴

肝气郁结,选太冲、肝俞期门、内关等;脾胃虚寒,选脾俞、胃俞、神阙、腰阳关等;肠道湿热,选曲池、阴陵泉、合谷、上巨虚等;肾阳不足,选肾俞、关元、命门等。另外,本病病位在肠,因此,可选大、小肠的下合穴上巨虚、下巨虚,背俞穴小肠俞、大肠俞穴;大、小肠皆属于胃,可选足三里、胃俞等。

3.选调神穴位

如督脉的人中、神庭、百会、风府,以及经外奇穴印堂、心经之神门、心包经之大陵等。

三、推荐针灸处方

(一)推荐处方 1

治法:健脾疏肝,调理胃肠。

主穴:中脘、天枢、关元、足三里、太冲。

配穴:肝气郁结,加肝俞、期门;脾胃虚寒,加脾俞、胃俞、神阙;肠道湿热,加上巨虚、阴陵泉、曲池;肾阳不足,加肾俞、神阙、命门、大肠俞。

操作:常规操作。脾胃虚寒、肾阳不足可用灸法。

(二)推荐处方 2

治法:调神疏肝,健脾理肠。

主穴:天枢、中脘、归来、内关、上巨虚、神门、足三里、太冲、人中、百会。

配穴:肝气郁结,加肝俞、期门;脾胃虚寒,加脾俞、神阙;肠道湿热,加阴陵泉、曲池;肾阳不足,加肾俞、命门。

操作：常规操作。脾胃虚寒、肾阳不足用灸法，均用隔姜灸 3 壮。

四、针灸疗效及影响因素

肠易激综合征治疗上尚没有安全可靠的治疗方法，以综合治疗、对症处理为主要方法，如采用调理胃肠的药物治疗（包括胃肠解痉药、止泻药、泻药）、抗抑郁药物治疗、心理、行为和嘱患者建立良好的生活习惯等。肠易激综合征属于胃肠道功能性疾病，在《实用内科学》中说："治疗胃肠道功能性疾病不能单纯依靠某种特定的药物、针灸或理疗等措施达到治愈目的，治疗的关键在于化解思想矛盾和调整脏器功能"。在此书的治疗中也把中医治疗列为方法之一，其中认为"针灸、理疗等有时有效，可按具体情况采用"。由于肠易激综合征发病的复杂性，目前尚无办法根治，通过综合治疗可使病情好转和基本控制，本病一般不会严重影响全身情况。

近年来，针灸治疗本病有不少报道，表明针灸在缓解主要症状方面有较好的疗效，甚至优于药物的疗效，因此，以针灸治疗为主结合药物、理疗等的综合治疗方法是目前临床上比较可行的。

(一)病因

一般而言，非明显的器质性疾病所致者针灸疗效优于器质性疾病所引起者。环境刺激和精神情绪常导致本病的发生。本病有精神疾病史者约占半数，在本病发生和症状恶化时，常可找到精神受刺激或情绪波动的因素存在，他们比一般人更具神经质，情绪易激动，不安、焦虑和抑郁。各种情绪因素刺激机体，影响了自主神经功能，从而引起结肠和小肠的运动功能改变以及分泌功能失调。另外，如工作量骤增、经济负担加重、失业、亲人故去、人际关系不顺和家庭纠纷等也可诱发病变，由环境因素和精神情绪所促发者，针灸疗效最好。某些食物常导致本病发生，IBS 患者可能对某种或多种食物不耐受，进食后可诱发或加重其症状，有人对 20 多种食物分别进行观察，发现酸性水果、新鲜色拉、香料、酒类、辣椒和浓咖啡是引起本病腹痛的主要原因，通过戒除这些食物的摄入，针灸也可取得非常好的疗效。IBS 有明显家族聚集倾向，约 33% 左右的患者有家族史，而且每一家族中 IBS 患者的临床表现雷同，如以腹泻为主（肠运动亢进型）和以便秘为主（肠运动缓慢型）者以女性 O 型血为多，因此，遗传因素所致者针灸疗效最差。

(二)病程

一般而言，病程越久，肠道运动和分泌功能紊乱的异常规律越顽固，针灸治疗需要越长的时间。因此，应及时治疗，病程越短，疗效越好。

五、针灸治疗的环节和机制

(一)调节自主神经功能

现代研究证明，针灸对肠道功能紊乱有良性双向调节作用，既能使运动亢进而处于痉挛状态的肠平滑肌舒张，也能使运动过缓收缩无力的肠平滑肌收缩加强，且作用快，后效应时间长，很适合用于以肠运动功能障碍为主要病理的 IBS 的治疗。

(二)整体调节

本病与胃肠激素分泌失调、免疫功能紊乱及内脏高敏感性等密切相关，针灸具有多途径的调节作用，可调节胃肠激素分泌、免疫功能等，从而有利于本病的康复。

六、预后

轻型患者预后良好,饮食调整也有重要的作用。某些食物如咖啡因、乳果糖、脂肪食物、酒类和豆类等,若食后症状加重应予避免。中型患者的治疗,除轻型患者的治疗外,发作时还需配合药物治疗。重型患者常否认自己有病,或是频繁地找胃肠学家会诊,传统的心理治疗或直接作用于肠道的药物对于这类患者来说往往无效,需要医师给予特殊的方法和对精神起作用的药物来治疗。目前,西药治疗该病的效果并不理想,不良反应较大,患者服药的依从性也较低,多数趋向于中医针灸治疗。大量的临床也证明,针灸对 IBS 有较好的治疗效果。

第十五节　慢性病毒性肝炎

一、概述

慢性病毒性肝炎,又称慢性肝炎,以慢性乙型病毒性肝炎最为常见,也是针灸治疗的主要类型。目前,国内按临床分型,一般分为慢性迁延性肝炎和慢性活动性肝炎二型。前者指急性肝炎患者迁延不愈,病程超过半年者;后者指症状和体征持续一年以上。慢性肝炎,临床主要有乏力、纳呆、腹胀及肝区痛等症状,肝脏大多较正常为大,质地中等,或呈颗粒状或有结节形成。慢性活动性肝炎还可出现肝外多脏器损害。

慢性病毒性肝炎,由于肝区痛是其最常见症状,故中医学将其归入"胁痛"范畴。针灸治疗慢性肝炎,在古代医籍中亦多归为"胁痛"。胁痛的施治,比较明确与针灸关的首见于《足臂十一脉灸经》:"足少阳脉:胁痛……皆灸少阳脉。"至《内经》,则有更详的描述。在后世的不少医著中,诸如《脉经》、《针灸甲乙经》、《备急千金要方》、《琼瑶神书》、《医学纲目》、《神应经》、《针灸大成》及《神灸经纶》等都有这方面载述。《针灸大成》还特别强调了胁痛的针灸辨治,指出有怒气伤肝、血不归元的胁痛等多种,取穴各有不同。

针灸治疗慢性肝炎的现代报道,始于 20 世纪 50 年代。而从 70 年代起,有关资料逐渐增多。包括各种类型的慢性肝炎,也涉及对无症状乙型肝炎病毒表面抗原携带者的针灸治疗。国内早期多采用穴位注射之法,并发现所选择的药物与疗效有一定关系。80 年代以后,一直至进入 21 世纪以来,有关临床文献日益增多,以 1989～2003 年最为集中。除继续以应用穴位注射法为主外,还采取灸法、拔罐、穴位激光照射、耳穴埋针、穴位埋线.穴位敷贴、温针灸等多种穴位刺激法,有不同程度的疗效。国外对针灸诊治慢性肝炎也较为重视。在针灸诊断方面,发现慢性肝炎的患者,某些穴位会产生特异变化。

基本上已经证实,针灸对缓解以至消除慢性肝炎的腹胀.胁痛、疲劳以及食欲缺乏等症状的疗效和对慢性肝炎患者的整体调整作用是肯定的。由于迄今为止西医尚无治愈本病之法,因此,针灸应当作为其重要的一种治法,加以研究和推广。

二、治疗

(一)古籍记载(胁痛)

取穴:期门、章门、丘墟,行间、阴陵泉、膈俞、肝俞、足三里。

操作:每次取 3～5 个穴,先针期门,继针他穴。足三里施以温补之法,行间用泻法,余穴均用平补平泻法,期门宜沿皮刺3寸。留针15分钟。针后可施灸。

古方选辑:

《素问·藏气法时论》:肝病者,两胁下痛引少腹。取其经,厥阴与少阳。

《针灸甲乙经·卷之九》:胸胁榰满,痛引膺,不得息,闷乱烦满,不得饮食,灵墟主之。

《卫生宝鉴·卷十八》:范郎中夫……病心腹胀满,旦食则呕,暮不能食,两胁刺痛,诊其脉弦而细,先灸中脘穴。

《神应经》:胸胁满引腹:下廉、丘墟、侠溪、肾俞。

《东医宝鉴·外形篇》:胁并胸痛不可忍,取期门、章门、行间、丘墟、涌泉、支沟、胆俞。胸胁胀痛,取公孙、三里、大(太)冲、三阴交。

《神灸经纶·卷三》:两胁胀满:胆俞、意舍、阴陵泉。

胁肋胀痛:膈俞、章门、阴陵泉、丘墟。

(二)现代方法

1.穴位注射

(1)取穴

主穴:足三里、脾俞、肝俞、三阴交、阴廉。

配穴:期门、中都、胃俞、地机。

(2)治法

药液:丹参注射液.HBsAg iRNA、维生素B加维生素B12、维生素K1.干扰素、苦参素、胸腺肽、黄芪注射液。

以主穴为主,疗效不显时酌配或改用配穴。除HBsAgiRNA仅取阴廉外,余每次取1或2对穴。上述药液,任取一种。每穴注射量:丹参注射液为1mL、HBsAg-iRNA 2mg、维生素K_1 5mg;每次注射总剂量:干扰素为300～500万单位,苦参素2mL,胸腺肽1.6mg.黄芪注射液10mL,维生素$B_1$2mL(含量100mg)和维生素B_{12}1mL(含量0.1mg)混合后,分注于4穴。注射时,用5号齿科长针头,穴位常规消毒后,迅速刺入,慢慢送针,至有较明显的酸胀得气感时,用中等速度推入药液。第1疗程,每日1次,至第2疗程,如症状改善,可改为隔日一次,待各项肝功能正常,症状消失后,宜剂量减半,再巩固1～2疗程。15次为一疗程。

亦可配合服用下列方剂:黄芪、麦芽各35g,羊蹄根、桑椹子各40g,贯众25g,丹参、赤芍、郁金各12g,白术、茯苓、淫羊藿、山楂各15g,西洋参粉2g(冲服)等组成,水煮服,每周6剂,3个月为1个疗程。

(3)疗效评价

疗效标准:临床痊愈:经治疗后,症状消失,各项肝功指标正常,肝大恢复;显效:症状均明显减轻或多数症状消失,肝功指标接近正常或肝功指标多数正常,肝大改善;有效:症状和体征有一定改善;无效:症状和体征均无改善,或反趋向恶化。

2.体针

(1)取穴

主穴:分3组。①至阳、肝俞、阳陵泉;②大椎、气海;③内关、三阴交、太冲。

配穴:足三里、丘墟。

（2）治法

慢性肝炎取第一组，无症状乙型肝炎病毒表面抗原携带者取第二组穴。乙型肝炎患者ALT 持续不降者取第三组穴。酌加配穴。第一组穴操作，至阳穴向上斜刺 1 寸，肝俞向脊椎侧斜刺，阳陵泉和足三里均直刺 1.5 寸，以得气为度，留针 10 分钟。第二组，大椎穴针刺得气后，小幅度持续捻转 1～2 分钟，以向下传导为佳，不留针。气海穴直刺至局部酸胀，留针 30 分钟。第三组选 0.30mm×(25～60)mm 毫针，采用平补平泻法，留针 30 分钟。配穴足三里，留针 30 分钟，每 10 分钟捻转 1 次，针后以艾条温和灸 5～10 分钟。丘墟穴，直刺，得气后施平补平泻法。前二组穴，均为每周针 3 次；第三组穴，每日针刺 1 次。均以 10 次为一疗程，疗程间停针 3～5 天。

3.穴位敷贴

（1）取穴

主穴：阿是穴、日月、章门、期门。

阿是穴：肝区或章门穴与期门穴二穴连线中点。

（2）治法

敷药制备：

1）乙肝膏方：赤芍、紫草、黄芪、当归、百合、五味子、仙鹤草、乳香、红花、川楝子、香附、青黛、炒鸦胆子、狼毒各等量共研细末，用陈醋、蛋清、蜂蜜按 2∶1∶5 的比例搅拌呈糊状，文火蒸5 遍以上呈黏稠状，摊于麝香追风膏上备用。

2）乙肝散方：姜黄、蒲黄、红花、滑石、栀子、猪肝(焙干)适量，研细末，用乙醇调成糊状，摊于麝香追风膏上备用。

3）桃仁、当归、川芎、丹参、红花、鳖甲、白术、水红花子、冰片。各适量，研末，用食醋调成糊状。一次药膏用量约为 30g。

操作：第一、二方，两贴方可单独使用，也可交替应用。主穴均贴，每 4 天换药 1 次，15～20次为一疗程。第三贴方，一次贴敷 2 个穴位，穴位可轮用。于贴敷 6～24 小时后除去，一日 1次，15 日为一个疗程。少数患者贴敷后，可能在贴敷处出现小粒水疱，待其自然干瘪后，可重新贴敷，或者更换穴位贴敷。

4.艾灸

（1）取穴

主穴：分 2 组。①肝俞、脾俞、大椎、至阳、足三里；②期门、章门、中脘、膻中.石子头。

石子头位置：太渊穴上 3 寸。为古人治疸消黄之验穴。

（2）治法

采用麦粒灸或药饼灸。可任选一种，亦可交替使用。每次选一组穴，两组交替。麦粒灸法为，取纯艾制成麦粒大小艾炷，先于施灸部位涂少许凡士林或大蒜汁，趁其未干时，将艾炷粘于其上，点燃。当艾炷燃至一半左右，患者感到皮肤发烫或有灼痛时，即用镊子将剩下之艾炷夹去换新艾炷施灸，以局部皮肤红晕为度。一般每次灸 5～7 壮。隔饼灸为隔附子饼灸，可用附子切成薄片，亦可将附子研末，以黄酒调和做饼，厚约 0.3～0.6cm。施灸时，用重 2g 之艾炷，下衬附子饼和脱脂棉，灸至患者感灼热不可忍时，可略移动附子饼，或另易新炷。每次每穴灸

3～5壮,以皮肤出现红晕为度。隔日一次,3 个月为一疗程。一般治疗一疗程,如未见效,可隔一周后,续灸。

（3）疗效评价

经 3 个月治疗后,患者的主要症状得到改善,以消化道诸症的改善最为明显,体征方面则以肝区叩痛减轻为主。肝脾肿大超过肋下 2cm 者,则艾灸后无明显回缩。艾灸后,还对多种血清谷丙转氨酶(S-GPT)、血清前清蛋白(PA)和血清 r-GT 等肝功指标有不同程度的影响。

5.穴位注射加敷贴

（1）取穴

主穴:足三里、阳陵泉、三阴交。

配穴:大椎、肝俞、脾俞、至阴。

（2）治法

药液注射用水 2mL。主穴每次均取一侧,行穴位注射。刺入至得气,回抽无血后,每穴注入 0.5～1mL。每周 2 次,二侧交替。

配穴:用敷贴法。敷药制备:斑蝥、丹参、赤芍各 20g,白芥子、地鳖虫各 10g,玄参、连翘各 12g,研末加适量凡士林调成膏备用。每次取 2 个穴,每穴用药 1g 贴敷,上以消毒敷料固定,6～12小时自然起疱,不必放液,让其自行吸收,每周 1 次。

6.温针

（1）取穴

主穴:中脘、气海、足三里、阳陵泉。

配穴:曲池、合谷、三阴交。

（2）治法

主穴均取,酌加配穴。采用 0.35mm×50mm 毫针,深刺至得气后施平补平泻手法,留针30～40 分钟,每隔 10 分钟行针一次。取陈艾绒捻成如枣核大的艾炷,裹在中脘、气海、双侧足三里、双侧阳陵泉(有腹腔积液者加三阴交)针尾处点燃,依病情灸 5～7 壮,以患者感热、局部皮肤潮红为度。每日 1 次,15 次为一疗程。停治 3～5 日继续第 2 个疗程,3 个疗程后复查肝功能。

第十六节　肝硬化

一、概述

肝硬化是一种常见的由不同病因引起的慢性、进行性、弥散性肝病,在我国主要由病毒性肝炎引起,在国外,特别是北美、西欧则以慢性酒精中毒常见。分为代偿期和失代偿期二期。

早期,即代偿期,可无明显症状,或症状较轻。一般以乏力、食欲减退、右上腹隐痛、腹泻及黄疸.脾大、腹腔积液,肝脏质地偏硬、先大后小等为主要临床表现。现代医学迄今尚无特效药物。

中医无肝硬化病症名,其中肝硬化腹腔积液与中医臌胀类似。

针灸治疗臌胀,最早记载见于《内经》。《灵枢·水胀》明确指出:"鼓…腹胀身皆大,大与肤胀等也。色苍黄,腹筋起,此其候也。先泻其胀之,血络,后调其经,刺去其血络也。"后世医著如《针灸甲乙经》《针灸资生经》《神应经》《神灸经纶》等,多有载述和发挥。

近代针灸治疗本病,在 20 世纪 20 年代初曾有针刺治疗单腹胀症的文章,但明确提出对肝硬化进行针灸治疗的报道,则见于 50 年代中期。之后,国内外虽均有关于肝硬化的临床观察和实验研究,但所积累的病例数较少,且主要应用于早期肝硬化。穴位刺激方法亦不多。至 90 年代,出现了穴位敷贴法,并迅速引起针灸界的重视,近二十年来大量的临床报道见诸于各地医学刊物。当然,目前敷贴物还多是单方或验方的临床经验总结,存在优化和规范问题,特别是缺乏随机对照等严格设计的规范临床研究。这一问题,同样存在于用于治疗肝硬化的其他穴位刺激疗法,诸如针刺、艾灸、穴位注射等,故尚难揭示其针灸治疗规律。

从已积累的经验看,针灸对本病可作为一种重要的辅助治疗方法,因此,本节所述疗法均要求和中西药物同时应用,以发挥协同作用,提高临床疗效。

二、治疗

(一)古籍记载

取穴:肝俞、脾俞、气海、水分、章门、复溜、足三里、三阴交、神阙、中封、行间。

操作:每次取 4～5 个穴,腹部及背部俞穴宜灸,其中肝俞宜麦粒灸百壮,脾俞灸随年壮,神阙隔盐灸,亦可以艾条灸。至局部潮红为度。下肢穴用针刺,补法或平补平泻法,留针 15～30 分钟。

古方选辑:

《针灸资生经·卷四》:水分治腹胀如鼓,水肿腹鸣。胃虚胀不嗜食,绕脐痛,冲胸不息……复溜治腹中雷鸣,腹胀如鼓,四肢肿,十水病。章门疗身黄赢瘦,四肢怠惰,腹胀如鼓,两胁积气如卵石。中封、四满主鼓胀。

《景岳全书·杂证谟·肿胀》:脾俞(治胀随年灸之)、肝俞(治胀灸百壮)、三焦俞(治心腹胀满,饮食减少,小便不利,赢瘦少气)、水分(治腹胀绕脐结痛,不能食,若是水病,尤宜灸之)、神阙(主水肿膨胀、肠鸣如水之声,极效)、石门(主水肿水行皮中,小便黄)、足三里(主水肿腹胀)、水沟(主一切水肿)。

《类经图翼·卷十一》:水沟(三壮)、水分(灸之大良)、神阙(三壮,主水鼓甚妙)、膈俞、肝俞、脾俞、胃俞、肾俞、中脘、气海(气胀、水鼓、黄肿)。

《神应经·腹痛胀满门》:鼓胀:复溜、中封、公孙、太白、水分、三阴交。

《针灸大成·卷九》:单蛊胀:气海、行间、三里、内庭、水分、食关(在建里旁 1 寸,为奇穴)。

双蛊胀:支沟、合谷、曲池、水分……三里、三阴交、行间、内庭。

(二)现代方法

1.穴位敷贴

(1)取穴

主穴:期门、神阙。

配穴:章门、日月、阿是穴。

阿是穴位置:肝脏、脾脏局部。

(2)治法

敷药制备：

1)软肝膏：黄芪、当 8cm×8cm 地、柴胡、桃仁、三棱等研末，配制成膏药，膏药摊在 8cm×8cm 不吸水的棉纸上备用。如伴腹腔积液，另加甘遂末 1g 于膏药上。

2)逐水消臌散：甘遂、大戟、三棱、莪术、地鳖虫、木香、玄参、地龙各 10g，白芷、白花蛇舌草、生大黄各 30g，蜈蚣 1 条，天南星、全瓜蒌各 15g。加减：水肿甚，腹胀满者加泽漆 30g，蟾蜍皮 10g；腹胀明显而腹腔积液较少者加枳实、青皮、陈皮各 20g，上药研为细末。放入 10cm×10cm 的布袋中备用。

3)红花、姜黄、赤芍、山栀、川楝子、香附、猪肝(焙干)各等量，研细末，用蜂蜜 75%乙醇按 2：1 的比例调成糊状加入少许月桂氮唑酮透皮促进剂。贮棕色瓶备用。

操作：方之一软肝膏，仅取主穴患侧，将膏药贴在期门和神阙穴区。可令患者每日自行换药 1 次，3 个月为一疗程。方之二逐水消臌散，用食醋和匀后放入专用电饭煲内蒸热，趁热贴敷于主穴并加配穴 2 个，每次贴敷 30 分钟，每日 2 次。若药粉冷却后可以再次加温。7 天为一个疗程，每个疗程结束后停敷 2 天，再进行下一个疗程，腹腔积液消失后停用。方之三以章门空为主穴配以日月穴和期门穴。一般仅取一穴。敷贴时将上述药膏反摊在麝香膏的黏性面(约 4cm×6cm 大小范围内)，贴于章门穴，6 天换一次，15 次为一疗程。有些患者贴敷后会出现小水疱，可换贴配穴，待主穴的水疱自然干瘪后再贴。

(3)疗效评价

疗效评定标准：显效：腹腔积液(B 超检查证实)及全身症状缓解或消失，肝功能恢复正常。好转：腹腔积液及其他症状明显好转，肝功能有改善。无效，腹腔积液未见减轻，其他症状及肝功能无改善或恶化。

2.针灸

(1)取穴

主穴：肝大新穴、三阴交、曲池、肝俞、阳陵泉、中脘、章门、足三里。

配穴：心悸失眠加内关、神门，尿少加阴陵泉、关元，食欲缺乏加胃俞，腹腔积液加肾俞、水分、三阴交。

肝大新穴位置：足背侧第 3、4 趾间的凹陷处。

(2)治法

每次取主穴 3~4 个，据症酌加配穴。肝大新穴针法：穴区消毒后，用 1 寸毫针刺入 5 分，轻度刺激，留针 10 分钟。背部穴，针刺得气后，轻刺激施补法 1 分钟，即去针，腹部穴宜留针 15~20 分钟，用平补平泻法，四肢穴以中等强度的刺激，施平补平泻法 2 分钟之后，留 20~25 分钟。留针期间，每隔 5 分钟，行针 1 次。针后在气海.关元、肝俞，用艾条熏灸或太乙神针灸半小时，以局部出现红晕为度。隔日一次，15 次为一疗程，间隔 56~7 天，继续下一疗程。

在针灸治疗过程中，可配合服用下列中药：柴胡 15g，白术 25g，茯苓 25g，生地 30g，山萸肉 10g，枸杞子 30g，赤芍 25g，丹参 30g，炙鳖甲 40g，白花蛇舌草 50g，生牡蛎 20g，甲珠 15g，重楼 15g，半枝莲 25g，三棱 15g，莪术 15g。每日一剂，水煎成 400mL，早晚分服。

3.穴位注射

（1）取穴

主穴:足三里。

配穴:委中、三阴交。

（2）治法

药液:华蟾素注射液、呋塞米注射液、苦参素注射液。

操作:主穴 5mL。取双侧 400mg 穴位,以一次性注射器吸取华蟾素注射液 5mL 或苦参素 400mg,用左手拇、示指固定穴位,右手呈握笔状执注射器与皮肤垂直,快速刺入 1.5～2.0cm,做小幅度提插,待有酸、麻.重、胀等任何一种感觉时,即将针尖稍提回抽无血后,把药液缓缓注入,每侧穴各注入华蟾素注射液 2.5mL 或苦参素 200mg,每日 1 次,存活者坚持 3 个月一疗程。备用穴,主要用于治疗肝硬化腹腔积液,多取委中,效不佳时可改三阴交。取一侧配穴常规消毒,用注射针快速刺入,上下提插,注意手法要轻,不可伤及主要神经或血管,得气后回抽无血,注入呋塞米 10～40mg,出针后按压针孔勿令出血。每日 1 次,左右两侧委中或三阴交交替注射。

（3）疗效评价

疗效判定标准:临床痊愈:临床症状消失,移动性浊音消失,肝功能恢复正常,B 超检查显示无腹腔积液;显效:临床症状基本消失,移动性浊音消失,肝功能尚轻度异常,B 超检查无腹腔积液;有效:临床症状有改善,移动性浊音仍为(＋),肝功能有好转,B 超检查腹腔积液减少;无效:临床症状无改善,移动性浊音、肝功能及 B 超检查均无变化。

4.隔物灸

（1）取穴

主穴:①神阙;②中脘。

配穴:足三里、三阴交、水分。

（2）治法

主穴每次取 1 个穴,配穴据症酌加。第一组穴,采用隔膏药灸法:以健脾软肝膏(党参、白术、桃仁、郁金、薄荷、鸡内金等,研粉制成膏药)敷于脐中,用量与腹面平,上用纱布或肤疾宁覆盖。然后点燃艾条,以温和灸法熏灸敷药处 15 分钟,以热力直达穴区为佳。每天灸 3 次,48 小时换贴膏药 1 次,一般以治 3 个月为一疗程。第二组穴及配穴可用隔姜艾灸法,法同上。

（3）疗效评价.

疗效评定标准:

显效:自觉症状消失,肝功能恢复正常,A/G 比值升至正常,肝脾肿大回缩。

有效:自觉症状改善或部分好转,肝功能基本正常,A/G 比值升至 1～1.3 之间,肝脾肿大稍有回缩(锁骨中线肋下回缩 2cm 以内者)。

无效:临床症状.体征、化验室检验均无改善,甚至加重者。

5.穴位离子导入

（1）取穴

主穴:期门、肝俞。

（2）治法

药液：软肝煎浓煎剂（由鳖甲、郁金、丹参、莪术、茵陈、白术组成）。

操作：患侧主穴均取。用两块浸透中药的衬垫（由 10 层无菌纱布制成，大小为 10cm×10cm），分别置于两穴，再在衬垫上和两穴对侧分置正负电极板，电极板分别接 VLH6100 光电离子治疗仪的正负输出极。电流强度 0.3mA/cm²，每次治疗 30 分钟。每日 1 次。15 天为一疗程，间隔一周进行下一疗程，共治疗 3 个疗程（45 天）为一阶段。

（3）疗效评价

共观察 60 例肝硬化失代偿期患者，通过对治疗前后的比较，显示本法可明显改善肝硬化患者的临床症状、体征、肝功能及肝纤维化指标；B 超检查表明，脾大回缩、肝门静脉改善（P 均<0.05）。

6.电针

（1）取穴

主穴足三里、中脘、内关、百会。

（2）治法

上穴均取，进针后患者有酸、沉、胀、麻感，医者沉紧感为得气。得气后单侧接 WQ6F 型电针治疗定频率 F1＝80 次/秒，变动频率 F2＝120 次/秒，电量以穴位局部见肌肉轻微抽动，患者能够耐受的最高限度为宜，留针 40 分钟。每日 1 次，2 周为一疗程。

（3）疗效评价

疗效评定标准：根据肝硬化患者的食欲缺乏、早饱、嗳气、反酸、恶心、呕吐、上腹胀痛、餐后过饱 8 项症状的严重程度定出以下的评分标准：无症状为 0 分，偶尔出现症状或症状很轻为 1 分，症状较重但不影响正常生活或工作为 2 分，症状严重且明显影响正常生活或工作为 3 分，8 项总分共 24 分。

疗效判定标准：显效：症状积分降低>80％；有效：症状积分降低>50％；无效：症状积分降低≤50％。

第十七节　植物状态

植物状态是一种特殊形式的意识障碍状态，可由各种病因引起，如颅脑外伤、脑血管病、各种中毒、缺氧性脑病、中枢神经系统感染及慢性代谢性疾病等。美国的 Rosenberg 等对于本病的定义为"患者完全失去对自身及周围环境的感知，有睡眠觉醒周期，保持或部分保持下丘脑与脑干的自主功能"

持续性植物状态属中医"神昏""昏蒙""昏不识人"的范畴，是一种特殊类型的"神昏"，多由头部外伤、毒邪犯脑、外感热病重症、内伤杂病的中风及类中风等引起。初为瘀血阻络、热毒犯脑、肝风内动等实证，日久均可造成血虚精亏.脑髓失养，也可因老年虚衰、先天禀赋不足直接造成脑髓空虚。以上都能引起清窍不利、昏不识人、神明失明，表现为不能理解、表达语言，认知功能丧失等。由于持续性植物状态属慢性意识障碍，能自动睁眼及有睡眠觉醒周期，临床辨证又与痴呆有某些相似之处。

一、辑病与辨证

(一)辨病

1.美国 Rosenberg 等提出的标准

患者不能感知自身或周围环境,他们不能与人们相互交流、沟通;对视、听、触觉或有害刺激无持续性、重复性、目的性或随意性的行为反应;对语言不能理解,也不能表达;存有睡眠-觉醒周期;在医疗与护理下,完全保持有下丘脑与脑干的自主功能;大、小便失禁;不同程度地保存有颅神经(瞳孔、眼-脑、角膜前庭眼、呕吐)和脊髓反射。

2.中华医学会急救医学分会意识障碍研究专业组制订的标准

认知功能丧失,无意识活动,不能执行指令;保持自主呼吸和血压;有睡眠一醒觉周期;不能理解和表达语言;能自动睁眼或刺激下睁眼;可有无目的的眼球跟踪运动;下丘脑功能及脑干功能基本保存。

(二)辨证

1.痰瘀阻窍

多有脑外伤或脑血管病史。睁眼若视,貌似清醒,肢体拘急或四肢屈曲强直,舌强不利,痰多流涎。舌质淡暗,苔薄腻,脉滑。

2.痰热壅肺

痰热壅肺多见于气管切开肺部感染者。神昏喘息,呼粗吸促,呛咳痰黏,色黄或绿,时夹脓痰,不易咯出,大便干结。舌质淡红,苔黄腻,脉滑数。

3.风痰闭窍

神昏不语,口噤介齿,项背强直,甚则角弓反张,手足挛急,腹胀便秘。舌红,苔黄腻,脉弦滑。

4.气血亏虚

睁眼昏愦,安静不动,颜面少泽,自汗便溏,肌肉萎缩,肢体软瘫或偏瘫不用,或欲笑欲哭,或语謇舌强。舌淡衬紫气,苔薄,脉细滑。

5.肾枯窍闭

神志痴呆,表情淡漠呆钝,饮食衰少,大肉削脱,大骨枯槁,二便自遗。舌淡胖,苔薄,脉沉细。

二、针灸治疗及选穴原则

(一)治疗原则

本病以醒脑开窍为基本治疗原则。

(二)选穴原则

在选穴,上可根据督脉总督诸阳、入络脑,心主神明,心包为心之外卫、又代心行今等理论选用穴位。基本选穴原则如下。

1.局部选穴

吞咽困难者,可选廉泉、哑门;二便不利者,可选三阴交、中极、关元、天枢等;四肢萎废者,可选手三里.臂臑、肩髃、血海、梁丘、腿部排刺等。

2.辨经选穴

脑为元神之府,督脉入络脑,可选人中、百会、风府、神庭等开窍醒神;心主神明,故取心经穴神门、少冲,心包经穴中冲、大陵、内关等穴开窍醒神,调理气机。

3.辨证选穴

痰瘀阻窍,选上星、风池、天突、中脘、丰隆、足三里、阴陵泉、血海、膈俞等;痰热壅肺,选肺俞、天突、尺泽、鱼际、丰隆、中脘、曲池、少商等;风痰闭窍,选风池、头维、合谷、太冲、中脘、丰隆等;气血亏虚,选气海、脾俞、血海、膈俞、足三里、三阴交等;肾枯窍闭,选风池、上星、肾俞、关元、悬钟、太溪、三阴交、膏肓等。

(三)头针

头针可选额中线、顶中线等。额中线采用齐刺法,即从神庭穴自上而下进针,第2.3针则分别从神庭穴旁5分处进针,针尖稍向正中线透刺1寸;顶中线由前向后沿头皮呈30°角快速刺入至帽状腱膜下层深1寸左右,以120次/分钟的频率捻转1分钟,接电针仪,用连续波,刺激量由弱逐渐加强,以局部可见肌肉轻微抽动为度,通电30分钟后,留针6～8小时。

三、推荐针灸处方

(一)推荐处方1

治法:醒脑开窍,调理气血。

主穴:人中、百会、曲池、手三里、足三里、太冲、十宣。

配穴:痰瘀阻窍,加天突、中脘、丰隆、血海、膈俞;痰热壅肺,加肺俞、天突.尺泽、丰隆、中脘;风痰闭窍,加风池、合谷、中脘、丰隆;气血亏虚,加气海、脾俞、血海、膈俞、三阴交;肾枯窍闭,加肾俞、关元、悬钟、太溪、膏肓。

操作:人中穴强刺激,采用雀啄泻法。百会.神庭针刺后用泻法,连接电针仪,连续波。十宣穴点刺放血。廉泉、哑门针后不留针,得气拔针。余穴常规操作。

(二)推荐处方2

治法:调神开窍。

穴位:风府、哑门、水沟、内关、劳宫、神门、涌泉、三阴交。

操作:风府、哑门对准口部与耳垂水平进针,勿提插,微捻转;水沟向鼻中隔方向刺入0.5寸左右,采用雀啄刺法。其余腧穴均按常规操作。内关、三阴交针刺后,接电针仪,用疏密波中强度刺激,每日1次,每次30分钟。

四、针灸疗效及影响因素

目前尚没有一种特效方法能治疗本病,各种方法均在探索中。近年来有一些针灸治疗能唤醒植物状态的报道。因此,针灸作为一种试用的方法,疗效很难预测。

(一)病因和病情

对于外伤引起的暂时植物状态,针刺可提高脑干网状觉醒系统的兴奋性,解除大脑皮质的抑制状态,促进患者的意识恢复,效果较好。非外伤性植物状态患者大都不可能恢复,针刺作用点仅在于改善部分机体功能及并发症的治疗,如变性代谢性疾病所致的持续性植物状态(PVS)者。病灶范围越广,脑组织损害愈严重,针灸效果愈差。

（二）年龄

植物状态患者恢复意识的可能性随年龄的增高而逐渐减少，年轻患者脑血供相对较好，脑组织修复能力强，疗效优于老年患者。

（3）治疗时机

一般认为，外伤性植物状态的苏醒期为 1 年，非外伤性为 3 个月，因此，针灸治疗开始时间越早，有效率越高。针灸能使病损区残存的细胞原有潜在的功能充分调动起来，最大限度发挥其作用，如果早期没有得到针灸治疗及积极语言训练，病损区神经细胞潜力不能很好调用，由脑功能再建来实现语言能力的恢复，其时间就可能缓慢且程度有限。

五、针灸治疗的环节和机制

（一）兴奋脑干网状结构

针灸对植物状态患者的神经刺激，目的是通过对脑干网状结构的兴奋刺激，激活上行网状系统，再达到大脑皮质，以唤醒皮质功能，即所谓"唤起反应"，从而有助于解除大脑皮质的抑制状态。因此，在促醒植物状态中有相当重要的作用。

（二）对大脑皮层的广泛刺激

针刺通过对周围神经刺激（如双侧腓神经或正中神经），对正常人有激活脑电的效果，使 a 频域的波幅增大，提示可能对植物状态患者有促使大脑皮质广泛觉醒的潜能。

（三）调动残存细胞的潜能

针灸能使病损区残存的神经细胞原有潜在的功能充分调动起来，最大限度发挥其作用，针刺不仅可提高脑干网状觉醒系统的兴奋性，解除大脑皮质的抑制状态，促进患者的意识恢复，且可保持全身关节、肌肉的必要运动和肌肉、神经的兴奋，并尽最大可能保障全身重要器官的生理功能，为复苏后机体功能的康复打下良好的基础。

（四）改善大脑的循环

PVS 患者的神经细胞发生脑代谢紊乱、缺血、缺氧、自由基增多等病理生理改变，针刺可清除氧自由基，改善缺血、缺氧状态，保护脑神经细胞，可避免脑细胞进一步受到损害。

（五）改善吞咽功能

昏迷患者的咳嗽反射消失和吞咽反射变浅或消失，呼吸道的分泌物难以有效排出，易导致呼吸道梗阻和吸入性肺炎，针刺局部穴位可促进患者椎基底动脉供血，促进皮质延髓束的功能恢复，改善乔咽功能。

（六）提高免疫

植物状态患者抵抗力低下，易引起肺部.尿道感染，针灸可调节患者免疫系统，提高免疫力，改善整体机能状态。

六、预后

本病的预后与年龄、病因和病程等有密切关系。年龄是影响存活的主要因素之一，植物状态的婴儿、儿童和老年人的寿命要比青年、中年人短，其与 PVS 的病因和并发症的关系有待进一步阐明。PVS 的预后与病因有显著相关性。外伤性 PVS 意识恢复的情况远优于非外伤性。至于变性.代谢性疾病和先天畸形一旦发展为 PVS 是完全不可能恢复的。成人及儿童外伤性损伤 12 个月后的 PVS 均为永久性植物状态，而非外伤性的成人及儿童 PVS3 个月后即为永久性的。永久性植物状态基本上是不可逆的，只有极个别例外，而且即使意识恢复，也大都遗留轻度或重度残废。

第十八节 共济失调

一、概述

共济失调是一组以共济失调、辨别距离障碍为突出症状的神经系统进行性变性疾病。虽然其病因可不同，且根据其起病早晚可分为三种类型，但都有步态不稳、行走摇摆、眼球震颤、发音不清等共同特点。目前，针灸主要用于遗传性共济失调和中风（包括小脑梗死和小脑出血）后小脑性共济失调。前者为缓慢进展的共济活动障碍，病因不明，多数为遗传性。临床上还可出现协调运动障碍、肌张力降低、语言障碍、腱反射减弱、辨距不良、"反冲力"消失、书写障碍等症状。现代医学尚无有效治疗方法。

本病在中医学中，属于风痹的范畴。

在古医籍中，针灸治疗风痹，首见于晋《针灸甲乙经》，唐代的《备急千金要方》还详细地记载了灸治之法。在之后的文献中，多散见于有关瘫痪的治疗中。但和中风偏瘫（或称偏枯）分列为不同病症。可查见于《针经指南》、《扁鹊神应针灸玉龙经》、《针灸聚英》、《针灸逢源》等自金元至明清的多种针灸专著中。

针灸治疗本病首见于 1964 年，为个案报告，20 世纪 70 年代亦仅只有一篇以头皮针治疗本病的临床文章。80 年代虽有多篇，但均为个案。进入 21 世纪之后，开始出现一些高质量的临床研究资料，为针灸治疗本病的有效性提供了较为可靠的观察数据。从治疗所涉及的病症看，早期多以遗传性主，近 20 年来，则以 90％后（主要病灶在小脑）共济失调为主要治疗对象。在治疗方法上以头皮针疗法为主，或单和头皮针，或头皮针与体针相结合，亦有单用体针的。总的来说疗效亦较满意，平均有效率在 90％以上。有人还将针刺法与西医治疗做对照，结果明显以针刺为优。近年，还有医家进一步对不同刺法进行了较深入的观察。透穴刺法与普通刺法相比较，对中风后小脑共济失调患者前者的总有效率明显优于后者，差异具有非常显著性意义。

总之，针灸不失为治疗本病值得开发的富有前景的疗法之一。

二、治疗

(一)古籍记载

取穴：百会、风府、外关、合谷、阳陵泉、风市、足三里、足临泣。

操作：上穴轮流取用，每次取 5～6 穴。施以针灸相结合之法：针刺上穴，灸穴可参照《备急千金要方》所载的"风痹"的三角灸法（见"古方选辑"）。

古方选辑：

《备急千金要方·卷八》：治风痹不能语，手足不遂灸法：度病者手小指内歧间至指端为度，以置脐上，直望心下，以丹注上端毕，又作两度，续所注上合其下，开其上取其本，度横置其开上令三合，其状如倒作厶字形。男度左手，女度右手，嫌不分了，故上丹注三处，同时起火，各一百壮愈。

《针经指南・流注八穴》：足临泣，四肢不遂(胆....外关四肢不遂(胆，胃)。

《济生拔萃・卷三》：治中风，手足不遂，百会。

《循经考穴编・足少阳经》：阳陵泉，主瘫痪痿痹，髀枢以下筋挛不得屈伸。

(二)现代方法

1.体针

(1)取穴

主穴：脑空透风池、玉枕透天柱、脑户透风府、风池透风池、百会。

配穴：分 2 组。①足三里，巨骨、曲池、小海、外关.犊鼻、阳陵泉、委中；②大椎、肩髎、曲泽、委阳、太溪、三阴交、太冲。

(2)治法

主穴必取，加一组配穴，二组配穴交替使用。主穴针法：患者取坐位，皮肤常规消毒，取直径 0.35mm×40～75mm 毫针由脑空呈 30°角刺入风池，进针 40～50mm，以快速小幅度捻转，每分钟 200 转，行针 1 分钟；由玉枕呈 30°角刺入天柱，进针 40～50mm，以快速小幅度捻转，每分钟 200 转，行针 1 分钟；由脑户呈 30°角刺入风府，进针 40～50mm，以快速小幅度捻转，每分钟 200 转，行针 1 分钟；由风池向风池对透，以快速小幅度捻转，每分钟 200 转，行针 1 分钟。百会常规针法。风池透风池不留针，其他各穴留针 30 分钟。

配穴针法：以 0.30mm×40mm 之毫针，针体与皮肤呈 30°角，针尖沿着皮下浅表层刺入穴位，不提插捻转，医者以针下有松软感为宜。若患者有酸胀感，说明进针过深，重新调整。

亦留针 30 分钟。每日 1 次，30 次为一疗程。

(3)疗效评价

疗效评定标准：根据共济失调量表，评分计算公式采用尼莫地平法：(治疗前积分-治疗后积分)六治疗前积分×100。

基本痊愈：≥85；显效：≥50，<85；有效：≥20，<50；无效：<20。

2.头皮针

(1)取穴

主穴：平衡区、调衡、调运、舞蹈震颤控制区、运动区。

配穴：①额顶带(前 1/4 和后 1/4)、顶颞带、顶枕带；②风池、百会、后溪、申脉、风池、风府、完骨、天柱。

调衡穴位置：于枕骨粗隆下缘正中及其左右旁开各 1.5 寸，向下引 3～4cm，共 3 针。

调运穴位置：位于百会穴后 0.5cm 处向前下约 45°夹角线上，共 3 针。

额顶带位置：神庭至百会穴左右各旁开半寸处的 1 寸宽带，将全带由前至后分为 4 等份。

顶颞带位置：前顶穴至头维穴，向前后各旁开半寸的条带。

顶枕带位置：自百会穴至脑户穴连线左右各旁开半寸的条带。

(2)治法

每次取一组主穴和一组配穴，可交替轮用。主穴中的平衡区每次必取，余穴每次取 2 个穴，轮流选用。主穴用 0.30mm×40～50mm 毫针。平衡区，沿皮快速向下刺入 1.4～1.9 寸，针体刺入帽状腱膜下,按九六提插补泻法,以病情虚实行紧按慢提手法 9 次或 27 次,或慢按紧提手法 6 次或 18 次。再快速捻转 30 秒,捻转幅度前后各约 180°,捻转频率约 200 次/分,施捻转手法 1 分钟,留针 30 分钟。配穴:额顶带前 1/4 由上向下刺,额顶带后 1/4 由前向后刺,顶颞带应用 4 根毫针由上向下接连透刺.而第 1 针须与额顶带后 1/4 针行交叉刺,每根毫针中间间隔 1 寸。采用轻而慢插针,快速而有力的抽气法,并行快速捻转 1 分钟,留针 15 分钟,留针期间可行针 3 次。风池,针尖朝向鼻尖方向,刺入 1~1.2 寸,采用提插捻转泻法,施手法 1 分钟,使针感传到巅顶;百会从前向后沿皮平刺,进针约 0.8~1.2 寸,施捻转补法;后溪沿第五掌骨小头后方.紧贴骨内缘直刺,进针约 0.5~0.8 寸,施捻转或捻转加提插手法;申脉,直刺 1.3 寸,施捻转手法。亦可于第一次应用手法后,主穴接通 G6805 型脉冲治疗仪,以连续波,强度以患者能耐受为度,留针 30 分钟。上述方法每日针 1 次,10 次为一疗程。疗程间隔 7 天。

(3)疗效评价

疗效评定标准:基本痊愈:症状、体征基本消失,能胜任一般劳动;显效:症状、体征明显改善,生活可自理;有效:症状、体征有所改善,但生活尚需照顾;无效:症状、体征未见改善或恶化者。

3.综合法

(1)取穴

主穴:分 2 组。①平衡区、运动区;②肩髃、曲池、足三里、环跳。

配穴:分 2 组。①视区、晕听区、足运感区;②手三里、合谷、肾俞、髀关、阳陵泉、太冲、昆仑。

(2)治法

采用第一组头皮针穴加第二组体针穴,以主穴为主,酌加配穴,可依据患者情况,或用头皮针加针灸,或用头皮针加穴位注射。

头皮针刺法,一般单侧有病取健侧,双侧有病取双侧,针刺至规定深度后,快速捻转(180~200 次/分)3 次,第 1 次捻转 3 分钟,休息 5 分钟后再捻转 3 分钟,再休息 5 分钟后,再捻转 5 分钟,最后 1 次捻 5 分钟即可起针。每日 1 次。

穴位注射法:药液:乙酰谷酰胺注射液 100mg 与川芎嗪注射液 2mL。混合后注入所选体穴,每穴注入 0.2~0.3mL,每次上下肢各选 3~4 个穴位。隔日一次。

温针法:取 0.30mm×40~50mm 之毫针,进针得气后,采用捻转或提插补法,留针 15 分钟。留针过程中,在针柄上可置黄豆大艾团点燃,每次灸 6 壮。温针法为隔日一次。

上述方法头皮针可每日使用,穴位注射和温针可交叉或单独配合应用。

(3)疗效评价

疗效评定标准:以共济运动、步态、构音、眼球震颤四项体征变化为指标。临床痊愈:患者自觉症状消失,生活或工作能力得到完全改善,神经系统恢复正常;显效:症状、主要体征明显改善,生活或工作基本得到改善;有效:患者自觉症状改善,体征至少有一项改善;无效:症状、体征均无改善。

第十九节　多发性硬化

多发性硬化(MS)是一种主要累及中枢神经系统白质的炎性脱髓鞘疾病,以亚急性起病多见,急性和隐匿起病仅见于少数病例。常在青壮年发病,多在 20～40 岁之间,10 岁以下及 50 岁以上者少见,男女患病比约为 1：2。发病与遗传因素有关,环境因素如病毒感染起一定作用。目前认为,在病理机制上,髓鞘成分的自身免疫攻击起主要作用,固有免疫细胞的持续活化以及适应性免疫细胞的长期存活,导致神经系统的慢性损伤。病理改变为多灶髓鞘脱失,病程多具缓解—复发特征。由于患者大脑、脑干、小脑、脊髓可同时或相继受累,临床表现复杂多样,体征多于症状,如主诉一侧下肢无力、麻木刺痛,但查体时往往可见双侧皮质脊髓束或后索受累体征;常见阳性体征为视神经损害、肌力减退、感觉障碍及括约肌功能障碍。病程进展过程中出现的视力减退、下肢瘫痪、感觉障碍等伴随体征是本病致残的重要因素,疲劳、抑郁、痉挛、膀胱功能障碍、疼痛、震颤及共济失调等严重影响患者的机能。

中医学认为,本病以气血亏虚、脏腑功能失调为基础,外感而诱发,导致气化不利,化生浊毒,损及阴阳,邪循络入督及脑致脑损髓伤。其基本病机是本虚标实,以肾阳亏虚为本,以浊毒内蕴为标;在急性发作期,以邪实为主,浊毒损伤督脉,病及肾阳及脑髓导致神经功能障碍;在缓解期,以正虚为主,督脉不充,肾阳不足,脑髓失养,导致症状缠绵难愈;在复发期,复感邪气或引动旧邪,损伤脏腑经络,病情加重。

一、辨病与辨证

(一)辨病

1.临床症状和体征

(1)肢体无力:最多见,大约 50％ 的患者首发症状包括一个或多个肢体无力,运动障碍一般下肢比上肢明显,可为偏瘫、截瘫或四肢瘫,其中以不对称瘫痪最常见。腱反射早期可正常,以后可发展为亢进,腹壁反射消失,病理反射阳性。

(2)感觉异常:浅感觉障碍表现为肢体、躯干或面部针刺麻木感,异常的肢体发冷、蚁行感以及尖锐、烧灼样疼痛,定位不明确的感觉异常。亦可有深感觉障碍。

(3)眼部症状:常表现为急性视神经炎或球后视神经炎,多为急性起病的单眼视力下降,有时双眼同时受累。约 30％ 的患者可有眼肌麻痹和复视。眼球震颤多为水平性或加旋转性。

(4)共济失调:30％～40％ 的患者可有不同程度的共济运动障碍。

(5)发作性症状:指持续时间短暂、可被特殊因素诱发的感觉和运动异常。发作性的神经功能障碍每次持续数秒至数分钟不等,频繁、过度换气、焦虑或维持肢体某种姿势可诱发是本病的特征性症状之一。强直性痉挛、感觉异常、构音障碍、共济失调、癫痫和疼痛不适是较为常见的发作性症状。

(6)精神症状:抑郁、易怒和脾气暴躁,部分患者出现欣快感、兴奋,也可表现为淡漠、嗜睡、强哭强笑、反应迟钝、智能低下、重复言语、猜疑、妄想、记忆减退及认知障碍。

(7)其他症状:膀胱功能障碍是主要痛苦之一,如尿频、尿急、尿潴留、尿失禁,常与脊髓功能障碍合并出现。男性还可出现性功能障碍。

2.分型

(1)复发缓解型(RR):最常见。急性发病常历时数天至数周。经数周至数月多完全恢复，两次复发的间隔期病情稳定，对治疗反应最佳，半数患者经过一段时间可转变为继发进展型。

(2)继发进展型(SP):复发缓解型患者出现渐进性神经症状恶化，伴有或不伴有急性复发。

(3)原发进展型(PP):发病后病情呈连续渐进性恶化，无急性发作，该型对治疗的反应较差。

(4)进展复发型(PR):少见，发病后病情逐渐进展，其间有复发。

3.分期

(1)急性发作期或加重期:发作或加重前1个月内病情稳定或趋于好转;发作或加重已超过24小时，但不超过4周;发作或加重可理解为出现新的症状、体征，或原有症状、体征加重(Kurtzke 伤残指数至少上升1个等级)，尚无恢复迹象。

(2)慢性进展期:病程呈慢性进展方式至少6个月以上，其间无稳定或好转趋势;病程的进展反映在 Kurtzke 伤残指数上是逐渐上升。

(3)复发缓解期:入院前1～2年内临床上至少有两次明确的复发和缓解;在病情活动期间，无慢性进展现象。

(4)临床稳定期:1～2年内病情稳定，无发作、缓解和进展证据;可根据功能指数和日常活动来判断。

(二)辨证

1.肾阳亏虚

头昏，言语不利，视物昏花，虚寒肢冷，肢麻筋紧，下肢无力，甚至瘫痪，小便频数或失禁，大便稀溏。舌质淡，舌体胖大，苔薄白，脉沉细。

2.肝肾阴虚

头晕，耳鸣，视物不清，四肢麻木或挛急，腰膝酸软或疼痛，步态不稳，五心烦热。舌红，苔少或薄黄，脉细数或细弦。

3.气血亏虚

食少纳呆，脘腹胀满，面色无华，眩晕，神疲乏力，肢体麻木，或肌肉萎缩。舌淡，苔白，脉细弱或细缓。

4.风痰阻络

风寒外侵入络忽发头晕，视物模糊，或伴发热、恶寒、头疼、项强，肢麻，手足笨拙，举步维艰，甚或瘫痪不起。舌质淡红，苔白滑或薄白，脉细迟。

二、针灸治疗及选穴原则

(一)治疗原则

本病以通络活血、补益脑髓，濡养筋脉为基本治疗原则。

(二)选穴原则

在选穴上可根据脑为髓海，脾主肉，脾胃为后天之本、气血生化之源，治痿独取阳明等理论进行选用。选穴的基本原则如下。

1.局部选穴

四肢部选取上肢肩髃、曲池、手三里、合谷、外关及颈、胸夹脊;下肢髀关、伏兔、足三里、丰隆、风市、阳陵泉、三阴交、腰夹脊。构音障碍,加风池、廉泉;膀胱功能障碍等症,选取秩边透水道、气海、关元;视神经炎症状,加晴明、球后、光明。

3.辨经选穴

脑为髓海,隶属于肾,督脉上络于脑,故选用百会、上星、太溪补精益髓。冲任两脉皆起于胞中,为经脉之海,可选取中脘、关元、气海以益气行血。脾主四肢、肌肉,故可选取脾经三阴交以补脾健运。胃为水谷之海,阳明乃宗筋之会,会于气街,而阳明为之长,皆属于带脉而络于督脉,阳明虚则宗筋纵,带脉不引,故足疾不用也,选取足三里、丰隆、曲池、合谷及,下肢阳明经排刺以激发阳明经气,通经活络。膀胱经"循肩膊内,挟脊,抵腰中,人循膂",可选脾俞、胃俞、肝俞、肾俞以调补五脏。

4.辨证选穴

肾阳亏虚,可选用肾俞、关元、命门、腰阳关、太溪;肝肾亏虚,选用肾俞、肝俞、太溪、三阴交;气血亏虚,选用脾俞、胃俞、膈俞、足三里、三阴交;风痰阻络,选中脘、丰隆、足三里、阴陵泉;精神障碍,选神门、内关、四神聪;运动感觉障碍以阳明经为主,选用颊车.地仓、迎香、四白、肩髃、曲池、手三里、合谷、足三里、丰隆等;视力障碍,选晴明、球后等。

三、推荐针灸处方

(一)推荐处方 1

治法:通络活血,濡养筋脉。

主穴:夹脊穴。

①上肢:肩髃、曲池、手三里、合谷、外关。

②下肢:髀关、伏兔、足三里、阳陵泉、三阴交。

配穴:肾阳亏虚,加肾俞、太溪、命门;肝肾亏虚,加肾俞、肝俞、太溪;气血亏虚,加脾俞、膈俞、气海;风痰阻络,加风池、丰隆、阴陵泉。上肢肌肉萎缩,手阳明经排刺;下肢肌肉萎缩,足阳明经排刺。

操作:夹脊穴用平补平泻,余穴用泻法。

(二)推荐处方 2

治法:滋补肝肾,壮骨强筋。

主穴:百会、上星、肝俞、肾俞、三阴交、太溪。

配穴:精神易于冲动,加神门、内关、四神聪;言语障碍,声带麻痹,加风池、廉泉、金津、玉液;眼部症状,加晴明、球后、光明;运动感觉障碍,面部加颊车、下关.地仓、迎香、阳白、四白,上肢加肩髃、曲池、手三里、合谷、极泉,下肢加环跳、秩边、伏兔、足三里、阳陵泉、丰隆;尿频、尿急、尿失禁及尿潴留,加秩边透水道、气海、关元。

操作:百会、上星用泻法,余穴用补法。

四、针灸疗效及影响因素

目前西医没有有效的治疗方法,治疗上均是对症治疗和探索性治疗,针灸治疗不失为一种方法,但疗效也十分有限,可能会部分缓解症状,没有足够的证据表明针灸可以减缓本病进程。因此,针灸可作为综合治疗方法中的一种辅助治疗。

(一)治疗时机

MS 在早期时,轴索就发生不可逆的损害,治疗可以缓解症状,因此对于本病应做到早期诊断,以保证早期针灸治疗,提高疗效,降低病残率。

(二)分型

不同的 MS 类型对治疗的反应各异。良性型复发次数少,症状可随针灸治疗完全或基本缓解,患者功能正常或轻度残疾。复发缓解型其每次发作均使症状加重,针灸治疗效果不明显。缓慢进展型症状呈进行性加重,针灸治疗效果不佳。慢性进展型隐匿起病,呈阶梯性进展,无明显缓解,病残率高。急性、亚急性起病患者进展慢,症状随治疗缓解较好;单一症状易缓解,复视、球后视神经炎和眩晕症状又较痉挛性瘫痪、共济失调等针灸疗效好。

五、针灸治疗的环节和机制

本病的发生机理并不清楚,因此,针灸治疗的环节和机制也在探讨之中。有人通过研究认为,针灸可通过细胞因子、神经活性物质等多个环节对 MS 患者体液免疫与细胞免疫系统起调节作用。各种细胞因子、神经活性物质之间存在复杂的制约平衡关系,而针灸具有从整体入手,实现机体自我调节而达到平衡的作用。针灸调整免疫功能的特点具有整体性、双向性,即针灸穴位可以在不同水平上同时对机体多个器官、系统功能产生良性调节平衡作用。其途径可能通过激活下丘-脑垂体-肾上腺轴与交感神经系统调节免疫功能,也可能通过内源性阿片肽介导免疫功能的调节,但较多的试验证明针灸的双向良性调节作用可能最终是通过神经内分泌-免疫网络系统来实现的。因此,针灸治疗 MS 可通过其双向良性调节作用,使机体免疫系统保持在相对正常范围,从而改善体内可能由于分子模拟等机制导致的异常免疫状态,达到减轻甚至缓解 MS 患者病情的治疗效果。

六、预后

MS 的病残率较高,且青壮年多见,目前全球约有 100 万年轻的 MS 患者,是青年神经残疾最常见的原因。本病以中枢神经系统多部位炎性脱髓鞘为病理特点,病程中缓解复发多见,急性发作或复发后经治疗可缓解,但仍留有病灶,造成一定的神经功能障碍,长期反复发作,新、旧病灶使患者往往留有严重的神经功能障碍。协和医院曾统计分析 90 例 MS 患者的预后,提示病残率随病程延长而升高,第 1 年为 16.7%,第 5 年为 39.6%,第 10 年为 54.2%,重残多发生在 5 年内。该病的复发率亦很高,第 1 年为 55.6%,第 2 年为 58.3%,有 75% 的患者在 5 年内复发。复发次数越多,病残率越高,给患者、家庭以及社会带来很大的痛苦和负担。对于轻、中度残疾患者的康复治疗,应强调自身管理,包括饮食、锻炼及健康的生活方式。有氧训练、抵抗性运动及合理的训练规划对患者的康复是有益的。有人认为,对于病情较轻患者,患侧机体的敏感性在针刺时明显增加,轻微的刺激即有强烈的针感,皮肤对针刺的敏感性增高,进针可以引起肢端肌肉的痉挛、阵挛甚至强直阵挛性收缩,这一现象还可用作诊断本病的早期症状。

第二十节 斜颈

斜颈由于病因不同可分为肌性、骨性、眼源性、反射性、炎性、痉挛性及麻痹性斜颈等。前两型属于先天性,后五型属于继发性。本节主要讨论肌性斜颈和痉挛性斜颈。肌性斜颈多自幼发病,常在出生后 10～14 天发现颈部出现包块,2～3 个月内逐渐增大,以后逐渐缩小,6 个月后消失,少数患者持续到 1 周岁。虽然肿块消失,但由于肿块肌肉的纤维性变,使胸锁乳突肌挛缩,斜颈继续存在或更明显。目前认为肌性斜颈由难产损伤肌肉或胚胎期在宫内位置不良造成,一侧胸锁乳突肌在难产分娩时受损,肌肉变性成为纤维素不能随颈的发育而伸长。痉挛性斜颈是指头和颈部肌肉的一种异常姿势,常伴有头部震颤、徐动或痉挛性不自主运动,致使头部和颈部呈多种倾斜姿势,受累肌肉明显肥厚。本病可伴有其他形式的运动障碍性疾病,如变形性肌张力障碍、慢性舞蹈病和震颤麻痹等。这种头部肌肉不自主的异常运动,尤其会在患者处于公众场合或紧张繁忙时加重,使患者的工作无法正常进行。约有 75% 的患者有与颈肌痉挛发作相关的特定疼痛,如头痛、颈痛;约 1/3 的患者有颊部、眼睑、手臂或躯干痉挛;约 25% 的患者有站立性或运动性手震颤。发病机制尚不清,但有大量的证据表明,纹状体功能障碍是本病的原因,另外遗传和前庭功能异常与本病有关。

肌性斜颈属中医学的"筋伤""痹证"或"痿证"等范畴,系由小儿颈部经筋受损,气血逆乱,瘀血停滞,筋脉失养所致。痉挛性斜颈属"风证""痉证"。中医学认为,本病因受风寒湿邪侵袭,壅阻经脉,气血运行不畅通,颈部阴血亏少,筋肉失于濡养,或因患者素体阴虚阳亢,风气内动所致。

一、辨病

(一)先天性肌性斜颈

1.产后一侧胸锁乳突肌肌部出现血肿,数周后纤维成条索状包块,逐步挛缩,形成斜颈。头偏向患侧,下颌面部转向健侧;被动将头转向健侧时,胸锁乳突肌挛缩更明显。

2.随着年龄增大,颜面发育性不对称,患侧面部短小。

3.根据畸形表现容易确诊,宜进行颈椎 X 线检查,排除骨性畸形。

(二)痉挛性斜颈

1.此病多见于中青年。发病起始轻微,缓慢发展,逐渐加重至不能控制。有些患者在起病后 2～3 年病情终止发展。多数患者从出现症状到症状严重时间长达 5～6 年。约 10% 的患者症状可以自行缓解,还有 20% 的患者症状可以有中等程度的自行改善。

2.颈部肌肉不能控制的异常活动,双侧颈部深浅肌肉都可以累及,但以一侧为重。影响最为明显的肌肉依次为胸锁乳突肌、斜方肌和头夹肌等,受累肌肉的强制性收缩使头部不断转向某一方向。头部向一侧转动者为对侧胸锁乳突肌的收缩,头向后过伸则为双侧颈夹肌及斜方肌同时收缩。

3.Hassler 将痉挛性斜颈的头部异常姿势分为 4 型,即转向一侧的单纯水平型斜颈;环绕前后轴的旋转型斜颈;接近水平轴的伸展型斜颈,最后导致颈后倾;接近水平轴的屈向型斜颈,最后导致非对称性的颈前倾。前两种最常见。

4.痉挛动作可因情绪波动、疲劳或感觉刺激而加重。睡眠时症状完全消失,受累肌肉肥厚,发作频繁时肌肉疼痛。

二、针灸治疗及选穴原则

(一)治疗原则

肌性斜颈以舒筋活络为基本治疗原则,痉挛性斜颈以熄风止痉为基本治疗原则。

(二)选穴原则

在选穴,上肌性斜颈以局部穴位为主;痉挛性斜颈主要以整体调节为主,以熄风和舒筋穴位为主。具体选穴原则如下。

1.局部选穴

肌性斜颈在选穴上根据《内经》"在筋守筋"的原则,选取局部阿是穴、扶突、缺盆等穴位为主,可循经远端配合选手阳明大肠经的合谷等。

2.循经选穴

痉挛性斜颈在选穴上,根据"肝主筋""诸风掉眩皆属于肝"等中医理论,选取肝经太冲、背俞穴肝俞、胆经之风池等;阳明多血多气,可选手阳明之合谷、足阳明之足三里、内庭等;另外,根据筋会阳陵泉可选该穴,筋缩为治疗经筋病的效穴。也可根据脑为元神之府,选督脉之人中、百会进行调神通络。根据辨证属肝风内动者,可选肝俞、外关、太溪等熄风止痉;肝肾不足者,可选肝俞、肾俞、太溪、足三里、关元、悬钟等补益肝肾。

三、推荐针灸处方

(一)推荐处方1(肌性斜颈)

治法:温经祛风,疏调经筋。

主穴:阿是穴。

配穴:风池、扶突、天容、大杼。

操作:阿是穴首先用艾条温和灸法,沿患侧胸锁乳突肌和斜方肌走行方向,距皮肤2～3cm,往返熏灸,以局部有温热感和舒适感为度,施灸时间15～20分钟。其后在风池、扶突、天容、大杼、上行雀啄灸,每穴3～5分钟,至皮肤出现红晕为度。最后在阿是穴即在患侧胸锁乳突肌和斜方肌腱上各选一最明显的压痛点,行《内经》中的"合谷刺法",不留针。

(二)推荐处方2(痉挛性斜颈)

治法:熄风止痉,通络舒筋。

穴位:中渚、三间、列缺、内庭、太冲。

操作:中渚、列缺、内庭、太冲四穴均向上斜刺,三间向手心方向透刺,同时灸患侧。诸穴均用泻法。

(三)推荐处方3

治法:熄风止痉,通络舒筋。

主穴:印堂、人中、百会、扶突、风池、合谷、太冲、阳陵泉、筋缩。

配穴:肝风内动,加肝俞、外关、太溪;肝肾不足,加肝俞、肾俞、太溪、足三里。

操作:诸穴均用泻法。

四、针灸疗效及影响因素

肌性斜颈原因很多,针灸主要针对由于产伤引起的胸锁乳突肌损伤、变形,包括先天性(胸锁乳突肌)斜颈和胸锁乳突肌挛缩。早期治疗是指出生后 6 个月内,最长不超过 1 年即开始治疗,此时适宜进行针灸、拔罐和穴位按摩,可完全治愈。超过 1 年,宜手术松解胸锁乳突肌。

(一)病程

肌性斜颈病程越短,针灸疗效越好。先天性斜颈应在出生后数月内即进行针灸治疗,如针灸治疗开始较晚,胸锁乳突肌已经纤维化,则针灸疗效差;通常在 6 个月以内是针灸和其他保守治疗的最佳时机。如果超过 1 岁,或者经过 3～6 个月针灸治疗不见效果者,针灸将难以取得疗效,应该手术治疗。尤其是在晚期,前中斜角肌甚至颈动脉鞘亦发生挛缩时,甚至已发生颈椎骨性畸形,针灸难以取效,此时即便手术,畸形矫正亦不满意,因此,要抓住时机早治疗。

(二)疾病类型

肌性斜颈可根据肌肉及纤维组织所呈比例,分为 3 种病理类型:肌肉型以肌肉组织为主,仅含少量纤维变性的肌肉组织或纤维组织;混合型含肌肉组织和纤维组织;纤维型以纤维组织为主,含少量的肌肉或变性的肌肉组织。此分型对临床疗效的判定有一定指导意义。一般情况下,针灸治疗肌肉型疗效较好,纤维型疗效较差。

(三)年龄

一般而言,痉挛性斜颈年轻发病,病情较轻者,针灸疗效要优于年龄较大的患者。

(四)病情

痉挛性斜颈的针灸疗效与病情轻重密切相关。颈肌痉挛发作症状较轻,其他相关部位发生痉挛部位少、症状轻、无明显其他并发疾病者,针灸疗效较好;如果痉挛发作严重,涉及部位多,伴有其他形式的运动障碍性疾病,如变形性肌张力障碍、慢性舞蹈病和震颤麻痹等,即神经性及特发性者较难治疗,针灸疗效差。总之,针灸治疗肌性斜颈疗效要优于痉挛性斜颈。

(五)训练、推拿、理疗等方法的配合

本病最初做积极的物理配合治疗,可明显地提高针灸疗效,如对肌性斜颈每天被动牵拉缩短的肌肉和按摩肌腹、热敷;痉挛性斜颈在发作时对同侧下颌施加可感觉到的轻度压力(感觉的生物反馈技术),有时能暂时缓解痉挛。肌性斜颈在治疗时因患儿年龄不同而异。

1. 1～3 个月者,应以针灸、训练和按摩为主。训练对早期患儿非常有效,将患儿放置在向门或可引起其发生兴趣的位置,以便患儿的头部时常偏向健侧,颏部转向患侧,这样可使患侧的胸锁乳突肌时常被拉长。按摩是将患儿颈部向健侧偏向,并将颏部转向患侧肩部,使胸锁乳突肌被拉直,然后按摩肌肉肿块,每日 3 次,每次 10 分钟,经过 2～3 个月的治疗,多数患儿头部的活动范围可恢复正常。

2. 4～6 个月者,患侧胸锁乳突肌和周围的组织多已发生纤维性变,胸锁乳突肌缩短,此时的治疗除采取针灸、转头和按摩外,还应该采取比较有力的被动牵引矫正方法。固定患儿身体和肩部,另一人将患儿颈部向健侧偏向,然后将下颏转向患侧,并逐渐将其抬高、同时把头偏向健侧,使健侧耳垂接近肩部,每日至少 3～4 次,每次 10 分钟,坚持 6 个月到 1 年。患儿睡眠时应取仰卧位,下颏向患侧,枕部向健侧,并用棉垫和洁净的小砂袋固定头部于上述位置。针灸、牵伸挛缩的胸锁乳突肌约半年左右,常可使畸形矫正而不需要手术。同时要进行胸锁乳突肌

按摩、热敷。

3.6个月以后,胸锁乳突肌多已纤维化,针灸、牵引效果不佳。因此,经针灸、被动牵引6个月以上无效,患儿已1岁以上,常需手术治疗。

五、针灸治疗的环节和机制

(一)促进循环

针灸可舒张局部的血管,增加血液循环,有利于局部肿块的早日消散,防止肌纤维挛缩,促进损伤肌肉的修复。

(二)松弛肌肉

针灸可通过神经肌肉反射,使痉挛的胸锁乳突肌松弛,有利于循环和肿块的消散。

(三)对中枢神经功能和颅神经的调节

痉挛性斜颈是由中枢神经系统异常冲动导致颈部肌群的不自主痉挛,前庭系统是颈部肌肉的主要脉冲区,头部位置的空间感知取决于前庭系统和颈部的本体传入,而本体的传入是由颈部肌肉和肌腱的肌梭传入来完成,前庭和颈部本体信号处于不对称状态,使患者有一种异常的颈部空间感。副神经的长期刺激或受压,双侧副神经的活动失衡,也是重要的原因。大量研究证实,针刺可对中枢神经系统的异常冲动产生抑制作用,对中枢神经系统和颅神经功能起到协调作用,从而达到减轻和缓解痉挛的目的。

六、预后

先天性肌性斜颈患儿出生后7~14天,可发现一侧胸锁乳突肌的中段或下1/3部出现一质硬的椭圆形肿块,可逐渐长大。两个月后肿块开始缩小,半年后完全消失,胸锁乳突肌变成无弹性的纤维带。因此,出生后早期发现者非手术治疗即可,治疗越早效果越好,一般预后好。

如经过3~6个月保守治疗不见效果,到1岁以上就应采取手术松解治疗。特别注意的是,如果患儿不但头颈歪斜,而且头也睡偏,面部开始出现相应畸形时,就应果断采取手术,即使患儿不足1岁,也应手术矫正。

痉挛性斜颈任何年龄都可发病,但成人最常见于30~60岁,女性发病率略高于男性,为1.4∶1,发病可以是突然的,更可能是逐渐的。胸锁乳突肌、斜方肌和其他颈部肌肉间断的或持续的疼痛性痉挛通常仅单侧发生,使头部姿势异常,一侧胸锁乳突肌收缩使头转向对侧,颈弯向同侧。病情多变,从轻度或偶尔发作至难于治疗等不同程度。本病可持续终身,导致限制性运动障碍及姿势畸形。病程通常进展缓慢,1~5年后呈停滞状态,约10%~20%的患者发病后5年内可自发痊愈,通常为年轻发病病情较轻者。1/3患者有其他部位张力障碍的表现,如眼睑、面部、颌或手不自主运动(如痉挛)在睡眠状态时可消失。如发病与外界应激密切相关,预后最好。本病保守治疗半年以上无效时,可采取对支配颈部受累肌群的神经进行显微血管减压的方法治疗。

第二十一节　肌萎缩侧索硬化症

肌萎缩侧索硬化症(ALS),又称路-盖里格氏病,是一种病因未明的选择性侵犯脊髓前角细胞、脑干运动神经核及锥体束的慢性进行性变性疾病。临床表现为上、下运动神经元合并受损的体征,是慢性运动神经元病(MND)的最常见的类型。该病多于 40～50 岁起病,发病后 3～5 年死亡,患病率为 1/10 万～2.5/10 万,其中家族性肌萎缩侧索硬化症占 5%～10%,多数表现为常染色体显性遗传。该病的致病因素多且相互影响,其机制涉及遗传因素、兴奋毒性、氧化损伤、神经细胞异常聚集、细胞内钙离子堆积、神经营养因子缺乏、线粒体功能缺陷、自身免疫、细胞凋亡及病毒感染等。

本病属于中医"痿证"范畴,多因内脏亏虚,气血津液不足,筋脉肌肉失于濡养,亏损日久,肢体瘦弱不用而成。本病发病以脾、肾为本,脾、胃居中,运转上下,统各明脉,脾胃虚则阳明虚,不能奉养先天肾精,亦不能行气血、营阴阳、濡筋骨、利关节,故发为痿证。肾亏虚,骨枯髓空,肾不养肝则筋脉痿弛,亦发为痿证。肝藏血,主筋,为"罢极之本",脾胃虚弱,生化不足或肾虚髓亏,不能化血,造成肝血不足,不能荣筋,不能荣养四末与爪甲,则见筋痿。

一、辨病与辨证

(一)辨病

1.必须有下列神经症状和体征。

(1)下运动神经元损伤的特征(包括临床表现正常和肌电图异常)。

(2)上运动神经元损伤的特征。

(3)病情逐渐进展。

2.根据上述 3 个特征,可做以下 3 个程度的诊断。

(1)肯定 ALS,全身 4 个区域(脑、颈、胸和腰骶神经支配区)的肌群,3 个区域有上、下运动神经元病损的症状和体征。

(2)拟诊 ALS,在 2 个区域有上、下运动神经元病损的症状和体征。

(3)可能 ALS,在 1 个区域有上、下运动神经元病损的症状和体征,或在 2～3 个区域有上运动神经元病损的症状和体征。

3.下列依据支持 ALS 诊断。

(1)1 处或多处肌束震颤。

(2)肌电图提示神经源性损害。

(3)运动和感觉神经传导速度正常,但远端运动传导潜伏期可以延长,波幅降低。

(4)无传导阻滞。

4.ALS 不应有下列症状和体征。

(1)感觉障碍体征。

(2)明显括约肌功能障碍。

(3)视觉和眼肌运动障碍。

(4)自主神经功能障碍。

(5)锥体外系疾病的症状和体征。

(6)阿尔茨海默病的症状和体征。

(6)可由其他疾病解释的类 ALS 综合征的症状和体征。

5.ALS需与下列重要疾病鉴别

颈椎病;脊髓空洞症;多灶性运动神经病;进行性脊肌萎缩症;运动轴索性周围神经病;副肿瘤性运动神经元病;平山病;脊髓灰质炎后遗症;其他。

6.下列检查有助于诊断。

(1)肌电图,包括运动和感觉神经传导速度和阻滞测定,胸锁乳突肌检查。

(2)脊髓和脑干 MRI 检查。

(3)肌肉活检。

(二)辨证

1.湿阻中焦

起病缓慢,常与居住、工作于潮湿环境有关,渐进性肌无力、肌萎缩.肌束震颤,困倦,乏力,嗜睡,纳呆,便溏或有或无。舌体胖、边有齿痕,舌苔厚腻,甚者如积粉或有腐苔,脉沉缓。

2.脾胃气虚

肢体痿软无力日重,食少纳呆,腹胀,便溏,面浮不华,气短,神疲乏力。舌质色淡,舌体胖大,苔薄白,脉沉细或沉弱。

3.肝肾亏虚

下肢痿软无力为主,腰脊酸软,不能久立,或伴眩晕、耳鸣、遗精早泄,或月经不调,甚至步履全废,腿胫大肉渐脱。舌红,少苔,脉沉细数。

二、针灸治疗及选穴原则

(一)治疗原则

本病以疏通经络、濡养筋脉为基本治疗原则。

(二)选穴原则

在选穴上主要以阳明经穴和督脉、夹脊穴为主,结合辨证选穴。具体选穴原则如下。

1.选择督脉及夹脊穴

可选择督脉的百会、大椎、身柱、腰阳关等,根据具体情况可选胸夹脊或腰夹脊穴。

2.阳明经上选穴

由于阳明经多气多血,常选手阳明经曲池、手三里、合谷等;足阳明经髀关、伏兔、足三里、丰隆、梁丘、解溪等;脾胃相表里,可在脾经上选阴陵泉、三阴交等穴。

3.辨证选穴

湿阻中焦,选中脘、中极、阴陵泉、三阴交;脾胃气虚,选脾俞、胃俞、足三里、三阴交、太白等;肝肾亏虚,选肝俞、肾俞、三阴交.太溪等。吞咽不利,选廉泉、咽后壁阿是穴、金津、玉液等。

三、推荐针灸处方

治法:疏通经络,濡养筋脉。

主穴:夹脊、脾俞、肝俞、肾俞、大椎、身柱。

1.上肢

极泉、曲池、手三里、合谷。

2.下肢

髀关、伏兔、阳陵泉、足三里、解溪。

配穴：脾胃气虚,加气海、胃俞；肝肾亏虚,加三阴交、太溪、悬钟；湿阻中焦,加中脘、阴陵泉、丰隆；吞咽困难,加风池、廉泉。

操作：华佗夹脊穴、大椎、身柱、足三里用平补平泻；脾俞、肾俞、肝俞用补法；余穴用泻法。肌肉瘫痪者可加用电针增强刺激。

四、针灸疗效及影响因素

本病是运动神经元病的一种类型,由于发病机制不明,目前没有特效的治疗方法,西医采用对症治疗。针灸在缓解本病的症状方面可获得近期的疗效,但疗效也十分有限,不失为一种可选择的治疗方法之一。

(一)病程

通常病程越短,疗效越好。在患病早期,即发病两年以内就介入针灸治疗者,可以有效延缓病情发展,缓解临床症状。如果超过两年以上,患者病情相对比较严重,甚至呼吸功能明显受累,则疗效不佳。

(二)病情

病情较轻者,疗效较好,如合并延髓受损症状,特别是出现呼吸功能障碍者,疗效较差。临床上可根据肌电图检查结果判断病情严重程度,早期病情较轻时神经传导速度常无改变,随病情加重,可出现运动传导速度减慢、运动末端潜伏期延长、复合肌肉动作电位波幅明显减低。若在 $T_{1\sim4}$ 脊旁肌肌电图检查中发现大量纤颤电位和正锐波,可预测该患者将出现呼吸困难,针灸疗效可能会较差。

(三)机体营养状态

充足的能量供应可以巩固疗效,延缓病情进展。ALS 患者完成一个动作,能量消耗较正常人大,而患者吞咽障碍,不能有效进食,或者因心理因素而致食欲降低。若消耗不断增加,能量补充不足,则只有增加自身消耗来换取能量,从而可出现严重肌肉萎缩,加速病情进展。如果能有效的补充能量,注意保证足够营养,改善全身状况可有助于加强、巩固针灸疗效,延缓病情进展。

五、针灸治疗的环节和机制

(一)神经保护作用

针灸可通过抑制黄嘌呤氧化酶和次黄嘌呤氧化酶的活性刺激前列环素的生成,减少炎性介质白三烯的产生,抑制脂质过氧化,降低自由基的浓度,从而起到抑制运动神经元和胶质细胞死亡的作用。

(二)改善血液循环

针灸可以改善受损神经和瘫痪肢体的血液循环及神经肌肉的营养状况,消除局部水肿,促进运动神经元存活,减缓运动神经元细胞凋亡,促进受损神经的修复。

(三)调节神经功能

针刺可刺激外周神经及脊神经,提高神经兴奋性,改善神经元的代谢状况。针灸还可缩短病灶侧神经冲动向中枢传导时间,改善瘫痪肢体的肌肉兴奋性,缓解肌萎缩的状况。

六、预后

本病是一种慢性致残性神经变性病,呈进行性发展,但不同类型的患者病程有所不同,即使同一类型患者其进展快慢亦有差异。患者确诊后一般存活时间为 2～5 年,平均病程约 3 年左右,进展快的甚至起病后 1 年内即可死亡,进展慢的病程有时可达 10 年以上。该病的致残率及死亡率很高,发病 2 年内 40 岁以下病残率为 44.9%,而 60 岁以上病残率为 100%。早期肌电图检查对于预后有一定意义,早期神经传导速度无改变或改变轻微者,通常预后较好;而早期肌电检查即见脊旁肌大量纤颤电位和正锐波者,常提示患者将出现呼吸障碍,其预后通常较差。

第二十二节　面神经麻痹

面神经麻痹是以面颊肌肉弛缓、口眼向一侧歪斜,无半身不遂、神志不清等症状的病症,又称为口眼㖞斜、面瘫。本病可发生于任何年龄,以青壮年多见,无明显的季节性,多发病急速,以一侧面部发病多见。手、足阳经均上头面部,当病邪阻滞面部经络,尤其是手太阳和足阳明经筋功能失调,可导致面瘫的发生。

本病相当于西医学的周围性面神经麻痹,最常见于贝尔麻痹,因风寒导致面神经血管痉挛,局部缺血、水肿,使面神经受压,神经营养缺乏,甚至引起神经变性而发病。另外,亦有因疱疹病毒等引起非化脓性炎症所致,如亨特面瘫。本病应与中枢性面瘫相鉴别。

一、病因病机

面神经麻痹可分为原发性和继发性两类。原发性以周围性面神经炎(非化脓性)较常见,多与病毒感染有关;继发性面神经麻痹多因邻近组织、器官的炎症,颅脑病变,肿瘤,或创伤等导致。中医学认为,本病多因卫阳不固,脉络空虚,风寒或风热之邪损伤面部筋脉,以致经络不和,气血阻滞,肌肉纵缓不收而成面瘫;也可因瘀血阻滞经络而发病。面瘫若属寒邪犯络所致(核下性周围性)及时采用针灸治疗,可完全恢复;若因瘀血阻络(核上性-中枢性或继发性)则疗效较差。

二、辨证

面瘫一般发病突然.每在睡眠醒来时,出现一侧面部板滞、麻木、瘫痪,不能做蹙额、皱眉、露齿、鼓颊等动作,口角向健侧歪斜,口唇闭合不全,饮水时常由患侧流出。露睛流泪,若强令闭眼,则眼珠上翻,露出白睛。患侧额纹、鼻唇沟变浅或消失。少数患者初起时有耳后、耳下及面部疼痛。严重时还可出现患侧舌前 2/3 部位味觉减退或消失,听觉过敏等症。亦有兼外感表证或继发于感冒者。部分患者病程迁延日久,可因瘫痪肌肉出现挛缩,口角反牵向患侧,甚则出现面肌痉挛,形成"倒错"现象。风寒犯络者,常突然发病,但无全身症状。证见患侧额纹消失,不能做皱眉活动,眼睑闭合不全,鼻唇沟变浅,口角下垂,歪向健侧,不能做吹哨活动,食物滞留颊内,饮水流液,舌苔薄白,脉象浮或细数。血瘀阻滞者,多伴有全身或局部症状,起病较缓慢。如因脑炎或脑血管意外引起的(核上性),只出现面下部的瘫痪,患者额纹、闭目正常,可做皱眉活动,但鼻唇沟变浅,口角下垂并歪向健侧。如继发于乳突炎或乳突术后创伤的,则有既往病史可查。如因肿瘤所致(脑桥或听神经肿瘤),面瘫则是渐进性的。

三、治疗

(一)基本治疗

治法:祛风通络,疏调经筋。以手足阳明和手足太阳经穴为主。

处方:攒竹、鱼腰、阳白、四白颧髎、颊车、地仓、合谷、昆仑。

配穴:风寒证加风池;风热证加曲池;恢复期加足三里;人中沟㖞斜者,加水沟;鼻唇沟浅者,加迎香。操作:面部腧穴均行平补平泻法,恢复期可加灸法。在急性期,面部穴位手法不宜过重,针刺不宜过深,取穴不宜过多,肢体远端的腧穴行泻法且手法宜重;在恢复期,肢体远端的足三里施行补法,合谷、昆仑行平补平泻法。余穴均用泻法。

方义:面部腧穴可疏调局部经络气血,活血通络。合谷、昆仑为循经远端取穴,急性期用泻法可祛除阳明.太阳经络邪气,祛风通络。在恢复期,加足三里用补法,可补益气血,濡养经筋。

(二)辨证治疗

1.风寒犯络

治法:祛风、散寒、通络。用补法,针灸并施。

处方:合谷、颊车、足三里、翳风。

2.瘀血阻络

治法:活血通络。用平补平泻法。

处方:合谷、益池、风池、太冲、足三里。

配穴:眼睑闭合不全配太阳、鱼腰、四白,面肌松弛配下关、颧髎、迎香;口角下垂加地仓、承浆,并可用艾条温灸风门、肝俞、大椎、脾俞、膈俞、足三里等穴(每次选2~3穴,温灸15~20分钟),或用梅花针在患侧眼、面部轻叩刺。

方义:补刺合谷、足三里,能旺盛阳明经气血而祛风寒;刺颊车、翳风,能疏通面部经络;平泻曲池能活血;刺风池、太冲,能调和肝胆经气血;温灸风门、大椎,能温散风邪与清阳;灸肝俞、脾俞、膈俞、足三里,能补血益气;随症局部配穴及患处梅花针叩刺,属循经近部取穴,有疏通患部经络气血,加速病变功能康复的作用。

(三)其他疗法

1.电针

选取面部穴针刺后,通电5~10分钟,以瘫痪肌肉出现收缩表现为好,每日或隔日1次。

2.皮肤针

用皮肤针叩刺阳白、太阳、四白、牵正等穴,使局部微红或轻微出血为度,用小罐吸拔5~10分钟,隔天1次,10次为1个疗程,此法宜用于恢复期及其后遗症。

3.穴位敷贴

将马钱子锉成粉,约一二分(0.3~0.6g),撒于膏药或胶布上,贴在患侧的下关穴,隔2~3日更换一张,一般须4~5次。

(四)自学指导

1.针灸治疗面瘫具有卓效,是目前治疗本病安全有效的首选方法。

2.面部应注意避免风寒,必要时应戴口罩、眼罩。眼闭不全者,目干而燥,灰尘亦容易侵入,每天点眼药水数次,以防感染。

3.在治疗期间可以配合湿热敷,每次 10 分钟,每日 2 次。

4.面瘫是单纯性的口眼歪斜,属颜面神经麻痹,无其他部位的麻痹或瘫痪,发病时神志正常;而中风后遗症的口眼歪斜,属偏瘫的一部分,发病时神志多不清,根据病史和局部(中风后遗症的面瘫以口颊部为主,额部筋肉纵弛常不显著)及全身症状是不难鉴别的。在针灸治疗上,面瘫的口眼蜗斜疗效好,易奏效;而中风后遗症的口眼歪斜疗效差,不易奏效。

5.面瘫的治疗,还可随症选穴,如不能抬眉者加攒竹;鼻唇沟平坦者加迎香;人中沟歪斜者加水沟;颌唇沟歪斜着加承浆;乳突痛者加翳风;舌麻味觉减退或消失者加廉泉,这样随症选穴可以提高疗效。

第二十三节　面肌痉挛

面肌痉挛又称面肌抽搐,指一侧面部表情肌不自主的抽动,而无其他神经系统病变的一种疾患。本病发生的病因并不十分清楚,可能与炎症、面神经根处因蛛网膜炎而形成粘连、面神经受动静脉压迫及精神因素等有关,部分患者继发于面神经炎。

本病中医称"面风",认为面肌痉挛是由于素体阴亏或体弱气虚引起阴虚、血少、筋脉失养生风,或各种原因致瘀血阻滞于络脉而致面部经筋功能失调,产生不自主抽动。

一、辨病与辨经

(一)辨病

1.主要表现为一侧面部不自主的抽动,双侧患病者约占 0.7%。

2.病程发展十分缓慢,最早累及眼轮匝肌,以下眼睑跳动为主,以后逐渐累及颈阔肌。随着病情的发展,肌肉抽搐的程度增加,频率加快。

3.发作时眼裂变小、嘴面歪斜,用眼和讲话极为不便,疲劳、情绪波动、注意力集中时加重,睡眠中消失。

4.部分患者有同侧舌前味觉及同侧听觉障碍。

(二)辨经

1.足太阳、足阳明经筋证:足太阳经筋为目上冈,足阳明经筋为目下冈,以眼轮匝肌抽动为主。

2.手足阳明、手太阳经筋证:以面颊、口角部肌肉抽动为主症。

二、针灸治疗及选穴原则

(一)治疗原则

本病以活血熄风、疏通经筋为基本治疗原则。

(二)选穴原则

在选穴上以局部穴位为主,配合循经、辨证选穴。具体选穴原则如下。

1.局部选穴

眼部选阳白、太阳、攒竹、丝竹空、瞳子髎等;面颊部选下关、颧髎等;口颊部选颊车、地仓等。另外,可在面部选阿是穴,在临近选翳风穴(穴下为面神经干所分布)。

2.循经选穴

根据"经脉所过,主治所及"的规律,手阳明大肠经布于面部,可选合谷。

3.辨证选穴

阴虚风动,选肾俞、风池、太溪、三阴交;血虚风动,选脾俞、肝俞、足三里、血海、膈俞、三阴交;瘀阻络脉,选阿是穴、风池、内关、太冲等。

三、推荐针灸处方

(一)推荐处方1

治法:舒筋通络,熄风止抽。

主穴:①眼轮匝肌痉挛:攒竹、鱼腰、承泣、瞳子髎、翳风。②面颊、口角肌痉挛:阿是穴、颧髎、迎香、地仓、颊车、翳风。

配穴:眼轮匝肌痉挛,加合谷、内庭、昆仑;面颊、口角肌痉挛,加合谷、后溪、内庭、太冲。

操作:阿是穴即在面部寻找扳机点;翳风穴采用提插手法,以患者有强烈的触电感为佳。余穴常规操作。面部穴位可用电针,轻度电刺激量。

(二)推荐处方2

治法:活血熄风,通经舒筋。

穴位:太阳、地仓、下关、颧髎。

操作:先取太阳透地仓,捻转泻法1分钟,复于太阳、下关、颧髎三穴刺络拔罐,每罐出血量5mL。太阳、下关、颧髎用泻法,配合三棱针刺血和拔罐。余穴用泻法。

(三)推荐处方3

治法:疏调经筋。

主穴:颧髎。

辅穴:攒竹、瞳子髎、率谷、丝竹空。

配穴:阴虚风动,加风池、太溪、三阴交;血虚风动,加足三里、血海、三阴交;瘀阻络脉,加阿是穴、内关、太冲。

操作:常规操作。阿是穴可点刺出血。

(四)推荐处方4

治法:养血活血,熄风止痉。

穴位:阿是穴、合谷、足三里、阳陵泉、膀胱经(心俞至肾俞段)。

操作:先刺合谷、足三里、阳陵泉,得气后留针20分钟。然后用滚刺筒在背部膀胱经上从心俞到肾俞进行循经滚刺,以皮肤潮红为度。最后用滚刺筒在患侧面部行滚刺,以潮红为度。

(五)推荐处方5

治法:活血通经。

主穴:阿是穴、合谷。

配穴:眼轮匝肌痉挛,加鱼腰、四白;面肌痉挛,加迎香、夹承浆。

操作:阿是穴位置在患侧耳垂前耳轮切迹与耳垂根连线之中点,或乳突尖前缘下5mm处。其下为面神经交叉点最近处,约在下颌支后缘后约0.5cm。阿是穴要求刺中面神经干。当刺中时,患者有强烈的触电感。合谷用泻法。余穴常规操作。

四、针灸疗效及影响因素

面肌痉挛与面神经麻痹同属于面神经的功能障碍,只是其障碍的性质相反,前者为面神经兴奋性增高,神经放电频繁,后者为神经功能麻痹,神经放电减弱。从临床上看,针灸治疗面神经麻痹的疗效远好于面肌痉挛,这同脑病所致的肢体痉挛性瘫痪和弛缓性瘫痪的针灸疗效具有相同的结局,提示针刺对神经系统运动功能障碍中提高神经—肌肉兴奋性的作用要优于抑制性作用,这可能与针刺刺激的兴奋性相对优势有关。西医采用面神经阻滞法即刻见效,但难以持久,针灸对本病有一定的缓解作用,但疗效也十分有限。

(一)病程

一般而言,针灸对于早期面肌痉挛有显著疗效,但对于病程较久,疗效较差。初发病 3 个月内即行针刺治疗,疗效快而好。

(二)病情

症状不是十分严重的患者,面肌痉挛范围较小,如单纯的眼睑部痉挛或以眼部肌肉痉挛为主者针灸疗效较好。德国学者 Sold Darseff 和 Nepp 应用针刺治疗无器质性单纯性眼睑部痉挛,取得了较好的疗效。面肌抽搐范围较广,症状严重者,针灸疗效较差。

(三)刺灸法

关于针刺治疗面肌痉挛的刺灸法对照研究尚缺乏报道,因此,刺灸法对面肌痉挛疗效的影响目前不能得出肯定结论,各家的观点也不一致。有些人不主张面部用电针;对于面部穴位,有人主张应轻刺激,远端穴位应强刺激;但也有在面部刺络拔罐等强刺激,获得了良好疗效。已有研究证实,100Hz 的电刺激可产生抑制运动神经元的强啡肽,有报道已成功地运用该刺激参数治疗脊髓损伤引起的下肢肌肉痉挛,但对于面肌痉挛的效果尚无报道。因此,关于刺灸法问题尚需要进一步研究。但是,根据神经生理学的观点,当神经兴奋性异常增高时,继续给予强刺激可能对其兴奋性产生抑制作用,即当神经兴奋到极度时可转为疲劳性抑制状态。由此看来,对面部进行强刺激和 100Hz 的电刺激也并非一定有害,关键是用强刺激和电刺激时要根据患者的具体耐受情况,给予足够量的刺激,足以引起抑制面神经的兴奋性,这样才会得到良好的效果,否则可能导致促进其更加兴奋的不良后果,这个刺激参数是我们需要研究的问题。

五、针灸治疗的环节和机制

本病的发病机制并不完全清楚,但基本的病理变化为面神经异位兴奋或伪突触传导所致。因此,针灸治疗的环节或机理为抑制面神经的异位兴奋性,达到减轻面肌痉挛的目的。另外,针刺促进循环,改善局部的炎性压迫可能也是机理之一。

六、预后

面肌痉挛为一种缓慢进展的疾病,一般没有自愈倾向。局限于眼睑的局限性痉挛经过治疗可治愈,但大部分面肌痉挛迁延难愈,甚至使面部挛缩变形而毁容,严重影响生活和工作。近年来国外报道,在颅后窝探查发现大部分患者面神经进入脑干处被微血管绊压迫,行减压术可获治愈,提示与三叉神经痛有类似的发病基础。少数患者由脑桥小脑角肿瘤或椎动脉瘤引起,预后较差。

第二十四节 肩手综合征

肩手综合征由 Morehead 和 Keen 于 1864 年首先报告。通常发病与上肢创伤有关,但也有上肢并无创伤史者,这些患者可伴有心脏病、类风湿关节炎、脑损伤、精神性疾患等。肩手综合征又称反射性交感神经性营养不良,可能为一种突然的机械性原因引起的原发性水肿或创伤后的继发水肿,而肌肉泵的作用减弱,不能消除水肿,水肿、疼痛、关节活动受限及交感神经系统的作用.形成恶性循环。临床常见原因有因腕关节屈曲阻碍静脉回流,手关节的过度牵拉引发炎症的反应,输液时液体渗漏到手背组织内等。本病最常见于中风患者,是中风偏瘫后继发的合并症之一,据估计发生率为 12.5%～24.0%,个别报道可高达 70%,与性别、年龄、病因无关。从病因学上目前并不十分清楚,一般认为是由病变部位刺激神经脊髓,通过反射途径,使交感神经功能受损,导致血管舒缩机制改变引起,于是出现疼痛、营养不良及功能障碍。另外,也有人提出本病是在一些疾病状态下引起肢体血液循环改变,致使手和肩的组织产生水肿而发病,如脑血管病后运动受限,对患肢的静脉淤血也起很大的致病作用。

本病属中医学"痹证"范畴,祖国医学认为是局部多静少动,经脉不畅,气血壅滞不能濡养肌肉而致;或气虚血瘀痰凝,脉络痹阻,而致肩部和上肢气血运行不畅,不通则痛;血运不畅,血不行则为水,导致手肿而痛。

一、辨病

1.患者有神经系统疾病。

2.侧肩手痛,皮肤潮红,皮温上升。

3.指屈曲受限。

4.局部无外伤、感染的证据,也无周围血管病的证据。

附:分期标准

第一期:典型表现为手背突发弥散性水肿、触痛,手掌血管有舒缩现象,伴肩、手疼痛,运动时尤剧。早期的手部 X 线征象显示患手散在点状骨质疏松。

第二期:水肿与局部触痛减轻,手痛仍持续,但程度有所减轻。

第三期:手的肿胀、触痛与疼痛均减退,但由于手指变僵直,掌面纤维化屈曲挛缩,手的运动明显受限,可类似于 Dupuytrenrs 挛缩,该期 X 线显示广泛骨质疏松。

二、针灸治疗及选穴原则

(一)治疗原则

本病以活血通络为基本治疗原则。

(二)选穴原则

选穴以肩、上肢穴位为主,由于本病常继发于脑血管病,因此,可配合治疗中风的穴位。具体选穴原则如下。

1.取肩、上肢穴位

肩部选肩髃、天宗、肩井等;上肢可选臂臑、曲池、合谷、外关、八邪、十宣、十二井穴等。另外,可选颈臂疏通上肢经络。

2.治疗中风穴位

取水沟、内关、三阴交、百会、极泉、尺泽、风池、完骨、天柱等。

三、推荐针灸处方

(一)推荐处方1

治法:疏通经络,活血止痛。

穴位:肩髃、肩髎、天宗、臂臑、曲池、手三里、外关、会宗、阳池。

操作:诸穴均针用泻法,常规操作。

(二)推荐处方2

治法:醒脑调神,疏通经络。

穴位:百会透曲鬓、人中、内关、足三里、阳陵泉、太溪、肩髃、肩前、肩贞、后溪透合谷。

操作:人中用雀啄泻法,余穴常规操作。本方适用于中风后肩手综合征。

(三)推荐处方3

治法:通关利节,活血消肿。

主穴:颈臂、肩髃、肩贞、肩前、曲池、曲泽、尺泽、阳池、大陵、合谷、十宣。

配穴:瘀阻经络,加内关、膈俞、丰隆;气虚血瘀,加气海、膈俞、足三里。

操作:颈臂用提插泻法,使针感沿上肢传导直达手指,不留针。十宣穴用三棱针点刺出恶血。肩前、肩贞、曲池、合谷,针用泻法,配合电针。余穴针刺泻法,常规操作。

四、针灸疗效及影响因素

本病早期(一期和二期)通过针灸治疗可达到完全临床治愈。而部分患者可出现三期的手指变僵直,掌面纤维化屈曲挛缩,手的运动明显受限,此时针灸的疗效已非常有限。从临床文献看,针灸对于肩手综合征的手部水肿和上肢功能障碍有很好的缓解作用,可采用针刺、艾灸、拔罐、刺络放血、电针等各种方法。

(一)病程

本病的发展过程可分为3个阶段。第一个阶段为发病3个月以内,患者在上肢受伤或疾病之后,肩发生烧灼性不适感,继之手和手指出现肿胀、疼痛。有时仅有手的症状而肩并无改变。上肢多呈下垂位,随病情发展,肩运动范围逐渐减小,屈指受限疼痛,手及手指被动运动疼痛。此期是针灸治疗的最佳时期,针灸治疗越早,疗效越好。第二阶段持续时间3～6个月。肩关节无痛性固定,手和手指肿胀减轻,指痛加剧,手指运动进一步受限。手和手指皮肤变光滑,显示神经营养不良。掌筋膜可挛缩增厚,很像 Du-puytren's 挛缩。本病的特点是沿神经分布和损伤区域的剧烈压痛。患者手肿胀、感觉障碍、上肢烧灼感、僵硬、出汗、寒凉或发热。针灸治疗也有较好疗效,但疗效不及第一阶段。

第三阶段为病程1年以后。患者上肢功能丧失,肩、手强硬畸形,皮肤萎缩挛薄,肩、手无疼痛。手畸形的出现取决于手内在肌的改变、手屈伸肌的改变。针灸的疗效较差。

(二)病性

单纯肩手综合征针灸疗效较好,如果并发心脏病、类风湿关节炎或脑损伤、中风、精神性疾患等,针灸可取得一定的疗效,但疗效不如前者。

（三）肢体功能锻炼

有学者通过研究发现,治疗期间配合上肢的被动活动和主动活动能明显提高疗效。患侧上肢被动活动时,应用轻柔的不引起疼痛的被动关节活动,特别应注意前臂旋后和适当腕背曲,以促进静脉回流,保持正常的关节活动度。自主活动时,采用 Bobath 握手,在无疼痛范围内做辅助主动活动。这对于提高和巩固针灸疗效具有重要意义。

五、针灸治疗的环节和机制

本病病因尚不清楚,西医学认为是由于各种原因使自主神经系统障碍,导致血管舒缩机制改变引起;另有人提出,在一些疾病状态下引起肢体血液循环改变,致使手和肩的组织产生水肿而发病。因此,针灸治疗本病的环节和机制包括以下三方面。

（一）神经调节

针灸具有调节自主神经功能的作用,可通过神经血管反射调节血管的舒缩运动功能,促进肢体的血液循环,消除局部的肿胀。

（二）止痛作用

针刺可直接刺激神经末梢和特殊感受器,减弱或拮抗痛觉的传入,提高痛阈,以消除局部的疼痛;可通过促进血液循环,促进局部堆积的致痛物质的消散;针灸还可促进机体释放内源性镇痛物质,达到止痛的目的。止痛效应可使患者扩大关节活动度,从而改善水肿、疼痛及关节活动,预防肢体肌肉的挛缩和关节的粘连。

（三）协调肌肉运动

针刺可通过神经肌肉的反射调节作用,协调肢体肌肉的运动平衡,松弛痉挛的肌肉,打破肢体肌肉痉挛疼痛-痉挛的恶性循环,有利于肢体运动功能的恢复。

六、预后

由于病因不同,其临床症状也各不相同,轻重差异很大。一般临床表现包括肩和手两部分,病程分 3 个阶段,第一阶段、第二阶段可取得良好疗效。一般通过早期治疗,可以预防挛缩的发生,大部分患者预后较好。但当到第三阶段时预后差,因此,本病早期治疗和预防非常重要。在治疗上包括控制病程进展,积极进行功能锻炼,避免和减少畸形发生。摆放合理的肢体位置,或手指动力性夹板有助于防止发生畸形和恢复手指、手的肌力。针灸在疾病早期不仅可减轻疼痛,而且可控制病情发展,改善疾病预后。对情绪不稳、精神忧郁的患者,要引导身心健康。要为患者设计有利于减轻水肿、改善关节活动范围的主被动活动,患者可在帮助下或自己利用健手辅助患手做患侧上肢的牵扯运动,亦可做被动或主动腕关节的屈曲和背伸活动。注意不要在患侧静脉输液以防止手部损伤,不要过度牵拉或搀扶患肢,配合按摩患肢等均对预后有积极作用。

第二十五节　腕管综合征

腕管综合征是正中神经在腕管内被卡压的一组症状和体征,病因较多,大多由急性或慢性损伤引起。腕管为一骨性纤维鞘管,由腕屈肌支持带与腕骨沟围成,正中神经走行其间,任何原因引起的腕管内压力增高,均可使正中神经受压于腕横韧带的近侧缘而产生神经功能障碍,发生桡侧三指的感觉障碍及麻木.疼痛和鱼际肌瘫痪。该病多见于中年女性,以右侧多见,临床症状通常于夜间、清晨或劳动后加剧,休息及甩手活动后减轻。目前,此病在电脑族中与长期使用鼠标有关,故又被称之为"鼠标手"。

本病属于中医"筋痹"范畴,多因感受风寒或因劳损外伤损伤血络,瘀血内停,脉络受阻,气血运行不畅所致,久之气血汇聚,出现红肿痛,压迫神经引起局部酸痛麻木。

一、辨病与辨经

(一)辨病

1.有单侧或双侧上肢腕以下麻木、疼痛者,有或无痛觉减退,并排除多发性神经炎、颈椎病及其他疾病。

2.腕部加压试验阳性。

3.手工操作史。

4.肌电图诊断标准

(1)正中神经感觉传导速度(SNCV)减慢,即拇指至腕部 SNCV<44m/秒,可为一指减慢或两指均减慢。

(2)腕部正中神经至大鱼际中段的复合肌肉动作电位(CAMP)潜伏期>4m/秒或消失。

(3)单独存在则提示为轻度,(1)(2)并存为中度或中度以上。

(二)辨经

本病主要为手厥阴经证,涉及手阳明经。

二、针灸治疗及选穴原则

(一)治疗原则

本病以通经活络止痛为基本治疗原则。

(二)选穴原则

在取穴上主要以病痛局部取穴为主,结合循经选穴。一般内侧局部选内关、大陵、太渊、鱼际、神门;外侧局部选阳池、阳溪、阳谷、外关、合谷、手三里等。本病治疗时要以大陵、内关为主穴,通过针刺内关穴可刺激到正中神经,大陵穴是最容易接近腕管内的刺激部位。

三、推荐针灸处方

(一)推荐处方1

治法:通经,活络,止痛。

穴位:大陵、阳溪、阳池、神门、内关外关、鱼际、合谷。

操作:内关直刺提插法,以触电感向手指放射为度;大陵刺入后可向不同方向提插刺激。余穴常规操作。

(二)推荐处方2

治法:行气活血,疏通经络。

主穴:大陵、神门、内关、阳池、阳溪、劳宫、合谷。

配穴:手指麻木,加十宣(点刺出血)、四缝;大鱼际萎缩,加鱼际。

操作:局部穴位刺入腕管内,提插泻法,可用电针、温针灸。余穴常规操作。

四、针灸疗效及影响因素

本病首选保守疗法，西医采用腕管内注射激素有一定疗效。本病通过针灸治疗，能改善局部微循环和新陈代谢，加强病变局部营养供应，放松韧带，促进受损肌腱、滑膜和神经的修复，大部分患者可达到临床控制或临床痊愈。如果经保守治疗 3～6 个月无效，应考虑手术治疗。

(一)病情

严重程度如果仅是正中神经主干病损，疗效好；如果神经损害已累及神经末梢及自主神经，发生血管运动和营养障碍者则疗程较长，疗效较差。研究表明，肌电图检查结果与正中神经损伤程度成明显正相关，正中神经顺向性感觉神经传导速度下降说明病情较轻，疗效好；正中神经传导速度及神经末端复合肌肉动作电位潜伏期消失则说明神经受损严重，针灸治疗效果可能较差。

(二)病程和患者配合

病程短的患者较病程长的患者治愈率高，首次发病要比再次发病疗效好。患手活动特别是剧烈运动可使腕管内压力增高，加重正中神经卡压症状，故治疗期间应嘱患者对患肢局部制动，有利于促进和巩固针灸疗效。总之，针灸治疗腕管综合征对于早期轻症效果较好，对于较严重或是针灸治疗效果不明显者，应建议外科手术治疗。手术治疗的目的是尽早解除压迫，早期恢复神经功能。

五、针灸治疗的环节和机制

(一)镇痛作用

针刺可通过对中枢痛觉调制系统的调制和整合作用，提高机体对疼痛的耐受力，降低对疼痛的敏感性；同时，针灸还可调节中枢及外周痛觉相关递质的释放，通过神经一体液途径抑制疼痛信号的传导。

(二)改善局部血液循环

针灸可以扩张血管，改善机体微循环和新陈代谢状况，加强病变局部营养供应，放松韧带，促进受损肌腱、滑膜和神经的修复。

六、预后

该病的预后较好，大部分患者通过治疗均能取得良好的效果，伴肌肉萎缩者的疗程会相对长些。肌电图检查及正中神经传导功能测定对判断正中神经受损的程度及其可能恢复的程度有重要价值。正中神经传导速度消失，神经末端复合肌肉动作电位潜伏期延长，说明正中神经损失严重，预后较差。正中神经传导速度减慢，末端 CAMP 潜伏期正常，说明神经损伤较轻，通常预后较好。

第二十六节　不宁腿综合征

一、概述

不宁腿综合征，又称不安腿综合征、艾克包姆综合征。是一组突出表现为腿的针刺样或虫爬、蚁走样感觉和不安宁、活动后症状减轻的神经系统病症。男女均可罹病，儿童患者常有家族史。白天常无症状,多在黄昏至睡前发作,常因此而失眠、焦虑、紧张,或晚上起床在室内走路以减轻症状。迄今病因不明,现代医学除对症治疗外尚无特效疗法。

中医学多将其归入痹病范畴。

在我国的古医籍中,尚未查见有关类似病症的针灸治疗文献。

现代应用针灸治疗本病,首见于1985年。之后的十余年间,出现了多篇具有一定样本的临床报道。从20世纪90年代中后期开始,我国国内临床资料迅速增多,如1996年至2004年据不完全统计就有23篇之多。综合各地经验看,选穴上,在强调应用下肢穴为主,也重视选择督脉和心经的腧穴。方法上,以针刺结合其他疗法(如药物、神灯照射等),或综合二种或以上穴位刺激法(如穴位注射、艾灸、挑治、头皮针等)治疗为主。有人曾以单纯温针与头皮针加温针的治法对照观察,发现以后者的效果为佳($P < 0.05$),说明综合法较之单一法为好。另外,不少作者强调用温补的方法治疗,亦符合本病的病机。从已有资料看,针灸治疗本病的近期总有效率在90%以上,远期随访的报道近年也不断出现,疗效也较满意。从总体上说,针灸应该是本病的主要治疗方法之一。

二、治疗

(一)体针

1.取穴

主穴:分3组。①臂中、肾俞、大肠俞、关元俞;②血海、阳陵泉、三阴交、太溪。③腰夹脊4.5,低夹脊1。

配穴:足三里、委中、承山、腰宜、臀中、胞肓、秩边、环跳。

臂中穴位置:前臂内侧,腕横纹与肘横纹中点,两筋之间。

腰宜穴位置:第四腰椎下旁开3寸处。

臀中穴位置:臀部大转子后上方。以大转子和坐骨结节为底边,连成一等边三角形,三角形顶点处。

2.治法

主穴仅取一组,效欠佳时,酌加配穴。第一组穴,臂中穴,针入2.5～4.0cm,得气后捻转补法3分钟即出针。腰部穴位取双侧,选用0.30mm×(25～40)mm毫针直刺,进针时避开血管,手法轻柔,得气后施以平补平泻法,留针。第二组穴足三里、阳陵泉、承山、血海、委中均直刺1～1.5寸,使针感向上或向下传导;太溪向上斜刺0.5～1寸,使针感向上传导,上穴均于得气后施捻转补法,留针。第3组夹脊穴均取患侧,针法为:患者取俯卧位,选用直径0.30mm、长50～75mm毫针,穴位皮肤常规消毒。在主穴脊柱旁开1寸,直刺进针25～40mm,至针尖有抵硬物感时稍退针,针尖变向沿上位椎体横突下缘方向再缓慢斜刺进针25～40mm,采用提插捻转平补平泻手法,待患者出现下肢触电感或跳动为宜,此时针体常有紧涩感;腰宜直刺进针40～50mm,捻转手法,以放射感到达膝部为度;胞肓、秩边针尖向外下方斜刺进针50～70mm,采用提插补法,以针感达小腿为度;臀中针尖向下斜刺入针50～70mm,环跳直刺50～70mm,均采用提插补法,以针感达足踝部为度。上述3组均留针30分钟,其间不行针。每日或隔日治疗1次。7～15次为一疗程,疗程间隔3～5天。

3.疗效评价

疗效评定标准:临床痊愈:症状和体征完全消失,夜间可安然入睡;有效:症状和体明显减轻,晚间可入睡,但时有影响;无效:症状、体征均无改善。

(二)温针

1.取穴

主穴:髀关、足三里、丰隆、三阴交、血海、委中、阳陵泉。

配穴:足运感区、感觉区(上1/5)。

2.治法可仅取主穴,亦可主配穴结合。

主穴每次取3~4穴用温针法,其中,髀关穴用0.30mm×75mm毫针,直刺2.5~3寸,采用提插泻法,使针感下传至足尖,得气后留针。其他穴位,以0.30mm×40~50mm之毫针刺入,得气后行捻转提插手法,补法或平补平泻法。留针时在针柄上插一段长约1.5~2cm的艾条,或捏一团橄榄大小艾团,从小端点燃,前者燃1壮,后者须2~3壮。燃尽去灰拔针。配穴以同样毫针,与头皮约呈15°~30°角沿皮刺入3cm,达到长度后,快速捻转,捻转频率为200次/分,捻转幅度宜大,要求向前向后使针各转动2~3圈。留针30分钟,每隔3~5分钟捻转1次。上法一般隔日一次,7次为一疗程,疗程间隔3~5天。

(三)挑治

1.取穴

主穴:环跳、承扶、殷门、风市、委中、委阳、会阳、承筋、承山。

配穴:阿是穴。

阿是穴位置:在委中穴至足跟连线上取穴。

2.治法

主穴用挑治法,配穴用穴位注射法。主穴每次取2个穴,常规消毒及局麻后,用挑针刺入皮下,将皮肤向上挑起,牵拉摇摆,牵拉频率在30次/分左右。挑毕以消毒棉球压迫止血,以小块消毒纱布外敷,胶布固定。

配穴用穴位注射法。药液:5%当归注射液6mL、风湿灵注射液2mL、维生素B_1注射液2mL(100mg/2mL)、维生素B_{12}注射液1mL(0.5mg/1mL)、地塞米松注射液2mg、2%普鲁卡因4mL。将以上药液混合后,取阿是穴2~3点,进行穴位注射。上法均隔日一次,10次为一疗程。二法可单独应用,也可结合使用。

(四)穴位注射

1.取穴

主穴:肾俞、大肠俞、环跳、风市、阳陵泉、足三里。

配穴:委中、三阴交、承山、悬钟。

2.治法

药液:①醋酸氢化泼尼松30mg.2%利多卡因2mL、注射用水4mL,维生素B_{12} 2mL(0.1mg/1mL)、夏天无注射液2mL、骨宁注射液2mL。②维丁胶性钙注射液3mL、维生素B_{12}

注射液 1mL(0.1mg/1mL)、10%葡萄糖注射液 5mL。

主穴为主,酌加配穴。任取一组药液。病变在髋膝之间者选其间 3～5 个穴,在膝踝之间取 2～3 个穴,每穴注入药液 1～2mL。病变一侧取单侧,两侧有病取双侧。配穴可采用电针法,针刺得气后接脉冲电疗仪,以连续波通电 30 分钟。5 日 1 次,5 次为一疗程。疗程间隔 10 天。

治疗期间可配服苍黄化湿汤:苍术 10g.麻黄 10g,独活 12g,陈皮 10g,川牛膝 20g,鸡血藤 35g、乌梢蛇 15g、川芎 10g、桑寄生 30g。随证加减。每日一剂,早晚分两次煎服。

(五)针罐

1.取穴

主穴:承山。

配穴:三阴交。

2.治法主穴为主

取患侧承山穴,局部皮肤常规消毒,取 0.30～0.35mm×50～75mm 毫针,快速直刺入承山穴,产生针感后再提针向上斜刺约 2～3 寸,可稍留针,即起针。迅速用闪火法在所刺承山穴处拔罐,留罐约 3～7 分钟,以针刺部位出血 1～3 滴为度。如伴躁动难以入眠,以 0.30mm×40mm 毫针,针刺三阴交,留针。另可在足太阳膀胱经背部第一、二侧线从颈背部至腰骶部行走罐。方法是,先在背部涂上润滑油,以边缘光滑的中号玻璃罐闪火法吸拔,于经线上往返游走,至背部吸拔处潮红为度。隔 1～2 日针刺加罐 1 次,3 次为 1 个疗程。一般要求针刺 3 个疗程。

(六)电针

1.取穴

主穴:足三里、阳陵泉、阴陵泉、三阴交、承山、委中。

配穴:手三里、合谷。

2.治法

主穴均取,配穴酌加。患者先取仰卧位,患侧肢体放松,腧穴部位常规消毒后,用直径 0.35mm,长 13～60mm 的毫针,足三里直刺 3～5 寸,阳陵泉透刺阴陵泉,三阴交直刺 0.5～1.5 寸,手三里刺 0.5～2 寸,合谷直刺 0.5～1.5 寸;再取俯卧位,针刺委中、承山穴。均用平补平泻法,每侧选 4～6 穴通电,得气后接通电针仪,予以疏密波,频率 40Hz,电流强度 2mA,以患者耐受为宜。留针 20 分钟。

取针后,行推拿法:患者先俯卧位,医者立于患侧,用掌推法直推下肢后面 5～10 遍,用拇指推下肢足太阳膀胱经、撩下肢、拿揉下肢,按揉承扶、委中、承山,搓揉小腿,摇膝关节,拔伸小腿,拍打小腿腓肠肌部。继取仰卧位,医者立于患侧,用拇指直推下肢足太阴、足阳明经脉 5～10 遍,拿揉下肢,撩下肢前面、外侧,点按血海、足三里、阳陵泉、阴陵泉、三阴交等穴,抱揉膝关节、摇髋关节,拔伸下肢,抖下肢结束。按摩时间约 20～30 分钟,疗程同针刺。推拿结束后,再卧床休息 10～30 分钟。

上法每日 1 次,治疗 10 次为一疗程,疗程间隔 3～5 天。

第二十七节　重症肌无力

一、概述

重症肌无力是一种神经肌肉接头传递障碍的慢性疾病。其主要临床表现为受累的骨骼肌极易疲劳，经休息后有一定恢复。本病女性多见，且多发于20～30岁。其中以眼睑下垂、复视、斜视，症状波动、朝轻夕重等为特点的眼外肌受累者最为常见，其中，儿童肌无力几乎均为眼肌受累，成人重症肌无力约占90％以上以眼睑下垂为首发症状。现代西医学尚无特效疗法。

针灸治疗痿证，在古籍中早有记载。类似本病的治疗，只有颇为粗略的载述，如《针经指南》，提到取外关、足临泣、申脉治疗"四肢不遂"或"手足不遂"等，或可包括全身性重症肌无力。

而以眼型为主者，则未能查到相关文献。值得一提的是，《内经》中提到"此处图片502"病，与重症肌无力颇为相类，并提出"因其所在，补分肉间"（《灵枢·口问》）的针灸之法。

针灸治疗重症肌无力的现代报道，始于20世纪50年代，特别是1958年8月13日《健康报》以"针灸治愈不治之症（重症肌无力）"为题，作了专题介绍之后，引起了医学工作者的浓厚兴趣。陆续有临床文章发表，以治疗眼肌重症肌无力为主，也对早期其他类型的重症肌无力作了观察。70年代，有人报告用耳针配合药物治愈本病的案例。80年代以来的30多年，随着大量的临床积累和研究的不断深入，对针灸治疗本病的某些规律已有一定的认识，不仅配穴处方及刺灸之法日臻完善，疗效评定标准也渐趋统一。从现有的实践看，针灸对眼肌重症肌无力症有较好效果，多能获愈。对其他类型早期证候较轻的重症肌无力，也有一定疗效。在取穴上，眼型重症肌无力多取眼周穴为主，配以全身穴；其他类型重症肌无力，则以任督及脾肾经脉为主，据症配穴。在治法上，虽体针、电针、灸法、穴位注射以至耳针、眼针都有应用，但多用针灸之法，往往多种刺灸之法综合运用，以提高疗效。当然，本病是现代难治病，针灸的主要对象是眼型重症肌无力和早期症状较轻的其他类型，而且，一般要求配合中西药物。

二、治疗

(一)体针

1.取穴

主穴：攒竹、阳白、丝竹空、鱼腰。

配穴：①百会、脾俞、肾俞、三阴交；②足三里、合谷；③面颊区、眼、皮质下、缘中、脾、肝、肾（耳穴）。

2.治法

每次均取主穴，配穴第3组必取，余二组交替。眼周穴常规消毒，取0.25mm×40～50mm毫针，沿皮向下斜刺入阳白穴，针尖透刺鱼腰1寸，捻转加提插之法得气，用轻雀啄法行针半至1分钟后留针10分钟，然后将针缓慢退至皮下，调整刺入方向，再透刺攒竹1.5寸，用上述手法后留针10分钟，再依上法透刺丝竹空1.5寸，行捻转补法3分钟，留针10分钟。要求刺激宜轻。配穴第一组，用灸法：以米粒大艾炷无瘢痕着肤灸3壮，亦可用艾条温和灸15分钟。配穴第二组用针法,紧插慢提,前重后轻的补法,得气后留针 30~45 分钟。配穴第三组用耳穴贴压法:先在穴区寻找敏感点,再用 75％酒精加 2％碘酒浸泡的棉球行全耳郭消毒,以 0.6cm×0.6cm 粘有王不留行的胶布固定于耳穴上,嘱患者每天自行按压 3~4 次,按压至耳郭发热或有烧灼感为度。每周换 1~2 次,两耳交替。

以上针灸法均每日 1 次,10 天为一疗程,疗程间隔 3~5 天。

3.疗效评价疗

效评定标准:临床痊愈:上胞下垂消除,双侧者平视睑缘遮盖黑睛不超过 2mm,单侧者与健侧眼睑位置基本对称,疲劳试验及新斯的明试验阴性,随访 3 个月未见复发者。好转:上胞下垂有不同程度的改善。无效:上胞下垂无改善,治疗前后症状、体征无变化。

(二)温针

1.取穴

主穴:攒竹、丝竹空、阳白、四白、鱼腰。

配穴:合谷、上星、百会、大椎、脾俞、百会、足三里、三阴交。

2.治法

主穴均取,配穴酌选 3~4 对。患者取坐位,穴位常规消毒后,取 0.30mm×25~40mm 之毫针,斜刺入攒竹、丝竹空、阳白、鱼腰 0.5~1 寸,至得气。四白直刺 0.5~0.8 寸,针尾以艾条温灸之,时间约 20 分钟。配穴针刺至局部有酸胀感或麻胀重滞感为度,得气后,施平补平泻法 1 分钟左右。均留针 20 分钟。

出针后用皮肤针自上而下、自内而外弹刺患侧头部足太阳、足少阳经脉及眼轮匝肌,反复 3~5 遍,以局部潮红为宜。每日 1 次,10 次为一疗程,疗程间隔 3 日。

(三)电针加灸

1.取穴

主穴:气海、攒竹、阳白、鱼腰、夹阳白、丝竹空。

配穴:百会、中者、足三里、光明、申脉、照海。

夹阳白位置:平阳白穴而齐眉内、外眦处。

2.治法

主穴每次取 2 对透穴和气海穴,配穴每次取 3~4 个穴位。穴位常规消毒,气海穴施以温和灸,时间不少于 30 分钟,在不烫伤患者皮肤的前提下,要求施灸部位出现明显潮红且温热感在下腹部扩散。透穴为阳白透鱼腰。夹阳白分别透攒竹与丝竹空中任取二对,轮流应用。选用 0.30mm×25mm 毫针,进针得气后,眼周围穴位接上 G6805 型电针治疗仪,用疏密波(频率为每分钟 80~200 次左右),电针 20 分钟,强度以局部肌群随电针频率明显跳动而患者自觉轻度舒适感。阳白、攒竹、丝竹空穴取针后配合温和灸,每穴 5 分钟。配穴,百会施以温和灸 30 分钟;余穴施针刺法,其中照海、足三里用补法,其他穴位平补平泻。

以上操作均每日 1 次,12 次为一疗程,疗程间停治 3 日,一般须 3 个疗程以上。

(四)隔姜灸

1.取穴

主穴:阳白、足三里、肝俞、脾俞、肾俞。

2.治法

上穴均取,采用隔姜灸法。令患者先取仰卧位,穴位常规消毒,将厚约0.3～0.4cm,约5分硬币大小(以针刺孔若干)鲜姜,分别置于阳白穴(只取患侧,双眼受累者取双侧)和双侧足三里穴,上,然后放上小艾炷点燃;阳白穴灸3壮,足三里穴灸5壮。灸毕令患者取俯卧位,如前法将生姜片分别置于双侧肝俞、脾俞、肾俞穴位上,取中等艾炷,每穴灸5壮。用以上治法,每日1次,10次为1个疗程,疗程间停治3～5天。一般须3个疗程。治疗期间不服任何药物。

(五)温电针

1.取穴

主穴:膻中、石门。①关元、中脘、阳陵泉、悬钟、足三里、太冲;②肾俞、大肠俞、命门、环跳、委中。

配穴:眼型:太阳、印堂、阳白、攒竹、丝竹空、百会、合谷;全身型:肩髃、曲池、手三里、尺泽、环跳、委中、大椎;延髓型:廉泉、肺俞、三阴交、内关、足三里。

2.治法

主穴中膻中、石门每次必取,其他二组穴可交替轮用。配穴据症情酌加。患者安静平卧,常规消毒后,针刺上述穴位,手法宜轻巧,得气后,膻中、石门两穴针后接通G6805-1型电针治疗仪,电极每一疗程交换一次,疏密波,以患者有轻微舒适感为度,避免过强刺激。其余穴位,第一组穴和配穴,按常规针法,第二组穴,患者取俯卧位,取0.35mm×40mm的毫针6根,分别直刺入肾俞、大肠俞、命门各13～25mm,以局部有酸胀感或麻胀重滞感为宜;然后用0.35mm×75mm的毫针直刺环跳穴55～70mm,以局部有强烈酸麻重胀等感觉,并向下肢放射传导为佳;最后用0.35mm×40mm的毫针直刺委中约25mm,局部麻胀并可向足跟放射。

各穴得气后,施平补平泻法1分钟左右,再将2～3cm长的艾段套在针柄上,点燃后施温针灸,艾绒烧成灰烬后(约20分钟),除掉灰烬。为了防止烫伤,可在施术腧穴的皮肤上衬垫厚纸片。一般温针2～3壮。同时另加TDP照射关元穴。待最后一壮艾段燃尽后起针,结束全部治疗。开始可每日电温针1次,10～15次为一疗程,休息3～5天后进行第2个疗程,连续治疗2～3个疗程。待病情缓解稳定后,可改为隔日一次,要求患者长期坚持治疗。

3.疗效评价

疗效评定标准:缓解:肌无力症状消失,持续4年无复发;好转:肌无力症状明显改善,但在4年内有复发。无效:症状及指标均无改善。

第二十八节　甲状腺功能亢进症

一、概述

甲状腺功能亢进症,简称甲亢。以易激动、精神过敏、心悸、多汗、消瘦、突眼(多为良性突眼)、多食易饥、甲状腺弥散性慢性肿大为主要临床特征。女性可有月经量少,男性可有阳痿。本病病因不明。以女性多见,各组年龄均可发病,但以20～40岁最为多见。目前,现代西医学尚无理想治疗之法。

甲状腺功能亢进症在中医学中属"瘿病"范畴,具体则可归于"瘿气"。

针灸治疗瘿病的最早记载,见于《针灸甲乙经》,虽未表明是治何种瘿病。但就其所选之 3 穴看,都有行气散结之效,显然应包括瘿病在内。而明确提出瘿气可用针灸治疗的是《诸病源候论·瘿瘤等病诸候·瘿候》:"有三种瘿。有血瘿,可破之;有息肉瘿,可割之;有气瘿,可具针之。"至唐代,孙思邈在《备急千金要方》中记载用艾灸治"瘿恶气"的穴方。宋代王执中不仅在针灸取穴上有所增加,并指出不仅用灸,用"针亦良"。但在明清的针灸书籍中,有关记载不多,且无较大进展。

现代治疗甲状腺功能亢进症之最早报道发表于 1934 年。但自此之后整整间断了 30 年,到 20 世纪 60 年代中期,才有人以针刺加穴位注射治疗本病的个案。70 年代临床文章逐步增多,到 80 年代成为针灸临床研究的一个热门。在继承前人针灸经验的基础上,以多种指标观察,进行了反复的、大量的研究。通过大半个世纪的努力,现在已逐步揭示出针灸治疗甲状腺功能亢进的某些主要临床规律。已经证明,针刺不仅对甲状腺亢进的高代谢、高循环动力症状有良效,而且能在一定程度上改善内分泌突眼症状,不仅有较为显著的近期效果,也有较稳定的远期疗效。而以针刺和药物结合对促进患者自身调节最为理想。在穴位刺激方法上,以针刺为主,还应用电针、穴位激光照射、割治、耳针等,都有不同程度的效果。近来还有学者观察了针刺配合小剂:量药物对患者治疗前后生存质量的影响,发现其生理、心理、独立性、社会关系、环境等领域维度评分均较治疗前明显增高,表明针灸有助于提高本病患者的生存质量。

从已积累的经验看,对早中期本病患者,针灸可作为主要疗法之一,但宜配合中西药物;对轻中度突眼症患者,亦可以针灸为主,但须坚持长期治疗。

二、治疗

(一)古籍记载(瘿气)

1.取穴天窗、气舍、膻中、膈会、云门、大椎.风池、天突、肺俞、冲阳。

2.操作膻中、肺俞、天突,均用灸法。着肤灸 3～7 壮。余穴针法,先泻后补,留针 20 分钟。每次选 3～5 穴。

3.古方选辑

《针灸甲乙经.卷十二》:瘿,天窗及儒会主之。

瘤瘿,气舍主之。

《备急千金要方·卷二十四》:瘿上气短气,灸肺输。

瘿恶气,灸天府五十壮。

《针灸资生经·卷七》:瘿恶气,大椎横三寸间寸灸之。风池,耳上发际、大椎各百壮。大椎两边各寸半小垂下各三十。又臂儒随年壮,凡五处,共九穴。又垂两手两腋上文头三百壮。针亦良。

《医学纲目·卷之十九》:诸瘿恶气:肩髃(男左灸十八壮,右十七壮。女右灸十八壮,左十七壮)。又法:天府(七壮)、冲阳(随年壮)。

《神灸经纶·卷四》:中封,治气瘿,兼灸膻中七壮。

(二)现代方法

1.体针(之一)

(1)取穴

主穴:分2组。①平瘿、气瘿;②上天柱、风池。

配穴:分2组。①内关、间使、足三里、三阴交;②攒竹、丝竹空、阳白、鱼腰。

平瘿穴位置:在颈4～5椎间旁开7分处。

气瘿穴位置:相当于天突穴,视甲状腺肿大情况,而稍有出入。

上天柱位置:天柱穴直上5分。

(2)治法

第1组主穴和配穴主治甲状腺亢进症之高循环动力、高代谢症状;第2组主穴和配穴主治内分泌突眼症。以主穴为主,酌加2～3个配穴。平瘿穴要用徐进徐出之导气法,进针0.5～1寸许,得气后做徐入徐出手法,使针感达喉结下;气瘿穴进针后,采用拇指后退为主的捻转泻法;间使、内关、进针得气后,以拇指后退为主的捻转泻法结合重提轻按的提插泻法;足三里、三阴交,则采用拇指前进为主的捻转补法结合重按轻提的提插补法。上天柱穴和风池穴,针尖向鼻尖做75°内斜,进针1.3～1.5寸左右,用徐入徐出手法使针感到达眼区。余穴为:攒竹、丝竹空、阳白,三针齐刺,透向鱼腰。留针均为30分钟。每日或隔日一次。50次为一疗程。

(3)疗效评价

疗效评定标准:

1)甲亢:临床控制:临床症状消失,血清甲状腺激素(T_4、T_3)含量恢复正常;有效:临床症状明显改善,T_4、T_3含量较前下降30%;无效:症状有所改善,T_4、T_3含量下降不足30%或反增高。

2)突眼症:临床痊愈:症状消失,球后间隙≤13mm;显效:症状明显好转,球后间隙减少2mm或以上者;有效:症状有一定程度好转,球后间隙减少1mm;无效:治疗前后无改善。

2.体针(之二)

(1)取穴

主穴:人迎、膈会。配穴:突眼加攒竹、睛明、丝竹空,心率快加内关、神门,易饥消瘦加三阴交、足三里,便溏加天枢、公孙,失眠加胆俞、心俞,潮热加大椎、劳宫,盗汗加阴郄、后溪。膈会穴位置:肩髃穴后方凹陷中下3寸,三角肌后缘。

(2)治法

主穴:人迎穴相当于甲状腺体中心,膈会为效穴,二穴每次必取,配穴据症而加。人迎穴刺法:左手将甲状腺体抬起,右手持针呈25。角刺入中心部位,如腺体肿大局部隆起,可据肿大情况选择刺入最佳点,可稍向下或左、右移动一些均可,但无论从哪个位置刺入,针尖必须刺到肿大腺体或结节的中心。若肿大腺体结节坚硬如石,则须运用指力才行。进针后施提插补泻手法,平补平泻,一般针刺入后提插6遍即可出针。配穴应轻刺浅刺,平补平泻,不重刺不留针。每日或隔日一次,10～15次为1疗程。

(3)疗效评价

疗效评定标准:临床控制:高代谢、高循环动力症状,突眼症状及甲状腺肿大,实验室检查均正常;显效:高代谢、高循环动力症状基本消失,仍有轻微突眼症或甲状腺肿大未完全消失,实验室检查基本正常;有效:上述诸症状、体征明显好转,实验室检查接近正常范围;无效:症状、体征及实验室检查均无变化。

3.穴位埋植

(1)取穴

主穴:肝俞、心俞。

(2)治法

二穴双侧均取,常规消毒后局麻,用 12 号腰椎穿刺针穿入羊肠线 1.5～2cm,刺入穴位,至得气后,注入羊肠线,以无菌干棉球按压片刻,外敷创可贴,2 周 1 次,4 次后,间隔 2 个月再埋线 4 次。

4.穴位电疗

(1)取穴

主穴:阿是穴。

配穴:太阳、内关、神门。

阿是穴位置:肿大之甲状腺外侧(下同)。

(2)治法

主穴、配穴均取。应用电脉冲理疗仪治疗,将交流电变直流电输出,输出电压为 25 伏。以电极板代替针刺。将高频或音频的两侧电极板,置于阿是穴,行强刺激。两组低频输出线,一组置于太阳穴,一组置于内关、神门。予中等强度刺激。每次刺激时间为 30～40 分钟。每日 1 次,18 次为一疗程,疗程间隔 7 天。

5.穴位注射

(1)取穴

主穴:上天柱。

(2)治法

药液透明质酸酶 1500 单位加醋酸可的松 25mg,为 1 次注射量。将药液吸入注射器,以 5 号齿科针头速刺破皮,进针、上天柱穴,逐步向前送针至 1～1.5 寸深,用慢提慢插导气手法,待针感向同侧眼部或头部放射,回吸无血时,缓慢推入药液。隔日一次,10 次为一疗程。停治 10 天后,再行下一疗程。

6.穴位挑治加埋植

(1)取穴

主穴:阿是穴、喉 2、喉 3、喉 4、喉 6、喉 7、肝俞、鸠尾。

配穴:心悸者加膻中,巨阙,消谷善饥者加中脘。

喉 2 点的位置:颈部正中线上,从甲状软骨结节上的凹陷正中至胸骨柄上切迹正中上 1 寸处的连线上 1/3 折点处。

喉 3 点的位置:颈部正中线上,从甲状软骨结节上的凹陷正中至胸骨柄上切迹正中上 1 寸处的连线下 1/3 折点处。

喉 4 点的位置:即胸骨柄上切迹正中上 1 寸处。

喉 6 点的位置：人迎穴直下，与喉 2 点相平。

喉 7 点的位置：人迎穴直下，与喉 3 点相平。

2.治法

挑治法：患者仰卧，穴位常规消毒，以 2% 普鲁卡因在穴位皮下注射皮丘做局麻后，医者右手持针，用已高压消毒之大号缝衣针或小号三棱针横刺穴点表皮，翘高针尖，抬高针体做左右摇摆动作，把挑起的表皮拉断，再纵行挑破皮肤下 0.2～0.3cm 深的一些白色纤维，每次挑断 3～4 根纤维，也可把针孔周围的稍具黏性的皮下纤维挑完为止。操作完毕，创口严格消毒，外贴无菌小纱垫。

埋植法：取鸠尾穴时患者仰卧，取肝俞穴时患者俯卧。穴位表面常规消毒后局部麻醉，手术部位铺上孔巾，医者用手术刀于矢状方向切开穴位皮肤，长约 1cm，先用止血钳分离刀口周围皮下组织，范围 2～3cm，割去少许分离的皮下脂肪，然后将准备好的无菌 2 号羊肠线 4～5cm，打成小结放入穴位皮下，缝合刀口，消毒后外贴无菌纱块，5 天后拆线。

每次 1～2 个主穴或配穴，开始每日挑治 1 次，待常规点挑完后，可隔 3～5 日挑治 1 次，10 次为一疗程，第 1 及第 2 疗程结束时，即分别于鸠尾穴、肝俞穴做割脂埋线疗法 1 次。一疗程未愈者，停针 10 天再行下一疗程。

第十一章 血液采集及制备

第一节 血液采集

一、采血环境要求

(一)采血环境

1.血站内采血的环境要求

血站内采血是指在血站内部或设在其他建筑物内的固定采血室内进行的血液采集方式,这种采血方式一般都设有较宽敞舒适的采血空间。

血站的采血环境对献血者的心理精神状态有一定的影响,优美雅致,清洁卫生的环境将使人感到舒适,精神较为紧张的献血者在这样的环境有可能使精神放松、安定下来。

献血者进入血站就是进入采血环境。采血环境以采血室为界可分为内环境和外环境。

(1)采血外环境的要求(指采血室以外):①庭院应绿化、美化种植一些常青树,夏季有阴凉处,空闲地种植草坪,无土裸露,做到三、四季有花,建成花园式庭院,使人感到清爽、安静、能够精神放松。②按采血流程设计相应工作间,有明显的标示牌,一目了然,献血者可根据标示牌有秩序地流动。③人流物流分开,避免交叉感染,工作人员的流动与献血者流动方向也应尽量分开。④外环境应配置一些献血宣传画、献血知识等宣传栏目。⑤禁止人员喧哗,减少机器的轰鸣声和振动声。

(2)对采血内环境的要求(指采血室内):①采血室内装修和布置要朴素、文雅、色调清淡。②采血室有良好的采光,尽量采用自然光,光照适度,避免阳光直射。室内通风良好,空气清新,温度适宜,不可过热过冷。③室内可安装录音机、电视机等音像设备,在献血过程中播放影视节目以转移献血者精神注意力,消除恐惧感。④禁止室内喧哗或有其他噪音。⑤除血袋等一次性使用物品外,凡常规采血使用的物品、器械都要保持清洁干净、定期消毒并安放在固定位置。⑥室内空气及所用器材要定期消毒并采样抽检,进行细菌培养,不得有真菌或致病菌。一经发现就要进行完全、彻底的消毒。

2.血站外采血环境的要求

血站外采血是指到工厂、农村、机关、学校等单位设置临时采血室或用流动采血车到街头或单位进行采血的方式。在血站外采血因受条件限制,难以达到血站内采血条件的要求,但应尽量选择较适宜的环境。

(1)选择有院落、绿化较好、有较多房间可利用的单位作为采血地点。

(2)选择宽敞明亮洁净的房间作为采血室,远离厕所和污染区。

(3)工作人员清扫采血室卫生,做到窗明几净。物料摆放整齐、保持现场环境整洁。

(4)用有效消毒溶液喷雾室内,地面湿润不产生灰尘。

（5）院内及各工作间应设置标示牌，按流程进行采血。而年

（6）外出采血应注意季节变化，冬季做好保温，夏季做好防暑降温。

（7）使用采血车外出采血，要选择适宜的采血地点，好的地理位置，方便献血者

献血。通常选择人群集中或交通方便的地方，如繁华的商业区、大学、机关等。

3.采血室的卫生要求

（1）细菌菌落

①采血室空气、物体表面细菌菌落数分别为≤200CFU/m²、≤5CFU/m²。1采血人员手指、台面标准：细菌菌落总数≤10CFU/cm²。

②咨询、招募区，体检、初筛区，休息区物体表面细菌菌落数分别为≤500CFU/m²、≤10CFU/m²。

③进入人体无菌组织的医疗用品如一次性血袋，注射器等必须无菌、接触破损皮肤的医疗用品如消毒棉球等，细菌菌落数≤200CFU/m²。

④空气、物体表面增示得检出乙型溶血性链球菌金黄色葡萄球菌及其人致病微生物。在可疑污染情况下进行相应指标的检测。

⑤紫外线灯照射 30～40 分钟，用适当比例的消毒液擦拭工作台面，填写《消毒与清洁记录》。

二、采血前准备

（一）采血器材准备

采血器材必须准备齐全，缺少任何一种器材都会影响工作的顺利进行。为保证器材准确无误，应理出清单进行清点复核，以免遗漏。

1.急救药品和器材

配备处理献血不良反应的急救药品与器材，并定期检查，保证在有效期内。

2.一次性采血袋

检查一次性采血袋，确保外包装严密、无破损、无霉变，在有效期内使用。

3.开启、检查、校正采血秤。

4.开启、检查高频热合机，调整适宜的热合强度。

5.做好采血物品准备。将各种所需的物品和材料准备好，并摆放在相应的工作岗位上，各种物料准备到位。开展成分献血的，准备成分血液采集设备（血细胞分离机）及相关物料。

（二）献血者准备

献血者选择为了确保血液安全，血站从低危人群中招募无偿献血者。献血者献血前的准备对于顺利采血、减少不良反应的发生和保证血液质量十分重要。献血者必须持与献血者有关的有效证件资料（身份证、身份证明等）。献血适当可请献血者宣传献血的一般知识，解除其思想顾虑。献血前一天晚上饮食不要过饱，睡眠要充足，有条件时可洗澡，清洁全身，减少污染机会。献血当日清晨不要吃油腻的食物，可进食清淡食物，献血前适当饮些糖水或温开水，使精神放松。在血液采集前，正确履行对献血者的血液安全教育、登记、健康征询和检查、血液初

筛、献血适宜性评估以及告知、记录、标志等规程。

三、全血采集技术

(一)全血采集

1.采血人员着工作服,戴工作帽,保持整洁;不得佩戴饰物,如戒指、手镯(链);操作前用消毒剂消毒双手,每接待一位献血者后用消毒剂消毒双手或更换乳胶手套,并更换止血带和一次性垫巾(纸)。

2.献血者确认。唱读献血者姓名,回应后让献血者坐在采血椅上,核对献血者的有效身份证件、献血适宜性评估结论、姓名、血型、及献血序列号。

3.确认献血量,明确告知献血者并征得献血者的同意,选取与采血量规格一致的采血袋,检查采血袋执行《塑料采血器材自主检测操作规程》。

4.按采血量选择采血秤称量自动控制范围。

5.采血袋、检测样管,留样管的标志。揭取装订在《献血登记表》上的献血序列号标签,一次只能对一份献血记录、血袋和标本管贴签,在各血袋联袋、血袋导管、检测试管上粘贴同一献血序列号标签,核对无误。

6.查看双肘,无新鲜穿刺痕迹。选择肘部充盈饱满、弹性好的静脉进行穿刺。

7.在穿刺部位上方4～10cm处扎上止血带(或血压计袖带加压),以能阻断静脉回流而不阻断动脉血流为宜。

8.选好静脉穿刺点,以穿刺点为中心,取两根消毒棉签蘸取0.5%碘附后,分别采取自内向外螺旋式的方式消毒皮肤正反方向各一遍,切忌往返涂拭。消毒面积不得小于10cm×10cm,待干,以保证消毒剂有效作用时间,消毒后的部位若再次接触(被污染),应重新消毒。

9.穿刺前再次检查采血袋确保无异常,然后按照无菌技术操作规程进行静脉穿刺。用塑料夹或止血钳夹住采血袋导管,避免空气进入血袋内污染血液,取下护针帽,检查针头无弯曲、无倒钩,左手绷紧皮肤,右手持针头斜面向上,以450角快速刺入皮肤后,减小针头角度使针稳定向前推进直至刺破血管壁,见回血后沿静脉走行方向前进1cm左右,移去夹子或止血钳,将针头角度位置调整并固定好,用无菌持物钳夹取消毒棉球置于针眼处,将止血带放松,然后再加压扎上(压力约在10kg左右,以献血者自觉手臂不感到麻木为止),并嘱献血者反复做松握拳动作使血流畅通。

10.静脉穿刺成功后,立即维持静脉穿刺点与血袋的落差,并按压采血仪(秤)摇摆键,保证采血全过程血液和保存液充分混匀。

11.嘱献血者间断做松手.握拳动作,以保持血流畅通。对血流不畅者,及时调整针头位置,以防采血中断。当不易观察血流时,应注意观察穿刺部位有无异常及血袋重量是否递增。

12.当血量达到要求时,嘱献血者松拳,松开止血带,用止血钳(夹)夹住针柄后导管,用消毒棉球按压穿刺点上方,拔出针头,按压片刻至无出血。

13.穿刺失败需第工二次穿刺,须征得献血者同意并更换手臂,使用新的采血袋、重新消毒后进行穿刺采血。

14.采血结束后,在献血流序列号标签上注明采集日期及采血持续时间,若采集200mL血液的时间大于3分钟或采集300mL大于5分钟或采集400mL的血液大于6分钟,该血液进行特殊标志,不能用于血小板和新鲜冰冻血浆的制备。

15.血液检测标本的留取。采血结束拔出针头后,核对标志好的负压血液标本试管,将针头插入负压试管内并留置 4～6mL 血液以备检测用。

16.记录采血过程。采血结束后,在《献血登记表》采血记录中记录采血过程和使用的物料,采血人员签名。

17.工作人员在最短的时间内对采集的血液进行热合。采血导管在距采血针根部 3cm 处、7cm 处、20cm 处、采血袋端 10cm 处各热合一处。距采血针头 20cm 长度的采血导管内注满全血。热合后认真核查献血登记表、献血记录、采集的血液、标本管、血液导管、留样小袋上的唯一性条形码标志,确保一一对应,准确无误后,在距采血针根部 20cm 处热合点断离采血导管。热合结束后签名确认。

18.批量采集结束后,将热合断离后的血袋及检测试管置入 2℃～8℃送血箱,由送血车运输,送待检库 2℃～8℃冷藏。血液检测前由待检库工作人员送交检验科。

四、血液检测标本的留取、保存、运输和送检

(一)目的

确保正确采集标本,运输符合质量要求,制订本程序。

(二)适用范围

适用于血液检测标本的采集、运输送检过程的控制。

(三)职责

1.采血部门科负责机采成分血检测标本的采集和运送。

2.采血部门负责全血标本的采集、暂存和运输。

3.待检库负责血液标本的保存和送检。

(四)程序

1.标本采集

(1)血液检测留样用试管符合国家标准要求。

(2)采血时,采血护士核查献血条形码序列号标签和献血者信息,在检测样管、献血登记表、采血袋、成分袋、转移袋、保养液袋、粘贴同一献血序列号标签。

(3)血型检测样管的采集:在距采血针头 4cm 处粘贴同一献血序列号。

(4)留样管的采集:在距采血针头 4cm、15cm 处各粘贴同一献血序列号。

(5)采血结束后,向检测试管采集全血样本 4～6mL,采血针不得从检测样管中拔出,保持留样样辫血液充盈后,关闭夹子。

(6)热合时,在距采血针头根部 3cm 处热合一处,在距采血针头根部 20cm 热合一处,再次核对序列号一致性后,在距采血针头 20cm 热合处将采血袋与留样样辫管断离,此时,留样样管、血型检测样管与血液检测样管连接在一体。

2.标本运输

(1)专人负责运输,使用防水、防泄漏、防损伤的容器运输。

(2)检测样管、血型检测样管、留样样辫一并送交待检库,保证运输设备温度保持在2℃～10℃。

（3）标本运送至待检库时，双方核对标本信息与《采血至检验检测标本交接单》无误后，签字确认移交，《采血至检验检测标本交接单》由待检库保存。

（4）标本发生泄漏时执行《安全与卫生管理程序》。

3.标本保存

标本采集后保存于 2℃～8℃冰箱。

4.标本送检

（1）待检库将待检测样管按批次整理，核对献血序列号无误后，填写《血液核准入库及放行通知单》一式两份，连同样管移交实验室，并打印《采血至检验检测标本交接单》，双方核对签字。

（2）再检样本待检库根据《实验室血液重留样记录》留取再检标本血辫样，同《采血至检验检测标本交接单》并交实验室。

（3）血液标本留样辫的处理执行《标本接收、处理、保存、销毁操作规程》。

五、献血后护理及告知

（一）献血后护理

1.为献血者提供饮品。

2.嘱献血者用手指按压穿刺点 10 分钟并抬高手臂，或用弹力绷带包扎穿刺点 1 小时，避免出血或形成血肿。

3.献血后休息 10～15 分钟，无异常反应方可离开。

（二）献血后告知

献血者离开时，向献血者告知下列事项：

1.穿刺点上的敷料保留 12 小时以上，避免穿刺点感染。

2.献血后 24 小时内避免剧烈运动、高空作业和过度疲劳，保证充足的睡眠。

3.及时补充水分，有助于血容量恢复。

4.食用易消化的食物和水果，7 日内避免饮酒。避免暴饮暴食。

5.血液检验结果的告知方式。

6.下次献血的时间。识所

7.临床用血费用的返还方式和对象。

8.血站的联系方式。

六、献血不良反应、并发症及处理

（一）献血反应的分类

1.局部不良反应

穿刺不成功、血肿、误穿动脉。

2.全身不良反应

（1）轻度献血反应：紧张焦虑、呼吸加快、心跳加速、面色苍白伴有轻度出汗、眩晕、持续呵欠、恶心呕吐。

（2）中度献血反应：失去知觉、长时间无意识、脉搏减慢、并因血量减少而难以发现、浅表呼吸。

（3）重度献血反应：主要是惊厥伴有昏厥。惊厥可由各种症状和迷走神经刺激引起，且无先兆。惊厥按程度不同可从失去知觉伴抽搐到大小便失禁的恶性痉挛。

（4）换气过度：即快速过度呼吸，降低了血中二氧化碳的含量；它还可以导致肌肉痉挛。

（5）意外事故：如果献血者晕倒或者跌倒，头部和身体可能有受伤的危险。

（二）献血不良反应及处理

1.急救药品和用具

献血反应很少发生，即使发生，一般经过休息或对症处理后可以很快恢复，但也有极少数不良反应需进行必要的紧急处理。

（1）急救药品。包括：白糖、生理盐水、10％葡萄糖酸钙液、5％葡萄糖液、50％葡萄糖、低分子右旋糖酐、肾上腺素、安定、注射用阿托品、胃复安、苯巴比妥钠、硝酸酯制剂、呼吸中枢兴奋剂等。

（2）急救器材。包括：呕吐盘；毛巾；各型消毒针头、无菌注射器；针灸针；输液器材；氧气袋或氧气瓶、输氧套管（面罩）；开口器（用纱布包好的舌压板）；饮水杯、吸管；无菌纱布、棉球和纱布；血压计、听诊器、体温计。

2.局部献血不良反应的处理

（1）穿刺不成功和血流减慢。如发现针头堵塞是在穿刺针腔内立即拔针，如穿刺紧贴血管壁先调整其方向，不见效时拔针。重新穿刺时避免原针眼进针，以免把静脉破口处的血栓推入静脉。

（2）采血后血肿：拔针对穿刺部位未进行有效压迫；压迫时间过短或粘贴创可贴后，医护人员进行认真讲解需继续压迫穿刺部位；而创可贴又起误导作用使献血者放弃压迫引发血肿。一旦出现需继续压迫穿刺部位10～15分钟，24小时后可热敷。血肿出现后可发生穿刺部周围瘀血，一般无须特殊处理；严重者可服用抗生素抗感染。

（3）误穿刺动脉。立即拔针，在穿刺部位压迫止血。

（4）发生局部不良反应时，应向献血者解释原因并道歉，献血者感觉正常后，在征得当班医生的同意后方可让其离开。

3.全身不良反应的处理

（1）轻度不良反应的处理：①停止献血。②使献血者平躺，抬高双下肢降低头部以增加脑部供血。③松开紧身衣服。④打开窗户或风扇保持献血者凉爽。⑤在床边或椅边放一容器以防呕吐。⑥让献血者得到充分的休息。⑦在恢复后帮助献血者转移到空气新鲜的地方，让其喝糖水、饮料等。⑧在整个过程中始终让献血者放心，并给予解释，说明这种反应是常见的，并非他们身体状况有问题。⑨在确保献血者已完全恢复准备离去前，应让当班医生或资深护士再查看一下。

（2）中度不良反应的处理：①停止献血，迅速把献血者移至沙发或长凳上使其平躺，同时抬高双下肢并降低头部，指压人中、合谷穴。②请当班医生或资深护士查看。③松开紧身衣服，打开窗户或电扇保持凉爽。④在床或椅边放一容器防止呕吐，若献血者呕吐症状较重，可肌内注射胃复安10mg。⑤每10分钟检查脉搏一次，直至脉搏平稳，并注意观察其精神状况。⑥如有可能将其移至另一间较隐蔽的房间，防止其他献血者看到，减小恐慌心理。⑦确保有人看护,如有可能可给予低流量吸氧。⑧如献血者出汗较多,面色苍白、眩晕等症状较重,可静脉缓慢注射 50%葡萄糖 40mL。⑨在处理过程与献血者交谈让其安心,保证在离开采血现场前有一段时间的休息并已完全恢复。⑩保证献血者在有成人的陪同下离开。

(3)重度不良反应的处理:①停止献血,迅速把献血者移至沙发或长凳上使其平躺,同时抬高双下肢并降低头部以增加脑部供血,指压人中、合谷穴。②松开紧身的衣服,保持空气清爽。③限制献血者活动以防止其受伤害。④每 5 分钟检查脉搏一次,并测量血压,直至脉搏和血压平稳。⑤确保献血者经急救医师或资深护士查看过。⑥如惊厥超过 5 分钟时做医疗急救,须医务人员照料,可给予低流量吸氧,安定 10mg 静脉注射,或肌内注射苯巴比妥钠 0.1g,同时拨打 120 医疗急救电话,立即报告科室负责人和业务主管。⑦献血者清醒后让其饮用糖水等饮料促进恢复。⑧消除献血者疑虑,并解释所发生的事情,婉转地告诉献血者以后不要再献血了。⑨确保献血者有足够的时间休息并已完全恢复。⑩确保献血者是由当班医生同意后方可离去,并安排医务人员护送。

(4)换气过度的处理:①指导献血者平稳、缓慢地呼吸,但不要深呼吸。②如果不能解除肌肉痉挛,则指导献血者向纸袋内吹气,有条件者可予面罩吸氧,静脉注射安定 10 mg。③向献血者解释所发生的一切,使他消除疑虑。

(5)意外事故处理:①如果献血者晕倒或者跌倒,头部和身体可能有受伤的危险。②确保让医务人员或资深护士对献血者进行检查。③如果对献血者情况有疑虑或有外伤时,由科室负责人陪同并安排医生或护士护送去医院诊治。④如果为轻微损伤,确保献血者休息一段时间,完全恢复后方可离开。⑤告诉献血者如果回家后感到不适,必须去最近的医院诊治,并及时与血站联系。

三、献血并发症

1.脑栓塞:可由空气栓塞或微血栓引起。

2.既往有反复晕倒病史或有心、肝、肾功能障碍的献血者,献血后易导致复发或加重。

3.不按规定献血,短时间内反复多次、大量献血,可造成失血性贫血。

上述各并发症一旦发生应在及时抢救的同时,呼叫 120 送医院救治。

第二节 血液检测技术

一、血液检测标本的接收

(一)标本的分类

1.按用途分类

按用途不同分为:检测样管、血型检测样辫、留样样辫。

(1)检测样管是留取在负压试管中容量为 5mL 的全血标本,经离心处理后进行感染因子检测项目和血型反定型检测。

(2)血型检测样辫是保留采血针留取在采血辫中长约 4cm 的全血标本,用于血型正定型检测。

（3）留样样辫是留取在采血样辫中长约 17cm 的全血标本，用于检测后血球留样和血清留样。

2.按来源分类

按来源不同分为：自采血液标本、外调血液标本、委托检测标本、室内质控标本、室间质评标本。

3.按品种分类

按品种不同分为：全血标本、血球标本、血浆标本、血清标本。

4.按抗凝分类

按是否加抗凝剂分为：抗凝血标本、非抗凝血标本。

5.按检验状态分类

按检验状态分为：待检测标本、已检测标本。

6.按标本质量分类

按标本质量分为：合格标本、不合格标本。

7.按留取方式分类

按标本留取方式分为：全血标本、机采成分全血标本、机采成分血标本、产品标本。

（二）血液标本接收

1.自采血液标本

自采血液标本包括全血标本和机采成分血全血标本。标本质量要求实验室接收标本时，对标本质量进行核查，对不符合质量要求的标本实验室予以拒收。

质量核查的内容如下：

（1）检测样管、血型检测样辫、留样样辫流水号必须一致。

（2）检测样管留取全血 4～6mL。

（3）检测样管序列号顺样管长径平行粘贴，血型检测样辫在针柄部缠绕粘贴序列号、留样样辫在样辫两端各缠绕粘贴序列号。

（4）检查血液标本量是否充足，无破损、无溢漏、无溶血、无乳糜、无微生物污染，确定血标本是否符合质量要求，核对无误后方可进行签收。

（5）重留样标本由待检库在原血袋采血导管上留取，血量不少于 3mL（样辫长度不得小于 17cm），序列号保持与原血袋序列号一致。

2.外调血标本

血液管理科负责外调血标本送检。

（1）如为检测样管送检，按自采血液标本接收程序接收。

（2）如为血辫标本，按自采血液标本程序接收后，实验室准备备用试管，将试管与血辫标本同一的条码号进行标识，核对一致后，断离血袋和血辫，将血辫中的血液转入已做同一条码号标识的空试管中。

（3）每断离一份血辫前，剪刀必须先用生理盐水冲洗后，再擦拭干净，以防污染。留样完毕后试管移到另外的试管架上，防止血液混淆。生理盐水使用后必须消毒后再废弃。废弃血辫的处理方法与废弃血样相同。

3.标本接收

(1)接收标本前,清理实验室现场所有已检测标本、未检测和正在检测标本,分别放在规定区域,保证不混淆。

(2)接收标本时,对标本信息进行核查,对不符合要求的标本及信息实验室予以拒收。核查的内容如下:①标本序列号与检测标本交接单对应一致,核对无误。②检测样管、血型检测样管和留样样辫使用同一序列号标识,序列号保持与原血袋序列号一致。③标本来源明确,标本数量与献血征询表数量相符。④从标本采集到接收的时间间隔不得超过 7 天。⑤标本接收的时间和日期。

(3)如发现溢漏应立即将尚存留的标本移出,对标本管和盛器消毒,同时报告实验室负责人和送检部门。

(4)待检库负责标本的送检实验室标本接收人员清点数量,进行标本质量及信息验收,标本序列号与检测标本交接单序列号核对无误后,双方签字确认。

4.若发生下列情况,应拒收标本。

(1)标本管上无标识或标识不清、不正确。

(2)标本管采集量不足。

(3)标本管选用错误。

(4)标本标签脱落、缺失、污损、粘贴不正确。

(5)标本溶血、溢漏、破损、污染、严重脂血等。

(6)其他拒收的情况。

5.拒收或需要再检的标本,实验室填写《血液重留样记录》送待检库,由待检库重新留取标本,重留样标本的序列号必须与原血袋序列号保持一致,实验室标本接收人员清点数量,进行标本质量验收,重留样标本序列号与《血液重留样记录》序列号核对无误后,双方在《血液重留样记录》签字确认。

6.成分献血结束后,向实验室报送全血留样标本,留样标本用献血序列号标签标识。

(三)标本登记

1.质量验收、核对无误、交接完成后的标本在检验前利用血站信息管理系统进行计算机标本登记,以分配检验批次和化验序号,执行《血液检测标识及可追溯性管理程序》。

2.进入实验室质量控制与管理系统酶标仪检测模块,从 B1 孔开始,自上而下,依次输入,如果有再检标本,排列在初复检标本之后,最后一空为质控,存为模板。

(四)标本分发与处理

1.标本分类标本按用途不同,分为检测样管、血型检测样辫、留样样辫三种。

2.标本分发将不同检验项目的标本分发到各检测岗位,进行各项目检测。

(1)留样标本进入 lisswell 系统检测样本留样,打印《标本留样》。

(2)血型检测样管交血型检测岗位,进行血型检测。血型检测前,检测人员核对检测样管与血型检测样辫条码号的一致性,准确无误后,在检测试管上依次从 001 至 089 标明化验序号,然后进行血型检测,检测完成后,在《标本接收分送与检验登记表》上填写血型检测更改结果,检验人员和核对人员核对签字。

（3）检测样管交标本处理人员将检测样管于 37℃ 水浴箱孵育 5～10 分钟或室温静置 30 分钟后进行离心，离心完毕后，移至生物安全柜中，防止振荡，除去试管保护帽，在试管架上按顺序排列好试管，将排列好检测样管与《标本接收分送与检验登记表》一并送初检、复检岗位进行感染因子检测。

3.感染因子检测结束后，将所有检测异常结果填入检验登记表中，检测人员与复核人员核对签字。

二、血型检测

（一）红细胞 ABO 血型系统

血型的研究过程从一开始就和输血疗法密不可分。人们研究和总结人类 300 多年以来输血历史的成功与失败，发现其中有的人输进别人的血安然无恙能够拯救生命，而有的人却会出现不良反应，甚至导致死亡，最终人们发现了人的血液可以分成不同的类型。

1900 年 KarlLandsteniner 用 22 位同事的正常血液交叉混合，发现有些混合后没有肉眼可见的反应，而另一些红细胞和血浆之间发生很强的凝集反应，也就是说某些血浆能促使另一些人的红细胞发生凝集现象，但有的不发生凝集现象。于是他将 22 人的血液实验结果编写在一个表格中，通过仔细观察这份表格，发现表格中的血型可以分成 3 种：A、B、0,1902 年，兰德斯坦纳的两名学生把实验范围扩大到 155 人，发现除了 A、B、O 三种血型外还存在着一种较为稀少的第四种类型，即 AB。这些研究为安全、有效地使用输血医疗铺平了道路。

这种凝集被认为是红细胞上的一个抗原与血清中的抗体相互作用的结果，在观察到这种现象后，红细胞上被分为两种抗原，一种是 A 抗原，另一种是 B 抗原。在 ABO 血型中，红细胞上可同时有这两种抗原，也可有其中一种，或没有。红细胞上只有 A 抗原的叫 A 型，只有 B 抗原的叫 B 型，同时有 AB 抗原的叫 AB 型，而缺乏 A、B 抗原的叫 O 型。同样在血清中含有两种抗体，一种只与 A 抗原产生凝集反应称抗 A 抗体，另一种只与 B 抗原产生凝集反应称抗 B 抗体。A 抗体存在于不含有 A 抗原的血型中，B 抗体则存在于不含有 B 抗原的血型中。

战争年代，白求恩为了抢救伤员性命，探索中把自己的 O 型血输给了伤病员，用伟大的举动救治了一位革命战士。后来，经科学验证，白求恩医生是正确的。有科学证明，输注少量 O 型血时，因天然抗 A 抗 B 抗体被受血者大量的血液所稀释，破坏红细胞的可能性降低，所以临床表现为输血反应不强烈。由于，人们形成一种成旧的观念，以至于教科书上都写着 O 型血者是万能供血者。这种不合时宜的旧观念，在进入 21 世纪的今天，科学的飞速发展向这一陈旧的观念发出了质疑。O 型血者的血清中含有天然抗 A 和抗 B 抗体，当 O 型血输入 A 型 B 型或 AB 型血的人体内时，O 型血中的抗 A 和抗 B 抗体就会和以上三种血型的人的红细胞结合（因这些人血液中的红细胞膜上含有相应的 A 抗原或 B 抗原），激活补体系统使红细胞遭到破坏而造成溶血性输血反应。当然，输注少量 O 型血液临床反应有时不明显，往往被忽视，以致人们错误地认为，O 型血可代替其他血液输注。

现已发现 O 型血液里的有些抗 A 抗 B 抗体是高效价抗体，如果将这些 O 型血输入不同血型的受血者体内，更容易导致溶血性输血反应，并可使红细胞形成球形红细胞，使红细胞脆性增加，缩短红细胞寿命，严重者可出现血红蛋白尿。虽然当时无明显的输血反应症状，但是，受血者体内已产生抗原抗体免疫反应，给以后再次输血带来隐患。因此，O 型血是危险的、有隐患的万能供血者。

这里需要强调的是,A 型人红细胞膜上含 A 抗原,其血清中含抗 B 抗体,B 型人红细胞膜上含 B 抗原,其血清中含抗 A 抗体,O 型人红细胞膜上没有抗原,但其血清中含抗 A、抗 B 抗体,AB 型血型的人红细胞膜上含 A 抗原和 B 抗原,但其血清中无抗 A 抗 B 抗体,同型血液输注不会发生凝集反应即不会发生溶血反应,根据《临床输血技术规范》的要求及现代输血技术理论和实践的证明,血液应该是同型输注,以减少不必要的输血反应发生。另外,用 O 型血替代其他血型输血,可出现血型偏型,其他血型血液过剩,造成血液报废。

一袋无偿捐献的血液,由于用血的不合理而造成不必要的浪费,是多么的可惜,于情于理都是不应该的。而在科学技术飞速发展的今天,有些基层医院仍用成旧的输血理念指导临床用血,仍不加思索的用 O 型血液替代其他血型血液输注,这种落后的观念极大影响着血液的合理使用。我们大力提倡科学用血,合理用血,珍惜每滴血液,节约宝贵的血液资源,为人民的健康负责。同时,我们希望临床用血不要用 O 型血代替其他血型血液输注,以免造成不良后果及不必要的血液资源浪费。

1.ABO 血型定型

(1)原理:根据红细胞膜表面有无 A 抗原和(或)B 抗原将血型分为 A 型、B 型、O 型、AB 型 4 种。可利用红细胞凝集试验,通过正反定型鉴定 ABO 血型。

(2)试剂正定型:抗 A、抗 B、抗 A＋B 血清,可购自有合格证件的供应商;反定型:5％A、B 及 O 型红细胞盐水悬液,可购自有合格证件的供应商,也可自己制备;专用血型纸。

(3)操作

①玻片法

正定型取清洁血型纸一张,标明抗 A、抗 B 和抗 A＋B,分别用滴管加相应分型血清 1 滴于相应的方格内,再各加受检者 2％红细胞悬液 1 滴,混匀。

反定型另取血型纸一张,标明 A 细胞 B 细胞及 O 细胞用滴管各加受检者血清 1 滴,再分别用滴管滴加 A、B 和 O 型红细胞悬液 1 滴,混匀。

将血型纸轻轻转动,使血清与血细胞充分混匀,连续 1～5 分钟,肉眼观察有无凝集反应。

②试管法

正定型:取洁净小试管三支,分别标注抗 A、抗 B 和抗 A＋B,分别滴加相应分型血清 1 滴于试管底部,再分别滴加受检者 5％红细胞悬液 1 滴,混匀。

反定型:同样取洁净小试管三支,分别标注 A、B 和 O 细胞,分别滴加受检者血清 1 滴于试管底部,再滴加 A、B 和 O 型 5％试剂红细胞悬液 1 滴,混匀。

将正定型、反定型试管均以 1000r/min 离心 1 分钟,取出。

将试管轻轻摇动,使沉于试管底部的红细胞浮起,先以肉眼观察有无凝集或溶血现象,如肉眼未见凝集,应将反应物倒于玻片上,再以显微镜低倍镜观察。

(4)结果判读

观察结果时既要看有无凝集,更要注意凝集的强度,此有助于 A、B 亚型、类 B 或 cisAB 的发现。

4＋红细胞凝集成一大块,血清清晰透明。

3＋红细胞凝集成数小块,血清尚清晰。

2＋红细胞凝块分散成许多小块,周围可看到游离红细胞。

1＋肉眼可见大颗粒,周围有较多游离红细胞。

±镜下可见数个红细胞凝集在一起,周围有很多游离红细胞。

MF即混合凝集外观,是指镜下可见少数红细胞凝集,而绝大多数红细胞仍呈分散分布。

－阴性,镜下未见凝集,红细胞均匀分布。

按照附表报告受检者 ABO 血型。

(5)附注

①分型血清、血球质量性能应符合商品合格试剂的要求,试验结束后应放置冰箱保存,以免细菌污染。

②试管、玻片、滴管必须清洁干燥,防止溶血。

③操作方法应按规定,一般应先加血清,然后再加红细胞悬液,以便容易核实是否有漏加血清。

④IgM 抗 A 抗 B 与相应红细胞的反应温度以 4℃ 为最强,但为了防止冷凝集的干扰,一般仍在室温下进行试验,37℃ 可使反应减弱。

(6)正反定型结果不一致的原因:

有技术性问题或红细胞和血清本身的问题,常见的有以下几种。

①标准血清效价太低、亲和力不强。如抗 A 血清效价不高,可将 A 亚型误定为 O 型,AB 型误定为 B 型。

②红细胞悬液过浓或过淡,抗原抗体比例不适当,使反应不明显,误判为未反应。

③受检者红细胞上抗原位点过少,如亚型;或抗原性减弱,见于白血病或恶性肿瘤;以及类 B 或 cisAB 等等。

④受检者血清中蛋白紊乱或实验时温度过高,常引起红细胞呈缗钱状排列。

⑤受检者血清中缺乏应有的抗 A 及抗 B 抗体。

⑥各种原因引起的红细胞溶解,误判为不凝集。部分溶血时可溶性血型物质中和了相应的抗体。

⑦由细菌污染或遗传因素引起多凝集或全凝集,往往是正反定型不符的原因。

⑧血清中有 ABO 血型以外的抗体,如自身抗 I,常引起干扰。

⑨老年人抗体水平大幅度下降。

(7)正反定型不一致的解决办法

①如发现 ABO 正反定型不一致,首先要重复做试验一次。严格按照标准操作规程,使用质量合格的试剂和细心观察结果通常会解决明显问题。

②用受检者红细胞与自身血清做试验,血清中的抗 B 不凝集自身红细胞上的类 B 抗原。

③检查唾液中是否有 A、B 物质,如果是分泌型,可检出 A 物质或(和)B 物质。

④核对患者的诊断。类 B 抗原的形成与结肠癌、直肠癌、革兰阴性杆菌感染有关。

(8)如发现多凝集现象,应考虑由遗传产生的 Cad 抗原活性、被细菌激活的 T 或 TK 受体、或产生机制不太明了的 Tn 受体所引起。多凝集红细胞具有以下特点:

①能被人和许多家兔的血清凝集。

②能与大多数成年人的血清凝集,不管有无相应的同种抗体。

③不被脐带血凝集。

④通常不与自身的血清凝集。

⑤如有条件可用外源凝集素加以鉴别。

2.反定型红细胞制备方法

分别采取已知 A、B、O 三种血型的红细胞,经盐水洗涤 3 次,以压紧红细胞配成不同深度的红细胞悬液。为了防止红细胞悬液敏感性不一致,可随机采取 3 个以上的健康成人血液,按 ABO 型分别混合后,按上法制备。如欲将红细胞保存,应严格按照无菌技术采取血液,以 ACD 保存液按 4:1 抗凝,置冰箱可保存 3 周。临用时取出一部分经盐水洗涤后配制成所需浓度。如以红细胞保存液保存,在 49C 下可保存 4~5 周。

(二)RH 血型系统

1940 年,Landsteiner 和 Wiener 最初发现用恒河猴的红细胞免疫家兔所得的血清可以和大多数白种人体内的红细胞发生凝集反应,故认为这些人红细胞含有与恒河猴红细胞相同的抗原,即命名为 RH 血型。之后 Levine 与 Stetson 却从一名新生儿溶血病胎儿的妇女血清中发现了与这种抗原反应的抗体。虽然 Landsteiner 与 Levine 两人所确定的抗原不完全相同,但因为 RH 这个术语已普遍采用,故一直沿用至今。现在把 Landsteiner 和 Wiener 最初发现的用动物血清鉴别的那种抗原命名为 LW 抗原。目前,普遍采用采自人体的血清抗体。

随着对 Rh 血型的不断研究,认为 Rh 血型系统可能是红细胞血型中最为复杂的一个血型系统。目前 Rh 血型系统发现的等位基因已有 280 多个,主要具有临床意义的抗原有 D、C、c、E、e。临床上习惯将有 D 抗原者称为 Rh 阳性,而将虽有其他 Rh 抗原,无 D 抗原者称为 Rh 阴性。Rh 血型抗原只存在于红细胞膜上,不存在于其他组织细胞及液体、分泌液中。Rh 血型抗体是由妊娠、输血或其他明确原因产生的同种异体免疫抗体。Rh 血型的发现,对更加科学地指导输血工作和进一步提高新生儿溶血病的实验诊断和维护母婴健康,都有非常重要的作用。根据有关资料介绍,Rh 阳性血型在中国汉族及大多数少数民族人中约占 99.7%,个别少数民族约为 90%。在中国,RH 阴性血型只占千分之三到四。RH 阴性 A 型、B 型、O 型、AB 型的比例是 3:3:3:1。

1.Rh 血型定型

Rh 血型系统有 5 种抗血清,可以检出 18 种不同的型别,但由于临床实验室很难得到这 5 种抗血清,况且在 Rh 抗原中,抗原性最强、出现频率最高、临床上影响最大的是 D 抗原,所以临床上一般只作 D 抗原的鉴定,受检者红细胞能与抗 D 血清凝集者为 Rh 阳性,不凝集者为阴性。Rh 血型的鉴定方法依抗体的性质而定,完全抗体可用盐水凝集试验,不完全抗体可选用胶体介质、木瓜酶及抗人球蛋白等试验。

2.原理

Rh 血型抗体多系不完全抗体,属 IgG 型。因分子短小,与红细胞上的抗原作用后,不能使红细胞靠拢凝集。木瓜酶能破坏红细胞表面上的唾液酸,降低其表面电荷,减少红细胞之间的排斥力,红细胞得以靠拢,在不完全抗体的作用下,红细胞便出现凝集。

3.试剂与材料

(1)Rh 抗血清常用的为不完全抗 D、抗 C、抗 E 及抗 D。

(2)5％受检者红细胞盐水悬液。

(3)1％菠萝酶(或木瓜酶)溶液称取菠萝酶 1.0g,溶解于 0.067mol/L 磷酸盐缓冲液(pH5.5)100mL 内。

(4)0.067mol/L 磷酸盐缓冲液(pH5.5)Na2HP O.5mL 和 KH2P O.5m 混合而成。

(5)已知 Rh 阳性及 Rh 阴性 5％红细胞悬液各 1 份。

(6)也可购自有合格证件的供应商生产的单克隆 Rh 血清抗体。

4.操作

(1)酶法取试管 3 支,分别标明受检者及阳、阴性对照。每管各加抗血清 1 滴。按标记各管分别加不同的 5％受检者红细胞盐水悬液 1 滴及 1％菠萝酶试剂各 1 滴,混匀后置 37C 水浴中 1 小时,观察结果。

(2)盐水法取试管 3 支,分别标明受检者及阳、阴性对照。每管各加抗血清 1 滴。分别加入单克隆 Rh 血清抗体各 1 滴,按标记各管分别加不同的 5％受检者红细胞盐水悬液 1 滴,混匀,1000r/min 离心 1 分钟观察结果。

5.结果判定

阳性对照管凝集,阴性对照管无凝集被检管凝集即表示受检者红细胞上有相应抗原,为 Rh(D)阳性,被检管无凝集即表示受检者红细胞上无相应抗原,为 Rh(D)阴性。

6.结果报告

Rh＋,称作"Rh 阳性"/"Rh 显性",表示人类红细胞有"Rh 抗原";Rh-,称作"Rh 阴性""Rh 隐性",表示人类红细胞没有"Rh 抗原"。

7.注意事项

(1)应严格控制温度和时间,因 Rh 抗体凝集块比较脆弱,观察结果时,应轻轻摇动试管,不可用力振摇。

(2)阳性对照取三人 O 型红细胞混合而成,阴性对照不易得到。一般设计方法为正常 AB 型血清 1 滴,加 5％D 阳性红细胞悬液 1;滴和菠萝酶试剂 1;滴混匀,与受检管一同置 37℃ 水浴 18 小时。

8.Rh 血型鉴定意义

(1)中国汉族人的 Rh 阴性率为 0.34％,绝大多数人为 Rh 阳性。故由 Rh 血型不合引起的输血反应,相对较 ABO 血型少。

(2)Rh 血型系统一般不存在天然抗体,故第一次输血时不会发现 Rh 血型不合,但 Rh 阴性的受血者接受了 Rh 阳性血液后可产生免疫性抗 Rh 抗体如再次输入 Rh 阳性血液时即可发生溶血性输血反应。

(3)Rh 阴性母亲孕育胎儿为 Rh 阳性胎儿的红细胞经胎盘进入母体刺激母体产生抗 Rh 抗体,再经胎盘进入胎儿体内,由于第一胎产生的抗 Rh 抗体极少发生新生儿溶血病,第二次怀孕 Rh 阳性胎儿所产生抗 Rh 抗体增多可致新生儿溶血病。若 Rh 阴性孕妇曾输过 Rh 阳性血液或有因 Rh 血型不合流产史即使第一胎也可发生胎儿溶血病。

(三)弱 D 型及 D 变异型鉴定

1.原理

根据 D 抗原的数量和质量以及抗原性的不同,可将 D 抗原分为正常的 D 抗原和弱 D 抗原,弱 D 抗原过去称为 Du 型,是由于 D 抗原的数量减少或抗原数量正常,但缺失正常 D 抗原上的部分抗原表位或部分 D 抗原决定簇造成的。弱 D 型红细胞与某批或某几批抗 D 血清在盐水介质及酶试验中不发生凝集,但在间接抗体人球蛋白试验中均发生凝集,因此,当用酶或盐水试验检查发现与抗 D 不凝集时不应轻率地定为 Rh 阴性,需进一步排除弱 D 的可能性。

2.方法

(1)取血型纸(载玻片)一张放在托盘内,标明抗 D,用滴管滴加抗 D 分型血清 1 滴,再加受检者 3%～5%红细胞悬液 1 滴,混合。

(2)将血型纸(载玻片)不断轻轻转动(在室温 18℃～27℃),使血清与细胞充分混匀连续约 5 分钟,以肉眼观察有无凝集(溶血)反应。

3.结果判定

(1)当出现红细胞凝集时为阳性结果。

(2)当为均匀的细胞悬液时为阴性结果。

(3)初检采用 37%木瓜酶法,对反应为阴性的血样进行二次复检。

(4)复检采用间接抗人球蛋白法。结果均为阴性者确定为 Rh 阴性血,结果分别为阴性和阳性者为弱 D 型。

4.临床意义

弱 D 是 D 的弱表现形式,即使很弱仍可能引起免疫反应,若将弱 D 型血输给 D 阴性受血者,有可能免疫受血者,使之产生抗-D;弱 D 输入血清中已有抗-D 的受血者,输入红细胞会被加速破坏,从而引起溶血性输血反应,弱 D 型血作为 D 阳性血发放。弱 D 的受血者属于 D 阳性,但表位不完全型 D 和表位不完全型弱 D 受血者可能被输用的 D 阳性血免疫,产生抗-D,临床对于受血者只做 IgM 抗 D 试验,若为阴性,不再做弱 D 检测,应把受血者当做 D 阴性,并输予 D 阴性血。

还有更罕见的,弱 D 型 Lee。但后者在国内只发现过十几例。其实所谓的 D 变异型也就是 D 抗原的一种变异型,为一组弱 D 抗原,它不能与所有抗 D 血清发生凝集反应,易被误定为 Rh 阴性,可引起溶血性输血反应及新生儿溶血病。检测时需采用抗人球蛋白试验方法。

国内 Rh 阳性和阴性人群中 RhCcEe 抗原表现频率进行比较,发现 RhCE 抗原在 Rh 阳性和阴性人群中有显著差异。表明 RHD 与 RHCE 的表达密切相关。表型为 Rhce 的 Rh 阴性 RHD 基因全部缺失。简单地说,我们 RH 阴性就是几乎抗原全失去了,然而 RH 弱 D 就是仍有少许抗原存在,但却与正常差异很大。所以在临床检测及输血的情况下要分清,否则同样会造成溶血。重要的是由于弱 D 某种 D 抗原的缺失,所以如果输入正常血型,可能会产生抗体或引起输血反应。所以弱 D 型要输 RH 阴性血型,但也不能给 RH 阴性血型献血,否则也会产生抗体或引起输血反应。也就是说弱 D 其实为 RH 阴性血型的一个近亲。

三、业血红蛋白测定

血红蛋白(Hb;HHb)。血红蛋白是高等生物体内负责运载氧的一种蛋白质。也是红细胞中唯一种非膜蛋白。人体内的血红蛋白由四个亚基构成,分别为两个 α 亚基和两个 β 亚基,在与人体环境相似的电解质溶液中血红蛋白的四个亚基可以自动组装成 $\alpha_2\beta_2$ 的形态。血红蛋白的每个亚基由一条肽链和一个血红素分子构成,肽链在生理条件下会盘绕折叠成球形,把血红素分子抱在里面,这条肽链盘绕成的球形结构又被称为珠蛋白。血红素分子是一个具有卟啉结构的小分子,在卟啉分子中心,由卟啉中四个吡咯环上的氮原子与一个亚铁离子配位结合,珠蛋白肽链中第 8 位的一个组氨酸残基中的吲哚侧链上的氮原子从卟啉分子平面的上方与亚铁离子配位结合,当血红蛋白不与氧结合的时候,有一个水分子从卟啉环下方与亚铁离子配位结合,而当血红蛋白载氧的时候,就由氧分子顶替水的位置。每一血红蛋白分子由四分子的珠蛋白和四分子亚铁血红素组成,珠蛋白约占 96%,血红素占 4%。

在哺乳动物中,血红蛋白占红细胞干重的 97%、总重的 35%。平均每克血红蛋白可结合 1.34mL 的氧气,是血浆溶氧量的 70 倍。血红蛋白与氧结合的过程是一个非常神奇的过程。首先一个氧分子与血红蛋白四个亚基中的一个结合,与氧结合之后的珠蛋白结构发生变化,造成整个血红蛋白结构的变化,这种变化使得第二个氧分子相比于第一个氧分子更容易寻找血红蛋白的另一个亚基结合,而它的结合就很难离开,这就是煤气中毒和氰化物中毒的原理,遇到这种情况可以使用其他与这些物质结合能力更强的物质来解毒,比如一氧化碳中毒可以用静脉注射亚甲基蓝的方法来救治。

血红蛋白的四级结构对其运氧功能有重要意义。它能从肺携带氧经由动脉血运送给组织,又能携带组织代谢所产生的二氧化碳经静脉血送到肺再排出体外。

现知它的这种功能与其亚基结构的两种状态有关,在缺氧的地方(如静脉血中)亚基处于钳制状态,使氧不能与血红素结合,所以在需氧组织里可以快速地脱下氧;在含氧丰富的肺里,亚基结构呈松弛状态,使氧极易与血红素结合,从而迅速地将氧运载走。亚基结构的转换使呼吸功能高效进行。

血红蛋白的测定:我们用 g/L 来计算血红蛋白在体内的水平,男性体内血红蛋白平均含量要略高于女性,男性平均在 120~160g/L,女性为 110~150g/L。

测量血红蛋白有不同的方法,最好方法是用比色法光度法,还有一种较简便的方法:把已知密度的硫酸铜溶液比较比重大小写也测定血红蛋白含量,输血实际工作中这项技术被广泛应用,因为它适用于电力不足或无电的地方。

(一)原理

红血蛋白能与硫酸铜形成蛋白质铜盐,能在 10~15 秒内保持外形完整而不改变比重。一滴血滴入已知比重的硫酸铜溶液中红蛋白高于某一水平,血滴的将通过它将在 15 秒内沉下去。如果每只红蛋白的水平在限定的值以下,根据血液的比重它将上下浮动或悬浮于溶液中,甚至浮到液面上来。这种试验仅仅是定性的操作程序,不能测出精确的血红蛋白质的值。硫酸铜应用液比重为 1.0520(20℃)的标准液用于测定男性供血者,相当于 Hb120g/L,比重为 1.0500(20℃)的标准液用于测定女性供血者,相当于 Hb110g/L。

(二)操作

1.在血液样本距硫酸铜溶液液面约 1cm 高处将血滴入溶液中(男女分别滴入比重为 1.0520,1.0510,20℃的硫酸铜溶液中)。

2.在 15 秒内观察血滴入硫酸铜溶液中的情况,血滴下沉入杯底,停留在溶液中段分别说明血比重大于或等于杯上标记的硫酸铜溶液的比重,从而可推算血液的血红蛋白值。

(三)注意事项

1.血滴不应含有气泡。

2.以 100mL 硫酸铜溶液 80 滴最好,过多影响结果。

3.硫酸铜表面应保持清洁,如有薄膜形成或有凝块浮于液面应更换。

4.配好的硫酸铜溶液应避光密闭保存。

附:硫酸铜溶液的配制

硫酸铜标准溶液适用于检测可见波段内的光度准确度。其配制方法如下:将 10mL 相对密度为 1.835 的硫酸加入到 20.000g 硫酸铜($CuSO_4 \cdot 5H_2O$)内,再用蒸馏水加到 1 000mL。在温度为 25℃、比色皿光程长为 10.00mm 的条件下测试,其结果如表:

四、丙氨酸氨基转移酶(ALT)

Mg 一种参与人体蛋白质新陈代谢的酶,起加快体内蛋白质氨基酸在体内转化的作用,它广泛存在于人体各种组织、器官、肌肉、骨骼中,以肝脏细胞的细胞质中最多。当人体内各组织器官活动或病变时,就会把其中的 ALT 释放到血液中,使血清 ALT 含量增加。谷丙氨酸氨基转移酶主要存在于肝细胞浆内,细胞内浓度高于血清中 1 000～3 000 倍。只要有 1%的肝细胞被破坏,就可以使血清酶增高一倍如肝脏发炎时,转氨酶就会从肝细胞释放到血液中。因此,血清转氨酶数量是肝脏病变程度的重要指标。

(一)速率法

血清丙氨酸氨基转移酶(ALT)催化 L-丙氨酸和 L-谷氨酸之间氨基的转移。在正常情况下主要存在于组织细胞中,只有极少量释放入血液中,所以血清中此酶的活性很低,当这些组织病变时,细胞内的酶大量释放入血液中,使血清中该酶的活性增多。正常健康人群的测试结果应小于 40U/L。

五、乙型肝炎病毒(HBV)检测

乙型病毒性肝炎是目前已确认的病毒性肝炎中对人类健康危害最为严重的一种肝炎。其病毒是乙型肝炎病毒,简称乙肝病毒(HBV)。为双链环状 DNA,属于嗜肝 DNA 病毒科。根据目前所知,HBV 就只对人和猩猩有易感性,引发乙型病毒性肝炎疾病。完整的乙肝病毒成颗粒状,也会被称为丹娜颗粒。1965 年由丹娜发现。直径为 42 纳米。颗粒分为外壳和核心两部分。

酒精、高温不能杀灭乙肝病毒,乙肝病毒在外环境中具有很强的抵抗力,通常在 37℃下能稳定 60 分钟,一般的化学消毒剂或加热到 60℃ 4 小时均不能将其消灭,在－20℃贮存 20 年以上仍具有抗原性及传染性。将 HBsAg 阳性的血清涂于塑料贴面、铅片、布片上,在 25℃的条件下,2 个星期后滴度基本保持不变,在 6℃条件下,1 个月内滴度不变。HBsAg 阳性的血清传染唾液和尿液后,其滴度在 25℃下可维持 1 星期,6℃条件下可维持 40 天。但 65℃ 10 小时、煮沸 10 分钟或高压蒸气均可灭活 HBV。含氯制剂、环氧乙烷、戊二醛、过氧乙酸和碘伏等也有较好的灭活效果。

急性各慢性乙型肝炎患者有血液 HBsAg 阳性症状的携带者是 HBV 的主要传染源。

HBV 主要经过血液、性接触、日常生活接触和母婴垂直传播。我国的乙肝病毒感染率约 60%~70%;乙肝表面抗原携带率约占总人口的 7.18%,以此计算,全国约有 9300 万人携带乙肝病毒,其中乙肝患者大约有 3 000 万。

(一)HBsAg 的测定(ELISA 法)

1.原理

采用 ELISA 双抗体夹心法,在固相载体上预包被纯化乙肝表面抗体(HBsAb),加入样品及辣根过氧化物酶酶标记抗体(HBsAb-HRP)。经孵育,样本中若有 HB-sAg,反应形成包被"抗体抗原酶标抗体复合物"。洗板后加入显色剂,复合物上连接的 HRP 催化显色剂反应,生成蓝色产物,硫酸终止酶反应后变为黄色,若样品中无 HBsAg 时不显色。在一定范围内,有色物质的生成量(颜色的深浅)与待测标本中的抗原量成正比。通过酶标仪检测吸光度(OD 值)判定实验结果。

2.试剂

购买专用的成套试剂盒。发须使用经国家食品药品监督管理局批准的试剂。

3.操作参照试剂盒说明书,一般步骤如下。

(1)取足量的微孔数固定于支架并对酶标板进行编号,避免接触孔的顶部和底部。

(2)配液:将浓缩洗涤液用蒸馏水稀释 20 倍后使用。

(3)编号:将标本对应微孔按序编号,每板设 1 孔空白对照,三孔阴性对照,两孔阳性对照,1 孔质控孔。

(4)加样:分别用加样器在对照孔中加入阴、阳对照、质控品或待测血清样品;100uL 于相应孔中。

(5)温育:用封板膜封板后置 37℃温育 60±2 分钟

(6)加酶:分别在每孔中加入 50uL 酶标记抗体试剂,空白除外。振荡混匀。

(7)温育:用封板膜封板后置 37℃温育 30±1 分钟

(8)洗涤:小心揭掉封板膜,用配制好洗涤液充分洗涤 6 次,拍干。

(9)显色:每孔加显色剂(底物液 A,B)各 50μL,置 37℃暗置 30±1 分钟。

(10)终止:每孔加终止液 50μL,振荡混匀,终止反应,10 分钟内用酶标仪测定各孔 OD 值。

(11)测定:用空白对照孔调零,双波长 450nm/630nm 测定各孔 OD 值。

4.临界值计算

临界值=阴性对照均值×2.1(阴性对照均值小于 0.05 时按 0.05 计算。)

5.结果判定

(1)测定标本 OD 值≥临界值为阳性。

(2)测定标本 OD 值<临界值为阴性。

6.附录

(1)试剂盒避光保存于 2℃~8℃,使用时应平衡至室温(18℃~25℃),不使用过期试剂。

(2)不同批号、不同厂家的试剂不能混用,应防止试剂交叉污染;液体混浊不能使用。

(3)未使用的试剂包被条应置于封口袋内,2℃~8℃ 保存。

(4)浓缩洗涤液如出现结晶应放置在 37℃ 至溶解后按比例配制。

(5)滴加试剂时应先摇匀,弃去前面的 1~2 滴后垂直滴加,并振荡混匀。

(6)洗涤时各孔均需注满涤液,防止孔口的酶结合物不能洗净。但要避免溢出,发生各孔间的交叉污染。

(7)判读结果时不能仅用目测,必须用酶标仪(可测定吸光度范围≤0.001)测定。

(8)试剂盒应按含有传染性材料的生物危险品对待处理。

(9)由于试剂和技术操作等原因,检测结果不能排除假阳性和假阴性的可能。同一标本在不同实验室或采用不同试剂盒可能会出现不一致的结果。因此结果有争议时应进一步采用中和试验确认或进行 HBV-DNA 测定。

7.临床意义乙肝表面抗原检查用于判断是否感染了乙肝病毒。

(1)乙肝表面抗原阳性是感染乙肝病毒的指标,乙肝表面抗原本身具有抗原性,无传染性。

(2)其他肝功能正常而仅仅乙肝表面抗原阳性者,称为乙肝病毒携带者。

(3)乙肝表面抗原的滴度高低可判断患者的传染性,HBsAg 的滴度越高,HB-sAg 及乙肝病毒 DNA 阳性的可能性越大,传染性也就越大。

(4)大三阳:是指在乙肝两对半检测中,乙肝表面抗原(HBsAg)、E 抗原(HBeAg)和核心抗体(HBcAb)检测均是阳性,提示乙肝病毒感染病毒复制活跃,有传染性,并不能提示病情是否严重。

(5)小三阳:是指在乙肝两对半检测中,乙肝表面抗原(HBsAg)、E 抗体(HBeAb)和核心抗体(HBcAb)检测均是阳性提示:

①大多数情况下表示乙肝病毒复制减少,仍然有传染性。

②由大三阳转向小三阳并不意味着乙肝病毒复制完全停止。少数小三阳患者其血清 HBV-DNA 持续阳性,病毒复制活跃,病情较严重,病情进展迅速。

③乙型肝炎检查五项即"乙肝两对半',是指乙型肝炎病毒的血清免疫学检查的五项指标。即:表面抗原(HbsAg)、表面抗体(HbsAb)、E 抗原(HbeAg)、E 抗体(HbeAb)和核心抗体(HbcAb)。

六、丙型肝炎病毒(HCV)检测

丙型病毒性肝炎(HC),简称丙型肝炎或丙肝,由丙肝病毒(HCV)所引起的,在病毒分类上属于正链 RNA 病毒,早期被认为是造成非 A 非 B 病毒型肝炎的主要致病因子之一。于 1978 年被发现,1989 年通过基因技术首次获得基因组序列。它是一种 45nm 大小的、有外壳的、单链核糖核酸的病毒,属于黄病毒科中的肝炎病毒属。

该病毒主要在肝细胞中复制,损害肝细胞,引起肝细胞的炎症、变性,坏死。肝细胞坏死后,肝组织进行不断修复,修复的过程就是肝脏纤维化的过程。肝细胞经过多次的损伤—坏死修复,渐渐形成肝纤维化,部分患者可发展为肝硬化甚至肝细胞癌。HCV 对的氯仿、乙醚等有机溶剂敏感,煮沸紫外线照射及甲醛处理均可使其灭活。

主要通过输血或血制品、血透析、单采血浆还输血球、肾移植、静脉注射毒品、性、母婴等渠道传播。在我国丙型肝炎只感染人。丙型病毒性肝炎呈全球性分布,流行性很强,国外人群丙肝病毒感染率高达 3%,中国健康人群丙肝病毒(HCV)抗体阳性率为 0.7%~3.1%。目前还没有有效的疫苗可预防,但只要及时发现、规范治疗,大多数丙肝患者可以临床治愈。

(一)丙型肝炎病毒抗体(HCV)检测(ELISA 法)

1.原理应用间接酶联免疫吸附实验原理,在微孔条上预包被高纯度基因重组 HCV 结构和非结构区抗原片断,待测定血清或血浆中如有抗 HCV 将与包被抗原结合。配以酶标记 IgG 抗体及 TMB 显色剂等其他试剂后即可产生呈色反应检测人血清或血浆中的丙型肝炎抗体。

2.试剂购买专用的成套试剂盒。必须使用经国家食品药品监督管理局批准的试剂。

3.操作参照试剂盒说明书,一般步骤如下。

(1)取足量的微孔数固定于支架并对酶标板进行编号,避免接触孔的顶部和底部。

(2)配液:将浓缩洗涤液用蒸馏水稀释20倍后使用。

(3)编号:将标本对应微孔按序编号。每板设1孔空白对照,三孔阴性对照,两孔阳性对照,1孔质控孔。

(4)稀释:每孔加入 100uL 样本稀释液,空白除外。

(5)加样:分别用加样器在对应孔中加入阴、阳对照、质控品各或待测血清样品 10uL 于相应孔中,轻轻振荡混匀。

(6)温育:用封板膜封板后,置37℃温育60±2分钟。

(7)洗涤:小心揭掉封板膜,用洗板机充分洗涤6次。

(8)加酶:分别在每孔中加入酶标记抗体试剂 100μL,空白除外。震荡混匀。

(9)温育:用封板膜封板后,置37℃温育30±1分钟。

(10)洗涤:重复步骤7。

(11)显色:每孔加显色剂(底物液 A,B)各 50μL,置37℃暗置30±1分钟。

(12)终止:每孔加终止液 50μL,振荡混匀,终止反应。

(13)测定:用空白对照孔调零,双波长 450nm/630nm 测定各孔 OD 值。

4.临界值计算:

临界值=阴性对照均值×2.1(阴性对照均值小于 0.05 时按 0.05 计算。)

5.结果判定

(1)测定标本 OD 值≥临界值为阳性。

(2)测定标本 OD 值<临界值为阴性。

七、梅毒试验

梅毒是一种性传播疾病,病原体因其透明,不易着色又称为苍白密螺旋体(TP)苍白亚种,又称梅毒螺旋体。其形态呈柔软纤细的螺旋状,梅毒螺旋体属厌氧菌,在体外不易生存,煮沸干燥常用的消毒剂均可致其死亡,但潮湿寒冷环境的耐受力较强。

梅毒螺旋体只感染人类,由于感染方式不同可分先天性梅毒和后天性梅毒。获得性梅毒是出生后感染的,其中95%是由性交直接感染,少数通过输血等间接途径感染。先天性梅毒又称胎传梅毒。梅毒螺旋体经胎盘进入胎儿血循环,引起胎儿全身感染,螺旋体在胎儿内脏(肝、脾、肺及肾上腺)及组织中大量繁殖,造成流产或死胎,如胎儿不死则称为梅毒儿,会出皮肤梅毒瘤、骨膜炎、锯齿形牙、神经性耳聋等症状。后天获得性梅毒表现复杂,依其传染过程可分为三期。

初期梅毒：梅毒螺旋体侵入皮肤黏膜约三周后，在侵入局部出现无痛性硬结及溃疡，称硬性下疳。局部组织镜检可见淋巴细胞及巨噬细胞浸润。下疳多发生于外生殖器，其溃疡渗出物含有大量梅毒螺旋体，传染性极强。下疳常可自然愈合，约 2～3 个月无症状的隐伏期后进入第二期。二期梅毒：此期的主要表现为全身皮肤黏膜出现梅毒疹，全身淋巴结肿大，有时亦累及骨、关节、眼及其他器官。在梅毒疹及淋巴结中有大量螺旋体。不经治疗症状一般可在 3 周 3 个月后自然消退而痊愈；部分病例经隐伏 3～12 个月后可再发作。二期梅毒因治疗不当，经过 5 年或更久的反复发作，而进入三期。三期梅毒：主要表现为皮肤黏膜的溃疡性损害或内脏器官的肉芽肿样病变（梅毒瘤），严重者在经过 10～15 年后引起心血管及中枢神经系统损害，导致动脉瘤、脊髓痨及全身麻痹等，此期的病灶中螺旋体很少，不易检出。

一、二期梅毒

又统称为早期梅毒，此期传染性强而破坏性小。三期梅毒又称为晚期梅毒，该期传染性小，病程长、而破坏性大。

未经治疗的患者在感染后 1～2（年）内传染性强，随着病期延长，传染性越来越小。

（一）TP 的测定（ELISA 法）

1.原理采用双抗原夹心 ELISA 法，检测人血清（或血浆）中梅毒螺旋体抗体。微孔条上预包被高纯度特异性梅毒螺旋体抗体的基因重组抗原，待测血清中如含有抗 TP 抗体，即可与之结合，配以酶标记高纯度 TP 抗原，在固相上形成 TP 抗原抗 TP 抗体-酶标记抗原夹心复合物，再加入 TMB 显色剂等其他试剂，即产生呈色反应检测人血清或血浆中的梅毒螺旋体抗体。

2.试剂购买专用的成套试剂盒。必须使用经国家食品药品监督管理局批准的试剂。

3.操作参照试剂盒说明书，一般步骤如下。

（1）取足量的微孔数固定于支架并对酶标板进行编号，避免接触孔的顶部和底部。

（2）配液：将浓缩洗涤液用蒸馏水稀释 20 倍后使用。

（3）编号：将标本对应微孔按序编号。每板设 1 孔空白对照，三孔阴性对照，两孔阳性对照，1 孔质控孔。

（4）加样：分别用加样器在对照孔中加入阴、阳对照、质控品、待测血清样品 $100\mu L$ 于相应孔中，轻轻振荡混匀。

（5）温育：用封板膜封板后，置 37℃温育 60±2 分钟。

（6）洗涤：小心揭掉封板膜，用洗板机充分洗涤 6 次。

（7）加酶：分别在每孔中加入酶标记抗体试剂 100uL，空白除外。震荡混匀。

（8）温育：用封板膜封板后，置 37℃温育 30±1 分钟。

（9）洗涤：重复步骤 6。

（10）显色：每孔加显色剂（底物液 A，B）各 50uL，置 37℃暗置 30±1 分钟。

（11）终止：每孔加终止液 50uL，振荡混匀，终止反应。

（12）测定：用空白对照孔调零，双波长 450nm/630nm 测定各孔 OD 值。

（二）附注

1.试剂盒避光保存于 2℃～8℃，使用时应平衡至室温（18℃～25℃），不使用过期试剂。

2.不同批号、不同厂家的试剂不能混用,应防止试剂交叉污染;液体混浊不能使用。

3.未使用的试剂包被条置于封口袋内,2℃～8℃保存。

4.浓缩洗涤液如出现结晶应放置在379C至溶解后按比例配制。

5.滴加试剂时应先摇匀,弃去前面的1～2滴后垂直滴加,并振荡混匀。

6.洗涤时各孔均需注满洗涤液,防止孔口的酶结合物不能洗净。但要避免溢出,发生各孔间的交叉污染。

7.判读结果时不能仅用目测,必须用酶标仪(可测定吸光度范围≤0.001)测定。

8.结果判读须在15min内完成。

9.此类患者血清等检样中,可能存在HBV、HCV、HIV等病原体,因此,检样、用过的器具、废弃液体试剂盒等均应按含有传染性材料的生物危险品对待处理。

10.结果为阳性或可疑时,应进行随访并结合临床综合考虑。结果可疑时还需用其他方法复查。对未致敏颗粒和致敏颗粒均出现(＋)以上的检样,应参照试剂盒说明书用非梅毒螺旋体Reiter株制成的吸收液进行吸收试验后再复查。

11.定性测定时,如抗TP抗体浓度过高,可能会因前带现象出现假阴性结果。

(三)临床意义

1.梅毒螺旋体抗原试验在待测血清用含Reiter株螺旋体提取物吸收后可作为确认试验,对潜伏期和晚期梅毒敏感性更高。

2.梅毒的血清学试验阳性,只提示所测标本中有机类脂抗体或抗TP抗体存在,不能作为患者感染梅毒螺旋体的绝对依据,阴性结果也不能排除梅毒螺旋体感染,检测结果应结合临床综合分析。

3.由于各种梅毒血清学检测方法,并不都能在梅毒的不同病期检测出抗类脂质抗体或抗TP抗体,为提高检出率,最好每次用2种以上的方法检测。

八、艾滋病病毒(HIV)检测

人类免疫缺陷病毒(HIV)是一种感染人类免疫系统细胞的慢性病毒,属逆转录病毒的一种。普遍认为,人类免疫缺陷病毒的感染导致艾滋病HIV分为两型:HIV-1与HIV-2。多数国家的HIV感染是由HIV-1造成的,并且感染HIV-1后超过90%的患者会在10～12年内发病成为艾滋病;HIV-2主要分布在西部非洲,其感染往往没有相关的病症。

HIV-1与HIV-2两者都来自中西部非洲,并从灵长类动物传到人类。HIV-1是从黑猩猩的猴免疫缺陷病毒(SIV)跨种感染进化而来;HIV-2则是从几内亚比绍的乌黑白眉猴的另一种猴免疫缺陷病毒跨种感染而来。

在人类免疫缺陷病毒感染病程的一些时期,特别是早期及末期,具有感染性的病毒颗粒会存于含有免疫细胞、血浆、淋巴液或组织液的某些体液中,如血液、精液阴道分泌液、乳汁、唾液或伤口分泌液;另一方面,病毒在体外环境中极不稳定。因此,人类免疫缺陷病毒的传播途径主要是不安全的性接触、静脉注射、输血、分娩、哺乳等;但通常的工作、学习、社交、或家庭接触,比如完整皮肤间的接触、共享坐便器、接触汗液等,不会传播人类免疫缺陷病毒;与唾液或泪液的通常接触(如社交吻礼或短暂接吻)也未有导致传播人类免疫缺陷病毒的报告。

艾滋病病毒离开人体后可以存活多长时间要看环境了,特别是温度,一般是:0度以下:马上死亡;1～25度:2个小时左右死亡(大概);26～36度:5小时死亡(准确);37度以上42度以下:8小时死亡;43度以上:马上死亡,室温下血液培养里的艾滋病毒可以存活15天。

人类免疫缺陷病毒在人体外生存能力极差,对酸性环境、高温、消毒剂抵抗力较低,离开人体不易生存,病毒在PH2环境下失活,常温下只可生存数小时至数天。对热敏感,在56度的条件下30分钟灭活;对许多化学物质,如75%的酒精,2.5%磺酊,0.5%的次氯酸钠等一般消毒剂敏感,1分钟灭活;对紫外线不敏感。

抗HIV抗体测定(ELISA法)

1.原理

采用间接ELISA或双抗原夹心ELISA法。用基因工程或人工合成的HIV-1和HIV-2多肽抗原合理的组合(如:HIV-1gp41,HIV-1gp24,HIV-2gp36)包被反应板微孔,若待测血清中存在HIV抗体时,则与固相抗原结合,洗去未反应物,再加酶标记的抗人IgG(双抗原夹心法采用的是酶标记HIV多肽抗原组合)使酶底物/色原显色,呈色程度与待测血清中的抗HIV抗体水平呈正比。

2.试剂购买专用的成套试剂盒。必须使用经国家食品药品监督管理局批准的试剂。

3.操作参照试剂盒说明书,一般步骤如下。

(1)取足量的微孔数固定于支架并对酶标板进行编号,避免接触孔的顶部和底部。

(2)配液:将浓缩洗涤液用蒸馏水稀释20倍后使用。

(3)编号:将标本对应微孔按序编号。每板设1孔空白对照,三孔阴性对照,两孔阳性对照,1孔质控孔。

(4)加生物素试剂:每孔加入生物素试剂20μL,空白孔除外。

(5)加样:分别用加样器在对应孔中加入阴、阳对照、质控品或待测血清样品各100μL于相应孔中,轻轻振荡混匀。

(6)温育:用封板膜封板后,置37℃温育60±2分钟。

(7)洗涤:小心揭掉封板膜,用洗板机充分洗涤6次。

(8)加酶:分别在每孔中加入酶标记抗体试剂100μL,空白除外。震荡混匀。

(9)温育:用封板膜封板后,置37℃温育30±1分钟。

(10)洗涤:重复步骤7。

(11)显色:每孔加显色剂(底物液A,B)各50μL,置37℃暗置30±1分钟。

(12)终止:每孔加终止液50μL,振荡混匀,终止反应。

(13)测定:用空白对照孔调零,双波长450nm/630nm测定各孔OD值。

4.临界值计算

(1)正常情况下,阴性对照OD值≤0.10(若单孔阴性对照OD值＞0.1应舍弃,若两孔或两孔以上阴性对照OD值＞0.1应重复试验)。

(2)正常情况下,阳性对照OD值≥0.80。

(3)临界值＝阴性对照均值＋0.12。

(4)阴性判定:检测样品OD值＜临界值者为HIV抗体和HIVP24抗原阴性。

(5)阳性判定:检测样品OD值≥临界值者为HIV抗体和HIVP24抗原阳性。

5.附注

(1)试剂盒避光保存于 2℃～8℃,使用时应平衡至室温(18℃～25℃),不使用过期试剂。

(2)不同批号、不同厂家的试剂不能混用,应防止试剂交叉污染;液体混浊不能使用。

(3)未使用的试剂包被条置于封口袋内,2℃～8℃保存。

(4)浓缩洗涤液如出现结晶应放置在 37℃至溶解后按比例配制。

(5)滴加试剂时应先摇匀,弃去前面的 1～2 滴后垂直滴加,并振荡混匀。

(6)洗涤时各孔均需注满洗涤液,防止孔口的酶结合物不能洗净。但要避免溢出,发生各孔间的交叉污染。

(7)判读结果时不能仅用目测,必须用酶标仪(可测定吸光度范围≤0.001)测定。

(8)结果判读须在 15min 内完成。

(9)注意交叉污染。在检测前所有标本均应视为"阳性"标本,按含有传染性材料的生物危险品对待处理。

(10)待测血清应在采集后即时检测,否则应置—20℃冻存(不宜超过 1 周)。在 4℃保存,超过 48h 会使一些弱阳性标本转为阴性。

(11)检测对象如为高丙种球蛋白血症、自身免疫病和某些肿瘤患者,血样污染,待测血清反复冻融或有免疫复合物存在均可造成假阳性结果。

6.临床意义

(1)对筛查呈阳性反应的标本,必须用原有试剂和另外一种不同原理和不同厂家的试剂重复检测。如两种试剂复检均呈阴性反应,则报告 HIV 抗体阴性;如均呈阳性,或一阴一阳,需送艾滋病确认实验室进行确认。应尽可能将重新采集的受检者血液标本和原有标本一并送检。

(2)在经确认实验室确认前,初筛实验室不得发布抗体"阳性"报告。

(3)抗 HIV 阳性提示如下:①感染了 HIV,可作为传染源将 HIV 传播他人。②抗 HIV 阳性者(除外 18 个月的婴儿),5 年之内将有 10%～30%的人发展为艾滋病。③对抗 HIV 阳性的母亲所生婴儿,如 18 个月内检测检测血清抗 HIV 阳性,不能诊断为 HIV 感染,尚需用 HIV 核酸检测或 18 个月后的血清抗体检测来判断。

第三节　血液成分制备标准与要求

一、制备环境要求

第一,血液成分制备的环境应整洁卫生,制备前紫外线灯照射制备场所 30～60 分钟,用 500～1000mg/L 有效氯消毒液擦拭工作台面,填写消毒与清洁工作记录。

第二,密闭系统制备血液成分,可在洁净的环境中进行。

第三,开放系统制备血液成分,应严格遵守无菌操作,所需器具高压消毒,所用剪刀、盐水等器材均应每袋一份,防止交叉污染。洁净度整体达到万级,超净工作台洁净度达到百级。整体须在《医院消毒卫生标准》Ⅱ类环境(空气 cfu/m³＝10、物体表面 cfu/m²≤5、医护人员手

cfu/m²≤5)、局部在《医院消毒卫生标准》Ⅰ类环境(空气 cfu/m³＝0,物体表面 cfu/m²≤5、医护人员手 cfu/m²≤5)中进行。

第四,血液成分制备环境温度应满足冷链的要求,室内温度保持在 20℃～24℃,室内湿度保持在 45％～60％,制备冷链温度控制在 2℃～6℃之间。血液成分制备应尽可能缩短室温条件下的制备时间,接收血液后应在 3 小时内完成制备,以确保血液成分制品的有效性和安全性。

二、人员要求

1.具备成分制备工作人员资质。

2.密闭系统制备血液成分时,工作人员进入制备室前应洗手后着工作服,戴工作帽、口罩、一次性乳胶手套,保持整洁、卫生;工作人员不得佩戴饰物,如戒指、手镯(链);操作应符合《血液成分制备无菌技术操作规程》的要求。

3.开放系统下制备血液成分时,应在净化室进行制备,必须执行《净化工作台操作规程》。

三、关键设备要求

1.血液成分制备所涉及的设备应与相应工作匹配,其数量及功能应能满足制备工作的要求。

2.血液成分制备的关键设备,必须建立设备档案;应建立和实施设备的确认、维护、校准和持续监控等管理制度,实施唯一性标签及状态标记,以确保设备符合预期使用要求。

3.血液成分制备的关键设备包括:无菌净化室,低温白细胞过滤柜,冷链柜,离心机,热合机等。

四、关键物料要求

1.成分制备所涉及的物料应能满足制备工作的需要。

2.成分制备所涉及的物料须符合国家相关标准并经确认。

3.使用物料前,必须检查物料的有效期、外观质量等,确认符合质量要求后方可使用。对不合格物料,进行有效标识、隔离,防止误用。

4.成分制备的物料包括

符合标准的全血、计算机打印机、成分制备标签、工号标签、周转箱、电子秤(规格 1 000±0.1g)、普通天平、无菌室分浆夹、高频热合机、止血钳、镊子、手术剪刀、无菌衣、一次性无菌用品(手套、口罩、帽子、脚套)、消毒液(75％酒精、0.5％碘伏、3％碘酒、2％和 0.3％0 优氯净液、戊二醛液)、棉球碘伏瓶、棉签、无菌棉球、棉球缸、84 消毒液、泡手桶、肥皂、专用医疗废弃物品箱(袋、桶)等。

五、制备前的血液要求

(一)制备血液成分用原料全血的质量要求

1.献血者应符合卫生部 GB18467-2001《献血者健康检查要求》。

2.采血必须严格按无菌操作规程进行,严防血液污染。

3.全血应无凝块,无溶血,无乳糜,血袋应封闭良好。

4.采血速度:<3分钟/200mL,<6分钟/400mL。

5.各种成分的制备应在采血后 6～8 小时内完成。

(二)采血袋的要求

根据成分制备的要求,使用不同的一次性塑料采血袋采集血液。全血用单袋、白细胞过滤用四联袋、红细胞悬液用三联袋。

(三)血液接收要求

血液接收时,须核对血液数量、检查血液外观、血袋标签及记录等内容,确认符合质量要求后方可进行成分制备。

六、制备过程要求

(一)离心温度

1.制备血小板、粒细胞的离心温度为在 22±2℃。

2.制备其他血液成分的离心温度为在 4±2℃。

(二)标识

1.使用联袋制备时,在原袋和转移袋分离之前,应检查每个血袋上献血条码的一致性。

2.血液进行过滤、分装和冰冻等操作而需要采用非一体性的血袋时,必须保证在每一个血袋贴上正确的献血条码。

3.应对血液制备过程中发现的不合格品进行标识、隔离、转移。

(三)目视检查

1.每一袋血液在接收、过滤、离心、分离、热合及交付的各个环节都应经过目视检查。

2.血液制备过程的目视检查内容主要包括:血袋标签是否完整、是否有渗漏、破损、离心界面是否清晰、血浆外观颜色是否正常及热合口是否严密等。

3.在血液制备过程中若发现有质量异常,执行《不合格控制程序》;血袋渗漏的一律报废,不得用于临床。

(四)质量记录

1.血液成分制备记录应确保对血液制备过程的人员、设备、血液来源和原材料、方法、环境条件及相关信息的可追溯性。

2.血液成分制备的质量记录主要包括:血液交接、成分制备的过程、贴签、目视检查、仪器使用维护校准、成分室制备环境控制、医疗废物的处理等。

(五)信息录入

信息录入血液制备过程中,有关血液接收、成分制备及血液成分制品交付等信息必须正确输入计算机信息管理系统中。

(六)血液分装

1.检查所要使用包装袋的完整性、密闭性及安全性。

2.血袋的大小标签样管标签内容完整、清晰、正确。

3.将血袋置于无毒专用透明塑料包装袋内,将剩余样管按顺时针方向盘于血袋背面。

4.热合封口。

七、医疗废物处理

(一)废物处置

血液成分制备过程中产生的医疗废物,应依照《医疗废物管理条例》、《医疗废物管理控制

程序》的有关规定进行处置。不中欧的中部公路城

(二)制备后环境消毒与污物处理

用消毒剂擦拭操作台及制备器材,清洁地面。医疗废物按医疗废物管理条例的有关规定进行存放分类、标识、交接。填写医疗废物转运、处置记录。

八、成分制备关键控制点

(一)关键控制点的定义

某一过程和程序中那些如果不加以控制,就可能出现影响结果的质量偏差的步骤。

(二)血液成分制备的关键控制点

无菌操作、离心、冷链、标签、不合格品的控制。

1.无菌操作

无菌操作要求血液制备尽量保持在多联袋密闭系统内完成。

(1)多联袋的密闭性和完整性:使用多联袋密闭系统进行血液制备,使用前必须要检查多联袋的密闭性和完整性,可以采用加压法检查。不能采用多联袋密闭系统制备的,可以使用无菌导管连接机进行转移袋的连接,连接要求使用采血导管口径一致的配套耗材,连接完毕后要进行连接效果检查,检查的内容包括:密闭性和牢固性,密闭性采用加压法检查,牢固性采用在一定时间内定量挂拉法检查。

(2)无菌室操作如果血液制备不能在多联袋密闭系统内完成,是开放式操作,要求必须在净化间内完成,严格按照无菌操作的要求在百级净化工作台下进行,净化工作间和净化工作台定期进行消毒及清洁。

2.离心

离心是成分制备的第一步,离心机的正确使用、离心条件的恰当设置是决定成分血制备质量的关键。根据血液成分比重的差异,利用调整离心力和离心时间的方法,达到分离和制备不同血液成分制剂的目的。离心力和离心时间呈反比关系,即:离心力越大,离心时间越短。但离心力过大对血液中的某些成分有损伤。因此,要在短时间内获得高质量的血液制剂,就必须掌握最佳的离心力和离心时间。

(1)要定期矫正离心机,确保离心机的运行状态能满足制备需要。

(2)离心前要准确调控离心机的温度;在离心血液前,离心人员要开启离心机检查离心机确认离心机可以正常运行之后,按照制备不同制品的离心要求设定离心温度、转速和时间,由第二人进行设定条件的核对,确认无误后让离心机预运行,目的是为了使离心温度达到设定要求。

(3)离心机启动后离心人员必须对离心机的运行情况实行监控。

(4)中心确定的离心条件是离心温度均为4℃,200mL的三联全血,离心转速3 500转1分,离心时间7分钟,300mL三联全血:离心转速3 500转/分,离心时间8.5分钟,400mL三联全血:离心转速3 500转1分,离心时间10分钟,血浆:离心转速3 500转1分,离心时间15分钟。

(5)精确对称平衡血液。在整理平衡血袋时,要求血袋码放时禁止三联袋的三通管与装有血液的血袋直接接触,目的是为了避免血液离心时因离心力大,导致三通管垫破血袋造成血液

报废。血袋平衡时要求天平两端血液的平衡误差小于 1g。然后取出离心杯将平衡好的血袋对称地放至离心杯底部,避免因血袋放置不够深入,形成一定的空隙在离心时因受力不均匀而破损,造成血液报废。

3.冷链

(1)定义:血液制剂自采集到使用的过程中一系列适当的储存温度和相关条件。血液是特殊药品,因来源特殊、保存期短及保存条件受到限制等因素,所有的血液成分包括全血、红细胞、血浆、冷沉淀及血小板都具有各自限定的运输条件及储存温度,如果要保存它们的生物活性必须严格遵守和保证运输和贮存温度的恒定。忽视某环节,都可能因温度过高(或过低)而影响血液质量。血液冷链是一套用于血液和血液成分制品贮存及运输的系统,它贯穿于采血、成分血的制备、保存、发放、运输及临床用血的全过程,以确保血液和血液成分制品维持在正确的温度范围。医疗机构应保证血液和血液成分制品从采供血机构领取至输入患者体内前的全过程符合冷链管理要求,保障临床用血安全有效。

(2)制备的环境温度:生产区可分为三类:一般生产区、控制区、洁净区。成分制备工作间属于控制区,它的洁净级别是十万级,温度要求是:18℃～28℃。洁净区的洁净级别是万级局部要求达到百级净化,温度要求是:20℃～24℃,对制备环境进行温度控制的目的是确保成分血的质量,最大限度地减少室内温度过高对血液成分的不利影响。

(3)室温放置的时间:血液成分制备要求采血后于室温下 6 小时内分离结束。目的确保成分血的质量,减少在室温下工作时间太长对血液成分的不利影响。

(4)制备新鲜冰冻血浆的时间:制备新鲜冰冻血浆的时间要求根据使用的血液保存液的不同而有所区别:使用 ACD-B 保存液保存的血液,要求于采血后 6 小时内完成制备并冻结;使用CPDA 血液保存液保存的血液要求于采血后 8 小时内完成制备并冻结;因为血液中的Ⅷ、Ⅴ凝血因子室温下不稳定,容易发生裂解导致失去凝血功能,对室温下制备新鲜冰冻血浆时间的控制是为了减少Ⅷ、Ⅴ的裂解,确保新鲜冰冻血浆中Ⅷ、Ⅴ凝血因子的含量能达到质量要求。

4.标识

血液标签标识:是记录了血液信息的一种书面文件。它必须具有唯一性和可追溯性。至少包含献血编号、品种标识、血型标识和有效期标识四部分。

(1)贴签:贴签是采供血过程中非常重要的一个环节,标签黏贴是否正确,直接关系到患者的生命安全。在血液采集过程中,应对贴标签过程进行严格控制,确保同一献血者的血袋、标本管、献血记录一一对应,贴签无误。在血液制备过程中,所有的血液和包装都应该正确标识。使用联袋时,在原袋和转移袋分离之前应该检查每一个血袋上献血条码的一致性。对血液进行过滤、汇集、分装或者冰冻等操作而需要采用非一体性的血袋时,必须保证在每一个血袋上贴上正确的献血条码,并且应对标签中的信息再次进行核对。如:在制备病毒灭活血浆时,在连接配套过滤器与待灭活血浆时,要给配套过滤器的转移袋上粘贴血液采集时产生的原始标签,同时核对标签信息的一致性。

(2)完整性:血液采集后在运输过程中可能发生标签脱落或撕毁,在制备过程中如有发现,必须认真查对血液正确信息并重新粘贴备用标签进行标识,确保血液信息的正确性。

(3)唯一性、可追溯性:血液的标识采用条形码技术,条形码技术能够对不同种类、不同过程状态的血液及血型进行标识,保证每一次献血具有唯一的条形码标识,并可以追溯到献血者。

5.不合格品控制

不合格品是指没有满足质量标准要求的产品。不合格血液和血液制品是指不足量、过期、凝块、溶血、脂血、破漏、污染等原因造成不能发往临床使用的血液产品凡是进入成分制备间不适宜分离成分血的血液,要求退回待检库处理,对可以进行特殊处理的血液要求待检库以书面形式说明处理要求。这里所说的可以进行特殊处理的血液是指:有凝块、非标量脂肪血。特殊处理的方法是:对血流不畅出现凝块的血液,做去白细胞过滤处理,制备成去白细胞红细胞悬液;对采集量不足的血液,可以根据实际采集的量,制备成相应规格的小规格制品;脂肪血可以制备成浓缩红细胞或洗涤红细胞。

成分制备的不合格品主要是制备破损,其中离心破损较多,造成破损的原因有:采血袋的质量问题、制备工艺的改变、技术操作不规范。在控制并降低离心破损方面,首先,针对问题,进行血液离心的规范操作培训,培训内容涉及离心机的操作、血液离心前、后血袋放、取的最佳角度和方法;其次,为了有效降低离心破损,平衡血袋时,在采血袋上另外套了一个塑料包装袋来隔离血袋,目的:一是为了保护其他血液减少环境污染。二是利用聚乙烯外包装袋的润滑性,降低离心时的破损。如果制备过程发生血液破损,使用爱尔施消毒片配置的含有效氯为2000mg/L的消毒液,浸泡被污染血袋和离心杯,用浸润了含有效氯为2000mg/L消毒液的抹布擦拭被血液污染的离心机仓;将破损血液装入密闭血袋内隔离存放,交代检库处理。

十、成分制备无菌操作技术

为保证成分制备中开放性操作严格执行无菌操作技术,防止血液污染,保证血液质量。

(一)术语

1.无菌技术

是指在血液成分制备过程中,防止一切微生物污染血液和保持无菌物品及无菌区域不被污染的操作技术和管理方法。

2.无菌物品

经过物理或化学方法灭菌后,未被污染的物品称无菌物品。

3.无菌区域

经过灭菌处理而未被污染的区域,称无菌区域。

4.非无菌物品或区域

未经灭菌或经灭菌后被污染的物品或区域,称非无菌物品或区域。

(二)操作步骤

1.环境控制

(1)开放性血液制备必须在无菌室净化间操作,无菌室应设有无菌操作间和缓冲间,无菌操作间整体洁净度应达到10 000级,局部超净台洁净度应达到100级。室内温度保持在20℃～24℃,湿度保持在45％～60％。

(2)制备前,对无菌净化间进行清洁,严禁堆放杂物,以防污染;清洁后,地面用0.1％的新洁尔灭溶液喷洒消毒,工作台面用500～1 000mg/L有效氯消毒液擦拭消毒或75％酒精擦拭消毒;消毒后,开启整体和局部净化系统对空气进行净化,同时开启紫外线灯照射30分钟,关闭门窗,防止人员进出走动。

2.人员控制

(1)穿隔离服。工作人员进入无菌净化室前,在缓冲间脱掉工作服,换上经过高压消毒的隔离服。

(2)戴工作帽。工作帽大小适宜,头发全部塞入帽内,不得外露。

(3)戴口罩。口罩应盖住口鼻,系带松紧适宜,不可用污染的手触及。不用时不宜挂于胸前,应将清洁面向内折叠后,放入干净衣袋内。

(4)洗手、刷手、消毒手。

①洗手。进行无菌净化间前,在缓冲间洗手。用肥皂搓洗手掌、手背、指间、手指及关节,以环形动作搓擦。而后用流水冲洗双手,将皂沫全部冲净,必要时反复冲洗,最后用清洁小毛巾擦干双手。

②涮手。即利用机械及化学作用去除手上污物及微生物的方法,是做好消毒隔离、预防交叉感染的重要措施。取无菌刷蘸肥皂乳(或肥皂块),先刷指尖、然后刷手、腕、前臂、肘部到上臂下1/2段,特别要刷净甲沟、指间、腕部,无遗漏地刷洗三遍,每遍3分钟。刷洗时,双手稍抬高。每遍刷完后,用流水冲去肥皂沫,水由手、上臂至肘部淋下,手不能放在最低位,以免臂部的水反流到手。刷洗毕,用无菌小毛巾依次拭干手、臂。手、臂不可触碰其他物品,如污染必须重新刷洗。

③消毒手。消毒液泡手能有效地去除手上的微生物。刷洗后,进行无菌净化间,在各种无菌物品准备到位,操作前,双手及上臂下1/3伸入盛有500mg/L有效氯消毒液的桶内浸泡3分钟,浸泡毕,拧干小毛巾,揩去手、臂消毒液,晾干。

④戴一次性无菌手套。核对手套号码及有效期。打开手套袋,取滑石粉涂抹双手,注意避开无菌区。手套可分别或同时取出。双手分别捏住袋口外层,打开,一手持手套翻转折部分(手套内面),取出;另一手五指对准戴上。将戴好手套的手指插入另一只手套的翻折面(手套外面),取出,同法将另一手套戴好,戴手套时不可强拉。最后将两手套翻折面套在工作衣袖外面。注意手套外面为无菌区,应保持其无菌。手套戴好后,双手置胸前,以免污染。

3.物料控制

项以(1)每批制备所使用的止血钳、镊子、手术剪刀、棉球缸,清洗后用无菌包包裹,经过高压消毒后备用。

(2)制备过程中使用的分浆夹、热合机热合头、天平等设备提前放置于超净工作台内,表面用2%戊二醛溶液等有效消毒液擦拭消毒。

4.制备过程无菌技术操作

(1)环境、物料准备好后,关闭紫外线灯,制备人员按无菌操作要求穿隔离衣、洗手、刷手,进入无菌净化间。

(2)将准备制备的原料血液、物料、消毒包等从传递窗口传入无菌净化间,摆放在超净工作台上。

(3)制备人员消毒双手、戴一次性无菌手套。

（4）准备好后，开始制备。制备过程中人员在无菌净化间减少走动，减少说话，手不得触碰污染物品。

（5）使用的手术剪、止血钳等与血液接触的物品只能一袋血液用一把，防止交叉污染。

（6）血液在汇集、分装等使用非一体性的血袋时，必须保证在每一个血袋贴上正确的献血条码。连接处在开放前用 75％酒精擦拭或用 4.5～5.5g/L 有效碘含量消毒后开放连接。汇集、分装完成后，及时热合封闭，尽量减少开放时间。

（7）制备过程执行《血液成分制备操作规程》。

5.现场清理

（1）制备结束，关闭净化系统，清理现场，登记转移医疗废物。

（2）清点物品，用包裹布包裹，送消毒室消毒。

（3）地面、台面、设备进行消毒，制备人员离开无菌净化室，在隔离间脱去隔离服、口罩、手套，换工作服，洗手，开启紫外线灯消毒 30 分钟。

第四节　血液成分制备技术

一、悬浮少白细胞红细胞

将联袋中的红细胞保存液导入浓缩红细胞袋内，使红细胞与保存液充分混匀。核对保养液袋与红细胞成分袋间的献血序列号条码，无误后用在距红细胞成分袋的 20cm 处以上热合断离，即制备成悬浮去白细胞红细胞。

制备方法较多，如倒置离心法、加速沉降法、特殊过滤法、血细胞分离机制备法等，可根据当地条件选用。白细胞去除的数量随方法不同而异。倒置离心法比较简便、成本低，可去除白细胞 70％～80％；特殊过滤法可去除白细胞的数量与过滤器的质量有关。国外普遍应用的第三代白细胞过滤器能去除白细胞 99.9％。国内生产的白细胞过滤器也能去除白细胞 95％以上。

白细胞滤除是利用去白细胞滤器将血液中的白细胞去除掉，去除率达 99.9％，最大限度地减少由白细胞引起的输血反应。如非溶血性发热反应、人类白细胞抗原（HLA）同种免疫、血小板输注无效、输血相关肺损伤、输血后移植物抗宿主病等。

去除血液及其成分中的白细胞，使白细胞计数 $<2.5\times10^6/U$，明显降低血液及其成分中肿瘤坏死因子（INF）和白细胞介素（IL-1β、IL-6、IL-8）的含量，能预防输血后非溶血性发热反应。人类白细胞抗原（HLA）特异性抗原—抗体反应是诱发血小板输注无效的主要因素，去除白细胞可预防血小板输注无效；巨细胞病毒（CMV）感染是器官移植患者死亡的主要原因，滤除白细胞输血能降低巨细胞病毒（CMV）感染。输血抑制机体免疫功能，是由于血液保存时白细胞溶解，释放免疫调节因子导致的。血液保存前去除白细胞，能减轻免疫系统抑制；滤除白细胞也同时滤除污染细菌，包括摄入白细胞内的细菌，降低手术后感染率；滤除白细胞使成分血中的淋巴细胞数量降低，移植物抗宿主病（TA-GVHD）的发生率得以降低；滤除白细胞同时也将血液中的细菌、微生物碎片和微栓滤除，从而降低肺微血管栓塞，还可降低肿瘤复发。去除白

细胞有过滤、离心沉淀、洗涤、冻融、吸附等方法,以过滤法应用最为广泛。目前科室制备去白制品使用的是"软心"去白四联采血袋,可滤除血液中 99.9% 的白细胞,是血站型白细胞滤器。血站型白细胞滤器用于血液保存前滤除白细胞,免除血液保存过程中白细胞溶解释放肿瘤坏死因子(TNF)、白细胞介素(IL-1β、IL-6、IL-8)及免疫调节因子等,去白效果好于血液保存后过滤的床旁型白细胞滤除。

用四联袋采血,采集的全血置于 2℃～6℃ 风冷低温白细胞过滤柜中进行去除白细胞的操作。将采血袋倒挂在挂钩上,关闭白细胞过滤器下端与旁路开关夹子,然后将采血袋的易折塞折断,打开过滤器下端夹子,使血液经过白细胞过滤器流入去白细胞血液的转移袋内,调节速度,速度以 250 滴/min 最佳。过滤完毕后,关闭过滤器下端的夹子,打开旁路夹子,排出滤后血袋内的气体,然后关闭旁夹子,从挂钩上取下,核对,热合。滤除白细胞后的多联袋在大容量冷冻离心机内离心,离心力为 4 000g,温度控制在 4±2℃,离心 10 分钟。轻轻取出离心后的血袋放于分浆架上,将上层不含血细胞的血浆分入空的转移袋内。把多联袋中的保存液加入主袋浓缩红细胞内,使红细胞与保存液充分混匀。认真核对保养液袋与主袋间的献血流水号,核对无误后用高频热合机切断保养液袋与主袋间的连接管,封闭红细胞悬液上的所有管道,制成去白细胞悬浮红细胞血液。制备后检查合格的去白细胞悬浮红细胞进行计算机录入,与原献血流水号核对,准确无误后打印相应的成分转换标签和成品标签,将成品标签贴于血袋正上方。

二、悬浮红细胞

将联袋中的红细胞保存液导入浓缩红细胞袋内,使红细胞与保存液充分混匀。核对保养液袋与原袋间的献血序列号条码,无误后用高频热合机在距红细胞成分袋 20cm 处以上热合断离,封闭原袋上的管道,即制备成悬浮红细胞。

1.多联袋制备悬浮红细胞,第 1 次重离心后将尽可能多的血浆转移至转移袋。

2.将红细胞保存液袋内的红细胞保存液转移至红细胞袋,充分混合即为悬浮红细胞。

3.核对保养液袋与原袋间的献血序列号条码,无误后用高频热合机在距红细胞成分袋 20cm 处以上热合断离,封闭原袋上的管道,即制备成悬浮红细胞。

4.血浆红细胞混入量少(目视观察)即可将血浆袋热合断离。

5.如血浆红细胞混入量较多,应当经过第 2 次重离心后,把上清血浆转移至已移空的红细胞保存液袋,热合断离。

6.将血浆速冻,低温保存。

三、洗涤红细胞

1.待用洗涤溶液联袋提前放置冷藏保存,无破损渗漏,溶液外观正常,在有效期内。

2.将合格的红细胞悬液用作制备洗涤红细胞悬液的起始血液,无破损渗漏,血液外观正常,在有效期内。

3.使用无菌接合机将待洗涤的红细胞悬液袋导管和洗涤溶液联袋进行无菌接合连通。

4.将洗涤溶液移至红细胞袋内,液体量约为 100mL/单位,夹紧导管,混匀。

5.按照制备红细胞的离心程序进行离心操作。

6.离心后将血袋取出,避免震荡,垂直放入分浆夹中,把上清液转移至空袋内,夹紧导管。

7.重复4～6步骤,洗涤3次。

8.将适量(50mL/单位)保存液(生理盐水或红细胞保存液)移入已完成洗涤的红细胞,混匀。

9.热合,贴签,入库。

10.如果是在开放环境制备,应严格遵从无菌操作。

11.如果在开放环境制备或最后以生理盐水混悬,洗涤红细胞保存期为24小时。如果是在闭合无菌环境中制备且最后以红细胞保存液混悬,洗涤红细胞保存期与洗涤前的红细胞悬液相同。

四、普通冰冻血浆(滤白)

1.离心将制备红细胞分离出来的血浆整理平衡后垂直放入离心杯中,严格按照《仪器设备操作规程》离心机部分的要求进心操作,将制备红细胞分离出来的血浆,再次在4±2℃、重离心,以3 000转1分离心15分钟。

2.分浆分离人员将制备红细胞分离出来的血浆从贮血盒轻轻取处,轻轻分开空添加液袋与血浆袋,将分浆袋置于分浆夹上;检查分离管路有无红细胞附壁,有则用止血钳敲打至三通管处,然后取掉止血钳,让血浆流入空添加液袋内;待上清血浆全部流入添加液袋后,(注:以血浆分层界面开始流动为准),用止血钳夹住分离管路;取下含有少量红细胞的余浆底袋,将添加液袋内的空气排入余浆底袋,用止血钳夹住管路,在血浆袋的右上角标注制备入账号。

3.称量用医用天平或微计量器称量血浆重量,(不包括血袋重量),确定重量后,在血浆袋正面中心标注血浆规格,血浆袋的右上角标注成分制备入账号。血浆称量公式:血浆标示量＝(医用天平或微计量器称量血浆重量－空血袋重量/血浆比重)±10%。

4.热合部位选择在离血浆袋的10～15cm处,热合后从热合口将其断开,并检查热合口是否渗漏。

5.速冻将制备的血浆转交血液管理科进行速冻,低温保存。

五、新鲜冰冻血浆(滤白)

制备新鲜冰冻血浆(滤白)时,抗凝剂为CPD、CPDA-1的血液应在血液采集后8小时之内分离并速冻,抗凝剂为ACD的血液应在血液采集后6小时之内分离并速冻。制备方法同普通冰冻血浆(滤白)。未过滤白细胞制备的即为普通冰冻血浆,过滤白细胞后制备的即为普通冰冻血浆(滤白)。

六、冷沉淀

国外多以450mL新鲜全血(血液离体后6～8小时内)的血浆作为1个制备单位,而国内通常以400mL新鲜全血的血浆作为1个制备单位(200mL新鲜全血的血浆制备成冷沉淀为半个单位)。

(一)冷沉淀原料制备的要求及方法

健康人全血;要求采血过程顺利,采血速度:<3分钟/200mL,<6分钟/400mL;全血无凝块、无溶血、无乳糜;于采后6～8小时内经两次离心并分离血浆完成制备;制备过程中,尽量减少血浆在室温的放置时间,血浆存放在2℃～6℃冷链柜内,分离制备后立刻转交待检库进行快速冷冻;冷沉淀原料袋内应无残留血细胞颗粒;制备方法同新鲜冰冻血浆,结束确认无误

后打印《成分至待检库交接单》一式两联,并在交接单上注明冷沉淀原料,用于制备冷沉淀。

(二)冷沉淀制备

将冷沉淀原料置于 0℃～4℃冷藏冰箱内缓慢融化 10 小时,将慢融 10 小时的冷沉淀原料置于 4C 水浴中进行融化,并监控水浴温度,融化至血浆中尚留有少量冰碴时即从水浴中取出;整理平衡后在 0℃～4℃,3 000～3 500 转/分的条件下,离心 15 分钟,离心结束后轻轻取出血袋,置于转血盒;然后分离制备,分离人员从转血盒轻轻取出血袋,将血浆袋置于分浆夹上,取掉塑料夹,分离上清血浆置空袋内,袋底内剩下不融解的白色沉淀物即为冷沉淀,留少量血浆重新悬浮冷沉淀。冷沉淀与最后剩下的少量血浆(25mL 左右)即刻置－30℃冰冻保存。

(三)称量用计量器称量

冷沉淀重量(不包括血袋重量)

0.5U 冷沉淀(200mL 四联全血制备):25mL±5mL

0.7U 冷沉淀(300mL 四联全血制备):30mL±5mL

1U 冷沉淀(400mL 四联全血制备):35mL±5mL

(四)热合部位选择

在离血浆袋的 10～15cm 处;热合后从热合口将其断开,并检查热合口是否渗漏。

七、冰冻解冻去甘油红细胞

红细胞加入甘油冷冻保存剂,在低温下长期保存。含 20% 甘油的冰冻红细胞储存在－120℃以下,含 40% 甘油冰冻红细胞储存在－65℃以下。

1.红细胞甘油化

(1)取拟冰冻保存的全血或悬浮红细胞,离心去除上清液,用无菌接合技术将红细胞转移至容量适当的、适宜于冰冻保存的转移袋内。

(2)在无菌条件下,缓慢滴加复方甘油溶液至红细胞袋内,边加边振荡,使其充分混匀。

(3)在室温中静置平衡 30min,置－65℃以下保存。

2.冰冻红细胞的解冻从低温冷冻保存箱中取出冰冻红细胞,立即放入 37℃～40℃恒温水浴箱中,轻轻振动使其快速融化,直至冰冻红细胞完全解冻。

3.洗涤除去甘油将专用洗涤盐液袋与解冻红细胞袋无菌接合,采取渗透压梯度递减方法洗涤。最后 1 次的洗涤上清液应无明显溶血迹象。

4.使用自动化设备制备冰冻和解冻红细胞时,按照设备使用说明书进行操作。

八、白(粒)细胞

1.普通离心法将血液采集在含有抗凝剂的血袋中,轻离心使红细胞下沉,而血小板仍保留在上层血浆中,分出上层血浆后白膜层挤入另一血袋中,逐个收集。

2.单采法利用血细胞分离机采集所需要的白(粒)细胞,国外多采用此法,国内有不少血站也采用此法制备本制品,逐渐淘汰手工法。

九、浓缩血小板

1.机采血小板用血细胞分离机从单个供者采集一次可获得血小板数量为 $2.0～6.0×10^{11}$ 个。

2.手工法又有两种制备方法。

(1)先将全血轻离心制成富含血小板血浆,再把富含血小板血浆袋重离心,分出上层少血小板血浆至另一袋,原代留下少量血浆即制成浓缩血小板。

(2)从白膜层中制备浓缩血小板:首先沉降全部红细胞,回收上清血浆和白膜,再沉降白膜中红细胞和白膜,收获上清即得浓缩血小板。

十、机采血小板

(一)献血前准备同全血采集

献血者选择除符合我国献全血体检标准外,要求血小板浓度不能低于 $150×10^9/L$,单采间隔时间不能小于四周,对于 72 小时内服过阿司匹林类药物者,应暂缓单采,通常延期 3 天,血脂过高者不能进行单采,上机前献血员禁食高脂肪食物。

(二)信息录入

献血者信息和献血者选择信息应提前作计算机录入。

(三)血液检测标本留取

在献血者肘部静脉抽取血液 6mL,先在普通负压管留取 4mL 标本,用同一献血流水号标识,送检验科,用于血型和免疫血清学检测;再向含有 EDTA-K2、EDTA-K3 抗凝管留取 2mL 标本,同一献血序列号标识,送质量控制科,用于机采计数检测。

(四)检测报告

1.机采计数检测

质量控制科收到标本后,进行机采计数检测,检测的项目至少包括白细胞计数、红细胞计数、血红蛋白含量、红细胞比积、血小板计数、血小板比积,根据检验结果,质量控制科做出能否进行血小板机采的结论,确定"适合机采"或"不适合机采"的决定。质量控制科进行机采计数检测信息计算机录入,并将检验报告送达成分制备科留存。

2.血型与血清学检测

检验科收到标本后,进行血型和血清学检测,检验项目为血型、ALT、HBsAg 抗原、HCV抗体、HIV 抗体、梅毒抗体,根据检验结果,做出是否合格的结论,不合格者不允许献血。检验科将检验信息进行计算机录入,并将检验报告送达成分制备科留存。检验科的检验结论是机采成分血的最终检验结论,是血液放行的检验依据。

(五)采前核查

成分科进入血站单采管理系统,献血管理模块,进行献血者登记。然后进入献血筛查模块,选择单采计数登记,内容主要包括血小板计数、红细胞数目、白细胞数目、血红蛋白含量、红细胞比积、检测结果、体检医师。

(六)机采操作

1.按血细胞分离机操作规程,启动机器-预热机器安装管路初始化-输入血小板计数、结果PC 值(终点量值)等参数,准备核对无误后,进行采血。

2.机采前,让献血者口服钙剂(10%葡萄糖酸钙口服液 10mL),采血过程中出现口角、舌头发麻等枸橼酸中毒症状,及时补充钙剂。

3.核对采血管路和回输管路按无菌技术进行静脉穿刺,工作人员持续观察机器的工作状态抗凝剂的滴数,观察献血者的反应,做好采集过程的监护,详细记录《成分机采过程记录》。

如有献血反应,立即执行《献血不良反应处理操作规程》。

4.采血完毕,取出成品血小板袋轻轻摇动 3～5 分钟,使血小板解聚并混匀,热合封闭管路,留取留样样品送检验科,并在单采血小板袋上方粘贴正确的献血序列号及产品码。

(七)机采信息录入

进入血站单采管理系统,开始到采血界面,扫描黏贴在单采血小板袋上的献血序列号,产品码,对采血者热合者、采血异常、采血位置等内容进行登记,完毕提交出库单,计算机自动打印《采血至待检库交血单》。

(八)血液交接

成品入待检库、核对入库、隔离放行、贴成品标签、打印入成品库交接单,填写制备过程记录。

十一、特制血小板

(一)移除大部分血浆的血小板

该制品适用于不能耐受过多液体的儿童及心功能不全患者,也用于对血浆蛋白过敏者。

(二)洗涤血小板

该制品适用于对血浆蛋白(例如有 IgA 抗体)高度敏感者。

(三)少白细胞血小板

该制品主要用于有 HLA 抗体者。

(四)辐照血小板

该制品适用于有严重免疫损害的患者,以预防 TA-CVHD。

(五)冰冻血小板

该制品主要用于自体血小板的冻存,例如:急性白血病患者化疗后获得缓解,单采其血小板进行冰冻保存,再次化疗后因血小板减少引起出血,将自体冰冻保存的血小板解冻后回输给患者。

十二、病毒灭活血浆

目前已知威胁着临床用血的安全,可通过输血传播的病毒有十多种。由于输血传播病毒在各种血液成分中分布不均,所以各种血液成分传播病毒的危险不一,危险最大的是白细胞,其次为血浆,红细胞和血小板相对较小。采用有效的血液病毒灭活技术是保证输血安全的重要措施之一。目前对血细胞尚缺乏实用的病毒灭活方法,输血传播的病毒性疾病的控制对策:①现行对策是控制输血传染病源头的无偿献血;严格筛选血液,建立稳定可靠的病毒检测手段;提倡科学、合理的用血。②根本对策是血液制品病毒灭活,开发血液代用品。血浆病毒灭活比较成熟的技术有亚甲基蓝联合可见光照射法和溶剂/去污剂(S/D)法两种。采用亚甲基蓝化学法进行血浆病毒灭活技术目前正在国内临床推广应用。凝血因子类制品也是传播病毒危险性最大的制品,政府已明文规定所有凝血因子类制品均应有病毒灭活的步骤,否则不允许生产。由于灭活病毒方法各有优点和不足,况且经血液传播的病毒性疾病种类繁多,性质不一,一些和血液制品传播相关的病毒以及目前尚未认识的病毒难以检测,因此难以保证绝对安全。血浆蛋白采用巴氏消毒法进行血浆蛋白中残留的乙型肝炎病毒的灭活。

另一种代替病毒灭活方法的措施是延长使用血浆的时间。病毒性肝炎潜伏期约 6 个月,对保存期长的冰冻成分血,如冰冻血浆、冰冻红细胞、冰冻血小板等,半年内暂不发出输用,等原献血者再次献血化验检测合格后,才将上次献的冰冻成分血发出输用,目的是排除潜伏期或窗口期可能带来的疾病传染。

目前国内外最为常用的血浆病毒灭活是利用亚甲蓝光化学法灭活血浆里可能存在的病毒。亚甲蓝可以破坏病毒核酸、破坏病毒包膜,以达到灭活病毒的目的,大大降低了输血风险。

血浆灭活的原理:MB(亚甲基蓝)是一种静脉注射药物,主要用于甲状腺造影、治疗亚硝酸盐中毒和氰化物中毒等。同时 MB(亚甲基蓝)是一种光敏剂,其最大吸收波长为 600~700nm,亚甲基蓝可与病毒核酸的鸟嘌呤以及脂质包膜结合成光敏复合物,在可见光的作用下,激活后的光敏复合物发生裂解,从而使病毒的核酸断裂,包膜破损,致使病毒失活。亚甲蓝光化学法能使大多数的脂质包膜病毒和部分非脂质包膜病毒灭活。研究表明:MB(亚甲基蓝)光化学法产生的单线态氧对病毒核酸、膜蛋白、膜脂都会造成损伤。作用机制为:光激活产生的自由基(比如:羟自由基)可导致 DNA 单链断裂,从而使病毒完全失去穿透、复制及感染能力。病毒作为一种介于生命与非生命之间的生物分子,它的感染、复制、包装、传代是逐步进行的,如果能阻断某一环节,就可以抑制病毒的传播。因此,将亚甲基蓝用于血浆病毒灭活既能达到病毒的去除,经过过滤又能去除亚甲基蓝,所以,病毒灭活血浆安全可靠。病毒灭活血浆操作规程:

(一)采用净化台下穿刺连接病毒灭活配套耗材

1.将一程血浆在 4±2℃、3 500 转 1 分的条件下,离心 15 分钟。

2.离心后的一程血浆,采用挤压法分离出二程血浆,血浆袋应保留少量空气,热合断开。

3.称量后按规格分开转入灭活工作区,用 1 000mg/L 的含氯消毒液擦拭血浆外袋,然后通过传送窗送至净化工作间。

4.依据血浆的规格、数量取等量的配套病毒灭活过滤器,通过传送窗送至净化工作间进行拆分。

5.工作人员按照《净化间操作规程》要求进入净化间。

6.工作人员开启净化台风机,消毒擦拭净化台。

7.在净化台下,工作人员先用碘伏棉签消毒血浆袋可撕膜口,再用止血钳拧开可撕膜口,完成血浆袋与病毒灭活过滤器的连接。注意:连接前应先将病毒灭活过滤器除针头处的所有管路止流夹关闭,连接时应将针头水平刺入待灭活血浆可撕膜口,以防刺穿血袋造成血浆报废。

8.连接后应轻轻挤压血浆连接口检查有无渗漏,将连接好的血浆袋和病毒灭活过滤器通过传送窗送出净化工作间。

9.净化间外工作人员接收后核对血袋上剩余标签的献血序列号是否与血浆袋原始献血序列号一致,核对无误后将其黏贴在病毒灭活过滤器的转移空袋上。

(二)采用无菌接管机连接病毒灭活配套耗材制备方式制备

1.将二程血浆热合断开(热合样辫长度应 15cm),称量后按规格分开转入灭活工作区。

2.依据血浆的规格、数量取等量的配套病毒灭活过滤器,拆分放置。

3.用无菌接管机将血浆袋与病毒灭活过滤器连接,连接成功后疏通连接口,轻轻挤压血浆袋使血浆流过连接口以检查有无渗漏。

4.核对血袋上剩余标签的献血序列号是否与血浆袋原始献血序列号一致,核对无误后将其粘贴在病毒灭活过滤器的转移空袋上。

(三)灭活过程

1.将转换好献血序列号标签的待照射血浆倒挂于手推车挂钩上,使血浆经"亚甲蓝添加元件",流入光照袋,流入是应注意:要在含有亚甲蓝的药膜处停留 10 秒钟,以便让亚甲蓝充分溶解。

2.固体亚甲蓝添加完毕,关闭止流夹,将待照射血浆合理摆放于灭活架上,置于血浆病毒灭活柜中,选择灭活参数进行灭活照射 35 分钟。光照强度 30 000～38 000Lux 范围温度:4℃～10℃。

3.将照射后的连接过滤器的血浆悬挂于低温血液滤器工作柜进行亚甲蓝过滤,滤除后将血浆袋内的空气排除干净,关闭各管路导管夹。

4.再次核对灭活血浆袋上的献血序列号是否与原始血浆袋献血序列号一致,核对无误后收取灭活血浆。

5.用微电脑采液器对病毒灭活血浆进行称量,对照《病毒灭活血浆称量表》确定重量后,在血浆袋正面中心标注血浆规格,血浆袋的右上角标注成分制备入账号。

6.病毒灭活血浆称量范围计算公式

病毒灭活血浆称量范围值(mL)=(病毒灭活血浆范围最小值/最大值×血浆比重)+空血袋重量

(四)热合

1.热合部位:选择离病毒灭活血浆袋的 10～15cm 处。

2.热合后从热合口将其断开,并检查热合口是否渗漏。

(五)贴签及信息录入

1.按照《血液成分制备操作规程》的要求对制备好的病毒灭活血浆进行贴签和信息录入。

2.信息录入结束,核查血袋数量与制备信息是否一致,确认无误后打印《成分至待检库交接单》,一式两联并签字。

(六)入待检库

1.将制备好的血浆装入转血盒,清点数量,与《成分至待检库交接单》一起转入待检库。

2.待检库工作人员将病毒灭活血浆的信息核对无误后签字确认,转回一联《成分至待检库交接单》。

(七)记录

认真填写所有血液制备记录,签字确认。

(八)清场

按照《血液成分制备操作规程》的要求清场。

十三、血液辐照

血液辐照是利用血液辐照仪,对血液进行 γ 射线辐照,以杀死血液中的淋巴细胞,从而防止输血相关性移植物抗宿主病(TA-GVHD)的发生。血液辐照特别适用于有免疫缺陷或有免疫抑制的患者输血。血液辐照技术的要求：

1.辐照室应符合《电离辐射防护与辐射源安全基本标准》的要求。

2.按照辐照仪使用说明书设置辐照参数。

3.血液辐照最低剂量为25Gy,血液任何位点的辐照剂量不宜超过50Gy。

4红细胞在采集后14天内可辐照,辐照后可再储存14天。

5.血小板在保存期内均可辐照,辐照后可保存至从采集算起的正常保存期限。

6.粒细胞宜在采集后尽快辐照,辐照后宜尽快输注。

7.在辐照过程中应严格区分未辐照和已辐照血液的标识。

8.冰冻解冻去甘油红细胞和血浆不需辐照处理。

十四、自身输血

自身输血可避免输异体血可能引起的血型和交叉配血差错、输血不良反应尤其是免疫性输血反应和并发症、疾病传染,并可节约库存血,是最安全的输血方法。对无肝肾功能不全、无严重贫血的择期手术患者或胸腹腔闭合性损伤6h内,血液没有发生溶血及没有细菌、胃肠道内容物、尿液、肿瘤细胞等污染者,应尽可能施行自身输血。预存式自身输血、等容血液稀释联合控制性降压以及回收式自身输血3种方法可根据患者实际情况,选择——种应用或两种联合并用。按照等级医院评审要求,三级甲等医院的自身输血至少应占输血总量的20%以上。

自身输血开展好的医院,自身输血量可高达60%从而大幅度提升输血安全性、节约血源。自身输血的历史已有一百余年,但是,起初的自身输血仅仅是为了满足血液循环,只限于体腔内的失血回收。

近几年来,由于社会和医务界对输血的疾病传播,特别是输血后肝炎和艾滋病的关注,自身输血已上升到一个重要位置。认为它具有以下优点:可以避免输;血的疾病传播,如:病毒性肝炎(乙型、丙型、丁型)、艾滋病、巨细胞病毒等;可以避免红细胞、白细胞、血小板以及蛋白质抗原产生的同种免疫反应;可以避免由于免疫作用而致敏的溶血、发热、过敏或移植物抗宿主反应;可以避免发生输同种异体血的差错事故;自身血没有用完,可以输给其他需要输血的患者,增加了血液供应,扩大了血液来源;自身输血患者由于反复放血,可以刺激红细胞再生,使患者手术后造血速度比手术前快;自身血的采集和长期保存,可为稀有血型患者需输血时提供贮血;自身血采集可为无供血条件的边远地区外科手术提供血源。

(一)自身输血的种类

有三种:贮存式自身输血、稀释性自身输血、回收式自身输血。

1.贮存式自身输血

贮存式自身输血是术前一定时间采集患者自身的血液进行保存,在手术期间输用。

(1)方法:血红蛋白＞110g/L;手术前3～7天采血,每次采血为500mL(或自身容量的10%),两次采血间隔不少于3天。采血前后可给予生血药物(铁剂、VitC、叶酸、重组人红细胞生成素)。

(2)贮存式自身输血的适应证:一般情况好,择期大手术;孕妇;严重输血反应史;稀有血型;为家庭成员供血。

(3)贮存式自身输血的禁忌证:可能患菌血症的患者;肝功能不良;严重心脏病;贫血、出血及血压偏低者；采血可能诱发疾病发作或加重；献血后迟发性昏厥史。

（4）贮存式自身输血的缺点：需要血库储存；多次采血，延长术前等待时间；有一定风险；降低患者术前 Hb；细菌污染；过期可能浪费。

2.稀释式自身输血

麻醉后，抽取一定量自身血，同时输入胶体液或等渗晶体液使血液适度稀释、Hct、减少术中血液有形成分丢失。

（1）血液稀释的目标：Hct 降至 27%～30%，一般不<25%；Hb 降至 90～100g/L；血小板>60×10^9/L；血容量维持正常或偏高。

（2）血液稀释后机体的变化：血黏度降低，流速加快，心输出量增加，血液携氧能力增加，Hct25%～30%，氧离曲线右移，利于氧向组织释放，末梢灌注增加，组织获氧量增加，血浆蛋白代偿；刺激红细胞生成，Hct<30%，需 2～4 周，凝血因子不低于正常值的 1/3，凝血功能有保证。

（3）血液稀释的意义：减少术中出血，避免或减少异体输血。血液稀释的禁忌证：严重不稳定心脏病，贫血 Hb<80g/L，Hct<28%，低血容量，低蛋白血症或肝肾功能不全，凝血功能障碍。

（4）血液稀释的缺点：操作需一定经验，需要人员和时间，可能诱发心肌梗死和肺水肿。

3.回收式自身输血

回收式自身输血是使用血液回收装置，将患者体腔积血、手术失血及术后引流血液进行回收，经抗凝、滤过、分离、清洗后，所得的浓缩红细胞回输给患者。

（1）术中自体血回输的流程

有多种模式选择：自动模式、半自动模式、手动模式、紧急模式。

（2）自体血回收机的性能要求

实用性：快速安装、快速运行。安全性：无菌耗材，空气探测报警。自动：全自动。有效：95%清除率（血浆，碎片，游离 Hb，肝素等）。高效：红细胞损失<20%。

高质：红细胞形态、活力正常。自身输血技术的完善和应用，可以减少医院至少三分之一以上的异体血用量。患者的术后并发症有效减少 76%，住院时间缩短 28%，术中和术后患者死亡率同比降低 65%。此项数据是法国和德国十八个医疗中心三年的医院统计数据分析结果。

（3）自体血回输的几个重要方面：回收率、质量、清除率、不良反应。

①回收率：术野回收率、采集时的回收率：50%～70%的失血量；洗涤时的回收率：80%～85%；总回收率=0.6×0.8=50%的红细胞。

②质量：

a 红细胞功能：红细胞的主要功能是运输氧和二氧化碳，尤其是氧。血红蛋白是红细胞中结合和运输氧的载体。血红蛋白对氧的亲和力依赖多种因素：温度、PCO_2、PH 值、2,3-二磷酸甘油酸（2,3-DPG）浓度、P50 及血红蛋白类型。血液回输对红细胞运氧功能的影响主要是以下二方面：P50 是指血红蛋白氧饱和度（SO_2）50%时相对应的氧分压。P50 的正常范围为25～29mmHg。回收血为 25.35±1.43mmHg，提示 Hb 与氧的结合能力正常。但库血的值为

38.32±3.37mmHg,P50增高,显示其 Hb 与氧的结合能力显著下降。2,3-DPG 浓度是红细胞无氧糖酵解的产物,其含量正常是 Hb 与 O_2 的亲和力正常的重要保障。2,3-DPG 浓度升高,Hb 与 O2 的亲和力减低,2,3-DPG 浓度减低,Hb 与 O_2 的亲和力升高。有研究认为,回收 2 小时和 4 小时后血红细胞的 2,3-DPG 含量分别为 1.71±0.11mol/mL,和 1.67±0.09mol/mL,在正常范围。而库血中的含量仅为 0.71±0.03mol/mL。

b 红细胞变形性:红细胞流变学即红细胞变形指数(DI)。用激光衍射法可将其作分解测定,测得的红细胞的多项变形指数。主要描写的是红细胞变形性;红细胞形状越正常、变形性越好。经测定,回收血红细胞各项指标均好于清洗前,回收血红细胞整体变形能力、膜骨架蛋白结构、膜脂的流动性及几何形状均优于术野血。与术前自体血相当。

c 红细胞形态:正常红细胞为双凹圆盘状,表面光滑。术野红细胞有少量棘形红细胞(10%)出现。经过负压吸引、过滤和离心处理,棘形红细胞数量增加。但清洗后仅极少棘形红细胞(2%)。库存 10 天的去白红细胞血有 20% 棘形红细胞。红细胞的几何形状是决定红细胞变形能力的内在因素之一。而红细胞变形能力是完成红细胞生理功能的必要条件。红细胞变形性差,难以通过微细血管而被扣留或破坏,寿命缩短。

d 红细胞寿命:经过血液回收处理的红细胞长、短期体内生存率均没有明显缩短。正常人体内红细胞的平均寿命是 120 天,使用同位素铬 Cr-51 标记的红细胞半衰期为 19.9±8.6 天。有报道回收组与对照组(自体血)14 天红细胞半衰期比较无显著差异,分别为 22.19±3.91 天和 21.03±4.31 天。

④不良反应

非免疫性溶血,输血反应性发热,输血错误,凝血功能减退,清洗不足,回输血中混有药物、清洗液病原体、血红蛋白血症、血红蛋白尿、高氯性酸中毒。不良反应可因技术进步、人员训练、经验积累而减少。

a 凝血功能减退:自体血为浓缩红细胞,血小板及凝血因子极少,是大量自体血回输的顾虑之一。自体血回输在 1500~2000mL 以上,需要适当补充新鲜冰冻血浆(FFP)。术中、术后应监测凝血功能:凝血酶原时间(PT),部分凝血酶原时间(APTT),纤维蛋白原(FIB)。PT、APTT>正常 1.5 倍需补充 FFP。治疗凝血因子缺乏时的 FFP 用量为 10~15mL/kg。回收血肝素的清除率可达 98%,通常量回输血不影响凝血功能,但回输红细胞>3000mL,可作活化凝血时间(ACT),ACT 明显延长,可给予鱼精蛋白(510mg)拮抗。血小板<50×10^9/L 需补充血小板。

b 术中自体血回输导致渗血的因素有:稀释性凝血因子减少,稀释性血小板减少,低体温,低灌注,肝功不良。此类凝血功能障碍应与患者疾病本身或疾病进展引起的凝血功能障碍相区别,处理有不同。

c 血红蛋白血症、血红蛋白尿:游离血红蛋白清洗不够,可发生血红蛋白血症,严重者产生血红蛋白尿,对少尿患者有害。当游离血红蛋白水平在 1.5g/L 以下时一般为一过性的血红蛋白尿,可于一周内自行恢复,无须特殊处理。

d 高氯性酸中毒:大量生理盐水清洗的结果,用平衡盐液代替。

e 部分病例回收血中混有较多的脂肪:罕见病例可能形成脂肪栓塞,预防:将不急用的洗涤红细胞在输血袋内放置 10～20min,脂肪滴可在上面形成脂肪层而被弃除。白细胞过滤器可去除 99％的脂肪。

(4)术中自体血回输的适应证:估计术中出血量大于患者血容量 15％的无菌手术。其应用范围:

①创伤出血:大血管损伤、胸腔内出血、肝破裂、脾破裂、脊柱外伤等;②心脏、大血管外科手术;③骨科:全髋置换术、骨折切开复位内固定术、脊柱手术(脊柱融合术、畸形矫正)等;④妇产科:异位妊娠破裂大出血等手术;⑤腹部外科:肝脾手术、门脉高压分流术等;⑥神经外科:动静脉畸形、动脉瘤、原发性癫痫、脑外伤手术等;⑦其他适合血液回收利用的情况。

(5)禁忌证:①血液被消毒液细菌等污染时;②回收血液出现大量溶血时;③回收血中有恶性肿瘤细胞时(已发生血行转移等特殊情况除外);④伴有败血症、镰状细胞贫血等不适合血液回收的情况。

(6)各类手术自体血回输的应用

①骨科手术:创伤大、出血多、不易止血。无菌条件好,是应用血液回收机最多的一类手术。部分病例回收血中混有较多的脂肪。出血快可因抗凝剂相对不足,形成纤维凝块,应加大抗凝剂,纤维凝块可经过滤清除。术野可能含有骨碎片、骨水泥,尽量避免将上述内容回吸,加大冲洗液量(1500mL 清洗液清洗 250mL)。必要时在回输前通过白细胞过滤器将其大部清除。

②心血管手术:心脏手术已广泛使用血液回收机。包括:瓣膜手术、CACB 手术、先心病手术、非 CPB 手术、动脉瘤手术等。心脏手术常伴大量出血,创面大、肝素化、CPB 等是红细胞破坏的主要原因。体外循环的机械损伤、血液与空气的接触都可导致红细胞的破坏,体外循环结束后的剩余血还有大量肝素。因此,术中出血及 CPB 残留血均应用血液回收机处理后再回输为好。但 CPB 转机时间短的,可直接回输。

方法:全麻后开胸时即开始自体血回收,0.9％生理盐水 500mL 加肝素 12500 单位,抗凝液滴入液与吸入血之比为 1:5。患者肝素化后停用抗凝液,CPB 中心内血可直接吸入心肺机内。停 CPB 鱼精蛋白中和肝素后继续使用抗凝液及回收装置,直至手术结束。有报道 3819 例血液回收,平均每例 635mL 取得良好效果。冠脉搭桥术、瓣膜手术、先心病手术及大血管手术占主要比例。

手后渗血多,ICU 继续应用血液回收机。

特点:术野污染小、回收率高。

手术种类:

a 脑血管手术:颅内动脉瘤、颅内血管畸形。此类手术出血量大,是最适宜术中血液回收的类型。

b 良性肿瘤:脑膜瘤、颅咽管瘤、垂体痛、听神经瘤神经鞘瘤等,需在回输时应用白细胞过滤器。

c 恶性肿瘤:胶质瘤、星形细胞瘤、髓母细胞瘤,可在开关颅时使用,取瘤期间禁用血液回收。

d 闭合性颅脑损伤:对位于静脉窦区的或可能损伤动脉和大静脉的凹陷骨折手术,需打开大骨瓣的手术,硬膜外血肿清除术,术中出血可能超过 500mL 的手术可用血液回收。

e 原发性癫痫

神经外科手术的出血特点:出血主要在操作临近大血管和静脉窦,以及切除供血丰富的肿瘤时。快速大量出血时难以准确止血;开关颅期间,易发生较快较广泛的渗血。对上述估计可能发生快速大量出血时,应准备同时使用 2～3 条吸引器收集出血,并采用 3000 容量大贮血罐。必要时可用较大的负压吸引,以保证吸引效果。

保证收集血液的质量:颅脑手术操作区小,但对清晰度要求高,因而常频作吸引。吸引时与空气混合多,易产生溶血,需大容量清洗方能保证回收血的质量,如用 1500mL 清洗液清洗250mL 回收血或采用高质量自动清洗程序。手术中常有组织碎屑和人工材料等混于回收血液中,应暂停回收待上述物质清除后再用另一吸引管回收血液,并通过微聚体输血滤器回输回收血液。

手术中常用止血材料,如明胶海绵、微纤维胶原、骨蜡、纤维蛋白胶和凝血酶等。术野中以上物质被回收可能导致凝血块形成,故需暂停回收,待上述物质清除后再用另一吸引管回收血液。

抗凝需充分:脑组织含有大量凝血活酶,手术可使其释放入手术野,致凝血系统激活导致血凝固。因此,神外手术时肝素用量需加大,1000mL 生理盐水中的肝素量需达 4 万～5 万 U。

③肝脾手术、门脉高压分流术

此类手术出血多,是回收的适应证。但患者可能有凝血异常。挤压肝组织可能释放某些酶,有胆汁等混入的可能,需具体分析、处理。

④外伤、出血:a 宫外孕。b 肺及肋间动脉损伤。e 脾破裂、肝破裂。d 心脏外伤。e 胸腹联合伤。f 肠系膜动脉损伤。g 股骨干骨折、股动脉损伤。

血液流出血管外,回收以＜24 小时为宜。怀疑血液被细菌、粪便污染和血液严重溶血者,应为禁忌。创伤涉及肝胆时,其部位在胆管以上,可作回收;以下部位慎用,可引起全身感染。

术中自体血回输应避免回收以下内容:

药物:凝固剂、海绵/纤维样物:明胶海绵、氧化纤维素、凝血酶等。可引起系统凝块或栓塞。

园灌洗液:酒精、抗生素、聚维酮碘、漂白剂、过氧化氢、高涨盐水、低涨盐水等。

可引起红细胞溶解、皱缩或凝固。

时面其他:羊水、骨碎片、脂肪、胃胰液等。可引起凝血、栓塞、红细胞溶解。

处理:避免回吸上述物质,局部用大量生理盐水冲洗。最好使用＜40m 的血液过滤器

充分抗凝回收的血液(500mL N.S 中肝素 1.5 万 U)。吸引器负压不＞－200mmHg。

⑤特殊病例

对于回收血中可能含有细菌、羊水、肿瘤细胞的条件。是否采用自体血回收,应由临床医师根据患者的个体情况、最新的进展,权衡利弊决定。

a 产科出血中的应用

术中自体血回收作为血液保护的重要部分,目前尚未被产科常规地采用,主要基于可能导致的妊娠妇女羊水栓塞和发生同种异体免疫的担忧。近年来随着临床实践,上述可能导致并

发症的理论并未得到支持。因而,许多国家 ICS 在产科的应用已有明显的进展。

适应证:由产科和麻醉科医生决定选择 ICS 的病例。

急诊:异位妊娠破裂、剖宫产大出血、产后出血产道损伤需剖腹手术。

选择性手术:预计失血>1000mL,即前置胎盘或胎盘滞留,巨大子宫肌瘤和其他可能大出血的病情。产妇因宗教原因拒绝异体输血并同意 ICS,或已有显著贫血。

羊水处理:理论上羊水不应被吸入收集罐中。因此,使用双套吸引装置,单独的吸引管用于血液回收前吸走羊水。这一措施可减少最初的污染。但体外试验表明,ICS 过程能有效去除羊水的血浆成分。因而,在有致命危害的出血状况,临床决定一开始就血液回收是可以谨慎考虑的。

b 肿瘤患者应用的进展

不推荐其用于恶性肿瘤病例,是因考虑到可能肿瘤细胞被回输而导致转移。但一些报道提示的 ICS 使用,并未明显引起肿瘤的转移;两组关于根治性前列腺切除术及膀胱切除术病例,ICS 的使用未有肿瘤转移及存活时间的差别。前瞻性的肝癌手术的研究,也显示用与不用的两组无转移率的差异。相反,有证据表明异体输血本身有术后感染和疾病复发的可能。术中血液回收应避开肿瘤部位,以免肿瘤细胞回吸。体外实验证明白细胞过滤器可显著减少肿瘤细胞。

注意事项:自体血回输应离开肿瘤原发部位,具体操作的部位应由手术医师与回收技师商讨。已有全身转移,慎用自体血回输。腹腔积液表明已有肿瘤细胞,应避免回吸。采用白细胞过滤器过滤。

c 肠道污染

肠道污染是 ICS 的禁忌证,除非是紧急大出血。然而,有报道腹部创伤行开腹手术的患者,自体血回输可显著减少异体血用量,但术后感染率、死亡率与是否自体血回输无相关。相关必要的措施:对腹腔瘘出物作再初的评估;增加冲洗液量;使用广谱抗生素。对有细菌污染的病例,可用 LDF 辅助。据报道术中自体血回输加 LDF 过滤可去除各种细菌97%～100%,可显著减轻细菌污染。

(二)自身输血的联合应用

自身输血的联合应用有术前自身贮血;术中 ANH;术中自体血回收;术后自体血回收。

1.术后自体血回收

术后自体血回收是自体血回收的一种有效方法,通常采用过滤血液的装置,但有争议。清洗的方法更理想。

术后血液回收的优点:减少异体血的应用,方法简便,患者舒适。

术后血液回收的危险和缺点:可能回输 D-二聚体和纤维蛋白降解产物,促炎反应物质,游离血红蛋白、细菌、脂肪、骨水泥。

2.从血液保护到血液管理

血液管理:围手期的各个不同阶段,采取不同的或联合使用多种技术进行血液质和量的保护,减少失血与输血。

先进的科学理念:多种先进方法联合运用。贯穿于手术患者诊疗全过程及每个细节。

（1）法规制度

《中华人民共和国献血法》第十六条第三款"国家鼓励临床用血新技术的研究和推广"。

卫生部《临床输血技术规范》：临床医生和输血医技人员应严格掌握输血适应证，正确应用成熟的临床输血技术和血液保护技术，包括成分输血和自体输血。

（2）必要的设备

①临床输血、用血必须有常规 Hb 和 Het 的监测，必要时尚需凝血功能的监测。

②手术室尚须备有血液回收机。

（3）人员

麻醉、输血、手术等科室相关医务人员应经过输血及自体输血知识的培训，掌握输血指征及术中、术后血液回收的适应证和禁忌证。医院应配备专职或兼职的卫生技术人员，且经过血液回收专项技术培训后，进行血液回收装置的安装、血液清洗与收集等技术操作及仪器的维护、保养。

参考文献

[1]李青翠.现代内科疾病诊治实践[M].天津:天津科学技术出版社.2018.

[2]白芳芸.现代临床内科疾病诊治[M].长沙:中南大学出版社.2018.

[3]薛洪璐.现代内科临床精要[M].长春:吉林科学技术出版社.2019.

[4]侯明强.泌尿外科常见疾病诊疗规范[M].长春:吉林科学技术出版社.2019.

[5]薛宗勇.泌尿外科常见疾病规范化诊疗[M].黑龙江科学技术出版社.2019.

[6]苑文明,万勇.当代外科常见病诊疗实践[M].南昌:江西科学技术出版社.2019.

[7]王煜,许银,丁静雯.感染性疾病诊断与治疗[M].西安:西安交通大学出版社.2015.

[8]李广明.感染性疾病的诊断与综合治疗学[M].长春:吉林科学技术出版社.2018.

[9]金远林,傅诗书,周鹏.实用中医特色疗法大全[M].北京:中国科学技术出版社.2018.

[10]王畅.实用皮肤病诊疗手册 第5版[M].郑州:河南科学技术出版社.2018.

[11]杨文喜.常见皮肤病中医特色疗法[M].北京:中医古籍出版社.2012.

[12]郭金凤.临床妇产科疾病诊治精要[M].长春:吉林科学技术出版社.2017.

[13]白伶俐.妇产科常见疾病临床诊治精要[M].西安:西安交通大学出版社.2020.

[14]李凤莲,吕福英,程雪芹,等.临床妇产科诊疗精要 上[M].长春:吉林科学技术出版社.2017.

[15]王敏.实用妇产科诊治精要[M].长春:吉林科学技术出版社.2019.

[16]师有栋.实用针灸治疗学 上、下[M].长春:吉林科学技术出版社.2016.

[17]赵宗仙.实用临床针灸推拿治疗学[M].西安:西安交通大学出版社.2014.

[18]刘强.全科医师针灸治疗手册 第3版[M].郑州:河南科学技术出版社.2018.

[19]陈少宗.现代针灸学内科疾病的针灸治疗 上、下[M].青岛:青岛出版社.2018.

[20]庄秀春,杨雁.采供血管理[M].兰州:甘肃科学技术出版社.2014.